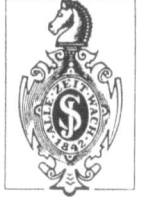

Biologische Psychiatrie
Synopsis 1990/91

Herausgegeben von
Wolfgang Gaebel und Gerd Laux

Mit Abbildungen und Tabellen

Springer-Verlag
Berlin Heidelberg New York
London Paris Tokyo
Hong Kong Barcelona Budapest

Priv.-Doz. Dr. med. Wolfgang Gaebel
Oberarzt, Psychiatrische Klinik und Poliklinik
der Freien Universität Berlin
Eschenallee 3
D-1000 Berlin 19

Priv.-Doz. Dr. med. Dipl.-Psych. Gerd Laux
Oberarzt, Psychiatrische Klinik der Universität
Füchsleinstraße 15
D-8700 Würzburg

ISBN-13: 978-3-540-54784-6 e-ISBN-13: 978-3-642-77086-9
DOI: 10.1007/978-3-642-77086-9

Dieses Werk ist urheberrechtlich geschützt. Die dadurch begründeten Rechte, insbesondere die der Übersetzung, des Nachdrucks, des Vortrags, der Entnahme von Abbildungen und Tabellen, der Funksendung, der Mikroverfilmung oder der Vervielfältigung auf anderen Wegen und der Speicherung in Datenverarbeitungsanlagen, bleiben, auch bei nur auszugsweiser Verwertung, vorbehalten. Eine Vervielfältigung dieses Werkes oder von Teilen dieses Werkes ist auch im Einzelfall nur in den Grenzen der gesetzlichen Bestimmungen des Urheberrechtsgesetzes der Bundesrepublik Deutschland vom 9. September 1965 in der jeweils geltenden Fassung zulässig. Sie ist grundsätzlich vergütungspflichtig. Zuwiderhandlungen unterliegen den Strafbestimmungen des Urheberrechtsgesetzes.

© Springer-Verlag Berlin Heidelberg 1992

Die Wiedergabe von Gebrauchsnamen, Handelsnamen, Warenbezeichnungen usw. in diesem Werk berechtigt auch ohne besondere Kennzeichnung nicht zu der Annahme, daß solche Namen im Sinne der Warenzeichen- und Markenschutz-Gesetzgebung als frei zu betrachten wären und daher von jedermann benutzt werden dürften.

Produkthaftung: Für Angaben über Dosierungsanweisungen und Applikationsformen kann vom Verlag keine Gewähr übernommen werden. Derartige Angaben müssen vom jeweiligen Anwender im Einzelfall anhand anderer Literaturstellen auf ihre Richtigkeit überprüft werden.

Satz: Druckhaus Köthen; Druck: Saladruck, Berlin; Bindearbeiten: Helm, Berlin
25/3020-543210 – Gedruckt auf säurefreiem Papier

Geleitwort

Der vorliegende Band enthält die Beiträge zum 5. Kongreß der Deutschen Gesellschaft für Biologische Psychiatrie im Oktober 1990 in Berlin und soll als 5. Band dieser Buchreihe Querschnitt und Synopsis derzeitiger biologisch-psychiatrischer Forschung in Deutschland vermitteln. Die Abstrakta der Kongreßbeiträge wurden wiederum in einem Sonderheft der Zeitschrift „Fortschritte der Neurologie – Psychiatrie" zum Kongreß vorgelegt. In Anbetracht von über 100 Beiträgen war eine strikte Umfangsbegrenzung der Manuskripte unumgänglich – den Autoren sei an dieser Stelle für das gezeigte Verständnis gedankt.

Als *Schwerpunktthemen* wurden sehr aktuelle, bisher hierzulande von der Psychiatrie eher vernachlässigte Problembereiche gewählt: *Abhängigkeitserkrankungen* und *psychische Erkrankungen nach HIV-Infektionen.*

Untersuchungen zu ersteren wurden bislang weitgehend außerhalb der Psychiatrie mit psychosozialem Schwerpunkt durchgeführt; der wissenschaftlichen Bearbeitung neurobiologischer Mechanismen der Entstehung und Aufrechterhaltung von Abhängigkeit kommt aber sicherlich besondere Relevanz für Forschung und therapeutische Praxis zu.

Das nicht minder aktuelle zweite Schwerpunktthema verdeutlicht ein stärkeres Engagement der biologischen Psychiatrie für somatogene psychische Erkrankungen und die unabdingbare Intensivierung interdisziplinärer Kooperation.

Das 1. Kapitel des vorliegenden Bandes gibt die überarbeiteten Vorträge des Symposiums zu neurobiologischen Mechanismen der Abhängigkeit wieder, das 2. Kapitel enthält das Symposium über HIV-Infektion des Zentralnervensystems.

Zwei Workshops widmeten sich neueren methodischen Forschungsansätzen bei endogenen Psychosen durch Untersuchungen nicht sprachgebundener verhaltensbiologischer Aspekte sowie krankheits- und/oder therapieabhängiger Störungen kognitiver Leistungen.

Zwei weitere Workshops stellten den aktuellen Stand der wichtigsten biologisch-psychiatrischen Therapieverfahren zur Diskussion: neue Psychopharmaka sowie vor allem im Ausland gewonnene Ergebnisse mit der Elektrokonvulsionstherapie.

Die Kapitel 3 – 6 umfassen die Workshops zur neuroelektrischen Therapie, zu verhaltensbiologischen Aspekten endogener Psychosen, zur Erfassung kognitiver Störungen bei endogenen Psychosen sowie den Workshop über neue Psychopharmaka.

Die vom Programmkomitee akzeptierten, thematisch breitgestreuten freien Vorträge und Poster wurden zu Themengruppen zusammengefaßt und sind in den Kapiteln 7 – 11 enthalten:

In Kapitel 7 sind die Beiträge zur Psychophysiologie, in Kapitel 8 zur Psychopharmakologie und zu anderen biologischen Therapieverfahren wiedergegeben.

Die Beiträge zur Neuroendokrinologie und Neurochemie sind in Kapitel 9 zusammengefaßt, Kapitel 10 stellt Resultate empirischer Psychopathologie-Forschung vor. Das abschließende Kapitel 11 faßt die Beiträge zur Pathomorphologie, Pathophysiologie und Psychopathologie zusammen.

An dieser Stelle sei den Herren Helmchen und Gaebel – auch im Namen des Vorstandes der Gesellschaft – nochmals herzlich für die Ausrichtung des Kongresses gedankt, ebenso Frau H. Eckart für die bewährte Sorgfalt und Ausdauer bei der Manuskriptzusammenstellung. Dr. T. Becker sei für die präzise Übersetzung der englischsprachigen Manuskripte gedankt. Besonderer Dank gebührt der Firma Promonta, Hamburg, für ihre großzügige Unterstützung beim Druck dieses Buchbandes.

Würzburg im Februar 1992   Helmut Beckmann

Vorwort

Unter der Überschrift „Biologische Psychiatrie" werden heute verschiedene methodische Ansätze zur wissenschaftlichen Erforschung psychischer Erkrankungen subsumiert. Gemeinsam ist ihnen die Verwendung naturwissenschaftlicher Untersuchungsmethoden und empirischer Forschungsansätze. Zunehmend wird deutlich, daß das vereinte Bemühen um die Aufklärung der Ursachen und Bedingungsfaktoren psychischer Erkrankungen und der Wirkmechanismen biologischer Therapieverfahren sowie die Entwicklung gezielterer Therapiemöglichkeiten auf längere Sicht nur interdisziplinär zum Erfolg führen kann. Klinische Krankheitsforschung, Therapieforschung und neurobiologische Grundlagenforschung treten erst allmählich in einen Dialog ein. Diese Entwicklung bedarf der intensiven Förderung. Demgemäß hat es sich die Deutsche Gesellschaft für Biologische Psychiatrie zu ihrer satzungsmäßigen Aufgabe gemacht, die auf dem Gebiet der biologischen Psychiatrie tätigen und wissenschaftlich interessierten Ärzte, Naturwissenschaftler und Psychologen unter der Zielsetzung zu vereinen, Forschung, Lehre sowie die praktisch wissenschaftliche Tätigkeit und die gegenseitige Information zu fördern. Dieser Zielsetzung diente auch der Kongreß im Oktober 1990 in Berlin.

Die vorliegenden Kongreßbeiträge vermitteln einen Überblick über die derzeitige biologisch-psychiatrische Forschungslandschaft vor allem in Deutschland. Naturgemäß kann es sich hierbei nur um eine Momentaufnahme handeln. Die thematische Gliederung der Beiträge wurde im wsentlichen so beibehalten, wie sie vom Programmkomitee der Gesellschaft vorgenommen worden ist.

Allen, die an diesem Buch direkt oder indirekt mitgewirkt haben, sei an dieser Stelle herzlich gedankt.

Berlin, Würzburg im Februar 1992　　　　　　　　　　　　　　Wolfgang Gaebel
　　　　　　　　　　　　　　　　　　　　　　　　　　　　　　　Gerd Laux

Inhaltsverzeichnis

Teil 1 Neurobiologische Mechanismen der Abhängigkeit

Biologische Marker bei Abhängigkeitserkrankungen
L. G. Schmidt, H. Rommelspacher 3

Die Rolle sozialer Faktoren für die Bildung von Abhängigkeits-Äquivalenten beim Tier
J. Wolffgramm, H. Coper 14

Individuelle Prädisposition und Konditionierungsphänomene bei der Entwicklung von Abhängigkeit
U. Havemann-Reinecke 22

Die Rolle des dopaminergen Belohnungssystems bei der Entwicklung psychischer Abhängigkeit
A. Herz, T. S. Shippenberg, R. Bals-Kubik, R. Spanagel 35

Maturing out — oder Fixierung neurobiologischer Stoffwechselvorgänge? Konsequenzen für die Therapie
D. Ladewig 41

Substitution und Defizithypothese — Theorie und Praxis
M. Gastpar, C. Rösinger 46

Zusammenfassung des Symposiums: Neurobiologische Mechanismen der Abhängigkeit
H. Helmchen, K. Kuschinsky 52

Teil 2 HIV-Infektion des Zentral-Nervensystems. Krankheitsmodell und praktische Aufgabe für die Biologische Psychiatrie

Die Folgen von HIV-Infektion und Immunschwäche im Zentralnervensystem
K. Felgenhauer, S. Poser, W. Lüer 57

HIV-assoziierte EEG-Befunde der Stadien WR 2—6
R.-R. Riedel, P. Bülau, W. Günther 60

Bildgebende Diagnostik bei ZNS-Manifestationen des AIDS
H. Henkes, R. Jochens, W. Schörner, J. Hierholzer, R. Bittner, N. Hosten, R. Felix 67

Häufigkeit, Ausmaß und Ätiologie neuropsychologischer Defizite
bei HIV-Infizierten
D. Naber, C. Perro, R. Riedel, U. Schick, J. Binder, T. Vieler 75

Teil 3 Neuroelektrische Therapie

Neuroelektrische Therapie — Einleitung
K. Heinrich 85

Soziale und politische Aspekte der Elektrokonvulsionstherapie in den USA —
Lektionen für die deutsche Psychiatrie
M. Fink 88

Gegenwärtiger Stand in Theorie und Praxis der Elektrokrampfbehandlung —
eine Literaturübersicht
M. Schäfer 91

Erwünschte und unerwünschte Wirkungen der Elektrokonvulsionstherapie
L. Sand-Strömgren 97

EKT: Praktische Durchführung im Interesse raschen Therapieerfolges
J. O. Ottosson 106

Zur Wirksamkeit der neuroelektrischen Therapie bei Therapieresistenz
A. Klimke, E. Klieser 110

Die Beurteilung von Veränderungen der Befindlichkeit depressiver Patienten
im Verlaufe einer Elektrokrampftherapie
T. Dietzfelbinger, H.-J. Möller, E.-M. Steinmeyer 116

Individuelle Dosierung der applizierten elektrischen Energie bei der EKT
M. Linden, H.-P. Volz, B. Kressin, B. Babenihr 120

EKT in der Bundesrepublik Deutschland: zu selten angewandt
und unzureichend wissenschaftlich untersucht?
M. Kissling, M. C. Hirsing, H. Lauter 123

Die Elektrokrampftherapie (EKT) in der Psychiatrischen Universitätsklinik
Heidelberg
H. Sauer, K. Kohring 128

Elektrokrampftherapie: Klinische und kognitive Aspekte —
Erfahrungen bei 35 behandelten Patienten
D. Bolk-Weischedel, R.-D. Stieglitz 131

Teil 4 Verhaltensbiologische Aspekte endogener Psychosen

Verhaltensbiologische Aspekte endogener Psychosen — Einleitung
W. Gaebel, H. Ellgring 136

Die Bedeutung von Verhaltensmerkmalen in der psychiatrischen Diagnostik
endogener Psychosen
R.-D. Stieglitz 140

Die Bedeutung verschiedener methodischer Ansätze zur Erfassung
und Differenzierung emotionaler Prozesse bei psychiatrischen Patienten
W. Wölwer 143

Neurobiologische Aspekte der Klassifikation endogener Psychosen
nach Leonhard
R. Uebelhack 147

Ausdrucksdefizite bei Patienten mit endogenen Psychosen
als Bewältigungsstrategien emotionaler Erlebensstörungen
H. G. Wallbott 150

Die Mimik als Verhaltenseffektor limbischer Aktivität in der Psychose
H. Ellgring 154

Ergebnisse und neurobiologische Bedeutung einer formalen Mimikanalyse
bei schizophrenen Patienten
F. Schneider, H. Heimann, W. Himer, J. Friedrich, I. Fus 159

Blick- und Manumotorik: Modellsysteme zur neurobiologischen
Verhaltensanalyse endogener Psychosen
W. Gaebel, W. Wölwer 163

Manumotorik und Hirnfunktion bei Schizophrenen, gemessen mit PET
W. Günther, K. Alper, E. Bartlett, F. Barouche, A. Wolf, S. Dewey, U. Klages,
I. Bscheid, R. Riedel, J. Brodie, R. John 167

Sprechverhalten und Stimmfrequenz im Verlauf schizophrener
und depressiver Erkrankungen
E. Renfordt, W. Gaebel, W. Wölwer 173

Frustration als angewandtes neurobiologisches Konzept in der vergleichenden
Psychopharmakologie
E. Lehr 175

Teil 5 Erfassung kognitiver Störungen bei endogenen Psychosen

Probleme bei der Erfassung kognitiver Störungen bei endogenen Psychosen
R. Cohen 183

Normabweichungen bei gesunden Angehörigen Schizophrener:
Cross-over-Reaktionszeiten
W. Maier, F. Rist, C. Hain, P. Franke 189

Krankheits- und behandlungsbedingte kognitive Störungen
bei psychiatrischen Erkrankungen
W. Strauss, E. Klieser 193

Wertung testpsychologischer Befunde bei endogener Depression
F. M. Reischies, M. Elpers, R.-D. Stieglitz 197

Psychophysiologische Korrelate kognitiver Störungen bei endogenen Psychosen
H. M. Olbrich 202

Führt das Mapping ereigniskorrelierter Potentiale bei endogenen Psychosen
zum besseren Verständnis kognitiver Störungen?
W. K. Strik, K. Maurer 206

Teil 6   Neue Psychopharmaka

Neue Psychopharmaka – Einführung
E. Klieser, W. E. Müller 213

Neuronale Membran-Angriffsmechanismen am Beispiel von Phosphatidylserin
und S-Adenosyl-Methionin
W. E. Müller 215

Die Beeinflussung des Inositolphosphatstoffwechsels
von peripheren Humanlymphozyten durch Levoprotilin ((-)-Oxaprotilin)
T. Schubert, W. E. Müller 219

Pharmakologische Beeinflussung von krankhaften Störungen
der Impulskontrolle (Fremdaggressivität)
B. Müller-Oerlinghausen 222

Selegilin, R(-)-Deprenyl – Neuere Erkenntnisse zum Wirkungsmechanismus
H. O. Borbe, G. Peter 226

Wirksamkeit und Verträglichkeit von Risperidon im Vergleich zu Clozapin
in der Behandlung akut schizophrener Patienten
A. Schnitzler, E. Klieser, E. Lehmann, C. Wurthmann, W. Lemmer 233

Das psychotrope Wirkprofil neuentwickelter substituierter Benzamide
G. Laux, W. Classen, T. Becker, M. Struck, E. Sofic, P. Riederer, H. Beckmann   238

Wirksamkeit und Verträglichkeit des Dopamin-Agonisten/Antagonisten
SDZ HDC 912 in der Therapie schizophrener Patienten
*D. Naber, C. Gaussares, SDZ HDC 912 Collaborative Study Group,
J. M. Moeglen, L. Tremmel, P. E. Bailey* 245

Dopaminagonisten zur Schizophrenie-Behandlung:
Ein neues therapeutisches Wirkprinzip?
A. Klimke, E. Klieser 250

Erste klinische Erfahrungen mit dem neuen Dopamin-Autorezeptoragonisten
SND 919
W. Kissling, A. Mackert, J. Bäuml, H. Lauter 256

Ansätze zu einer medikamentösen Behandlung autoaggressiven Verhaltens
H.-J. Möller 262

Inhaltsverzeichnis XIII

Teil 7 Psychophysiologie

P300 und schizophrene Negativsymptomatik
G. Eikmeier, H. M. Olbrich, E. Lodemann, D. Zerbin, C. Unger, M. Gastpar . . 269

Störungen der Augenfolgebewegungen bei schizophrenen Patienten: Zusammenhänge mit klinischer Querschnittssymptomatik und der akustischen N100
W. K. Strik, J. Böning, A. Caspari, J. Körber, T. Dierks 274

Augenfolgebewegungsstörungen bei unmedizierten Patienten
mit schizophrener Erstmanifestation
A. Mackert, K.-M. Flechtner, K. Frick 278

Ist bereits die präattentive Wahrnehmung Schizophrener gestört?
R. Hess, O. Ahrens 281

Mapping von EEG und EP unter therapeutischem Schlafentzug
bei Patienten mit Major Depression – Erste Ergebnisse
S. Kasper, V. Eichert, R. Horn, G. Höflich, H.-J. Möller 285

Ereigniskorrelierte Potentiale (EKP) als Prädiktoren in der Psychiatrie
U. Hegerl, W. M. Herrmann, H. Wulff, B. Müller-Oerlinghausen 289

SPECT bei Schlafentzug – Schlafentzugseffekte im limbischen System
D. Ebert, H. Feistel, A. Barocka, H. Lehfeld 293

Dynamik zerebraler Perfusionsänderungen im Schlaf
*G. Hajak, J. Klingelhöfer, M. Schulz-Varszegi, G. Matzander, B. Conrad,
E. Rüther* 295

Aufmerksamkeitsregulation Schizophrener beim selektiven Hören
unter Berücksichtigung von Lateralität und Psychopathologie
G. Heim, R. Cohen 298

Untersuchung zur Informationsverarbeitung Schizophrener mit Hilfe einer
visuo-manu-motorischen Regelaufgabe
V. Eichert, J. Klosterkötter, H.-J. Möller 301

Kognitives Tempo bei zykloiden Psychosen und unsystematischen Schizophrenien
nach Leonhard
W.-U. Dormann, W. Schreiber, Th. Pfeifer 305

Hinweise auf eine temporo-mesiale Funktionsstörung
bei Rapid-cycling-Zyklothymie
*E. Klemm, A. Roth, S. Kasper, H.-J. Möller, H. Penin, F. Grünwald,
H.-J. Biersack* 308

Butyryl-Cholinesterase, biogene Amine und akustisch evozierte P300
nach cholinerger Modulation bei Probanden
L. Frölich, R. Ihl, E. Sofic, T. Müller, T. Dierks, K. Maurer 311

Akustisch evozierte Potentiale bei Patienten mit Panikstörung
A. Meyer, J. Röschke, J. Aldenhoff, R. Buller 316

Klinische Korrelationen der akustisch evozierten P300
bei schizophrenen Patienten
W. K. Strik, T. Dierks, T. Müller, K. Maurer 319

Teil 8   Psychopharmakologie, biologische Therapieverfahren

Adrenerg-cholinerge Gleichgewichtshypothese der Depression:
Therapie mit Biperiden adjuvant zu Mianserin und Viloxazin
J. Fritze, M. Lanczik, J. Böning 327

Einfluß von Fluvoxamin auf die Rhythmik der Melatoninsekretion
bei depressiven Patienten vor und nach subchronischer Amitriptylinbehandlung
L. Demisch, T. Sielaff, E. Türksoy, P. Gebhart 332

Schlafentzugseffekte auf das endogene Opioidsystem bei Depressiven
W. P. Kaschka, W.-D. Braunwarth, D. Flügel, G. Beck, D. Ebert 337

Der cholinerge REM-Induktionstest mit RS 86 bei Patienten
mit Major Depression, Angsterkrankungen und Schizophrenie
D. Riemann, H. Gann, F. Hohagen, R. Olbrich, W. E. Müller, M. Berger 341

Subklinische Hypothyreose und „Rapid Cycling" –
Eine longitudinale Einzelfallstudie
D. Naber, M. Bommer 345

Plasma-Homovanillinsäure und psychopathologisches Zustandsbild
bei schizophrenen Patienten unter Neuroleptikabehandlung
F. X. Dengler, G. Kurtz, M. Ackenheil 349

Ist die Weite zerebraler Sulci und Ventrikel als Prädiktor für den frühen
Therapieverlauf schizophrener Psychosen brauchbar?
B. Bogerts, P. Falkai, E. Klieser 353

Reduzierte Amplitude zirkadianer Hormonprofile bei Patienten
mit saisonal abhängiger Depression (SAD)
S. Kasper, T. A. Wehr, N. E. Rosenthal 356

Phototherapie bei nichtsaisonalen endogenen Depressionen
W.-D. Braunwarth, W. P. Kaschka, J. Marienhagen, A. Vollmar, S. Meuszer . . 360

Nebenwirkungen der Phototherapie bei nichtsaisonal depressiven Patienten
H. P. Volz, A. Mackert, R. D. Stieglitz, B. Müller-Oerlinghausen 363

Carbamazepin-Prophylaxe bei Patienten, die für eine Lithiumtherapie
nicht geeignet sind
K. Thies, I. Schnaufer, J. Volk, B. Müller-Oerlinghausen 366

Benzodiazepine zusätzlich zu Antidepressiva in der Behandlung endogendepressiver Patienten – Wie hoch ist das Risiko einer Abhängigkeit?
D. Naber, M. Niederecker, M. Herrmann 369

Inhaltsverzeichnis   XV

Niedrigdosierte Neuroleptika bei der Behandlung von Angst und Depression:
Flupentixol-Dekanoat versus Fluspirilen
J. Tegeler, F. P. Merz, M. Beneke, W. Rasmus 373

Die Latenz der P300 bei schizophrenen Patienten:
Einflüsse des psychopathologischen Querschnittbildes
T. Dierks, W. K. Strik, T. Müller, K. Maurer 378

Nimodipin in der Behandlung des Alkoholentzugssyndroms:
Erfahrungen aus einer offenen Studie
J. Deckert, T. Müller, T. Becker, M. Lanczik, J. Fritze 381

Einfluß von Lorazepam auf die Übertragungseigenschaften des ZNS
während des Schlafs bei gesunden Probanden
P. Wagner, J. Röschke, J. B. Aldenhoff 383

Beobachtungen über den Einfluß von nativem Phosphor auf Verhalten
und elektrophysiologische Parameter —
insbesondere mit dem Dynamic Brain Mapping
E. W. Fünfgeld 389

Olfaktorische Stimulierung zur Kognitionsförderung von Dementen
G. Ulmar, H. Prinz, F. Spira, B. Wagner 394

Gibt es aktuell noch Indikationen für das Trifluperidol?
G. Ulmar, R. Edler 397

Infusionstherapie mit Haloperidol bei akuten Schizophrenien
K. Motomura, S. Kim, H. Kuwabara, Y. Ikemura, S. Hayashi 401

Teil 9 Neuroendokrinologie, Neurochemie

Benzodiazepin-Entzugssyndrom und Abhängigkeitspotential von Alprazolam
im Vergleich zu Diazepam
S. Apelt, C. Schmauss, H. M. Emrich 407

Azetylcholinrezeptor-Subtypen bei Alzheimer-Demenz und Parkinson-Krankheit
K. W. Lange, C. D. Marsden 409

Sensitivität des prä- und postsynaptischen 5-HT_{1A}-Rezeptors
bei Zwangskrankheit
*K. P. Lesch, M. Osterheider, M. Wiesmann, A. Hoh, U. Müller,
J. Disselkamp-Tietze, T. Müller, K. Maurer, H. M. Schulte* 413

Bestimmung der zellulären Insulinrezeptorbindung bei Major Depression
und Schizophrenie
K. Michel, K. Diebold 419

Störungen der Hydroxylierung von Phenylalanin zu Tyrosin
in den Thrombozyten — Ein ätiopathogenetischer Faktor endogener Psychosen?
E. Umann, L. Franke, W. Kitzrow, H.-J. Schewe, R. Uebelhack 426

Einfluß von Neuropeptiden auf Schlaf-EEG und
nächtliche hormonelle Sekretion
A. Steiger, U. von Bardeleben, J. Guldner, C. Lauer, B. Rothe, F. Holsboer . . . 430

Untersuchungen zum peripheren und zentralen Noradrenalinstoffwechsel
bei jugendlichen Patienten mit Anorexia nervosa (AN) mittels differentieller
Bestimmung der MHPG-Konjugate
H.-U. Müller, A. Rothenberger, W. E. Müller 433

Einfluß verschiedener endogener Glukokortikoidspiegel auf
die immunologische Reaktionsfähigkeit in vitro lektinstimulierter Lymphozyten
bei Patienten mit endogener Depression
*N. Wodarz, R. Rupprecht, J. Kornhuber, B. Schmitz, K. Wild, H. U. Braner,
O. A. Müller, P. Riederer, H. Beckmann* 437

Die Stimulation von Hypophysenvorderlappen-Hormonen nach kombinierter
und alleiniger Gabe von Releasinghormonen bei männlichen Probanden
C. Daffner, G. Laakmann, A. Hinz, U. Voderholzer 440

Clonidin- bzw. Wachstumshormon-Releasing-Hormon-induzierte
Wachstumsfreisetzung an gesunden Probanden
H. Gann, D. Riemann, P. Fleckenstein, M. Berger, W. E. Müller 443

Therapeutischer Schlafentzug und Resistenz auf Antidepressiva —
Neuroendokrinologische und klinische Befunde
S. Kasper, D. A. Sack, T. A. Wehr 446

Sulfatoxymelatonin — Ausscheidung und lichtbezogenes Verhalten von Patienten
mit schizophrenen Erkrankungen
*H. Gerbaldo, L. Demisch, C. de las Carreras, P. Gebhart, D. Cardinali,
O. Visciano, A. Osuna* 449

Melatonin und Schlaf nach serotoninerger Stimulation
*G. Hajak, A. Rodenbeck, J. Blanke, G. Hüther, B. Pöggeler, M. Schulz-Varszegi,
E. Rüther* 453

Veränderungen von Schlüsselhormonen unter antidepressiver Behandlung
bei Patienten mit Major Depression
G. Höflich, S. Kasper, A. Hufnagel, R. Schmidt 457

Immungenetische Befunde bei affektiven und schizophrenen Psychosen
N. Müller, A. Loebenfelder, A. Lorenz, R. Wank, M. Ackenheil 460

Serotonin im Vollblut und akustisch evozierte Potentiale nach
Fluvoxamin-Stimulation und Lichttherapie
G. Juckel, U. Hegerl, M.-L. Rao, B. Müller-Oerlinghausen 463

Morphometrische zerebrale MRT-Untersuchungen an schizophrenen Patienten
und ihre Beziehung zu neurochemischen und klinischen Parametern
R. Serfling, R. Uebelhack, J. Planitzer, L. Franke, W. Kitzrow, A. Heinrich . . . 467

Inhaltsverzeichnis

Verhalten von Kortisol und β-Endorphin nach hochdosierter Naloxongabe –
Marker für Alkoholabhängigkeit?
F. Koalick, A. Kemper, H. Thiele, B. Nickel 471

Woraus resultiert die erhöhte Salsolinol-Ausscheidung nach längerem
Alkoholentzug?
A. Kemper, U. Feest, B. Nickel 474

Vergleichende Untersuchungen über die Effekte von Midazolam, Flumazenil und
Bretazenil auf das Schlaf-EEG und die schlafassoziierte Sekretion von Kortisol
und Wachstumshormonen gesunder Probanden
*J. Guldner, B. Rothe, A. Steiger, C. Meschenmoser, M. Kratschmayr,
T. Pollmächer, C. Lauer, F. Holsboer* 477

Agonisten-induzierte Desensitivierung zentraler und peripherer α_2-Rezeptoren –
Vergleichende In-vitro- und In-vivo-Untersuchungen
L. Stoll, T. Schubert, P. Fleckenstein, D. Riemann, M. Berger, W. E. Müller ... 481

Teil 10   Psychopathologie, Neuropsychologie

Vulnerabilität für psychiatrische Erkrankungen – Ergebnisse einer Familienstudie
M. A. Ertl, B. Bondy, C. Mundt, H. Sauer, M. Ackenheil 487

Kognitive Korrelate psychiatrischer Störungen im Kindesalter
A. Rothenberger, F. Stratmann, W. Woerner 490

Wisconsin Card Sorting Test – Ein Vulnerabilitätsmarker der Schizophrenie?
P. Franke, W. Maier, C. Hain, T. Klingler 495

Visuelle Wahrnehmung Schizophrener an der Grenze der Kanalkapazität
U. Schu, R. Hess, P. Müller 499

Die Auswirkungen emotionalen Arousals auf die kognitiven Leistungen
schizophrener Patienten mit und ohne Hirnstubstanzdefizit
M. Bruck, W. H. Strauß, B. Bogerts, P. Falkai, E. Klieser 503

Die Position der zykloiden Psychosen nach Leonhard im Lichte
ausgewählter biologischer Merkmale
M. Seidel, G. Geserick 506

Untersuchungen zur familiären Häufung von Paniksyndromen und Agoraphobie
W. Maier, D. Lichtermann, A. Oehrlein, R. Heun 510

Entwicklung eines Rating-Instruments zur Quantifizierung
des Alkoholentzugssyndroms
M. Banger, M. Philipp, J. Aldenhoff, T. Herth, M. Hebenstreit 514

Keine Assoziation von Allelen am Tyrosinhydroxylase-Genort
mit affektiven Psychosen
J. Körner, M. Nöthen, J. Erdmann, J. Fritze, P. Propping 518

Die familiäre Übertragung affektiver und schizophrener Erkrankungen
und die Kontinuumshypothese psychiatrischer Störungen
D. Lichtermann, R. Heun, R. Frieboes, W. Maier 521

Die Bedeutung von Einzelsymptomen in der psychopathologischen Befundung
B. Ahrens, R.-D. Stieglitz 525

Qualitative Differenzen akuter und remittierter Syndrome im jüngeren
und höheren Lebensalter
H. Schönell, W. Strauß, C. Wurthmann 528

Erfolgsprädiktion von Rehabilitationsmaßnahmen durch die neuropsychologische
Untersuchung von Leistungsdefiziten schizophrener Patienten
J. Bohlken, F. M. Reischies, W. Bolm 531

Gibt es eine Assoziation zwischen computertomographischen Befunden
und prospektiv untersuchtem Verlauf von Major Depression?
U. Frommberger, S. Schlegel, M. Philipp, W. Maier 535

Positiv-/Negativ-Symptomatik und experimentalpsychologische Tests
der Aufmerksamkeit und Reaktionsbereitschaft bei schizophrenen Patienten
C. Hain, W. Maier, P. Franke, T. Klingler, U. Frommberger 538

Kognitive Störungen bei multipler Sklerose – Beziehungen zu Befunden
der zerebralen Magnet-Resonanztomographie
K. Baum, F. M. Reischies, C. Nehrig, W. Schörner 541

Visuell-räumliches Gedächtnis bei Alzheimer-Demenz und Parkinson-Krankheit
K. W. Lange, G. M. Paul, T. W. Robbins, C. D. Marsden 544

Hirnsubstanzläsionen und die sogenannten Angstzustände oder
das angstneurotische Verhalten
J. Novikov 549

Neurologische Soft Signs bei psychiatrischen Patienten
A. Diefenbacher, M. Linden, U. Gillert, M. Nürnberger 551

Teil 11 Pathomorphologie, Pathophysiologie, Psychopathologie

Verstimmungszustände im Wochenbett – Psychopathologische
und endokrinologische Befunde
M. Lanczik, H. Spingler, A. Heidrich, M. Schleyer, B. Kretzer, P. Albert, J. Fritze 557

Angst als Prädiktor für einen schlechteren Verlauf einer Major Depression –
Eine prospektive 2-Jahres-Verlaufs-Untersuchung
U. Frommberger, M. Philipp, W. Maier, S. Schlegel, M. Schumacher 561

Neurophysiologische Restitutionsdynamik im Entzug
chronischer Alkoholkranker mit und ohne Entzugsdelir
J. Böning, F. Drechsler, W. Classen, W. K. Strik 564

Zerebrale Durchblutung im Alkoholentzug
D. Caspari, W. Trabert, G. Heinz, H. Glöbel, H. T. Eder 568

Multiple Coenästhesien bei Encephalomyelitis disseminata
C. Wurthmann, M. Daffertshofer, M. Hennerici 572

Immunhistochemie und morphometrische Untersuchungen der Basalganglien
von schizophrenen Patienten mit und ohne späte extrapyramidale Hyperkinesien
P. Falkai, B. Bogerts, U. Tapernon-Franz, B. Klieser 575

Quantitativ-neuroanatomische Untersuchungen bei Schizophrenen
S. Heckers, H. Heinsen, H. Beckmann 578

Sachverzeichnis 581

Adressenverzeichnis

Angegeben sind die Adressen der jeweils erstgenannten Beitragsautoren

Ackenheil, M.
Prof. Dr., Psychiatrische Universitätsklinik München, Nußbaumstraße 7,
D-8000 München 2

Ahrens, B.
Dr., Psychiatrische Klinik der Freien Universität Berlin, Eschenallee 3,
D-1000 Berlin 19

Aldenhoff, J.
Priv.-Doz. Dr., Psychiatrische Klinik der Universität, Untere Zahlbacher Straße 8,
D-6500 Mainz

Banger, M.
Dr., Rheinische Landes- und Hochschul-Klinik Essen, Virchowstr. 174,
D-4300 Essen 1

Bardeleben, U. von
Dr., Psychiatrische Universitätsklinik, Hauptstraße 5, D-7800 Freiburg

Baum, K.
Dr., Neurologische Klinik der Freien Universität Berlin, Eschenallee 3,
D-1000 Berlin 19

Beckmann, H.
Prof. Dr., Psychiatrische Klinik der Universität, Füchsleinstraße 15,
D-8700 Würzburg

Berger, M.
Prof. Dr., Psychiatrische Universitätsklinik, Abteilung Allgemeine Psychiatrie mit
Poliklinik, Hauptstraße 5, D-7800 Freiburg

Bogerts, B.
Priv.-Doz. Dr., Rheinische Landesklinik, Psychiatrische Klinik der Heinrich-
Heine-Universität, Bergische Landstraße 2, D-4000 Düsseldorf

Böning, J.
Prof. Dr., Psychiatrische Universitätsklinik, Füchsleinstraße 15,
D-8700 Würzburg

Bohlken, J.
Dr., Schloßparkklinik, Heubnerweg 2,
D-1000 Berlin 19

Bolk-Weischedel, D.
Dr., Psychiatrische Klinik der Freien Universität Berlin, Eschenallee 3,
D-1000 Berlin 19

Bondy, B.
Priv.-Doz., Dr., Psychiatrische Klinik, Nußbaumstraße 7, D-8000 München 2

Borbe, H. O.
Dr., ASTA Medica AG, Abteilung Biochemie, Weismüllerstraße 45,
D-6000 Frankfurt/Main 1

Braunwarth, W.-D.
Dr., Psychiatrische Universitätsklinik, Schwavachanlage 6, D-8520 Erlangen

Bruck, M.
Universitätsklinik Düsseldorf, Abteilung für Psychiatrie, Bergische Landstraße 2,
D-4000 Düsseldorf 12

Caspari, D.
Dr., Universitätsklinik, Psychiatrie, D-6650 Homburg/Saar

Cohen, R.
Prof. Dr., Universität Konstanz, FB Psychologie, Postfach 733,
D-7750 Konstanz

Coper, H.
Prof. Dr., Institut für Neuropsychopharmakologie, Freie Universität Berlin,
Ulmenallee 30, D-1000 Berlin 19

Daffner, C.
Psychiatrische Klinik der Universität, Nußbaumstraße 7, D-8000 München 2

Deckert, J.
Dr., Psychiatrische Universitätsklinik, Füchsleinstraße 15, D-8700 Würzburg

Demisch, L.
Priv.-Doz. Dr., Zentrum der Psychiatrie, Klinikum der Goethe-Universität,
Heinrich-Hoffmann-Straße 10, D-6000 Frankfurt 71

Dengler, F. X.
Ober Forst 3, CH-8411 Falkenstein

Diefenbacher, A.
Dr., Psychiatrische Klinik und Poliklinik der Freien Universität Berlin (WE 12),
Universitätsklinikum Rudolf Virchow, Standort Charlottenburg, Eschenallee 3,
D-1000 Berlin 19

Dierks, T.
Dr., Universitäts-Nervenklinik, Füchsleinstraße 15, D-8700 Würzburg

Dietzfelbinger, Th.
Dr., Neurologische Klinik, Robert-Koch-Str. 1, D-8300 Landshut

Dormann, W. U.
Dr., Zentralklinik „Wilhelm Griesinger", Brebacher Weg 15,
D-1141 Berlin

Ebert, D.
Psychiatrische Universitätsklinik, Schwabachanlage 6, D-8520 Erlangen

Eichert, V.
Dr., Psychiatrische Klinik der Universität, Sigmund-Freud-Straße 25,
D-5300 Bonn

Eikmeier, G.
Dr., Klinik für Allgemeine Psychiatrie, RLHK Essen, Hufelandstraße 55,
D-4300 Essen

Ellgring, H.
Prof. Dr., Freie Universität Berlin, Institut für Psychologie, Habelschwerdter Allee 45,
D-1000 Berlin 33

Ertl, M.
Dr., Psychiatrische Klinik der Universität, Nußbaumstraße 7, D-8000 München 2

Falkai, P.
Dr., Rheinische Landesklinik, Klinik der Heinrich-Heine-Universität Düsseldorf,
Bergische Landstraße 2, D-4000 Düsseldorf 12

Felgenhauer, K.
Prof. Dr., Neurologische Klinik der Georg-August-Universität Göttingen,
Robert-Koch-Straße 40, D-3400 Göttingen

Fink, M.
Prof. Dr., Suny at Stony Brook, PO Box 457, St. James,
New York 11780-0457, USA

Franke, P.
Psychiatrische Klinik, Universität Mainz, Untere Zahlbacher Straße 8,
D-6500 Mainz

Frieboes, R.
Psychiatrische Klinik der Universität, Untere Zahlbacher Straße 8, D-6500 Mainz

Fritze, J.
Priv.-Doz., Dr., Troponwerke GmbH & Co. KG, Bereich Medizin, Berliner Str. 156,
D-5000 Köln 80

Frölich, L.
Psychiatrische Klinik der Universität, Füchsleinstraße 15, D-8700 Würzburg

Frommberger, U.
Psychiatrische Klinik der Universität Mainz, Untere Zahlbacher Straße 8,
D-6500 Mainz 1

Fünfgeld, E. W.
Prof. Dr., Schloßberg-Klinik Wittgenstein, Schloßstraße 40, D-5928 Bad Laasphe

Gaebel, W.
Priv.-Doz. Dr., Psychiatrische Klinik der Freien Universität Berlin, Eschenallee 3,
D-1000 Berlin 19

Gaertner, H.-J.
Prof. Dr., Psychiatrische Universitätsklinik, Osianderstraße 22, D-7400 Tübingen

Gann, H. W.
Psychiatrische Klinik, Zentralinstitut für Seelische Gesundheit, J5, D-6800 Mannheim

Gastpar, M.
Prof. Dr., Rheinische Landes- und Hochschulklinik, Klinik für
Allgemeine Psychiatrie, Virchowstraße 174, D-4300 Essen 1

Gattaz, W.
Prof. Dr., Zentralinstitut für Seelische Gesundheit, Postfach 122120,
D-6800 Mannheim

Gerbaldo, H.
Dr., Psychiatrische Klinik der Universität Mainz, Untere Zahlbacher Str. 8,
D-6500 Mainz

Günther, W.
Priv.-Doz Dr. Dr., Psychiatrische Klinik der Nervenklinik, St. Getreu Str. 14–18,
D-8600 Bamberg

Guldner, J.
Dr., Psychiatrische Universitätsklinik, Abteilung Allgemeine Psychiatrie
mit Poliklinik, Hauptstraße 5, D-7800 Freiburg

Hain, Ch.
Psychiatrische Klinik der Universität Mainz, Untere Zahlbacher Straße 8,
D-6500 Mainz 1

Hajak, G.
Psychiatrische Klinik, Von-Siebold-Straße 5, D-3400 Göttingen

Havemann-Reinecke, U.
Dr., Zentrum Psychologische Medizin der Universität Göttingen,
Abteilung Psychiatrie, Von-Siebold-Straße 5, D-3400 Göttingen

Heckers, S.
Morphologische Hirnforschung, Universitätsnervenklinik, Füchsleinstraße 15,
D-8700 Würzburg

Hegerl, U.
Dr., Labor für Klinische Psychophysiologie, Psychiatrische Klinik und Poliklinik,
Freie Universität Berlin, Eschenallee 3, D-1000 Berlin 19

Heim, G.
Psychiatrische Klinik der Freien Universität Berlin, Eschenallee 3,
D-1000 Berlin 19

Heinrich, K.
Prof. Dr., Rheinische Landesklinik, Psychiatrische Klinik der
Heinrich-Heine-Universität, Bergische Landstraße 2, D-4000 Düsseldorf 12

Helmchen, H.
Prof. Dr., Psychiatrische Klinik und Poliklinik der Freien Universität Berlin,
Eschenallee 3, D-1000 Berlin 19

Henkes, H.
Dr., Institut für Neuroradiologie, Medizinische Fakultät/Universitätskliniken,
D-6650 Homburg/Saar

Herz, A.
Prof. Dr., Max-Planck-Institut für Psychiatrie, Abteilung Neuropharmakologie,
Am Klopferspitz 18 A, D-8033 Martinsried

Hess, R.
Priv.-Doz. Dr., Psychiatrie II der Universität Ulm, BKH Günzburg,
Ludwig-Heilmeyer-Straße 2, D-8870 Günzburg/Donau

Hippius, H.
Prof. Dr., Psychiatrische Klinik der Universität München, Nußbaumstraße 7,
D-8000 München 2

Höflich, G.
Psychiatrische Klinik der Universität, Sigmund-Freud-Straße 25, D-5300 Bonn

Hollburg, S.
Labor für Klinische Psychopharmakologie, Psychiatrische Klinik der
Freien Universität Berlin, Eschenallee 3, D-1000 Berlin 19

Juckel, G.
Labor für Klinische Psychophysiologie, Psychiatrische Klinik der Freien Universität,
Eschenallee 3, D-1000 Berlin 19

Kaschka, W. P.
Prof. Dr., Psychiatrische Universitätsklinik, Schwabachanlage 6, D-8520 Erlangen

Kasper, S.
Priv.-Doz. Dr., Universitäts-Nervenklinik, Sigmund-Freud-Straße 25, D-5300 Bonn 1

Katschnig, H.
Prof. Dr., Psychiatrische Universitätsklinik, Währinger Gürtel, A-1090 Wien

Kemper, A.
Dr. sc., Krankenhaus für Psychiatrie und Neurologie „Wilhelm Griesinger",
Brebacher Weg 15, D-1141 Berlin

Kissling, W.
Dr., Psychiatrische Klinik der Technischen Universität München,
Ismaninger Straße 22, D-8000 München 80

Klemm, E.
Dr., Psychiatrische Universitätsklinik, Klinik für Nuklearmedizin, Universität Bonn,
Sigmund-Freud-Straße 25, D-5300 Bonn-Venusberg

Klieser, E.
Priv.-Doz. Dr., Psychiatrische Klinik der Universität, Bergische Landstraße 2,
D-4000 Düsseldorf

Klimke, A.
Dr., Psychiatrische Klinik der Heinrich-Heine-Universität, Bergische Landstraße 2,
D-4000 Düsseldorf 12

Koalick, F.
Dr., Ruhlsdorfer Straße 42, D-1147 Berlin

Körner, J.
Universitäts-Nervenklinik, Venusberg, Sigmund-Freud-Straße 25, D-5300 Bonn

Krause, R.
Prof. Dr., Psychologisches Institut, Bau 1, Universität, D-6600 Saarbrücken

Kuschinsky, K.
Prof. Dr., Institut für Pharmakologie und Toxikologie der Philipps-Universität
Marburg, Ketzerbach 63, D-3550 Marburg

Ladewig, D.
Prof. Dr., Psychiatrische Universitätsklinik Basel, Wilhelm-Klein-Straße 27,
CH-4025 Basel

Lanczik, M.
Psychiatrische Universitätsklinik, Füchsleinstraße 15, D-8700 Würzburg

Lange, K. W.
Dr., Universitäts-Nervenklinik, Füchsleinstraße 15, D-8700 Würzburg

Lauter, H.
Prof. Dr., Psychiatrische Klinik und Poliklinik der Technischen Universität München,
Klinikum rechts der Isar, Ismaninger Straße 22, D-8000 München 80

Laux, G.
Priv.-Doz. Dr., Psychiatrische Universitätsklinik, Füchsleinstraße 15,
D-8700 Würzburg

Lehr, E.
Priv.-Doz. Dr., Bochringer Ingelheim KG, Abt. Pharmakologie, D-6507 Ingelheim

Lesch, K. P.
Dr., Department of Health & Human Services, Public Health Service,
National Institutes of Health, Bldg. 10, Room 3D41,
Bethesda, Maryland 20892, USA

Lichtermann, D.
Psychiatrische Klinik der Universität Mainz, Untere Zahlbacher Straße 8,
D-6500 Mainz 1

Linden, M.
Priv.-Doz. Dr., Psychiatrische Klinik der Freien Universität Berlin, Eschenallee 3,
D-1000 Berlin 19

Mackert, A.
Dr., Psychiatrische Klinik und Poliklinik der Freien Universität Berlin, Eschenallee 3,
D-1000 Berlin 19

Maier, W.
Priv.-Doz. Dr., Psychiatrische Klinik und Poliklinik, Universität Mainz,
Untere Zahlbacher Straße 8, D-6500 Mainz

Maurer, K.
Prof. Dr., Psychiatrische Klinik und Poliklinik, Universitäts-Nervenklinik,
Füchsleinstraße 15, D-8700 Würzburg

Meyer, A.
Psychiatrische Klinik, Universität Mainz, Untere Zahlbacher Straße 8,
D-6500 Mainz

Michel, G. Dr., Psychiatrische Klinik, Klinikum der Universität Heidelberg,
Voßstraße 4, D-6900 Heidelberg

Möller, H.-J.
Prof. Dr., Universitäts-Nervenklinik, Venusberg, Sigmund-Freud-Straße 25,
D-5300 Bonn

Motomura, K.
Doz. Dr., Psychiatrische Klinik, Kitano Hospital, Tazuke Kofukai Medical
Research Institute, 3-13 Kamiyama-Chiyö, Kita-Ku, 530 Osaka, Japan

Mueller, T.
Dr., Psychiatrische Universitätsklinik, Füchsleinstraße 15, D-8700 Würzburg

Müller, H.-U.
Abt. Psychopharmakologie, Zentralinstitut für Seelische Gesundheit, J5,
D-6800 Mannheim

Müller, N.
Psychiatrische Universitätsklinik, Nußbaumstraße 7, D-8000 München 2

Müller, W. E.
Prof. Dr., Zentralinstitut für Seelische Gesundheit, Abteilung Psychopharmakologie,
Postfach 122120, D-6800 Mannheim 1

Müller-Oerlinghausen, B.
Prof. Dr., Labor für Klinische Psychopharmakologie, Psychiatrische Klinik der
Freien Universität Berlin, Eschenallee 3, D-1000 Berlin 19

Naber, D.
Priv.-Doz. Dr., Psychiatrische Universitätsklinik, Nußbaumstraße 7,
D-8000 München 2

Novikov, J.
Dr., A. K. Ochsenzoll, Langenhorner Chaussee 560, D-2000 Hamburg 62

Olbrich, H. M.
Priv.-Doz. Dr., Psychiatrische Universitätsklinik, Hauptstraße 5, D-7800 Freiburg

Osterheider, M.
Dr., Psychiatrische Universitätsklinik, Füchsleinstraße 15, D-8700 Würzburg

Ottosson, J. O.
Prof. Dr., University of Göteborg, Department of Psychiatry, Sahlgrenska Sjukhuset,
S-41345 Göteborg

Philipp, M.
Prof Dr., Psychiatrische Universitätsklinik Mainz, Langenbeckstraße 1, D-6500 Mainz

Reischies, F. M.
Dr., Psychiatrische Klinik der Freien Universität Berlin, Eschenallee 3,
D-1000 Berlin 19

Renfordt, E.
Prof. Dr., Laehrstraße 15, D-1000 Berlin 37

Riedel, R. R.
Dr., Psychiatrische Klinik der Universität München, Nußbaumstraße 7,
D-8000 München 2

Riemann, D.
Zentralinstitut für Seelische Gesundheit, J5, Postfach 122120, D-6800 Mannheim

Röschke, J.
Dr., Psychiatrische Klinik der Universität Mainz, Untere Zahlbacher Straße 8,
D-6500 Mainz

Rommelspacher, H.
Prof. Dr., Abteilung für Neuropsychopharmakologie der Freien Universität, Ulmenallee 30, D-1000 Berlin 19

Rothenberger, A.
Prof. Dr., Zentralinstitut für Seelische Gesundheit, J5, Postfach 122120, D-6800 Mannheim

Rüther, E.
Prof. Dr., Psychiatrische Klinik der Universität Göttingen, Von-Siebold-Straße 5, D-3400 Göttingen

Saletu, B.
Prof. Dr., Psychiatrische Universitätsklinik, Währinger Gürtel, A-1090 Wien

Sand-Strömgren, L.
Dr., Psychiatric Hospital in Aarhus, DK-8240 Risskov

Sauer, H.
Priv.-Doz. Dr., Psychiatrische Universitätsklinik, Voßstraße 5, D-6900 Heidelberg 1

Schäfer, M.
Klinik für Psychiatrie, Rudolf-Bultmann-Straße 8, D-3550 Marburg/Lahn

Schmidt, L. G.
Dr., Psychiatrische Klinik der Freien Universität Berlin, Eschenallee 3, D-1000 Berlin 19

Schneider, F.
Dr. Dr., Psychiatrische Universitätsklinik, Osianderstraße 22, D-7400 Tübingen

Schönell, H.
Dr., Rheinische Landesklinik, Psychiatrie, Bergische Landstraße 2, D-4000 Düsseldorf

Schu, U.
Abteilung Psychiatrie II, Universität Ulm, Ludwig-Heilmeyer-Straße 2, D-8870 Günzburg/Donau

Schubert, T.
Abteilung Psychopharmakologie, Zentralinstitut für Seelische Gesundheit, J5, Postfach 122120, D-6800 Mannheim

Schüttler, G.
Prof. Dr., Psychiatrie II der Universität Ulm, BKH Günzburg, Ludwig-Heilmeyer-Straße 2, D-8870 Günzburg/Donau

Seidel, M.
Dr. sc., Klinik und Poliklinik für Psychiatrie und Neurologie, Bereich Medizin (Charité), Humboldt-Universität, Schumannstraße 21–22, D-1040 Berlin

Serfling, R.
Dr., Klinik für Neurologie und Psychiatrie des Bereiches Medizin (Charité), Humboldt-Universität, Schumannstraße 21–22, D-1040 Berlin

Steiger, A.
Priv.-Doz. Dr., Psychiatrische Universitätsklinik, Abteilung Allgemeine Psychiatrie mit Poliklinik, Hauptstraße 5, D-7800 Freiburg

Stieglitz, R.-D.
Dr., Psychiatrische Klinik der Freien Universität Berlin, Eschenallee 3, D-1000 Berlin 19

Stoll, L.
Dr., Boehringer Mannheim GmbH, Abt. VA-MS, Sandhofer Str. 116, D-6800 Mannheim 31

Strauß, W.
Psychiatrische Universitätsklinik Düsseldorf, Bergische Landstraße 2, D-4000 Düsseldorf 12

Strik, W. K.
Dr., Psychiatrische Klinik, Universität Würzburg, Füchsleinstraße 125, D-8700 Würzburg

Tegeler, J.
Priv.-Doz. Dr., Psychiatrische Klinik der Heinrich-Heine-Universität, Bergische Landstraße 2, D-4000 Düsseldorf

ter Meulen, V.
Prof. Dr., Institut für Virologie und Immunbiologie, Versbacher Straße 7, D-8700 Würzburg

Thies, K.
Dr., Psychiatrische Klinik der Freien Universität, Eschenallee 3, D-1000 Berlin 19

Uebelhack, R.
Prof. Dr., Zentrum für Nervenheilkunde, Psychiatrische Klinik der Medizinischen Fakultät (Charité), Schumannstraße 20/21, D-1040 Berlin

Ulmar, G.
Prof. Dr., Psychiatrisches Landeskrankenhaus Wiesloch, Heidelberger Str. 1 A, D-6908 Wiesloch

Umann, E. J.
Dr., Wiesdorfer Platz 52, D-5090 Leverkusen 1

Voderholzer, U.
Psychiatrische Klinik der Universität München, Nußbaumstraße 7, D-8000 München 2

Volz, H.-P.
Dr., Ciba-Geigy GmbH, Bereich Medizin, Hahnstr. 38, D-6000 Frankfurt 71

Wagner, P.
Psychiatrische Klinik, Universität Mainz, Untere Zahlbacher Straße 8, D-6500 Mainz

Wallbott, H. G.
Priv.-Doz. Dr., Justus-Liebig-Universität, FB 06 Psychologie,
Otto-Behaghel-Straße 10, D-6300 Gießen

Wodarz, N.
Dr., Psychiatrische Klinik der Universität, Füchsleinstraße 15, D-8700 Würzburg

Wölwer, W.
Psychiatrische Klinik der Freien Universität Berlin, Eschenallee 3, D-1000 Berlin 19

Wurthmann, C.
Psychiatrische Klinik der Universität, Bergische Landstraße 2,
D-4000 Düsseldorf 12

Teil 1

Neurobiologische Mechanismen der Abhängigkeit

Biologische Marker bei Abhängigkeitserkrankungen*

L. G. SCHMIDT, H. ROMMELSPACHER

Mit den neuen Diagnosesystemen DSM-III-R und ICD-10 haben sich Veränderungen der diagnostischen Konzepte bei den substanzbedingten psychischen Störungen ergeben, die mehr sind als nur der Ausdruck semantischer Spitzfindigkeiten. Mit dem DSM-III wurden zwar traditionelle Diagnosesysteme überwunden, indem operationalisierte Kriterien – bei den substanzabhängigen Störungen speziell die Kriterien Toleranz und Entzugssymptomatik – diagnostischen Wert bekamen. Damit hatten Phänomene Bedeutung erlangt, die aber lediglich als Folgeerscheinung eines chronischen Substanzkonsums aufzufassen sind. Von einer ähnlichen Sichtweise aus wurde früher die Frage nach dem Motiv der Einnahme von Suchtmitteln oft dahingehend beantwortet, der Abhängige wolle vor allem das Abstinenzsyndrom vermeiden, wodurch die Sucht aufrechterhalten (Hiller 1989; Nathan 1990) werde.

Eine etwas andere Betrachtungsweise kam in der Implementierung des sog. „Abhängigkeitssyndroms" im DSM-III-R und der ICD-10 zum Ausdruck. Danach ist das „Abhängigkeitssyndrom" breiter gefaßt, in dem es eine „Gruppe körperlicher, Verhaltens- und kognitiver Phänomene einbezieht, bei denen der Konsum einer psychotropen Substanz oder Substanzklasse für eine bestimmte Person Vorrang hat gegenüber Verhaltensweisen, die früher höher bewertet wurden. Ein entscheidendes Charakteristikum der Abhängigkeit ist nunmehr der Wunsch – oft stark –, gelegentlich übermächtig, Drogen oder Medikamente (ärztlich verordnet oder nicht), Alkohol oder Tabak zu konsumieren" (Entwurf zur ICD-10). Damit rückt das Phänomen der psychischen Abhängigkeit in den neueren Diagnosekonzepten wieder in den Vordergrund.

Aufgabe der klinischen und der Grundlagenforschung ist es nun, die neurobiologischen Korrelate dieser verschiedenen Aspekte von Abhängigkeit beim Menschen zu erfassen, um bessere therapeutische Interventionen als heute verfügbar daraus zu entwickeln. Dabei ist oft der Begriff des „biologischen Markers" verwendet worden, womit nicht nur genetische Marker gemeint waren. Nahezu jede beobachtbare biologische Veränderung ist in der letzten Zeit schon als State- oder Trait-Marker bezeichnet worden. Da sich diese Begriffe durchgesetzt haben, wird auch zunächst in diesem Zusammenhang daran festgehalten.

Bei der Differenzierung solcher Marker ergeben sich vor allem drei grundsätzliche Probleme: Das 1. ist die Unterscheidung von State- und Trait-Markern; das 2. Problem liegt nun darin, daß wir nicht wissen, wie lange beispielsweise Marker einzelner „states" nach endgültigem Absetzen der jeweiligen Substanz noch nachweisbar sind. Würden sie persistieren, wie beispielsweise die Anonymen Alkoholiker annehmen, müßte man sie in dieser Zeit als Residualmarker bezeichnen. Das 3., nun allerdings substanz-

---

* Mit Unterstützung der Deutschen Forschungsgemeinschaft (DFG-Az: He 916/7-1)

mittelspezifische Problem ist, daß oft nur schwer entschieden werden kann, ob die beobachteten biologischen Veränderungen bei manifest Erkrankten State-Marker der Abhängigkeit oder Ausdruck der Intoxikation (im Sinne eines Abusus-Markers) sind (Schmidt u. Rommelspacher 1990).

Auf diesem Hintergrund ist die folgende Übersicht zu verstehen, in der auch Ergebnisse der eigenen Arbeitsgruppe enthalten sind. Vor allem solche Krankheitsindikatoren haben dabei besondere Bedeutung, von denen angenommen wird, daß sie Bezug zur Pathogenese der Erkrankung haben. Dabei werden Hinweise auf gemeinsame neurobiologische Mechanismen bei verschiedenen Abhängigkeitstypen, aber auch Hinweise auf Unterschiede berücksichtigt. Marker der chronischen Intoxikation sind wie die späteren Folgeerkrankungen in der Regel suchtstoffspezifisch.

State-Marker bei Abhängigkeitserkrankungen

Neurobiologische Korrelate der psychischen Abhängigkeit

Pathologischer Funktionswandel des dopaminergen Reward-Systems

Psychische Abhängigkeit ist mit den Phänomenen „craving", „drug seeking behavior" und Kontrollminderung bzw. -verlust in Hinblick auf die Einnahme psychotroper Substanzen verbunden. Aus tierexperimentellen Studien, in denen die Selbstapplikation dieser Substanzen untersucht wurden, weiß man, daß abhängigkeitsinduzierende Substanzen bestimmte Neuronenverbände aktivieren, die als mesolimbisches dopaminerges Belohnungs-(Reward-)System bezeichnet werden (Wise 1980; Di Chiara u. Imperato 1988; Watson et al. 1989). Die Zellkörper dieses dopaminergen Reward-Systems liegen in der Area 10 des ventralen Tegmentums, ihre Axone projizieren zum Nucleus accumbens und zum medialen präfrontalen Kortex. Der belohnende Effekt von Opioiden liegt darin, daß über präsynaptische Opioid-Rezeptoren dopaminerge Neurone im ventralen Tegmentum aktiviert werden, mit der Folge einer Freisetzung von Dopamin im Nucleus accumbens. Eine Freisetzung von Dopamin erfolgt in den Terminalen des Nucleus accumbens *direkt* durch Psychostimulanzien wie Amphetamin und im medialen präfrontalen Kortex *direkt* durch Kokain. Andere Substanzen mit Mißbrauchspotential wie Ethanol (Gessa et al. 1985), Nikotin und Koffein aktivieren ebenfalls direkt oder mittels indirekter Mechanismen das dopaminerge Reward-System, wobei die eigentlichen pharmakologischen Effekte schwächer sind, aber Interaktionen mit Umgebungs- oder sozialen Faktoren vergleichsweise stärker ins Gewicht fallen (Moolten u. Kornetsky 1990). Zwar gibt es auch modulierende Einflüsse auf das dopaminerge Reward-System, die vor allem serotonerg, noradrenerg, GABAerg (Kalant 1989) und glutamaterg (Fuller et al. 1987) vermittelt werden; das dopaminerge System hat jedoch eine zentrale Bedeutung und wird in jedem Fall aktiviert unter Einwirkung abhängigkeitsinduzierender Substanzen.

Anzunehmen ist eine der Aktivierung dieses Systems folgende Subsensitivität postsynaptischer dopaminerger Rezeptoren; damit dürfte ein HGH-Blunting nach Apomorphin-Stimulation bei Abhängigen verbunden sein, das von einer verstärkten HGH-Ausschüttung nach Stimulation gefolgt sein müßte, wenn das Suchtmittel den

Wirkort verlassen hat. Diese Untersuchungen zur Aktivität und Bedeutung des dopaminergen Reward-Systems, erfaßbar mit dem Apomorphin-HGH-Paradigma, werden in unserer Arbeitsgruppe an Alkoholkranken, später an Opioidabhängigen durchgeführt. Neueste empirische Befunde an Kokainabhängigen lassen jedoch eine gewisse Skepsis aufkommen, ob dieser Untersuchungsansatz spezifisch und empfindlich genug ist, um Veränderungen dieses Systems zu erfassen (Hollander et al. 1990; Lee et al. 1990).

Ähnliche Veränderungen hat man auch im endorphinergen System angenommen, Untersuchungsergebnisse waren jedoch recht inkonsistent. Zuletzt konnte O'Brien et al. (1988) zeigen, daß bei Opioidabhängigen im Entzug, d. h. 40–50 h nach letzter Methadon-Einnahme eine erniedrigte Opioidgesamtaktivität (mit dem Radiorezeptor-Assay gemessene Fraktion I) und eine erniedrigte Beta-Endorphin-Konzentration (mit dem Radioimmuno-Assay gemessen) vorliegen. Die Aktivierung der Reward-Systeme und der nachfolgende Rebound mit einem relativen Defizit an Neurotransmittern könnte als Grundlage der psychischen Abhängigkeit, d. h. der beiden Aspekte Euphorie und nachfolgender Dysphorie (und „craving") diskutiert werden. Dabei legen die Untersuchungen von Koob et al. (1990) nahe, daß in der Vermittlung beider Affekte ein und dieselbe Hirnregion – vor allem der Nucleus accumbens – involviert ist.

Bei diesen Modellvorstellungen ergeben sich jedoch einige Probleme, wenn man sich klarzumachen versucht, worin der pathologische Funktionswandel bestehen könnte; denn dieses System wird auch bei Gesunden aktiviert und nicht nur durch Suchtstoffe, sondern auch durch sog. natürliche Reinforcer wie Essen, Trinken, sexuelle Betätigung und sogar durch Streß (Herz u. Shippenberg 1989). Unklar ist ferner, wann und bei wem dieser pathologische Prozeß eingesetzt; man spricht von „early-" und „late onset-dependency". Dabei scheint es so zu sein, daß Faktoren, die zur Induktion des Konsums von abhängigkeitsproduzierenden Substanzen führen, sich von jenen unterscheiden, die ein solches Verhalten aufrechterhalten. Erstmals gegebene Dopamin-Agonisten haben andere Effekte als wiederholt gegebene – ein Phänomen, das als „behavioral sensitization" oder „reverse tolerance" (Miller et al. 1990) bekannt ist, und das Beziehungen zum Kindling-Modell hat (Post et al. 1986). Diese Überlegungen beziehen sich auf die Beobachtung der Zunahme der lokomotorischen Aktivität bei Tieren unter chronisch gleichbleibender Amphetamin-Gabe und auf die zunehmende Induzierbarkeit psychotischer Phänomene beim Menschen (bei oft immer geringer werdenden Dosen Amphetamin). Ähnliche Überlegungen gelten für das Modell von Solomon (opponent process theory of motivation) (zit. nach Koob et al. 1990): Bei den ersten Probierversuchen von Opiaten tritt – sofern nicht aversive Effekte wie Übelkeit oder Schwindelgefühle dominieren – eine Euphorie, dann ein „craving", später ein Ruhezustand auf; nach wiederholtem Konsum stellt sich „craving" ein, die Einnahme führt zu „contentment" (Zufriedenheit), danach kommt es zur Apathie und erneutem „craving". Sensitivierungsphänomene könnten dabei Ausdruck irreversibel veränderter zerebraler Stoffwechselvorgänge im Sinne eines „point of no return" (Coper et al. 1990) bei Abhängigen sein, deren zelluläres oder molekulares Substrat noch unbekannt ist.

Der pathologische Funktionswandel hat aber noch einen weiteren Aspekt, der beim Alkoholismus deutlich wird. So verändert sich im Rahmen der Abhängigkeitsentwicklung das Verhältnis positiv belohnender zu den aversiven Effekten (Kalant 1989). Aversive Effekte bremsen bei manchen Patienten nach den ersten Probierversuchen die weitere Aufnahme; kommt es aber aufgrund sozialer Faktoren oder Reinforcer zu einer fortgesetzten Einnahme auch bei diesen Personen, kann Toleranz eintreten, wobei aversive Effekte zurücktreten. Der neurobiologische Hintergrund für diesen Funktionswandel ist ebenfalls wenig klar; wahrscheinlich spielen metabolische Effekte, basierend auf Polymorphismen alkoholabbauender Enzyme (ADH und AlDH), eine wichtige Rolle (Agarwal u. Goedde 1990).

Alkaloidhypothese

Virginia Davis (1970) stellte bereits vor vielen Jahren die Hypothese auf, aus den physiologisch vorkommenden Neurotransmittern könnten unter Einwirkung von Ethanol bestimmte Kondensationsprodukte gebildet werden, die als Alkaloide eine endogene opiatähnliche Aktivität hätten. Vorraussetzung für diese Hypothese ist, daß die bei der MAO-Reaktion gebildeten Neurotransmitter-Aldehyde mit den Transmittern selbst zu Kondensationsprodukten reagieren. Dies könnte besonders nach Ethanoleinnahme erfolgen, da dann das vermehrt gebildete Azetaldehyd mit den Neurotransmitter-Aldehyden um dasselbe Enzym (die Aldehyddehydrogenase) konkurriert, dessen Funktion es ist, Aldehyde abzubauen. Danach entsteht beispielsweise aus Dopamin das Tetrahydropapaverolin, das in Mohnpflanzen als Vorstufe der Opioide vorkommt. Außer diesen chemisch komplexen Tetrahydroisochinolinen (TIQs) ist auch die Bildung von einfacheren Produkten, dem Salsolinol aus der Reaktion von Dopamin mit dem Abbauprodukt des Ethanols, dem Azetaldehyd und der einfachen Beta-Carboline (BCs), z. B. dem Harman, denkbar (Rommelspacher 1988; Schmidt u. Rommelspacher 1990). Faraj et al. (1989) konnten bei chronischen Alkoholikern die Erhöhung des Salsolinols (als Sulfat) im Schnitt um das Fünffache und des Dopamins (als Sulfat) um fast das Doppelte gegenüber Kontrollen nachweisen. Beide Parameter korrelieren positiv miteinander, hingegen fand sich keine Beziehung zwischen letzter Ethanolaufnahme und der Salsolinol-Konzentration.

In unserer Arbeitsgruppe wurde nun versucht, die Hypothese bezüglich der Beta-Carboline empirisch zu überprüfen (Rommelspacher et al. 1991a). Dazu wurden 43 Alkoholkranke (36 Männer, 7 Frauen) bei denen ein Alkoholismus nach ICD-9 und DSM-III vorlag, während einer Entzugsbehandlung untersucht, wobei die Konzentration der aromatischen Beta-Carboline am Aufnahmetag, am 4., 8. und zwischen dem 9. und 21. Tag nach Aufnahme auf eine Entzugsstation im Blut bestimmt wurde. Dabei zeigten sich durchschnittlich 3fach höhere Beta-Carbolinwerte bei den Alkoholkranken im Vergleich zu den Kontrollen, wobei die Erhöhung auch während der 3wöchigen Entzugsbehandlung konstant blieb (Abb. 1). Bei Berücksigtigung des psychopathologischen Querschnitts fanden wir bei Patienten mit Delirien oder Halluzinosen einen diskreten Anstieg, bei Patienten mit vegetativen Entzugssyndromen einen Abfall während der Entzugsbehandlung.

Ferner wurde untersucht, inwieweit die metabolisch-chemischen Bedingungen, unter denen diese Befunde zustande kamen, durch Bestimmung möglicher Vorläufer-Substanzen erklärbar sind. Zunächst fanden wir lediglich bei einem Patienten am Aufnahmetag meßbare Ethanolkonzentrationen im Blut. Die durchschnittlichen Acetaldehyd-

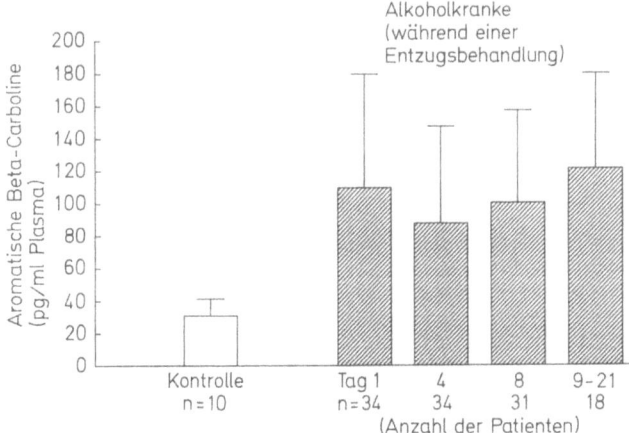

Abb. 1. Konzentration der aromatischen Beta-Carboline im Plasma bei Alkoholabhängigen im Verlauf einer Entzugsbehandlung und im Vergleich zu gesunden Kontrollen

konzentrationen waren am Aufnahmetag bei Alkoholkranken nicht höher als bei Kontrollen (0,33 ± 0,17 vs. 0,27 ± 0,73 mg/100 g Vollblut), was überraschend erschien angesichts eines durchschnittlichen Alkoholkonsums von 260 g (±110,7) reinem Alkohol bei den Patienten.

Auch die Konzentration der als Vorläufer angesehenen Substanzen Serotonin (gemessen in Thrombozyten) und der Indolessigsäure als Indikator des tryptaminergen Systems (gemessen im Serum) waren im Vergleich zu den Kontrollen nicht erhöht und änderten sich auch nicht signifikant im weiteren Verlauf der Entzugsbehandlung (Abb. 2 und 3). Exzessive Ethanolaufnahme hatte jedoch einen Einfluß auf den Serotoninmetabolismus. Bei Patienten mit einem Ethanolkonsum von mehr als 250 g reinem Alkohol pro Tag wurden niedrigere Serotoninkonzentrationen (in Thrombozyten) als Patienten mit einem geringeren Konsum nachgewiesen. Eine Korrelation zur Psychopathologie (Delir oder Depression) fand sich jedoch nicht. Diesen Effekt konnten wir auch im Akutversuch an 8 gesunden Probanden zeigen: 8 h nach einer akuten Ethanolbelastung von 1 g pro Kilogramm Körpergewicht sank der Serotoningehalt deutlich im Vergleich zur Kontrollbedingung ab (bei dem die Patienten im Leerversuch ihre eigenen Kontrollen waren).

Da die Alkaloidhypothese auf der Kondensationsreaktion mit Azetaldehyd beruht, lag die Annahme nahe, mit ihr sei recht spezifisch ein State-Marker des Alkoholismus beschrieben. In ersten Pilot-Untersuchungen mit Opioidabhängigen zeigte sich aber, daß auch in dieser Suchtuntergruppe erhöhte Beta-Carbolin-Konzentrationen, insbesondere von Norharman, gefunden wurden (unveröffentlicht). Da diese jedoch nicht mehr ohne Not metabolisch erklärbar sind, müssen vielmehr Überlegungen zu den psychotropen Eigenwirkungen der Beta-Carboline angestellt werden.

Danach könnten zur Sucht prädisponierte Patienten sich nämlich aus zwei Untergruppen mit bestimmten negativen Affekten rekrutieren (Milkman u. Sunderwirth 1984; Bloom 1989), nämlich aus solchen mit Anhedonie und solchen mit hoher

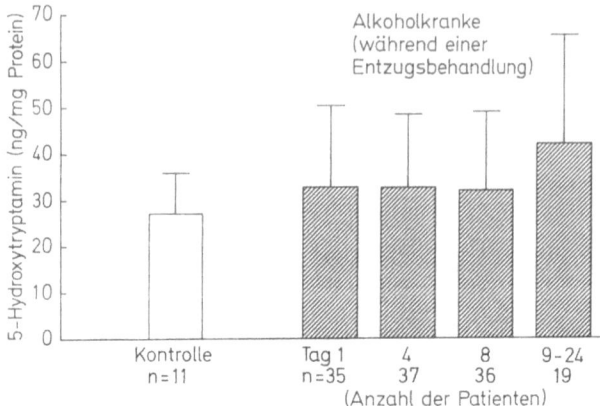

Abb. 2. Konzentration von Serotonin (in Thrombozyten) bei Alkoholabhängigen im Verlauf einer Entzugsbehandlung und im Vergleich zu gesunden Kontrollen

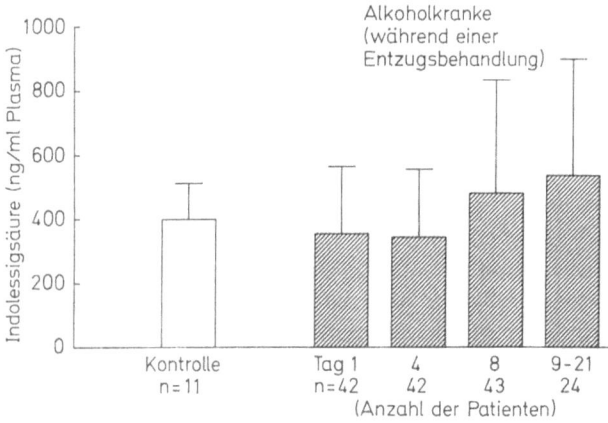

Abb. 3. Konzentration der Indolessigsäure im Plasma von Alkoholabhängigen im Verlauf einer Entzugsbehandlung und im Vergleich zu gesunden Kontrollen

Ängstlichkeit. Ängstlichkeit könnte auf erhöhte endogene Beta-Carbolin-Konzentrationen zurückgehen, da Beta-Carboline bekanntermaßen anxiogen (und prokonvulsiv) sind. Die Folge wäre die Aufnahme eines Drogensuchverhaltens, wobei die erste Gruppe die euphorisierenden, die zweite Gruppe die anxiolytischen bzw. spannungsreduzierenden Eigenschaften von Alkohol oder Opioiden sucht. Die belohnenden Eigenschaften würden dann zur Aufrechterhaltung der Abhängigkeit beitragen.

Bemüht man dazu allerdings die Überlegungen von Cloninger (1987) zur Typologie des Alkoholismus, müßte man annehmen, daß eher Typ-I-, nicht jedoch Typ-II-Abhängige – das sind eher solche mit einer antisozialen Persönlichkeit, der Neigung zu kriminellen Delikten und einem frühen Beginn der Erkrankung – höhere Beta-Carbolin-Konzentrationen haben. Nun waren die untersuchten Alkoholabhängigen nicht nach Cloninger klassifiziert, so daß die Vorhersagen nicht prüfbar waren. Die untersuchten Opioidabhängigen waren hingegen nach dem Maßregelvollzug untergebrachte forensische Patienten, die – wendet man auch hier die Cloninger-Überlegungen an – als Persönlichkeitsstörungen mit pathologischer Angstfreiheit eher niedrige Beta-Carbolin-Konzentrationen hätten aufweisen müssen; dies war jedoch nicht der Fall.

Neurobiologische Korrelate der körperlichen Abhängigkeit

Körperliche Abhängigkeit wird klinischerseits beim Auftreten von Entzugssymptomen oder bei der Beobachtung des Toleranzphänomens diagnostiziert. Die Phänomene können jedoch funktionell getrennt werden und weisen damit auf unterschiedlich involvierte Strukturen bzw. Mechanismen hin (Rommelspacher et al. 1991b). Entzugssymptome werden in körperliche und psychische Symptome unterteilt. Psychische Entzugssymptome treten nach Abklingen der gesuchten positiven Wirkungen als deren Gegenteil auf: Dysphorie nach Euphorie bzw. „craving" folgt auf Befriedigung, Apathie nach Aktivierung. Diese Symptome könnten nach Wegfall der Suchtsubstanz als Rebound-Phänomene verstanden werden, in die das Belohnungssystem involviert ist. Sichere Hinweise auf Rebound-Phänomene liegen jedoch nur für das GABAerge System vor (Haefely 1986).

Körperliche Entzugssymptome resultieren vielmehr aus der Interaktion des Suchtstoffes mit anderen für diese Substanzen besonders sensiblen Neurotransmittersystemen oder Hirnregionen; dabei treten diese Prozesse nach der Einwirkung von Opioiden oder Alkohol, nicht aber nach Psychostimulanzien auf. Die körperlichen Entzugssymptome gleichen einer schweren Grippe und sind vom Abhängigen ungleich leichter zu überwinden als psychische Symptome. Sie umfassen Tachykardie, Blutdrucksteigerungen, Schwitzen, Agitation und Schlafstörungen und hängen mit der Überaktivierung bzw. des durch die chronische Substanzwirkung supersensitiv gewordenen Locus coeruleus zusammen (Linnoila 1987). Entsprechend hat man beispielsweise bei Patienten im Alkoholentzug immer wieder gegenüber Kontrollen vermehrte Ausschüttungen von Noradrenalin (gemessen an erhöhten 3,4-MHPG-Werten) im Liquor gefunden, die sich mit dem Abklingen der Entzugssymptomatik wieder normalisierten. Dabei liegt der Entzugssymptomatik wohl eine Subsensitivität des α_2-Rezeptors mit zugrunde (Nutt et al. 1988).

Die im Alkoholentzug auftretenden zerebralen Krampfanfälle werden hingegen mit Veränderungen des GABAergen und NMDA-Rezeptorsystems in Verbindung gebracht. Krampfauslösend soll zum einen die durch Ethanol verschlechterte Kopplung des $GABA_A$-Rezeptor-Komplexes mit dem Chlorid-Ionen-Kanal sein (Hashimoto et al. 1990). Am NMDA-Rezeptor führt Ethanol zu einer Hemmung der exzitatorischen Agonisten (Hoffmann et al. 1990); da dieses Rezeptorsystem im Hippocampus seine höchste Dichte hat, dürften die Blackouts bzw. alkoholtypischen Gedächtnisstörungen, bei akuter Ethanol-Einwirkung damit in Zusammenhang stehen. Bei chronischer Gabe kommt es hingegen zu einer kompensatorischen Zunahme oder Up-Regulation der Rezeptoren und beim Wegfall des Ethanols entsprechend zur Krampfauslösung (Grant et al. 1990). Leider gibt es noch keine Möglichkeit, diese Rezeptoren direkt oder mittels eines geeigneten Indikatorsystems beim Menschen zu bestimmen, so daß dieser State-Marker für Entzugssymptomatik seiner Validierung bedarf.

Dem beim Menschen zu beobachtenden Phänomen der Toleranzentwicklung liegen komplexe Veränderungen auf metabolischer, zellulärer und molekularer Ebene zugrunde, die in der Regel substanzspezifisch sind. So ist bereits seit 10 Jahren aus der Alkoholismusforschung bekannt, daß insbesondere noradrenerge und serotonerge Neurone an der Entwicklung von Toleranz beteiligt sind (Tabakoff u. Hoffmann 1985). In der letzten Zeit ist zunehmend die Bedeutung von Neuropeptiden untersucht worden. So stellten Hoffmann u. Tabakoff den Einfluß von ADH für die Toleranzentwicklung heraus (1985); die Bedeutung des im Hypothalamus gebildeten ADH und des CRH liegt darin, daß sie unmittelbar auf Secondmessenger-Systeme wirken und damit unmittelbar den weiteren Zellstoffwechsel beeinflussen.

Vor kurzem sind schließlich molekularbiologische Ergebnisse bekanntgeworden, wonach chronische Ethanolexposition zu einer Verminderung der $G_{\alpha s}$-Proteine des Adenylatzyklase-Rezeptor-Komplexes und der m-RNA für G_s-Proteine führt (Diamond et al. 1987; Mochly-Rosen et al. 1988). Mit der Verminderung der Stimulierbarkeit der Adenylatzyklase geht eine Verminderung der transmembranären Signalübertragung einher. Schließlich kommt es zu einer verringerten Biosynthese der m-RNA von Proopiomelanocortin, der Vorstufe des ACTH und Beta-Lipoproteins (Seizinger et al. 1984). Welche biologischen Vorgänge der Toleranz gegenüber Opioiden zugrunde liegen, ist weiterhin noch unklar (Herz 1985).

Residualmarker

Auf der Ebene der Neuropeptide lassen sich Überlegungen anstellen, inwieweit längerfristige Veränderungen der LHPA-Achse als Residualmarker bei Alkoholkranken in Frage kommen. Von Bardeleben et al. (1989), Holsboer (1989) und Adinoff et al. (1990) fanden ein ACTH-Blunting nach CRH-Gabe bis 10 Monate nach Eintreten der Abstinenz – ein Befund, der nicht durch gleichzeitigen Hyperkortisolismus erklärt werden kann, da Hyperkortisolismus nur im akuten Entzug, nicht aber nach längerer Abstinenz vorlag. Ursache ist vermutlich eine durch jahrelangen Ethanolkonsum gebremste Biosynthese von CRH-Rezeptoren in der Hypophyse; es ist aber auch nicht ausgeschlossen, daß es sich um eine neuroendokrine Abnormität aufgrund einer besonderen genetischen Disposition handelt.

Trait-Marker

Auf der Suche nach Trait- oder Vulnerabilitätsmarkern hat man sich bislang meist des High-risk-Paradigmas bedient, d.h. es wurden nichterkrankte Söhne von suchtkranken Vätern untersucht und mit nichterkrankten Söhnen gesunder Väter verglichen. Da Opioidabhängige in der Regel wesentlich jünger als Alkoholkranke sind, und keine Kinder haben, ist dieser Ansatz meist nur in der Alkoholismusforschung angewandt worden. Er ist vor allem mit den Namen Schuckit und Begleiter verbunden. Schuckit konnte zeigen, daß unter Ethanolbelastung High-risk-Söhne bezüglich einiger neuroendokriner Parameter (wie ACTH-, Kortisol- und Prolaktinausschüttung) weniger stark reagierten als Kontrollen (1986), Begleiter et al. fanden die P300-Komponente bei akustisch evozierten Potentialen bei Risikosöhnen erniedrigt (1984). Möglicherweise ist auch die Augmenter-Charakteristik der evozierten Potentiale (Hegerl et al. 1989) ein Hinweis dafür, daß die Disposition mit einer geringeren Neurosensitivität (Bloom 1989) bzw. einer sich schnell entwickelnden Toleranz gegenüber aversiven Effekten von Ethanol einhergeht.

Daß die Disposition in einer genetisch bedingten Hypofunktion endorphinerger Systeme besteht, wie von Goldstein (1977) hypostatiert, dürfte sich schwer nachweisen lassen. Erhebliche Aufmerksamkeit fand in diesem Zusammenhang die Arbeit von Blum et al., in der von einer strengen Assoziation zwischen Alkoholismus und einer Allel-Variante berichtet wurde, das auf dem 11er Chromosom für den Dopamin$_2$-Rezeptor kodiert (1990). Inzwischen sind zehn Arbeiten zu dieser Thematik erschienen. Danach erscheint die Assoziation zwischen dem A_1-Allel des Dopamin D_2-Rezeptorgenes als wahrscheinlich; eine Kopplung ist eher unwahrscheinlich (Cloninger 1991). Zu verstehen, wie biologische und nichtbiologische Faktoren in verschiedenen Individuen interagieren, die dann zur Sucht führen, bleibt die Herausforderung der Zukunft.

Literatur

Adinoff B, Martin PR, Bone GHA et al. (1990) Hypothalamic-Pituitary-adrenal axis functioning and cerebrospinal fluid corticotropin releasing hormone and corticotropin levels in alcoholics after recent and longterm abstinence. Arch Gen Psychiatry 47: 325–330

Agarwal DP, Goedde H (1990) Alcoholism – biochemical and genetic aspects. Pergamon Press, New York

Bardeleben U von, Heuser I, Holsboer F (1989) Human CRH stimulation response during acute withdrawal and after medium-term abstention from alcohol abuse. Psychoneuroendocrinology 14: 441–449

Begleiter H, Porjesz B, Bihare B, Kissin B (1984) Event-related potentials in children at risk for alcoholism. Science 225: 1493–1496

Bloom FE (1989) Which molecular and cellular actions of ethanol mediate reinforcement? In: Goldstein A (ed) Molecular and cellular aspects of the drug addictions. Springer, New York, pp 142–158

Blum K, Noble EP, Sheridan PJ et al. (1990) Allelic association of human dopamine D$_2$ receptor gene in alcoholism. JAMA 263: 2055–2060

Cloninger CR (1987) Neurogenetic adaptive mechanisms in alcoholism. Science 236: 410–416

Cloninger CR (1991): D$_2$ Dopamine receptor gene is associated but not linked with alcoholism JAMA 266: 1833–1834

Coper H, Rommelspacher H, Wolffgramm J (1990) The "point of no return" as a target of experimental research on drug dependence. Alcohol Drug Depend 25: 129–134

Davis VE, Walsh MJ (1970) Alcohol amines and alcoloids: a possible biochemical basis for alcohol addiction. Science 167: 1005–1007

Diamond I, Wrubel B, Estrin W, Gordon A (1987) Basal and adenosine receptor-stimulated levels of cAMP are reduced in lymphocytes from alcoholic patients. Proc Natl Acad Sci USA 84: 1413–1416

Di Chiara G, Imperato A (1988) Drugs abused by humans preferentially increase synaptic dopamine concentrations in the mesolimbic systems of freely moving rats. Proc Natl Acad Sci USA 85: 5274–5278

Faraj BA, Camp VM, Davis DC, Lenton JD, Kutner M (1989) Elevation of plasma salsolinol sulfat in chronic alcoholics as compared to nonalcoholics. Alcoholism Clin Exp Res 13: 155–163

Fuller TA, Russchen FT, Price JL (1987) Sources of presumptive glutamatergic/aspartergic afferents to the rat ventral striatopallidal region. J Comp Neurol 258: 317–338

Gessa GL, Muntoni F, Collu M, Vargiu L, Mereu G (1985) Low doses of ethanol activate dopaminergic neurons in the ventral tegmental area. Brain Res 348: 201–203

Goldstein A (1977) Future research on opiod peptickles (endorphins) a preview. In: Blum K (ed) Alcohol and opiates. Academic Press, New York, pp 397–403

Grant KA, Valverius P, Hudspith M, Tabakoff B. (1990) Ethanol withdrawal seizures and the NMDA receptor complex. Eur J Pharmacol 176: 289–296

Haefely W (1986) Biological basis of drug-induced tolerance, rebound and dependence. Contribution of recent research on benzodiazepines. Pharmacopsychiatry 19: 353–361

Hashimoto T, Ueha T, Mizutani H, Kuriyama K (1990) Alcohol-induced alterations in the function of the cerebral $GABA_A$ receptor. Clin Neuropharmacol 13 [Suppl. 2]: 506–507

Hegerl U, Prochno I, Ulrich G, Müller-Oerlinghausen B (1989) Sensation seeking and auditory evoked potentials. Biol Psychiatry 25: 179–190

Herz A (1985) Biologische Mechanismen der Opiatsucht. In: Keup W (Hrsg) Biologie der Sucht. Springer, Berlin Heidelberg New York Tokyo, S 168–177

Herz A, Shippenberg TS (1989) Neurochemical aspects of addiction: opioids and other drugs of abuse. In: Goldstein A (ed) Molecular and cellular aspects of the drug addictions. Springer, New York, pp 111–141

Hiller W (1989) Alcohol dependence in ICD 9 and DSM-III-R: a comparative polydiagnostic study. Eur Arch Psychiat Neurol Sci 239: 101–108

Hoffmann PL, Rabe CS, Grant KA, Valverius P, Hudspith M, Tabakoff B (1990) Ethanol and the NMDA receptor. Alcohol 7: 229–231

Hollander E, Nunes E, DeCaria CM, Quitkin FM, Cooper T, Wagner S, Klein DF (1990) Dopaminergic sensitivity and cocaine abusus: response to apomorphine. Psychiat Res 33: 161–169

Holsboer F (1989) Psychiatric implications of altered limbic-hypothalamic-pituitary-adrenocortical activity. Eur Arch Psychiat Neurol Sci 238: 302–322.

Kalant K (1989) The nature of addiction: an analysis of the problem. In: Goldstein A (ed) Molecular and cellular aspects of the drug addictions. Springer, New York, pp 1–28

Koob GF, Stinus L, Le Moal M, Bloom F (1989) Opponent process theory of motivation: neurobiological evidence from studies of opiate dependence. Neurosci Biobehav Rev 13: 135–140

Lee MA, Bowers MM, Nash JF, Meltzer HY (1990) Neuroendocrine measures of dopaminergic function in chronic cocaine users. Psychiat Res 33: 151–159

Linnoila M (1987) Alcohol withdrawal and noradrenergic function. Ann Intern Med 107: 875–889

Milkman A, Sunderwirth S (1984) Warum werden wir süchtig? Psychol Heute 34: 34

Miller R, Wickens JR, Beninger RJ (1990) Dopamine D-1 and D-2 receptors in relation to reward and performance: a case for the D-1 receptor as a primary site of their therapeutic action of neuroleptic drugs. Prog Neurobiol 34: 143–183

Mochly-Rosen D, Chang FH, Cheever L, Kim M, Diamond I, Gordon AS (1988) Chronic ethanol causes heterologous desensitization of receptors by reducing α_s messenger RNA. Nature 333: 848–850

Moolten M, Kornetsky C (1990) Oral self-administration of ethanol and non-experimente administered ethanol facilitates rewarding electrical brain stimulation. Alcohol 7: 221–225

Nathan E (1990) Integration of biological and psychosocial research on alcoholism. Alcoholism: Clin Exp Res 14: 368–374

Nutt D, Glue P, Molyneux S, Clark E (1988) Alpha-2-adrenoreceptor function in alcohol withdrawal: pilot study of the effects of IV clonidine. Alcoholism Clin Exp Res 12: 14–18

O'Brien CP, Terenius LY, Nyberg F, McLellan AT, Eriksson I (1988) Endogenous opiods in cerebrospinal fluids of opioid-dependent humans. Biol Psychiatry 24: 649–662

Post RM, Rubinow DR, Ballenger JG (1986) Conditioning and sensitization in the longitudinal course of affective illness: Br J Psychiatry 149: 191–201

Rommelspacher H (1988) Pathobiochemie der Alkoholkrankheit. Dtsch Ärztebl 85: 19–21

Rommelspacher H, Schmidt LG, May T (1991 a) Plasma norharman (β-carboline) levels are elevated in chronic alcoholics. Alcoholism Clin Exp Res 15: 553–559

Rommelspacher H, Schmidt LG, Helmchen H (1991 b) Pathobiochemie und Pharmakotherapie des Alkoholentzugssyndroms. Nervenarzt 62: 649–657 (1991)

Schmidt LG, Rommelspacher H (1990) Biologische Marker des Alkoholismus. Nervenarzt 61: 140–147

Schuckit MA (1986) Biological markers in alcoholism. Prog Neuropsychopharmacol Biol Psychiatry 10: 191–199

Seizinger BR, Höllt V, Herz A (1984) Effects of chronic ethanol treatment on the in vitro biosynthesis of pro-opiomelanocortin and its postranslational processing to β-endorphin in the intermediate lobe of the rat pituitary. J Neurochem 43: 607–613

Tabakoff B, Hoffmann PL (1985) The biological basis of alcohol tolerance and intoxication. In: Keup W (Hrsg) Biologie der Sucht. Springer, Berlin Heidelberg New York Tokyo, S 44–68

Watson SJ, Trujillo KA, Herman JP, Akil H (1989) Neuroanatomical and neurochemical substrates of drug-seeking behavior: overview and future directions. In: Goldstein A (ed) Molecular and cellular aspects of the drug addictions. Springer, New York, pp 29–91

Wise RA (1980) Action of drugs of abuse on the brain reward systems. Pharmacol Biochem Behav 13: 213–223

Die Rolle sozialer Faktoren für die Bildung von Abhängigkeits-Äquivalenten beim Tier

J. WOLFFGRAMM, H. COPER

Die Entwicklung einer Drogenabhängigkeit durchläuft beim Menschen mehrere unterscheidbare Phasen, die sich über viele Jahre hinziehen können. Dabei wandelt sich das Verhältnis des Konsumenten zur Droge, es erfolgt ein Übergang von einem „kontrollierten" Umgang, d. h. einem gezielten Einsatz je nach individuellem Zustand und äußerer Situation zu einer „Sucht" oder „psychischen Abhängigkeit", die kaum noch reversibel ist und von einem Kontrollverlust begleitet wird (Coper et al. 1990). Mit dieser Entwicklung geht auch ein Wandel in der Einflußnahme sozialer Faktoren einher. Während sie in der „kontrollierten" Vorphase eine erhebliche Bedeutung besitzen (Hundleby u. Forsyth 1989), sind in der Abhängigkeitsphase alle modifizierenden Einflüsse stark eingeschränkt, es dominiert das starke Bedürfnis nach der Substanz („craving").

Eine kausale Analyse der Prozesse, die eine solche Entwicklung fördern oder gar verursachen, kann aus ethischen Gründen nicht am Menschen vorgenommen werden; hierzu sind kontrollierte Experimente am Tiermodell vonnöten. Solche Untersuchungen können einerseits die Entwicklung einer Sucht nachzeichnen und zum anderen durch eine Quantifizierung der Einflußgrößen die Bedingungen erforschen, die eine Abhängigkeitsentwicklung zu hemmen oder fördern vermögen. Die meisten zu diesem Zweck entworfenen Tiermodelle erfüllen diesen Zweck aber nur unzureichend. Sie erfassen entweder nur Teilaspekte (z. B. die physische Abhängigkeit), vernachlässigen die zeitliche Entwicklung (substanz-präferierende Inzuchtlinien) oder bedienen sich zusätzlicher Hilfsmittel, um eine hohe Drogenpräferenz zu erzielen (operante Konditionierung). All dies ist nur bedingt geeignet, die Abhängigkeitsentwicklung beim Menschen widerzuspiegeln.

Wir haben daher in den letzten Jahren ein neues Tiermodell der Abhängigkeitsentwicklung erarbeitet, welches die obengenannten Nachteile vermeidet (Wolffgramm u. Heyne 1991). Es basiert auf der freien Wahl des Versuchstieres (Ratte) zwischen verschiedenen Trinkflüssigkeiten, von denen die eine Leitungswasser ist und die anderen verschiedene Konzentrationen der angebotenen Substanzen enthalten. Diese Wahlsituation wird im Standardfall über mehrere Monate hinweg gleichgehalten. Danach wird dem Tier die Substanz entzogen. Nach einer wiederum mehrmonatigen Abstinenzphase erfolgt ein Re-Test der Präferenz. Zu keinem Zeitpunkt wird versucht, die Substanzlösungen durch zusätzliche Manipulationen (z. B. Zuckerzusatz) attraktiver zu gestalten. Dagegen wird über den gesamten Zeitraum getestet, in welchem Umfang sich das Einnahmeverhalten durch die Situation, in der sich das Tier befindet, modifizieren läßt. Dabei werden besonders Belastungen und soziale Haltungsbedingungen (Gruppenhaltung, partielle soziale Deprivation, Isolationshaltung) eingesetzt. Auch individuelle Faktoren können berücksichtigt werden. Hierzu werden die Ratten vor ihrem ersten Drogenkontakt in Vierergruppen („tetraedrische Encounter": Wolffgramm 1990 a; Wolffgramm u. Heyne 1990) auf ihr Sozialverhalten getestet. Neben Parametern der lokomotorischen, explorativen und sozialen Aktivität läßt sich mit diesem Verfahren auch der Dominanzrang registrieren. Alle diese Faktoren kommen als Dispositionsvariablen in Frage.

Das Tiermodell wurde zunächst für den Alkoholismus entwickelt. Inzwischen wurde es aber auch erfolgreich auf andere Substanzen (Opiate, Benzodiazepine, Ergotalkaloide, schwache Analgetika) ausgeweitet, wobei sich neben substanzklassenspezifischen auch interessante, übergreifende Besonderheiten ergaben. Die folgende Darstellung beschränkt sich aber auf Ergebnisse zur Entwicklung einer Alkoholabhängigkeit bei der Ratte.

Wenn ein Versuchstier erstmalig neben Wasser auch Ethanollösungen angeboten erhält, zeigt es zunächst ein Erkundungsverhalten. Tage mit überaus hohem Alkoholverbrauch wechseln mit solchen, an denen kaum Ethanol konsumiert wird. Die Einnahme ist zunächst außerordentlich instabil und kaum voraussagbar. In dieser Zeit spielen auch Geruch und Geschmack der Lösungen eine erhebliche Rolle. Im Verlauf von 1 – 2 Wochen lernt das Tier dann offenbar die psychotropen Effekte des Alkohols in Abhängigkeit von seinem eigenen Einnahmeverhalten zu taxieren, es entwickelt sich danach ein hochgradig individuell stabiles Einnahmemuster (Wolffgramm 1990b).

In dieser Phase der „kontrollierten" Alkoholeinnahme hängen die tägliche Verbrauchsdosis, die Konzentrationspräferenz und der zirkadiane Einnahmeverlauf in erheblichem Maße von umweltbedingten und individuellen Faktoren ab. So trinken z.B. in Gruppen gehaltene Ratten generell weniger Ethanol als isolierte Tiere. Sie bevorzugen niedrig konzentrierte Lösungen (5 Vol.-%) und nehmen den Alkohol in vielen kleinen Teilmengen über den Tag verteilt zu sich. Einzeln gehaltene Ratten trinken dagegen große Mengen höher konzentrierten Alkohols, wobei sie auf eine beträchtliche Einzeldosis jeweils eine längere Einnahmepause folgen lassen (Wolffgramm 1990b). Gleichzeitige Aktivitätsmessungen ergaben, daß die Gruppentiere durch Niedrigdosen stimuliert werden, wogegen die Einzeltiere die dämpfenden Eigenschaften des Alkohols nutzen.

Auch individuelle Faktoren haben einen erheblichen Einfluß auf das Einnahmeverhalten. In einer stabilen sozialen Situation (gleichbleibende Einzelhaltung, „Kontakt"-Haltung oder Gruppenhaltung) sind dominante Ratten weitgehend ethanolabstinent, wogegen ihre rangniederen („subordinaten") Artgenossen annähernd doppelt soviel Alkohol zu sich nehmen. Wird die Situation dagegen instabil – z.B. bei einem Wechsel der Haltungsbedingungen –, so reagieren die dominanten Tiere weitaus empfindlicher als die subordinaten und gleichen ihren Alkoholverbrauch den letzteren an (Wolffgramm u. Heyne 1991).

Generell läßt sich feststellen, daß die Tiere in der „kontrollierten" Phase ihres Drogenkonsums die psychotropen Effekte der Substanz gezielt zustands- und situationsgerecht einsetzen. Besonders deutlich wird dies an den einnahme-modifizierenden Wirkungen sozialer Faktoren (Abb. 1). Änderungen des Einnahmeverhaltens, die durch eine geänderte soziale Umgebung verursacht werden, sind auf dieser Stufe der Entwicklung noch weitgehend reversibel, d.h. bei einer Wiederherstellung der alten Situation paßt sich auch der Verbrauch entsprechend an. Im Prinzip außerordentlich ähnliche Resultate wurden auch für das Opiat Etonitazen, das Benzodiazepin Diaze-

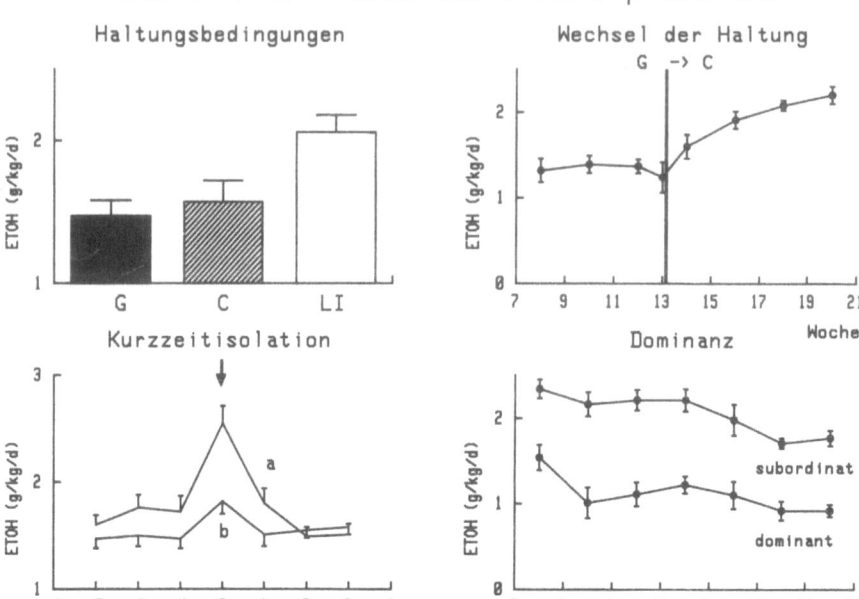

Abb. 1. Mittlere tägliche Ethanoleinnahme (±SEM) von Ratten bei freier Wahl. *Oben links:* 14 Wochen in stabilen Haltungsbedingungen (*G* Gruppenhaltung, *C* Kontakthaltung, *LI* Langzeitisolation). *Unten links:* Einfluß einer einmal wöchentlich stattfindenden 24-h-Isolation (vorher und nachher jeweils Gruppenhaltung; a = 2.–8. Woche, b = 9.–14. Woche). *Oben rechts:* Haltungswechsel von Gruppen- zu Kontaktkäfigen. *Unten rechts:* Ethanoleinnahme von dominanten und subordinaten Ratten

pam und Kombinationen von Koffein mit dem Ergotalkaloid Ergotamin bzw. dem Analgetikum Paracetamol erzielt.

Bei kontinuierlichem Zugang des Tieres zu alkoholhaltigen Lösungen verändert sich sein Einnahmeverhalten nach ca. einem halben Jahr. Während zuvor die individuellen Verbrauchsdaten außerordentlich stabil blieben, zeigen sie nun einen ansteigenden Trend. In den nächsten Monaten nehmen die Ratten kontinuierlich mehr Alkohol zu sich, ohne daß dies auf veränderte Umweltbedingungen zurückzuführen wäre. Inzwischen konnten wir zeigen, daß der Trend selbst Abstinenzphasen von bis zu 4 Wochen Dauer überspringen kann. Es liegt nahe, den Anstieg als Ausdruck einer Toleranz zu werten. Allerdings waren während dieser Zeitspanne keine Wirkverluste des Ethanols auf Verhaltensantworten nachzuweisen, was bei einer Toleranz eigentlich zu erwarten gewesen wäre. Stattdessen trat bei Ratten eine Toleranz gegen die (dämpfenden) Ethanolwirkungen schon nach wenigen Tagen bis Wochen ein. Daher ist es wahrscheinlicher, daß der gesteigerte Verbrauch ein höheres „Bedürfnis" nach der Substanz signalisiert.

Nach 9 Monaten ständigen Alkoholzugriffes wurde den Ratten das Ethanol entzogen. Nach weiteren 9 Monaten der Alkoholabstinenz wurde dann ein Re-Test vorgenommen, bei dem die Tiere wie zuvor Wasser und 3 Ethanolkonzentrationen mehrere Wochen zur Wahl hatten. Parallel dazu wurden gleichalterige Kontrolltiere, die nie zuvor Ethanol erhalten hatten, identische Bedingungen ausgesetzt. Während letztere sich verhielten wie drogennaive Tiere (s. oben), zeigten die alkoholerfahrenen Ratten eine enorm hohe Ethanolpräferenz (Abb. 2). Ihre Vorliebe für Alkohol hatte also ein Drittel ihrer normalen Lebensspanne überdauert, währenddessen sie zwangsweise abstinent gehalten wurden. Es erscheint gerechtfertigt, in diesem Fall von einer Irreversibilität zu sprechen.

Die Daten sprechen dafür, daß die Tiere eine Alkoholabhängigkeit entwickelt haben. Es ist in einem solchen Fall aber besser, nicht von einer „psychischen" Abhängigkeit zu sprechen, sondern sie — da wir auf die Psyche einer Ratte keinen direkten Zugriff haben — als „Verhaltensabhängigkeit" zu benennen. Wenn eine Verhaltensabhängigkeit tatsächlich ein Äquivalent zur menschlichen Sucht darstellen sollte, dann müßte auch das zweite Kriterium erfüllt sein: der Kontrollverlust über das Einnahmeverhalten (Caetano 1988). Um diese Hypothese zu testen, haben wir untersucht, in welchem Umfang der Alkoholkonsum noch modifizierbar ist. Hierzu wurden drei unterschiedliche Einflüsse überprüft:
— die „Vergällung" des Alkohols durch einen geschmacklich aversiven Zusatzstoff,
— der (einnahmesteigernde) Effekt einer eintägigen Kurzzeitisolation,
— der Einfluß der individuellen Disposition (Dominanzrang).

„Kontrollierte" Trinker, die den Alkohol situationsbezogen einsetzen, reduzieren ihre Alkoholpräferenz und bevorzugen stattdessen Wasser, wenn alle Ethanollösungen mit

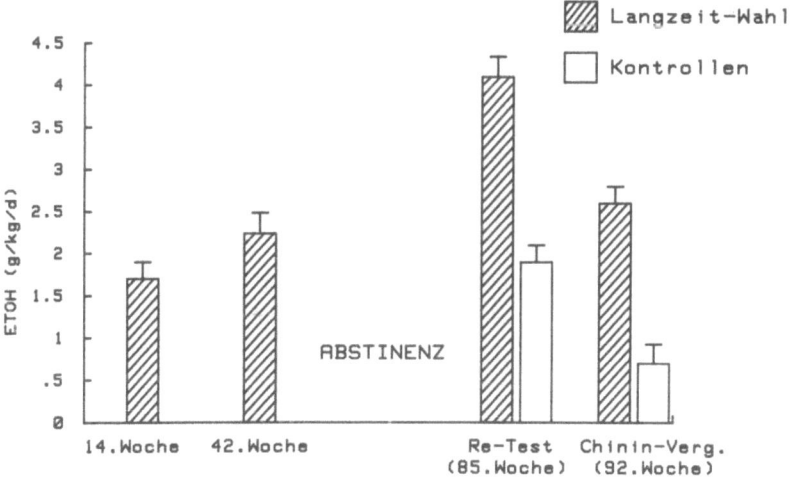

Abb. 2. Mittlere tägliche Ethanoleinnahme (±SEM) von Ratten im Verlauf eines Langzeit-Wahlexperiments (*schraffierte Balken*). Zwischen 42. und 85. Woche hatten die Tiere keinen Zugriff auf Alkohol. *Offene Balken:* gleichalterige Ratten, die erstmals in der 85. Testwoche Ethanol wählen konnten und von da ab gleich behandelt wurden

0,1 g/l Chininhydrochlorid vergällt werden (Wolffgramm u. Heyne 1991). Sie treffen somit eine Abwägung zwischen den erwünschten und den geschmacklich aversiven Eigenschaften der Substanzlösungen. Dagegen behielten die verhaltensabhängigen Ratten eine hohe Ethanolpräferenz bei, obwohl auch sie ihren Konsum reduzierten. Die selbst nach Vergällung beträchtlichen Einnahmedosen (vgl. Abb. 2) stellten ein gewichtiges Indiz für das Vorliegen einer Abhängigkeit dar. Auch die beiden anderen Parameter stützten diese Hypothese. Während Kurzzeitisolation sowohl bei den Kontrollen als auch in der „kontrollierten" Einnahmephase der später abhängig gewordenen Ratten eine erhebliche Einnahmesteigerung (ca. 20%) verursacht hatte, war dieser Einfluß bei abhängigen Tieren verschwunden (Abb. 3). Ähnlich verhielt es sich auch mit der individuellen Differenzierung. Zwischen dominanten und subordinaten Ratten war zu Beginn des Re-Tests noch ein schwacher Unterschied nachweisbar, der aber bereits nach wenigen Tagen aufgehoben war (Abb. 3). Im Zustand der Verhaltensabhängigkeit gehen somit sowohl die externe als auch die interne Kontrolle der Drogenaufnahme verloren. Damit unterscheidet sich dieser Zustand substantiell von der „kontrollierten" Phase. Der Übergang zwischen beiden scheint bei der Ratte irreversibel zu sein, so daß man von einem „point of no return" sprechen kann (Coper et al. 1990). Eine schematische Übersicht über diese Entwicklung ist in Abb. 4 dargestellt.

Das beschriebene Tiermodell ermöglicht es, die Einflüsse auf das Entstehen einer Abhängigkeit in kontrollierten Experimenten quantitativ zu analysieren. Drei Beispiele einer solchen Vorgehensweise sollen hier kurz angesprochen werden. Das erste betrifft

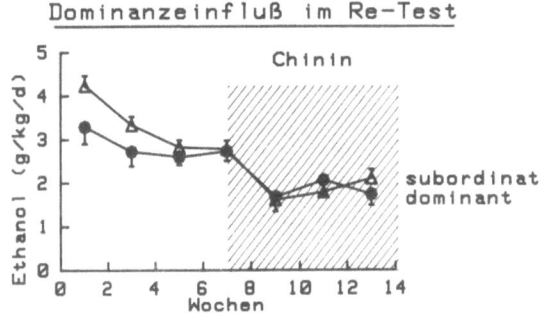

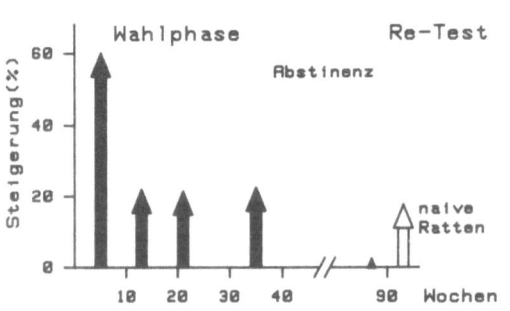

Abb. 3. Verlust der sozialen Beeinflußbarkeit der Alkoholwahl im Re-Test nach 42 Wochen Abstinenz. *Oben:* Ethanolverbrauch von dominanten und subordinaten Ratten vor und während der „Vergällung" des Alkohols durch Chinin. *Unten:* Einfluß einer 24-h-Kurzzeitisolation (*offene Pfeile:* zuvor ethanolnaive Tiere). Der Kontrollverlust ist ein starkes Indiz für das Vorliegen einer Verhaltensabhängigkeit

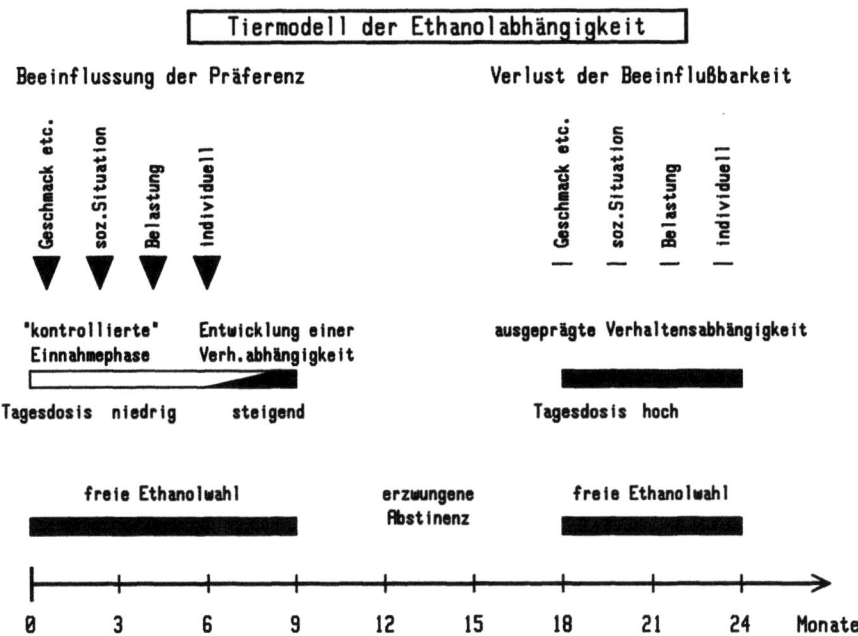

Abb. 4. Schematische Darstellung des Tiermodells zur Entwicklung einer Alkoholabhängigkeit

die Substanzspezifität einer Abhängigkeit. Es konnte gezeigt werden, daß sich das Wahlverhalten alkoholabhängiger Ratten gegenüber Diazepam nicht von dem drogennaiver Tiere unterschied. Es existiert also keine Kreuz-Verhaltensabhängigkeit zwischen den beiden Substanzen (Wolffgramm u. Heyne 1991). Dagegen zeigten in ähnlichen Versuchen opiaterfahrene Ratten eine erhöhte Vorliebe für Alkohol. Diese Präferenzsteigerung war jedoch ebenfalls nicht mit einer Kreuzabhängigkeit gleichzusetzen, da die betreffenden Ratten trotz höheren Ethanolverbrauchs noch nicht alkoholabhängig waren. Während das Phänomen „Verhaltensabhängigkeit" offenbar generelle, substanzübergreifende Gemeinsamkeiten aufweist (Kosten et al. 1987), ist die aktuelle Abhängigkeit von einer Substanz weitgehend spezifisch, d. h. nicht durch Substanzen anderer Klassen absättigbar.

Das zweite Beispiel behandelt eine mögliche Verknüpfung zwischen physischer und psychischer (= Verhaltens-)Abhängigkeit. Eine physische Abhängigkeit entwickelt sich nach einer längeren Einnahme größerer Substanzdosen, sie wird manifestiert beim plötzlichen Absetzen der Droge und äußert sich dann in einem Entzugssyndrom, welches z. T. substanzspezifische und z. T. substanzübergreifende Züge trägt (Herz 1988). Argumente für und gegen eine mögliche Beteiligung der physischen Abhängigkeit bei der Entwicklung einer psychischen Abhängigkeit (Sucht) oder gar eine Gleichsetzung der beiden sind verschiedentlich kontrovers diskutiert worden. Wir haben hierzu Experimente durchgeführt, bei denen Ratten an einem Tag jeder Woche die freie Wahl zwischen Wasser und Ethanol hatten. An den restlichen 6 Tagen wurden sie dagegen unterschiedlich behandelt. Die einen erhielten in dieser Zeit nur Wasser, wogegen die anderen gezwungen waren, 5 Vol.-% Ethanol als einzige Trinkflüssigkeit zu sich zu nehmen.

Nach 32 Wochen hatten alle Gruppen eine physische Abhängigkeit entwickelt. Als Entzugssymptome traten bei ihnen Gewichtsverlust, Schmerzschwellenabsenkung, Temperaturerhöhung sowie eine Verminderung von schneller Lokomotion, Exploration und Sozialverhalten auf. Trotz dieser Gemeinsamkeiten entwickelten nur die in Einzelkäfigen isolierten Ratten sowie die „intermittierenden" Trinker (6 Tage Wasser, 1 Tag Alkohol) eine im Re-Test nachweisbare Verhaltensabhängigkeit (Heyne 1991). Dies war um so überraschender, als die letzteren Tiere im Wochenmittel weit weniger Alkohol zu sich genommen hatten als die in gleichen Haltungsbedingungen untergebrachten „forcierten" Trinker, die jedoch nicht verhaltensabhängig wurden. Das Ergebnis wird aber plausibel, wenn man in Betracht zieht, daß auch schon in der ersten Phase des Experiments isolierte Tiere und intermittierende Trinker an den Wahltagen die höchsten freiwilligen Verbrauchswerte hatten. Nach diesen Experimenten ist also die „Freiwilligkeit" der Einnahme für die Entwicklung einer Verhaltensabhängigkeit entscheidend. Physische und Verhaltens-Abhängigkeit sind nicht aneinander gekoppelt.

Das dritte und letzte hier anzuführende Beispiel handelt vom Zustand der Verhaltensabhängigkeit selbst. Bei den alkoholabhängigen Ratten war nicht nur ein irreversibler Kontrollverlust eingetreten, sondern auch eine grundsätzliche Veränderung der Ethanolwirkung. Während drogennaive Tiere ebenso wie „kontrollierte" Konsumenten durch niedrige Alkoholdosen leicht stimuliert, durch höhere dagegen gedämpft werden (wobei die Sedierung eine rasche Toleranzentwicklung zeigt), ist bei den abhängigen Tieren das Reaktionsmuster vollständig anders. Durch außerordentlich geringe Dosen, die sie freiwillig einnehmen, werden sie stark gedämpft, höhere Alkoholmengen stimulieren sie (Wolffgramm et al. 1991). Dieser Niedrigdosiseffekt zeigt keinerlei nachweisbare Toleranzentwicklung. Er hängt aber von der „Freiwilligkeit" der Verabreichung ab. Führt man ähnliche Experimente durch, bei denen die Substanz den Ratten zwangsweise intragastral appliziert wird, so reduziert sich der Unterschied zwischen abhängigen Tieren und Kontrollen. Besonders die Niedrigdosis-Dämpfung ist weitaus schwächer ausgeprägt oder bleibt sogar ganz aus.

Diese Experimente unterstreichen erneut die Bedeutung einer freiwilligen Selbstverabreichung für Entwicklung und Ausprägung einer Sucht. Es ist nicht allein entscheidend, welche Substanz in welcher Dosierung eingenommen wurde, sondern vor allem, wie diese Verabreichung erfolgte. Nach neueren Untersuchungen ist es wahrscheinlich, daß dies auf eine Verknüpfung zwischen eigener Handlung und Drogenwirkung und vor allem auf eine Bewertung der letzteren zurückgeht. Hierbei ist das mesolimbische dopaminerge Reward-System wesentlich beteiligt (Shippenberg u. Herz 1988; Wise 1987). Im Reward-System finden wohl auch diejenigen Vorgänge statt, die den Übergang von der kontrollierten Bewertung des eigenen Drogeneinnahmeverhaltens zur unkontrollierbaren Sucht bewirken.

Literatur

Caetano R (1988) Concepts of alcohol dependence: the two worlds of research and treatment. Alcohol Alcoholism 23: 225–227

Coper H, Rommelspacher H, Wolffgramm J (1990) The "point of no return" as a target of experimental research on drug dependence. Drug Alcohol Depend 25: 129–134

Herz A (1988) Biochemische und pharmakologische Aspekte der Drogensucht. In: Gehirn und Nervensystem. Verlag Spektrum der Wissenschaft, Heidelberg, S 194–205

Heyne A (1991) Influence of ethanol access and social conditions on the development of physical and behavioural dependence in rats. In: Elsner N, Penzlin H (Hrsg) Synapse-Transmission-Modulation. Thieme, Stuttgart

Hundleby JD, Forsyth GN (1989) Personality and situation as determiners of desire to drink among problem drinkers. Int J Addict 24: 755–763

Kosten TR, Rounsaville BJ, Babor TF, Spitzer RL, Williams JB (1987) Substance use disorders in DSM III R. Evidence for the dependence syndrome across different psychoactive substances. Br J Psychiatry 151: 834–843

Shippenberg TS, Herz A (1988) Motivational effects of opioids: influence of D1 versus D2 receptor antagonists. Eur J Pharmacol 151: 233–242

Wise RA (1987) The role of reward pathways in the development of drug dependence. Pharmacol Ther 35: 227–263

Wolffgramm J (1990a) Tetradic encounters of Wistar rats (Rattus norvegicus) after social deprivation: spatial, social and non-social behaviour. Behaviour 113: 172–186

Wolffgramm J (1990b) Free choice ethanol intake of laboratory rats under different social conditions. Psychopharmacology 101: 233–239

Wolffgramm J, Heyne A (1990) Tetradic encounters of Wistar rats (Rattus norvegicus) after social deprivation: individual behavioural features. Behaviour 113: 205–222

Wolffgramm J, Heyne A (1991) Social behavior, dominance and social deprivation of rats determine drug choice. Pharmacol Biochem Behav 38: 389–399

Wolffgramm J, Heyne A, Egbe PC, Slodkovska G (1991) Behavioural dependence on alcohol alters the acute effects of self-administered ethanol. In: Elsner J, Penzlin H (Hrsg) Synapse – Transmission – Modulation. Thieme, Stuttgart

Individuelle Prädisposition und Konditionierungsphänomene bei der Entwicklung von Abhängigkeit

U. HAVEMANN-REINECKE

Einleitung

Bei der Entwicklung von Abhängigkeit ist für die Klinik die Unterscheidung einer körperlichen und psychischen Abhängigkeit entsprechend den Kriterien der Weltgesundheitsorganisation von großer Bedeutung. Unter der *körperlichen Abhängigkeit* versteht man im wesentlichen die körperlichen Adaptationsmechanismen eines Organismus (des Herz-Kreislauf-Systems oder des Verdauungsapparates usw.) mit Dosissteigerung an eine Substanz und das Auftreten von Gewöhnung. Dagegen versteht man unter der *psychischen Abhängigkeit* die eigentliche Sucht, d. h. das unstillbare Verlangen nach einer Substanz ohne Dosissteigerung, unabhängig von einer körperlichen Abhängigkeit. Körperliche Entzugsbehandlungen sind in der Klinik in relativ kurzer Zeit durchzuführen, wohingegen in der Regel die lang andauernde psychische Abhängigkeit das äußerst schwierige Problem darstellt und die hohe Rückfallrate Süchtiger bewirkt. Das große Problem für unsere Gesellschaft und entsprechend in unseren Kliniken stellt daher die psychische Abhängigkeit, die Sucht, dar. Aus diesem Grund wird hier im wesentlichen auf Untersuchungen eingegangen, die für die Entwicklung einer psychischen Abhängigkeit von Interesse zu sein scheinen.

Aufgrund zahlreicher verhaltenspharmakologischer Untersuchungen, besonders amerikanischer Autoren, wird allgemein angenommen, daß für die Entwicklung einer psychischen Abhängigkeit, wie z. B. auch von den Opioiden, die euphorisierenden und belohnenden Wirkungen einer Substanz, die Verstärkerwirkungen sowie auch die Erhöhung der dopaminergen Aktivität im zentralen Nervensystem von großer Bedeutung zu sein scheinen (Kuschinsky 1981; Herz 1990). Darüber hinaus scheinen zusätzlich Konditionierungsphänomene der durch das Pharmakon hervorgerufenen Effekte, wie sie schon Pawlow 1927 beschrieb, von außerordentlicher Bedeutung zu sein. Inwiefern derartige Konditionierungsphänomene und das dopaminerge System für die Entwicklung von Sucht von Bedeutung sein könnten, soll im folgenden dargelegt werden. Hierfür soll zunächst auf das dopaminerge System und auf seine allgemeinere Bedeutung eingegangen werden. Danach werden Ergebnisse von eigenen Untersuchungen über individuelles dopaminerg stimuliertes Verhalten und Abhängigkeit dargestellt und mögliche Konditionierungsphänomene hierbei diskutiert werden.

Dopaminerges System

Anatomie der wichtigsten dopaminergen Systeme

Dopamin, ein Katecholamin, ist ein Neurotransmitter, der im Vergleich mit anderen Neurotransmittersystemen, die in der Regel im Gehirn weit verbreitet sind, wie z. B.

das noradrenerge, serotoninerge oder auch das GABAerge System, im Gehirn auf bestimmte Gebiete limitiert ist. Die meisten dopaminenthaltenen Nervenbahnen haben ihren Ursprung im Mittelhirn, im Mesenzephalon, und enden in den Basalganglien. Die größte und wohl auch bekannteste dopaminerge Bahn hat ihren Ursprung in der Substantia nigra und zieht zum Striatum, genannt die *nigrostriatale Bahn* (Abb. 1). Ferner gibt es andere dopaminerge Bahnen, die parallel zu dieser nigrostriatalen Bahn laufen, und die ihren Ursprung in dem ventralen Tegmentum des Mesenzephalon haben und im Nucleus accumbens, Tuberculum olfactorium, im Septum oder in den Amygdala-Kernen enden. Diese Bahnen werden die *mesolimbischen Bahnen* genannt (Abb. 1). Die dopaminergen Bahnen, die ebenfalls vom ventralen Tegmentum ausgehen, jedoch in verschiedenen kortikalen Gebieten enden, werden die dopaminergen *mesokortikalen Bahnen* genannt (Abb. 1). Diese dopaminergen Bahnen sind besonders im Rattengehirn untersucht, existieren jedoch ebenfalls fast identisch im menschlichen Gehirn (Ungerstedt 1971; Lane et al. 1983).

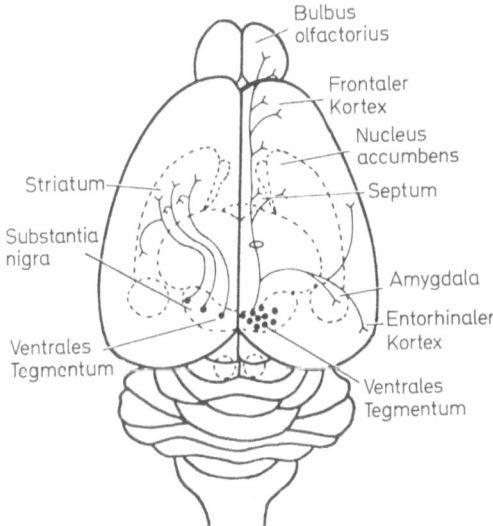

Abb. 1. Schematische Darstellung des dopaminergen Systems. *Linke Seite:* Die nigro-striatalen dopaminergen Bahnen mit ihrem Ursprung in der Substantia nigra und den Nervenendigungen im Striatum. *Rechte Seite:* Die mesolimbischen und mesokortikalen dopaminergen Bahnen mit ihrem Ursprung im ventralen Tegmentum und den Nervenendigungen im Nucleus accumbens, Amygdala, Septum, frontalem Kortex und im entorhinalen Kortex.

Bedeutung des dopaminergen Systems bei der Entwicklung von Abhängigkeit

Das Dopamin der nigrostriatalen Bahn spielt u. a. eine wichtige Rolle für die Durchführung von Willkürbewegungen, wohingegen das Dopamin der mesolimbischen und wahrscheinlich auch der mesokortikalen Bahn für *Prozesse der Motivation und positiven Verstärkermechanismen* von entscheidender Bedeutung zu sein scheinen (für Reviews s. Bozarth 1983; Havemann u. Kuschinsky 1985; Wise 1987).

Es wird weitgehend angenommen, daß eine Erhöhung der dopaminergen Transmission besonders im Striatum und im Nucleus accumbens, die allgemein durch abhängigmachende Substanzen bewirkt wird, für die Entwicklung von Sucht und psychischer Abhängigkeit verantwortlich zu sein scheint. Es ist bekannt, daß Opioide, deren wichtigster Vertreter Morphin in der Klinik ist, Kokain, Amphetamin und amphetaminartige Substanzen, Nikotin und auch besonders Alkohol die dopaminerge Neurotransmission erhöhen (s. auch Di Chiara u. Imperato 1988). Diese genannten Substanzen sind entweder als Prototypen zentraler Stimulanzien (wie z. B. Kokain und Amphetamin) anzusehen oder produzieren eine Mischung von stimulierenden und hemmenden Effekten, wie z. B. die Opioide, Nikotin, Alkohol oder auch Diazepam. Die Wirkung der süchtigmachenden Benzodiazepine (z. B. Diazepam) auf die dopaminerge Neurotransmission ist bisher noch nicht befriedigend untersucht. Nach bisherigem Wissensstand ist allen psychisch abhängig machenden Substanzen gemeinsam, die nigrostriatale und mesolimbische dopaminerge Aktivität zu erhöhen.

Es wird allgemein angenommen, daß eine Aktivierung des nigrostriatalen dopaminergen Systems bei Mensch und Tier für die Ausprägung von oralen Stereotypien, (wie z. B. in Form von Lecken und Nagen) verantwortlich zu sein scheint, wohingegen eine Aktivierung der dopaminergen mesolimbischen Bahnen für die Entstehung von lokomotorischer Aktivierung verantwortlich zu sein scheint (Ungerstedt 1979). Orale Stereotypien sowie lokomotorische Aktivierung können bei verschiedenen psychiatrischen Erkrankungen und auch im Entzug auftreten. Nach Kreiskott (1979) können die oralen Stereotypien der Ratte als Fragmente instinktiven Verhaltens angesehen und die lokomotorische Aktivierung als Zeichen einer antreibenden/anreizenden Motivation („incentive motivation") angesehen werden. Fragmente instinktiven Verhaltens und Prozesse der Motivation scheinen demnach bei einer Entwicklung von psychischer Abhängigkeit eine wichtige Rolle zu spielen. Dopaminerge Mechanismen scheinen hier von ursächlicher Bedeutung zu sein.

Dopaminerg stimuliertes Verhalten im Tierversuch und individuelle Unterschiede

In unseren Untersuchungen testeten wir Ratten in einem Open-field-System auf ihre Empfindlichkeit gegenüber dopaminerger Stimulation mit Apomorphin, einem dopaminergen Agonisten, der in der angewandten Dosis von 2 mg/kg KG direkt die postsynaptischen Dopamin$_2$-Rezeptoren im Striatum und N. accumbens aktiviert. Es ist allgemein bekannt, daß Apomorphin in niedrigeren postsynaptischen Dosen eine ausgeprägte lokomotorische Aktivierung und stereotypes Schnüffeln erzeugt und nach ansteigenden Dosen überwiegend stereotypes Lecken und Nagen.

In unseren früheren Untersuchungen hatte sich gezeigt, daß Apomorphin in der Testdosis von 2 mg/kg KG s. c. in dem angewandten Opto-Varimex-Motilimaten bei jeder Ratte durch ein Lichtschrankensystem quantifizierbar, ein individuelles nach 4 Tagen jeweils reproduzierbares Bewegungsmuster erzeugte. Während der eine Typ von Ratte auf die Injektion von Apomorphin mit signifikant höherer lokomotorischer Aktivität und überwiegend stereotypem Schnüffeln reagierte (sogenannte S(L, G)-Tiere, reagierte der andere Typ von Ratte mit überwiegend ausgeprägtem Lecken und Nagen und signifikant niedrigerer lokomotorischer Aktivierung (genannt L(S, G)-Tiere). Die Injektionstechnik, die Injektionsdosis wie auch die gesamten experimentellen Bedingungen waren für alle Ratten gleich (Havemann et al. 1986). Die Abb. 2a, b und die Abb. 3a, b zeigen *exemplarisch* typische Originalregistrierungen der horizontalen

Bewegungen dieser beiden verschieden empfindlichen Typen von Ratten am 1. und 4. Tag der Testung mit Apomorphin. Unsere neueren Befunde zeigen nun, wie Abb. 2c, d und 3c, d als Beispiel zeigen, daß diese beiden Typen von Ratten auch offensichtlich unterschiedlich empfindlich gegenüber Haloperidol sind: Die durch Apomorphin hervorgerufenen Stereotypien und lokomotorischen Aktivitäten der S(L, G)-Tiere wurden durch Haloperidol (0,2 mg/kg KG i.p.) nicht antagonisiert (Abb. 2c, d). Die durch Apomorphin hervorgerufenen Stereotypien und die lokomotorische Aktivität der L(S, G)-Tiere dagegen wurden durch die gleiche Dosis von Haloperidol klar antagonisiert (Abb. 3c, d). Die quantifizierten Ergebnisse der horizontalen und der verschiedenen vertikalen motorischen Aktivitäten als Maß für die Stereotypien und die Meßwerte der zurückgelegten Wegstrecke als Maß für die lokomotorische Aktivität zeigen ebenfalls signifikant die unterschiedliche Empfindlichkeit der beiden Tiergruppen gegenüber der dopaminergen Stimulation durch Apomorphin selbst sowie auch gegenüber dem Dopamin$_2$-Rezeptorantagonismus durch Haloperidol (hier nicht dargestellt).

Man muß davon ausgehen, daß die sog. „Schnüffel (S(L, G))-Tiere" weniger empfindlich sind gegenüber dopaminerger Stimulation und Hemmung und möglicherweise eine andere Balance zwischen dem nigrostriatalen und mesolimbischen dopaminergen System haben als die sog. „Lecker" und „Nager" L(S, G)-Ratten. Welche *Ursachen* eine solch unterschiedliche Empfindlichkeit gegenüber dopaminerger Stimulation zugrunde liegen könnte, ist noch Gegenstand von zahlreichen Untersuchungen. Untersuchungen der Arbeitsgruppe von Prof. Cools sprechen dafür, daß auch *genetische* Ursachen für diese individuell unterschiedlichen apomorphin-empfindlichen Ratten eine Rolle spielen könnten. In seinen Untersuchungen konnte er auch endokrinologische Unterschiede bei diesen Tieren zeigen (Sutano et al. 1989; Cools et al. 1990).

Derartig mit Apomorphin vorklassifizierte Tiere (sog. Schnüffel-Tiere und sog. Lecker- und Nager-Tiere) erwiesen sich in anderen Untersuchungen unserer Arbeitsgruppe ebenfalls unterschiedlich empfindlich gegenüber akuter, aber auch besonders gegenüber chronischer Gabe von Morphin:

Eine einmalige Gabe von Morphin bewirkt bei Ratten zunächst eine ausgeprägte Akinese (Lokomotionshemmung) und Rigidität, an die sich mit einer Latenz Zeichen von dopaminerger Aktivierung (Stereotypien und lokomotorische Aktivierung) anschließen. Nach wiederholter Gabe von Morphin dominieren die Zeichen der dopaminergen Aktivierung das Verhalten, d.h. lokomotorische Aktivierung, stereotypes Schnüffeln, Lecken und Nagen werden mehr und mehr dominant (Themann et al. 1986). Tiere, die zuvor mit Apomorphin als sog. Schnüffeltiere klassifiziert worden waren, also Tiere, die sich als weniger empfindlich gegenüber dopaminerger Aktivierung erwiesen hatten, zeigten in unseren Untersuchungen eine geringere Gewöhnung an die lokomotionshemmende und rigiditätserzeugende Wirkung von Morphin und zeigten nach chronischer Gabe auch deutlich geringere Zeichen von dopaminerger Aktivierung; d.h. Tiere, die nach Apomorphin als sog. Schnüffeltiere klassifiziert worden waren, zeigten nach wiederholter Gabe von Morphin ebenfalls lediglich stereotypes Schnüffeln, weniger Lecken und Nagen. Auf der anderen Seite dagegen zeigten Tiere, die zuvor als „Lecker und Nager" klassifiziert worden waren und die eine höhere Empfindlichkeit gegenüber dopaminerger Stimulation zu haben scheinen, nach chronischer Gabe von Morphin ebenfalls ausgeprägte Nageaktivität und nur gering-

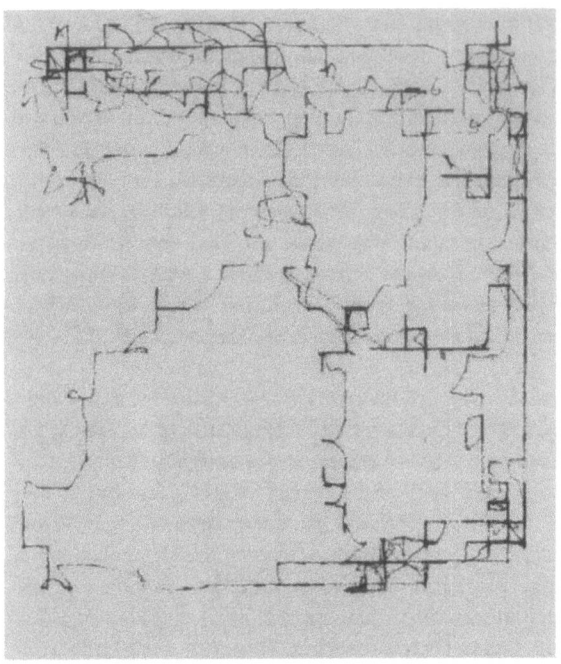

a

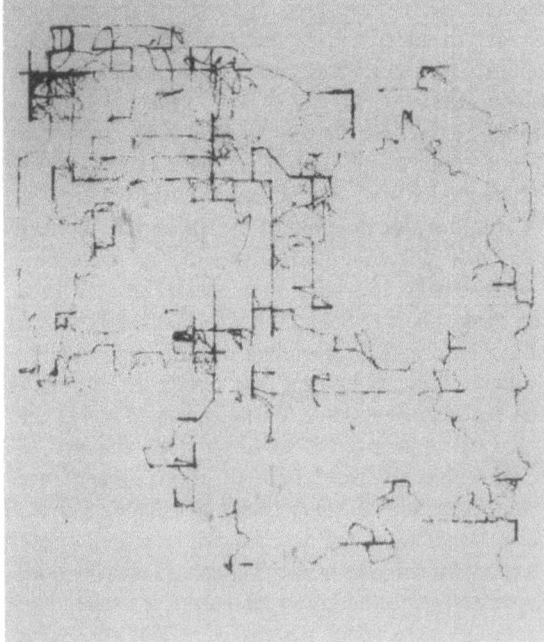

Abb. 2a – b

b siehe Abb.-Unterschrift S. 27

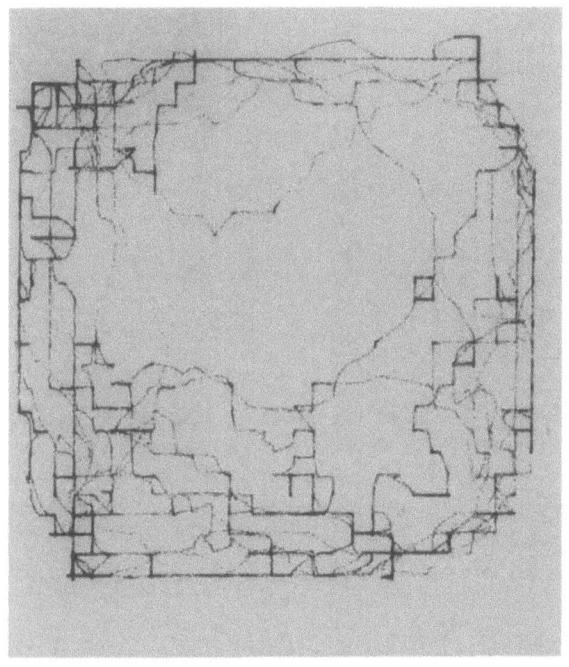

c

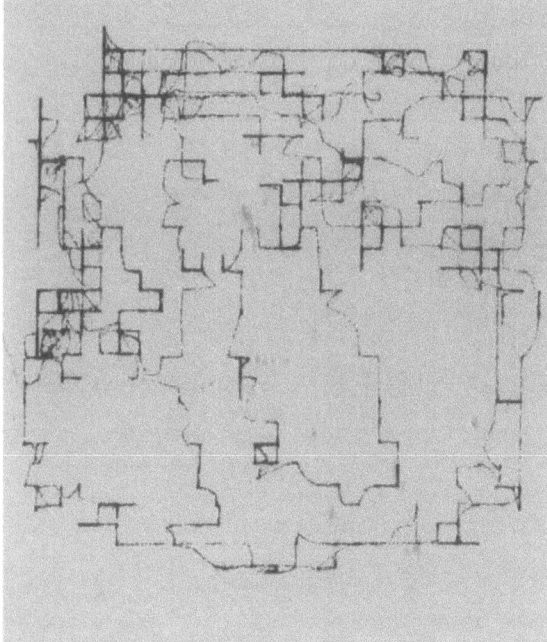

d

Abb. 2c−d

Abb. 2a−d. Typische Original XY-Plotter-Registrierungen der horizontalen Bewegungen von 2 S(L, G)-Ratten, 30−35 min. nach Injektion von APO (Apomorphin, 2 mg/kg KG s.c.) und Kochsalz s.c. am 1. und 4. Versuchstag oder von APO (2 mg/kg KG s.c.) und HAL (Haloperidol, 0,2 mg/kg KG i.p.) am 4. Versuchstag

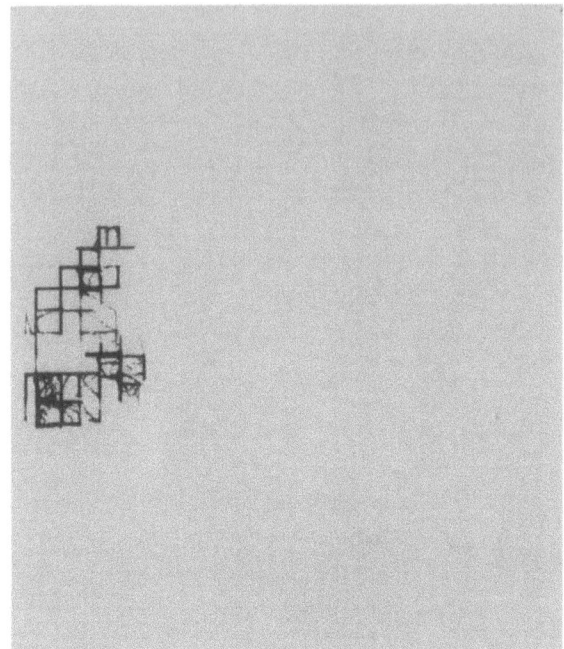

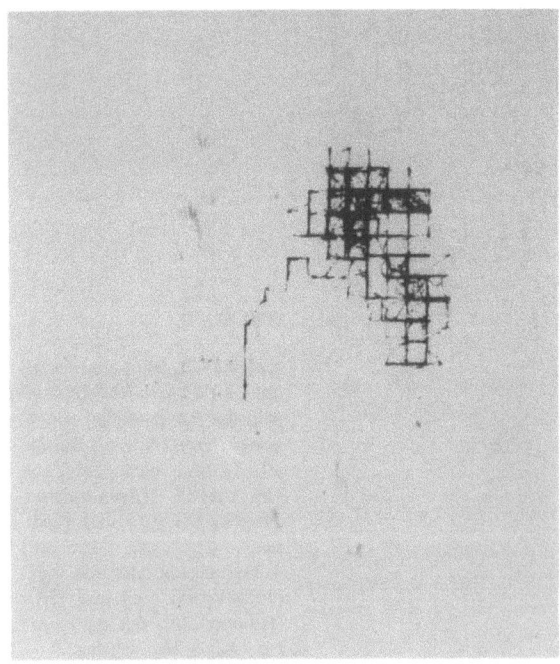

Abb. 3a–b

b s. Abb.-Unterschrift S. 29

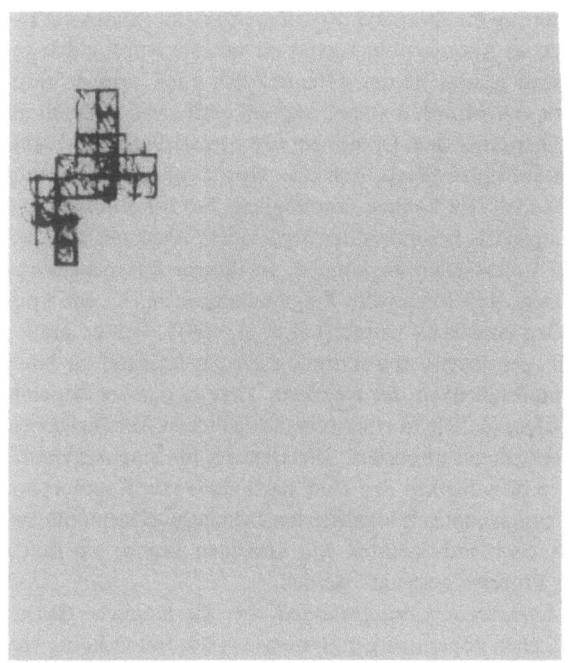

c

Abb. 3 c – d

Abb. 3a – d. Typische Original XY-Plotter-Registrierungen der horizontalen Bewegungen von 2 L(S, G)-Ratten, 30 – 35 min. nach Injektion von APO (Apomorphin 2 mg/kg KG s.c.) und Kochsalz s.c. am 1. und 4. Versuchstag oder von APO (2 mg/kg KG s.c.) und HAL (Haloperidol, 0,2 mg/kg KG i.p.) am 4. Versuchstag. **d** Ruhige Ratte ohne Stereotypien

fügig stereotypes Schnüffeln. Weiterhin zeigten diese zuvor als „Lecker und Nager" klassifizierten Tiere eine ausgeprägte Gewöhnung gegenüber dem lokomotionshemmenden und rigiditätserzeugenden Effekt von Morphin und signifikant stärkere Zeichen einer dopaminergen Aktivierung im Verhalten. Zusammenfassend zeigten die Ergebnisse, daß die Ratten, die sich im Apomorphin-Vortest als weniger empfindlich gegenüber dopaminerger Stimulation gezeigt hatten, offensichtlich auch weniger empfindlich gegenüber den Effekten von Morphin waren und ein geringeres Ausmaß an Abhängigkeit und Gewöhnung gegenüber dem Opioid entwickelten (Havemann 1988).

Diese Ergebnisse scheinen darauf hinzuweisen, daß eine Vortestung der Ratten mit Apomorphin ein interessantes Modell sein könnte, um mögliche *Prädispositionen*, die für eine Entwicklung von Abhängigkeit, besonders der psychischen Abhängigkeit, von Bedeutung sein könnten, näher untersuchen zu können. In diesem Zusammenhang scheint es interessant zu erwähnen, daß für andere Fragestellungen bereits ein Apomorphinvortest für den Menschen entwickelt wurde (Lal et al. 1987). Welche pathophysiologischen Ursachen (z. B. genetische, endokrinologische, neuronale) zu einer derartigen unterschiedlichen Empfindlichkeit der einzelnen Tiere gegenüber dopaminerger Stimulation und damit offensichtlich zu einer unterschiedlichen Abhängigkeitsentwicklung führen, ist noch weitgehend ungeklärt. Die Ursache für eine *individuell* unterschiedliche dopaminerge Empfindlichkeit der Tiere nach Gabe von Apomorphin könnte sich auf der Ebene der postsynaptisch lokalisierten Dopamin$_2$-Rezeptoren befinden oder möglicherweise in noch unbekannten Mechanismen liegen, die durch Dopamin$_2$-Rezeptor-vermittelte Prozesse gesteuert werden.

Im folgenden soll ein *hypothetisches Erklärungsmodell* über die mögliche Bedeutung des individuell unterschiedlichen dopaminergen Systems bei der Entwicklung von Abhängigkeit vorgestellt werden. Da bei einer Entwicklung von Abhängigkeit offensichtlich auch Konditionierungsphänomene eine wichtige Rolle spielen, sollen diese in dem Erklärungsmodell besonders berücksichtigt werden.

Konditionierungsphänomene, dopaminerges System und die Entwicklung von Abhängigkeit

Für die Entwicklung psychischer Abhängigkeit scheint das *Konditionierungsphänomen*, das zuerst von Pawlow beschrieben wurde, von großer Bedeutung zu sein. Dies soll im folgenden dargelegt werden. Pawlow injizierte Hunden wiederholt Morphin, was bei diesen Tieren zu verstärktem Speichelfluß führte. Diese Injektionen wurden mit einem Klingelreiz verknüpft, so daß nach wiederholten Injektionen der Klingelreiz allein als Auslöser genügte, um ohne Morphin-Injektionen einen Speichelfluß zu erzeugen. Gleiche oder vergleichbare Verhaltensphänomene wurden inzwischen von vielen, besonders amerikanischen Arbeitsgruppen, ebenfalls untersucht und in anderen Tierarten, besonders Ratten, quantifiziert. In diesen Arbeiten wird gezeigt, daß verschiedene Verhaltenseffekte von Kokain, Amphetamin, Morphin und Nikotin gut konditioniert werden können, wenn die Tiere wiederholt mit den Substanzen behandelt werden und während der Dauer des Drogeneffektes gut definierten Umweltstimuli (auditorische, olfaktorische oder taktile Reize) als konditionierendem Stimulus ausgesetzt werden. Das Erscheinen dieser Stimuli alleine führt dann zu Antworten, die den

pharmakologischen Antworten dieser Substanzen entsprechen (Barr et al. 1983; Ellinwood 1971; Schiff 1982; Walter u. Kuschinsky 1989).
Diese Konditionierungsphänomene könnten eine wichtige Rolle für die Entwicklung von Sucht und psychischer Abhängigkeit spielen. Wie z. B. auch Wikler 1980 beschrieb, ist es gut bekannt, daß ein früherer „Fixer", der eine lange Zeit drogenfrei war, u. U. eine ausgeprägte Sehnsucht nach seiner Droge oder sogar Entzugssymptome bekommt, wenn er wieder Stimuli ausgesetzt wird, die zuvor mit der Wirkung der Droge verknüpft waren, wie z. B. eine bestimmte Musik oder bestimmte Lichteffekte.

Es wird allgemein angenommen, daß das *dopaminerge* System bzw. die Dopaminrezeptoren des zentralen Nervensystems für das Zustandekommen derartiger Konditionierungsphänomene von großer Bedeutung zu sein scheinen (Kuschinsky 1981; Phillips u. Fibiger 1987; Möller et al. 1987; Beninger et al. 1989). So können die beschriebenen durch Apomorphin hervorgerufenen oralen Stereotypien gut durch eine Kombination von auditorischen, olfaktorischen und taktilen Stimuli konditioniert werden, so daß zuletzt die äußeren Stimuli reichen, die beschriebenen oralen Stereotypien hervorzurufen. Dieser konditionierte Effekt hält außerordentlich lange an, wie die Arbeitsgruppe von Prof. Kuschinsky zeigen konnte (Möller et al. 1987). Nach weiteren Untersuchungen dieser Arbeitsgruppe könnten konditionierende Stimuli wahrscheinlich über glutamaterge Bahnen vom Kortex zum Striatum (dem Empfängerorgan der dopaminergen nigrostriatalen Bahn) und zum Nucleus accumbens (dem Empfängerorgan der dopaminergen mesolimbischen Bahnen) die eigentlichen pharmakologischen Effekte verstärken, hemmen oder nach Konditionierung, selbst die dopaminergen pharmakologischen Effekte hervorrufen. Zumindest zeigen diese Untersuchungen, daß offensichtlich glutamaterge Mechanismen für die Expression (wohl nicht für die Entwicklung) der durch Apomorphin bewirkten konditionierten Antworten von Bedeutung zu sein scheinen (Welsch-Kunze u. Kuschinsky 1990). Das in der Abb. 4 dargestellte hypothetische Modell zur Pathophysiologie einer Suchtentwicklung begründet sich auf zahlreiche Ergebnisse von Untersuchungen internationaler Arbeitsgruppen und zahlreichen eigenen Untersuchungen zur Wirkung von Opioiden auf die verschiedenen Neurotransmitter-Systeme. Wie bereits beschrieben, haben alle psychisch abhängig machenden Substanzen eins gemeinsam, die nigrostriatale und mesolimbische dopaminerge Aktivität zu erhöhen. Diese Steigerung der Aktivität der dopaminergen (DA)-Bahnen durch die suchterzeugenden Substanzen ist als unkonditionierter pharmakologischer Effekt („priming effect") anzusehen, der je nach Empfindlichkeit offensichtlich individuell unterschiedlich ausgeprägt sein kann. Über die kortikalen glutamatergen (Glu)-Bahnen dagegen könnten die konditionierten Antworten vermittelt werden. Die dopaminergen und glutamatergen Bahnen konvergieren im Striatum und N. accumbens und stellen dort Assoziationen her. Auf diese Weise könnten die individuell unterschiedlichen pharmakologischen Wirkungen über das Striatum und den N. accumbens verstärkt oder vermindert werden. Zusätzlich könnten thalamostriatale Bahnen mit wahrscheinlich Azetylcholin (ACH) als Neurotransmitter ebenfalls an der Entstehung konditionierter Antworten verantwortlich sein (Kuschinsky, persönliche Mitteilung). Welche neuronalen Mechanismen letztendlich die konditionierten Reaktionen vermitteln und welche neuronalen Mechanismen die individuellen Prädispositionen verursachen, bedarf weiterer Klärungen.

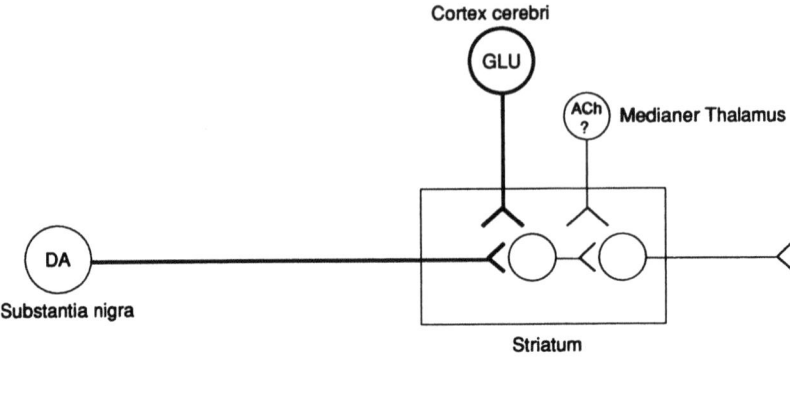

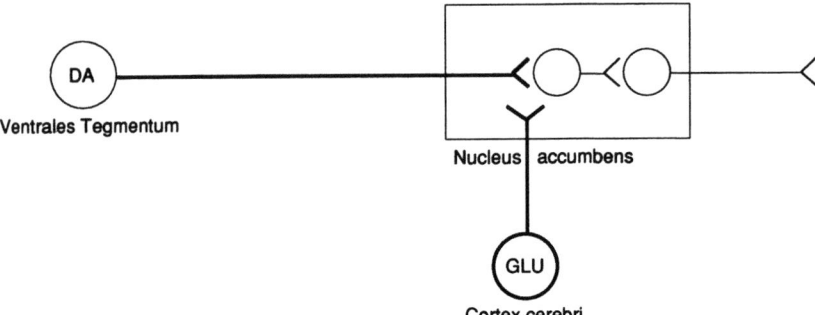

Abb. 4. Hypothetische schematische Darstellung der neuronalen Bahnen, die für eine Entwicklung psychischer Abhängigkeit von Bedeutung sein könnten: Die dopaminergen (DA)-Bahnen werden durch die suchterzeugenden Substanzen in ihrer Aktivität gesteigert [= unkonditionierter pharmakologischer Effekt („priming effect")]. Über die kortikalen glutamatergen (GLU)-Bahnen dagegen scheinen die konditionierten Antworten vermittelt zu werden. Die DAergen und GLUergen Bahnen konvergieren im Striatum und N. accumbens und stellen dort Assoziationen her. Auf diese Weise können die pharmakologischen Wirkungen über das Striatum und den N. accumbens verstärkt oder vermindert werden. Zusätzlich könnten thalamostriatale Bahnen mit wahrscheinlich Azetylcholin (ACH) als Neurotransmitter ebenfalls an der Entstehung konditionierter Antworten verantwortlich sein

Zusammenfassung

Zusammenfassend scheinen die beschriebenen dopaminerg stimulierten Verhaltensphänomene mehr für das komplexe Phänomen der Drogensucht relevant zu sein als für die körperlichen Abhängigkeitsmechanismen. Diese Annahme stützt sich auch besonders darauf, daß die Substanzen wie Kokain und Amphetamin, also dopaminerg stimulierende Substanzen, im wesentlichen keine physische Abhängigkeit bewirken, jedoch eine ausgesprochen starke psychische Abhängigkeit erzeugen. Weiterhin ist bekannt, daß Patienten die schon seit vielen Jahren drogenfrei sind und keine Entzugssymptome mehr haben, dennoch ein sehr hohes Risiko des Rückfalls haben. Es müssen also andere Faktoren als die körperliche Abhängigkeit für die hohe Rückfallrate verantwortlich sein. Entscheidende Faktoren für die Entwicklung einer psychischen Abhängigkeit könnten möglicherweise die beschriebenen pharmakologischen Wirkungen der süchtigmachenden Substanzen auf das dopaminerge System sein sowie das Konditionierungsphänomen und die individuellen dopaminergen Prädispositionen. Diese Prädispositionen scheinen das Ausmaß einer Suchtentwicklung mit zu beeinflussen. Dopamin$_2$-Rezeptoren scheinen hierbei eine Rolle zu spielen. Eine Vortestung mit Apomorphin könnte ein interessantes Modell sein, um mögliche Prädispositionen, die für eine Entwicklung von Abhängigkeit, besonders der psychischen Abhängigkeit, von Bedeutung sein könnten, näher unterscheiden zu können. Welche neuronalen Mechanismen für das Konditionierungsphänomen wie für die individuelle dopaminergen Prädispositionen verantwortlich sind, bedarf weiterer Klärungen.

Literatur

Barr GA, Sharpless NS, Cooper S, Schiff SR, Paredes W, Bridger WH (1983) Classical conditioning, decay and extinction of cocaine-induced hyperactivity and stereotypy. Life Sci 33: 1341–1351

Beninger RJ, Hoffmann DC, Mazurski EJ (1989) Receptor subtypespecific dopaminergic agents and conditioned behavior. Neurosc Behav Rev 13: 113–122

Bozarth MA (1983) Opiate reward mechanisms mapped by intracranial selfadministration. In: Smith JE, Lane J (eds) The neurobiology of opiate reward processes. Elsevier, Amsterdam, pp 331–359

Bozarth MA (1987) Conditioned place preference: a parametric analysis using systemic heroin injections. In: Bozarth MA (eds) Methods of assessing the reinforcing properties of abused drugs. Springer, New York, pp 241–273

Cools AR, Brachten R, Heeren D, Willemen A, Ellenbroek B (1990) Search after neurobiological profile of individual-specific features of Wistar rats. Psychopharmacology 101: 10

DiChiara G, Imperato A (1988) Drugs abused by humans preferentially increase synaptic dopamine concentrations in the mesolimbic system of freely moving rats. Proc Natl Acad Sci USA 85: 5274–5278

Ellinwood EN jr (1971) Accidental conditioning with chronic methamphetamine intoxication: implications for a theory of drug habituation. Psychopharmacology 21: 131–138

Havemann U (1988) Does individually different sensitivity to dopaminergic stimulation determine the degree of tolerance and dependence to opioids? Pharmacopsychiatry 21: 314–316

Havemann U, Kuschinsky K (1985) Neurochemical aspects of the opioid-induced "catatonia". Neurochem. Internat. 4: 199–215 and addendum in: Selected Topics of Neurochemistry (Editor: Osborne NN), Pergamon Press Oxford, pp 123–145

Havemann U, Magnus B, Möller H-G, Kuschinsky K (1986) Individual and morphological differences in the behavioural response to apomorphine in rats. Psychopharmacology 90: 40–48

Herz A (1990) Implications of the multiplicity of opioid receptors for the problem of addiction. Drug Alcohol Depend 25: 125–127

Kreiskott H (1979) Erregungszustände von Tier und Mensch. G Fischer, Stuttgart

Kuschinsky K (1981) Psychic dependence on opioids: mediated by dopaminergic mechanismus in the striatum? TIPS 11: 287–289

Lal S, Grassino A, Tharundayil JX, Dubrovsky B (1987) A simple method for the study of yawning in man induced by the dopamine receptor agonist apomorphine. Prog Neuropsychopharmacol Biol Psychiatry 11: 223–228

Lane JD, Smith JE, Fagg GE (1983) The origin and termination of neuronal pathways in mammalian brain and their putative neurohumors. In: Smith JE, Lane JD (eds) The neurobiology of opiate reward processes. Elsevier, Amsterdam, pp 3–58

Möller H-G, Nowak K, Kuschinsky K (1987) Conditioning of pre- and postsynaptic behavioural responses to the dopamine receptor agonist apomorphine in rats. Psychopharmacology 91: 50–55

Phillips AG, Fibiger HC (1987) Anatomical and neurochemical substrates of drug reward determined by the conditioned place preference technique. In: Bozarth MA (ed) Methods of assessing the reinforcing properties of abused drugs. Springer, New York, pp 275–290

Schiff SR (1982) Conditioned dopaminergic activity. Biol. Psychiatry 17: 135–154

Sutano EW, de Kloet R, de Bree F, Cools AR (1989) Differential corticosteroid binding characteristics to the mineralocorticoid (Type I) and glucocorticoid (Type II) receptors in the brain of pharmacogenetically-selected apomorphine-susceptible and apomorphine-unsusceptible Wistar rats. Neurosc Res Commun 5(1): 19–26

Themann P, Havemann U, Kuschinsky K (1986) On the mechanisms of the development of tolerance to the muscular rigidity produced by morphine in rats. Eur J Pharmacol 129: 315–321

Ungerstedt U (1971) Stereotaxic mapping of the monoamine pathways in the rat brain. Acta Physiol Scand (Suppl) 367: 1–48

Ungerstedt U (1979) Central dopamine mechanisms and unconditioned behaviour. In: Horn AS, Korf J, Westerrink BHC (eds) The neurobiology of dopamine. Academic Press, London, pp 577–596

Walter S, Kuschinsky K (1989) Conditioning of nicotine effects on motility and behaviour in rats. Naunyn Schmiedebergs Arch Pharmacol 339: 208–213

Weeks JR (1962) Experimental morphine addiction: method for automatic intravenous injections in unrestrained rats. Science 138: 143–144

Welsch-Kunze S, Kuschinsky K (1990) On the possible involvement of glutamate receptors in conditioning of behavioral effects of apomorphine. Psychopharmacology 101: 421–428

Wikler A (1980) Opioid dependence. Plenum Press, New York, pp 167–218

Wise R (1987) The role of reward pathways in the development of drug dependence. Pharmacol Ther 35: 227–263

Yokel RA (1987) Intravenous self-administration: response rates, the effects of pharmacological challenges, and drug preference. In: Bozarth MA (ed) Methods of assessing the reinforcing properties of abused drugs. Springer, New York, pp 1–33

Die Rolle des dopaminergen Belohnungssystems bei der Entwicklung psychischer Abhängigkeit

A. Herz, T. S. Shippenberg, R. Bals-Kubik, R. Spanagel

Mißbräuchlich verwendete Pharmaka und Drogen beeinflussen nachhaltig Stimmung und Antrieb. Beim Menschen bewirken sie Wohlbefinden (Euphorie), im Tierversuch führen sie zu „drug seeking behaviour" und damit zu psychischer Abhängigkeit, die am Beginn des Suchtgeschehens steht. Bei fortgesetzter Drogeneinnahme kommt es bei gewissen Substanzgruppen (Opioide und vorwiegend dämpfend wirkende Pharmaka, z. B. Benzodiazepine) zur Ausbildung von Toleranz und körperlicher Abhängigkeit. Obwohl diese Phänomene bei der Aufrechterhaltung der Sucht beteiligt sein können, spielen sie bei der Entwicklung des süchtigen Verhaltens keine ursächliche Rolle. Vielmehr kann heute davon ausgegangen werden, daß die zu psychischer Abhängigkeit führenden Substanzen bestimmte Hirnstrukturen („reward pathways") aktivieren, wodurch das Suchtgeschehen in Gang gesetzt wird. Das vom Mittelhirn zum Zwischen- und Endhirn aufsteigende mesolimbische Dopaminsystem spielt hierbei eine zentrale Rolle (Wise 1978; Herz u. Shippenberg 1989). Die wirksamen Mechanismen sollen hier am Beispiel des Prototyps der Suchtmittel, der Opioide, beschrieben und diskutiert werden. Die Identifizierung verschiedener Typen von Opioidrezeptoren sowie endogener und exogener Liganden (einschließlich spezifischer Antagonisten) der verschiedenen Rezeptortypen ermöglicht in dieser Substanzgruppe detaillierte Einblicke in die zugrundeliegenden komplexen Vorgänge. Schließlich soll gezeigt werden, daß Modulation des dopaminergen Reward-Systems durch Opioide nicht für diese Pharmaka spezifisch ist, sondern ganz ähnliche Mechanismen auch bei anderen Klassen von Suchtstoffen wirksam sind.

Konditionierte Platz-Präferenz

Die Methode der Selbst-Applikation („self-administration") und der intrakraniellen Selbst-Reizung („self-stimulation") wurde bisher bei der Untersuchung der Wirkung von Pharmaka auf das Motivationsverhalten am häufigsten verwendet. Die hierbei gewonnenen Ergebnisse geben Auskunft über die primäre Verstärkerwirkung („reinforcement") der Substanzen. Dies erlaubt Schlüsse auf ihr Mißbrauchspotential. Die der vorliegenden Diskussion zugrundeliegenden Befunde wurden vor allem mit Hilfe einer in jüngster Zeit häufiger verwendeten klassischen Konditionierungsmethode, der „konditionierten Platz-Präferenz" gewonnen. Bei diesem Verfahren wird die Assoziation zwischen der Verabfolgung einer Substanz und einem primär neutralen Reiz untersucht. Es wird die Zeit bestimmt, die ein Tier (Ratte) in demjenigen Abteil eines Doppelkäfigs verbringt, in dem es in vorausgehenden Konditionierungssitzungen die zu untersuchende Substanz erhalten hatte. Wurde deren Wirkung als „angenehm" empfunden, so wird das Tier beim eigentlichen Test bevorzugt dieses Kompartment aufsuchen, im Falle „unangenehmer" Empfindungen jedoch dieses Kompartment meiden. Die derart gewonnenen Daten geben damit Auskunft über die Verstärkerwirkung („reinforcement") oder Aversionswirkung („aversion") der getesteten Substanz. Der Vergleich zwischen den mit dieser Konditionierungsmethode und der Selbst-Applikationstechnik bei verschiedensten Pharmaka gewonnenen Ergebnisse zeigt eine weitgehende Übereinstimmung (Carr et al. 1989). Gegenüber der Selbst-Applikation hat die Platz-Präferenz u. a. den Vorteil, daß auch aversive Substanzwirkungen aufgedeckt werden (Herz u. Shippenberg 1989).

Wirkung von Opioiden unterschiedlicher Rezeptorpräferenz

Mit Hilfe der konditionierten Platz-Präferenz konnte erstmals gezeigt werden, daß Opioide, in Abhängigkeit ihrer Rezeptorselektivität, entweder Verstärkerwirkung oder aversive Wirkungen haben (Mucha u. Herz 1985). μ-Opioid-Rezeptor-Liganden wie Morphin, Fentanyl und Sufentanyl bewirken dosisabhängige Platz-Präferenz, wobei die Wirksamkeit der Substanzen mit der Affinität zum μ-Rezeptor korreliert. Dazu

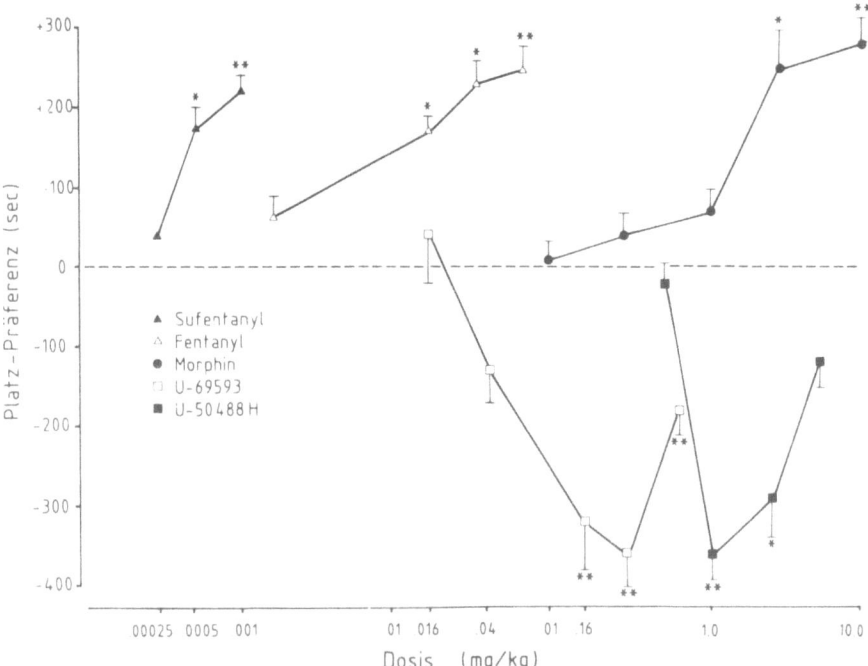

Abb. 1. Wirkung von μ- und κ-Opioid-Rezeptor-Liganden im konditionierten Platz-Präferenz-Versuch. Abweichung der Meßwerte nach oben bedeutet Präferenz des Konditionierungs-Kompartments, Abweichung der Meßwerte nach unten bedeutet Vermeidung des Präferenz-Kompartments (s. Text sowie Mucha u. Herz 1985)

Die Rolle des dopaminergen Belohnungssystems

im Gegensatz bewirken Liganden der κ-Opioid-Rezeptoren wie U 50,488 H und U 69,593 dosisabhängige Platz-Aversion (Abb. 1). Diese Wirkungen sind auch mittels direkter intrazerebroventrikulärer (i.c.v.) Applikation der Substanzen auszulösen, d. h. sie sind zentralnervösen Ursprungs (Bals-Kubik et al. 1989, 1990). Auch i.c.v. Verabfolgung von Liganden der δ-Opioid-Rezeptoren (DPDPE) bewirkt Platz-Präferenz, die durch Blockade der δ-Rezeptoren, nicht aber der μ-Rezeptoren, aufzuheben ist (Shippenberg et al. 1987). Dies zeigt, daß sowohl μ- als auch δ-Rezeptoren Belohnungsprozesse aktivieren, während κ-Rezeptoren eine gegenteilige Wirkung haben.

Motivationsprozesse und Dopamin

Zahlreiche Befunde zeigen, daß Antagonisten der Dopamin-Rezeptoren die durch elektrische Hirnstimulation oder durch Pharmaka aktivierten Belohnungsmechanismen hemmen. Dies weist auf eine Funktion von Dopamin bei Motivationsprozessen hin (Wise 1978). Hier erhebt sich die Frage, inwieweit dopaminerge Reward-Mechanismen unter Basalbedingungen tonisch aktiv sind. In diesem Fall muß erwartet werden, daß deren Ausschaltung aversive Zustände bewirkt. Dies wurde jedoch nicht durchwegs gefunden (Fibiger 1978). Die in den letzten Jahren erfolgte Differenzierung verschiedener Typen von Dopamin-Rezeptoren (D_1, D_2 und kürzlich auch von D_3-Rezeptoren) und die Verfügbarkeit spezifischer Antagonisten dieser verschiedenen Rezeptortypen eröffnet nun neue Möglichkeiten für die Untersuchung der Funktion des Dopamins beim Motivationsgeschehen.

Systemische Applikation des selektiven D_1-Rezeptor-Antagonisten SCH 23390 bewirkte im Konditionierungsversuch Aversion, während selektive D_2-Rezeptor-Antagonisten (Spiperone, (−)-Sulpiride) sowie gemischte D_1/D_2-Antagonisten wie Haloperidol keine derartige Wirkung hatten (Shippenberg u. Herz 1988). Mittels Mikroinjektion von SCH 23390 in verschiedene Abschnitte des aufsteigenden Dopaminsystems wurden dessen Wirkungsorte analysiert. Injektion in den Nucleus accumbens (NAC), nicht aber in das ventrale Tegmentum (VTA), den medialen frontalen Kortex (MFC) oder den Nucleus caudatus (NC) bewirkte Platz-Aversion. Daraus wird geschlossen, daß Dopaminneurone über D_1-Rezeptoren im NAC tonische Aktivität entfalten und deren Hemmung Aversion bewirkt (Shippenberg et al. 1991).

Wechselwirkung zwischen Dopamin und Opioiden

Eine Fülle von Daten zeigt, daß verschiedenste pharmakologische Wirkungen von Opioiden durch klassische Überträgersubstanzen wie biogene Amine oder Azetylcholin vermittelt werden. Hinsichtlich der Motivationseffekte von Opioiden spielt das Dopamin eine wesentliche Rolle. Jedoch ist bisher wenig bekannt über die Rezeptoren und Mechanismen sowie über die Hirnstrukturen, welche diese Wirkungen vermitteln. Dies betrifft insbesondere auch die durch κ-Opioid-Rezeptor-Liganden ausgelösten aversiven Wirkungen. Was die Rezeptoren betrifft, konnten wir kürzlich zeigen, daß Blockade der D_1-, nicht aber der D_2-Dopamin-Rezeptoren, die durch μ-Opioid-Rezeptor-Liganden bewirkte Platz-Präferenz hemmt. Bemerkenswerterweise werden auch die aversiven Wirkungen der κ-Liganden durch eine solche Blockade der D_1-Rezeptoren aufgehoben. Diese Wirkung ist opioid-spezifisch, da die durch Lithium ausgelöste Aversion nicht beeinflußt wird (Shippenberg u. Herz 1988).

Beteiligte Hirnstrukturen

Eine weitere Frage bei der Modulation des Motivationsgeschehens betrifft die Lokalisation der Wirkungsorte der Opioide im Gehirn. Die Mehrzahl der verfügbaren Befunde zeigt, daß das mesolimbische System hier eine entscheidende Rolle spielt. Im einzelnen bestehen aber bei diesen, mit Hilfe verschiedener Methodik gewonnenen Ergebnissen, erhebliche Widersprüche, insbesondere was die Rolle des VTA und die des NAC betrifft (Shippenberg u. Bals-Kubik 1991). In unseren Versuchen zur Lokalisation der Opioidwirkung wurden DAGO (ein spezifischer μ-Opioid-Rezeptor-Ligand) und U 50,488 H mittels Mikroinjektion in eine Reihe von Hirnstrukturen verabfolgt. DAGO bewirkte dosisabhängige Platz-Präferenz nur im VTA, während durch U 50,488 H Platz-Aversion im VTA, NAC, MFC und LH auszulösen war. Kontrollexperimente mit Mikroinjektion von DAGO und U 50,488 H in die Substantia nigra und den Nucleus caudatus bewirkten hingegen weder Präferenz noch Aversion (Abb. 2). Weiterhin wurde geprüft, inwieweit der durch Mikroinjektion der Opioide bewirkten Präferenz/Aversion eine Interaktion mit Dopamin zugrunde liegt. In diesen Versuchen wurde durch Mikroinjektion des Neurotoxins 6-OHDA oder des D_1-Dopamin-Rezeptor-Blockers SCH 23390 in den NAC die dopaminerge Übertragung in dieser Struktur ausgeschaltet. Beide Manipulationen hemmten sowohl die durch systemische Injektion von Morphin ausgelöste Platz-Präferenz als auch die durch U 50,488 H bewirkte Platz-Aversion. Somit zeigen diese Versuche, daß den im NAC lokalisierten D_1-Dopamin-Rezeptoren bei der bidirektionalen Steuerung des Motivationsverhaltens durch Opioide eine Schlüsselrolle zukommt (Shippenberg u. Bals-Kubik 1991).

Mikrodialyseversuche

Bestätigt und ergänzt werden diese aus Verhaltensversuchen gezogenen Schlüsse durch die in Mikrodialyseversuchen gewonnenen Ergebnisse. Bei dieser Methode werden die in umschriebenen Hirnarealen freigesetzten Transmittersubstanzen mittels einer in das Gehirngewebe implantierten Mikrosonde bestimmt. In diesen Versuchen befand sich die mit einer Dialysemembran versehene Sonde im NAC, und es wurde die Freisetzung von Dopamin (sowie dessen Metaboliten HVA und DOPAC) nach systemischer oder i.c.v. Injektion verschiedener Opioide bestimmt. Während μ-Opioid-Rezeptor-Liganden wie Morphin oder DAGO eine Vermehrung der Dopaminfreisetzung bewirkten, war diese nach Applikation von κ-Rezeptor-Liganden wie U 50,488 H oder E 2078 im Vergleich zu Kontrollversuchen stark vermindert (DiChiara u. Imperato 1988a; Spanagel et al. 1990). Diese Ergebnisse stehen in perfekter Übereinstimmung mit der aus den Verhaltensversuchen gefolgerten bidirektionalen Modulation der dopaminergen Aktivität durch Opioide im mesolimbischen System.

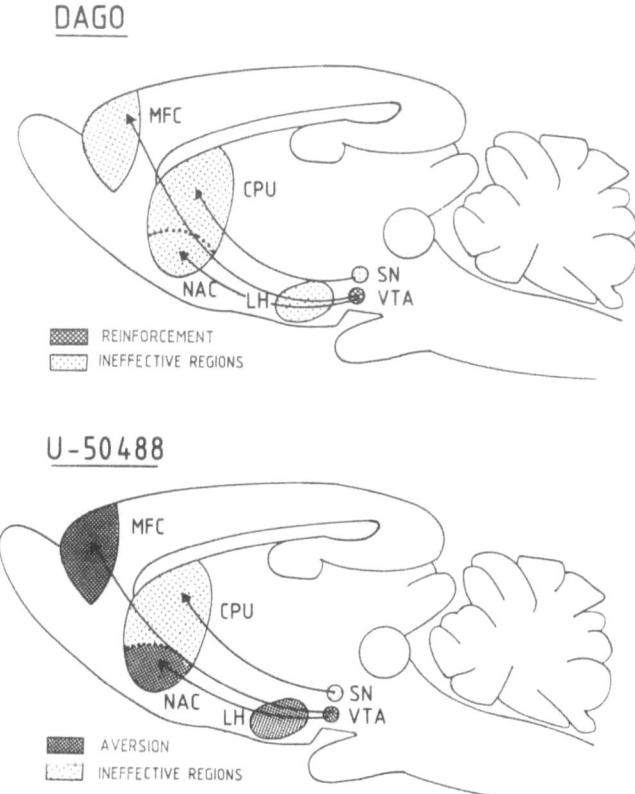

Abb. 2. Hirnstrukturen, in denen Mikroinjektion von Opioiden Wirkungen im konditionierten Platz-Präferenz-Versuch auslösten. *Oben:* Mikroinjektion des μ-Opioid-Rezeptor-Liganden DAGO bewirkte Platz-Präferenz im ventralen Tegmentum (VTA). *Unten:* Mikroinjektion des κ-Opioid-Rezeptor-Liganden U 50, 488 H bewirkte Platz-Aversion im ventralen Tegmentum (*VTA*), Nucleus accumbens (*NAC*), medialen frontalen Kortex (*MFC*) und lateralen Hypothalamus (*LH*). Beide Substanzen waren wirkungslos bei Injektion in die Substantia nigra (*SN*) und Nucleus-caudatus-putamen (*NCU*) — s. Text

Allgemeine Schlußbemerkungen

Die Schlüsselrolle, die das dopaminerge mesolimbische System beim Motivationsgeschehen einnimmt, ist nicht auf Opioide beschränkt, sondern manifestiert sich auch bei anderen Suchtmitteln. Psychostimulanzien wie Amphetamin und Kokain, welche die dopaminerge Neurotransmission entweder durch vermehrte Freisetzung von Dopamin (Amphetamin) oder durch Hemmung seiner Rückresorption (Kokain) steigern, werden in starkem Maße selbst appliziert und bewirken Platz-Präferenz. Diese Wirkungen werden durch 6-OHDA-Läsionen im NAC sowie durch D_1-Rezeptor-Blocker gehemmt. Darüber hinaus gibt es Hinweise, daß auch andere Substanzen mit deutlichem Suchtpotential wie Nikotin und Alkohol den Dopamin-Umsatz im NAC erhöhen (DiChiara u. Imperato 1988b). Inwieweit hier noch andere Mechanismen eine Rolle spielen, ist eine offene Frage. Jedenfalls ist bemerkenswert, daß auch durch diese Suchtmittel das dopaminerge Belohnungssystem aktiviert wird. Die „psychomotor stimulant theory of addiction" der Sucht verknüpft diese Verbindungen durch die ihnen allen eigene Aktivierung dopaminerger mesolimbischer Mechanismen, welche auch psychomotorische Wirkungen einschließt (Wise u. Bozarth 1987).

Literatur

Bals-Kubik R, Herz A, Shippenberg TS (1989) Evidence that the aversive effects of opioid antagonists and kappa-agonists are centrally mediated. Psychopharmacology 98: 203–206

Bals-Kubik R, Shippenberg TS, Herz A (1990) Involvement of central μ and δ opioid receptors in mediating the reinforcing effects of β-endorphin in the rat. Eur J Pharmacol 175: 63–69

Carr GD, Fibiger HC, Phillips AG (1989) Conditioned place preference as a measure of drug reward. In: Liebman JM, Cooper SJ (eds) The neuropharmacological basis of reward. Oxford Science Foundation, Oxford, pp 264–319

DiChiara G, Imperato A (1988a) Opposite effects of mu and kappa agonists on dopamine release in the nucleus accumbens and in the dorsal caudate of freely moving rats. J Pharmacol Exp Ther 244: 1067–1080

DiChiara G, Imperato A (1988b) Drugs abused by humans preferentially increase synaptic dopamine concentrations in the mesolimbic systems of freely moving rats. Proc Natl Acad Sci USA 85: 5274–527

Fibiger HC (1978) Drugs and reinforcement mechanisms: A critical review of the catecholamine theory. Ann Rev Pharmacol Toxicol 18: 37–56

Herz A, Shippenberg TS (1989) Neurochemical aspects of addiction: opioids and other drugs of abuse. In: Goldstein A (ed) Molecular and cellular aspects of the drug addictions. Springer, New York, pp 111–141

Mucha RF, Herz A (1985) Motivational properties of kappa and mu opioid receptor agonists studied with place and taste preference conditioning. Psychopharmacology 86: 274–280

Shippenberg TS, Herz A (1988) Motivational effects of opioids: influence of D-1 versus D-2 receptor antagonists. Eur J Pharmacol 151: 233–242

Shippenberg TS, Bals-Kubik R (1991) Motivational effects of opioids: neurochemical and neuroanatomical substrates. In: Almeida OFX, Shippenberg TS (eds) Neurobiology of opioids. Biochemistry, physiology and pharmacology. Springer, Berlin Heidelberg New York Tokyo pp 331–350

Shippenberg TS, Bals-Kubik R, Herz A (1987) Motivational properties of opioids: evidence that an activation of delta-receptors mediates reinforcement processes. Brain Res 43: 234–239

Shippenberg TS, Bals-Kubik R, Huber A, Herz A. (1991) Neuroanatomical substrates mediating the aversive effects of D-1 dopamine receptor antagonists. Psychopharmacology 103: 209–214

Spanagel R, Herz A, Shippenberg TS (1990) The influence of opioid peptides on dopamine release in the nucleus accumbens: an in vivo microdialysis study. J Neurochem 55: 1734–1740

Wise RA (1978) Catecholamine theories of reward: A critical review. Brain Res 152: 215–247

Wise RA, Bozarth MA (1987) A psychomotor stimulant theory of addiction. Psychol Rev 94: 469–492

Maturing out –
oder Fixierung neurobiologischer Stoffwechselvorgänge?
Konsequenzen für die Therapie

D. Ladewig

Das Maturing out wird häufig als Erklärung für den Ausstieg aus einer Sucht benutzt. Die Tatsache, daß Krankheiten bzw. Verhaltensstörungen mit dem Älterwerden sistieren oder einen günstigeren Verlauf nahmen, ist in der Psychiatrie hinlänglich bekannt.

Wenn man das Maturing out als These formuliert, sind systematische Untersuchungen zur Überprüfung derselben notwendig. Aus einer eigenen Langzeitstudie bei Opiatabhängigen wurde die Schwierigkeit deutlich, den Einfluß von Therapien und/oder strafvollziehenden Maßnahmen gegenüber dem Faktorenbündel einer „natürlichen Entwicklung" zu evaluieren.

Die Gegenüberstellung der „Maturing-out-These" oder Fixierung neurobiologischer Stoffwechselvorgänge berührt auch Themen wie „Natural History", „Spontanremission" oder „Selbstheilung", die im Gegensatz stehen zur deterministischen Auffassung von der Irreversibilität einer Störung. Hierzu gehört auch die teilweise kontrovers geführte Diskussion über das kontrollierte Trinken (Smart 1976) bzw. den kontrollierten Gebrauch von Heroin (Biernacki 1986) oder Kokain (Cohen 1989). Es finden sich bei diesen Themen neben wissenschaftspolitischen Aspekten sowohl im Bereich neurobiologischer wie auch sozialpsychologischer Forschung große methodologische Probleme.

Bezüglich neurobiologischer Erklärungsansätze seien zu Beginn drei verschiedene Aspekte aufgezeigt. Im Anschluß sei eine eigene Studie zur Frage des Maturing out referiert (Ladewig u. Graw 1986) und anschließend einige therapieorientierte Aspekte diskutiert.

Folgerichtig wären Langzeitstudien bei Kohorten von Opiatabhängigen, die bezüglich neuroendokrinologischer Merkmale auffällig sind. Bei der Bedeutung der Tetrahydroisochinoline oder der Betacarboline (Rommelspacher u. Susilo 1985) oder des h-CRH (von Bardeleben u. Holsboer 1988) wären dies untersuchungwürdige Parameter, die zu berücksichtigen sind.

Die erste Hypothese könnte etwa lauten: Haben Individuen mit prämorbid niedrigen zentralen Endorphinverhältnissen eine ungünstigere Prognose ohne Opiatsubstitutionsbehandlung?

Ein zweiter Forschungsaspekt ergibt sich aus der Erfahrung, daß Drogenabhängigkeit als Epiphänomen einer Persönlichkeitsstörung, einer psychosomatischen Krankheit oder einer Affektkrankheit angesehen werden kann. Prinzipiell wäre es denkbar, bei denjenigen Drogenabhängigen, bei den derartige Grundstörungen vorhanden sind, die biologischen Parameter derselben als Verlaufsparameter einzubeziehen, so z. B. die P3-Amplitude bei der Messung evozierter Potentiale, die bei Psychopathien im Zusammenhang mit dem Persönlichkeitsmerkmal eines erhöhten Sensation-Seeking als auffällig beschrieben wird. Die entsprechende Hypothese könnte lauten: Haben Individuen mit erhöhtem Sensation-Seeking eine kleinere Chance des Maturing out, wenn sie nicht gezielt kognitiv psychotherapeutisch behandelt werden?

Ein dritter Ansatz ergibt sich prinzipiell aus der Bedeutung genetischer Faktoren. Die Hypothese würde etwa lauten: Haben Söhne alkoholabhängiger Väter eine kleinere Chance des Maturing out, wenn sie nicht gezielt abstinenzorientiert behandelt werden?

Aus der Literatur sind mir zu den drei erwähnten Forschungsansätzen keine entsprechenden Verlaufsuntersuchungen bekannt. Zur Überprüfung der Maturing-out-These werden i. allg. soziodemographische und Persönlichkeitsvariablen berücksichtigt, die einen die Entwicklung förderlichen oder hinderlichen Einfluß nehmen können. In einer 6-Jahres-Folgestudie, die eine Evaluation des Methadon-Programmes in Uppsala beinhaltete (Grönbladh u. Gunne, 1989) wurde das Herauswachsen aus der Sucht im Zusammenhang mit einer Therapie bestätigt und festgestellt, daß die Mortalitätsrate in der methadon-freien Kontrollgruppe 73mal den erwarteten Wert überstieg, während in der Methadongruppe 81% drogenfrei blieben und rehabilitiert wurden. In einer Auswertung des California Civil Addict Program wurde der Einfluß von Persönlichkeitsfaktoren und soziodemographischen Variablen untersucht. Dem Drogengebrauch vorausgehende Delinquenz mit Gefängnisaufenthalten („behavioral marker") und korrelierenden Persönlichkeitsmerkmalen (erhöhte MMPI-Skalen: F, Mf, Pa, Sc – schizoider Typ) wurde nur als Querschnitt- nicht aber als differentieller Längsschnittparameter untersucht (Douglas Anglin et al. 1989). Einen Einfluß von Alter und anderen soziodemographischen Variablen auf den Maturing-out-Prozeß stellten diese Autoren nicht fest (Brecht et al. 1987). Der Einfluß des Alters wurde zunächst von Winick (1962, 1964) sowie von anderen bestätigt z.B. (Hunt u. Odoroff 1962; Snow 1973; Maddux u. Desmond 1980) oder verworfen z.B. (O'Donnell 1964; Harrington u. Cox 1979).

Eigene Untersuchungen

Im folgenden sei eine eigene 6-Jahres-Folgestudie von Drogenabhängigen zusammengefaßt. Ausgehend von einer Erhebung in allen therapeutischen und strafverfolgenden Einrichtungen der Region Basel, in denen I-V-Opiatbenützer gesehen wurden, wurde 1979 eine Kohorte bestimmt und 1980, 1981 und 1985 prospektiv untersucht (Ladewig u. Graw 1986). Als Untersuchungsinstrument wurde ein halbstandardisiertes Interview gewählt, außerdem wurden Untersuchungsinstrumente, u.a. der Gießen-Test und die Derogatis-Skala, benutzt.

Über die Untersuchungszeit von 1979–1985 blieb die Alters- und Geschlechtsverteilung in der Stichprobe stabil. Bezüglich eines eventuellen Selektionseffektes waren zu allen Untersuchungszeiten keine wesentlichen systematischen bzw. statistisch signifikanten Unterschiede von Teilstichproben festzustellen.

Über die vier Erhebungszeitpunkte (1979–1985) ergaben sich folgende wichtige Veränderungen: die Abstinenz nahm von 7% auf 39% zu, der Anteil der Deliktfreiheit von 40% auf 73%, der Anteil von Nichtszenenkontakt von 23% auf 54% sowie der Anteil der Arbeitskonstanz von 42% auf 59%. Es wurde bezüglich dieser Veränderungen kein Alterseinfluß beobachtet, d.h. die Anpassungsentwicklungen betrafen alle

Jahrgänge der Stichprobe in gleichem Ausmaß. Es wurde hingegen ein sehr deutlicher Einfluß der Abstinenz festgestellt, d. h. Abstinente waren zu allen Zeitpunkten weniger aktenkundig delinquent, hatten weniger Szenenkontakte und mehr konstante Arbeitsverhältnisse.

Es zeigten sich darüber hinaus Persönlichkeitsentwicklungen, wobei diese vor allem im dritten Intervall (1981–1985) deutlich wurden. Es zeigte sich hierbei nur ein geringer Alterseinfluß, d. h. jüngere und ältere Personen nahmen in etwa gleichem Ausmaß an Persönlichkeitsentwicklungen teil. Der Einfluß der Abstinenz auf Persönlichkeitsentwicklungen ließ sich erst spät, d. h. erst 1985, nachweisen.

Gießen-Test

Der Gießen-Test, ein sozialpsychologisches Untersuchungsinstrument, wurde als GT-Selbstbild, als GT-Idealbild sowie GT-Fremdbild mit dem Fremdurteil des Interviewers über den Probanden eingesetzt. Bezüglich der Analyse des Zeiteffektes über den Zeitverlauf 1979–1985, erwies sich der Einfluß des Faktors „Zeit" bei allen Skalen des Gießen-Tests als nicht signifikant. Bei einer zusätzlichen Berücksichtigung des Einflusses des Opiatgebrauchs bzw. der Opiatabstinenz ergaben sich hingegen einige wichtige Befunde (Graw u. Ladewig 1986). Bei der Varianzanalyse der Prospektivvariable Opiatabstinenz zeigte sich, daß die Opiatabstinenten zu allen Untersuchungsterminen zunehmend offener werden, während sich die Opiatbenützer als zunehmend unkontrolliert, triebhaft und depressiv schildern. Bei einer Analyse der einzelnen Zeitpunkte auf Unterschiede zwischen Opiatkonsum und Opiatabstinenz im Jahr vor dem jeweiligen Interview, ergaben sich folgende Resultate: für die ersten beiden Zeitpunkte (1979/1980) ergaben sich keine Unterschiede. 1981 schildern sich die Opiatkonsumenten als depressiver. 1985 findet man in allen Skalen eine signifikante Ausprägung des Unterschiedes zwischen Opiatkonsum und Opiatabstinenz. Die Opiatkonsumenten beschreiben sich als „negativ resonant", „deutlich depressiv", „verschlossen" und „impotent". Die Opiatabstinenten hingegen als offener und sozial sicherer. Langfristig Abstinente zeigen ein an einer Normstichprobe vergleichbares Profil. Wenn man zum vierten Zeitpunkt (1985) die Personen, die Methadon erhalten haben, gesondert untersucht, zeigt sich, daß die Methadonbenützer teilweise den Heroinkonsumenten und teilweise den Opiatabstinenten entsprechen, d. h. sie nehmen eine Zwischenstellung ein.

Derogatis-Scala

Als psychopathologisches Inventar wurde die SCL/90R von Derogatis eingesetzt, wobei von 9 möglichen Faktoren 5 ausgewählt wurden, d. h. Aussagen über Zwanghaftigkeit, Unsicherheit im Sozialkontakt, Depressivität, Aggressivität und Feindseligkeit sowie phobische Angst gemacht werden konnten. Es wurde geprüft, inwieweit Opiatabstinente, Opiatbenützer und Personen, die Methadon erhielten, sich in diesen 5 Faktoren unterscheiden (Ladewig u. Graw 1988). Opiatabstinente haben in allen Faktoren hochsignifikant niedrigere Werte als Opiatbenützer. Die Personen, die mit Methadon behandelt wurden, nehmen eine Zwischenstellung ein gegenüber den

Opiatabstinenten. Inhaltlich bedeutet dies, daß unkontrollierter Opiatkonsum mit Zwanghaftigkeit, Unsicherheit im Sozialkontakt, Depressivität, Aggressivität und phobischer Angst korreliert. Methadon-Patienten stufen sich in den Faktoren Zwanghaftigkeit, Depressivität und phobische Angst ähnlich ein wie Abstinente, in denen Faktoren Unsicherheit im Sozialbereich und Aggressivität hingegen eher wie Personen mit einem unkontrollierten Opiatgebrauch. Es wurde über den Zeitverlauf von 6 Jahren in keinem der 5 Faktoren ein signifikanter Altersunterschied festgestellt, d. h. ältere und jüngere Opiatabhängige, Abstinente und Methadonbenützer weisen keine unterschiedlichen Entwicklungen auf.

Unsere Daten sprechen dafür, daß es mindestens 5 Jahre dauert, bevor sich positive Verhaltensänderungen und meßbare Persönlichkeitsentwicklungen bei Opiatabstinenten nachweisen lassen. Dies bestätigt grundsätzlich die Maturing-out-These, wiewohl der Einfluß der Variable „Alter" keine wesentliche Rolle spielt, sondern Alter und Abstinenz – zumindest allen in unserer Untersuchungsstichprobe – wesentlich sind.

Wenn man an die eingangs zitierten schwedischen und an eigene Erfahrungen mit methadon-behandelten Patienten zurückdenkt, haben diese gegenüber unkontrollierten Opiatbenützern bessere Chancen einer Stabilisierung. Methadon stellt für eine Gruppe von Opiatabhängigen *eine* Hilfe dar.

Die mit der Methadonbehandlung hervorgerufene neuroendokrinologische Umstellung mit den charakteristischen Opiatbegleiteffekten unterstützt einen möglicherweise Maturing-out-Effekt.

Der Ergänzung bedarf dieser Aspekt insofern, als kognitive und psychopathologische Veränderungen diesen Stabilisierungsprozeß begleiten, die gezielte Interventionen notwendig machen. Dabei bleiben Fragen der Behandlungsevaluation unter dem Gesichtspunkt der Prognose unsicher (McLellan et al. 1983 a u. b; Fryholm u. Gunne 1980).

Literatur

Bardeleben U von, Holsboer F (1988) Human corticotropin releasing hormone: Clinical studies in patients with affective disorders, alcoholism, panic disorder and in normal controls. Prog Neuropsychopharmacol Biol Psychiatry 12: 165–187

Biernachi P (1986) Pathways from heroin addiction recovery without treatment. Temple Universitic Press, Philadelphia

Brecht ML, Anglin MD, Woodward JA, Bonett DG (1987) Conditional factors of maturing out: Personal resources and preaddiction sociopathy. Int J Addict 22: 55–69

Cohen P (1989) Cocaine use in Amsterdam – in non deviant subcultures. Druggebruik, Amsterdam

Douglas Anglin M, Weismann CP, Fisher DG (1989) The MMPI profiles of narcotics addicts. I. A review of the literature. Int J Addict 24(9): 867–880

Fryholm B, Gunne L-M (1980) Evaluation of treatment of drug abusers. Acta Psychiat Scand 62 (Suppl. 284): 42

Graw P, Ladewig D (1986) Die Entwicklung des Selbstkonzepts über 6 Jahre im Gießen-Test bei Opiatabhängigen. In: Ladewig D (Hrsg) Drogen und Alkohol. ISPA-Press, Lausanne, pp 103–118

Grönbladh L, Gunne L (1989) Methadone-assisted rehabilitation of Swedish heroin addicts. Drug Alcohol Depend 24: 31–37

Harrington P, Cox TJ (1979) A twenty-year follow-up of narcotic addicts in Tucson, Arizona. Am J Drug Alcohol Abuse 6: 25–37

Hunt GH, Odoroff ME (1962) Follow-up study of narcotic drug addicts after hospitalization. Publ Health Rep 77: 41–54

Ladewig D, Graw P (1979–1986) Entwicklungsverläufe Opiatabhängiger über 6 Jahre. Sozial Präventivmed 32: 127–132

Ladewig D, Graw P (1988) Discrimination of opiate dependence from opiate abstinence and methadon maintenance by use of the Derogatis Scale. Pharmacopsychiatry 3: 151–153

Maddux JF, Desmond DP (1980) New light on the maturing out hypothesis in opioid dependence. Bull Narcot 32: 15–25

McLellan AT, Luborsky L, Woody GE, O'Brien CP, Druley KA (1983a) Predicting response to alcohol and drug abuse treatments. Arch Gen Psychiatry 40: 620–625

McLellan AT, Woody GE, Luborsky L, O'Brien CP, Druley KA (1983b) Increased effectiveness of substance abuse treatment: A prospective study of patient-treatment "matching". J Nerv Ment Dis 171(10): 597–605

O'Donnell JA (1964) A follow-up of narcotic addicts. Am J Orthopsychiatry 34: 948–954

Rommelspacher H, Susilo R (1985) Tetrahydroisoquinolines and β-carboniles: putative natural substances in plants and mammals. In: Jucker E (ed), Progress in drug research Birkhäuser, Basel, pp 415–459

Smart RG (1975/1976) Spontaneaous recovery in alcoholics: a review and analysis of the available research. Drug Alcohol Depend 00: 277–285

Snow M (1973) Maturing out of narcotic addiction in New York City. Int J Addict 8: 921–938

Winick C (1962) Maturing out of narcotic addiction. Bull Narc 14: 1–7

Winick C (1964) The life cycle of the narcotic addict and of addiction. UN Bull Narc 16: 1–11

Substitution und Defizithypothese – Theorie und Praxis

M. GASTPAR, C. RÖSINGER

Es ist unbestritten, daß eine „sog. Einnahmekrankheit" grundsätzlich mit Entzug und Abstinenz von der Substanz zu behandeln ist. Die aktuelle Situation ist aber die, daß die Erfolgsrate der Behandlung rein nach dem Abstinenzprinzip sehr begrenzt ist. Bratenstein berichtete 1988 über eine Rückfallrate nach mehreren Jahren von 80% bei opiatabhängigen Patienten nach einem Abstinenzbehandlungsprogramm (Bratenstein u. Witkowski 1988). Außerdem entwickelt sich die Angebotsseite im Drogensektor beängstigend rasch. Im Oktober 1990 konnte in der Bundesrepublik Deutschland z. B. auf einen Schlag 1 t Kokain beschlagnahmt werden. Die Lösung dieser Seite des Problems muß zwar auf juristischer, gesamtgesellschaftlicher und politischer Ebene gesucht werden, doch bildet die massive Überschwemmung einen Teil des Hintergrundes unserer Maßnahmen auf der Abnehmerseite. Hier tragen in erster Linie Erzieher und Ärzte die Verantwortung. In der Öffentlichkeit spielt dabei die steigende Zahl von Drogentoten publizistisch eine wichtige Rolle. Von ähnlichem öffentlichen wie medizinischen Gewicht ist die Zunahme der AIDS-Infektionen, die über die intravenöse Applikation von Drogen mit dem Drogenproblem teilweise verknüpft ist.

Festzuhalten ist aber, daß die Diskussion insgesamt über das Drogen- wie AIDS-Problem in der Bundesrepublik Deutschland bisher in verzerrten Dimensionen erfolgte. Einerseits ist das Alkohol- und Nikotinproblem anerkanntermaßen um ein Mehrfaches größer als das Opiatproblem, und der Einfluß der Substitutionsbehandlung Opiatabhängiger auf die AIDS-Infektionsrate ist auf Bundesebene nicht sicher abschätzbar, obwohl sie im Einzelfall sehr eindrücklich und wichtig sein kann. So sind im NRW-Substitutionsprogramm in den vergangenen 2 Jahren keine AIDS-Neuinfektionen aufgetreten.

Andererseits ist ein Ausgangspunkt das Elend der Einzelkonsumenten, ihrer Familien und der von den Sekundärproblemen betroffenen Wohngebiete. Dieses Elend ist unübersehbar, skandalös und als Symptom unserer Konsumgesellschaft auch gleichzeitig eine Bedrohung ihrer Existenz. In bezug auf Essen denke ich an die Innenstadt mit den Straßen mit bester Geschäftslage, wo legaler und illegaler Konsumrausch eine makabre Vermischung erfahren.

Substitution als Modellumkehr

Substitution als Behandlungsform bei Abhängigkeitskranken stammt zum einen aus der täglichen Erfahrung der begrenzten Hilfsmöglichkeiten im Rahmen der klassischen Abstinenzbehandlung. Dies mag einmal an dem eher uniformen Angebot liegen, welches auf individuelle Bedürfnisse nicht in jedem Fall passend eingehen kann, zum anderen auch an der Schwere der Erkrankung selbst. Außerdem darf nicht vergessen werden, daß die Erfahrungen mit dem Hammer-Modell ergaben, daß vor allem diejenigen Patienten auf Dauer drogenfrei wurden, denen es zuvor gelungen war, ihre psychosoziale und gesundheitliche Stabilität zu sichern. Aus diesen Gründen, die im wesentlichen klinischer Erfahrung entsprechen, wurde die Modellumkehr konzipiert:

Im traditionellen Abstinenzmodell ist die Voraussetzung der Behandlung die totale Abstinenz der vorher eingenommenen Droge. Darauf folgt die psychische Restrukturierung, oftmals in einer mittelfristigen Behandlung über viele Wochen und anschließend die soziale und insbesondere berufliche Rehabilitation. Im Substitutionsmodell wird im klaren Gegensatz dazu durch Ausschalten der negativen Drogenwirkungen die soziale Rehabilitation durch Aufheben der sozialen Isolation und Neustrukturierung der mitmenschlichen Beziehungen realisiert. In einem zweiten Schritt wird dann mit Hilfe psychotherapeutischer Maßnahmen die psychische Rehabilitation und später auch die berufliche Reintegration in Angriff genommen. Erst nach Abschluß dieser Stufen erfolgt der schrittweise Entzug und damit der Versuch der dauernden Abstinenz. Dabei geht man davon aus, daß eine größere Zahl von Suchtpatienten bei der klassischen Reihenfolge am Beginn der Abstinenz nicht in der Lage ist, an psychotherapeutischen und soziotherapeutischen Maßnahmen konstruktiv teilzunehmen und deshalb aus den angebotenen Abstinenzprogrammen ausscheiden. Dies betrifft vermutlich vor allem Patienten, die vorbestehend oder durch die Suchtkrankheit sekundär psychisch krank sind. Die Umkehr des Stufenmodells versucht diesem Sachverhalt Rechnung zu tragen.

Substitution als Prinzip wird von Dole (1988) in seiner Albert-Lasker-Lecture 1988 so formuliert: Zur Stabilität des Patienten braucht es ein dauerndes Gleichgewicht zwischen der spezifischen und unspezifischen Rezeptorbindung einerseits und der im Blut zirkulierenden Substanz andererseits. Daß dieses Gleichgewicht mit Methadon tatsächlich zu erreichen ist, entdeckte er nach eigenen Angaben zufällig Mitte der 60er Jahre (Dole u. Nyswander 1965), als er Patienten mit hoher Narkotikatoleranz die 10fache analgetische Methadon-Dosis applizierte. Dabei spielte zusätzlich eine vorher nicht bekannte, pharmakokinetische Eigenschaft von Methadon eine Rolle, indem die Halbwertszeit von ursprünglich ungefähr 4 h plötzlich auf 20–24 h anstieg. Dies wurde später von Kreek (1973) als ein Verteilungseffekt im Gewebe mit Rückflutung ins Blut erkannt. So konnte eine stabile Rezeptorbesetzung über 24 h erreicht werden. Daß auch dieser Effekt einer größeren biologischen Variabilität unterliegt, ist klar und gleichzeitig die Erklärung dafür, daß einzelne substituierte Patienten bei der mittleren üblichen Levomethoden-Dosis von 50–60 mg pro Tag ab der 20. Stunde leichte Abstinenzsymptome zeigen, was aber mit einer entsprechenden Dosissteigerung aufgefangen werden kann.

Substitution aufgrund einer Defizithypothese

Die Defizithypothese sagt aus, daß das Verhältnis zwischen Opiatrezeptor und der Produktion endogener Liganden gestört ist, wobei entweder der Rezeptor defekt oder die Produktion insuffizient sein kann. Das substituierte Opiat erhöht dann entweder die Aktivität des defekten Rezeptors oder substituiert die ungenügende Menge endogener Liganden. Bisher gibt es aber keine experimentellen Belege für die tatsächliche Existenz eines Defizits an zentralen Opiatrezeptoren bei opiatabhängigen Patienten. Außerdem wurden bisher mindestens vier unterschiedliche Opiatrezeptoren gefunden, von denen noch nicht nachgewiesen ist, welche mit der Opiatabhängigkeit direkt verbunden sind. Am bekanntesten sind bisher die μ-Rezeptoren, die für supraspinale Analgesie, Atemdepression und Euphorie verantwortlich gemacht werden, während den κ-Rezeptoren die spinale Analgesie und Sedierung zugeordnet wird (Wilder-Smith 1988).

Ein klinischer Hinweis für diese Hypothese ist einmal die große Rückfallrate am Ende von Opiat-Substitutionsprogrammen. Trotz langsamem und stufenweisem Absetzen wird eine größere Zahl der Patienten zunehmend dysphorisch und entwickelt wieder ein Graving nach Opiaten, was letztlich auf ein Defizit auch nach regelrechtem Entzug hinweist. Andererseits deutet auch das Scheitern einer Reihe von opiatabhängigen Patienten bei der Behandlung mit Opiatantagonisten vom Typ des Naltrexons darauf hin, daß eine optimale Rezeptorfunktion für das Wohlergehen des Patienten entscheidend ist. Der Opiatantagonist blockiert den Opiatrezeptor für eine Dauer von über einen Tag und kann offensichtlich zu vergleichbaren dysphorischen Verstimmungen führen. Die klinische Erfahrung zeigt aber, daß ein Teil der opiatabhängigen Patienten erfolgreich mit dem Antagonisten Naltrexon behandelt werden kann. Man hat dies mit einem lerntheoretischen Modell der Opiatabhängigkeit zu erklären versucht. Die Rezeptorblockade führt demnach zum Verlernen des konditionierten Verlangens durch Ausbleiben der wiederholten positiven Stimuli. In diesem Zusammenhang ist die laufende wissenschaftliche Untersuchung der Psychiatrischen Universitätsklinik Göttingen von hohem theoretischen Interesse, indem dort opiatabhängige Patienten vor dem Eintritt in ein Substitutionsprogramm zuerst einer Naltrexonbehandlung unterzogen werden. Erfolgreiche Patienten in der Vorschaltphase würden dann eher das lerntheoretische Modell bestätigen, Patienten mit Rückfällen und Übergang in das Substitutionsprogramm eher die Defizithypothese.

Praktische Erfahrungen aus dem Erprobungsvorhaben des Landes Nordrhein-Westfalen

Das „wissenschaftlich begleitete Erprobungsvorhaben zur levomethadon-gestützten Rehabilitation bei Opiatabhängigen" (1988) setzt von Anfang voraus, daß nur Patienten aufgenommen werden, die vom aktuellen Angebot an Abstinenztherapien offensichtlich keinen Gebrauch machen konnten. Deshalb wird neben einer mehrjährigen Opiatabhängigkeit und dem Fehlen einer Polytoxikomanie auch der Beleg für zwei gescheiterte, mehrmonatige Abstinenztherapien verlangt. Daß dies in der Praxis gewisse Probleme bereitet, da die therapeutischen Institutionen in diesem Bereich z. T. nur eine kurze Lebensdauer haben und deshalb im Einzelfall bereits wieder verschwunden sind, sei nur am Rande angemerkt. Ein Mindestalter von 22 Jahren wird in Übereinstimmung mit Erfahrungen in der Schweiz verlangt, um zu vermeiden, daß jugendliche Patienten mit noch intakten Entwicklungschancen bereits in ein Substitutionsprogramm eintreten (Schweizer Methadonbericht 1989). Da aufgrund verschiedenster Erfahrungen incl. des Hammer-Modells klar war, daß für den Therapieerfolg letztlich die psychosoziale Rehabilitation entscheidend sein würde, wird auch die regelmäßige Teilnahme am Rehabilitationsprogramm zur Auflage gemacht. Die Erfahrung mit diesen Aufnahmekriterien zeigen bisher, daß der anfänglich befürchtete Zugangsdruck auf das Programm nicht eintrat und daß es auch nicht zu einer Zuwanderung von Drogenabhängigen an die fünf ausgewählten Standorte kam. Die Frage, wieviele der opiatabhängigen Patienten später wohl von einer solchen Substitutionsbehandlung profitieren können, ist heute nicht schlüssig zu beantworten. Die von Keup (1990) errechneten 1% sind mit großer Wahrscheinlichkeit deutlich zu tief angesetzt, da er nur die extreme Minderheit der reinen Opiatkonsumenten berücksichtigt, die große Zahl der Patienten mit polyvalentem Mißbrauch neben der Opiatabhängigkeit aber von der Substitution ausschließen zu müssen glaubt.

Gerade die Polytoxikomanie als Ausschlußgrund für ein Substitutionsprogramm ist nach unserer Erfahrung aber der am schwierigsten zu handhabende Ausschlußgrund. Da fast alle Opiatabhängigen aus verschiedenen Gründen (zeitweise Stoffknappheit, früherer Mißbrauch anderer Substanzen, zusätzlicher Konsum in Krisensituationen u. a.) zusätzliche Suchtmittel mißbrauchen oder von einzelnen sogar abhängig sind, ist eine definitive und sachlich gut begründete Aussage über das Vorliegen einer überdauernden Polytoxikomanie als Ausschlußgrund erst nach einigen Monaten der Substitution möglich. Die Patienten werden in der Regel vor Beginn der Substitution stationär von allen anderen Substanzen außer Opiaten entzogen und dann auf die individuell notwendige Levomethadon-Dosis eingestellt. Aufgrund der regelmäßigen Urinkontrollen ist dann bei der ersten Wiederbewilligung nach einem halben Jahr eine definitive Entscheidung aufgrund harter Daten möglich.

Die Erfolgsparameter des laufenden Erprobungsvorhabens betreffen die gesundheitliche (körperlich und psychisch) und soziale Stabilisierung, die berufliche Rehabilitation und schlußendlich das Erreichen der Opiatabstinenz. Die aktuellen Resultate zeigen (Jahresbericht Prognos 1989), daß es in nahezu 100% zu einer raschen körperlichen Stabilisierung kommt, indem der Tag-Nacht-Rhythmus sich normalisiert, das Körpergewicht ansteigt und die rezidivierenden Infekte abnehmen. Bei den HIV-positiven Patienten äußert sich dies in einer bisher fehlenden Progression der Erkrankung, wie dies auch schon andere Arbeitsgruppen gefunden haben (Walger et al. 1989; Brockmeier et al. 1988). Die soziale Stabilisierung ist daran erkennbar, daß schon in den ersten Wochen die Wohnbedingungen verbessert werden (Renovierung der Wohnung, Regelung der Lebensverhältnisse bei Eltern oder Bekannten) und sich ein regelmäßiger Tagesablauf einspielt, bestimmt teilweise durch die Einnahmezeiten und die verschiedenen Termine im Rahmen der psychosozialen Betreuung. Damit verbunden ist augenblicklich in etwa 70% der Fälle eine definitive Distanzierung von der Drogenszene, in ca. 50% eine stundenweise bis vollzeitliche Aufnahme einer Arbeit und in ca. 15% eine Ausbildung. Diese im Mittel auf einer einjährigen Beobachtung beruhenden Ergebnisse stellen sicher nicht das erreichbare Endresultat dar.

Schwierigkeiten bereitet vorderhand noch die Tatsache, daß bei 84% der Probanden im Substitutionsprogramm eine relevante psychiatrische Störung diagnostiziert werden mußte, wobei insgesamt 52,6% der Probanden psychiatrisch behandlungsbedürftig sind und entsprechend sich auch in Behandlung befinden. Da es sich in der Mehrzahl der Fälle um tiefgreifende Persönlichkeitsstörungen handelt, deren Auswirkungen weitgehend schon vor dem Beginn der Drogenabhängigkeit in der Kindheit nachweisbar waren, sind Behandlungs- und Erfolgsmöglichkeiten begrenzt. Man kann erwarten, daß unter den Probanden, die im Substitutionsprogramm scheitern, überzufällig häufig solche mit schwereren behandlungsbedürftigen psychischen Störungen sein werden. Trotzdem ist die Retentionsrate, d. h. die Zahl der im Programm bleibenden Patienten bei einer Beobachtungszeit von 1/2−3 Jahren bisher 85% − sofern man die vier erfolgten und nicht mit Polamidon in Verbindung stehenden Todesfälle ausklammert − ein im internationalen Vergleich beachtliches Resultat. Insgesamt lassen die Erfahrungen mit den bisher 125 eingeschlossenen Patienten erhoffen, daß eine Mehrzahl körperlich, psychisch und sozial wesentlich von der Substitutionsbehandlung profitieren wird.

Schlußbemerkungen

1. Die biologische Forschung hat noch reiche Möglichkeiten, die Werkzeuge der Substitutionsbehandlung zu verbessern, wobei vor allem die Frage nach dem Rezeptorprofil der Substitutionssubstanz im Vordergrund steht.
2. Substitutionsbehandlung ist eine Begleittherapie zu einer psychosozialen Behandlung von drogenabhängigen Patienten. Die psychosoziale Betreuung ist also nie eine Begleitmaßnahme, sondern die Substitution ist letztlich das die Rehabilitation begleitende Vehikel.
3. Die Tatsache, daß unter den augenblicklichen Bedingungen schätzungsweise nur 10−20% der Opiatabhängigen für eine Substitutionsbehandlung in Frage kommen, zeigt ihre begrenzte Bedeutung und die Wichtigkeit der Entwicklung neuer und den Ausbau traditioneller Behandlungsstrategien.
4. Substitutionsbehandlung ist eine schwierige, anforderungsreiche Spezialbehandlung, die den dafür Motivierten und Ausgebildeten reserviert bleiben muß.

Literatur

Ministerialblatt für das Land Nordrhein-Westfalen (1988) Wissenschaftliches Erprobungsvorhaben zur medikamentengestützten Rehabilitation intravenös Drogenabhängiger. Ministerialblatt 41(61): 1314
Prognos (1990): Jahresbericht 1989, Wissenschaftliches Erprobungsvorhaben medikamentgestützter Rehabilitation bei i. v. Opiatabhängigen. Prognos, Köln
Walger P, Baumgart P, Wilke G, Kupfer U, Eiff M von, Dorst G (1989) Medizinische und psychosoziale Effekte der Methadon-Substitution HIV-infizierter Drogenabhängiger. Psychother Psychosom Med Psychol 39: 381−389
Wilder-Smith D (1988) Opioide in der Schmerztherapie. DIA-GM 9: 9−19
Bratenstein HP, Witkowski RJ (1988) Rückfälligkeit Heroinabhängiger. Psycho 14: 189−196
Brockmeyer NH, Kreuzfelder E, Husemann M, Goos M, (1990) Verlauf der HIV-Infektion bei Drogenabhängigen mit und ohne L-Polamidon. Zentralbl Haut Geschlechtskr 154: 618

Dole VP (1988) Implications of methadone maintenance for theories of narcotic addiction. JAMA 260: 3025−3029

Dole VP, Nyswander MEA (1965) A medical treatment for diacetylmorphine (heroin) addiction. JAMA 139: 646−650

Keup W (1990) Eignung für Methadon-Erhaltungsprogramme in einer Zufallsstichprobe von Drogenabhängigen. Suchtgefahren 36: 243−249

Kreek MJ (1973) Medical safety and side effects of methadone in tolerant individuals. JAMA 223: 665−668

Zusammenfassung des Symposiums:
Neurobiologische Mechanismen der Abhängigkeit

H. HELMCHEN, K. KUSCHINSKY

Abhängigkeitserkrankungen haben im Verhältnis zu ihrer leider wachsenden und eminent gesundheits- bzw. versorgungspolitischen Bedeutung bisher in der psychiatrischen Forschung einen viel zu geringen Niederschlag gefunden. Untersuchungen wurden weitgehend außerhalb der Psychiatrie und fast ausschließlich mit sozialer oder psychologischer Orientierung durchgeführt. Innerhalb der Medizin oder gar der Psychiatrie wurden – wenn überhaupt – hauptsächlich somatische und psychische Komplikationen und Folgekrankheiten der Abhängigkeit, kaum aber diese selbst, und schon gar nicht neurobiologische Mechanismen der Entstehung und Aufrechterhaltung von Abhängigkeit untersucht. Das liegt nicht zuletzt daran, daß das Phänomen der Abhängigkeit äußerst komplex ist.

In diesem Symposium lag der Schwerpunkt der Diskussionen auf den neurobiologischen Mechanismen. Selbst auf diesem begrenzteren Gebiet ist es kaum noch möglich, eine in sich schlüssige Hypothese aufzustellen. Es wurden jedoch einige zweifellos wichtige und relevante Aspekte deutlich, die hier kurz zusammengefaßt werden sollen. Wie Herr Schmidt darlegte, ist es wichtig, biologische Marker zu bestimmen, die einerseits diagnostische Hinweise auf die individuelle Gefährdung durch Abhängigkeit oder auf eine bereits bestehende Abhängigkeit liefern, andererseits aber auch Informationen über die zugrunde liegenden neurobiologischen Mechanismen ermöglichen könnten. Von besonderem Interesse erscheinen *„Trait Marker"* als Indikatoren der Disposition zur Abhängigkeit, unabhängig davon, ob eine Abhängigkeit de facto eingetreten ist oder nicht. *„State Marker"* hingegen sind als neurobiologische Indikatoren einer bestehenden Abhängigkeit anzusehen. Sie dürften das Resultat einer Wechselwirkung sein zwischen Disposition und toxischen Wirkungen der mißbrauchten Substanz. Letztere sollten durch *„Abusus Marker"* diagnostisch sichtbar werden. Für diese Zwecke können u. a. neurochemische Parameter (β-Carboline, Tetrahydroisochinoline – beide als mutmaßliche Kondensationsprodukte –, der Neurotransmitter-Umsatz serotonerger oder dopaminerger Neurone), elektrophysiologische Parameter (z. B. die Analyse evozierter Potentiale) sowie neuroendokrine Parameter (z. B. zur Bestimmung der Empfindlichkeit dopaminerger Systeme in Hypothalamus und Hypophyse) verwendet werden.

Soziale Faktoren spielen eine wichtige Rolle bei der Entwicklung einer Abhängigkeit, wie dies Herr Wolffgramm für einige von ihnen auch im Tiermodell wahrscheinlich machen konnte. Es gibt offensichtlich auch bei Ratten individuelle Unterschiede in der Neigung, Ethanol zu konsumieren. Isolation oder Haltung in Gruppen beeinflussen den Konsum, ebenso die soziale Stellung des Tieres in der Gruppe. Individuelle Unterschiede und soziale Aspekte interagieren auf komplizierte Weise. In einem späteren Stadium der Abhängigkeit des Konsums spielen hingegen die sozialen Faktoren keine Rolle mehr.

Über individuelle Unterschiede in der Reaktion von Ratten auf eine Stimulation von Dopamin-Rezeptoren berichtete Frau Havemann-Reinecke, wobei ein Teil der untersuchten Ratten auf eine bestimmte Dosis des Dopaminagonisten Apomorphin vorwiegend mit Schnüffeln und lokomotorischer Aktivierung reagierte, ein anderer Teil vorwiegend mit Lecken und Nagen. Letztere zeigten nach chronischer Morphinbehandlung stärkere Zeichen einer dopaminergen Aktivierung als die mit Schnüffeln und lokomotorischer Stimulation reagierenden Ratten. Symptome einer dopaminergen Aktivierung lassen sich sehr leicht konditionieren, und konditionierte Reaktionen spielen eine sicherlich wichtige Rolle bei der psychischen Abhängigkeit, vor allem beim Rückfall („relapse"). Insgesamt gesehen scheint allen Pharmaka mit höherem Suchtpotential gemeinsam, daß sie direkt oder indirekt die Aktivität dopaminerger Übertragung erhöhen.

Auch Herr Herz wies auf die Bedeutung dopaminerger Neurone, insbesondere der mesolimbischen, bei pharmakologisch hervorgerufenen Belohnungs-(„Reward"-)Mechanismen hin, die er und seine Gruppe an der konditionierten Platzpräferenz studierten. Opioide aktivieren über μ- und δ-Rezeptoren die mesolimbischen dopaminergen Neurone und bewirken offenbar hierdurch belohnende Effekte, während über κ-Rezeptoren eher aversive Mechanismen hervorgerufen werden, vermutlich eine Hemmung dopaminerger Übertragung. Bei allen diesen Effekten spielen offenbar Dopamin-D_1-Rezeptoren eine Rolle und nicht D_2-Rezeptoren, eine Auffassung, der allerdings in der Diskussion auch widersprochen wurde.

Andere Glieder in der Kette der Ereignisse, die zur Abhängigkeit führen, scheinen Kondensationsprodukte zu sein, die im Stoffwechsel von Katecholaminen (Tetrahydroisochinoline) und Serotonin (β-Carboline) entstehen, wie die Herren Schmidt und Rommelspacher zeigten. Im Tierversuch stimuliert intrazerebrale Injektion beider Substanzgruppen eine Präferenz für Ethanol. Auch bei Alkoholkranken wurde eine Erhöhung der Konzentration dieser Substanzen im Blut beobachtet.

So wichtig diese Faktoren zweifellos sind, so gibt es doch viele weitere Prozesse, die noch weitgehend ungeklärt sind. Nach chronischem Abusus suchterregender Substanzen wird bei vielen Patienten, sofern sie überleben, eine allmähliche Abnahme des Konsums an Substanz eintreten, wie Herr Ladewig zeigte. Es tritt somit eine Stabilisation oder sogar eine Heilung von der Abhängigkeit auf. Die beteiligten Faktoren sind sehr komplex: es müssen Krankheits-, Persönlichkeits- und Altersfaktoren angenommen werden, die natürlich auch eine biologische Grundlage haben.

Ein praktisch sehr wichtiges Problem wurde von Herrn Gastpar dargelegt, nämlich die Frage, ob in jedem Falle eine vollständige Abstinenz als sofortiges Ziel angestrebt werden muß, um eine Psychotherapie (im weitesten Sinne!) durchführen zu können, oder ob die Psychotherapie während einer kürzeren oder längeren Periode durchgeführt werden kann. Die Frage ist, ob bei Abhängigen, z. B. Opioid-Abhängigen, ein biochemisches „Defizit", wenigstens für einige Zeit, substituiert werden muß oder ob dies überflüssig oder sogar schädlich ist. Bei der kontroversen Diskussion um die Methadon-Substitutions-Therapie ist noch keine Klärung in dieser Frage erlangt worden.

Insgesamt gesehen, gibt es zahlreiche vielversprechende Ansätze aufgrund der bisher bekannten neurobiologischen Phänomene, die bei der Abhängigkeit beteiligt sind. Ein weiter Weg ist jedoch noch zurückzulegen, bis sich die Bruchstücke zu einer kohärenten Theorie zusammenfassen lassen und dann die Therapie viel gezielter durchgeführt werden kann.

Teil 2

**HIV-Infektion des Zentralnervensystems.
Krankheitsmodell und praktische Aufgabe
für die Biologische Psychiatrie**

Die Folgen von HIV-Infektion und Immunschwäche im Zentralnervensystem

K. Felgenhauer, S. Poser, W. Lüer

Viele der allgemein bekannten Viren sind neurotrop, d. h. sie können in das Zentralnervensystem eindringen und hier verschiedene Erkrankungen verursachen. So verursachen etwa das Masern- und das Röteln-Virus eine akute Meningo-Enzephalitis, eine chronische Entmarkungsenzephalitis und eine chronische antivirale Reaktion bei der multiplen Sklerose, was vielleicht als Hinweis auf eine Autoimmunerkrankung des Nervensystems anzusehen ist. Das Tollwut- und das Polio-Virus verursachen akute Enzephalomyelitiden. Das Windpocken/Zoster-Virus verursacht eine akute Meningo-Enzephalitis und geht in den Untergrund. Es überlebt latent in den sensiblen Ganglien, wo es reaktiviert werden kann, um sehr verschiedene Krankheitsbilder zu verursachen, etwa harmlose akute Meningitiden, akute und subakute disseminierte Enzephalomyelitiden, rezidivierende Ganglionitiden mit und ohne Bläschenexanthem sowie Arteritiden mit Hirninfarkten.

Die klinischen Symptome des zerebralen HIV-Befalles (Felgenhauer et al. 1988; Poser et al. 1988) ähneln jedoch viel stärker einer anderen venerischen Infektionskrankheit, nämlich der Syphilis:

— Das Zentralnervensystem wird bei beiden sehr früh infiziert, der Einbruch bleibt jedoch in der Regel klinisch unbemerkt.
— Punktiert man im syphilitischen Sekundärstadium, findet man bei einem Teil der Infizierten eine entzündliche Reaktion.
— Etwa 90% aller HIV-Infizierten lassen eine Beteiligung des Zentralnervensystems erkennen.
— Bei beiden Krankheiten entwickelt sich eine chronische Enzephalitis mit einer jahrelangen klinischen Latenz, die nur durch Lumbalpunktion diagnostiziert werden kann.

Die Liquorveränderungen der inapparenten HIV-Enzephalitis sind sehr spärlich, geringer als die der „Lues latens liquorpositiva", und man muß sehr empfindliche Techniken anwenden, um sie aufzudecken (Lüer et al. 1988). Für die Diagnose entscheidend ist der Nachweis von Liquor-Antikörpern, die aus dem Gehirn stammen und nicht aus dem Blut, wie die normalen Liquor-Antikörper. Es sind schließlich 90% aller HIV-Infizierten, bei denen Antikörper aus dem entzündeten Hirngewebe im Liquor nachweisbar sind. Es dauert jedoch Wochen bis Monate bevor Antikörper im Gehirn produziert werden.

Im Stadium Walter Reed 1 (WR1) ist die primäre Zellreaktion für die Diagnose wichtiger. Eine Zellvermehrung findet sich bei den meisten frisch Infizierten, wobei die aktivierten B-Lymphozyten besonders aussagekräftig sind. Sie sind Vorläufer der Plasmazellen, die Antikörper produzieren und in den Liquor abgeben.

Die anfänglich leichte Zellvermehrung geht mit Fortschreiten der Erkrankung zurück, und im letzten Stadium WR6 sind die Zellzahlen praktisch wieder normal. Lösliche Virusantigene finden sich praktisch nicht, aber der Liquor enthält prozentual mehr Zellen, die p24-Antigen enthalten, als das Blut (Dr. Stark, Medizinische Hochschule Hannover).

Man kann im Verlauf der Erkrankung drei Stadien unterscheiden, wobei das wichtigste Kriterium die Zahl der T4-Lymphozyten ist. Das mittlere Stadium WR3/4 beginnt mit etwa 400 T4-Zellen/μl. Die HIV-Enzephalitis ist primär chronisch, breitet sich vorwiegend in der weißen Substanz aus, und die perivaskulären Läsionen sind zu klein, um neurologische Herdstörungen zu verursachen. Man findet leichte Störungen der okulären und zerebellären Koordination, was aber von den Kranken kaum registriert wird. Die beginnende Immundysregulation des mittleren Stadiums begünstigt die Entwicklung zweier Krankheiten:

– die Guillain-Barré-Polyneuritis, eine akute Autoimmunerkrankung des peripheren Nervensystems und
– die akute Entzündung sensibler Ganglien durch endogen reaktivierte Zoster-Viren.

Es entwickeln sich typische Zoster-Exantheme, aber das Exanthem kann ausbleiben („Zoster sine Zoster"), besonders wenn das Ganglion geniculi des N. facialis befallen ist. Deshalb kann eine periphere Fazialisparese das erste Symptom einer HIV-Infektion sein.

Polyneuropathien und Bläschenexantheme anderer Art kommen in späteren Stadien vor:

– eine chronisch progressive Polyneuropathie mit bevorzugt sensiblen Symptomen, oft mit starken Schmerzen und
– Herpes-simplex-Virus-Exantheme, die sich nicht an die Dermatome halten, besonders hartnäckig sind und ulzerieren können.

Im letzten Stadium WR6 beginnt bei etwa 40% der Kranken eine Lokalsynthese von Antikörpern gegen Viren der Herpesgruppe, wobei besonders das Herpes-simplex-Virus als Antigen fungiert. In den mittleren Jahren der Erkrankung (WR3 und 4), in denen die T4-Lymphozyten immer weiter unter die kritische Grenze von 400/μl abfallen, werden die Folgen der chronischen HIV-Enzephalitis deutlicher, wenn auch das relative Ventrikelvolumen praktisch noch normal ist. Erst im letzten Stadium kommt es zu einem rasch fortschreitendem Schwund der Hirnmasse.

Die Psychopathologie der mittleren Phase läßt ebenfalls dramatische Veränderungen vermissen. Hier könnte es sein wie bei der chronischen Treponemen-Enzephalitis, die in die progressive Paralyse mündet. Jahrelang dominiert eine organische Persönlichkeitsveränderung, etwa in Form des pseudoneurasthenischen Vorstadiums. Ein solches ist ausgezeichnet für den „Fall Nietzsche" von Thomas Mann und Stefan Zweig beschrieben worden, die wohl eindrucksvollsten Kasuistiken einer primär chronischen Enzephalitis. Die zunehmende Maßlosigkeit und der Größenwahn der präparalytischen Phase wird in Nietzsches letzten Werken immer deutlicher, besonders gut sichtbar an den äußeren Formen der Hinrichtung Wagners.

Der jugendliche Professor der Philologie in Basel vertrat emphatisch die Anschauung, daß Wagner die untergegangene griechische Tragödie wiederbeleben wird. Nur 15 Jahre später bezeichnet er ihn als „kluge Klapperschlange", die man nicht ernstnehmen kann. „Der Musikant Wagner verdirbt uns nicht nur die Musik, sondern auch die Gesundheit." „Ist Wagner überhaupt ein Mensch?" „Sein Gesetz ist Verderbnis, es qualmt um ihn von Weihrauch." „Ich habe Lust, das Fenster aufzumachen. Luft! Mehr Luft!" „Er reizt müde Nerven, ruft Halbtote wieder ins Leben." „Wenn ein Musiker nicht mehr bis drei zählen kann, wird er wagnerisch." „Seine Leitmotive sind ideale Zahnstocher, Reste von Speisen loszuwerden." „Die Bühne Wagners hat nur eines nötig – Germanen!"

Die unbehandelte progressive Paralyse endet oft (immer?) in einer Demenz. Ob dies auch bei der chronischen HIV-Enzephalitis der Fall ist, wissen wir nicht, weil die Kranken vorher einer der zahlreichen opportunistischen Infektionen zum Opfer fallen. Es beginnt mit der tuberkulösen Meningitis, die in Afrika die häufigste opportunistische Infektion des Zentralnervensystems ist. In Deutschland am häufigsten sind die Toxoplasma-Enzephalitis (35%), die Kryptokokken-Meningitis (5%), die progressive multifokale Leukenzephalopathie (3%) und die Zytomegalie-Enzephalitis (3%).

An eine opportunistische Infektion muß gedacht werden, wenn neurologische Herdzeichen auftreten, etwa epileptische Anfälle, Lähmungen, Aphasien, Sehstörungen oder Hirnnervenausfälle. Im diagnostischen Grundprogramm bei Verdacht auf opportunistische Infektionen sind die bildgebenden Verfahren und die Liquoruntersuchungen am wichtigsten.

Literatur

Felgenhauer K, Lüer W, Poser S (1988) Chronic HIV encephalitis. J Neuroimmunol 20: 141–144
Lüer W, Poser S, Weber T, Jürgens S, Eichenlaub D, Pohle HD, Felgenhauer K (1988) Chronic HIV encephalitis – I. Cerebrospinal fluid diagnosis. Klin Wochenschr 66: 21–25
Mann Thomas: Doktor Faustus. Das Leben des deutschen Tonsetzers Adrian Leverkühn, erzählt von einem Freunde
Poser S, Lüer W, Eichenlaub D, Pohle HD, Weber T, Jürgens S, Felgenhauer K (1988) Chronic HIV encephalitis – II. Clinical aspects. Klin Wochenschr 66: 26–31
Zweig Stefan: Der Kampf mit dem Dämon. Hölderlin, Kleist, Nietzsche

HIV-assoziierte EEG-Befunde der Stadien WR 2−6

R.-R. RIEDEL, P. BÜLAU, W. GÜNTHER

Einleitung

Das „Humane Immunschwäche-Virus" (HIV) infiziert u. a. CD4-positive Lymphozyten und die Mikroglia des zentralen Nervensystems (ZNS) im Verlauf der Erkrankung (Wiley et al. 1986).
  Aus neuropsychiatrischer Perspektive besitzen die folgenden HIV-assoziierten ZNS-Erkrankungen eine besondere Bedeutung: die Enzephalopathie (Navia et al. 1986), und die zentral opportunistischen Infektionen (z. B. Luft et al. 1984; Kovacs et al. 1985). Als erster Hinweis auf eine ZNS-Beteiligung kann das unspezifisch entzündliche Liquorsyndrom bei asymptomatischen HIV-Patienten interpretiert werden (Luer et al. 1988). In diesem Sinne sind auch die mit der HMPAO-SPECT-Methode nachgewiesenen zerebralen Hypoperfusionen der WR-1 + 2-Patienten in 71% zu beurteilen (Schielke et al. 1990). Liegt bei dieser Befundkonstellation ein unauffälliger klinischer Befund vor, ist diagnostisch von einer blanden Enzephalopathie auszugehen.
  Inwieweit bereits bei asymptomatischen HIV-Patienten neuropsychologische Leistungseinbußen vorliegen, wird kontrovers diskutiert (Grant et al. 1987; Janssen et al. 1989; Miller et al. 1990; Naber et al. 1989; Riedel et al. 1991 b; Selnes et al. 1990).
  Als nichtinvasive Untersuchungsmethode eignet sich das EEG zur Erfassung von Verlaufparametern bei zerebral-entzündlichen und degenerativen Prozessen. In diesen Fällen lassen sich eine verlangsamte Alpha-Grundfrequenz, Herdbefunde, epileptische Graphoelemente und Allgemeinveränderungen registrieren.
  1985 ist erstmals über Allgemeinveränderungen bei einem AIDS-Patienten im EEG berichtet worden (Enzensberger et al. 1986). Doch nicht nur im Finalstadium, sondern auch bei asymptomatischen HIV-Patienten werden unspezifisch auffällige EEG-Befunde von diagnostischer Bedeutung registriert (z. B. Koralnik et al. 1990; Riedel et al. 1988).

Methode

Bei 240 HIV-positiven Hämophilen und 50 HIV-negativen Kontrollen wurde ein konventionelles Ruhe-Wach-EEG mit Aktivierungsmethoden (Photostimulation, Hyperventilation) unter Beachtung der Richtlinien der Deutschen EEG-Gesellschaft durchgeführt.
  Die Patienten wurden entsprechend den Beurteilungskriterien der Walter-Reed-Klassifikation (Redfield et al. 1985) den Stadien zugeordnet: WR 2 n = 114, WR 3−5 n = 102, WR 6 n = 24 und Kontrollen n = 50.
  Das Durchschnittsalter (HIV-Patienten 28,3 J. ± 4,2 J.; Kontrollen 30,1 J. ± 4,6 J.) zeigte keinen signifikanten Unterschied. Als Ausschlußkriterien für diese Studie wurden gewählt:
− eine bekannte zerebrale Vorschädigung,

- die Einnahme von zentral-wirksamen Substanzen/Medikamenten,
- eine Schlafdauer von weniger als 6 h in den vorausgegangenen drei Nächten (Mittel: 7,7 h ± 1,2 h).

Die EEG-Registrierung erfolgte nach dem 10/20-System mit einer Goldmann-Ableitung (F1, F2, F7, F8, T3, T4, T5, PZ, T6, O1, O2). Bei der konventionellen EEG-Analyse wurden die folgenden EEG-Parameter berücksichtigt:
Hintergrundaktivität (Grundrhythmus) und ihre Reaktivität, Vordergrundaktivität (transiente Ereignisse 2–7,5/s), topographische Zuordnung der EEG-Abnormitäten und epileptische Potentiale.

Die EEG-Auswertungen bzw. die Artefaktbeurteilung wurde von zwei unabhängigen Untersuchern bezüglich des Serostatus blind beurteilt.

Als statistisches Verfahren wurde der T-Test für unabhängige Stichproben herangezogen; die angegebenen Signifikanzen beziehen sich immer auf den Vergleich der einzelnen HIV-Stadien mit der Kontrollgruppe.

Ergebnisse

HIV-negative Kontrolle wiesen in 88% (n = 44) einen unauffälligen und in 12% (n = 6) einen auffälligen EEG-Befund (Dysrhythmie) auf. Bemerkenswerterweise wurde bereits bei WR2-Patienten eine um 0,5/s ($p > 0,05$) verlangsamte Alpha-Mittelfrequenz registriert. Desweiteren wurde eine Zunahme der transienten Ereignisse auf 29,8% (n = 34) beobachtet sowie in drei Fällen eine fokale Läsion (2,7%) diagnostiziert. Die bei den drei letztgenannten Patienten durchgeführten CCT-Untersuchungen wiesen keine pathologischen Veränderungen auf. Im Zusammenhang mit der Krankheitsprogredienz nach Stadium WR 3–5 war eine Verlangsamung der Alpha-Mittelfrequenz auf 9,1/s zu erkennen. Hier wurden 60,8% (n = 62) der EEG-Befunde als unauffällig beurteilt; transiente Ereignisse ließen sich bei 34,3% (n = 35) der Erkrankten registrieren. Fokale EEG-Befunde imponierten bei fehlenden neuroradiologischen und klinischen Korrelaten in 4,9% (n = 5).

Nur 5 AIDS-Patienten hatten ein unauffälliges EEG. Beachtenswert war eine Verlangsamung der Alpha-Mittelfrequenz auf 8,2/s; hier ließ sich eine weitere Differenzierung unter Berücksichtigung des klinischen Befundes vornehmen: 8 Patienten mit einer HIV-assoziierten Demenz wiesen eine um 0,6 s reduzierte Hintergrundaktivität im Vergleich zu Patienten ohne ein dementielles Syndrom auf. Bei den letztgenannten Patienten wurden die folgenden EEG-Befunde diagnostiziert: in 6 Fällen eine Dysrhythmie und bei 5 Erkrankten eine fokale Läsion (in 3 Fällen ließ sich eine zerebrale Toxoplasmose diagnostizieren). Die Allgemeinveränderungen im EEG korrelierten mit dem klinischen Befund einer HIV-assoziierten Demenz.

In der letztgenannten Patientengruppe wurde eine fronto-temporale Akzentuierung von 3–7,5/s Wellen sowie eine Auflösung der parietookzipitalen Alpha-Organisation beobachtet.

Neben diesen pathologischen EEG-Befunden wurden häufig Vigilanzschwankungen (WR 2 in 31,6% und WR 3 in 18,9%) mit Kurvenabflachung und einer intermittierenden Zunahme niedrig gespannter Theta- sowie Beta-Wellen beobachtet. Diese persistierten auch während der durchgeführten Aktivitätsmethoden wie Hyperventilation oder kognitiver Aktivierung bei einem ausreichenden Nachtschlaf von mindestens 6 h.

Tabelle 1. Zusammenstellung der HIV-positiven Patienten nach Stadien und der seronegativen Kontrollen und ihrer EEG-Befunde. Es wird deutlich, daß mit progredientem Krankheitsverlauf die auffälligen EEG-Befunde im Vergleich zur Kontrollgruppe zunehmen

EEG-Befunde/Stadien	Kontrollen	WR 2	WR 3—5	WR 6
Alpha-Mittelfrequenz (s)	10,7	10,5	9,1*	8,2**
Unauffälliger Befund	45 (90%)	75 (65,7%)*	62 (60,8%)*	5 (20,8%)**
Dysrhythmie	5 (10%)	34 (29,8%)*	35 (34,3%)*	6 (25,0%)*
Fokus	0	3 (2,7%)	5 (4,9%)	5 (20,8%)**
Allgemeinveränderung	0	0	0	8 (33,3%)**

* p < 0,05; ** p < 0,01

Vergleichbare EEG-Befunde waren bei AIDS-Patienten nicht zu erkennen; stattdessen wurden hier nahezu 80% der EEG-Befunde als auffällig beurteilt (Tabelle 1).

Diskussion

Bei einer bekannten Neurotropie des HI-Virus sind die nachstehenden Fragen bis heute unzureichend beantwortet: a) Zu welchem Zeitpunkt der HIV-Infektion, b) in welcher Häufigkeit und c) mit welcher Ausprägung HIV-positive Patienten an einer ZNS-Manifestation erkranken.

Nach ersten Untersuchungsergebnissen (Liquor und SPECT) scheint eine blande verlaufende HIV-assoziierte Enzephalopathie bei 60—70% der WR-1 + 2-Patienten vorzuliegen (Luer et al. 1988; Schielke et al. 1990).

Unterschiedliche Befunde liegen bezüglich möglicher neuropsychologischer Leistungseinbußen bei asymptomatischen Patienten vor. Grant et al. (1987) haben über ein erhöhtes Erkrankungsrisiko für eine HIV-assoziierte Demens bei WR-1 + 2-Patienten berichtet. Demgegenüber sind von Naber et al. (1989) und Riedel et al. (1991 b) nur subklinisch mnestische Defizite bei asymptomatischen und AIDS-related-Komplex (ARC)-Patienten erfaßt worden. In aktuellen Studien (McArthur et al. 1989; Janssen et al. 1989; Miller et al. 1990; Selnes et al. 1990) kommen die Autoren zu der Schlußfolgerung, daß wegen der fehlenden neuropsychologischen Defizite nur ein geringes Risiko für die Patienten WR 1—3 bestehe, an einer HIV-assoziierten Demenz zu erkranken.

Zusätzlich zu der Alpha-Mittelfrequenzverlangsamung und den Indizesänderungen ($Alpha_{1-3}/Alpha_4 + Alpha_{1-4}/Theta$) (Riedel u. Bülau 1989) ließen sich folgende EEG-Veränderungen finden: a) eine fronto-temporale 3—7,5/s-Wellen-Akzentuierung und b) eine Auflösung der parieto-okzipitalen Alpha-Organisation mit progredientem HIV-Infektionsverlauf.

Eine mit dem Krankheitsverlauf zunehmende Alpha-Mittelfrequenzverlangsamung ist bereits an anderer Stelle beschrieben worden (Enzensberger et al. 1986; Riedel et al. 1988; Schnurbus et al. 1988; Tinuper et al. 1990).

Auch wurde ein höherer Anteil an transienten Ereignissen in unserem Kollektiv registriert; vergleichbare Ergebnisse sind auch bei anderen Risikogruppen beobachtet worden (Beaumanoir et al. 1988; Gabuzda et al. 1988; de Falco et al. 1989; Parisi et al. 1989a, b; Turan et al. 1990). Diese Beobachtung wird durch die Abnahme des Alpha$_{1-4}$/Theta-Index verdeutlicht (Riedel u. Bülau 1989). Insbesondere im Stadium WR 6 ergaben sich auch Hinweise auf eine fronto-temporale Akzentuierung der Vordergrundaktivität, wie sie auch von Parisi et al. (1990) berichtet worden ist. Die HIV-assoziierten EEG-Befunde sind in Tabelle 2 zusammengefaßt.

Tabelle 2. Zusammenstellung der im Verlauf der HIV-Infektion registrierten unspezifischen EEG-Veränderungen

HIV-assoziierte EEG-Befunde
− verlangsamte Hintergrundaktivität
− Zunahme der transienten Ereignisse (2−7,5/s-Wellen) mit frontotemporaler Betonung
− Auflösung der parieto-okzipitalen Alpha-Organisation
− Vigilanzstörungen in den frühen Infektionsstadien
− Zunahme von epileptiformen Graphoelementen

Es erhebt sich die Frage, welchen klinischen Stellenwert diese elektroenzephalographischen Befunde besitzen?
1) Vergleichbare EEG-Ergebnisse (Abnahme der Alpha-Mittelfrequenz, Zunahme der Vordergrundaktivität, Verlagerung des Alpha-Wellen-Schwerpunktes nach frontal) werden bei Vigilanzstörungen (Samson-Dollfuß u. Senani 1985) beobachtet; jedoch erscheint diese Ätiologie bei unseren Patienten wenig wahrscheinlich, da die durchschnittliche Schlafdauer mindestens 6½ h betragen hatte. Ferner lassen sich diese EEG-Veränderungen während des normalen Alterns (Fünfgeld 1989) und bei dementiellen Prozessen (Duffy et al. 1984; Ihl et al. 1989) registrieren. Die am häufigsten registrierten EEG-Veränderungen bei dementiellen Erkrankungen sind in Tabelle 3 zusammengefaßt.
2) Transient polymorphe Ereignisse werden interiktal bei Epilepsien, bei Meningitiden (Gibs et al. 1962) und viralen Enzephalitiden (Gibbs et al. 1964) beschrieben. Pathophysiologisch wird diskutiert, inwieweit diese EEG-Phänomene bei zerebral entzündlichen Erkrankungen mit einer Affektion der grauen und weißen Substanz oder einer subkortikalen Diskonnektion im Zusammenhang stehen (Gloor et al. 1968, 1977).

Die Auflösung der Hintergrundaktivität sowie die Zunahme der Vordergrundaktivität im EEG und ein unspezifisch-entzündliches Liquorsyndrom bei HIV-Patienten lassen sich als Hinweis auf eine HIV-assoziierte Enzephalopathie werten.

Im Augenblick kann noch nicht beurteilt werden, in welchem Umfang eine AZT-Therapie, die möglicherweise auch bei asymptomatischen HIV-Patienten indiziert zu sein scheint (Collier et al. 1990; Volberding et al. 1990), die Häufigkeit von auffälligen EEG-Befunden beeinflussen wird, da sowohl ein therapeutischer Effekt auf das ZNS (z. B. Portegies et al. 1989; Yarchoan et al. 1988) als auch zentralnervöse Nebenwirkungen (Riedel et al. 1991a) beschrieben worden sind.

Das EEG eignet sich neben der neuropsychiatrischen Untersuchung zur diagnostischen Früherkennung von ZNS-Manifestationen bei HIV-Patienten. In diesem Zusam-

Tabelle 3. EEG-Befunde bei Demenz-Erkrankungen verschiedener Ätiologie. (Nach Bülau u. Riedel 1990)

Morbus Alzheimer
„Zerstörung der Hintergrundaktivität"
Posteriorer Alpha-Rhythmus wird desorganisiert und verschwindet
Zunahme der Delta-/Theta-Aktivität
Bilateral-synchrone Theta-Gruppen mit fronto-temporaler Betonung
Selten Herdbefunde

Morbus Pick
Initial geringere Veränderungen als beim M. Alzheimer
Beta-Wellen frontal, temporal, parietal
okzipital 3 – 5/s-Rhythmus

Subkortikal arteriosklerotische Enzephalopathie
Verlangsamung der Alpha-Hintergrundaktivität
Diffuse Zunahme von Delta-/Theta-Aktivität
Anteriore Bradyrhythmie (1,5 – 2,5/s-Wellen)
Intermittierende fokale Dysrhythmie anterior-temporal und temporal Mitte (häufig links)

Multi-Infarkt-Demenz (MID)
Überwiegend pathologische Befunde
Verlangsamte Hintergrundaktivität
Häufig Herdbefunde

Progressive Paralyse
50% diffuse, frontal betonte Grundrhythmusverlangsamung
Dominierende Delta-Wellen, eingestreut flache Theta-Wellen
Akut Delta-/Theta-Parenrhythmien mit frontalem Maximum
Herdveränderungen selten

menhang ist auch zu berücksichtigen, daß das EEG eine kostenneutrale, nichtinvasive und wenig belastende Untersuchungsmethode darstellt und sich demzufolge auch noch zur Anwendung im Rahmen von Verlaufsuntersuchungen empfiehlt.

Literatur

Beaumanoir A, Burkard P, Gauthier G. et al. (1988) EEG dans 19 cas de SIDA avec atteinte de l'encephale. Neurophysiol Clin 18: 313 – 322
Bülau P, Riedel R-R (1990) EEG-Befunde im Verlauf der HIV-Infektion. In: Riedel R-R, Jerusalem F (eds) HIV und Nervensystem-Manifestationen. La Roche-Edition, Basel
Collier AC, Bozzette RW, Coombs RW et al. (1990) A pilot study of low-dose zidovudine in human immundeficiency syndrome virus infection. N Engl J Med 323: 1015 – 1021
Cruz Dela CR, Verma NP (1989) Periodic lateralized epileptiform discharges in acquired immunodeficiency syndrome. Clin. Electroencephalog. 20: 35 – 38
Duffy FH, Albert MS, McAnulty G (1984) Brain electrical activity in patients with presenil and senil dementia of Alzheimer type. Ann Neurol 16: 439 – 448
Enzensberger W, Helm EB, Fischer DA (1986) EEG follow-up examination in AIDS patients. Electroencephalogr Clin Neurophysiol 63: 28
Falco de FA, Vacca G, Natale S et al. (1989) EEG and spectral analysis in HIV immunocompetent patients free from clinical CNS impairment. Acta Neurol (Napoli) 11: 217 – 225

Fünfgeld EW (1989) Spectral and frequency analysis of the central EEG activity in parkinson's disease patients with Alzheimer's disease. In: Maurer K (ed) Topographic brain mapping of EEG and evoked potentials. Springer, Berlin Heidelberg New York Tokyo, pp 233–240

Gabuzda DH, Levy SR, Chiappa KH (1988) Electroencephalography in AIDS and AIDS-related complex. Clin Electroencephalogr 19: 1–6

Gibbs FA, Gibbs EL, Carpenter PR et al. (1962) Electroencephalographic studies of patients with acute aseptic meningitis. Pediatrics 29: 181–186

Gibbs FA, Gibbs EL, Spies HW et al. (1964) Commen types of childhood encephalitis: electroencephalographic and clinical relationship. Arch Neurol 10: 1–11

Gloor P, Kalaby O, Giard N (1968) The electroencephalogram in diffuse encephalopathies: electroencephalographic correlates of grey and white matter lesions. Brain 91: 779–802

Gloor P, Ball G, Schaul N (1977) Brain lesions that produce delta waves in the EEG. Neurology 27: 326–333

Grant I, Atkinson JH, Hesselink JR et al. (1987) Evidence for early central nervous system involvement in the acquired immunodeficiency syndrome (AIDS) and another human immunodeficiency virus (HIV) infections. Ann Int Med 107: 826–836

Habibi P, Strobel S, Smith I et al. (1989) Neurodevelopmental delay and focal seizures as presenting symptoms of human immundeficiency virus I infection. Eur J Pediatr 148: 315–317

Holtzmann DM, Kaku DA, So YT (1989) New-onset seizures associated with human immunodeficiency virus infection: causation and clinical features in 100 cases. Am J Med 87: 173–177

Ihl R, Maurer K, Dierks T, Wannenmacher T (1989) EEG and EP mapping in patients with senile dementia of Alzheimer type before and after treatment with pyritinol. In: Maurer K (ed) Topographic brain mapping of EEG and evoked potentials. Springer, Berlin Heidelberg New York Tokyo, pp 241–248

Janssen RS, Saykin AJ, Cannon L et al (1989) Neurological and neuropsychological manifestations of HIV-Infection Association with AIDS-related complex but not asymptomatic HIV-1 infection. Ann. Neurol. 26: 592–600

Koralnik IJ, Beaumanoir A, Häusler R et al. (1990) A controlled study of early neurological abnormalities in men with asymptomatic human immunodeficiency infection. N Engl J Med 323: 864–870

Kovacs JA, Kovacs AA, Polis M et al. (1985) Cryptococcosis in the acquired immunodeficiency syndrome. Ann Intern Med 103: 532–533

Luer W, Poser S, Weber T et al. (1988) Chronic HIV encephalitis-I: cerebrospinal fluid diagnosis. Klin Wochenschr 66: 21 25

Luft BJ, Brooks RG, Conley FK et al. (1984) Toxoplasmosic encephalitis in patients with acquired immunodeficiency syndrome. JAMA 252: 913–915

McArthur JC, Cohen BA, Seines OA et al. (1989) Low prevalence of neurological and neuropsychological abnormalities in otherwise healthy HIV-1-infected individuals: Results from the multicenter AIDS cohort study. Ann Neurol 26: 601–611

Miller EN, Selnes OA, McArthur JC et al. (1990) Neuropsychological performance in HIV-1 infected homosexual men: The Multicenter AIDS Cohort Study (MACS). Neurology 40: 197–203

Naber D, Perro C, Schick U et al. (1989) Psychiatrische Syndrome und neuropsychologische Auffälligkeiten bei HIV-Infizierten. Nervenarzt 60: 80–85

Navia BA, Jordan BD, Price RW (1986) The AIDS-dementia complex: I. Clinical features. Ann Neurol 19: 517–524

Parisi A, Perri GD, Strosselli M et al. (1989a) Usefulness of computerized electroencephalography in diagnosing, staging and monotoring AIDS dementia complex. AIDS 3: 209–213

Parisi A, Strosselli M, Perri GD et al. (1989b) Electroencephalography in the early diagnosis of HIV-related subacute encephalitis: Analysis of 185 patients. Clin Electroencephalogr 20: 1–5

Portegies P, Gans de J, Lange JMA et al. (1989) Declining incidence of AIDS dementia complex after introduction of zidovudine treatment. Br Med J 299: 819–822

Redfield R-R, Wright DC, Tramont EC (1985) The Walter Reed staging classification for HTLV III/LAV infection. N Engl J Med 314: 131–132

Riedel R-R, Bülau P (1989) EEG-Topogramm bei HIV-infizierten Hämophilen. EEG EMG 20: 243–247

Riedel R-R, Clarenbach P, Bülau P et al. (1988) EEG-discharges in WR1—5 HIV-seropositive hemophilacs. J Neuroimmunol 20: 157—179

Riedel R-R, Bader L, Naber L et al. (1991a) Azidothymidin und das Nervensystem. Fortschr Med 109: 302—306

Riedel R-R, Helmstedter C, Bülau P et al. (1991b) Neuropsychiatrische Untersuchungen von 181 HIV-positive Hämophilen (WR2—6). AIFO 2: 70—76

Samson-Dollfuß X, Senani J (1985) Analysis of background activity. Electroencephalogr Clin Neurophysiol (Suppl) 37: 147—161

Schielke E, Tatsch K, Trenkwalder C et al. (1989) HMPAO-SPECT bei HIV-Infizierten: Frühe Diagnose einer klinisch stummen Enzephalopathie. (Abstract 317) III. Dtsch. AIDS-Kongreß, Hamburg 1989

Selnes OA, Miller EN, McArthur JC et al. (1990) HIV-1 infection: No evidence of cognitive decline during the symptomatic stages. Neurology 40: 204—209

Tinuper P, Carolis de P, Baldrati A et al. (1990) Electroencephalogram and HIV infection: A prospective study in 100 patients. Clin Electroencephalogr 21: 145—150

Turan M, Ferracuti S, Freedman AM et al. (1990) Computer-analysed EEG (CEEG) and dynamic brain mapping in AIDS and HIV related syndromes: A pilot study. Clin Electroencephalogr 21: 140—144

Volberding PA, Lagakos SW, Koch MA et al. (1990) Zidovudine in asymptomatic human immunideficiency virus infection. N Engl J Med 322: 941—949

Wiley CA, Schierer RD, Nelson JA et al. (1986) Cellular localisation of human immunodeficiency virus infection within the brain of acquired immundeficiency syndrome patient. Proc Natl Acad Sci USA 83: 7089—7093

Yarchoan R, Thomas RV, Grafman J et al. (1988) Long-term administration of 3′-azido-2′,3′-dideoxythymidine to patients with AIDS-related neurological diseases. Ann Neurol (Suppl) 23: 82—87

Bildgebende Diagnostik bei ZNS-Manifestationen des AIDS

H. HENKES, R. JOCHENS, W. SCHÖRNER, J. HIERHOLZER, R. BITTNER, N. HOSTEN, R. FELIX

Einleitung

In der klinischen Betreuung von HIV-Infizierten und AIDS-Patienten kommt der bildgebenden Diagnostik des Gehirns eine zentrale Bedeutung zu. Sie wird durch die bei diesem Patientenkollektiv begrenzte Aussagekraft anderer Methoden wie der Liquordiagnostik oder der elektrophysiologischen Verfahren noch unterstrichen. Dabei ist die Häufigkeit primärer und sekundärer Manifestationen des AIDS am Zentralnervensystem – bei etwa 40% der Patienten im Krankheitsverlauf, bei 90% bei der neuropathologischen Untersuchung zu beobachten – mittlerweile allgemein bekannt. Nachfolgend werden, basierend auf den an einem großen Patientenkollektiv gewonnenen Erfahrungen einige der im Rahmen des AIDS häufigsten ZNS-Erkrankungen einschließlich der sie charakterisierenden Befundmuster beschrieben sowie Ergebnisse methodologischer Untersuchungen vorgestellt.

Patienten und Methode

Die vorliegenden Ergebnisse resultieren aus über 300 kranialen CT- und korrespondierenden MRT-Untersuchungen von über 200 HIV-infizierten Patienten mit vermuteter oder gesicherter Manifestation der Erkrankung am ZNS. Alle CT-Untersuchungen wurden an Geräten der dritten Generation, in der Regel unter Einschluß nativer und kontrastmittelunterstützter Aufnahmen durchgeführt. Die MRT-Untersuchungen erfolgten an einem 0,5 T (seit 1990 zusätzlich an einem 1,5 T)-Magnetom. Entsprechend dem für die klinische Routine etablierten Untersuchungsprotokoll wurden axiale Protonendichte- und T2-gewichtete Aufnahmen mittels einer Spin-Echo-Sequenz erstellt. T1-gewichtete Aufnahmen in axialer und koronarer sowie optional in sagittaler Schichtebene wurden vor und unmittelbar nach intravenöser Injektion von 0,1 mmol Gd-DTPA/kg KG (Magnevist) generiert. Die Auswertung erfolgte u. a. hinsichtlich der Läsionsmuster, der Sensitivität von CT und MRT sowie unter besonderer Berücksichtigung der diagnostischen Wertigkeit der Gd-DTPA Applikation.

Ergebnisse

Läsionsmuster

HIV-Enzephalitis. Die Möglichkeit der Schädigung des ZNS durch das HIV selbst steht heute außer Frage. Während neuropathologisch verschiedene morphologische Korrelate dieser Erkrankung definiert werden können (Gliaknötchen, mehrkernige Riesenzellen), ist der durch CT und MRT in vivo zu erhebende Befund häufig unspezifisch.

So ist das Entstehen einer globalen Hirnatrophie auch innerhalb von Wochen bis Monaten ein häufiger Befund (Abb. 1). Dennoch muß beachtet werden, daß solche Hirnvolumenänderungen auch sekundär z. B. bei Kachexie oder Stoffwechselstörungen entstehen können. Kernspintomographisch finden sich häufig fokale Läsionen der weißen Substanz. Eine Sonderform der Marklagerschädigung stellt sich als progressive diffuse Leukenzephalopathie (PDL) dar (Abb. 2). Als Leitbefund sind annähernd symmetrische, flächenhafte, bifrontale Dichteminderungen in der CT bzw. Signalintensitätssteigerungen in der MRT in T2-gewichteter Sequenz anzusehen. Zur großen Gruppe unspezifischer, ätiologisch nicht zuzuordnender Befunde zählen Signalabweichungen der Meningen bei der kernspintomographischen Darstellung (Abb. 3).

Toxoplasmose. Das Läsionsmuster der Hirntoxoplasmose ist uneinheitlich. Typische Lokalisationen der Läsionen sind die Basalganglien und der kortikomedulläre Übergangsbereich. Neben der charakteristischen Befundkonstellation multipler, ringförmiger kontrastmittelanreichernder Abszesse mit perifokalem Ödem (Abb. 4 und 5) können in Einzelfällen alle Varianten atypischer Läsionen (solitär, nodulär, nicht kontrastmittelanreichernd usw.) beobachtet werden. Als weiterer Hinweis auf das Vorliegen einer Hirntoxoplasmose kann die Befundbesserung etwa 10–14 Tage nach Beginn einer adäquaten medikamentösen Therapie gewertet werden.

Primär zerebrales Lymphom. Dieser seltene intrakranielle Tumor stellt eine schwierige Differentialdiagnose zur Hirntoxoplasmose dar. Die Läsionen sind in der CT iso- bis hyperdens und intensiv kontrastmittelanreichernd. In der MRT ist der Tumor selbst

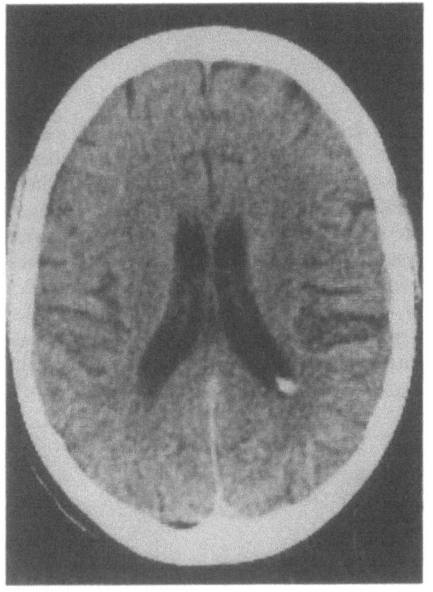 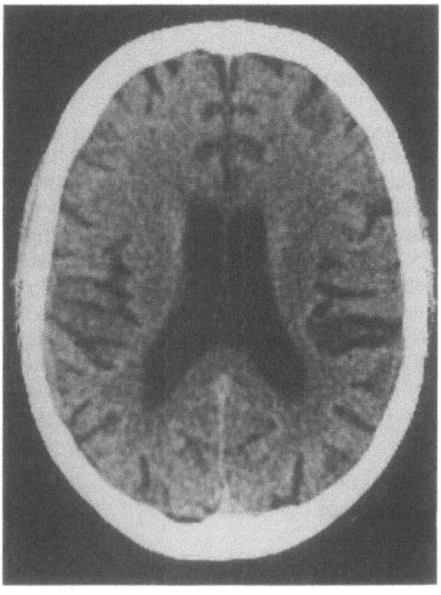

a b

Abb. 1a, b. Hirnatrophie bei AIDS. Die Untersuchungen wurden in einem zeitlichen Abstand von 4 Monaten durchgeführt. Im Verlauf ist es zur Entstehung einer globalen Hirnatrophie gekommen. Weiterhin bestehen beidseits flächenhafte Dichteminderungen des Marklagers. (36jähriger Patient mit Psychosyndrom, ohne fokale neurologische Ausfälle)

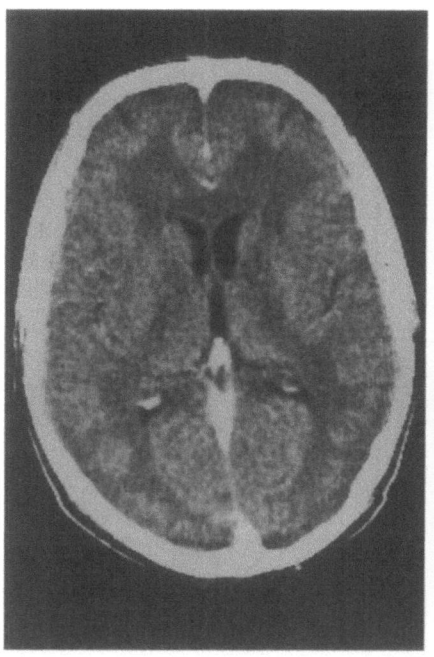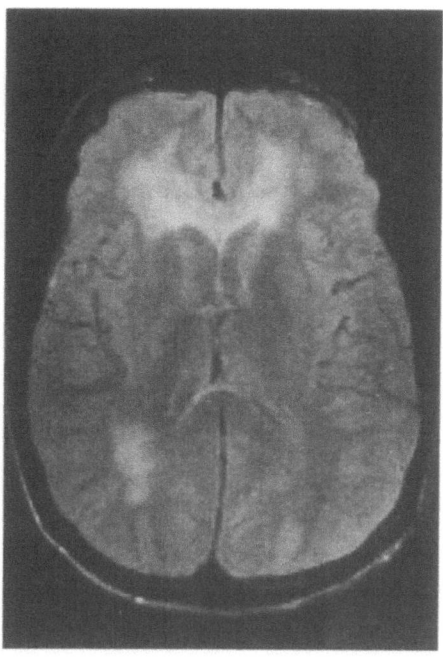

Abb. 2a, b. Progressive diffuse Leukenzephalopathie (PDL). Es bestehen beidseits frontal, annähernd symmetrisch angeordnet, flächenhaft konfluierende Läsionen des Marklagers. Diese sind in der CT hypodens (**a**), in der MRT bei T2-gewichteter Darstellung hyperintens (**b**). Damit kommt es bei der kernspintomographischen Darstellung im Gegensatz zur CT zu einer Kontrastumkehr zwischen Kortex und Marklager. Klinisch besteht bei diesen Patienten in der Regel ein ausgeprägtes organisch bedingtes Psychosyndrom. (42jähriger Patient, dement)

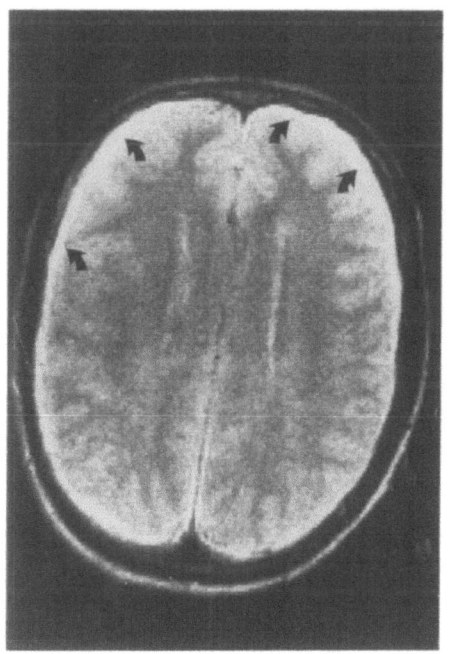

Abb. 3. Meningeale Läsion bei AIDS. Während bei den gewählten Sequenz-Parametern (SE, TR 1 600 ms, TE 70 ms) normaler Liquor und Kortex etwa mit gleicher Signalintensität dargestellt werden, findet sich in diesem Beispiel ein signalreicher Saum zwischen Hirnrinde und Kalotteninnenfläche (*Pfeile*). Dabei handelt es sich um offenbar verdickte meningeale Strukturen. Dieser Befund ist nicht einem umschriebenen Krankheitsbild oder einer definierten Ursache zuzuordnen. Entsprechende Veränderungen der Meningen finden sich nach Trauma, bei entzündlichen Läsionen der Hirnhäute, aber auch nach chemischen Reizen wie z. B. intrathekaler Methothrexat-Gabe. (52jähriger Patient mit Kopfschmerz und Liquorpleozytose)

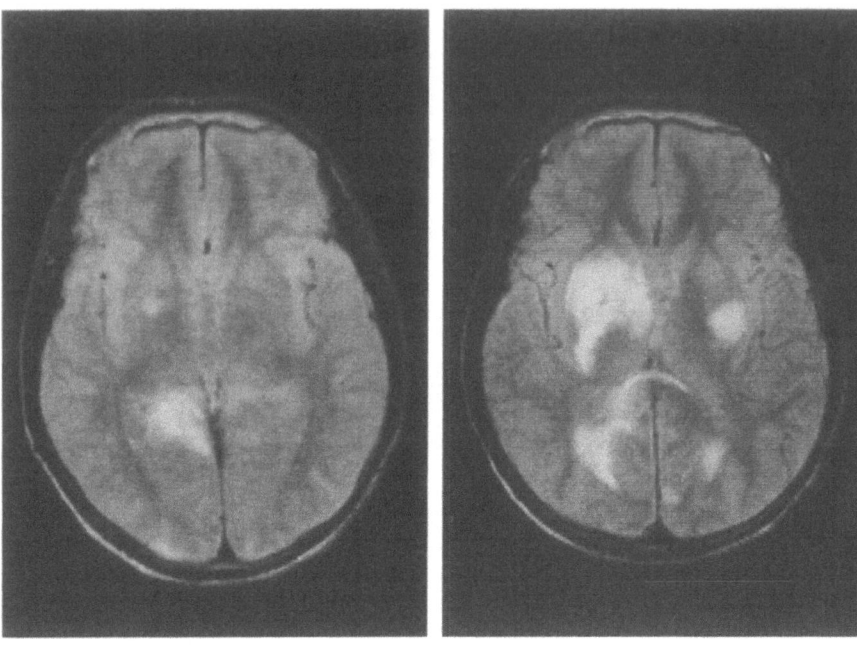

Abb. 4a, b. Spontanverlauf bei Hirntoxoplasmose. Die Untersuchungen in **a** und **b** wurden in einem zeitlichen Abstand von 4 Wochen durchgeführt. Gegenüber dem Ausgangsbefund ist es zur Entstehung zahlreicher weiterer Läsionen gekommen. Diese sind hier in T2-gewichteter Sequenz signalreich dargestellt. Die Läsionen der Hirntoxoplasmose des Erwachsenen sind wie hier typischerweise im Bereich der Stammganglien und des kortiko-medullären Übergangs lokalisiert. (32jähriger Patient mit Fieber und zerebralem Krampfanfall)

gegenüber der grauen Substanz in T2-gewichteter Sequenz iso- bis gering hyperintens, in T1-gewichteter Darstellung meist hypointens und dabei auch hier intensiv kontrastmittelanreichernd.

Progressive multifokale Leukenzephalopathie (PML). Prädilektionsstellen der Läsionen bei PML sind die parieto-okzipitale Region und der Temporallappen, aber auch das Zerebellum. Die Läsionen kommen in unterschiedlicher Größe vor, sind in der Regel asymmetrisch angeordnet und dabei weder kontrastmittelanreichernd noch raumfordernd. Sie sind in der CT hypodens, in T2-gewichteter MRT signalhyperintens.

Multiple Ätiologien. Neben zahlreichen weiteren Einzelursachen intrakranieller Läsionen bei AIDS-Patienten ist auf die Häufigkeit multipler, gleichzeitig vorliegender Ätiologien hinzuweisen. Beispiele hierzu sind Kombinationen aus Toxoplasmose mit Lymphom, PML oder atypischer Mykobakteriose (Abb. 6).

Sensitivität, Kontrastmittelgabe zur MRT

Ein Vergleich der Sensitivität von nativer und kontrastmittelunterstützter CT und T2-gewichteter MRT ergab eine gleiche Nachweisempfindlichkeit beider Verfahren in

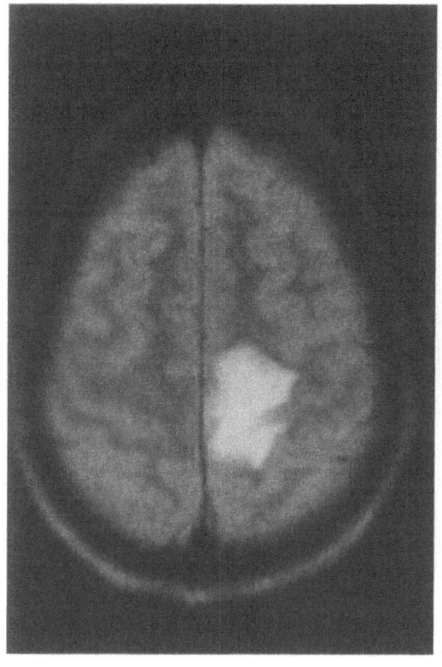
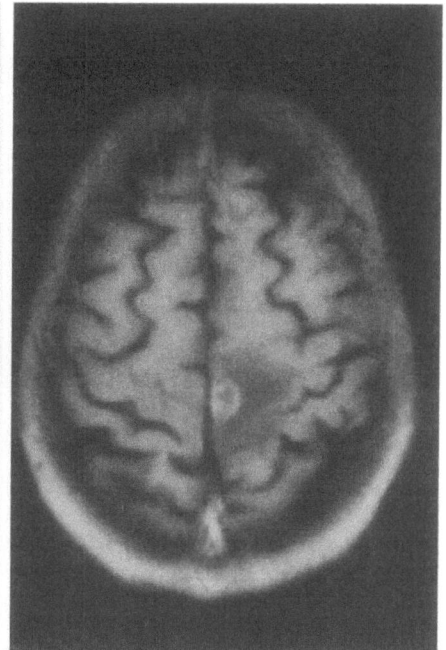
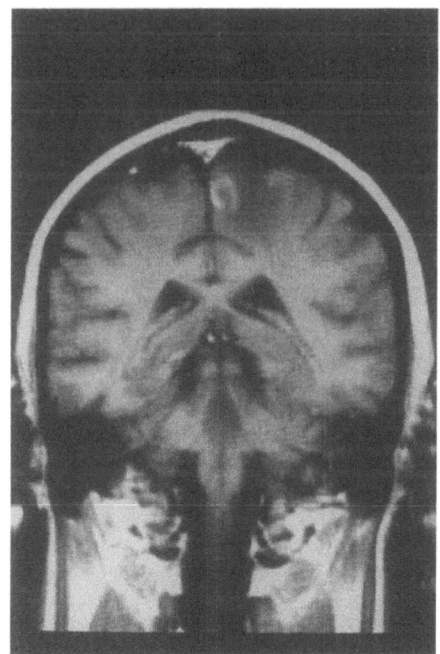

Abb. 5a–c. Solitärer Toxoplasmose-Abszeß im Bereich der Präzentralregion bzw. der Mantelkante. In T2-gewichteter Sequenz kommt es zur Darstellung von Läsion und Perifokalödem als einheitlich signalreiches Areal (**a**). In T1-gewichteter Sequenz nach Gd-DTPA-Gabe wird die Differenzierung des ringförmig kontrastmittelanreichernden Abszesses und des (hier signalarmen) Perifokalödems möglich (**b**). Durch die direkte koronare Schichtorientierung können kernspintomographisch mit hoher Bildqualität die topographischen Beziehungen von Läsion und Umgebungsstrukturen demonstriert werden (**c**). (21jähriger Patient mit Fieber und Kopfschmerz)

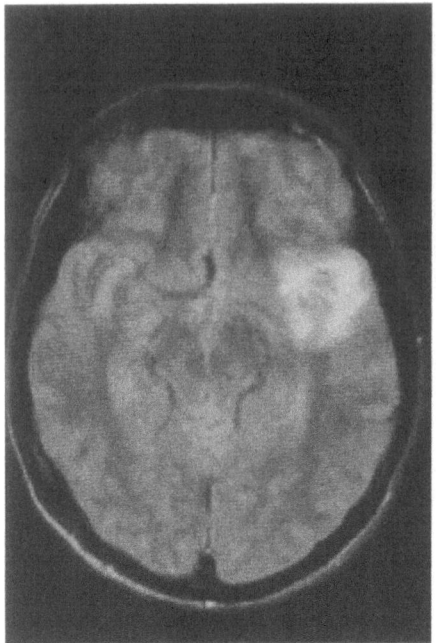
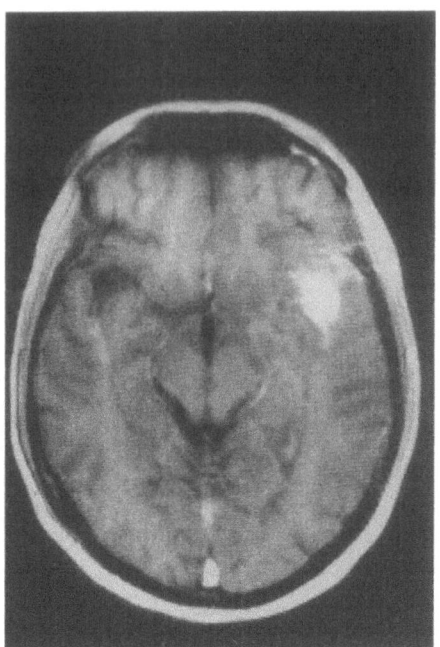

a   b

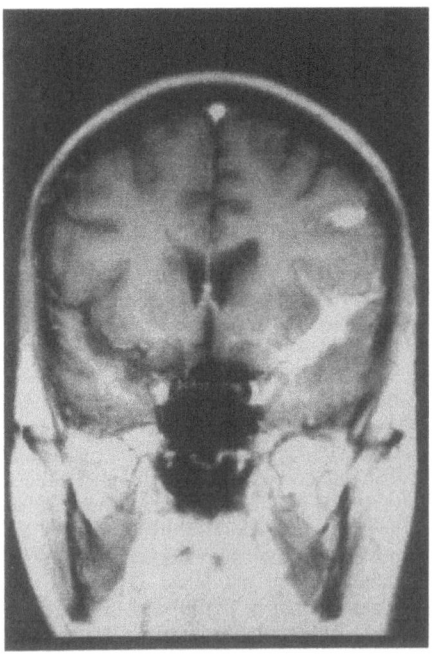

c

Abb. 6. Kombination von Hirntoxoplasmose und atypischer Mykobakteriose. Meningo-enzephalitische Läsion mit Schwerpunkt im Bereich der linken Inselzisterne, unter Einbeziehung von Inselrinde und temporalem Kortex. (38jähriger Patient mit Fieber und psychomotorischem Anfall)

29% der Untersuchungen. Nur in 6% war die CT (nativ und kontrastmittelunterstützt) der nativen MRT überlegen. Dies bezog sich auf den Nachweis pathologischer Verkalkungsstrukturen oder fokaler Kontrastmittelanreicherungen. In 19% der Untersuchungen war die MRT der CT hinsichtlich der Anzahl nachgewiesener Läsionen überlegen, in ebenfalls 19% erbrachte nur die MRT den Läsionsnachweis. (Bei 27% der untersuchten Patienten wurden mit beiden Verfahren Normalbefunde erhoben.)

Die Gd-DTPA-Applikation konnte die Sensitivität der T1-gewichteten MRT gegenüber der Darstellung in T2-gewichteter Sequenz nur in 10% der Untersuchungen steigern, erwies sich jedoch in 32 von 49 Untersuchungen hilfreich zur Beurteilung von Artdiagnose und Akuität.

Diskussion

Die klinischen und radiologisch-diagnostischen Grundlagen der ZNS-Manifestationen des AIDS wurden seit etwa 1985 in zahlreichen Publikationen diskutiert (de la Paz u. Enzmann 1988; Henkes u. Schörner 1990; Levy et al. 1985). Dabei ist zu beachten, daß das Spektrum der Erkrankungen bei Kindern von dem bei Erwachsenen stark abweicht. Insbesondere treten opportunistische ZNS-Infektionen bei Kindern in den Hintergrund (Grattan-Smith et al. 1990).

Eine HIV-Enzephalitis kann bei entsprechender klinischer Symptomatik und dem Vorliegen von Hirnatrophie und Läsionen der weißen Substanz vermutet werden. Wie der Vergleich radiologischer mit neuropathologischen Befunden zeigt, ist die Ausdehnung der histologisch erfaßbaren Gewebeveränderungen aber in der Regel sehr viel größer als anhand der CT- und MRT-Befunde zu vermuten (Chrysikopoulos et al. 1990; Grafe et al. 1990). Die PDL (Kleihues et al. 1985) findet sich als bildmorphologisch durch CT und MRT gesondert zu beschreibende Spätform der HIV-Enzephalitis/Enzephalopathie (Balakrishnan et al. 1990).

Beim relativ seltenen primär zerebralen Lymphom ist zu beachten, daß der Tumor auch in Kombination mit einer opportunistischen Infektion gefunden wird. Multiple Herde in Temporallappen und in den Basalganglien finden sich bei AIDS-Patienten gehäuft (Schwaighofer et al. 1989).

Das Auftreten einer PML auch ohne HIV-Infektion und die gelegentlich zu beobachtende formale Ähnlichkeit des Befundmusters mit der PDL ist in der Literatur belegt (Koeppen u. Lehmann 1987; Ruscalleda 1990). Beim Nachweis solcher Läsionen der weißen Substanz und der Meningen kommen die methodischen Vorteile der MRT zur Geltung (Henkes et al. 1990a). Die Kontrastmittelgabe gehört in der MRT mittlerweile zum allgemein etablierten Untersuchungsprotokoll bei der Frage nach entzündlicher oder neoplastischer intrakranieller Läsion. Dadurch kommt es zwar nur zu einer begrenzten Steigerung der Sensitivität der Methode. Die Aussagekraft hinsichtlich Artdiagnose und Akuität einer Läsion wird jedoch wesentlich verbessert (Henkes et al. 1990b).

In neueren Studien wird der Einsatz bildgebender Verfahren zur *Funktionsdiagnostik* des Gehirns verfolgt. Mittels der Magnet-Resonanz-Spektroskopie konnte so bereits gezeigt werden, daß die Konzentration energiereicher Phosphate, gemessen im

Centrum semiovale, bei an AIDS-Demenz erkrankten Patienten reduziert ist (Bottomley et al. 1990). Entsprechende Veränderungen des zerebralen Glukosemetabolismus und der Hirnperfusion konnten PET- und SPECT-Untersuchungen belegen (Kramer u. Sanger 1990).

Literatur

Balakrishnan J, Becker PS, Kumar AJ, Zinreich SJ, McArthur JC, Bryan RN (1990) Acquired immunodeficiency syndrome: correlation of radiologic and pathologic findings in the brain. Radio Graphics 10.2: 201–215

Bottomley PA, Hardy CJ, Cousins JP, Armstrong M, Wagle WA (1990) AIDS dementia complex: brain high-energy phosphate metabolite deficits. Radiology 176: 407–411

Chrysikopoulos HS, Press GA, Grafe MR, Hesselink JR, Wiley CA (1990) Encephalitis caused by human immunodeficiency virus: CT and MR imaging manifestations with clinical and pathologic correlation. Radiology 175: 185–191

De la Paz R, Enzmann D (1988) Neuroradiology of acquired immunodeficiency syndrome. In: Rosenblum ML, Levy RM, Bredesen DE (eds) AIDS and the nervous system. Raven Press, New York, pp 121–153

Grafe MR, Press GA, Berthoty DP, Hesselink JR, Wiley, CA (1990) Abnormalities of the brain in AIDS patients: correlation of postmortem MR findings with neuropathology. AJNR 11: 905–911

Grattan-Smith D, Gerson LP, McCluggage CD, Hanson CG, Singleton EB (1990) CNS manifestations of pediatric AIDS. Radiology 177 (p): 180

Henkes H, Schörner W (1990) Bildgebende Diagnostik intrakranieller Manifestationen bei AIDS. In: Jäger H (Hrsg) AIDS und HIV-Infektionen; Diagnostik, Klinik, Behandlung. Handbuch und Atlas für Klinik und Praxis. Ecomed, Landsberg a. L (1988), 4. Erg.-Lfg. 4/90: VI-3.5, S 1–48

Henkes H, Schörner W, Jochens R et al. (1990a) Zerebrale und meningeale Manifestationen des AIDS: Sensitivität von CT und T2-gewichteter MRT (129 Patienten). Fortschr Röntgenstr 153: 303–312

Henkes H, Schörner W, Jochens R et al. (1990b) Gd-DTPA-enhanced MRI in the diagnosis of inflammatory and AIDS-related brain disease. In: Bydder G et al. (eds) Contrast media in MRI. Medicom Europe, Bussum, pp 137–149

Kleihues P, Lang W, Burger PC et al. (1985) Progressive diffuse leukoencephalopathy in patients with acquired immune deficiency syndrome (AIDS). Acta Neuropathol (Berl) 68: 333–339

Koeppen S, Lehmann HJ (1987) Progressive multifocal leukoencephalopathy: neurological findings and evaluation of magnetic resonance imaging and CT. Neurosurg. Rev. 10: 127–132

Kramer EL, Sanger JJ (1990) Brain imaging in acquired immunodeficiency syndrome dementia complex. Semin Nucl Med XX.4: 353–363

Levy RM, Bredesen DE, Rosenblum ML (1985) Neurological manifestations of the acquired immunodeficiency syndrome (AIDS): experience at the UCSF and review of the literature. J Neurosurg 62: 475–495

Ruscalleda J (1990) Infections of central nervous system and AIDS: general overview. Riv Neuroradiol 3.2: 109–113

Schwaighofer BW, Hesselink JR, Press GA, Wolf RL, Healy ME, Berthoty DP (1989) Primary intracranial CNS lymphoma: MR manifestations. AJNR 10: 725–729

Häufigkeit, Ausmaß und Ätiologie
neuropsychologischer Defizite bei HIV-Infizierten

D. NABER, C. PERRO, R. RIEDEL, U. SCHICK, J. BINDER, T. VIELER

Häufigkeit und Intensität psychiatrischer Symptome bei HIV-Infizierten und bei AIDS-Patienten sind zunehmend Gegenstand klinischer Forschung. Nach den vorliegenden Untersuchungen ist ein depressives Syndrom von klinischer Relevanz bei 15–50% der Patienten zu beobachten (Atkinson et al. 1988; Dilley et al. 1985; Naber et al. 1989; Stieglitz et al. 1988). Die Ausprägung reicht von einer geringgradigen reaktiven Depression bis zu Verzweiflung und Hoffnungslosigkeit mit Suizidideen und auch suizidalen Handlungen. Vom depressiven Syndrom schwer zu trennen ist ein neurasthenisches Syndrom mit leichter Ermüdbarkeit, Apathie, Einschränkung von Konzentration und Gedächtnis. Diese unspezifischen Symptome können als Reaktion auf die lebensbedrohliche Infektion einerseits psychogen sein, können aber andererseits erste Zeichen des zerebralen Befalls durch das neurotrope HI-Virus darstellen (Poser et al. 1988) bzw. den Beginn der subakuten HIV-Enzephalitis ankündigen.

Deutliche neuropsychologische Auffälligkeiten sind bei AIDS-Patienten festgestellt worden, die Angaben zu Häufigkeit und klinischer Relevanz aber schwanken erheblich. So behaupten Navia et al. (1986), die den irreführenden und psychopathologisch undifferenzierten Begriff des „AIDS-Demenz-Komplexes" prägten, daß eine progressive Demenz in der Mehrzahl der AIDS-Patienten zu beobachten sei. Demgegenüber aber wurde bei neuropsychologischen Untersuchungen keiner von 34 Patienten als dement diagnostiziert (Perdices u. Cooper 1990), deutliche kognitive Defizite wurden nur bei 31% (Ayers et al. 1987) bzw. bei einem von 16 Patienten (Bruhn 1987) festgestellt.

Inwieweit in frühen Stadien der HIV-Infektion, d.h. bei asymptomatischen Patienten, neuropsychologische Einbußen schon objektivierbar sind, ist derzeit umstritten. So liegen mittlerweile sechs Studien vor, in denen zwischen klinisch unauffälligen HIV-Infizierten und einer HIV-negativen Kontrollgruppe kein signifikanter Unterschied gefunden wurde (Clifford et al. 1990; Egan et al. 1990; Goethe et al. 1989; Janssen et al. 1989; McArthur et al. 1989; Stieglitz et al. 1988). Demgegenüber aber wurden in vier anderen Studien signifikante Minderleistungen gefunden, die aber überwiegend nicht von klinischer Relevanz waren (Grant et al. 1987; Naber et al. 1989; Poutiainen et al. 1988; Silberstein et al. 1987). Einige der o.a. Arbeiten sind mit etlichen methodischen Problemen wie geringer Fallzahl, fragwürdiger Kontrollgruppe und Nichtberücksichtigung von Faktoren wie neuropsychiatrischer Anamnese, mangelnde Ausbildung, Drogenabusus oder Depression versehen.

Die vorliegende Studie wurde durchgeführt, um Häufigkeit und Intensität der neuropsychologischen Auffälligkeiten näher zu beschreiben, die verschiedenen ätiologischen Faktoren zu berücksichtigen und insbesondere auch um erste Kenntnisse über den Längsschnittverlauf zu erlangen.

Methodik

Untersucht wurden 215 HIV-positive Probanden bzw. Patienten. Ausgeschlossen wurden aus methodischen Gründen 27 Patienten mit unzureichenden deutschen Sprachkenntnissen, geringer Schulbildung (kein Volksschulabschluß) oder mit neuropsychiatrischen Krankheiten hirnorganischer Genese (Meningitis, Epilepsie, Zustand nach Schädel-Hirn-Trauma). Für die Analyse verblieben 188 Patienten (152 männlich, 36 weiblich; Alter: 34 ± 8 Jahre; Schulbildung: Volksschule 25%, Volks- und Berufsschule 51%, Mittlere Reife 8%, Abitur 16%).

54 Patienten waren asymptomatisch, 65 litten unter einem Lymphadenopathie-Syndrom (LAS). 27 Patienten hatten Symptome des sog. „AIDS-Related-Complex", und bei 42 Patienten lag das Vollbild der AIDS-Krankheit vor. 110 Patienten waren homo-/bisexuell, 54 drogenabhängig. Die anderen Patienten waren überwiegend Sexualpartner von Drogenabhängigen, bei einigen war der Infektionsmechanismus unbekannt.

Keiner der Patienten nahm zum Zeitpunkt der Untersuchungen regelmäßig Psychopharmaka oder, soweit beurteilbar, in den letzten 3 Monaten Heroin oder andere Drogen ein. Die psychiatrische Exploration inklusive Erhebung der Anamnese erfolgte mittels halbstrukturiertem Interview, die Befunderhebung wurde anhand des AMDP-Systems durchgeführt. Zur Selbstbeurteilung von u. a. Depression und Angst füllten die Patienten die Skalen „Spielberger State Trait Anxiety" (STAI)-Zustand, „Self-rating Depression Scale" (SDS) und „Profile of Mood States" (POMS) aus.

Die neuropsychologische Untersuchung, die ca. 45 – 60 min. dauerte, beinhaltete folgende 7 Tests: Mehrfach-Wortschatz-Intelligenztest, „Gemeinsamkeiten finden" als Untertest des Hamburg-Wechsler-Intelligenztests für Erwachsene, Zahlen-Symbol-Test, Farbe-Wort-Interferenz-Test, Pfadfinder-Test (Teil B), Benton-Test (5 s), und den „Auditory-Verbal-Learning Test" (Wortliste).

Diese Tests wurden auch bei einer Kontrollgruppe von 112 HIV-Negativen durchgeführt. Sie entsprach der Patientengruppe im Alter (34 ± 11 Jahre), in der Schulbildung (Volksschule 20%, Volks- und Berufsschule 54%, Mittlere Reife 4%, Abitur 22%) und im Anteil Heroin-Abhängiger (28%). Der Vergleich mit der für die meisten der angewandten Tests bekannten Altersnorm zeigte, daß die Kontrolle sowohl im Durchschnitt als auch in der Verteilung weitgehend der Norm entsprach.

Bei einer Einbuße der Testleistung von mehr als einer Standardabweichung gegenüber dem Mittelwert der Kontrollgruppe wurde der Befund als „leicht auffällig" (1 Punkt) eingestuft, bei einer Differenz von mehr als zwei Standardabweichungen als „deutlich auffällig" (2 Punkte). Neben den einzelnen Testbefunden wurde ein „neuropsychologischer Gesamtwert" erhoben, der sich aus der Addition der fraglich auffälligen bzw. auffälligen Befunde ergab. Wenn diese Summe 0 – 2 Punkte betrug (z. B. zwei „leicht auffällige" Tests), wurde der Befund als „unauffällig" eingestuft, bei einer Summe von 3 – 5 als „leicht auffällig", bei einer Summe von mehr als 6 als „stark auffällig".

Eine Untergruppe von 56 Patienten wurde auch neurologisch (incl. CT, EEG, Lumbalpunktion) untersucht. Bei einer weiteren Untergruppe von 70 Patienten wurden 6 – 9 Monate nach Erstuntersuchung erneut der psychopathologische und neuropsychologische Befund erhoben.

Ergebnisse

Die Ergebnisse der neuropsychologischen Tests in Abhängigkeit vom HIV-Status bzw. vom Schweregrad der HIV-Infektion sind in Tabelle 1 dargestellt. Es zeigt sich, daß schon die Patienten der Frühstadien in den meisten Tests gegenüber der Kontrollgruppe eine signifikant schlechtere Leistung aufwiesen. Allein im Benton-Test fand sich kein signifikanter Unterschied. Eine kontinuierliche Verschlechterung der neuropsychologischen Leistung mit steigendem Schweregrad der Infektion zeigen insbesondere Zahlen-Symbol-, Wortliste, Pfadfinder- und der Benton-Test sowie der neuropsychologische Gesamtwert. Die Beurteilung des neuropsychologischen Befundes anhand der

Tabelle 1. Neuropsychologische Leistungen einer HIV-negativen Kontrollgruppe und HIV-Infizierter

	Wortschaft (IQ-P.)	Zahlen-Symbol (Wertp.)	Farbe-Wort (T-Wert)	Wortliste (Rohwert)	Pfadfinder (T-Wert)	Benton (Diff. v. E.-Wert)	Gesamtwert
HIV-negative (n = 114)	107 ± 13	12,4 ± 2,5	53,0 ± 8,9	11,5 ± 2,1	52,8 ± 11,8	−0,2 ± 1,7	1,3 ± 1,7
HIV-positiv (n = 188)	107 ± 13	10,9 ± 4,0	48,6 ± 8,6	10,2 ± 2,5	59,3 ± 9,6	−0,9 ± 1,8	2,5 ± 2,7
HIV-positiv WR 1–3 (n = 111)	105 ± 11	11,3 ± 2,5	48,7 ± 8,6	10,6 ± 2,3	58,5 ± 9,7	−0,7 ± 2,0	2,3 ± 2,6
WR 4–6 (n = 77)	109 ± 15	10,3 ± 3,4	48,5 ± 8,7	9,6 ± 2,7	60,4 ± 9,4	−1,2 ± 1,8	2,7 ± 2,8
t-Test: HIV-pos. vs. neg.	n.s.	t = 4,41[d]	t = 4,51[d]	t = 4,54[d]	t = −4,92[d]	t = 1,73[a]	t = −4,47[d]
Frühstadien vs. HIV-neg.	n.s.	t = 3,95[d]	t = 3,88[d]	t = 2,80[b]	t = −3,95[d]	n.s.	t = −3,26[d]
Spätstadien vs. HIV-neg.	n.s.	t = 3,80[d]	t = 3,65[d]	t = 4,88[d]	t = −4,88[d]	t = 2,63[b]	t = −3,88[d]

[a] $p < 0{,}05$; [b] $p < 0{,}01$; [c] $p < 0{,}005$; [d] $p < 0{,}001$

o. a. Kriterien ist dargestellt in Tabelle 2. Mit Anstieg des Schweregrads der HIV-Infektion nimmt die Zahl der neuropsychologisch unauffälligen Patienten ab, während der Anteil „leicht auffälliger" und „deutlich auffälliger" ansteigt. Nur bei den „deutlich auffälligen" Patienten war das kognitive Defizit so ausgeprägt, daß es von klinischer Relevanz war. Keiner der Patienten in Frühstadien und nur 4% derjenigen in Spätstadien erfüllten die Kriterien einer Demenz.

Tabelle 3 zeigt die Zusammenhänge zwischen psychopathologischen und neurologischen Variablen und der neuropsychologischen Leistung. Insbesondere für die Farbe-Wort-Interferenz, die Wortliste, den Pfadfindertest und den neuropsychologischen Gesamtwert gilt, daß die affektiven Auffälligkeiten bzw. das ängstlich-depressive Syndrom signifikant mit einer neuropsychologischen Einbuße korrelierten. Von den neurologischen Variablen korrelierten allein der Schweregrad zentraler neurologischer Symptome (SznS) und der Protein-Gehalt im Liquor, nicht aber CT, EEG, Zellzahl und oligoklonale Banden, mit den neuropsychologischen Leistungen.

Eine multiple Regressions-Analyse mit der Zielvariablen „Neuropsychologischer Gesamtwert" zeigte, daß die selbstbeurteilte Depression (SDS) und der Schweregrad zentraler neurologischer Symptome zusammen 36% der Varianz erklären. Andere Va-

Tabelle 2. Neuropsychologische Leistung und HIV-Status

	unauffällig	leicht auffällig	deutlich auffällig
HIV-neg. (n = 114)	81%	15%	4%
HIV-pos. (n = 188)	64%	23%	13%
asympt. (n = 54)	74%	19%	7%
LAS (n = 65)	72%	16%	12%
ARC (n = 27)	58%	25%	17%
AIDS (n = 42)	56%	27%	17%

Tabelle 3. Korrelationen neuropsychologischer Testleistung zu psychopathologischen (n = 188) und neurologischen (n = 51) Variablen

	Zahlen, Symbol	Farbe, Wort	Wortliste	Pfadfinder	Benton	Gesamt
Depression AMDP	−0,13[a]	−0,24[d]	n.s.	0,19[a]	n.s.	0,31[f]
Depression SDS	−0,17[a]	−0,27[f]	−0,26[f]	0,28[f]	n.s.	0,36[f]
Angst STAI	n.s.	−0,23[c]	−0,19[a]	0,21[c]	n.s.	0,24[d]
Depression POMS	−0,13[a]	−0,21[c]	−0,17[a]	0,25[d]	n.s.	−0,20[b]
SznS	−0,22[b]	n.s.	n.s.	n.s.	n.s.	−0,28[c]
Protein	n.s.	n.s.	−0,29[a]	n.s.	n.s.	n.s.

[a] p < 0,05; [b] p < 0,01; [c] p < 0,005; [d] p < 0,001; [e] p < 0,0005; [f] p < 0,0001

riablen (Ausbildung, Dauer der Heroin-Abhängigkeit, Krankheitsstadium, AMDP, STAI, CT, EEG, Zellzahl, oligoklonale Banden) erbrachten keinen signifikanten Zuwachs der erklärten Varianz.

Die erneute Untersuchung nach 6–9 Monaten zeigte für die Gesamtgruppe von 70 Patienten keine signifikante Veränderung der psychopathologischen und neuropsychologischen Variablen. Individuell aber zeigten nur 46% keine Änderung, 35% hingegen eine Verschlechterung und 19% eine Verbesserung des neuropsychologischen Befundes. Die Veränderung des neuropsychologischen Gesamtwertes korrelierte signifikant sowohl mit Änderung der fremdbeurteilten Depression nach AMDP ($r = 0,47$, $p < 0,005$) wie auch mit der, der selbstbeurteilten Depression im SDS ($R = 0,38$, $p < 0,01$).

Diskussion

Die neuropsychologische Untersuchung zeigt, daß Tests wie Zahlensymbol, Wortliste, Pfadfinder und Benton mit hoher Sensibilität für hirnorganische Veränderungen, aber auch für affektive Störungen, ein statistisch signifikantes neuropsychologisches Defizit bereits bei klinisch weitgehend unauffälligen HIV-Positiven nachweisen. Da Kontrollgruppe und HIV-Infizierte in der Ausbildung sich nicht unterschieden, zeigten die Tests „Wortschatz" und „Gemeinsamkeiten finden" zur Messung von Allgemeinbildung und prämorbider Intelligenz erwartungsgemäß keinen Unterschied.

Die in der vorliegenden Untersuchung gefundene diskrete Reduktion der neuropsychologischen Leistung, bereits in Frühstadien der HIV-Infektion zu beobachten, darf keineswegs als eindeutiger Hinweis auf einen hirnorganischen Befall mißverstanden werden. So zeigt die vorliegende Untersuchung in weitgehender Übereinstimmung mit der Literatur, daß Liquor-Variablen (Goethe et al. 1989) ebenso wie Befunde von Kernspintomogramm oder CT (Grant et al. 1987; Kieburtz et al. 1990; Levin et al. 1990) kaum oder gar nicht mit der neuropsychologischen Leistung korrelieren. Die zahlreichen signifikanten Korrelationen zwischen dem Ausmaß der affektiven Störung und der neuropsychologischen Leistung sind kein Beweis für eine kausale Beziehung, doch die deutliche Einschränkung kognitiver Fähigkeiten durch einen depressiven Affekt ist unumstritten (Lezak 1983). Neben einer depressiven Verstimmung bzw. der einzigartigen existentiellen Bedrohung durch die HIV-Infektion, in ihrer Wirkung auf kognitive Funktionen schwer abschätzbar und kaum durch eine Kontrollgruppe zu berücksichtigen, sind weitere Faktoren wie neuropsychiatrische Anamnese, mangelnde Schulbildung oder Drogenabusus nach einigen Untersuchungen für die Ätiologie kognitiver Defizite bedeutsamer als die HIV-Infektion (Egan et al. 1990; Ingraham et al. 1990; Wilkins et al. 1990).

Verlaufsuntersuchungen, in denen etwaige Änderungen des Affekts und ihr Einfluß auf die neuropsychologische Leistung berücksichtigt wurden, sind bisher kaum veröffentlicht worden. In der derzeit einzigen Arbeit wurde wie in der vorliegenden Arbeit nach einem Zeitraum von 7–8 Monaten keine signifikante Verschlechterung gefunden (McKegney et al. 1990). Die Verbesserung der kognitiven Leistung bei 19% ist nicht auf die Behandlung mit AZT zurückzuführen (Schmitt et al. 1988). Diese Medikation führte bei 22 Patienten zu keiner signifikanten neuropsychologischen Veränderung.

Die Korrelationen zwischen Veränderung im Ausmaß der Depression und der Veränderung kognitiver Leistung sind ein deutlicher Hinweis auf die große Bedeutung psychogener Faktoren. Weitere Langzeitstudien mit wiederholter Bestimmung psychopathologischer, neurologischer und neuropsychologischer Variablen sind indiziert, damit verläßliche Angaben zu Häufigkeit, Ausmaß, Verlauf und Ätiologie von neuropsychologischen Einbußen bei HIV-Infizierten möglich sind. Nach derzeitiger Kenntnis ist ein positiver HIV-Test keineswegs mit einer reduzierten kognitiven Leistung gleichzusetzen.

Literatur

Atkinson JH, Grant I, Kennedy CJ, Richman DD, Spector SA, McCutchan, JA (1988) Prevalence of psychiatric disorders among men infected with human immunodeficiency virus. A controlled study. Arch Gen Psychiatry 45: 859–864

Ayers MR, Abrams DI, Newell TG, Friedrich F (1987) Performance of individuals with AIDS on the Luria-Nebraska neuropsychological battery. Int J Clin Neuropsychol 9: 101–105

Bruhn P (1987) AIDS and dementia: a quantitative neuropsychological study of unselected Danish patients. Acta Neurol Scand 76: 443–447

Clifford DB, Jacoby RG, Miller JP, Seyfried WR, Glicksman M (1990) Neuropsychometric performance of asymptotic HIV-infected subjects. AIDS 8: 767–774

Dilley JW, Ochitill HN, Perl M., Volberding PA (1985) Findings in psychiatric consultations with patients with acquired immune deficiency syndrome. Am J Psychiatry 142: 82–86

Egan VG, Crawford JR, Brettle RP, Goodwin GM (1990) The Edinburgh cohort of HIV-positive drug users: current intellectual function is impaired, but not due to early AIDS dementia complex. AIDS 7: 651–656

Goethe KE, Mitchell JE, Marshall DW et al. (1989) Neuropsychological and neurological functions of human immunodeficiency virus seropositive asymptomatic individuals. Arch Neurol 46: 129–133

Grant I, Atkinson JH, Hesselink JR, Kennedy CJ, Richman DD, Spector SA, McCutchan JA (1987) Evidence for early central nervous system involvement in the acquired immunodeficiency syndrome (AIDS) and other human immunodeficiency virus (HIV) infections. Ann Int Med 107: 828–836

Ingraham LJ, Bridge TP, Janssen R, Stover E, Mirsky AF (1990) Neuropsychological effects of early HIV-1 infection: Assessment and methodology. J Neuropsychiatry Clin Neurosci 2: 174–182

Janssen RS, Saykin AJ, Cannon L et al. (1989) Neurological and neuropsychological manifestations of HIV-1 infection: Association with AIDS-related complex but not asymptomatic HIV-1 infection. Ann Neurol 5: 592–600

Kieburtz KD, Ketonen L, Zettelmaier AE, Kido D, Caine ED, Simon JH (1990) Magnetic resonance imaging findings in HIV cognitive impairment. Arch Neurol 47: 643–645

Levin HS, Williams DH, Borucki MJ et al. (1990) Magnetic resonance imaging and neuropsychological findings in human immuno-deficiency virus infection. J Acq Imm Def Syndr 3: 757–762

Lezak MD (1983) Neuropsychological assessment. Oxford University Press, New York

McArthur JC, Cohen BA, Selnes OA et al. (1989) Low prevalence of neurological and neuropsychological abnormalities in otherwise healthy HIV-1-infected individuals: results from the multicenter AIDS cohort study. Ann Neurol 26: 601–611

McKegney FP, O'Dowd MA, Feiner C, Selwyn P, Drucker E, Friedland GH (1990) A prospective comparison of neuropsychologic function in HIV-seropositive and seronegative methadone-maintained patients. AIDS 4: 565–569

Naber D, Perro C, Schick U et al. (1989) Psychiatrische Symptome und neuropsychologische Auffälligkeiten bei HIV-Infizierten. Nervenarzt 60: 80–85

Navia BA, Jordan BD, Price RW (1986) The AIDS dementia complex: I. clinical features. Ann Neurol 19: 517–524

Perdices M, Cooper DA (1990) Neuropsychological investigation of patients with AIDS and Arc. J Acq Imm Def Syndr 3: 555–564

Poutiainen E, Iivanainen M, Elovaara I, Valle SL, Lähdevirta J (1988) Cognitive changes as early signs of HIV-infection. Acta Neurol Scand 78: 49–55

Poser S, Lüer W, Eichenlaub D, Pohle HD, Weber T, Jürgens S, Felgenhauer K (1988) Chronic HIV encephalitis – II. Clinical aspects. Klin Wochenschr 66: 26–31

Schmitt FA, Bigley JW, McKinnis R, Logue PE, Evans RW, Drucker JL (1988) Neuropsychological outcome of zidovudine (AZT) treatment of patients with AIDS and AIDS-related complex. N Engl J Med 319: 1573–1578

Silberstein CH, McKegney FP, O'Dowd MA et al. (1987) A prospective longitudinal study of neuropsychological and psychosocial factors in asymptomatic individuals at risk for HTLV-III/LAV infection in a methadone program: preliminary findings. Int J Neurosci 32: 669–676

Stieglitz RD, Albrecht J, Lundt A, Pittlik V, Hedde HP (1988) Psychopathometrie bei HIV-infizierten Patienten. Nervenarzt 59: 330–336

Wilkins JW, Robertson KR, van der Horst C, Robertson WT, Fryer JG, Hall CD (1990) The importance of confounding factors in the evaluation of neuropsychological changes in patients infected with human immunodeficiency virus. J Acq Imm Def Syndr 3: 938–942

Teil 3

Neuroelektrische Therapie

Neuroelektrische Therapie — Einleitung

K. Heinrich

Weltweit findet in den letzten Jahren die Elektrokrampftherapie oder, wie wir sie lieber nennen, die neuroelektrische Therapie (NET) verstärktes Interesse. Die Einführung der neuroleptischen Behandlung 1952 und der antidepressiven medikamentösen Therapie 1957 hatte die Hoffnung geweckt, auf die „Krampfbehandlung" endgültig verzichten zu können. Die zunächst verhältnismäßig einfach erscheinende Anwendung der antipsychotisch wirksamen Psychopharmaka verdrängte die neuroelektrische Therapie nahezu vollständig. Der ominöse „Krampf" wurde vermieden, die auch bei der Anwendung von Kurznarkotika und Muskelrelaxanzien mancherorts befürchtete Ganglienzellschädigung trug ebenfalls dazu bei, die neuroelektrische Therapie obsolet erscheinen zu lassen.

Die vielfach kritische Einstellung gegenüber der neuroelektrischen Therapie schlug seit Ende der 60er Jahre im Verlauf der antipsychiatrischen Welle geradezu in Feindseligkeit um. Die Äquivokation von „Elektroschock" und elektrischen Foltermethoden in totalitären Staaten führte zu einer emotionsgeladenen Diskussion, in der rationale Argumente für die 1938 von Cerletti und Bini eingeführte Behandlungsmethode kaum noch gehört wurden. Tatsächlich bestanden in den späten 60er und beginnenden 70er Jahren dieses Jahrhunderts in Deutschland und auch anderswo noch immer gravierende Mißstände in der Psychiatrie. Viele Patienten mußten in übergroßen Landeskliniken auf engstem Raum leben, die personelle Versorgung war unzureichend, häufig geschah lediglich Verwahrung statt Rehabilitation. Vor diesem Hintergrund erschien die neuroelektrische Therapie vielfach als charakteristisches Zeichen psychiatrischer Rückständigkeit und Unmenschlichkeit.

So erfolgreich die medikamentösen Behandlungsmethoden bei psychotischen Erkrankungen mittels Neuroleptika und Antidepressiva auch sind, so kann doch nach langjährigen Erfahrungen nicht übersehen werden, daß in 30–40% der Fälle ein ausreichendes Therapieergebnis nicht zu erzielen ist. Vor allem chronische schizophrene Erkrankungen, aber auch zahlreiche endogene Depressionen erweisen sich als pharmakotherapieresistent.

Dazu kommt, daß in vielen Fällen lästige, aber auch gefährliche Begleitwirkungen der Psychopharmaka auftreten. Extrapyramidale Srörungen, apathische und dyskognitive Syndrome beeinträchtigen die Effektivität der Neuroleptika, die vegetativen Begleitwirkungen anticholinerg wirksamer Thymoleptika sind ebenfalls geeignet, die Therapiequalität zu mindern. Lebensgefährliche Agranulozytosen sind selten, ihre Möglichkeit zwingt allerdings zu häufigen Blutbildkontrollen. Auch maligne neuroleptische Syndrome stellen eine erhebliche Gefährdung der Patienten dar. Die Suche nach neuen, wirksameren und gleichzeitig verträglicheren Substanzen hat zu Teilerfolgen geführt, der zweite große Durchbruch in der psychiatrischen Psychopharmakotherapie ist seit der Einführung der Neuroleptika und Thymoleptika jedoch noch nicht gelungen.

Unter diesen Umständen hat angesichts des wohlverstandenen Interesses schizophrener und depressiver Patienten die neuroelektrische Therapie vermehrtes Interesse gefunden. In Deutschland ist die Öffentlichkeit in bezug auf Theorie und Praxis der Psychiatrie besonders sensibel, andere Länder, z. B. die USA oder Großbritannien, Frankreich, Italien und die skandinavischen Staaten sind in dieser Hinsicht unbefangener.

Allerdings konnte sich auch in Deutschland die Psychiatrie nicht der Einsicht verschließen, daß es eine Gruppe von Patienten gibt, bei denen Neuroleptika und Antidepressiva trotz richtig gestellter Indikation nicht ausreichend wirksam sind. Es wäre in diesen Fällen unärztlich, auf die neuroelektrische Therapie aus ideologischen Vorurteilen zu verzichten. Die behandelnden Ärzte haben die Pflicht, mit Patienten und Angehörigen sorgfältig die notwendigen Indikationen abzuwägen. Bei perniziöser Katatonie ist die neuroelektrische Therapie nach allgemeiner Ansicht lebensrettend. Eine indirekte vitale Indikation besteht auch bei pharmakotherapieresistenten endogenen Depressionen mit Suizidalität. In diesen Fällen kann die Selbsttötung des Kranken durch eine neuroelektrische Therapie verhindert werden. Nach eigenen Erfahrungen sind auch chronische schizophrene Syndrome bei unzureichender Wirkung der Neurolepsie mit Aussicht auf Erfolg neuroelektrisch zu behandeln. Die Therapie hat unter Anwendung der modernen Technik zu geschehen. Kurznarkose, Muskelrelaxation und Applikation der Elektroden auf der Seite der nichtdominanten Hirnhälfte steigern die Verträglichkeit der neuroelektrischen Therapie und sind obligatorisch. Der Psychiater allein kann die Behandlung nicht mehr den modernen Anforderungen gemäß durchführen, die Hilfe des Anästhesisten ist unerläßlich.

Unerwünschte Wirkungen der neuroelektrischen Behandlung müssen ernstgenommen werden, Mehrfähigkeitsstörungen, Verwirrtheitszustände selten einmal Gewichtszunahme und Amenorrhoe sind beschrieben worden. Die Gedächtnisstörungen sind nach übereinstimmenden Feststellungen in der Weltliteratur vorübergehend. Besonders wichtig ist die Sorge, die neuroelektrische Therapie könne bleibende, morphologisch oder histologisch faßbare Hirnschäden verursachen. Diese Besorgnis hat sich nicht mit ausreichenden Befunden belegen lassen. Es muß auch berücksichtigt werden, daß die Anwendung von Neuroleptika mit anderen medizinischen Behandlungsformen die Möglichkeit persistierender Begleitwirkungen teilt. An die Möglichkeit später Hyperkinesen (Spätdyskinesien) ist in diesem Zusammenhang zu erinnern. Denkbare Nebenwirkungen der neuroelektrischen Therapie müssen auch vor dem Hintergrund dieser Erfahrungen betrachtet werden.

In jedem Falle ist das Interesse des Patienten ausschlaggebend. Die moderne psychiatrische Therapie setzt in den meisten Fällen das Einverständnis des Patienten mit der geplanten Maßnahme nach angemessener Information durch den Therapeuten voraus. Es ist immer wieder festzustellen, daß Kranke mit der Forderung in die Klinik kommen, daß bei ihnen eine neuroelektrische Therapie durchgeführt werde, weil sie nach ihren Erfahrungen früher schon einmal einen befriedigenden Erfolg erlebt haben.

Die neuroelektrische Therapie ist auch heute noch als eine in manchen Fällen unentbehrliche Behandlungsform anzusehen, die psychisch Kranken nicht prinzipiell vorenthalten werden darf. Eine einseitige negative Einstellung bringt die Gefahr mit sich, Kranke zu schädigen, die von einer neuroelektrischen Therapie profitieren könnten und deren Leiden in entscheidender Weise gemindert werden könnte. Bei sachgerechter Durchführung kann weder von einem „Krampf" noch von einem „Schock" die Rede sein, die Bezeichnungen „Elektrokrampf", „elektrokonvulsive Therapie" bzw. „Schockbehandlung" sollten deshalb zugunsten des sachlich richtigeren Terminus „neuroelektrische Therapie" aufgegeben werden.

In Deutschland besteht Nachholbedarf hinsichtlich der Diskussion über diese Therapie anhand neuerer Erfahrungen. In den folgenden Berichten wird deshalb besonderer Nachdruck auf die Mitteilung von Ergebnissen dieser Behandlungsform gelegt. Dabei sind in den USA (Max Fink) in Schweden (J. O. Ottosson) und in Dänemark (L. Sand Strömgren) gemachte Erfahrungen wertvoll. Das in den letzten Jahren deutlich zunehmende Interesse an der neuroelektrischen Therapie läßt erkennen, daß in der Psychiatrie die Notwendigkeit empfunden wird, das Behandlungsinstrumentarium bei schizophrenen und depressiven Erkrankungen zu verbessern. Die neuroelektrische Therapie kann in ausgewählten Fällen eine Verbesserung der Behandlungschancen herbeiführen, es kann deshalb nicht grundsätzlich auf sie verzichtet werden.

Soziale und politische Aspekte der Elektrokonvulsionstherapie in den USA – Lektionen für die deutsche Psychiatrie*

M. FINK

Die Geschichte der Elektrokonvulsionstherapie (EKT) ist durch weitreichende Unterschiede in ihrer Anwendung zwischen verschiedenen Ländern, sogar zwischen verschiedenen Institutionen der gleichen Nation gekennzeichnet. Als Meduna in Ungarn 1934 bei einem katatonen Patienten erstmals Kampher injizierte, um Krampfanfälle auszulösen, erzielte er bei seinem Patienten eine klinische Remission und mit seinem Bericht Aufsehen in der Welt. Als Cerletti und Bini in Rom 1938 zeigten, daß die gleichen Effekte mit Hilfe elektrischer Ströme erzielt werden konnten, hoben sie eine neue Behandlungsmethode aus der Taufe. Während der ersten beiden Jahrzehnte ihrer Anwendung wurde die EKT mit dem Anstrich einer „magischen" Behandlungsmethode begrüßt. Jedoch drangen nach dem Ende des 2. Weltkrieges Berichte ihres Mißbrauchs an die Öffentlichkeit. Im Zuge der Entwicklung psychotroper Substanzen in den 50er Jahren wurde die EKT in dem Glauben verlassen, daß die neuen psychotropen Medikamente einen effektiven Ersatz darstellen würden.

Die Psychopharmakologen waren enthusiastisch über die große Zahl neuer Medikamente und die Aussicht ihrer fortschreitenden, unbegrenzt besseren Verfügbarkeit. Die Neurowissenschaftler entdeckten neurotrope Hormone und Rezeptoren und fuhren in der optimistischen Zerlegung ungezählter Labor-Nagetiere fort. Die Krankenhausverwalter, um die Ausgaben komplexer Behandlungsmethoden erleichtert, schlossen ihre großen, staatlich verwalteten Behandlungseinrichtungen so schnell wie möglich. Psychologen, Sozialarbeiter und andere Psychotherapeuten argumentierten, daß somatische Behandlungen das Gehirn schädigten und daß die sachgerechte Behandlung der psychisch Kranken durch soziale und psychologische Interventionen in ambulanten psychiatrischen Zentren (Mental Health Centers) erfolgen sollte. Diese professionellen Kräfte argumentierten für ein Ende der EKT, welche sich somit anschickte, das Schicksal von Fiebertherapie, Insulinkoma, Schlaftherapie und Leukotomie zu teilen und in die Psychiatriegeschichte einzugehen.

Als sich jedoch die neuen Medikamente als weniger erfolgreich als vorhergesehen entpuppten, schickten sich bald einige psychiatrische Praktiker, insbesondere in Skandinavien, den USA und Großbritannien an, den Platz der EKT in der psychiatrischen Therapie erneut zu überprüfen, fanden die EKT hilfreich und führten sie erneut in die Therapie psychischer Erkrankungen ein. Allerdings stellte sich dieser Tendenz in den USA ein Hindernis entgegen. Angeregt durch eine laute antipsychiatrische Bewegung, finanziert und angeführt durch die religiöse Sekte der „Scientologists", löste eine kleine Gruppe von Ex-Patienten heftige öffentliche Erregung aus und regte die Legislative Kaliforniens an, den Gebrauch der EKT 1973 zu verbieten.

---
* Übersetzt von Dr. T. Becker, Würzburg.

Einige Psychiater fochten dieses Gesetz vor Gericht an und erreichten eine gerichtliche Verfügung, welche den fortgesetzten Gebrauch der EKT erlaubte. Im Jahre 1975 richtete die American Psychiatric Association (APA) eine „Task Force on Electroconvulsive Therapy" ein, welche 1978 ihren Bericht veröffentlichte (APA 1978). Dieser Bericht sprach der EKT eine klare Rolle in der Behandlung typischer (Major-)Depressionen, der therapieresistenten Manie sowie der therapierefaktären Schizophrenie zu. Er schlug Richtlinien zur Einverständniserklärung („consent to treatment") vor, welche eine weniger autoritäre Einstellung zum Patienten ermutigten, auf volle Aufklärung bzgl. Aussichten und Risiken der Behandlung drangen und forderten, daß Patienten jederzeit das Recht zur Unterbrechung der Behandlung haben sollten.

Eine Erhebung des Royal College of Psychiatrists (RCP) kam im Jahre 1981 zu den gleichen Schlußfolgerungen bezüglich Indikationen, praktischer Durchführung und Patienteneinverständnis zur EKT. Jedoch machte der Bericht deutlich, daß ein Drittel der EKT-durchführenden britischen Ärzte außerstande waren, eine befriedigende Qualität der Behandlungsdurchführung zu garantieren (Pippard u. Ellam 1981). Vor dem Hintergrund des Bewußtseins, daß gleiche Risiken unzureichender Behandlungsdurchführung auch für amerikanische Patienten galten, kodifizierten einige Krankenhausverwalter und Psychiater die Richtlinien des APA Task Force-Berichtes von 1978 als internen Krankenhausstandard. Vor den Gerichten wurde der Bericht als Standard sachgerechter Behandlung zitiert.

In den USA blieb die EKT mit der administrativen Unterstützung der APA-Richtlinien im klinischen Gebrauch, ihr Einsatz beschränkte sich aber im wesentlichen auf private Krankenhäuser und universitäre Zentren. Wissenschaftler untersuchten die Wirkmechanismen der EKT in zahlreichen Kongressen und Berichten, neue Texte wurden publiziert.

Wiederum vor dem Hintergrund öffentlicher, durch Ex-Patienten ausgelöster Erregung versuchte die Food & Drug-Administration (FDA) der USA Anfang der 80er Jahre den EKT-Behandlungseinrichtungen einen enger umgrenzten Einsatzbereich zuzuweisen. Ein Komitee der American Psychiatric Association antwortete 1982 auf die FDA-Initiative, es gelang ihr, die Bestrebungen zu einer Neueinordnung der EKT abzuwenden. Die Antwort der APA, welche lediglich eine Kodifizierung der technischen Anforderungen an EKT-Geräte darstellte, wurde zu einem De-facto-Standard für EKT-Einrichtungen in den USA. Alte EKT-Geräte wurden ausrangiert, neue kommerzielle Anbieter boten neue EKT-Geräte an, welche den Richtlinien des APA-Standards folgten. Derzeit produzieren 4 Firmen in den USA EKT-Geräte.

Dennoch waren die Antipsychiater nicht besänftigt, auch war die psychiatrische Gemeinschaft nicht überzeugt, ob der EKT eine legitime Rolle in der psychiatrischen Therapie zukomme. Im Jahre 1985 organisierten die National Institutes of Health der USA eine öffentliche „Consensus Conference on Elektroconvulsive Therapy" (NIH 1985). Nach ausführlichen Anhörungen wurde die EKT als kontroverse Behandlungsmethode charakterisiert, jedoch wiederum für nützlich und sicher befunden, ihr fortgesetzter Einsatz wurde gutgeheißen. Das Komitee forderte verbesserte Behandlungsrichtlinien, insbesondere eine Klärung der Indikationen sowie Techniken zur Verminderung von Risiken.

1988 beauftragte die American Psychiatrie Association eine neue „Task Force" zur Entwicklung von Richtlinien zur Behandlungsdurchführung und Ausbildung. Der

Task Force-Report „The Practice of ECT: Recommendations for Treatment, Training and Privileging" wurde 1990 veröffentlicht (APA 1990). Er führt Indikationen, Techniken zur Gewährleistung von Sicherheit und Wirksamkeit sowie Prozeduren zur Gewährleistung des „informed consent" detailliert auf.

Die EKT hat sich in den USA in der alltäglichen psychiatrischen Praxis etabliert. Es erscheint unwahrscheinlich, daß die EKT erneut professioneller Indifferenz oder öffentlicher Antipathie zum Opfer fällt, bevor die Kliniker effektive und elegantere Behandlungsmethoden für all jene Erkrankungen entwickelt haben, bei denen die EKT eine effektive Behandlungsmethode darstellt. Die Nicht-Verfügbarkeit der EKT kann heute in keiner stationären psychiatrischen Einrichtung mehr gerechtfertigt werden. Auch ist es beschämend, daß die EKT in vielen medizinischen Ausbildungszentren nicht Teil des Lehrprogrammes ist und vielerorts nur in nachgeordneten Behandlungszentren verfügbar ist. Noch beschämender stellt sich jedoch die Situation in all jenen Staaten und Nationen dar, wo Vorurteile gegen die psychisch Kranken fortbestehen und den Einsatz der EKT für die psychiatrischen Patienten behindern.

Die American Psychiatric Association und das Royal College of Psychiatrists sind mit ihrer Unterstützung der EKT eine Vorhut der Psychiater in anderen entwickelten Nationen geworden; ihre Initiativen fordern die psychiatrischen Organisationen andernorts dazu auf, mit ihnen wettzueifern in dem Bemühen, den psychisch Kranken und ihren Familien über soziale Unterstützung, Psychotherapie und Psychopharmaka hinaus den Zugang zur EKT zu sichern. Die sanften politischen Revolutionen, welche Osteuropa in den letzten Jahren überzogen haben, versprechen den Bevölkerungen dieser Länder bessere Lebensbedingungen und weitere politische Mitbestimmung. Die amerikanischen und britischen Berichte zu Wert und Bedeutung der EKT sollten mit ihren detaillierten Richtlinien für eine sichere Behandlungspraxis die Psychiater in anderen Ländern ermutigen, ihre Vorurteile wie auch ihre Behandlungspraxis zu überprüfen. Solche Überprüfungen sollten ähnliche „sanfte" Revolutionen in der psychiatrischen Therapie unterstützen, indem die EKT als nützliche, jedoch derzeit kaum verfügbare Behandlungsmethode für all jene wieder verfügbar gemacht wird, die nach unser aller Wissen am meisten leiden.

Literatur

APA Task Force Report Nr. 14 (1978) Electroconvulsive Therapy. APA-Press, Washington DC
APA Task Force Report (1990) The practice of ECT: Recommendations for Treatment, Training and Privileging. APA-Press, Washington DC
National Institutes of Health (1985) Consensus Conference on ECT 1985. JAMA 254: 2103–2108
Pippard J, Ellam L (1981) Electroconvulsive treatment in Great Britain. Gaskell, London

Gegenwärtiger Stand in Theorie und Praxis der Elektrokrampfbehandlung – Eine Literaturübersicht

M. Schäfer

Definition und Geschichte

Die EKB besteht darin, daß durch elektrische Reizung des Gehirns ein generalisierter Krampfanfall ausgelöst wird. Das Verfahren wurde erstmals von Cerletti und Bini 1938 zur Behandlung einer katatonen Schizophrenie angewandt (Degkwitz et al. 1982; Harrer 1984; Helmchen 1973; Ottosson 1987).

1954 haben erstmals Pacella und Impastato die elektrische Reizung mittels unilateraler Elektrodenplazierung durchgeführt (Wolpert u. Lolas 1977). Die unilaterale EKB besteht darin, daß ein Krampffokus nur an *einer* Großhirnhemisphäre – der subdominanten – elektrisch erzeugt und so lange aufrechterhalten wird, bis es zur Krampfgeneralisierung kommt. Diese Version gilt heute als die beste (Sauer u. Lauter 1987).

Vor Einführung der Psychopharmaka im Jahre 1952 stellte die EKB zumeist die einzig wirksame Therapie der endogenen Depression und bestimmten Formen der Schizophrenie dar.

Danach wurde die Indikation der EKB deutlich eingeengt. In Deutschland wurde die Anwendung der EKB in den 70er Jahren aus vorwiegend nichtsachlichen Gründen weiter stark zurückgedrängt. In Großbritannien wurden dagegen 1979 30000 Patienten mit EK behandelt; ähnlich häufig waren die Anwendungen in Schweden und Dänemark. In den USA ist die Zahl der EK-Behandlungen seit 1980 sogar wieder ansteigend. In Deutschland und der Schweiz wurden dagegen 1985 nur je 500 Patienten mit EK behandelt.

Deshalb findet die wissenschaftliche Bearbeitung der EKB derzeit fast ausschließlich in den angloamerikanischen und skandinavischen Ländern statt (Sauer u. Lauter 1987).

Erst in der allerjüngsten Zeit scheint man auch in Deutschland der EKB wieder stärkere therapeutische und wissenschaftliche Beachtung zu schenken. Beispielhaft hierfür ist zweifellos die umfassende und richtungsweisende Darstellung der EKB von Sauer u. Lauter (1987).

Technik und Durchführung der EKB

Die EKB wird heutzutage durchgeführt in Kurznarkose mit vorheriger Prämedikation durch Atropin und anschließender Muskelrelaxation und Sauerstoffbeatmung. Ende u. Poppe (1989) empfehlen die zusätzliche Prämedikation von Dexamethason bei älteren Patienten zur Minimierung des postparoxysmalen psychoorganischen Durchgangssyndroms.

Die Elektrodenplazierung erfolgt in der Regel unilateral bei Applikation von Kurzpulsströmen, da, wie die Studie von Weiner et al. (1986) ergab, hierbei die geringsten Gedächtnisstörungen zu erwarten sind. (Bei bilateraler Elektrodenplazierung fanden Squire et al. (1981) in geringem Umfang persistierende mnestische Störungen).

Allerdings zeigten einige der bisher erfolgten ca. 30 Vergleichsstudien zwischen uni- und bilateraler EKB bei depressiven Patienten eine Überlegenheit der bilateralen EKB, so daß Abrams (1988) diese von vornherein empfiehlt bei:
1. Depressionen mit starker Agitiertheit, Wahnbildung und Suizidalität,
2. akuter Manie,
3. katatonem Stupor,
4. Risiko-Patienten, die nur geringgradig narkotisierbar sind.

Die Einzel-EKB erfolgt in der Regel in einem Intervall von 48 h, d. h. es wird auf die früher übliche Blockbehandlung verzichtet, und der ausgelöste Anfall ist therapeutisch nur dann wirksam, wenn:
1. der Anfall ein tonisches und klonisches Stadium zeigt,
2. die Anfallsdauer mehr als 25 s beträgt,
3. die Aufwachphase erst einige Minuten nach dem Krampfende einsetzt (Sauer u. Lauter, 1987).

Indikationen der EKB

Nach Sauer u. Lauter (1987) ist die EKB als Therapie der ersten Wahl angezeigt bei:
1. wahnhaften Depressionen, depressivem Stupor, schizoaffektiven Psychosen mit depressiver Verstimmung;
2. endogenen Depressionen, die mit hoher Suizidalität oder Nahrungsverweigerung einhergehen;
3. akuter, lebensbedrohlicher Katatonie.

Als Therapie der zweiten oder dritten Wahl bei:
1. therapieresistenten endogenen Depressionen, d. h. ineffiziente Behandlung mit mindestens zwei Antidepressiva sowie nach wirkungslosem Schlafentzug;
2. therapieresistenten, nicht lebensbedrohlichen Katatonien und anderen akuten schizophrenen Psychosen nach ineffizienter Neuroleptikabehandlung;
3. therapieresistenten Manien nach ineffizienter Behandlung mit Neuroleptika, Lithium und Carbamazepin.

Kontraindikationen der EKB

Nach Ansicht von Sauer u. Lauter (1987) besteht absolute Kontraindikation bei:
1. kürzlich überstandenem Herzinfarkt,
2. zerebralem oder aortalem Aneurysma, zerebralem Angiom,
3. erhöhtem Hirndruck

und relative Kontraindikation bei:
1. koronarer Herzkrankheit,
2. schwerer arterieller Hypertonie,
3. Zustand nach zerebralem Insult,
4. pulmonalen Erkrankungen.

Den Grund hierfür sehen die Autoren darin, daß es bei der EKB nach initialem Vagusreiz mit Bradykardie zu einer Aktivierung von Sympathikus mit Puls- und Blutdruckanstieg kommt, so daß deshalb Erkrankungen, bei denen ein rascher Blutdruckanstieg gefährlich ist, die Kontraindikationen darstellen.

Keine Kontraindikationen sind:
1. höheres Lebensalter,
2. Schwangerschaft,
3. Herzschrittmacher.

Wirksamkeit der EKB

In den bisherigen Studien hat sich die Wirksamkeit der EKB am besten bei endogener Depression nachweisen lassen. In den mittlerweile ca. 60 exakten Studien zeigte sich die antidepressive Überlegenheit der EKB sowohl gegenüber der Plazebo- als auch der Antidepressiva-Therapie (Abrams 1988; Royal College of Psychiatry 1977; Ottosson 1987). Dies haben in eindrucksvoller Weise insbesondere die beiden umfassenden Studien von Greenblatt et al. (1964) sowie vom Medical Research Council (1965) belegt. Cronholm u. Ottosson konnten bereits 1960 zeigen, daß hierbei der therapeutisch wirksame Faktor einzig und allein der generalisierte Krampfanfall ist und nicht die Stärke des elektrischen Stromes oder psychologische Faktoren bei der Durchführung der EKB (O'Brien 1989). Auch spätere Doppelblind-Studien haben eine eindeutige Überlegenheit der echten EKB gegenüber der Schein-EKB gezeigt (Sauer u. Lauter 1987).

Bezüglich der Manien ergab die bislang einzige kontrollierte Studie von Small et al. (1986) eine Überlegenheit der EKB gegenüber Lithium.

Bezüglich der Schizophrenien ist dagegen die EKB der Neuroleptikatherapie unterlegen (Sauer u. Lauter 1987). Es kommt hier deshalb nur eine Kombination von beidem in Frage, und diese wirkt eher bei:
1. akuten als chronischen Schizophrenien,
2. schizoaffektiven Formen als bei solchen ohne affektive Komponenten
3. und auf jeden Fall bei der akuten lebensbedrohlichen Katatonie.

Nebenwirkungen der EKB

Insgesamt sind die Nebenwirkungen durch die derzeitige Version der EKB (Narkose, Muskelrelaxation, Sauerstoffbeatmung) deutlich geringer geworden (Sauer u. Lauter 1987). Insbesondere sind:
1. Puls- und Blutdruckanstieg wesentlich geringer,

2. Gedächtnisstörungen wesentlich geringer,
3. treten Frakturen und Luxationen praktisch nicht mehr auf,
4. tödliche Komplikationen trotz Narkose erheblich geringer (Letalität: 4 pro 100000 Einzel-EKB).

Dennoch muß mit folgenden Nebenwirkungen gerechnet werden:
1. anterograden Gedächtnisstörungen, die sich aber, wie die Untersuchung von Weeks et al. (1980) zeigten, vollständig zurückbilden;
2. retrograden Gedächtnisstörungen, die allerdings, wie Squire et al. (1981) nachwiesen, teilweise persistieren können;
3. EEG-Veränderungen, die sich, wie Strömgren u. Juul-Jensen (1975) zeigten, vollständig zurückbilden;
4. neuropathologischen Veränderungen. Neuere Untersuchungen, insbesondere die von Meldrum (1986), ergaben jedoch, daß unter der modernen Version der EKB keine irreversiblen neuronalen Hirnschäden zu erwarten sind.

Wirkprinzip der EKB

Gegenwärtig werden neben der bekannten von Ottosson (1987) aufgestellten Theorie, daß von den 3 Faktoren der EKB, dem elektrischen Strom, dem generalisierten Krampfanfall und der peripheren Anfallsmanifestation nur dem generalisierten Krampfanfall therapeutische Wirksamkeit zukomme, während die beiden anderen Faktoren für Nebenwirkungen verantwortlich seien, zunehmend auch EK-bedingte Veränderungen der Neurotransmitter-Konzentrationen sowie der Rezeptorsysteme als therapeutische Wirkfaktoren angesehen (Abrams 1988).

Verschiedene neuere Studien mit radioaktiven Liganden haben gezeigt, daß die EKB
1. zu einer Sensibilitätssteigerung des postsynaptischen Dopaminrezeptors führt, wodurch Parkinsonismus-Syndrome abgeschwächt werden;
2. zu einer Sensibilitätssteigerung des Serotonin$_2$-Rezeptors führt (mit Zunahme der Rezeptorzahl) und somit eine Steigerung der Motilität und Verbesserung des Schlafrhythmus bewirkt;
3. den präsynaptischen Noradrenalin-Turnover steigert, demzufolge sich ein größeres Noradrenalinangebot im synaptischen Spalt befindet, was seinerseits zu einer Dichteabnahme der postsynaptischen Beta$_1$-Adrenorezeptoren führt. Trizyklische Antidepressiva, MAO-Hemmer und REM-Schlafentzug bewirken dies ebenfalls;
4. eine Steigerung der GABA-Konzentration in verschiedenen Hirnarealen bewirkt. Dies kann die sukzessive Hebung der Krampfschwelle unter EKB erklären, die ihrerseits mit einem günstigen antidepressiven Ansprechen korreliert.

Es wurden außerdem eine Reihe von Untersuchungen durchgeführt mit dem Ziel, herauszufinden, an welchen Parametern der antidepressive Effekt der EKB gemessen werden kann. Whalley et al. (1987) und Scott (1989) fanden, daß das Ausmaß des Anstieges des Plasma-Oxytocin-Neurophysin-Spiegels unter EKB mit dem Ausmaß des antidepressiven Effektes der EKB korreliert.

Insgesamt ist festzustellen, daß es eine konsistente Neurotransmitter- bzw. Rezeptortheorie der EKB bislang nicht gibt. Die Autoren vermuten aber, daß die Vielfalt der EK-Wirkungen auf Neurotransmitter und Rezeptoren die Überlegenheit der EKB gegenüber den Antidepressiva, die einen selektiven Wirkungsmechanismus haben, erklären könnte.

Schlußbemerkungen

Die Ausführungen haben gezeigt, daß es auch heute noch Indikationen gibt, bei denen die EKB eine unverzichtbare therapeutische Maßnahme darstellt, so daß es keine vernünftigen Gründe dafür geben kann, auf sie prinzipiell zu verzichten. Dies würde eine ethisch unvertretbare Einschränkung des Rechtes des Patienten auf bestmögliche Behandlung bedeuten.

Literatur

Abrams R (1988) Electroconvulsive therapy. Oxford University Press, Oxford
Cerletti U, Bini L (1938) L'elettroshock. Arch Gen Neurol Psichiatr Psicoanal 19: 266–268
Cronholm B, Ottosson JO (1960) Experimental studies of therapeutic action of electroconvulsive therapy in endogenous depression. Acta Psychiatr Neurol Scand [Suppl] 145: 69–102
Degkwitz R, Hoffmann SO, Kindt, H (1982) Psychisch krank. Urban & Schwarzenberg, München
Ende W, Poppe W (1989) Probleme der Elektroheilkrampfbehandlung (EKB) im höheren Lebensalter – ihre Einsatzmöglich- und -notwendigkeiten, Indikationskriterien, Methodik und Effektivität. Psychiat Prax 16: 151–158
Greenblatt M, Grosser GH, Wechsler H (1964) Differential response of hospitalised depressed patients to somatic therapy. Am J Psychiatry 120: 935–943
Harrer G (1984) Elektrokrampftherapie. In: Battegay R, Glatzel J, Rauchfleisch U (Hrsg) Handwörterbuch der Psychiatrie. Enke, Stuttgart, S 136–138
Helmchen H (1973) Elektroschock. In: Müller C (Hrsg) Lexikon der Psychiatrie. Springer, Berlin Heidelberg New York S 157–159
Medical Research Council, Clinical Psychiatry Committee (1965) Clinical trial of the treatment of depressive illness. Br Med J I: 881–886
Meldrum B S (1986) Neuropathological consequences of chemically and electrically induced seizures. Ann NY Acad Sci 462: 186–193
O'Brien DR (1989) The effective agent in electroconvulsive therapy: Convulsion or coma? Med Hypoth 28: 277–280
Ottosson JO (1987) Elektrokrampftherapie. In: Kisker KP, Lauter H, Meyer JE, Müller C, Strömgren E (eds) Psychiatrie der Gegenwart, 3. Aufl. Springer, Berlin Heidelberg New York Tokyo
Sauer H, Lauter H (1987) Elektrokrampftherapie. Nervenarzt 58: 201–218
Scott AIF (1989) Which depressed patients will respond to electroconvulsive therapy? The search for biological predictors of recovery. Br J Psychiatry 154: 8–17
Small JG, Milstein V, Klapper MH, Kellams JJ, Miller MJ, Small IF (1986) Electroconvulsive therapy in the treatment of manic episodes. In: Malitz S, Sackheim HA (eds) Electroconvulsive therapy: clinical and basic research issues. The New York Academy of Sciences, New York
Squire LR, Slater PC, Miller PL (1981) Retrograde amnesia and bilateral electroconvulsive therapy. Arch. Gen. Psychiatry 38: 89–95
Strömgren LS, Juul-Jensen P (1975) EEG in unilateral and bilateral electroconvulsive therapy. Acta Psychiatr Scand 51: 340–360
The Royal College of Psychiatrists' Memorandum on the Use of Electroconvulsive Therapy (1977) Br J Psychiatry 131: 261–272

Weeks D, Freeman CPL, Kendell RE (1980) ECT: enduring cognitive deficits? Br J Psychiatry 137: 26–37

Weiner RD, Rogers HJ, Davidson JRT, Squire LR (1986) Effects of stimulus parameters on cognitive side effects. In: Malitz S, Sackheim HA (eds) Elektroconvulsive therapy: clinical and basic research issues. The New York Academy of Sciences, New York

Whalley LJ, Eagles JM, Bowler GMR, Bennie JG, Dick HR, McGuire RJ, Fink G (1987) Selective effects of ECT on hypothalamic pituitary activity. Psychol Med 17: 312–328

Wolpert E, Lolas F (1977) Zur klinischen Bewährung und technischen Durchführung der unilateralen Elektroschocktherapie. Nervenarzt 48: 293–297

Erwünschte und unerwünschte Wirkungen der Elektrokonvulsionstherapie*

L. SAND STRÖMGREN

Einleitung

Seit der Einführung der Elektrokonvulsionstherapie (EKT) in die psychiatrische Therapie in den späten 30er Jahren haben sich sowohl die Indikationsstellungen als auch die praktische Durchführung der EKT deutlich verändert. Ursprünglich wurde die EKT aufgrund theoretischer Annahmen von Meduna (1937), welche sich in der Folgezeit nicht bestätigen ließen, überwiegend in der Behandlung schizophrener Psychosen eingesetzt, jedoch erschien die Methode in der Folgezeit in der Behandlung endogener Depressionen klinisch besser wirksam. Die Behandlung depressiver Erkrankungen hat sich als Hauptindikation der EKT durchgesetzt, wenn man die Anteile verschiedener diagnostischer Gruppen am Gesamtkollektiv der EKT-behandelten Patienten zugrunde legt. Mit der Zeit sind die Behandlungsmethoden verfeinert worden, was zu einer Verringerung der Zahl unerwünschter Wirkungen geführt hat, so daß heute alle zuvor beobachteten Nebenwirkungen, beispielsweise die mnestische Beeinträchtigung, von eher geringer Bedeutung sind.

Dennoch ist der Einsatz der EKT in den letzten Jahrzehnten zurückgegangen. Diese Entwicklung ist einerseits in der Einführung der Psychopharmakotherapie seit Beginn der 50er Jahre begründet (Babigian u. Guttmacher 1984; Kramer 1985; Latey u. Fahy 1985; Smith u. Richman 1984), andererseits haben in den 60er und 70er Jahren Vorurteile gegenüber der EKT sowohl in der Öffentlichkeit als auch unter Ärzten trotz fehlender wissenschaftlicher Fundierung zu rechtlichen Beschränkungen im Einsatz der EKT geführt (Winslade et al. 1984). In den letzten Jahren hat der Einsatz der EKT jedoch wieder zugenommen, was wahrscheinlich auf ihre überlegene therapeutische Wirksamkeit in der Behandlung unterschiedlicher Psychosen zurückzuführen ist (Holden 1985). Erhebungen der Einstellungen skandinavischer Psychiater (aus Schweden, Norwegen, Dänemark, Finnland und Island) zur EKT, welche 1977 und 1987 durchgeführt wurden, (Strömgren 1991) zeigten, daß in dieser Zeit die Zahl der psychiatrischen Abteilungen zugenommen hat, in denen die Indikation zur EKT in der Behandlung der meisten Psychosen positiv beurteilt wird, wobei der Einsatz der EKT in der Behandlung schizophrener und reaktiver Psychosen leicht abgenommen hat. Der Einsatz der EKT hat insbesondere in der Behandlung manisch-depressiver Mischzustände und akuter Verwirrtheit („acute delirium") zugenommen.

---

* Übersetzt von Dr. T. Becher, Würzburg

Allgemeines zur therapeutischen Wirksamkeit der EKT

Endogene Depression

In der Behandlung der endogenen Depression hat die EKT bei etwa 80% der Patienten eine überzeugende therapeutische Wirksamkeit im Vergleich zu einem Anteil von etwa 60% der Patienten, welche mit trizyklischen Antidepressiva (TZA) behandelt werden (Abrams 1976). Die Wirksamkeit der EKT ist am überzeugendsten bei älteren Patienten, bei denen eine somatische Ko- und Multimorbidität häufig eine spezielle Indikation zur EKT darstellt, da diese Behandlung gegenüber der medikamentösen antidepressiven Therapie nebenwirkungsärmer ist. Gegen den Einsatz der EKT bei schwangeren Frauen und bei Patienten mit einem alten Myokard- oder Hirninfarkt bestehen im Gegensatz zur medikamentösen Therapie keine besonderen Bedenken. Die differentialdiagnostische Einordnung der depressiven Erkrankung ist für die Indikationsstellung essentiell, da endogene depressive Erkrankungen sehr viel besser auf EKT respondieren als neurotische oder reaktive depressive Symptome. Scott (1989) formulierte, daß „the best guide to the likelihood of recovery from depressive illness after ECT is the diagnosis itself".

Andere Psychosen

Übersichtsarbeiten der letzten Jahre betonen den Einsatz der EKT bei Patienten mit anderen Psychosen, beispielsweise in der Behandlung der Manie (Small et al. 1986; Thomas u. Reddy 1982), der Schizophrenie (Brandon et al. 1985; Friedel 1986; Gujavarty et al. 1987; Shugar et al. 1984; Small 1985; van Valkenburg u. Clayton 1985) sowie in der Behandlung von Verwirrtheitssyndromen (confusional states: Kirow 1972; Kramp u. Bolwig 1981; Roberts 1983).

Eigene Untersuchungen

Mit dem Ziel der Erfassung von Einsatz und Wirksamkeit der EKT auch bei nichtdepressiven Erkrankungen wurden die Krankengeschichten aller im Jahre 1984 im Psychiatrischen Krankenhaus Aarhus aufgenommenen Patienten untersucht (Strömgren 1988). Die Klinik hatte zu jener Zeit 600 Betten für erwachsene Patienten mit Erkrankungen aus dem gesamten Spektrum psychiatrischer Krankheitsbilder, die durchschnittliche Aufnahmezahl lag bei 2500 Patienten pro Jahr. 1984 wurden 277 Patienten mit EKT behandelt, was ungefähr 10% aller Aufnahmen entspricht. In den folgenden Jahren nahm der Anteil der EKT-behandelten Patienten zunächst auf ein Minimum von 6,7% ab, ist in den letzten Jahren jedoch wieder angestiegen und erreichte im Jahre 1990 einen Wert von 8,5% (Abb. 1).

Unter den 277 EKT-behandelten Patienten des Jahres 1984 lagen bei 220 Patienten endogene Depressionen vor, die diagnostische Verteilung der 57 verbleibenden Patienten ist Tabelle 1 zu entnehmen.

Diese Patienten litten in der Regel an Psychoseerkrankungen, die entweder klinisch besonders schwer ausgeprägt oder therapieresistent waren. Entsprechend vermittelt die

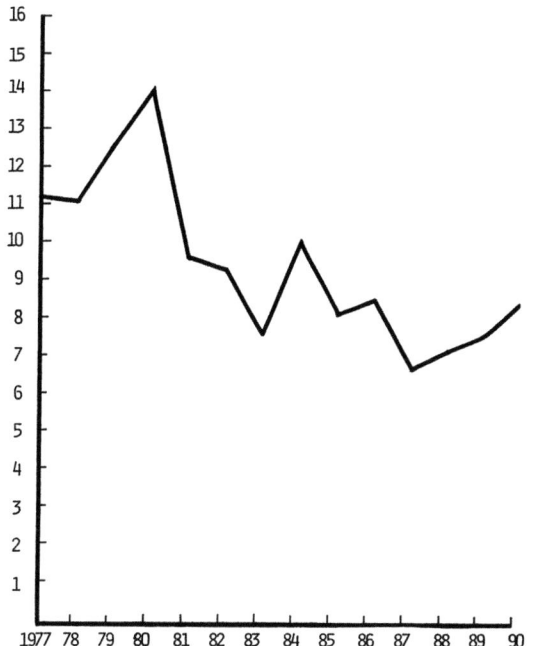

Abb. 1. Anzahl der Behandlungen der Zugänge (in Prozent) in den Jahren 1977–1990

Tabelle 1. Diagnostische Verteilung EKT-behandelter Patienten im Psychiatrischen Krankenhaus Aarhus, Dänemark, im Jahre 1984

Diagnose	Zahl der EKT-Serien	Anteil an Gesamtzahl der EKT-Serien (%)
Endogene Depression	220	79,4
Manie	17	6,1
Erhaltungstherapie	1	0,4
Manisch-depressive Mischzustände	20	7,2
Schizophrenie	8	2,9
Reaktive Psychose	8	2,9
Akutes Verwirrtheitssyndrom (delirantes Syndrom)	1	0,4
Andere Diagnosen	2	0,7
Alle Diagnosen	277	100

2936 EKT-Einzelbehandlungen wurden in 277 EKT-Serien appliziert, entsprechend einem Mittelwert von 10,6 Einzelbehandlungen pro Serie

Untersuchung einen Eindruck von der Wirksamkeit der EKT bei diesem Teilkollektiv. In der Regel wurde die unilaterale Stimulation der nichtdominanten Hemisphäre mit Elektrodenplazierung nach d'Elia (1970) eingesetzt, 4 Behandlungen wurden pro Woche durchgeführt. Bei einigen Fällen besonders schwer ausgeprägter Psychosen mit be-

Tabelle 2. Therapeutische Ergebnisse von 57 EKT-Serien bei 51 Patienten mit schweren psychiatrischen Erkrankungen mit Ausnahme endogener Depressionen

Diagnose	Serie (n)	Alter Mittelwert (J)	EKT-Stimulat. pro Serie Mittelwert	Therapeut. Effekt Zahl d. EKT-Serien (n) +++		++	+	0	Rascher Rückfall (innerhalb 3 Monate) Zahl der Serien (n)	(%)
Manie	17	41,4	10,8	10	6	1			6	35
Manisch-depressive Mischzustände	20	46,7	11	13	5	1	1		6	31
Erhaltungstherapie	1	38	2				1			
Schizophrenie	8	35	9,5	5	3				4	50
Reaktive Psychose	8	39,5	9,4	1	3		4		1	25
Verwirrtheitssyndrom/Delir	1	67	7	1					0	0
Andere Diagnosen	2	47,5	11	2						

ginnender Verwirrtheit oder deliranter Symptomatik wurden am ersten Behandlungstag 3 oder 4 Behandlungen „en bloc" durchgeführt. Tabelle 2 zeigt die Behandlungsergebnisse in den verschiedenen Erkrankungsgruppen.

17 Behandlungsserien wurden bei 15 Patienten mit Manie gegeben. Das manische Syndrom bestand bei allen Patienten seit mehreren Wochen oder Monaten, gelegentlich drohte eine delirante Zuspitzung der Manie. Alle Patienten waren mit hohen Dosen von Neuroleptika, häufig in Kombination mit Lithium oder Carbamazepin erfolglos vorbehandelt. Die EKT-Serien bestanden aus 3–17 Einzelbehandlungen (Mittelwert 10,8). Die EKT führte mit der Ausnahme eines Patienten zu einer klinischen Besserung, in 6 Fällen kam es rasch zu einer erneuten Exazerbation, bei 2 Patienten wurde eine weitere EKT-Serie mit guter klinischer Wirksamkeit angeschlossen.

Bei 19 Patienten (20 Behandlungsserien) bestand die Indikation in manisch-depressiven Mischzuständen. Alle Patienten waren schwerkrank, zeigten ausgeprägte Angespanntheit, Antriebssteigerung, gelegentliche Aggressivität, Angst in Verbindung mit depressiver Stimmung sowie depressivem Wahn, alle Patienten waren schwer psychopathologisch beeinträchtigt. Sie waren mit hohen Dosen von Neuroleptika und Antidepressiva über längere Zeitspannen ohne klinischen Effekt vorbehandelt. Im Mittel wurden 11 Einzelbehandlungen pro Serie appliziert, die Spannbreite reichte von 2–20 Einzelbehandlungen. Bei 13 Patienten führte die EKT-Behandlung zur Remission, 5 Patienten boten bei klinischer Besserung zum Ende der EKT-Serie noch mild ausgeprägte manische, depressive oder gemischte Syndrome und wurden medikamentös weiterbehandelt. Bei 6 Patienten kam es nach Remission unter EKT zu einer raschen Reexazerbation, ein Patient erhielt eine 2. EKT-Serie, wiederum mit gutem klinischen Effekt.

Ein Patient mit „rapid cycling" erhielt 6 EKT-Serien (alle im Jahre 1984), 3mal wegen Manie, 2mal wegen manisch depressiver Mischzustände und 1mal im Rahmen der Erhaltungstherapie. Die EKT zeigte jeweils eine exzellente therapeutische Wirksamkeit, allerdings war die klinische Stabilisierung oft von kurzer Dauer.

6 Patienten mit schizophrenen Psychosen wurden mit 8 EKT-Serien behandelt, in allen Fällen waren wiederholte, schwer ausgeprägte psychotische Symptome mit Aggressivität der Grund für die Indikationsstellung zur EKT. Bei 5 Behandlungsserien von 3 Patienten lagen auch depressive Symptome vor. 3–14 Einzelbehandlungen (Mittelwert 9,5) wurden gegeben. Unter Berücksichtigung der schwerwiegenden psychopathologischen Beeinträchtigungen aller Patienten von EKT waren die therapeutischen Effekte erheblich. Bei 4 Patienten kam es zu einer deutlichen, anhaltenden klinischen Besserung. Sie wurden stiller, freundlicher und ausgeglichen, allerdings blieben paranoide Symptome, gelegentliche Halluzinationen und die ihre Erkrankung charakterisierende Kontaktstörung bestehen. Unter den 6 EKT-behandelten Patienten konnten lediglich 2 Patienten kurz nach der EKT-Serie aus stationärer Behandlung entlassen werden.

8 Patienten mit einer reaktiven Psychose wurden mit EKT behandelt. Sie waren in der Regel schwerkrank, ängstlich und unruhig, einige boten Wahnsymptome, Desorientiertheit oder depressive Verstimmung. Andere hatten Halluzinationen, ein Patient zeigte ein beginnendes Verwirrtheitssyndrom (Delirium). Die EKT-Serien bestanden aus 2–18 Einzelbehandlungen (Mittelwert 9,4 EKT-Behandlungen pro Serie). 3 Patienten besserten sich deutlich, in der Regel verblieb eine depressive Restsymptomatik. Bei 4 Patienten war die klinische Wirksamkeit unzureichend oder blieb aus. Bei einem Patienten kam es zu einer Remission, einer der klinisch gebesserten Patienten verschlechterte sich kurze Zeit später (depressives Syndrom).

Eine 67jährige Patientin wurde wegen eines akuten deliranten Syndroms mit EKT behandelt. Im Verlaufe einer schwer ausgeprägten Manie mit erheblicher Antriebssteigerung, Unruhe, Aggressivität und Schlafstörung entwickelten sich Bewußtseinstrübung, unverständliche Sprache und Fieber. Es erfolgten 7 EKT-Behandlungen, nach 5 Behandlungen war angesichts einer Pneumonie eine Unterbrechung nötig, nach Reexazerbation des maniformen Syndroms erfolgten 2 weitere EKT-Behandlungen. Nunmehr kam es zur Stabilisierung, die Stimmung war in Mittellage, die Patientin erreichte einen stabilen Zustand wie vor der akuten Exazerbation, eine weitere Therapie war nicht erforderlich.

Angesichts der geschilderten Ergebnisse kann die EKT als klinisch wirksam nicht nur bei depressiven Erkrankungen, sondern auch in der Behandlung unterschiedlicher anderer Psychoseerkrankungen angesehen werden. Die EKT ist somit bei einer Vielfalt psychotischer Syndrome ein wichtiges therapeutisches Instrument, auf das immer dann zurückgegriffen werden kann, wenn andere Behandlungsmethoden ihr therapeutisches Ziel verfehlen. Leider fand sich auch in der vorliegenden Untersuchung eine Tendenz zu raschen Rückfällen oder Reexazerbationen sowohl bei manischen Syndromen als auch bei manisch-depressiven Mischzuständen, jedoch führte die EKT bei den meisten der schwer psychotisch erkrankten Patienten zu einer klinischen Besserung. Bei dem genannten Patienten mit akuter deliranter Symptomatik, welche eine potentiell lebensbedrohliche Zuspitzung der Psychoseerkrankung darstellte, bewährte sich die EKT als eine möglicherweise lebensrettende Notfallbehandlungsmaßnahme.

EKT-Nebenwirkungen: Allgemeine Erfahrungen

Anstrengungen der letzten Jahre haben zu einer Verminderung unerwünschter Nebenwirkungen der EKT geführt. Dies gilt insbesondere für die Anwendung der unilateralen, nichtdominanten Stimulationstechnik, deren Einführung die mnestischen Störungen nach EKT zu einem überwiegend geringfügigen Problem gemacht hat. Untersuchungen unserer Klinik (Strömgren 1977) zeigen, daß am Tag nach einer Serie unilateraler EKT der Gedächtnisquotient („memory quotient", Wechsler's Adult Intelligence Scale) sehr nah bei den Mittelwerten eines Normalkollektivs liegt. Eine weitere Reduktion der mnestischen Beeinträchtigung kann wahrscheinlich durch die Verwendung der Kurzstimulationstechnik („brief-stimulus technique") erreicht werden, bei welcher ein Anfall mit 50% der bislang erforderlichen Energie durch Verabreichung eines sinusförmigen Stimulus, was beispielsweise mit Mecta- oder Thymatron-Geräten erreicht werden kann. Es gibt Hinweise, daß die unilaterale EKT-Stimulation der nichtdominanten Hemisphäre mit einem geringen intrazerebralen Stromfluß, einer weniger ausgeprägten Generalisierung der Krampfaktivität sowie mit einer geringer ausgeprägten postiktalen Suppression in der dominanten, kontralateralen Hemisphäre einhergeht (Weiner et al. 1986). Dies ist wahrscheinlich die Erklärung für die geringer ausgeprägte Gedächtnisstörung nach unilateraler Stimulation, da nach Ottosson (1960, 1962) der Stromfluß im Gehirn die mnestischen Störungen, hingegen die Krampfaktivität des Gehirns den therapeutischen Effekt hervorruft.

Dennoch berichten einige Patienten nach EKT über eine Beeinträchtigung von Gedächtnisfunktionen, die vom Untersucher manchmal nachvollzogen werden kann. Zu berücksichtigen ist, daß depressive Erkrankungen zu mnestischer Beeinträchtigung führen, so daß eine fortbestehende depressive Störung ebenfalls als Grund für Gedächtnisstörungen in Betracht kommt, was die Fortführung der antidepressiven Therapie erforderlich macht. In diesem Zusammenhang ist erwähnenswert, daß Gedächtnisfunktionen sich infolge einer Verminderung der depressiv bedingten mnestischen Beeinträchtigung in der Regel im Verlaufe einer unilateraler EKT-Serie verbessern. In einigen Fällen kommt es jedoch ohne Zweifel zu einer zumeist geringfügigen Beeinträchtigung mnestischer Funktionen nach der EKT, dies ist jedoch immer zeitlich begrenzt und bildet sich im Verlauf einiger Wochen oder Monate vollständig zurück. Es besteht Übereinstimmung, daß mnestische Beeinträchtigungen nach bilateraler EKT deutlicher ausgeprägt sind als bei Wahl der unilateralen, nichtdominanten Stimulationstechnik. Die letztere sollte daher bei der großen Mehrzahl der Patienten bevorzugt werden. Untersuchungen unserer Klinik (Strömgren 1984) zeigen, daß auch die schwersten psychiatrischen Krankheitsbilder mit befriedigender Wirksamkeit mit unilateraler EKT behandelt werden können und daß die Ergebnisse denen der bilateralen EKT-Technik entsprechen. Allerdings besteht in diesem Punkt noch keine Einigkeit.

Wie verhält es sich mit langfristigen Gedächtniseinbußen nach EKT? Führt die EKT zu Hirnschäden? Es gibt Patienten, die auch ohne begleitende depressive Symptomatik nach EKT über eine Verschlechterung ihres Gedächtnisses gegenüber der Zeit vor der EKT-Behandlung berichten. Verschiedene Gründe kommen hierfür in Frage: Die Klagen der Patienten könnten in den Vorurteilen, welche in den letzten Jahren Mythen bezüglich der Nebenwirkungen von EKT mit sich brachten, begründet sein. Auch ist bei der Angabe einer Verschlechterung mnestischer Funktionen über lange Zeiträume eine Beeinflussung durch alterungsbedingte Funktionseinbußen vorstellbar. Ältere schwedische Untersuchungen der 50er und 60er Jahre (Cronholm u. Molander 1957; Cronholm u. Ottosson 1963) haben gezeigt, daß lediglich die Gedächtnis-Teilfunktion Retention (und nicht die Fähigkeit der Kurzzeit-Informationsspeicherung) durch EKT beeinträchtigt ist und daß sich dieser Effekt einen Monat nach EKT-Ende fast vollständig zurückgebildet hat. Dies galt in der genannten Untersuchung auch dann, wenn bilaterale Stimulation erfolgt war. Die genannten Ergebnisse schließen die Möglichkeit protrahierter oder bleibender Funktionseinbußen nicht aus, in solchen sehr seltenen Fällen hat jedoch in der Regel eine zerebrale Vorschädigung (vor EKT) vorgelegen.

Was läßt sich darüber hinaus zur Frage der Nebenwirkungen der EKT sagen? 1985 wurde der Fallbericht einer 89jährigen Patientin publiziert, bei der nach 1250 EKT-Behandlungen die Hirnsektion keine Zeichen der Hirnschädigung ergab (University of Louisville School of Medicine). Bergholm et al. (1989) führten in Schweden CT-Untersuchungen bei 40 Patienten mit affektiver Erkrankung nach EKT durch, die mittlere Zahl von EKT-Behandlungen lag bei 16 Stimulationen (Maximum 46), auch hatten zahlreiche Patienten infolge hyperventilationsbedingter Hypokapnie langdauernde Anfälle gehabt. Dennoch fanden sich keine CT-Veränderungen. Devenand et al. (1990) berichteten die unkomplizierte EKT-Durchführung bei einem 74jährigen Mann mit Aortenaneurysma.

Im Zusammenhang mit den EKT-Nebenwirkungen sollte erwähnt werden, daß die typischen unerwünschten Effekte medikamentöser antidepressiver Therapie wegfallen, besonders erwähnenswert sind anticholinerge und kardiotoxische Wirkungen (Guttmacher u. Greenland 1990), welche ein wichtiges Argument für die Indikationsstellung zur EKT besonders bei älteren Patienten oder relevanter somatischer Komorbidität darstellen. Auch sollte daran erinnert werden, daß die EKT die durch spontane epileptische Anfälle induzierten Schäden nicht nach sich zieht, da die induzierten epileptischen Anfälle sich bezüglich Atmung, Kreislauf und Krampfdauer unter kontrollierten Bedingungen manifestieren, und die Möglichkeit ärztlicher Intervention jederzeit besteht. Bei sachgerechter Durchführung der EKT besteht somit die Gefahr einer Entstehung der von spontanen epileptischen Anfällen bekannten zerebralen Folgeschäden nicht.

Ansichten und Einstellungen zur EKT

Die unerwünschten Wirkungen der EKT waren zum Zeitpunkt der Einführung in den 30er Jahren unübersehbar, teilweise unvorhersehbar und unkontrollierbar. Entsprechend war es naheliegend und selbstverständlich, daß in Dänemark wie in anderen Ländern die Behörden forderten, daß die Angehörigen eine Einverständniserklärung unterschreiben sollten. 1955 wurde die Bedingung der schriftlichen Einverständniserklärung ausgesetzt, als nach 2 Jahrzehnten klinischer Erfahrung und Verbesserung der EKT-Technik die Erkenntnis sich durchgesetzt hatte, daß die EKT keine speziellen Risiken mit sich brachte. Diese Sichtweise der kontrollierenden Behörden hat zu der Etablierung einer sachlichen und undramatischen Atmosphäre im Zusammenhang mit der EKT-Behandlung in der Psychiatrie beigetragen.

Schlußfolgerungen

Abschließend kann gesagt werden, daß die EKT die wirkungsvollste Behandlung der endogenen Depression darstellt und darüber hinaus bei zahlreichen weiteren Psychoseerkrankungen in solchen Situationen zu einer klinischen Verbesserung führt, in denen die psychopharmakologische Therapie ohne den gewünschten therapeutischen Effekt bleibt. Unter optimalen, zeitgerechten Umständen (Anästhesie, Oxygenierung und Muskelrelaxation) ist die EKT eine sehr milde, schonende und sichere Behandlungsmethode, welche auch in Fällen kardialer oder zirkulatorischer Insuffizienz toleriert werden kann. Die EKT hat seit der Einführung der unilateralen Stimulationstechnik keine wesentlichen Nebenwirkungen und hat einen besonderen Indikationsbereich in der Behandlung älterer Patienten, bei denen somatische Komorbidität das Nebenwirkungsrisiko anderer antidepressiver Behandlungsmethoden erhöht und darüber hinaus der therapeutische Effekt der EKT besonders überzeugend ist. Nach einer vorübergehenden Abnahme des Einsatzes der EKT ist ihre Anwendung nunmehr im Anstieg begriffen, eine weitere Intensivierung des Einsatzes der EKT erscheint indiziert, um einer größeren Zahl psychotischer Patienten die beste Behandlungsoption zukommen zu lassen.

Literatur

Babigian HM, Guttmacher LB (1984) Epidemiologic considerations in electroconvulsive therapy. Arch Gen Psychiatry 41: 246–253

Bergsholm P, Larsen JL, Rosendahl K, Holsten F (1989) Electroconvulsive therapy and cerebral computed tomography. Acta Psychiat Scand 80: 566–572

Brandon S, Cowley P, McDonald C, Neville P, Palmer R, Wellstood-Eason S (1985) Leicester ECT trial: results in schizophrenia. Br J Psychiatry 146: 177–183

Cronholm B, Molander L (1957) Memory disturbances after electroconvulsive therapy. 1. Conditions 6 hours after electroshock treatment. Acta Psychiat Neurol Scand 32: 280–306

Cronholm B, Ottosson J-O (1963) The experience of memory function after electroconvulsive therapy. Br J Psychiatry 109: 251–288

D'Elia G (ed) (1970) Unilateral electroconvulsive therapy. Acta Psychiat Scand (Suppl 215)

Devenand DP, Malitz S, Sackeim HA (1990) ECT in a patient with aortic aneurysm. J Clin Psychiatry 51: 255–256

Friedel RO (1986) The combined use of neuroleptics and ECT in drug resistant schizophrenic patients. Psychopharmacol Bull 22: 928–930

Gujavarty K, Greenberg LB, Fink M (1987) Electroconvulsive therapy and neuroleptic medication in therapy-resistant positive-symptom psychosis. Convulsive Ther 3: 185–195

Guttmacher LB, Greenland P (1990) Effects of electroconvulsive therapy on the electrocardiogram in geriatric patients with stable cardiovascular diseases. Convulsive Ther 6: 5–12

Holden C (1985) Editorial comment: A guarded endorsement for shock therapy. Science 228: 1510–1511

Kirow K (1972) Untersuchungen über den Verlauf zykloider Psychosen. Psychiatr Neurol Med Psychol (Leipzig) 24: 726–732

Kramer BA (1985) Use of ECT in California, 1977–1983. Am J Psychiatry 142: 1190–1192

Kramp P, Bolwig TG (1981) Electroconvulsive therapy in acute delirious states. Compr Psychiatry 22: 368–371

Latey RH, Fahy TJ (1985) Electroconvulsive therapy in the Republic of Ireland, 1982. Galway University Press, Galway

Meduna Lv (1937) Konvulsionstherapie der Schizophrenie. Carl Marhold Verlagsbuchhandlung, Halle a. S.

Ottosson J-O (ed) (1960) Experimental studies of the mode of action of electroconvulsive therapy. Acta Psychiat Scand (Suppl 145)

Ottosson J-O (1962) Electroconvulsive therapy: Electrostimulatory or convulsive therapy? J Neuropsychiatry 3: 216–220

Roberts AH (1983) The value of ECT in delirium. Br J Psychiatry 34: 653–655
Scott AF (1989) Which depressed patients will respond to electroconvulsive therapy: The search for biological predictors of recovery. Br J Psychiatry 154: 8–17
Shugar G, Hoffman BF, Johnston JD (1984) Electroconvulsive therapy for schizophrenia in Ontario: a report on therapeutic polymorphism. Compr Psychiatry 25: 509–520
Small JG (1985) Efficacy of electroconvulsive therapy in schizophrenia, mania, and other disorders. I. Schizophrenia. Convulsive Ther 1: 263–270
Small JG, Milstein V, Klapper MH, Kellams JJ, Miller MJ, Small IF (1986) Electroconvulsive therapy in the treatment of manic episodes. Ann N Y Acad Sci 462: 37–49
Smith E, Richman A (1984) Electroconvulsive therapy: a Canadian perspective. Can J Psychiatry 29: 693–699
Strömgren LS (1977) The influence of depression on memory. Acta Psychiat Scand 56: 109–128
Strömgren LS (1988) Electroconvulsive therapy in Aarhus, Denmark, in 1984: Its application in nondepressive disorders. Convulsive Ther 4: 306–313
Strömgren LS (1991) Electroconvulsive therapy in the Nordic countries, 1977–1987. Acta Psychiat Scand 84: 428–434
Thomas J, Reddy B (1982) The treatment of mania: a retrospective evaluation of the effects of ECT, chlorpromazine, and lithium. J Affective Disord 4: 85–92
University of Louisville School of Medicine (1985) 1250 electroconvulsive treatments without evidence of brain injury. Br J Psychiatry 147: 203–204
Van Valkenburg C, Clayton PJ (1985) Electroconvulsive therapy in schizophrenia. Biol Psychiatry 20: 699–700
Weiner RD, Rogers HJ, Davidson JRT, Squire LR (1986) Effects of stimulus parameters on cognitive side effects. Ann N Y Acad Sci 462: 5–11
Winslade WJ, Liston EH, Ross JW, Weber KD (1984) Medical, judicial, and statutory regulation of ECT in the United States. Am J Psychiatry 141: 1349–1355

EKT: Praktische Durchführung im Interesse raschen Therapieerfolges*

J.-O. OTTOSSON

Die Elektrokonvulsiontherapie (EKT) sollte den Anforderungen optimaler therapeutischer Wirksamkeit und Verträglichkeit in der Behandlung psychiatrischer Erkrankungen gerecht werden. Die Hauptindikation der EKT stellen sehr ausgeprägte endogen-depressive (melancholische) Syndrome dar, allerdings wird die EKT auch in der Behandlung deliranter Syndrome, katatoner Zustandsbilder, schizoaffektiver Psychosen, von Wochenbettpsychosen, psychogener Verwirrtheit sowie des malignen neuroleptischen Syndroms und schwerer Parkinson-Syndrome erfolgreich eingesetzt (Ottosson 1987). Die Grundlage der antidepressiven Wirkung der EKT stellt der Grand-mal-Anfall dar; die EKT ist somit eine „konvulsive" und keine „elektrische" Behandlungsmethode. Es ist unwahrscheinlich, daß die Beteiligung eines jeden Hirnanteils am epileptischen Geschehen für den Therapieerfolg gleichermaßen bedeutsam ist, vielmehr erscheint das Erreichen hypothalamischer Strukturen durch die Anfallsaktivität entscheidend für das Erreichen antidepressiver Wirksamkeit (Fink u. Nemeroff 1989; Fink u. Ottosson 1980; Ottosson 1962). Es sollte somit eines der Hauptziele der EKT-Durchführung sein, eine Beteiligung tiefer, hypothalamischer Strukturen am Anfallsgeschehen zu sichern. Weiterhin sollte die EKT-Technik eine Minimierung der unerwünschten Wirkungen anstreben. Diese beiden Hauptanforderungen an die EKT können in den Begriffen optimaler Wirksamkeit und Sicherheit zusammengefaßt werden.

Wirksamkeit

Zu Zeiten, als die EKT ohne Narkose und Muskelrelaxation durchgeführt wurde, gab es selten Zweifel daran, ob ein Grand-mal-Anfall mit wahrscheinlicher Beteiligung des Hypothalamus eingetreten war. Die moderne EKT-Durchführung mit anästhesiologischer Betreuung kann die Klärung der Frage, ob ein generalisierter Anfall ausgelöst wurde, deutlich erschweren und gelegentlich sogar verhindern, daß überhaupt ein Grand-mal-Anfall ausgelöst wird. In der klinischen Praxis besteht eine Tendenz zu tieferen Narkosen, als klinisch erforderlich ist. Dies hat zwei negative Auswirkungen: Die Krampfschwelle wird angehoben, was die Applikation von mehr Elektrizität erforderlich macht und somit das Risiko psychoorganischer Nebenwirkungen erhöht; desweiteren wird die Ausbreitung der Krampfaktivität im Gehirn erschwert, dies gilt insbesondere bei unilateraler Stimulationstechnik. Kurze Krampfdauer ist als Warnsignal bei zu tief gewählter Narkose anzusehen. Bei einem Patienten, dessen Gehirn zur Aus-

---

* Übersetzt von Dr. T. Becker, Würzburg

lösung eines generalisierten Anfalls von 60 s Dauer fähig ist, bei dem der induzierte Grand-mal-Anfall jedoch nur 30 s dauert, ist das induzierte Anfallsereignis offensichtlich submaximal und somit klinisch weniger wirksam.

Die begleitende Gabe von Benzodiazepinen wirkt in der gleichen, unerwünschten Richtung. Benzodiazepine sind antikonvulsiv wirksam, ihre parallele Anwendung mit EKT ist unlogisch und kontraproduktiv. Aufgrund ihrer langen Halbwertszeiten ist es nicht ausreichend, die Medikation am Abend vor der EKT-Behandlung abzusetzen.

Suxamethonium wird häufig in hohen Dosen appliziert, welche spezielle Methoden des Anfalls-Monitoring erforderlich machen. Die Ableitung des EEG oder EMG wie auch die Unterbindung des Blutflusses in einem Arm (Tourniquet) erlauben eine Aussage darüber, ob sich die Anfallsaktivität über beide Hemisphären ausgedehnt hat, geben hingegen keinen Aufschluß über die Beteiligung hypothalamischer Strukturen. Da eine klinische Routinemethode zur Dokumentation der Einbeziehung des Hypothalamus nicht verfügbar ist, besteht die einzige Möglichkeit optimaler EKT-Durchführung in der Schaffung von Bedingungen, welche eine möglichst unbeeinträchtigte Ausbreitung der Krampfaktivität vom Stimulationsort durch das gesamte Gehirn ermöglichen. Die einfachste und zuverlässigste Monitoring-Methode stellt im klinischen Alltag eine Muskelrelaxation dar, welche die Beobachtung des generalisierten Charakters des Anfallsereignisses gerade eben zuläßt.

Ein epileptischer Anfall kann sich auf beide Hemisphären ausbreiten, von hinreichender Dauer sein und dennoch die tiefen Hirnstrukturen aussparen. Submaximale, sog. dissoziierte Anfallsmuster sind seit langem bekannt und charakterisiert durch Atmungsbeginn vor Anfallsende, sofortiges Aufwachen nach dem Anfall sowie unerwünschte, subjektiv unangenehme Nachwirkungen der Relaxation (d'Elia et al. 1983; Liberson 1953). Derartige Anfälle werden gelegentlich mit sehr kurzdauernden Stimulationspulsen ausgelöst, ihre antidepressive Wirksamkeit ist im Vergleich zu Anfällen, welche mit längeren Strompulsen ausgelöst werden geringer (Cronholm u. Ottosson 1963). Eine exakte Bestimmung der optimalen, kurzdauernden Stimulationstechnik ist nicht möglich, jedenfalls induziert das in Deutschland gängige Siemens-Gerät, welches 5 ms dauernde Pulse auslöst, epileptische Anfälle mit optimaler Wirksamkeit auch bei unilateraler Stimulation.

Zum Zwecke der Sicherung einer Anfallsausbreitung im gesamten Gehirn ist bei unilateraler Stimulationstechnik eine hinreichend überschwellige Stimulation erforderlich. Wenn die Stimulationsstärke nur knapp die Krampfschwelle überschreitet, sind unilateral ausgelöste Anfälle klinisch weniger wirksam als bilateral induzierte Krampfereignisse (Sackeim et al. 1987), was wahrscheinlich auf eine unzureichende Einbeziehung von Hirnstammstrukturen zurückzuführen ist.

Sicherheit

In der gegenwärtigen klinischen Praxis ist die Anwendung von gleichgerichteten Stimulus-Pulsen an Stelle eines Wechselstroms eine Selbstverständlichkeit, um die unerwünschten psychoorganischen Wirkungen nach EKT zu vermeiden, welche sich in Folge eines Überschusses an applizierter Elektrizität einstellen. Es ist nicht gleicher maßen offensichtlich, daß die unilaterale nichtdominante Stimulation die Technik der Wahl darstellt. Übereinstimmung besteht darin, daß die unilaterale EKT gegenüber bilateraler Stimulation den Vorteil geringer ausgeprägter und kürzer dauernder mnestischer Störungen hat, andererseits beharren zahlreiche klinische Psychiater auf der im Vergleich zur unilateralen Technik besseren antidepressiven Wirksamkeit der bilateralen Methode. Eine Durchsicht der großen Zahl vergleichender Studien zeigt, daß die Überlegenheit der bilateralen EKT zu einem wesentlichen Anteil durch den zu gering gewählten Elektrodenabstand bei unilateraler Stimulation erklärt werden kann (Ottosson 1991; Pettinati et al. 1986), da die meisten Untersucher bei unilateraler Stimulation die Elektroden nach Lancaster et al. (1958) plazierten (Abb. 1). Ein kurzer Elektrodenabstand kann in klinisch unerwünschter Weise mit einer zu tief gewählten Narkose und gelegentlich einer parallelen Benzodiazepin-Medikation zusammenwirken und die Ausbreitung der Anfallsaktivität über den unilateralen Fokus hinaus verhindern. Die Plazierung der Elektroden nach D'Elia (1970), McAndrew et al. (1967) oder Muller (1971) schafft die für eine Ausbreitung des Anfalls im gesamten Gehirn erforderlichen Bedingungen. Die unilaterale, nichtdominante Stimulation mit einem weiten Elektrodenabstand, mäßig überschwelliger Stimulation und oberflächlicher Narkose stellt unter Vermeidung paralleler Benzodiazepin-Medikation eine gegenüber der bilateralen Stimulationstechnik äquipotente Behandlungsmethode dar, und hat den Vorteil der Vermeidung unnötig ausgeprägter und langdauernder psychoorganischer Syndrome (Ottosson 1991).

Zusammenfassend bringt die kurze Krampfdauer eine niedrige antidepressive Wirksamkeit mit sich und sollte zu einer Überprüfung der EKT-Technik führen: Eine zu tief gewählte Narkose sowie die Interferenz mit einer Benzodiazepin-Therapie sollten ausgeschlossen werden. Eine nur mäßige Muskelrelaxation ermöglicht es, klinisch sicherzustellen, daß ein Grand-mal-Anfall ausgelöst wurde. Bei oberflächlicher Narkose garantiert die nichtdominante unilaterale, mäßig überschwellige Stimulationstechnik mit großem Elektrodenabstand optimale antidepressive Wirksamkeit und ein Minimum an psychoorganischen Nebenwirkungen.

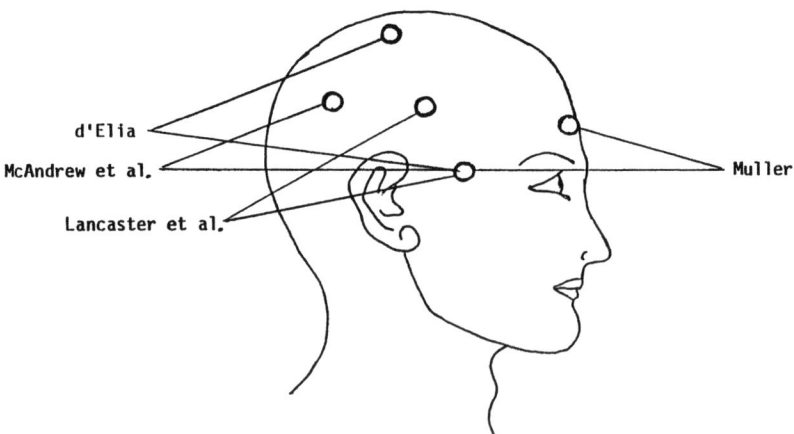

Abb. 1. Unilaterale Elektrodenpositionen

Literatur

Cronholm B, Ottosson J-O (1963) Ultrabrief stimulus technique in electroconvulsive therapy II. Comparative studies in therapeutic effects and memory disturbance in treatment of endogenous depression with the Elther ES electroshock apparatus and Siemens Konvulsator III. J Nerv Ment Dis 137: 268–276

d'Elia G (1970) Unilateral electroconvulsive therapy. Acta Psychiatr Scand (Suppl 215)

d'Elia G, Ottosson J-O, Strömgren LS (1983) Present practice of electroconvulsive therapy in Scandinavia. Arch Gen Psychiatry 40: 577–581

Fink M, Ottosson J-O (1980) A theory of convulsive therapy in endogenous depression: significance of hypothalamic functions. Psychiatr Res 2: 49–61

Fink M, Nemeroff CB (1989) A neuroendocrine view of ECT. Convulsive Ther 5: 296–304

Lancaster N, Steinert R, Frost I (1958) Unilateral electroconvulsive therapy. J Ment Sci 104: 221–227

Liberson WT (1953) Current evaluation of electric convulsive therapy. Correlation of the parameters of electric current with physiologic and psychologic changes. Res Publ Ass Nerv Ment Dis Proc 31: 199–231

McAndrew J, Berkey B, Mattews C (1967) The effects of dominant and nondominant unilateral ECT as compared to bilateral ECT. Am J Psychiatry 124: 69–76

Muller DJ (1971) Unilateral ECT. Dis Nerv Syst 32: 422–424

Ottosson J-O (1962) Seizure characteristics and therapeutic efficiency in electroconvulsive therapy: An analysis of the antidepressive efficiency of grand mal and lidocaine-modified seizures. J Nerv Ment Dis 135: 239–251

Ottosson J-O (1987) Elektrokrampftherapie. In: Kisker KP, Lauter H, Meyer J-E, Müller C, Strömgren E (Hrsg) Psychiatrie der Gegenwart, Bd 5: Affektive Psychosen. Springer, Berlin Heidelberg New York Tokyo, S 343–367

Ottosson J-O (1991) Is unilateral nondominant ECT as efficient as bilateral ECT? A news look at the evidence Convulsive Ther 7: 190–200

Pettinati HM, Mathisen KS, Rosenberg J, Lynch J (1986) Meta-analytical approach to reconciling discrepancies in efficacy between bilateral and unilateral ECT. Convulsive Ther 2: 7–17

Sackeim HA, Decina P, Kanzler M, Kerr B, Malitz S (1987) Effects of electrode placement on the efficacy of titrated, low-dose ECT. Am J Psychiatry 144: 1449–1455

Zur Wirksamkeit der neuroelektrischen Therapie bei Therapieresistenz

A. KLIMKE, E. KLIESER

Einleitung

Durch die Erfolge der Psychopharmakotherapie wurde der Indikationsbereich der NET, die sowohl bei endogenen Depressionen, aber auch bei Schizophrenen angewandt wurde, zunächst sehr stark eingeschränkt. In den letzten Jahren zeigt sich aber weltweit wieder eine deutliche Zunahme der Anwendung dieses Behandlungsverfahrens.

In der Bundesrepublik Deutschland hingegen wird die NET jedoch nach wie vor relativ selten in einem streng eingegrenzten Indikationsbereich angewendet.

Obwohl die NET in der Bundesrepublik nur bei sehr schwer gestörten, oftmals vital gefährdeten Patienten angewendet wird, bei der alle zuvor angewandten Therapieverfahren keine ausreichende Wirkung gezeigt haben, gibt es aktuell wieder Bedenken von politischer Seite. In der Koalitionsvereinbarung der den letzten Berliner Senat tragenden Parteien wurde auf Veranlassung der AL ein Prüfauftrag zum Verbot der NET formuliert, und eine geplante prospektive Studie zur Wirksamkeit der NET in unserer Klinik scheiterte am Widerstand der „Grünen" im Landschaftsverband Rheinland.

Methodik

Die Krankenakten von 65 neuroelektrisch behandelten Patienten, die nach den unten definierten Kriterien an pharmakotherapeutisch resistenten endogenen Psychosen litten, wurden retrospektiv ausgewertet. Einzelheiten der Methodik (Definition von Therapieresistenz und Beurteilungskriterien für die klinische Besserung), an die bei retrospektiven Untersuchungen besondere Anforderungen zu richten sind, und die Durchführung der NET haben wir an anderer Stelle (Klimke u. Klieser 1991) ausführlich dargestellt.

Die Patienten wurden entsprechend der ICD-9 und der revidierten Fassung des Diagnostischen und Statistischen Manuals Psychischer Störungen (DSM-III-R) diagnostisch klassifiziert.

Erfaßt wurden das Alter bei der stationären Aufnahme, das Alter der Ersterkrankung, die Dauer der Erkrankung (bezogen auf den Zeitpunkt der Erstmanifestation), das Geschlecht, die Art und Dauer der stationären medikamentösen Vorbehandlung, die Gründe für die Indikation zur NET, Begleitmedikation während der NET, die Anzahl der pro NET-Serie durchgeführten Einzelbehandlungen, Begleitwirkungen im Zusammenhang mit der Behandlung und die Art der medikamentösen Weiterbehandlung.

Orientiert an der Methodik früherer Untersuchungen (s. Gaspar u. Samarasinghe 1982; Karlinski u. Shulman 1984) wurde die *initiale Besserung* nach Abschluß einer NET-Serie abhängig vom psychopathologischen Zustandsbild im Vergleich zum Zustand vor Beginn der NET beurteilt. Das Urteil sollte in fünf Stufen abgegeben werden, wobei Patienten mit Voll- oder Teilremission als „Responder", und alle übrigen Patienten als „NET-Non-Responder" klassifiziert wurden.

Unter Berücksichtigung des weiteren Krankheitsverlaufes wurde das *längerfristige Behandlungsergebnis* in drei Stufen (gut/mäßig/nicht zufriedenstellend) definiert.
Die erhobenen Ausgangsdaten wurden nach den Hauptdiagnosegruppen Schizophrenie bzw. affektive Psychose getrennt ausgewertet. Zur statistischen Auswertung wurden in jeder Diagnosegruppe NET-Responder und Net-Non-Responder getrennt.

Ergebnisse

Die nach den Hauptdiagnosen Schizophrenie (n = 43) bzw. affektive Psychose (n = 22) getrennt ausgewerteten Gruppen unterscheiden sich statistisch signifikant in mehreren Parametern (Tabelle 1).
Bei den Schizophrenen ist der Anteil der Frauen überzufällig erhöht. Die schizophrenen Patienten sind im Vergleich zu den affektiven Psychosen signifikant jünger bei Ersterkrankung und jünger bei der aktuellen Aufnahme, sie weisen bezogen auf den Zeitpunkt der Erstmanifestation der Psychose eine deutlich längere Krankheitsdauer auf und haben signifikant mehr stationäre Aufenthalte hinter sich. Tabelle 2 gibt einen Überblick über den Hauptgrund zur Einleitung der NET.

Tabelle 1. Patientencharakteristika nach Diagnose getrennt

	Diagnose (ICD-9)		Signif.
	295.x	296.x	
Geschlecht	11 m, 32 w.	11 m, 11 w.	*
Alter b. Ersterkr. (J.)	27,2 ± 7,7	46,5 ± 10,4	***
Alter bei NET (J.)	38,9 ± 10,8	49,9 ±9,6	***
Dauer der Erkr. (J.)	11,7 ± 11,3	4,1 ± 4,0	***
Anzahl stat. Behand.	6,0 ± 4,7	3,1 + 2,1	***
Akt. Vorbehand. (Wo.)	12,5 ± 9,5	15,6 ± 13,1	n. s.
Anzahl NET	8,5 ± 4,9	8,1 ± 4,7	n. s.

*** $p < 0,001$, * $p < 0,05$ (t-Test für unverbundene Stichproben)

Tabelle 2. Hauptgrund für Einleitung der NET

Indikation	Diagnose		Gesamt
	295.x	296.x	
Akute Suizidalität	13	10	23
Nahrungs- und Flüssigkeitsverweigerung	2	1	3
Psychotische Erregung mit akuter Gefährdung	8	–	8
Febrile Katatonie	3	–	3
Medikament. Non-Response allein	17	11	28
	43	22	65

Tabelle 3 stellt diagnostischen Subtyp und die psychopathologische Besserung der *schizophrenen* Patienten nach Abschluß einer NET-Serie dar. Bei allen diesen Patienten lag eine behandlungsbedürftige produktive psychotische Symptomatik, also eine Positivsymptomatik, vor, die entweder aus voller Gesundheit aufgetreten war, oder die sich bei chronischen Krankheitsverläufen im Sinne einer akuten Verschlechterung bestehender Symptome darstellte.

12 Patienten waren nach der NET-Serie voll remittiert, 13 Patienten wiesen eine Teilremission auf. 13 Patienten waren nur leicht gebessert, und 5 im psychopathologischen Bild unverändert.

Demgegenüber waren die Ergebnisse der therapieresistenten endogen depressiven Patienten deutlich schlechter (Tabelle 4). Nur 3 von 22 Patienten zeigten eine Vollremission, 5 waren teilremittiert, 14 hingegen NET-Non-Responder.

Das verhältnismäßig gute Ansprechen der Schizophrenen gegenüber den endogen Depressiven ist gleichfalls nicht auf die schizoaffektiven Patienten zurückzuführen. Tabelle 5 zeigt vielmehr, daß die übrigen Schizophrenen signifikant besser als die Schizoaffektiven auf die Behandlung ansprachen.

Tabelle 6 zeigt entsprechend der a priori gegebenen Definition das Behandlungsergebnis 6 Monate nach der NET-Serie. Bei den schizophrenen Patienten konnten von 25 NET-Respondern 23 innerhalb von maximal 12 Wochen aus der stationären Behandlung entlassen werden. 7 Patienten erlitten innerhalb der folgenden 3 Monate ein Rezidiv und wurden erneut stationär aufgenommen. Von diesen Patienten respondierten 3 erneut gut auf die nun als Therapie der ersten Wahl durchgeführte NET, und 4 Patienten konnten mit einer medikamentösen Behandlung zufriedenstellend behandelt werden.

Insgesamt befanden sich 16 schizophrene Patienten länger als 3 Monate nach der Entlassung aus der stationären Behandlung unter gleichzeitiger neuroleptischer Weiterbehandlung in einem stabilen, zufriedenstellenden psychischen Zustand und wiesen damit ein „gutes" Behandlungsergebnis auf.

Tabelle 3. Diagnostischer Subtyp und Besserung der schizophrenen Patienten nach der NET-Serie

Schizophrene:	(295.x)	[n]	1	2	3	4	5
Katatonie	(295.2)	6	1	4		1	
Paranoid-hall.	(295.3)	19	7	6	5	1	
Schizodepress.	(295.7)	18	4	3	8	3	
Gesamt		43	12	13	13	5	
			Responder		Non-Responder		

Tabelle 4. Besserung der therapieresistenten endogen depressiven Patienten nach der NET-Serie

Affektive Psychose	[n]	1	2	3	4	5
Endogene Depression (296.x)	22	3	5	6	8	–
		Responder		Non-Responder		

Tabelle 5. Besserung nach NET-Serie: Schizoaffektive vs. Schizophrene

	Responder	Non-Responder	Gesamt
Schizoaffektive	7	11	18
Schizophrene	18	7	25
	25	18	

Chi^2 (df: 1) = 4,71; p = 0,030

Tabelle 6. Behandlungsergebnis 3 Monate nach NET-Serie

	Diagnose		Gesamt
	295.x	296.x	
Gut	16	3	19
Mäßig	20	11	31
Nicht zufriedenstellend	7	8	15
	43	22	

Bei den Patienten mit affektiver Psychose wurden von 8 NET-Respondern 7 innerhalb von 12 Wochen entlassen. 4 dieser Patienten erlitten innerhalb von 3 Monaten ein Rezidiv mit stationärer Wiederaufnahme. Insgesamt lag 3 Monate nach der Entlassung nur bei 3 Patienten ein „gutes" Behandlungsergebnis vor. Von 8 endogen depressiven Patienten, die in ihrer Stimmungslage nach der NET-Serie unverändert waren, suizidierten sich 2 innerhalb der folgenden 6 Monate während der weiteren stationären Behandlung.

Diskussion

Während über die Wirksamkeit der neuroelektrischen Therapie bei akuten schizophrenen und affektiven Psychosen zahlreiche Untersuchungen vorliegen, gibt es nur wenige Untersuchungen bei medikamentöser Nonresponse.

Betrachtet man die Ergebnisse, so fällt das überraschend gute Ansprechen Schizophrener gegenüber den depressiven Patienten (58,1% vs. 36,4% Responder) auf. Drei Monate nach der Entlassung aus der Klinik unter einer konstanten Erhaltungsmedikation wiesen immerhin 16 Patienten (37,2%) aus der schizophrenen Gruppe, aber nur 3 Patienten (13,6%) mit affektiver Psychose ein gutes Behandlungsergebnis auf.

Hierbei ist allerdings zu berücksichtigen, daß beide diagnostische Gruppen sich in einer Reihe von Parametern, u.a. in Geschlechts- und Altersverteilung, Ersterkrankungsalter und Krankheitsdauer signifikant unterscheiden.

Nach der Literatur liegen die überzeugendsten Wirkungen der NET bei allen Formen endogener Depressionen (Ottosson 1987), und die initiale Behandlung mit Neuroleptika gilt bei akuten schizophrenen Psychosen als Therapie der ersten Wahl. Allerdings gelten diese Feststellungen nur für einen Einsatz der medikamentösen bzw. neuroelektrischen Therapie als Monotherapie und als Therapie der ersten Wahl.

So betonen Karlinsky u. Shulman (1984) die mögliche Bedeutung eines chronischen Krankheitsverlaufes für eine Nonresponse endogener Depressionen auf die NET, während ein höheres Lebensalter allein (Heinrich u. Klimke 1989) bzw. eine aktuelle Krankheitsdauer von nur wenigen Monaten (Kramer 1987) eher eine bessere Response auf die NET erwarten läßt.

Calloway et al. (1981) fanden bei neuroelektrisch behandelten Depressiven eine signifikante Erhöhung der Häufigkeit frontaler Atrophien, und diskutieren, ob möglicherweise vermehrt solche Patienten einer NET zugeführt werden, die aufgrund organischer Veränderungen gegenüber jeglichem Therapieverfahren nonresponsiv sind.

Auf der anderen Seite fanden mehrere Untersucher bei *akuten* schizophrenen Psychosen Hinweise auf eine gute Wirkung der NET bzw. einer Kombination von NET und neuroleptischer Behandlung (Ries et al. 1981; Taylor u. Fleminger 1980; Brandon et al. 1985; Friedel 1986; Gujavarty et al. 1987). Kalinowski (1986) weist in Übereinstimmung mit unseren Ergebnissen auf die möglichen guten Erfolge der NET bei medikamentös resistenten schizophrenen Syndromen hin, bei denen trotz neuroleptischer Dauerbehandlung immer wieder akute Episoden auftreten.

Zusammenfassend kommen wir aufgrund unserer Befunde zu dem Ergebnis, daß vor allem bei therapeutisch resistenten Schizophrenen mit akuter produktiver Symptomatik eine neuroelektrische Therapie relativ gute Erfolgsaussichten bietet, wohingegen bei *therapieresistenten* endogen depressiven Patienten nur in einem kleineren Teil der Fälle (möglicherweise bevorzugt bei wahnhaften Depressionen und bei bipolaren Störungen) ein klinisch bedeutsames Ansprechen festzustellen war.

Literatur

Brandon S, Cowley P, McDonald C, Neville P, Palmer R, Wellstood-Eason S (1985) Leceister ECT trial: Results in schizophrenia. Br J Psychiatry 146: 177–183
Calloway SP, Dolan RJ, Jacoby RJ, Levy R (1981) ECT and cerebral atrophy – a computed tomographic study. Acta Psychiat Scand 64: 442–445
Friedel RO (1986) The combined use of neuroleptics and ECT in drug resistant schizophrenic patients. Psychopharmacol Bull 22: 928–931
Gaspar D, Samarasinghe LA (1982) ECT in psychogeriatric practice – A study of risk factors, indications and outcome. Compr Psychiatry 23: 170–175
Gujavarty K, Greenberg L, Fink M (1987) Electroconvulsive therapy and neuroleptic medication in therapy-resistant positive-symptom psychosis. Convulsive Ther 3: 111–120
Heinrich K, Klimke A (1988) Zur Indikationsstellung für die neuroelektrische Therapie (NET) bei gerontopsychiatrischen Patienten. In: Postma JU (Hrsg) Depression in old age 16. Symposium der Europäischen Arbeitsgemeinschaft für Gerontopsychiatrie. Forum Medizin, Janssen, Neuss
Kalinowski L (1986) Konvulsionstherapien. In: Freedman AM, Kaplan HI, Sadock BJ, Peters UH (Hrsg) Psychiatrie in Praxis und Klinik. Thieme, Stuttgart
Karlinsky H, Shulman KI (1984) The clinical use of ECT in old age. J Am Geriatr Soc 32: 183–186
Klimke A, Klieser E (1991) Zur Wirksamkeit der neuroelektrischen Therapie (NET) bei pharmakotherapeutisch resistenten endogenen Psychosen. Fortschr Neurol Psychiatr 000: 000–000

Kramer BA (1987) Electroconvulsive therapy use in geriatric depression. J Nerv Ment Dis 4 (175): 233–235

Ottosson J-O (1987) Elektrokrampftherapie. In: Kisker KP, Lauter H, Meyer JE, Müller C, Strömgren E (Hrsg) Psychiatrie der Gegenwart, Bd 5. Springer, Berlin Heidelberg New York Tokyo, S 344–361

Ries RK, Wilson L, Bokan A, Chiles JA (1981) ECT in medication resistant schizoaffective disorder. Compr Psychiatry 22 (2): 167–173

Taylor P, Fleminger JJ (1980) ECT for schizophrenia. Lancet I: 1380–1383

Die Beurteilung von Veränderungen der Befindlichkeit depressiver Patienten im Verlauf einer Elektrokrampftherapie

T. Dietzfelbinger, H. J. Möller, E. M. Steinmeyer

Die „Hierarchische Trend-Abschnitt-Komponenten-Analyse" HTAKA (Kleiter 1986) ist ein neues nonparametrisches Verfahren zur Analyse von Zeitreihen. Im psychiatrischen Bereich läßt es sich insbesondere auf dem Gebiet der Therapieevaluation bei Einzelfalldaten anwenden, die unter Routinebehandlungsbedingungen über einen längeren Zeitraum erhoben werden (Möller et al. 1989).

Bei der Auswertung der Krankengeschichten von 39 wegen Antidepressivaresistenz mit Elektrokrampftherapie (EKT) behandelten Patienten (Dietzfelbinger et al. 1990) wurden die im Rahmen einer routinemäßig durchgeführten Basis- und Befunddoku-

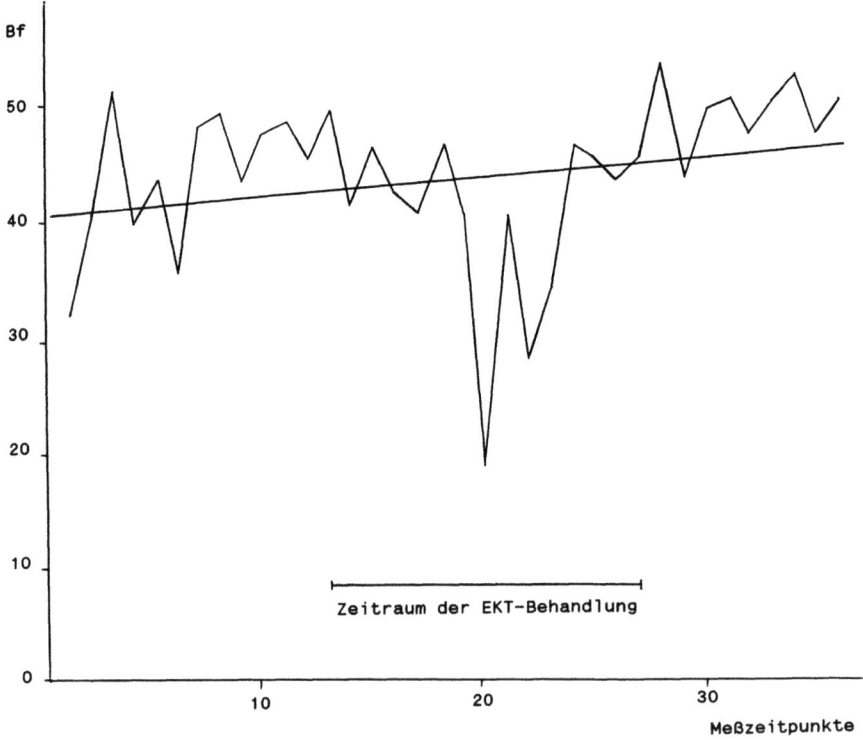

Abb. 1. Verlaufskurve nach Meßzeitpunkten der Befindlichkeitswerte (*Bf*) gemäß der Befindlichkeitsskala von Patient 1. Die durchgezogene Linie gibt Niveau und Steigung der mittels HTAKA gefundenen 1-Abschnitt-Lösung an (Erläuterung s. Text)

Veränderungen der Befindlichkeit im Verlaufe einer Elektrokrampftherapie 117

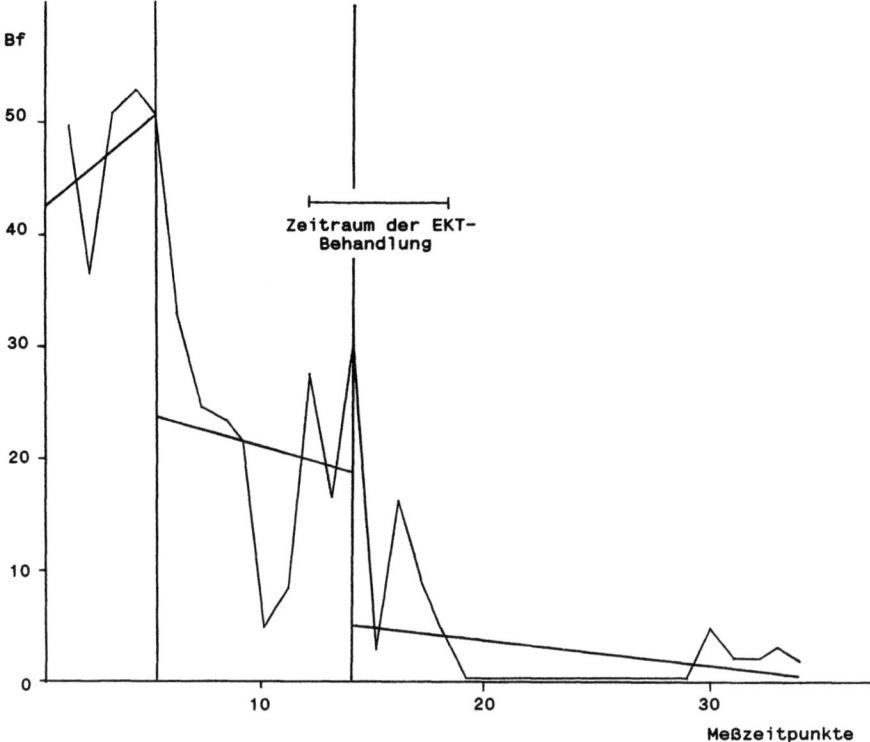

Abb. 2. Verlaufskurve nach Meßzeitpunkten der Befindlichkeitswerte (*Bf*) gemäß der Befindlichkeitsskala von Patient 2. Die durchgezogenen Linien geben Niveaus und Steigungen der mittels HTAKA gefundenen 3-Abschnitts-Lösung an. Signifikanzprüfung: ADD kumulativ: $p < 0,01$; ADD Differenzen: $p < 0,01$; STG kumulativ: nicht signifikant; STG Differenzen: nicht signifikant (Erläuterung s. Text)

mentation (Möller et al. 1983) erhobenen Befindlichkeitswerte gemäß der Bf-S-Skala (von Zerssen 1976) mittels HTAKA ausgewertet. Dazu sollten Daten von mindestens 30 Meßzeitpunkten in regelmäßigen Intervallen von 2–3 Tagen vorliegen. Die Abb. 1 und 2 zeigen zwei Beispiele von Befindlichkeitsverläufen mit 36 bzw. 34 Meßzeitpunkten. Hohe Bf-S-Werte bedeuten jeweils eine vermehrt gestörte Befindlichkeit. Der Zeitraum der EKT-Behandlung ist angegeben.

Im Rahmen der HTAKA werden die Zeitreihendaten mittels clusteranalytischer Methoden in Abschnitte unterteilt, die ein bestimmtes Niveau und eine bestimmte Steigung aufweisen. Im ersten Beispiel (Abb. 1) erfolgt keine Unterteilung; es resultiert also nur 1 Abschnitt. Die durchgezogene Linie gibt das Niveau und die Steigung an. Dagegen wird die Zeitreihe im zweiten Beispiel (Abb. 2) durch HTAKA in 3 Abschnitte unterteilt. In einem solchen Fall wird mit nonparametrischen Tests geprüft, ob die Niveausprünge von Abschnitt zu Abschnitt zu signifikantem (+ oder −) Wachstum geführt haben (ADD kumulativ), ob sich die Niveausprünge von Abschnitt zu Abschnitt signifikant unterscheiden (ADD Differenzen), ob die Steigung von Abschnitt zu Abschnitt signifikant zu- oder abnimmt (STG kumulativ), und ob sich die Steigungsunterschiede von Abschnitt zu Abschnitt signifikant unterscheiden (STG Differenzen). Im vorliegenden Beispiel (Abb. 2) liegt das Signifikanzniveau für ADD kumulativ und ADD Differenzen jeweils bei $p < 0,01$. Der – auch prima vista erkennbare – therapeutische Effekt der EKT läßt sich auf diese Weise statistisch sichern.

Nur von etwa der Hälfte (n = 19) der ursprünglich 39 antidepressiva-resistenten Patienten, die mit EKT behandelt wurden, lagen Befindlichkeitsdaten über mindestens 30 Meßzeitpunkte vor, so daß eine Auswertung mittels HTAKA sinnvoll erschien. Im Vergleich zur Ausgangsstichprobe war der Anteil der Responder auf die EKT (Responsekriterium war der klinische Eindruck) mit 47% gegenüber 59% erniedrigt (Tabelle 1).

Im Rahmen der zuvor beschriebenen clusteranalytischen Abschnittbildung findet sich bei 11 der 19 Patienten (einen davon zeigt Abb. 1) nur ein Abschnitt; eine Unterteilung resultiert also nicht. Bei jeweils 4 Patienten wird die Zeitreihe in 2 bzw. 3 (einen davon zeigt Abb. 2) Abschnitte unterteilt. Aus Tabelle 2 ist ersichtlich, daß bei 80% der Non-Responder auf EKT die 1-Abschnitt-Lösung resultiert, während sich bei 67% der Responder eine Unterteilung in 2 oder 3 Abschnitte errechnet. Diese Beobachtung erlaubt den Schluß, daß sich eine Response auf EKT gehäuft in einer Veränderung der Befindlichkeitswerte niederschlägt, die bei Anwendung der HTAKA in einer Segmentierung der Zeitreihen ihren Ausdruck findet.

Tabelle 1. Responseraten – Vergleich der Stichprobe, deren Befindlichkeitsdaten mit HTAKA analysiert wurden, mit der Gesamtstichprobe antidepressiva-resistenter Patienten

	Antidepressiva-resistente Patienten (n = 39)	Patienten mit kompletten Befindlichkeitsdaten (n = 19)
Gute oder mäßige Response auf EKT	23 (59%)	9 (47%)
Keine Response auf EKT	16 (41%)	10 (53%)

Tabelle 2. Ergebnisse der Abschnittbildung der Zeitreihendaten (Befindlichkeitsskala) durch Cluster-Analyse

	Gute oder mäßige Response auf EKT (n = 9)	Keine Response auf EKT (n = 10)
1 Abschnitt	3 (33%)	8 (80%)
2 Abschnitte	2 (22%)	2 (20%)
3 Abschnitte	4 (44%)	–

Literatur

Dietzfelbinger T, Möller HJ, Steinmeyer EM, Fimmers R (1990) Elektrokrampftheorie als Ultima ratio bei Antidepressiva-Nonresponders. In: Möller HJ (Hrsg) Therapieresistenz unter Antidepressiva-Behandlung. Springer, Berlin Heidelberg New York Tokyo

Kleiter EF (1986) HTAKA. Hierarchische Trend-Abschnitt-Komponenten-Analyse. Ein Verfahren zur Analyse von Zeitreihen. Agentur Pedersen, Braunschweig

Möller HJ, Barthelmes H, von Zerssen D. (1983) Forschungsmöglichkeiten auf der Grundlage einer routinemäßig durchgeführten Basis- und Befunddokumentation. Psychiatria Clin 16: 45–61

Möller HJ, Blank R, Steinmeyer EM (1989) Single-case evaluation of sleep-deprivation effects by means of nonparametric time-series analysis (according to the HTAKA model). Eur Arch Psychiatr Neurol Sci 239: 133–139

Zerssen D von (unter Mitarbeit von Koeller DM) (1976) Klinische Selbstbeurteilungskalen (KSbS) aus dem Münchener Psychiatrischen Informationssystem (Psychis München). Manuale c) Befindlichkeitsskala. Beltz, Weinheim

Individuelle Dosierung der applizierten elektrischen Energie bei der EKT

M. LINDEN, H.-P. VOLZ, B. KRESSIN, B. BABENIHR

Einleitung

In der Literatur herrscht weitgehend darin Übereinstimmung, daß entscheidend für die therapeutische Wirksamkeit der Elektrokrampftherapie (EKT) die Auslösung eines generalisierten Krampfes ist (Cronholm u. Ottosson 1960; Sauer u. Lauter 1987). Die Krampfdauer sollte idealerweise 30 s nicht unterschreiten. Ob es zur Auslösung eines Krampfes kommt, hängt von einer großen Zahl von Variablen ab. Diese sind die zugeführte elektrische Energie, die Impulsform und -frequenz, die Elektrodenplazierung, die anatomischen Schädelgegebenheiten und die Krampfbereitschaft des zentralen Nervensystems, die wiederum abhängt von einer endogenen Krampfschwelle sowie der Menge und antiepileptischen Potenz des zugeführten Narkotikums. Die Erfahrung zeigt, daß es bei identischer elektrischer Stimulation nicht nur im Vergleich zwischen Patienten, sondern auch beim selben Patienten von Applikation zu Applikation erheblich unterschiedliche Reizantworten gibt, d. h. es kann bei gleicher Stimulation beim selben Patienten zum Ausbleiben wie auch zu einem langandauernden generalisierten Krampf kommen.

Frustrane Stimulationen sollten möglichst vermieden werden, da sie zwar die gesamte Belastung durch die Vorbereitung und Anästhesie mit sich bringen, aber keinen therapeutischen Effekt haben. Elektrische Überstimulierung andererseits erhöht das Risiko mit der Stromstärke in Zusammenhang stehender unerwünschter Begleitwirkungen. Deshalb ist es eine wichtige Frage, wie im konkreten Einzelfall diejenige Stimulationsstärke gefunden werden kann, die gerade ausreicht um einen generalisierten Krampf auszulösen, aber auch nicht darüber hinausgeht. Dabei heißt im Einzelfall nicht nur bei einem bestimmten Patienten, sondern auch beim selben Patienten variabel für jede einzelne EKT-Applikation in einer EKT-Serie.

Physikalisch und physiologisch hängt die elektrische Wirkung des zugeführten Stroms außer von der Impulscharakteristik vor allem von der zugeführten Energie (Joule) ab. Energie (J) ist das Produkt aus Leistung (Watt) × Zeit (s). Leistung (Watt) ist das Produkt aus Stromstärke (Ampere) × Spannung (Volt). Wird eine bestimmte Spannung an den EKT-Elektroden vorgegeben, wie dies bei dem üblicherweise verwendeten Siemens-Konvulsator geschieht, dann hängt die Stromstärke vom Widerstand des Schädels ab, d. h. die Stromstärke und damit auch die Leistung sind durch eine Voreinstellung der Intensität am Siemens-Konvulsator nur ungefähr zu kontrollieren. Dennoch besteht die Möglichkeit, die letztlich entscheidend zugeführte Energie zu kontrollieren, indem man die Zeit variiert.

Technisch kann dies dadurch geschehen, daß am Siemens-Konvulsator am Drehschalter „Intensität" eine mittlere Stärke und am Zeitschalter die max. Stimulationszeit von 10 s voreingestellt wird. Die Stimulation wird dann durch Drücken des roten Knopfes an einer der Elektroden ausgelöst, wobei nur so lange Strom fließt, wie dieser rote Knopf gedrückt bleibt. Dies eröffnet die Möglichkeit, die Stimulation jederzeit auch vor Ablauf der voreingestellten Zeit zu beenden.

Damit kann eine nicht genau kontrollierbare elektrische Leistung so lange zugeführt werden, bis die elektrische Energie ausreicht, einen generalisierten Krampf auszulösen. Die Feststellung, wann die externe Stimulation in einen autochthonen generalisierten Krampf übergeht, ist dadurch möglich, daß am entsprechenden Kippschalter eine ,,Impulsfolge in Gruppen" gewählt wird. Wenn gleichzeitig die Tourniquet-Technik (Frankel et al. 1978) benutzt wurde, d. h. Anlegen einer auf etwa 180 mmHg aufgeblasenen Blutdruckmanschette an einem Arm vor Gabe des Muskelrelaxans (in der Regel Sukzinylcholin), dann kann während der elektrischen Stimulation bei unterbrochener Impulsfolge an der nichtrelaxierten Hand zunächst eine exogen induzierte klonische Reaktion beobachtet werden, die nach wenigen Sekunden von einer tonischen Komponente unterlagert wird. Diese tonische Komponente ist das Zeichen dafür, daß ein generalisierter autochthoner Krampf ausgelöst wurde. Die Stimulation kann in diesem Moment beendet werden. Die Wahl der unterbrochenen Impulsfolge bzw. Impulsfolge in Gruppen hat desweiteren aber auch den Vorteil, daß alleine dadurch bereits 50% der elektrischen Energie eingespart wird, weil nur in 50% der Gesamtzeit eine elektrische Stimulation erfolgt.

Gegenstand unserer Untersuchung war nun, ob mit dieser Methode der variablen Applikationszeit und individuellen Dosierung der Stimulation die benötigte elektrische Energie verringert werden kann und dennoch ebenso lange Krampfantworten ausgelöst werden können, wie mit der kontinuierlichen Stimulation und fixen Voreinstellung von Intensität und Zeit.

Methode

Von den Patienten, die in der Psychiatrischen Klinik und Poliklinik der Freien Universität Berlin mit EKT behandelt wurden, wurden 16 nach der konventionellen Methode mit fest voreingestellter Intensität und Applikationszeit behandelt (Durchschnittsalter 64,9, Spanne 40–80 Jahre). Eine zweite Gruppe von 10 Patienten wurde nach der oben beschriebenen Art mit variabler individuell gesteuerter Stimulationszeit behandelt (Durchschnittsalter 59,2, Spanne 26–83 Jahre). Anhand der EKT-Protokolle wurde für beide Gruppen die durchschnittliche applizierte Energie errechnet sowie die durchschnittliche Krampfdauer pro EKT-Applikation. Die Berechnung der durchschnittlichen Energie basierte auf den in der Betriebsanleitung des Siemens-Konvulsators mitgeteilten mittleren theoretischen Stromstärken bei verschiedenen Intensitätseinstellungen. Sie stellt also keine wahren, sondern geschätzte Werte dar, was aber für die hier relevante Frage eines Vergleichs zwischen beiden Gruppen ohne Bedeutung ist.

Ergebnisse

Die Ergebnisse sind in Tabelle 1 zusammengefaßt. Durch die Anwendung einer Impulsfolge in Gruppen sowie eine variable Applikationszeit ließ sich eine deutliche Verringerung der Energiezufuhr pro EKT-Applikation erreichen.

Tabelle 1. Applizierte Energie (J) und Krampfdauer (s) pro EKT-Applikation bei fixer und individueller Energiedosierung

		applizierte Energie (J)			Krampf-dauer (s)		
		M	(SD)	t-test	M	(SD)	t-Test
Energie-dosierung	fix	18,9	(8,3)	$p < 0,001$	29,8	(8,2)	n.s
	individuell	8,4	(3,0)		35,3	(15,4)	

Diese verringerte Energiedosierung schlug sich nicht in einer verkürzten Krampfdauer pro Applikation nieder. In der Tendenz war die durchschnittliche Krampfdauer in der Gruppe mit variabler individueller Energiedosierung sogar etwas länger, was im Sinne einer therapeutischen Wirksamkeit zu begrüßen wäre.

Diskussion

Die eigenen Erfahrungen der letzten Jahre sowie die berichteten Ergebnisse zeigen, daß die variable individuelle Dosierung der elektrischen Energie bei der EKT ein praktikables und sicheres Verfahren ist. Frustrane Stimulationen sind ausgeschlossen. Im Mittel ist die Belastung des Patienten durch die elektrische Energie deutlich geringer. Die Krampfdauer wird nicht verkürzt. Damit erlaubt diese Methode eine individuelle Dosierung, d. h. bei jedem Patienten bei jeder einzelnen Applikation genau soviel Energie zuzuführen, wie bei den gegebenen Rahmenbedingungen in diesem Augenblick erforderlich ist und nicht mehr. Da bei der EKT wie bei jeder anderen Therapie bei einer Indikationsstellung auch die unerwünschten Begleitwirkungen zu berücksichtigen sind (Volz u. Linden 1988), ist es von Bedeutung, daß Belastungen des Patienten im Zusammenhang mit Frustanstimulationen wie auch zu hohen Energiemengen und evtl. damit zusammenhängende unerwünschte Begleitwirkungen durch die individuelle Energiedosierung reduziert werden können.

Literatur

Cronholm B, Ottosson JO (1960) Experimental studies of therapeutic action of electroconvulsive therapy in endogeneous depression. Acta Psychiatr Neurol Scand (Suppl) 145: 69–102
Frankel FH. (Chairperson) (1978) Electroconvulsive Therapy. Report of the Task Force on Electroconvulsive Therapy of the American Psychiatric Association. APA, Washington
Sauer H, Lauter H (1987) Elektrokrampftherapie. I. Wirksamkeit und Nebenwirkungen der Elektrokrampftherapie. II. Indikationen, Kontraindikationen und therapeutische Technik der Elektrokrampftherapie. Nervenarzt 58: 201–218
Volz H-P, Linden M (1988) EKT-induzierte kardiale Dekompensation. Nervenarzt 59: 124–126

EKT in der Bundesrepublik Deutschland: zu selten angewandt und unzureichend wissenschaftlich untersucht?

W. KISSLING, M. C. HIRSING, H. LAUTER

Einleitung

Die Bitte der Organisatoren des Workshops „Neuroelektrische Therapie", anhand empirischer Daten über eigene Erfahrungen mit der Elektrokrampftherapie zu berichten, brachte uns gleich in zweifacher Hinsicht in Verlegenheit. Zum einen wurde uns bei der retrospektiven Auswertung der in unserer Klinik in den letzten 10 Jahren durchgeführten Elektrokrampfbehandlungen drastisch vor Augen geführt, wie selten diese Behandlungsmethode selbst in der eigenen Klinik, die erklärtermaßen von der Wirksamkeit und Notwendigkeit der EKT überzeugt ist, zum Einsatz kommt. Zum anderen wird bei der Durchführung der Untersuchung und der Darstellung der Ergebnisse deutlich, wie bescheiden das Niveau und die Aussagekraft dieser Untersuchung im Vergleich zur Forschung auf anderen Gebieten der biologischen Psychiatrie ist. Ich möchte im folgenden versuchen, aus dieser Not eine Tugend zu machen und werde mich bei der Darstellung der Ergebnisse unserer retrospektiven Untersuchung sehr kurz fassen und stattdessen im zweiten Teil einige Vorschläge zur Verbesserung dieser sicher nicht nur für uns unbefriedigenden Situation zur Diskussion stellen.

Patienten und Methodik

Von den in den letzten 10 Jahren an unserer Klinik durchgeführten Elektrokrampfbehandlungen konnten 60 ausreichend dokumentierte Behandlungsserien an insgesamt 49 Patienten ausgewertet werden. Abgesehen von 4 schizophrenen Patienten, auf die wegen der kleinen Fallzahl hier nicht näher eingegangen werden soll, wurde bei allen Patienten eine endogene Depression (ICD 9 Nr. 296.1 und 296.3) diagnostiziert. Es wurden 62% weibliche und 38% männliche Patienten behandelt, ihr Durchschnittsalter war 55 Jahre.
 Die Indikation zur EKT wurde fast immer wegen nicht ausreichendem Ansprechen auf mehrere vorhergehende Antidepressivabehandlungen (im Mittelwert mit 2–3 verschiedenen Antidepressiva) gestellt (n = 41). In einzelnen Fällen kam es auch wegen akuter Suizidalität, Stupor, Nahrungsverweigerung oder depressiven Wahnideen zur EKT-Behandlung. Die therapeutische Technik entsprach den üblichen modernen Standards (Sauer u. Lauter 1987), die Reizung wurde in zwei Fällen mit bilateraler, sonst immer mit unilateraler Elektrodenplazierung durchgeführt. Die Messung der Krampfdauer erfolgte mit der Blutdruckmanschettenmethode. Alle EKT-Behandlungen im Untersuchungszeitraum (1980–1989) wurden noch mit einem Siemens-Konvulsator durchgeführt, erst nach Abschluß der Untersuchung stellten wir in unserer Klinik auf das inzwischen auch in der BRD zugelassene THYMATRON-EKT-Gerät um, das mit der Kurzpulstechnik arbeitet.
 Die Beurteilung der depressiven Symptomatik im Behandlungsverlauf erfolgte zum einen mit einer nachträglichen Fremdbeurteilung, bei der die Krankengeschichtseintragungen in die sieben Krankheitsschweregrade der Clinical Global Impression Scale (CGI, National Institute of Mental

Health 1976) übertragen wurden. Zusätzlich standen uns auf der Selbstbeurteilungsebene die Werte der Befindlichkeitsskala nach von Zerssen (1976) zur Verfügung, die im Rahmen der Basisdokumentation von fast allen Patienten (n = 43) ausgefüllt wurde. Als Therapieresponder wurden diejenigen Patienten bezeichnet, deren CGI-Werte nach Abschluß der EKT-Behandlungsserie um mindestens 2 Punkte besser waren als direkt vor der Behandlung.

Ergebnisse

Nach Abschluß der EKT-Behandlung konnten nach den oben erwähnten Kriterien jeweils 50% der Patienten als Responder (22) bzw. als Non-Responder (23) eingestuft werden. Diese Zahlen stimmen recht gut mit den von Dietzfelbinger et al. (1990) in seiner Literaturübersicht angegebenen Werten überein. Im Mittelwert hatten sich die Responder um 3,7 CGI-Punkte und um 27 Bf-S-Punkte verbessert, was klinisch einer sehr drastischen Besserung bis hin zur Vollremission entspricht. Demgegenüber wiesen die Non-Responder nur CGI-Verbesserungen um 1,2 Punkte bzw. Bf-S-Verbesserungen um 10 Skalenpunkte auf. Als auffälliger Befund ist hier festzuhalten, daß 76% der männlichen, aber nur 32% der weiblichen Patienten als Responder eingestuft wurden. Obwohl auch andere Untersucher einen Trend zu besserer Response bei männlichen Patienten berichten (Fink 1979), ist das Ausmaß dieses Unterschieds doch überraschend groß.

Die EKT-Behandlung wurde im Mittelwert 40 Tage nach stationärer Aufnahme der Patienten begonnen, es wurden durchschnittlich 9,5 (3–16) EKT-Behandlungen durchgeführt, bei einer durchschnittlichen Krampfdauer von 32 (25–53) s (gemessen nach der Blutdruckmanschettenmethode).

In einem zweiten Auswertungsschritt haben wir die mit EKT behandelten Patienten mit Kontrollpatienten unserer Klinik verglichen, die nach Alter, Geschlecht, Aufenthaltsdauer bis zur ersten EKT und Schweregrad der Depression (gemessen am BfS-Wert zu Beginn der EKT-Behandlung) gematcht waren. Dabei zeigte sich, daß die EKT-Patienten mit durchschnittlich 106 Tagen deutlich längere stationäre Behandlungszeiten benötigten als die gematchten Kontrollpatienten (61 Tage) – ein Ergebnis, das angesichts der extrem negativen Patientenselektion in der EKT-Gruppe nicht überraschend ist. Dieser Unterschied zu Lasten der EKT-Patienten ändert sich auch dann nicht, wenn man nur diejenigen Patienten in die Auswertung einbezieht, bei denen bereits innerhalb der ersten 4 Wochen nach Aufnahme eine EKT durchgeführt wurde. Daß eine derartige frühe EKT dennoch sinnvoll ist, unterstreicht ein Vergleich der früh mit EKT behandelten Patienten (<4 Wochen nach Aufnahme) mit den später behandelten Patienten. Hier zeigt sich, daß die frühbehandelten Patienten im Mittelwert 52 Tage früher als die Restgruppe aus der stationären Behandlung entlassen werden konnten.

Die – wie immer bei solchen retrospektiven Untersuchungen aus methodischen Gründen nur beschränkt mögliche – Einschätzung der *Nebenwirkungsrate* der EKT ergibt folgendes Bild: bei etwas mehr als der Hälfte der Patienten (23) wurden keinerlei EKT-Nebenwirkungen registriert. Bei der anderen Hälfte der Patienten wurden mehrheitlich leichtere Konzentrations-, Merkfähigkeits- und Orientierungsstörungen festgestellt, die sich allerdings alle innerhalb von Stunden bis wenigen Tagen völlig zurückgebildet hatten. Lediglich 3 Patienten zeigten eine ausgeprägte Orientierungsstörung, 2 weitere Patienten Zeichen einer retrograden Amnesie. Auch diese schwerer ausgeprägten organischen Psychosyndrome bildeten sich – wie die bei 3 weiteren Patienten registrierten Zustände von Kopfschmerz und Schwindel – innerhalb von Stunden bis wenigen Tagen voll zurück.

Das Ergebnis unserer retrospektiven Untersuchung läßt sich also dahingehend zusammenfassen, daß in den zurückliegenden 10 Jahren in unserer Klinik 45 endogen depressive Patienten mit EKT behandelt wurden. Etwa die Hälfte dieser in der Regel mehrere Monate lang erfolglos mit Antidepressiva behandelten Patienten zeigte unter EKT eine ausreichende Besserung. Länger anhaltende nennenswerte Nebenwirkungen wurden nicht registriert. Patienten, bei denen die EKT innerhalb der ersten 4 Wochen nach stationärer Aufnahme begonnen wurde, konnten im Mittelwert 7 Wochen früher entlassen werden als die später behandelten EKT-Patienten.

Die geschilderten Ergebnisse und vor allen Dingen der Vergleich zu gematchten Kontrollpatienten unterstreicht, daß derartige retrospektive Untersuchungen an einer so extrem selektierten Patientenpopulation nur sehr begrenzte Aussagekraft haben können. Als nicht unerwarteter, in seinem Ausmaß aber doch überraschender Nebenbefund der Untersuchung ergibt sich die Tatsache, daß in unserer Klinik nur ca. 4% der endogen depressiven Patienten mit EKT behandelt wurden. Diese extrem niedere Anwendungsfrequenz liegt in der gleichen Größenordnung, wie sie von Lauter u. Sauer (1987) in einer Umfrage für die anderen psychiatrischen Universitätskliniken der BRD festgestellt wurde. Noch mehr als eine Zehnerpotenz niederer liegt die EKT-Anwendungsfrequenz in den die Hauptlast der psychiatrischen Versorgung in der BRD tragenden Bezirkskrankenhäusern. Auf mögliche Ursachen für diese niedere Anwendungsfrequenz – die um so bemerkenswerter ist, als die Mehrheit der befragten Psychiater sich prinzipiell für die Durchführung von Elektrokrampfbehandlungen aussprach – wird in der Arbeit von Lauter u. Sauer (1987) näher eingegangen. Ich möchte deshalb im folgenden nur stichpunktartig einige Folgen dieser unbefriedigenden Situation skizzieren und Möglichkeiten der Abhilfe zur Diskussion stellen.

1. Die extrem niedere Anwendungsfrequenz der EKT hat bereits jetzt dazu geführt, daß die Mehrheit der deutschen Psychiater in ihrer Ausbildung keine oder nur unzureichende praktische Erfahrungen mit dieser Behandlungsmethode sammeln kann. Dies führt mit Sicherheit zu einer weiteren Abnahme der Behandlungsfrequenz, möglicherweise auch zu suboptimalen Behandlungsergebnissen infolge insuffizienter Behandlungstechnik [vgl. hierzu auch die Ergebnisse der Untersuchung von Pippard u. Ellam (1981) über die unzureichende Beherrschung der Behandlungstechnik in vielen englischen Kliniken, bei denen die Anwendungsfrequenz aber immer noch deutlich über den deutschen Zahlen liegt].

2. Die Beschränkung der EKT auf schwerste, therapieresistente Fälle führt sicher zu einer Unterschätzung der Wirksamkeit der EKT, was sich wiederum negativ auf die Anwendungsfrequenz auswirken muß.

3. Eine methodisch anspruchsvolle und aussagekräftige Therapieforschung kann nicht stattfinden, wenn die zu untersuchende Behandlungsmethode nur noch bei wenigen und extrem negativ selektierten Patienten zur Anwendung kommt. Umgekehrt wird die Qualität einer Behandlung zwangsläufig weiter abnehmen, wenn ihre wissenschaftliche Erforschung weitgehend zum Erliegen gekommen ist.

Ansätze zu einer Verbesserung dieser unbefriedigenden Situation ergeben sich direkt aus den in Punkt 1−3 angesprochenen Zusammenhängen. Ein erster und sehr wichtiger Schritt wäre bereits der, daß sich alle Psychiater, die prinzipiell die Indikation zu einer EKT bejahen (nach der Umfrage von Lauter und Sauer immerhin ca. 80% der deutschen Psychiater), einmal fragen, ob die niedere Anwendungsfrequenz dieser Behandlungsmethode immer rational begründet ist und sich mit dem Anspruch der Patienten auf möglichst rasche und vollständige Besserung vereinbaren läßt. In diesem Zusammenhang ist es interessant, zu erfahren, daß in den USA bereits die ersten Klagen von Patienten wegen *Unterlassung* einer wirksameren Behandlung eingereicht wurden (Klerman 1990).

Wenn am Ende eines derartigen Umdenkungsprozesses wenigstens die Patienten wieder mit EKT behandelt würden, die in den relativ restriktiven Indikationsrichtlinien von Sauer u. Lauter (1987; s. Tabelle 1) genannt werden, würde dies bereits im Vergleich zur jetzigen Situation vermutlich für sehr viele Patienten eine Verkürzung ihrer Behandlungszeiten, möglicherweise sogar die Verhinderung einer nennenswerten Zahl von Suiziden bedeuten. Angesichts der überlegenen Wirksamkeit der EKT und der im Vergleich zu trizyklischen Antidepressiva nicht nennenswert höheren Nebenwirkungsrate wäre aber auch eine Lockerung dieser Indikationsrichtlinien denkbar. Auch in unserer Patientenpopulation gab es einige Patienten, die aufgrund früherer positiver Erfahrungen mit EKT nicht bereit waren, die im Indikationskatalog vorgeschlagenen „ineffizienten Behandlungen mit zumindest zwei Antidepressiva über einen ausreichenden Zeitraum" abzuwarten.

Eine derartige Verbesserung der Behandlungssituation depressiver Patienten durch vermehrten Einsatz von EKT ist aber nur realisierbar und auch nur dann zu verantworten, wenn das therapeutische Know-how und die praktische Erfahrung der Therapeuten mit der EKT zunehmen. Neben der praxisbegleitenden, klinikinternen Fortbildung wären hierfür sicher Ausbildungskurse in moderner EKT-Behandlungstechnik hilfreich, die nach amerikanischem Vorbild an mehreren deutschen EKT-Behandlungs-

---

Tabelle 1. Indikationen der Elektrokrampftherapie (EKT). (Nach Sauer u. Lauter 1987)

1. Als Therapie der ersten Wahl
    a) bei wahnhaften Depressionen, depressivem Stupor und schizoaffektiven Psychosen mit depressiver Verstimmung
    b) bei endogenen Depressionen, die mit hoher Suizidalität, Nahrungsverweigerung, körperlicher Erschöpfung oder außerordentlichem Leidensdruck einhergehen
    c) bei akuter lebensbedrohlicher Katatonie

2. Als Therapie der zweiten oder dritten Wahl
    a) bei therapieresistenten Depressionen − nach ineffizienter Behandlung mit zumindest zwei Antidepressiva über einen ausreichenden Zeitraum bzw. nach wirkungsloser Schlafentzugstherapie
    b) bei therapieresistenten, nicht lebensbedrohlichen Katatonien und anderen akuten schizophrenen Psychosen − nach ausreichend dosierter, aber erfolgloser Neuroleptika-Behandlung
    c) bei therapieresistenten Manien − nach wirkungsloser Gabe von Neuroleptika, Lithium, Carbamazepin

zentren angeboten werden sollten. Möglicherweise kommt es dann im Gefolge einer zunehmenden Anwendungsfrequenz der EKT auch wieder zur Möglichkeit einer EKT-Forschung, die den sonst in der biologischen Psychiatrie üblichen hohen methodischen Anforderungen besser genügt, als es die hier vorgelegten retrospektiven Untersuchungen können. Ein Fernziel dieser Forschung könnte es dann sein, auf dem Umweg über die Aufklärung der Wirkmechanismen der EKT neue, weniger aufwendige, leichter akzeptierte und möglicherweise noch wirksamere antidepressive Behandlungsmethoden zu entwickeln.

Literatur

Dietzfelbinger T, Möller HJ, Steinmeyer EM, Fimmers R (1990) Elektrokrampftherapie als Ultima ratio bei Antidepressiva-Nonrespondern. In: Möller HJ (Hrsg) Therapieresistenz unter Antidepressiva-Behandlung. Springer, Berlin Heidelberg New York Tokyo, pp 167–185
Fink M (1979) Convulsive therapy: Theory and practice. Raven Press, New York
Klerman GL (1990) The psychiatric patient's right to effective treatment: Implications of Osheroff v. Chestnut Lodge. Am J Psychiatry 147 (4): 409–418
Lauter H, Sauer H (1987) Electroconvulsive therapy. A German perspective. Convulsive Ther 3 (3): 204–209
National Institute of Mental Health: CGI. Clinical Global Impressions (1976). In: Guy W (ed) ECDEU Assessment Manual for Psychopharmacology. Rockville/MD, pp 217–222
Pippard J, Ellam L (1981) Electroconvulsive treatment in Great-Britain – a report to the Royal College of Psychiatrists. Gaskell, London
Sauer H, Lauter H (1987) Elektrokrampftherapie. I. Wirksamkeit und Nebenwirkungen der Elektrokrampftherapie. Nervenarzt 58: 201–209
Zerssen D von (1976) Klinische Selbstbeurteilungs-Skalen (KSb-S) aus dem Münchener Psychiatrischen Informationssystem (PSYCHIS München). Die Befindlichkeits-Skala – Parallelformen Bf-S und Bf-S'-Manual. Beltz, Weinheim

Die Elektrokrampftherapie (EKT) in der Psychiatrischen Universitätsklinik Heidelberg

H. SAUER, K. KOHRING

Um den Stellenwert der EKT im Rahmen des Behandlungsprogramms der Heidelberger Klinik zu ermitteln, wurden die Krankengeschichten der 1 204 Patienten ausgewertet, die seit 1960 an der Klinik elektrokonvulsiv behandelt worden sind. Wie die Abb. 1 erkennen läßt, ist es von 1965 an zu einem stetigen Abfall der Anwendungen gekommen. Die EKT wurde berechtigterweise durch die Psychopharmaka weitgehend verdrängt. Allerdings ist der Rückgang der EKT-Anwendungsraten Ende der 60er und in den 70er Jahren zu ausgeprägt gewesen. Zwei Gründe sind hierfür verantwortlich: Die Psychopharmaka wurden in ihrer Wirksamkeit insbesondere bei der Depressionsbehandlung überschätzt; es war aber auch eine ideologisch begründete Ablehnung des Verfahrens für den zu deutlichen Abfall mitverantwortlich. In den 80er Jahren kam es wieder zu einem Anstieg der Anwendungshäufigkeit, so daß in den letzten 10 Jahren ca. 1% aller in die Heidelberger Klinik neu aufgenommenen Patienten mit der EKT behandelt wurden.

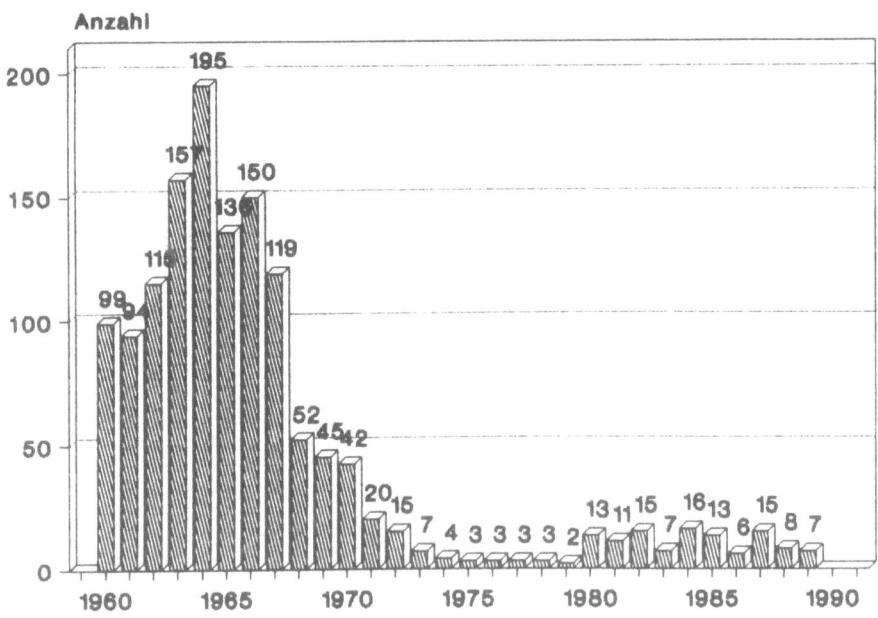

Abb. 1. Zahl der Patienten, die pro Jahr in der Psychiatrischen Universitätsklinik Heidelberg mit der EKT behandelt wurden

Was den Indikationsbereich für die EKT angeht, so hat sich dieser in den vergangenen drei Jahrzehnten vom schizophrenen weitgehend auf den affektiven Bereich verlagert: Der relative Anteil der Schizophrenien an der Gesamtzahl der EKT-Behandlungen sank von 67 auf 17%, während der relative Anteil der endogenen Depressionen von 19 auf fast 60% stieg. In den letzten 10 Jahren wurde das Behandlungsverfahren am häufigsten als Therapie der zweiten Wahl eingesetzt, und zwar bei endogenen Depressionen mit ausgeprägter Hemmungssymptomatik und bei schizoaffektiven Syndromen, wenn diese mehrere melancholische Symptome, somit eine Nähe zum affektiven Bereich aufwiesen und wenn eine Hemmung bis hin zum Stupor bestand, ferner bei Katatonien und bei Schizophrenien mit deutlicher Erregtheitssymptomatik. Als Therapie der ersten Wahl ist die EKT bei wahnhaften Depressionen und schweren schizodepressiven Syndromen zum Einsatz gekommen.

Bei dieser im letzten Jahrzehnt praktizierten Indikationsstellung ergaben sich die in Abb. 2 dargestellten Remissionsraten. Unerwünschte Begleitwirkungen, die insbesondere die postkonvulsive Verwirrtheit und Gedächtnisstörung betrafen, wurden in 27% der Krankengeschichten festgehalten. Persistierende mnestische Einbußen traten nach der klinischen Beurteilung jedoch nicht auf. Die EKT ist also, wie auch die Auswertung der Literatur ergibt (Sauer u. Lauter 1987), eine sichere Behandlungsform.

Schlußfolgerung. Die in den 80er Jahren wieder angestiegenen EKT-Anwendungsraten sind Ausdruck der klinischen Überzeugung, daß bei einem kleinen Teil psychotischer Patienten die EKT eine unverzichtbare Therapieform darstellt. Angesichts der trotz dieser Entwicklung erheblich höheren Anwendungsraten in den skandinavischen

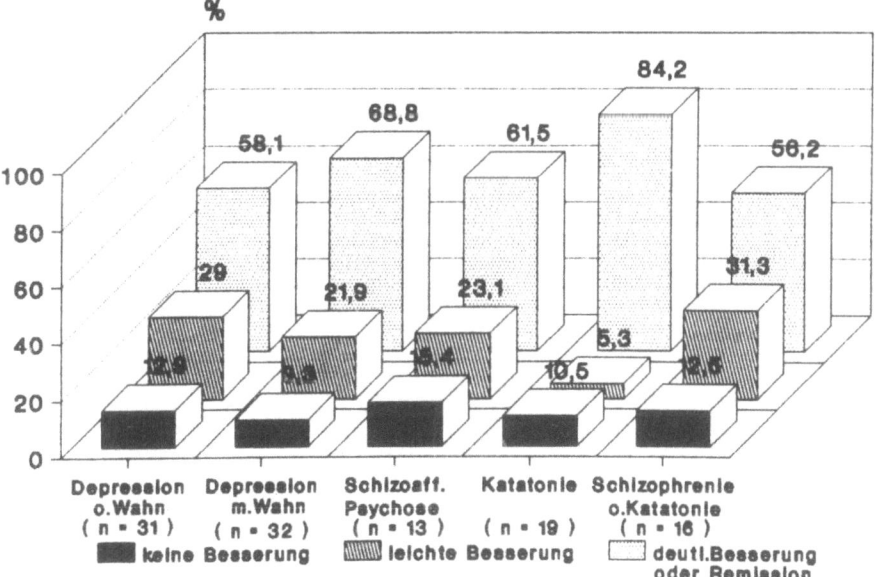

Abb. 2. Remissionsraten nach EKT-Behandlung (1980 bis 1989, Psychiatrische Universitätsklinik Heidelberg)

und angloamerikanischen Ländern (Lauter u. Sauer 1987) ist allerdings zu fragen, ob im Therapieverlauf die Hoffnung, „ohne EKT auszukommen", nicht immer noch zu lange gehegt wird und ob nicht in manchen Fällen frühzeitiger der Einsatz des Verfahrens befürwortet werden sollte – mit der durch empirische Befunde gestützten Aussicht (Sauer u. Lauter 1987), die Erkrankung des betreffenden Patienten rascher bessern zu können.

Literatur

Sauer H, Lauter H (1987) Elektrokrampftherapie. I. Wirksamkeit und Nebenwirkungen der Elektrokrampftherapie. Nervenarzt 58: 201–209

Lauter H, Sauer H (1987) Electroconvulsive Therapy: A German Perspective. Convulsive Ther 3: 204–209

Elektrokrampftherapie: Klinische und kognitive Aspekte – Erfahrungen bei 35 behandelten Patienten

D. BOLK-WEISCHEDEL, R.-D. STIEGLITZ

Die immer wieder geäußerte Befürchtung von Patienten und ihren Angehörigen, die Elektrokrampftherapie (EKT) könnte die geistige und intellektuelle Leistungsfähigkeit beeinträchtigen, war Ausgangspunkt, von November 1986 bis Mai 1990 fortlaufend alle für eine EKT vorgesehenen Patienten unmittelbar vor der EKT und kurz vor der Entlassung testpsychologisch zu untersuchen. Von den 43 Patienten war dies bei 35 möglich. Acht Patienten konnten wegen der Schwere ihrer depressiven Erkrankung vor der EKT nicht getestet werden.

Patienten und Methodik

Patientenbeschreibung

Von den 35 untersuchten Patienten boten 34 das Bild einer endogenen Depression nach ICD-9 (25 davon waren wahnhaft); ein Patient litt unter einer schweren paranoid-halluzinatorischen Psychose mit neuroleptika-resistenten Phonemen mit Aufforderungen zum Suizid.

Das Durchschnittsalter der 31 Frauen und 4 Männer betrug 58 Jahre (Range: 35–84 Jahre). Für 27 Patienten war es die erste EKT, für 8 Patienten die zweite bis vierte. Die Erkrankungsdauer bis zur Elektrokrampfbehandlung betrug im Durchschnitt 11,5 Monate (Range: 1–39 Monate), die stationäre Behandlung bis zur EKT betrug im Durchschnitt 10,5 Wochen (Range: 1–30 Wochen).

Behandlungsmodalitäten

Die Patienten erhielten 4–29 Elektrokrampfbehandlungen jeweils im Dreier-Rhythmus wöchentlich. 11 Patienten (= 30%) benötigten 4–8 Anwendungen, 12 Patienten (= 33%) 9–12, 11 Patienten (= 30%) 13–18, 1 Patient 29 Anwendungen.

Bei 3 Patienten wurde unilateral, bei 32 Patienten bitemporal appliziert; bei 24 Patienten mit stetiger, bei 11 Patienten mit unterbrochener Impulsfolge.

An unerwünschten Begleiterscheinungen zeigten sich während oder unmittelbar nach der EKT bei 10 Patienten ein Blutdruckanstieg auf Werte von 230 bis zu 250 mmHg systolisch und von 120 bis zu 160 mmHg diastolisch, bei 4 Patienten Herzrhythmusstörungen, bei 4 Patienten nach der EKT Grand-mal-Anfälle, bei 4 Patienten Kopfschmerzen und Übelkeit.

Das klinische Bild eines organischen Psychosyndroms bildete sich aktuell bei 26 Patienten aus. Es klang durchweg vom 10. bis 21. Tag nach der letzten Elektrokrampfbehandlung ab, bei einem Patienten blieb eine retrograde Amnesie für die zurückliegenden 3 Monate, bei einem weiteren für die letzten 4 Wochen zurück.

Eine deutliche hypomane Nachschwankung hatten 5 Patienten. Die stationäre Nachbehandlung betrug im Durchschnitt 7,4 Wochen (Range: 2–22 Wochen).

Ergebnisse

Klinische Erfolgsbeurteilung

Nach einer klinischen Erfolgsbeurteilung durch die Behandler unmittelbar im Anschluß an die EKT-Serie wurden 10 Patienten als gut, 18 als befriedigend, 5 als ausreichend und 2 Patienten als nicht gebessert beurteilt. Diese Einschätzungen veränderten sich noch einmal bei der Beurteilung zum Zeitpunkt der Entlassung: 21 Patienten (= 60%) waren vollkommen wieder hergestellt, 13 Patienten (= 37%) befriedigend, 1 Patient ausreichend gebessert.

Kognitive Aspekte

Die Auswahl der psychologischen Untersuchungsinstrumente orientierte sich einerseits am Ziel der Erfassung unterschiedlicher Aspekte kognitiver Leistungsfähigkeit, andererseits jedoch auch an der Zumutbarkeit der Untersuchung für die in der Regel schwer depressiven Patienten. Folgende Verfahren wurden ausgewählt: Reduzierter Wechsler Intelligenztest (WIP) zur Erfassung der Intelligenz, Zahlensymboltest (ZST) zur Erfassung der Konzentration und die Wechsler Memory Scale (WMS) zur Erfassung der Merkfähigkeit.

a) Gruppenvergleich

Im Prä-Post-Vergleich ergeben sich bis auf eine Ausnahme (UT „Zahlengedächtnis" der WMS, kein signifikanter Unterschied) durchweg signifikante Verbesserungen nach Abschluß der EKT (t-Test, $p < 0{,}05$). Besonders deutlich sind diese Veränderungen in den UT's „Bilderergänzen" und „Mosaiktest" des WIP, sowie im Gesamttestwert der WMS und den UT's „Visuelles Gedächtnis", „Sinngedächtnis" und „Assoziatives Gedächtnis".

Vergleicht man die Posttestergebnisse der EKT-Patienten mit denjenigen einer Vergleichsgruppe endogen depressiver Patienten (n = 18), die keine EKT-Behandlung bekommen haben, so sind die EKT-Patienten in keinem Test bzw. Untertest im Mittelwert schlechter, z. T. sogar deutlich besser (UT's „Gemeinsamkeitenfinden" des WIP, ZST).

b) Einzelvergleich

Betrachtet man Veränderungen auch auf Einzelfallebene und sieht Veränderungen von mindestens 10 Normpunkten (= 2/3 Standardabweichung) als bedeutsam in Richtung einer Verschlechterung oder Verbesserung an, so ergibt sich folgendes Bild:
- Im Bereich der Intelligenz und der Konzentration zeigen sich kaum Verschlechterungen (Ausnahme: 3 Patienten im UT „Gemeinsamkeitenfinden" des WIP; 1 Patient im ZST).
- Verschlechterungen treten am ehesten im Einzelfall im Bereich der Merkfähigkeit auf, jedoch auch hier maximal bei 5 Patienten (UT „Zahlengedächtnis" der WMS).

Psychopathologie

Vergleicht man die psychopathologischen Aufnahme- und Entlassungsbefunde der EKT-behandelten Patienten mittels der AMDP-Syndrome (Gebhardt et al. 1983), so zeigen sich in allen für depressive Störungen relevanten Syndromen bedeutsame positive Veränderungen (t-Test, $p < 0{,}01$: depressives Syndrom, apathisches Syndrom, paranoid-halluzinatorisches Syndrom).

Setzt man die Entlassungsbefunde der EKT-Patienten in Relation zu denjenigen von nicht EKT-behandelten endogen depressiven Patienten (n = 848), so liegen die Befunde insgesamt etwa in gleicher Größenordnung, die EKT-behandelten Patienten haben jedoch bei Entlassung niedrigere Werte im depressiven und apathischen Syndrom. Keine Unterschiede zwischen beiden Gruppen zeigen sich im psychoorganischen Syndrom.

Zusammenfassung und Diskussion

In der klinischen Erfolgsbeurteilung nach direktem Abschluß der EKT-Behandlung zeigen sich bei 33 der 35 Patienten gute bis ausreichende Besserungen der Symptomatik.

Im Prä-Post-Vergleich ergeben sich auf Gruppenebene z. T. deutliche Leistungsverbesserungen. Dieser Trend bestätigt sich auch auf Einzelfallebene, wenngleich bei einzelnen Patienten (maximal 5) bei einigen Verfahren, jedoch nicht durchgängig, Verschlechterungen zu beobachten sind. Als besonders sensibel erweist sich dabei der UT „Zahlengedächtnis" der WMS, der jedoch aufgrund der geringen Itemzahl als nicht besonders reliabel anzusehen ist.

Auf der Ebene der Psychopathologie ergeben sich im Prä-Post-Vergleich ebenfalls bedeutsame positive Veränderungen und zudem bei Entlassung ähnliche Befunde wie bei nicht-EKT-behandelten Patienten jedoch mit der Tendenz, daß die EKT-Patienten bei Entlassung in einigen AMDP-Syndromen etwas besser beurteilt werden. Hierbei gilt es zu berücksichtigen, daß die EKT-Patienten natürlich deutlich länger in der Klinik verweilen.

Die vorliegenden Ergebnisse müssen jedoch insofern relativiert werden, da es sich z. B. bei der Studie um eine naturalistische Studie handelt (z. B. unterschiedlich große Abstände zwischen letzter EKT-Behandlung und Post-Test) und der erfaßte Leistungsbereich sicherlich noch nicht repräsentativ ist (z. B. autobiographisches Gedächtnis fehlt). Die Ergebnisse unterstreichen jedoch, daß eine EKT-Begleituntersuchung wichtige Hinweise zur Einschätzung und Bewertung sowohl der Wirksamkeit als auch der möglichen Nebenwirkungen der Behandlung liefern kann.

Literatur

Gebhardt R, Pietzcker A, Strauss A, Stoeckel M, Langer C, Freudenthal K (1983) Skalenbildung im AMDP-System. Arch Psychiatr Nervenkr 233: 223–245

Teil 4

Verhaltensbiologische Aspekte endogener Psychosen

Verhaltensbiologische Aspekte endogener Psychosen

W. Gaebel, H. Ellgring

Psychopathologie ist die „wissenschaftliche Methodenlehre der Psychiatrie zur Erfassung von abnormen seelischen Zuständen und Geisteskrankheiten aus den psychischen Veränderungen" (Peters 1984). Sie bildet den theoretischen und klinisch-diagnostischen Bezugsrahmen biologisch-psychiatrischer Krankheitsforschung. Solange psychiatrische Diagnosen durch disjunktive Verknüpfung formal-deskriptiver symptomatologischer Definitionskriterien operationalisiert sind (z. B. DSM-III-R, APA 1987), ist allerdings weder mit einer Abgrenzung psychopathologisch homogener, noch (ätio)pathogenetisch klar definierter Gruppen zu rechnen (Bannister 1968). Als Ausgangspunkt biologischer Markerforschung haben psychiatrische Diagnosen vermutlich einen zu hohen Abstraktionsgrad. Bereits Kraepelin (1920) hatte ein nosologisches Konzept psychiatrischer Diagnosen in Zweifel gezogen und psychopathologische Störungen als funktionell-anatomisch vorgebildete, nosologisch unspezifische Reaktionsweisen aufgefaßt. Syndromorientierte Forschung wird heute als eine notwendige ergänzende Forschungsstrategie angesehen, „wenn sich die biologische Psychiatrie nicht wesentliche Erkenntnismöglichkeiten selbst verstellen will" (Hippius u. Matussek 1978). Um diesen Ansatz zu optimieren, ist allerdings eine stärker funktionale, verhaltensbiologische Orientierung der Psychopathologie Voraussetzung. Die konzeptuellen und methodischen Grundlagen dieses Forschungsansatzes seien im folgenden kurz ausgeführt.

Die erkenntnistheoretische Grundposition biologisch-psychiatrischer Ursachenforschung geht von einer multifaktoriellen Genese psychischer Erkrankungen aus. Somato-, Psycho- und Soziogenese sind prinzipiell gleichrangige Teilaspekte, deren jeweilige Akzentuierung und Interdependenz empirisch herauszuarbeiten sind. Eine übergreifende biologische Perspektive wäre die eines „pragmatischen Monismus", wonach „psychische Funktionen durch neuronale, im Laufe der Evolution entstandene Programme bereitgestellt (werden), deren Verfügbarkeit an die Integrität neuronaler Strukturen gebunden ist" (Pöppel 1988). Eben diese Integrität ist bei psychischen Erkrankungen funktionell und/oder strukturell gestört. Die monistische Position betont, daß sich ein multifaktorielles Ursachenbündel letztlich *immer* am neurobiologischen Substrat (als Träger *aller* psychischen Funktionen einschließlich etwaiger Bewältigungsreaktionen) auswirken muß.

Auch wenn die psychopathologische Oberflächenstruktur psychischer Erkrankungen grundsätzlich aus den verschiedensten Perspektiven beschrieben werden kann, sind unter pragmatischem Aspekt nicht alle gleich gut „brauchbar". Wenn es um die Integration von Befunden der Neurowissenschaften geht, dann muß sich auch die Psychopathologie einer den beobachtbaren Tatsachen angemessenen Beobachtungssprache mit klaren Konzepten, Begriffen und Beobachtungsmethoden bedienen (Heimann 1982). In diesem Sinne muß Psychopathologie eine „funktionale" Orientierung entwickeln, wenn sie die von ihr bearbeiteten psychischen Phänomene als nosologisch unspezifischen Ausdruck gestörter neurobiologischer Funktionen begreifen will. Das Etikett einer „Grundlagenwissenschaft" (Janzarik 1979) käme ihr dann zu, wenn sie den klinisch-phänomenologischen Raum funktionsbezogen entsprechend vermessen hätte. Hierzu wäre der Rückgriff auf eine empirisch fundierte „Taxonomie des Subjektiven" erforderlich, wie sie Pöppel (1988) vorgeschlagen hat.

Die unter Bezug auf die Systematik K. Schneiders entwickelten psychopathologischen Beurteilungs- und diagnostischen Kategoriensysteme stellen unbestritten einen methodischen Fortschritt dar. Gleichwohl bleibt die Datenqualität einzelner psychopathologischer Merkmale aufgrund vermischter Datenquellen (subjektiver Bericht, objektive Verhaltensbeobachtung, Fremdanamnese) unbefriedigend und die biologische Validität der erfaßten Merkmale fragwürdig. „Ohne exakte psychopathologische Darstellung wird der biologischen Forschung der entscheidende Durchbruch in der psychiatrischen Ursachenforschung wohl kaum gelingen" (Benkert 1983). Abhilfe wird von einer experimentellen Psychopathologie erwartet, „die sich in die angewandte klinische Forschung vorwagt" (ibid.).

In methodischer Hinsicht können psychopathologische Merkmale grob nach ihrem Zugang als Störungen des „Erlebens", „Befindens" und „Verhaltens" differenziert werden. Während die beiden erstgenannten vor allem im verbalen Kontakt zugänglich sind, können letztere direkt beobachtet werden. Störungen von Affekt, Antrieb und Psychomotorik, wie sie für Affektpsychosen und schizophrene Residualzustände typisch sind, sowie Störungen von Bewußtseinslage, Orientierung, Aufmerksamkeit, Konzentration und (formalem) Denkablauf können mehr oder weniger aus der Verhaltensbeobachtung abgeleitet werden. Die Erfassung von inhaltlichen Denkstörungen, Wahrnehmungs- und Ich-Störungen, typisch für akute schizophrene Psychosen, ist demgegenüber wesentlich durch Introspektion, kognitive Bearbeitung und verbale Enkodierung auf der Patientenseite sowie verbale Dekodierung und Urteilsbildung auf der Beurteilerseite vermittelt. Auch hier ist eine Rückführung auf gestörte Grundfunktionen und deren verhaltensorientierte Erfassung mit objektiven Methoden eine Aufgabe künftiger Forschung (Gaebel 1990).

Der verhaltensbiologische Ansatz hat zum Ziel, über das beobachtbare Verhalten und dessen Determinanten einen reliableren und valideren Zugang zu den biologischen Grundlagen der Psychopathologie endogener Psychosen zu eröffnen. Aus den in neuerer Zeit sich entwickelnden Forschungsgebieten, wie der Psychoneuroendokrinologie, Psychoimmunologie und sozialen Psychophysiologie, leiten Blanck et al. (1986) folgende Aussagen zum Zusammenhang von biologischen Prozessen, psychischen Vorgängen und Verhalten ab:

"Thus, endogenous substances have been identified which appear to mediate pleasure and pain, elation and depression, memory and forgetting, resistance to stress, and even psychosis. Psychoactive drugs operate upon these behavioral systems, and there is evidence that social and psychological factors affect them as well. There is reason to believe that some of the strongest effects involve nonverbal communication".

Untersuchungen zu nonverbalen Verhaltensweisen, beispielsweise im Verlauf depressiver Erkrankungen, zeigen (Ellgring 1986), daß Verhalten als Endstrecke psychopathologischer Prozesse systematische und valide Informationen über eben diese Prozesse liefert. Gleichzeitig werden psychotische Phänomene durch die sie begleitenden Verhaltensauffälligkeiten zu einer sozial wirksamen Störung. Nicht nur der Kliniker gewinnt sein diagnostisches Urteil z. T. aus den Verhaltensinformationen, auch die alltäglichen Interaktionspartner werden durch die spezifischen Ausdrucksveränderungen beeinflußt und beeinflussen ihrerseits den Patienten.

Hinsichtlich der indikativen Funktion biologischer Merkmale gilt, daß sie nur sehr unspezifische Auskunft über „interne" (z. B. emotionale) Prozesse geben können, sofern sie nicht am sprachlichen und nichtsprachlichen Verhalten validiert sind. Der exaktest erfaßte biologische Marker muß seine Validität an dem messen, was der Patient über seine subjektiven Empfindungen und Gedanken äußert, oder was im Ausdrucksverhalten oder bestenfalls in Verhaltensproben dem Kliniker erkennbar wird. Aus der psychologischen Testtheorie ist bekannt, daß der Validität eines Indikators durch seine Reliabilität *und* die des Kriteriums Grenzen gesetzt sind. Kriterium für das Vorhandensein einer Psychose sind aber bisher *nicht* die Aberrationen biologischer Funktionen, sondern die Veränderungen im Verhalten, Befinden und Erleben. Daraus leitet sich die Notwendigkeit ab, auch dem Verhalten ähnliche Aufmerksamkeit zu widmen wie den biologischen Funktionen. Ploog (1958) formuliert hierzu:

„Faßt man die Psychopathologie als eine Lehre von den Störungen des Verhaltens auf, läßt sich ein biologisches Konzept der Psychiatrie erarbeiten, das die Dichotomie somatischer und psychischer Vorgänge im Ansatz vermeidet und mit naturwissenschaftlichen Methoden vorangetrieben werden kann".

Mit einer funktions- und verlaufsbezogenen Differenzierung psychopathologischer Syndrome wird der Weg frei zu nosologie-übergreifenden biologisch-psychiatrischen Mehrebenenuntersuchungen (Helmchen u. Gaebel 1987). Die nachstehenden Arbeiten geben einen Überblick zu grundlegenden Konzepten, Methoden und Ergebnissen eines verhaltensbiologischen Forschungsansatzes bei endogenen Psychosen.

Literatur

APA (1987) Diagnostic and Statistical Manual of Mental Disorders (DSM-III-R). American Psychiatric Association, Washington/DC
Bannister D (1968) The logical requirements of research into schizophrenia. Br J Psychiatry 114: 181–188
Benkert O (1983) Der psychopathologische Befund in der biologisch-psychiatrischen Forschung. In: Wanke K, Richtberg W (Hrsg) Erlebte Psychiatrie. Perimed, Erlangen
Blanck PD, Buck R, Rosenthal R (eds) (1986) Nonverbal communication in the clinical context. University Park, Pennsylvania State University Press
Ellgring H (1986) Nonverbal expression of psychological states in psychiatric patients. Eur Arch Psychiatr Neurol Sci 236: 31–34
Gaebel W (1990) Verhaltensanalytische Forschungsansätze in der Psychiatrie. Nervenarzt 61: 527–535
Heimann H (1982) Psychopathologie als Erfahrungswissenschaft. In: Janzarik W (Hrsg) Psychopathologische Konzepte der Gegenwart. Enke, Stuttgart
Helmchen H, Gaebel W (1987) Strategies of clinical research on neurobiological determinants of psychosis. Psychiatr Dev 5: 51–62
Hippius H, Matussek N (1978) Bemerkungen zur Biologischen Psychiatrie. Nervenarzt 49: 650–653
Janzarik W (1979) Psychopathologie als Grundlagenwissenschaft. Enke, Stuttgart
Kraepelin E (1920) Die Erscheinungsformen des Irreseins. Z Ges Neurol Psychiat 62: 1–29
Peters UH (1984) Wörterbuch der Psychiatrie und medizinischen Psychologie. Urban & Schwarzenberg, München
Ploog D (1958) Endogene Psychosen und Instinktverhalten. Fortschr Neurol Psychiat 26: 83–98
Pöppel E (1988) Taxonomie des Subjektiven auf der Grundlage eines pragmatischen Monismus. In: Böcker F, Weig W (Hrsg) Aktuelle Kernfragen in der Psychiatrie. Springer, Berlin Heidelberg New York Tokyo

Die Bedeutung von Verhaltensmerkmalen in der psychiatrischen Diagnostik endogener Psychosen

R.-D. STIEGLITZ

Einleitung

Die Beurteilung von psychopathologischen Merkmalen des Erlebens und/oder Verhaltens des Patienten stützt sich auf eigene Beobachtungen des Untersuchers (engl. signs) und/oder Angaben des Patienten (engl. symptoms). Allgemein akzeptiert ist jedoch, daß bestimmte Merkmale nur der Selbstbeurteilung zugänglich sind (z. B. Halluzinationen), andere nur der Fremdbeurteilung, sei es, daß es sich um reine Verhaltenselemente handelt (z. B. psychomotorisches Verhalten) oder aber der Patient keine Einsicht hat bzw. haben kann (z. B. Wahn). Derartige Erlebens- und Verhaltensmerkmale sind die Grundlage von Diagnosesystemen und psychopathologischen Schweregradskalen.

Anwendungsbereiche

Da eine strikte Trennung von Selbst- und Fremdbeurteilungsmerkmalen eine künstliche ist, bietet sich eine Präzisierung der Beurteilungsgrundlage psychopathologischer Begriffe an. Bezogen auf einzelne Merkmale können Selbst- und Fremdbeurteilungen unterschiedlich oder gleich bedeutsam sein. Man sollte daher zwischen sog. „reinen" Selbst- oder Fremdbeurteilungsmerkmalen und solchen mit einer sog. „gemischten" Beurteilung differenzieren, wobei dabei beide gleich oder unterschiedlich bedeutsam sein können (Tabelle 1).

Tabelle 1. Klassifizierung der Beurteilungsgrundlage psychopathologischer Begriffe. (Nach Fähndrich u. Stieglitz 1989)

S:	Selbstbeurteilung
F:	Fremdbeurteilung
SF:	Selbst und/oder Fremdbeurteilung
sF:	Selbstbeurteilung weniger bedeutsam als Fremdbeurteilung
Sf:	Selbstbeurteilung bedeutsamer als Fremdbeurteilung

Diagnosesysteme

So lassen sich z. B. die in operationalen Diagnosesystemen enthaltenen Kriterien anhand dieser Einteilung unterscheiden. Exemplarisch sei dies an einigen Diagnosegruppen der ICD-10-Forschungskriterien (Fassung 2/1990) aufgezeigt. In Abhängigkeit von den unterschiedlichen Diagnosegruppen kommt der Selbst- oder Fremdbeurteilung eine stärkere Bedeutung zu. So dominieren bei den Demenzen erwartungsgemäß eindeutig Fremdbeurteilungen, die auf objektiv verifizierbaren Beschwerden (u. a. Gedächtnis, Affekt, Sozialverhalten) beruhen müssen und nicht auf subjektiven Beschwerden, während hingegen bei den Depressionen eindeutig Selbstbeurteilungen dominieren. Bei den Schizophrenien gibt es zwar ein Übergewicht der Fremdbeurteilungen, aber reine Verhaltensmerkmale (z. B. Sprachverarmung oder sozialer Rückzug), dort als sog. „negative Symptome" bezeichnet, sind die Ausnahme. Die explizite diagnostische Gewichtung beider Zugangsweisen scheint somit u. a. stark krankengruppenspezifisch zu sein.

Ratingskalen

Auch die in den sog. Fremdbeurteilungsverfahren enthaltenen Merkmale lassen sich entsprechend der vorgeschlagenen Klassifizierung unterscheiden. Im folgenden soll dies exemplarisch an einem im deutschen Sprachbereich häufig eingesetzten Verfahren, dem AMDP-System, verdeutlicht werden. Betrachtet man beim AMDP-System nur den hier interessierenden Psychischen Befund mit seinen 100 Merkmalen (Tabelle 2), so zeigt sich, daß reine Selbst- oder Fremdbeurteilungsmerkmale gleich häufig vorhanden sind (jeweils 24%), bei den gemischten Beurteilungen gibt es ein größeres Gewicht der Fremdbeurteilungen (33% vs 9%; Fähndrich u. Stieglitz 1989).

In den Merkmalsbereichen „Sinnestäuschungen" und „Ich-Störungen" kommen nur Selbstbeurteilungsmerkmale vor, in keinem Bereich gibt es nur Fremdbeurteilungsmerkmale, die meisten Merkmalsbereiche sind hinsichtlich der Unterscheidungsmerkmale heterogen, am deutlichsten ist dies im Bereich „Störungen der Affektivität".

Tabelle 2. Klassifizierung der 100 Merkmale des Psychischen Befundes des AMDP-Systems. (Nach Fähndrich u. Stieglitz 1989)

Klasse[1]	Anzahl Merkmale	prototypische Merkmalsbereiche
S	24	Sinnestäuschungen, Ich-Störungen
F	24	keiner
SF	10	keiner
sF	33	Orientierungsstörungen
Sf	9	circadiane Besonderheiten

[1] Abk. vgl. Tabelle 1

Ein bedeutsames Merkmal zur Beurteilung einzelner Items stellt die *Interraterreliabilität* dar. Faßt man die bisher vorliegenden Ergebnisse zum AMDP-System zusammen, so zeichnet sich der Trend ab, daß die Interraterreliabilität bei Selbstbeurteilungsmerkmalen besser zu sein scheint als bei Fremdbeurteilungsmerkmalen (z. B.

Stieglitz et al. 1988). Items mit geringer Interraterreliabilität sind zumeist den sog. Fremdbeurteilungsmerkmalen zuzuordnen (z. B. affektarm, affektstarr).

Neben der Frage der Interraterreliabilität ist auch von Interesse, wie gut es möglich ist, bestimmte klinisch relevante Informationen über und von einem Patienten zu erhalten. Beim AMDP-System gibt es eine *Kategorie „keine Aussage"*, die dann angekreuzt werden muß, wenn ein Merkmal „nicht untersuchbar" ist (z. B. bei einem mutistischen Patienten) oder „fraglich vorhanden" ist (z. B. bei Negativismus eines Patienten). Anhand der AMDP – Aufnahmebefunde von mehr als 6000 Patienten wurde die Häufigkeit dieser Kategorie bestimmt. Trifft man eine Grobeinteilung, ob die Kategorie „keine Aussage" selten (<1%) oder häufig (>5%) benutzt wird, so zeigt sich, daß die Kategorie „keine Aussage" seltener bei Fremdbeurteilungsmerkmalen auftritt (Merkmalsbereich: Antriebs- und psychomotorische Störungen), häufiger dagegen bei Selbstbeurteilungsmerkmalen (Merkmalsbereiche: Sinnestäuschungen, Ich-Störungen).

Diskussion

Aufgrund der Häufigkeit von Fremdbeurteilungsmerkmalen in unterschiedlichen Erhebungsinstrumenten wird a priori deren Bedeutung angenommen, deren Relevanz läßt sich jedoch letztlich nur empirisch bestätigen, d. h. es ist eine Frage der Validität. Dies setzt jedoch eine reliable Erfassung voraus, was bisher nur bedingt möglich ist. Reliabilität und Validität sind nicht unabhängig voneinander zu sehen, sondern stehen in einer hierarchischen Beziehung. Eine Messung kann nicht valider sein als sie reliabel ist. Von daher müssen Anstrengungen zunächst in Richtung einer Verbesserung der Reliabilität gehen, bevor Aussagen zur Validität (z. B. prädiktive Validität, Sensitivität, Spezifität) getroffen werden können.

Diese Verbesserungen müssen auf drei Ebenen ansetzen:
– beim Instrument (u. a. Verbesserung oder Einführung von Ankerpunkten einer Skala, Aufsplittung komplexer Begriffe, Hinweise auf abzugrenzende Begriffe),
– in der Erhebungssituation (u. a. Standardisierung der Untersuchungssituation, Entwicklung zumindest halbstrukturierter Interviews),
– in der Ausbildung (u. a. intensives Training unter Supervision).

Trotz dieser z. T. kritischen Einschätzung ist jedoch davon auszugehen, daß Fremdbeurteilungen neben Selbstbeurteilungen auch in Zukunft primäre Basis für die Diagnose und Evaluation in Therapie- und Verlaufsstudien endogener Psychosen bleiben werden.

Literatur

Fähndrich E, Stieglitz RD (1989) Leitfaden zur Erfassung des psychopathologischen Befundes. Springer, Berlin Heidelberg New York Tokyo
Stieglitz RD, Fähndrich E, Renfordt E (1988) Interrater study for the AMDP system. Pharmacopsychiatry 21: 451–452

Die Bedeutung verschiedener methodischer Ansätze zur Erfassung und Differenzierung emotionaler Prozesse bei psychiatrischen Patienten

W. WÖLWER

Emotionale Veränderungen zählen zu den Hauptmerkmalen psychotischer Erkrankungen. Der differenzierten Erfassung emotionaler Prozesse kommt daher eine wesentliche Bedeutung zu. Dies gilt sowohl für die Diagnosestellung (z. B. bei der Differentialdiagnose zwischen einer Schizophrenie mit ausgeprägter Negativsymptomatik und einer Depression) als auch bei der Therapiekontrolle und der Prognosestellung (z. B. im Hinblick auf die Negativsymptomatik bei der Schizophrenie).

Die Frage nach den Kennzeichen solcher emotionalen Veränderungen ist gleichbedeutend mit der Frage nach den allgemeinen Kennzeichen einer Emotion. In der Psychologie werden Emotionen allgemein als hypothetisches Konstrukt angesehen, das durch beobachtbare Veränderungen auf verschiedenen Reaktionsebenen definiert wird. In der Regel werden mindestens drei Reaktions- und Beschreibungsebenen unterschieden (z. B. Lang 1971): a) die verbal-subjektive, b) die physiologische und c) die motorisch verhaltensmäßige Ebene. Differenziertere Betrachtungen unterscheiden auf der letztgenannten Ebene nochmals zwischen Ausdruck (also Mimik, Gestik, Stimmfrequenz etc.) und Verhalten i.S.v. Handlungen (z. B. Debus 1977) sowie auf der subjektiven Ebene zwischen einer Erlebens- und einer kognitiven Komponente (z. B. Kleinginna u. Kleinginna 1981). Dabei besteht überwiegend Einigkeit, daß Emotionen als psychisch-somatischer Prozeß hinreichend nur über eine gemeinsame Beschreibung aller auf den verschiedenen Ebenen auftretenden Reaktionen zu kennzeichnen ist.

Betrachtet man in diesem Zusammenhang für den psychiatrischen Bereich das DSM-III-R (1987), so findet sich in dessen Glossar eine Definition von „Emotion" nur mittelbar unter dem Stichwort „Affekt". Affekt wird dort beschrieben als ein „Muster beobachtbaren Verhaltens, das Ausdruck eines subjektiv erlebten Gefühlszustandes (Emotion) ist" und sich in Änderungen des Gesichtsausdrucks, der Stimmfrequenz und der Hand- und Körperbewegungen manifestiert. Gemäß dieser Definition umschreibt der Begriff „Emotion" also lediglich den subjektiven Anteil, „Affekt" den verhaltens- und ausdrucksmäßigen Anteil dessen, was üblicherweise *zusammenfassend* als Emotion bezeichnet wird. Zwar werden auch in der Psychologie die beiden Begriffe keineswegs einheitlich verwendet (Ewert 1983); neben einem synonymen Gebrauch findet man jedoch eher Unterscheidungen, die auf zeitlichen und intensitätsmäßigen Charakteristika beruhen und nicht – wie im DSM-III-R – hinsichtlich der Indikatorebenen differenzieren (Traxel 1965). Affekte werden dabei gegenüber Emotionen als die kurzfristigeren und intensiveren Phänomene angesehen.

Nach der zeitlichen Verlaufsgestalt sind in der Phänomenklasse emotionaler Zustände („states") darüber hinaus – auch nach DSM-III – zumindest die noch längerfristigeren Stimmungen und als zeitlich überdauernde, relativ stabile Emotionseigenschaften („traits") auch sog. Temperamente abzugrenzen. Ohne auf diese und die verschiedenen weiteren Begriffe auf diesem Gebiet

(Gefühl, Affektivität, Emotionalität etc.) hier näher eingehen zu können (vgl. dazu z. B. Ewert 1983; Kleinginna u. Kleinginna 1981), ist davon auszugehen, daß emotionale Störungen − wobei Emotion hier als Oberbegriff benutzt wird − auf allen zeitlichen und intensitätsmäßigen Ebenen vorkommen, ohne daß sich dies notwendigerweise in der psychopathologischen Begriffsbildung widerspiegelt. Unabhängig von diesen Unterscheidungen erscheinen alle emotionalen Phänomene prinzipiell auf allen genannten Merkmalsebenen beschreibbar.

Die Notwendigkeit einer Mehrebenenbeschreibung emotionaler Phänomene ergibt sich nicht nur aus theoretischen, sondern auch aus praktischen Gründen: 1) die auf jeder Ebene erhobenen Informationen sind jeweils mit spezifischen Fehlerarten (z. B. Antworttendenzen bei subjektiven Maßen, „display rules" bei der Mimik) verbunden, so daß Variablen nur einer Ebene das betreffende Phänomen nicht angemessen beschreiben können. 2) Möglicherweise mitbedingt durch diese Fehlerbehaftetheit, möglicherweise auch aufgrund zumindest teilweise entkoppelter Reaktionssysteme (Lang 1971) besteht nur eine unvollständige Konkordanz der Reaktionen auf den verschiedenen Ebenen. Das heißt die Veränderungen treten nicht notwendigerweise gemeinsam, in gleichem Maße oder zur gleichen Zeit auf. Vielmehr ist auch im nichtpathologischen Bereich mit individuen- und/oder situationsspezifisch unterschiedlichen Konfigurationen zu rechnen, die zudem im Verlaufe des emotionalen Prozesses auch zeitabhängig veränderlich sind. Entsprechend variabel ist der Indikatorwert einzelner Veränderungen für bestimmte Emotionen über verschiedene Personen, Situationen und Zeitpunkte hinweg. Im neurologisch-psychiatrischen Bereich erscheint das Diskonkordanzphänomen hinsichtlich so ausgeprägter Entkopplungen wie Parathymien und pathologischem Weinen oder Lachen besonders bedeutsam. 3) Nur die Gesamtkonfiguration aller Veränderungen auf den verschiedenen Ebenen erlaubt eine Differenzierung verschiedener Emotionen. Für isoliert betrachtete, einzelne Reaktionskomponenten muß eine Emotionsspezifität dagegen − mit Ausnahme des subjektiven Erlebens, evtl. auch mit Ausnahme mimischer Veränderungen − bezweifelt oder gar bestritten werden.

Nach Janke (1984) sollte eine angemessene Beschreibung emotionaler Vorgänge nicht nur alle genannten Merkmalsebenen beinhalten, sondern die Erfassung der verschiedenen Merkmalsgruppen sollte sich jeweils zusätzlich auch auf unterschiedliche Informationsquellen bzw. methodische Ansätze stützen. Janke unterscheidet dabei drei grundsätzliche Klassen von Erhebungsmethoden (Tabelle 1): *Ratingverfahren*, bei denen nochmals zwischen Fremd- und Selbstbeurteilungen unterschieden werden kann. Während es sich dabei um subjektive Skalierungen, also in der Regel intensitätsmäßige Einschätzungen von bestimmten Merkmalen handelt, wird in der zweiten Gruppe, den Methoden der *Verhaltensbeobachtung*, entweder in freien oder in Standardsituationen, versucht, die Häufigkeit und/oder Dauer von Ereignissen mehr oder weniger objektiv zu bestimmen, ein Ansatz der durch die dritte Gruppe, die *direkte Messung von Reaktionen* auf Standardreize oder in experimentellen Situationen noch weiter standardisiert wird.

Die Übergänge zwischen den verschiedenen Informationsquellen sind selbstverständlich fließend: Fremdbeurteilungen stützen sich z. B. häufig auf Verhaltensbeobachtung, als deren standardisierteste Variante wiederum das Experiment anzusehen ist. Darüber hinaus zeigt Tabelle 1, daß nicht alle methodischen Ansätze für alle Ebenen verwendbar sind. So sind subjektiv emotionale oder kognitive Prozesse über eine Verhaltensbeobachtung nicht erfaßbar. Für die Ebenen der physiologischen und der Verhaltensprozesse stehen dagegen theoretisch alle genannten Informationsquellen zur Verfügung.

Tabelle 1. Methodische Ansätze zur Erfassung von emotionalen Vorgängen sowie Beispiele. (Modifiziert nach Janke 1984)

Informations-quelle	Rating		Verhaltensbeobachtung		Test und Experiment	
	Beurteilungen		Beobachtungen		Messung von Reaktionen	
Ebene	selbst	fremd	in freien Situationen	in Standard-situationen	auf Standardreize	in experimentellen Situationen
Erleben	Depressivitäts-skala (v. Zerssen)	Hamilton Depressions-skala (Hamilton)			Skalierung der emotionalen Wirkung unange-nehmer Bilder	Skalierung der Angst in experiment. Angstsituation (z.B. freies Sprechen)
Ausdruck	Selbstbeurtlg. der Affektver-flachung in der SANS (Andreasen)	Skala Affekt-verflachung der SANS (Andreasen)	mimisch-gestische Aktivität auf der Station	mimisch-gestische Aktivität während eines Standardinterv.	Grundfrequenz der Sprache beim Vorlesen vorgegebener Worte	Grundfrequenz der Sprache bei Rede zu Standard-thema vor vermeint-lichem Publikum
Verhalten (Handlung)	Selbstbeurtei-lung sozialer Aktivität	Fremdbeurtei-lung sozialer Aktivität	Anzahl von Sozialkontakten auf der Station	Sprechaktivität während eines Standard-interviews	Abwehrbewegung auf lautes Geräusch	Vermeidungs-reaktionen in experimentellen Angstsituationen
Somatische Variablen	Mehrdimensionale Körperliche Symptomliste (Erdmann u. Janke)	Fremdbe-urteilung vegetativer Symptome	Schweißaus-brüche/Hände-zittern auf der Station	Schweißaus-brüche/Hände-zittern während eines Standard-interviews	Hautleitfähig-keitsreaktion auf einen emotionalen Reiz	zentralnervöse und vegetative Verände-rungen in experi-mentellen Angst-situationen

Hinsichtlich der von mehreren Seiten erhobenen Forderung, verstärkt nonverbale psychopathologische Verhaltensmerkmale mit objektiven Methoden zu erfassen (z. B. Helmchen 1985; WHO/ADAMHA 1983; NIMH 1988), verdeutlichen die entsprechenden Abschnitte in Tabelle 1, wie vielfältig das verfügbare Methodenrepertoire zur Erfüllung dieser Forderung ist. Soweit emotionale Prozesse der zu erfassende Untersuchungsgegenstand sind, sollten dabei aus den genannten Gründen die anderen Merkmalsebenen und andere Erhebungsmethoden jedoch keineswegs vernachlässigt werden.

Literatur

Andreasen NC (1981) Scale for the Assessment of Negative Symptoms (SANS). University of Iowa, Iowa City

Debus G (1977) Gefühle. In: Herrmann T, Hofstätter PR, Huber HP, Weinert FE (Hrsg) Handbuch psychologischer Grundbegriffe, Kösel, München, S. 156–168

Diagnostic and Statistical Manual of Mental Disorders (1987). DSM III-R. American Psychiatric Association, Washington/DC

Erdmann G, Janke W (1984) Die Mehrdimensionale Körperliche Symptomliste (MKSL). Technische Universität Berlin

Ewert O (1983) Ergebnisse und Probleme der Emotionsforschung. In: Thomae H (Hrsg) Motivation und Emotion, Bd. 1: Theorien und Formen der Motivation. Hogrefe, Göttingen, S. 398–452

Hamilton M (1960) A rating scale for depression. J Neurol Neurosurg Psychiatry 23: 56–62

Helmchen H (1985) Verbal and nonverbal psychopathology as a necessary element of classifications In: WHO/ADAMHA (ed) Mental disorders, alcohol- and drug-related problems. Exerpta Medica, Amsterdam, pp 177–181

Janke W (1984) Emotionalität. In: Oswald WD, Herrmann WM, Kanowski S, Lehr UM, Thomae H (Hrsg) Gerontologie. Kohlhammer, Stuttgart, S. 75–95

Kleinginna PR jr, Kleinginna AM (1981) A categorized list of emotion definitions, with suggestions for a consensual definition. Motivation Emotion 5: 345–355

Lang PJ (1971) The application of psychophysiological methods to the study of psychotherapy and behavior modification. In: Bergin AE, Garfield SL (eds) Handbook of psychotherapy and behavior change. Wiley, New York, pp 75–125

National Institute of Mental Health (NIMH) (1988): A national plan for schizophrenia research. Report of the National Advisory Mental Health Council, Maryland

Traxel W (1965) Gefühl und Gefühlsausdruck. In: Meili R, Rohracher H (Hrsg) Lehrbuch der experimentellen Psychologie. Huber, Bern, S 215–263

WHO/ADAMHA (1983): Diagnosis and classification of mental disorders and alcohol and drug-related problems: a research agenda for the 1980s. Psychol Med 13: 907–921

Zerssen D von (1976): Klinische Selbstbeurteilungs-Skalen aus dem Münchener Psychiatrischen Informationssystem: Paranoid-Depressivitäts-Skala sowie Depressivitäts-Skala. Beltz, Weinheim

Neurobiologische Aspekte der Klassifikation endogener Psychosen nach Leonhard

R. UEBELHACK

Die Klassifikation der endogenen Psychosen nach Leonhard beruht auf der Ablehnung der von Kraepelin vorgenommenen Zweiteilung der endogenen Psychosen in Dementia praecox und manisch depressives Irresein, deren Grundprinzip die Prognose war.

Leonhard folgte der von Wernicke und Kleist vorgenommenen differenzierteren Aufteilung, die vom Zustandsbild, dem Verlauf und der Prognose ausging und versuchte, innerhalb der schizophrenen und der manisch depressiven Gruppe Sonderformen abzugrenzen und End- bzw. Defektzustände zu beschreiben. Die eigenen Untersuchungen Leonhards gingen von den schizophrenen Defektzuständen aus, womit er sich wieder dem prognostischem Prinzip Kraepelins näherte.

Leonhard postulierte:
1) die biologische Heterogenität der Hauptgruppen und der Sonderformen bzw. Untergruppen.
2) Defektbildung durch Degeneration von Hirnsystemen.
3) Fehlende Defektbildung bei phasischem Verlauf.
4) Differente monopolare und bipolare Verlaufstypen (Leonhard 1968, 1980).

Eine interessante Möglichkeit der Defektbildung ergibt sich aus der Wirkung psychotomimetischer Indolamine auf die RNS-Synthese von neuronalen Zellkernen. Wir konnten finden, daß das potente Psychotomimetikum 5-Methoxy,- N, N-Dimethyltryptamin, die RNS-Synthese inhibiert (Uebelhack et al. 1979). Es wäre daraus abzuleiten, daß bestimmte Psychotomimetika zusätzlich über eine Beeinflussung der RNS- bzw. Proteinsynthese zytotoxische Wirkung haben und eine Degeneration von Hirnsystemen induzieren könnten.

Bei den Schizophrenien unterteilt Leonhard in zwei grundsätzlich verschiedene Gruppen:
1. die systematischen,
2. die unsystematischen Formen.

Die systematischen Formen sind fest umschriebene psychopathologische Bilder, die auf einer chronisch progredienten Degeneration bestimmter Hirnsysteme beruhen sollen. Er vergleicht sie mit den neurologischen Systemerkrankungen. Nach Auffassung Leonhards sind diese Formen unheilbar bzw. unbeeinflußbar.

Die unsystematischen Formen der Schizophrenien sind weniger scharf umschriebene Bilder mit einer großen Spielbreite der Symptome und einem akuten schubförmigen Verlauf. Ätiologisch nimmt Leonhard Körpervorgänge an, die toxisch auf das Gehirn wirken. Hierbei ist im Zusammenhang mit der schnell wechselnden Psychopathologie an fluktuierende Konzentrationen psychotomimetischer Substanzen zu denken. Hier für lieferten unsere Befunde an Patienten von K. Leonhard Hinweise (Uebelhack 1982). Leonhard wertet genetische Faktoren und Störungen der Reifung und Differenzierung von Hirnsystemen sehr unterschiedlich, akzeptiert sie aber prinzipiell. Die leichten Formen der Schizophrenie (unsystematische Formen) sollen nach Leonhard eine größere genetische Belastung haben, als die Verläufe mit Defektbildung (systematische Schizophrenien). Mit der Annahme von genetischen Faktoren und Veränderungen der Reifung und Differenzierung des Gehirns als Faktoren der Ätiopathogenese, ist Leonhard in Übereinstimmung mit Ergebnissen der biologischen Psychiatrie (Leonhard 1981).

Für die Schizophrenien nimmt Leonhard in Übereinstimmung mit O. Vogt Zellausfälle an und erklärt den fehlenden Nachweis mit der Struktur und Funktion der bei den Schizophrenien möglicherweise betroffenen Hirnsysteme. Die modernen bildgebenden Verfahren, die eine Verknüpfung morphologischer und neurochemischer Untersuchungen zulassen, sind geeignet, die Verifizierung dieser Hypothesen zu versuchen. Unsere eigenen Untersuchungen zeigen, daß Beziehungen zwischen Methyltransferasen bzw. Monoaminooxidasen und morphometrischen Befunden im Ponsbereich existieren können (Serfling et al. 1991).

Es ist denkbar, daß die Psychosen mit Defektbildung ein Spektrum von psychotomimetischen Transmittermetaboliten mit neurotoxischen Effekten aufweisen, das unbeeinflußt bei längerer Persistenz selektiv bestimmte Hirnsysteme schädigt. Aus unseren Befunden würden wir zwei mögliche neurobiologische Mechanismen, die für die Defektbildung im Sinne Leonhards wichtig sein könnten, ableiten:

1. Wirkung methylierter Indolamine auf die RNS und damit auf die Proteinsynthese (Uebelhack et al. 1979).
2. Störungen des Phenylalaninmetabolismus bei heterozygoten Formen der Phenylketonurie mit schizophrenen Syndromen (Uebelhack et al. 1987).

Bei den unsystematischen Schizophrenien liegen unter neurobiologischen Aspekten nach Leonhards Konzeption ganz andere Verhältnisse vor. Die Defektbildung kann spät eintreten oder gering schon nach dem ersten akuten Schub ohne weiteres Fortschreiten zum Stillstand kommen. Möglicherweise liegt hier ein anderes Metabolitspektrum vor oder es existieren neurobiologische Kompensationsmechanismen wie z. B. eine hohe Monoaminooxidaseaktivität im Gehirn oder außerhalb. Da Leonhard hier von einer wahrscheinlich extrazerebralen Toxinbildung ausgeht, ist denkbar, daß bei bestimmten unsystematischen Psychosen nur sehr kurzzeitig hohe Konzentrationen der Psychotomimetika vorliegen. Die von Leonhard zwischen den affektiven Psychosen und den Schizophrenien eingeordneten zykloiden Psychosen sind durch Bipolarität, fehlende Defektbildung und eine typische Symptomatik charakterisiert. Leonhard betont die theoretisch-wissenschaftliche, praktisch-prognostische sowie therapeutische Bedeutung dieser Abgrenzung. Unter neurobiologischen Aspekten ist diese Gruppe nicht nur wegen spezieller Therapiekonzepte interessant, sondern auch, weil falsch zugeordnete zykloide Psychosen die Interpretation der Daten in der Gruppe der Schizophrenien erschweren könnten. Bezüglich der affektiven Psychosen hat Leonhard aus neurobiologischer Sicht zwei wesentliche Beiträge geleistet:

1. Die Einteilung in monopolare und bipolare Verlaufsformen.
2. Die Annahme der Heterogenität der monopolaren und bipolaren Verlaufstypen.

Die von Leonhard psychopathologisch abgegrenzten Untergruppen der affektiven Psychosen sind wie bei den systematischen und unsystematischen Schizophrenien wahrscheinlich keine nosologischen Entitäten.

Allgemein ist zu sagen, daß die Grundkonzeption Leonhards den Hypothesen und den Befunden der biologischen Psychiatrie nicht widersprechen, daß aber seine Einteilungen im einzelnen nicht aufrechtzuerhalten sind.

Generellen Bestand haben die Hypothesen zur biologischen Heterogenität und zur Defektbildung sowie die Aufteilung in bipolare und monopolare Verläufe. Die Abgrenzung der zykloiden Psychosen ist mit Einschränkung wahrscheinlich ebenfalls richtig.

Leonhards System ist eine parallele, phänomenologische, nosologische sowie prognostische Klassifikation und Diagnostik. Unter neurobiologischen Aspekten sind die hypothetischen Grundprinzipien dieses Klassifikationssystems, biologische Heterogenität, Defektbildung durch Systemdegeneration und fehlende Defektbildung bei mono- und bipolaren phasischen und nichtphasischen Verlaufstypen gültige Prinzipien der biologischen Psychiatrie. Die Einbeziehung von differenten genetischen und nichtgenetischen somatischen sowie psychosozialen Faktoren bei der Ätiologie der endogenen Psychosen in den späteren Arbeiten Leonhards entspricht der multifaktoriellen Genese dieser Erkrankungen. Im Gegensatz zur weitverbreiteten Meinung, daß das scheinbar starre Klassifikationssystem von Leonhard im Widerspruch zur modernen Psychiatrie steht, ist bei näherer Betrachtung seiner Arbeiten eher abzuleiten, daß Karl Leonhard ein fast modernes Klassifikationssystem aufgestellt hat, das wesentliche Probleme der endogenen Psychosen reflektiert, aber in seinen speziellen Formen nicht allgemeingültig sein kann.

Literatur

Leonhard K (1968) Differenzierte Diagnostik der endogenen Psychosen, abnormen Persönlichkeitsstrukturen und neurotischen Entwicklungen, 3. Aufl. Verlag Volk und Wissen, Berlin
Leonhard K (1980) Aufteilung der endogenen Psychosen, 5. Aufl. Akademie-Verlag, Berlin
Leonhard K (1981) Wodurch wird die Manifestationswahrscheinlichkeit bei erblichen Formen von Schizophrenie erhöht? Psychol Neurol Med Psychol 33: 129–144
Serfling R, Uebelhack R, Planitzer J et al. (1991) Morphologische Zerebrale MRT-Untersuchungen an schizophrenen Patienten und ihre Beziehung zu neurochemischen und klinischen Parametern. In: Kongreßband der Deutschen Gesellschaft für Biologische Psychiatrie, Springer, Wien New York
Uebelhack R (1982) Untersuchungen des Indolaminmetabolismus bei endogenen Psychosen. In: Neumann J (1982) Beiträge zur biologischen Psychiatrie. Thieme, Leipzig, S 92–100
Uebelhack R, Belkner J, Seidel K (1979): Einfluß von LSD und 5-Methoxy-N,N-Dimethyltryptamin auf die RNS-Synthese in Zellkernen aus Rattenhirn. Psychiat Neuromed Psychol 31: 1–5
Uebelhack R, Franke L, Kutter D et al. (1987) Reduced platelet phenylalanine hydroxylating activity in a subgroup of untreated schizophrenics. Biochem Med Metab Biol 37: 357–359

Ausdrucksdefizite bei Patienten mit endogenen Psychosen als Bewältigungsstrategien emotionaler Erlebensstörungen

H. G. Wallbott

Ausdrucksverhalten und Diagnostik

Schon in den klassischen Lehrbüchern von Bleuler oder Kretschmer wird bei der Beschreibung der Symptomatologie Bezug auf spezielle Ausdruckscharakteristika von depressiven oder schizophrenen Patienten genommen. Quantitative Untersuchungen des Ausdrucksverhaltens von Patienten mit endogenen Psychosen standen demgegenüber im Hintergrund, gewinnen aber zunehmend an Bedeutung (vgl. Wallbott 1982; Ellgring 1989; Krause et al. 1989).

Sowohl subjektiv-beschreibende Analysen des Ausdrucksverhaltens, wie auch objektiv-quantifizierende Analysen gehen von der Annahme aus, daß Ausdrucksverhalten im Sinne eindeutiger Hinweisreize diagnostische Information liefern kann. Hier stellen sich jedoch Probleme. Obwohl sich einige (wenige) Besonderheiten im Ausdrucksverhalten von Patientenpopulationen mit endogenen Psychosen aufweisen lassen, wird in vielen Untersuchungen die große interindividuelle Variabilität des Ausdrucksverhaltens auch in relativ genau definierten klinischen Populationen betont (vgl. Wallbott 1982; Ellgring 1989).

Zum anderen ist die eindeutige Beziehung zwischen Befindlichkeit und Ausdruck zumindest bei erwachsenen Personen wohl in den seltensten Fällen gewährleistet. Izard (1990) betont, daß eine solche eindeutige Beziehung nur in der frühesten Kindheit gegeben ist, wenn allein „angeborene Ausdrucksprogramme" die emotionale Befindlichkeit unmittelbar im Ausdrucksverhalten reflektieren, bevor durch Reifung und soziale Lernprozesse vermittelte Modifikationen diese Beziehung in starken Maße beeinflussen. Einige solcher Faktoren sollen im folgenden kurz angesprochen werden.

Einige intervenierende Faktoren

Display rules

Display rules (Ekman 1972) bezeichnen soziale Regeln und Normen, die Einfluß darauf nehmen, inwieweit ein emotionaler Ausdruck in einer gegebenen Situation unmittelbar gezeigt wird oder ob das Ausdrucksverhalten intensiviert, abgeschwächt, neutralisiert oder maskiert wird. Solche Display rules sind bisher hauptsächlich entwicklungspsychologisch untersucht worden (vgl. Saarni 1979; Gnepp u. Hess 1986). Außerdem lassen sich kulturelle Unterschiede („das asiatische Lächeln" zur Maskierung negativer Affekte; vgl. Ekman 1972) sowie geschlechtsgebundene Unterschiede nachweisen (Wallbott 1988). Schließlich können Display rules auch individuell variieren, da sie schon in sehr frühen Stadien der Entwicklung sozialisiert werden (vgl. Malatesta u. Haviland 1982).

Feeling rules

Ebenfalls in die Beziehung zwischen Emotionserleben und Ausdrucksverhalten greifen „Feeling rules" (Hochschild 1979) ein. Feeling rules beinhalten, daß im Sozialisationsprozeß nicht nur gelernt wird, Ausdrucksverhalten zu kontrollieren und zu regulieren, sondern daß schon die Art des Reagierens und emotionalen Erlebens auf gegebene Auslösesituationen Lernprozessen unterworfen und damit sozial vermittelt ist. Feeling rules nehmen vor allem Einfluß auf Evaluationen emotionsauslösender Situationen („stimulus evaluation checks", Scherer 1986) und führen dazu, daß Personen objektiv gleich strukturierte Situationen in unterschiedlicher Weise emotional erleben, und daher mit unterschiedlichen Ausdrucksreaktionen reagieren.

Facial feedback

Zuerst expliziert von Darwin (1872) spielt die Annahme, daß Rückmeldungen mimischen Ausdrucksverhaltens eine zentrale Rolle im Emotionserleben innehaben, eine tragende Rolle in verschiedenen Emotionstheorien (vor allem Tomkins 1984). Obwohl weitgehend Unklarheit darüber besteht, *wie* mimischer Ausdruck rückgekoppelt und auf Emotionen Einfluß nimmt (vgl. Izard 1990), zeigen neuere Untersuchungen, *daß* Facial feedback Emotionserleben zumindest beeinflussen kann (vgl. Matsumoto 1987; Manstead 1988; Izard 1990).

Billigt man dem Facial-feedback-Konzept Realität zu, so bedeutet dies, daß wiederum von der Annahme einer eindeutigen Beziehung zwischen Emotionserleben und Emotionsausdruck abgerückt werden muß. In bezug auf die oben diskutierten Display rules könnte dies beinhalten, daß die Maskierung eines Emotionsausdruckes dazu führt, daß das emotionale Erleben selbst im Sinne der Maskierung verändert wird. Habituelles Maskieren bestimmter Emotionen, wie beispielsweise Ärger, wie es vielleicht zuerst nur durch einige Situationen nahegelegt wird, dann aber generalisiert wird, könnte dazu führen, daß das Erleben dieser Emotionen letztlich sehr eingeschränkt oder sogar unmöglich gemacht wird. Es ist nicht auszuschließen, daß einige Defizite im Emotionsausdruck, wie sie im psychopathologischen Bereich beobachtet worden sind, auf die Wirkungen habitueller Display rules zurückgeführt werden können.

Emotion traits

Es wurde bereits auf die große Bedeutung individueller Sozialisationserfahrungen für die Beziehung zwischen Emotionserleben und Emotionsausdruck hingewiesen. In neuerer Zeit rücken Arbeiten zu sog. „emotion traits" in den Mittelpunkt des Interesses. „Emotion traits" beinhalten die Ermittlung der lebensgeschichtlichen Häufigkeit des Erlebens verschiedener Emotionen (z.B. Plutchik u. Kellerman 1974). Unter anderem konnte gezeigt werden, daß sich Personen in Abhängigkeit von der Ausprägung dieser Emotion traits in ihrer Dekodierungsfähigkeit für verschiedene Emotionen unterscheiden. Im Zusammenhang mit psychopathologischen Fragestellungen scheint dies vor allem deswegen wichtig, weil besonders bei Schizophrenen Defizite im Erkennen von Emotionen nachgewiesen werden konnten (vgl. Mandal 1986; Gessler et al. 1989).

Zudem lassen sich Beziehungen zwischen der Prävalenz für das Erleben bestimmter Emotionen in der Lebensgeschichte und Ausdrucksfähigkeiten für verschiedene Emotionen zeigen. Malatesta et al. (1987) fanden, daß bei älteren Menschen die Ausprägung verschiedener Emotion traits korreliert mit der Enkodierungsfähigkeit für einzelne Emotionen (beispielsweise zeigt sich eine überwiegend von Trauererfahrungen bestimmte Lebensgeschichte darin, daß der Versuch solcher Personen, Emotionen mimisch zu enkodieren, bei Beurteilern auch für unterschiedliche Emotionen zu intensivierten Trauerurteilen führt). Wie Darwin (1872) bereits beschrieben hat, scheint sich also die emotionale Lebensgeschichte in „slow sign vehicles" (Ekman 1978) des mimischen Ausdrucks abzubilden oder zumindest zu bestimmten „expressive habits" (Malatesta et al. 1987) zu führen. Gerade letzterer Befund dürfte auch für Untersuchungen im Bereich psychopathologischen Verhaltens von Interesse sein, würde er doch beinhalten, daß die spezifische langfristige emotionale Gestimmtheit verschiedener Patientenpopulationen ihren Niederschlag im habituellen Ausdrucksverhalten finden könnte.

Schlußfolgerungen

Aus diagnostischer Sicht stellt sich damit die Frage, wie die vielfältigen Wirkungen von Display rules und Feeling rules, die zudem kulturell, subkulturell, geschlechts- sowie individualspezifisch unterschiedlich ausfallen können, die Facial-feedback-Mechanismen sowie der Einfluß von Emotion traits auf die Beziehung zwischen Ausdrucksverhalten und emotionalem Erleben entwirrt werden können.

Es soll nicht ausgeschlossen werden, daß zumindest in Extremsituationen direkte Beziehungen zwischen Emotionserleben und Ausdruck (Izard 1990) auftreten. Im psychopathologischen Bereich, wo häufig Beeinträchtigungen der sozialen Geschicklichkeit und der Interaktionskompetenz beobachtet werden können und somit das soziale Norm- und Regelgefüge teilweise außer Kraft gesetzt wird, könnte dieser „Rückfall" in „primitive" Verknüpfungen vom Emotionserleben und Ausdruck häufig beobachtet werden. Auf der anderen Seite ist zu vermuten, daß gerade in Patientenpopulationen sozialisationsbedingte Beeinträchtigungen emotionalen Erlebens komplexe Auswirkungen auf das Ausdrucksverhalten zeigen. Krause (1982) konnte zeigen, daß im mimischen Ausdrucksverhalten von Stotterern häufig mikro-momentane Ausdrücke der Emotionen Ärger und Abscheu beobachtet werden können, wobei dies bedeutsam für die Ontogenese dieser Störung erscheint.

In Anbetracht der Komplexität und der Vielzahl der vermittelnden Mechanismen, die die Annahme einer eindeutigen Beziehung zwischen Erleben und Ausdruck zu einfach erscheinen lassen, wäre zu fordern, verstärkt ideographische Aspekte einzubeziehen, die erlauben, individualspezifische Feeling rules und Display rules, sowie Emotion traits zu berücksichtigen. Zwar ist die Analyse von Ausdrucksverhalten sicher ein Weg zur Analyse psychopathologischer Zustände, doch ist wohl diese „via regia" verschlungener und verästelter, als gemeinhin angenommen wird.

Literatur

Darwin C (1872) The expression of the emotions in man and animals. Murray, London
Ekman P (1982) Universals and cultural differences in facial expression of emotion. In: Cole JR (ed) Nebraska Symposium on Motivation. University of Nebraska Press, Lincoln, pp 207–283
Ekman P (1978) Facial signs: Facts, fantasies, and possibilities. In: Sebeok T (ed) Sight, sound, and sense. Indiana University Press, Bloomington, pp 124–156
Ellgring H (1989) Nonverbal communication in depression. Cambridge University Press, Cambridge
Gessler S, Cutting J, Frith CD, Weinman J (1989) Schizophrenic inability to judge facial emotion: A controlled study. Br J Clin Psychol 28: 19–29
Gnepp J, Hess DLR (1986) Children's understanding of verbal and facial display rules. Dev Psychol 22: 103–108
Hochschild AR (1979) Emotion work, feeling rules, and social structure. Am J Sociol 3: 551–575
Izard CE (1990) Facial expressions and the regulation of emotions. J Pers Social Psychol 58: 487–498
Krause R (1982) A social psychology approach to the study of stuttering. In: Fraser C, Scherer KR (eds) Advances in the social psychology of language. Cambridge University Press, Cambridge, pp 72–122
Krause R, Steimer E, Sänger-Alt C, Wagner G (1989) Facial expression of schizophrenic patients and their interaction partners. Psychiatry 52: 1–12
Malatesta CZ, Haviland JM (1982) Learning display rules: The socialization of emotion expression in infancy. Child Dev 53: 991–1003
Malatesta CZ, Fiore MJ, Messina JJ (1987) Affect, personality, and facial expressive characteristics of older people. Psychol Aging 2: 64–69
Mandal MK (1986) Judgement of facial affect amongst depressives and schizophrenics. Br J Clin Psychol 25: 87–92
Manstead ASR (1988) The role of facial movement in emotion. In: Wagner HL (ed) Social psychophysiology: Theory and clinical application. Wiley, Chichester, pp 105–129
Matsumoto D (1987) The role of facial response in the experience of emotion: More methodological problems and a meta-analysis. J Pers Social Psychol 52: 769–774
Plutchik R, Kellerman H (1974) Emotions profile index manual. Western Psychological Services, California
Saarni C (1979) Children's understanding of display rules for expressive behavior. Dev Psychol 15: 424–429
Scherer KR (1986) Vocal affect expression: A review and a model for future research. Psychol Bull 99: 143–165
Tomkins SS (1984) Affect theory. In: Scherer KR, Ekman P (eds) Approaches to emotion. Erlbaum, Hillsdale/NJ, pp 163–196
Wallbott HG (1982) Bewegungsstil und Bewegungsqualität: Untersuchungen zum Ausdruck und Eindruck gestischen Verhaltens. Beltz, Weinheim
Wallbott HG (1988) Big Girls don't Frown, Big Boys don't Cry – Gender differences of professional actors in communicating emotion via facial expression. J Nonverb Behav 12: 98–106

Die Mimik als Verhaltenseffektor limbischer Aktivität in der Psychose

H. ELLGRING

Einführung

In der Mimik erscheinen uns emotionale Zustände und Reaktionen unmittelbar zugänglich, und auch der Kliniker bedient sich dieser Informationen, um emotionale Störungen zu erkennen. Dem zugrunde liegt die Annahme, aus dem mimischen Verhalten valide auf seelische Vorgänge schließen zu können. In diesem Beitrag geht es darum, den wissenschaftlichen Wert der Mimik als Informationsquelle kritisch einzuordnen und ihre funktionale Bedeutung zu beleuchten.

Zusammenhang von Stimulus-Emotion-Verhalten

Die Mimik basiert als Endpunkt im Verhalten auf einer Reihe von Mechanismen (Ekman u. Fridlund 1987; Ellgring 1987), die z. B. sowohl wenig kontrollierte unmittelbare Ausdrucksanteile *und* willkürlich eingesetzte Signale an den anderen enthalten. Auf die engen Verbindungen des Nucleus facialis mit limbischen Strukturen (Rinn 1984) stützt sich die Erwartung, über die Mimik nicht nur einen Zugang zu phylogenetisch älteren Teilen unseres Gehirns, nämlich dem limbischen System, zu gewinnen, sondern auch die Bedeutung der biochemischen Veränderungen für das Affektsystem differenzierter kennenzulernen. So zeichnet sich die hirnlokal eng umschriebene, auf einem temporär aufhebbaren Dopamin-Defizit beruhende Parkinson-Erkrankung dadurch aus, daß sie im Ausdrucksgeschehen der Depression ähnelt. Das gehäufte Auftreten von Depression bei der Parkinson-Erkrankung wäre im Einklang mit der Annahme einer Verbindung des biochemischen Defizits mit affektiven Störungen und Verhaltensdefiziten. Der Sachverhalt wird allerdings dadurch kompliziert, daß man bei der Parkinson-Erkrankung anders als bei der Depression von einer Dissoziation von Verhalten und subjektivem Empfinden ausgehen muß. Während sich im Verhalten kaum noch „Seelenregungen" erkennen lassen, erleben diese Patienten durchaus Gefühle. Spätestens hier stellt sich die Frage, ob das mimische Verhalten überhaupt ein valider Indikator sein kann.

Bei Betrachtung des psychologischen Funktionsablaufs ist eine zumindest zweifache Modulation in Rechnung zu stellen (Abb. 1).

Die Verknüpfung von Stimulus und Emotion wird moduliert vom Antriebszustand, die Verbindung von Emotion und Verhalten wird vornehmlich durch soziale Komponenten beeinflußt. Einer Störung des Ausdrucks können daher auch veränderte Modulationsbedingungen zugrunde liegen.

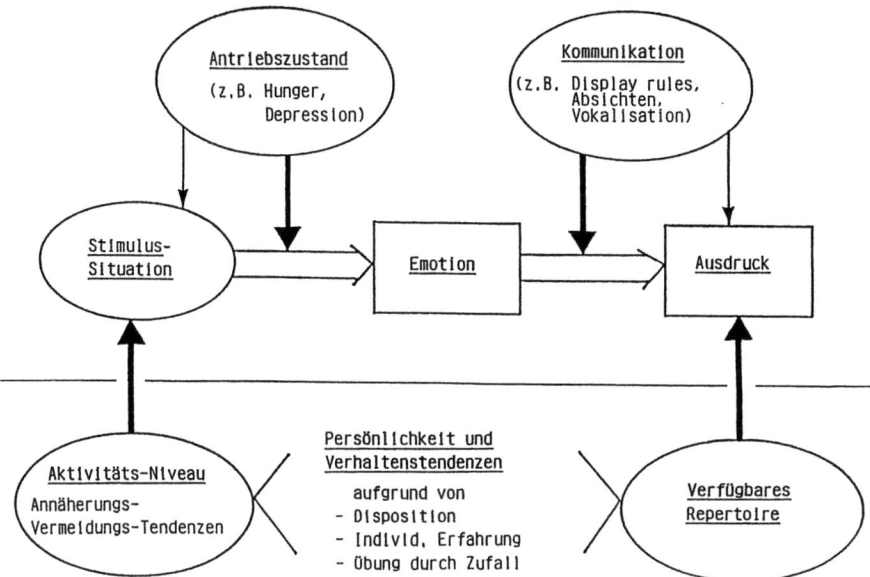

Abb. 1. Ausdruck von Emotionen: Beziehungen zwischen Stimulus, Emotion und Ausdruck

So wäre etwa bei der Parkinson-Erkrankung zwar die Verknüpfung von Stimulus und Emotion intakt, jedoch wäre die Verbindung zwischen Emotion und Ausdruck unterbrochen. Auf der anderen Seite kann man sich die Depression dadurch gekennzeichnet vorstellen, daß der pathologische Antriebszustand so weit dominiert, daß unabhängig von der Art des Stimulus immer nur mit einem emotionalen Zustand reagiert werden kann, der seinerseits adäquat mimisch ausgedrückt wird.

Im pathologischen Lachen und Weinen (Poeck 1969), einem Zustand bei schweren Läsionen etwa der Basalganglien, zeigt sich andererseits ein vollkommenes Fehlen eines hemmenden emotionalen Filters: die Patienten reagieren auf minimale Stimuli mit für sie unkontrollierbaren Ausdrucks-Reaktionen. Ein Stimulus führt hier ohne jede Filterung oder Hemmung zu einem Ausdruck, dem keine gleichartige Emotion entspricht. Es wäre sicher eine zu weitreichende Analogie, wollte man die für Schizophrene postulierten Filter-Defizite in der Wahrnehmung in Zusammenhang mit bisweilen auftretendem bizarren Ausdrucksverhalten bringen.

Diagnostische Aufgabenstellung

Da eine in der Psychose veränderte Mimik auf sehr unterschiedlichen funktionalen Störungen beruhen kann, sind unter einer diagnostischen Aufgabenstellung verschiedene „psychologische Leistungen" bei emotionalen Reaktionen zu berücksichtigen: 1. die *Erkennens-Leistung* mit der Identifikation und Benennung emotionaler Stimuli, 2. die *mimische Reagibilität* mit spontanen mimischen Reaktionen und 3. die *expressive Kapazität,* die die Fähigkeit zu willkürlichem Ausdruck und der Umsetzung von

„display rules" beschreibt. Es sind also sowohl spontanes wie auch willkürliches Verhalten zu erfassen, ebenso wie die Verarbeitung emotionaler Stimuli.

1. Zur Erkennens-Leistung finden sich z.T. widersprüchliche Ergebnisse für Schizophrene. Während etwa Berndl et al. (1986) erhebliche Unterschiede in den Leistungen bei der Identifikation komplexer emotionaler Stimuli im Vergleich zu der Leistung Normaler berichten, fanden Pilowsky u. Bassett (1980) nicht mehr falsche Benennungen, wohl aber mehr Kommentare bei den Emotionen Ärger und Furcht. Hier spielt möglicherweise eine höhere Ich-Beteiligung eine Rolle.

2. Reagibilität. Bei spontanen mimischen Reaktionen auf emotionale Stimuli ist in geringerem Ausmaß als beim Erkennen emotionaler Stimuli eine kortikale Beteiligung zu vermuten. Je nach Situation oder Emotion ist allerdings auch hier mit dem Einfluß von „display rules" zu rechnen, d. h., mimische Reaktionen können bewußt kontrolliert bzw. dargestellt werden. Bisher gibt es Hinweise auf eine erhöhte Corrugator-Aktivität (Schwartz et al. 1978) bzw. Indikatoren für den Ausdruck von Ärger und Furcht bei Depressiven (Ellgring 1989) sowie den Befund einer verminderten Aktivität im Bereich der M. frontalis bei Schizophrenen (Steimer et al. 1988). Da insbesondere bei psychiatrischen Patienten standardisiert vorgegebene Stimuli keineswegs homogen wahrgenommen werden müssen, ist eine Kontrolle der subjektiven Bewertung der Stimuli unabdingbar.

3. Die expressive Kapazität bezeichnet die Möglichkeit, mimische Verhaltensweisen darzustellen mit dem Potential, den „display rules" als Teil der sozialen Fertigkeiten nachzukommen. Defizite hierbei können beruhen auf: a) verminderten sozialen (kommunikativ-motorischen) Fertigkeiten, b) geringer Motivation, der Aufgabe nachzukommen, c) zu hoher Belastung, wenn ein stimmungsinkongruentes Verhalten gezeigt werden muß. Befunde zu diesem Ausdrucks-Aspekt liegen für psychiatrische Patienten bisher kaum vor.

Aus einer Verlaufsuntersuchung zum Ausdruck und Erkennen von Emotionen in der Psychose (Ellgring u. Gaebel 1989) ergaben sich hierzu aufgrund von Daten von 14 Schizophrenen, 10 Depressiven und 4 Kontrollpersonen folgende vorläufige Ergebnisse:

Die Imitationsleistung von Depressiven und Schizophrenen unterschied sich nicht, allerdings war sie schlechter als die der sehr homogen reagierenden Kontrollgruppe.

Betrachtet man den Zusammenhang der „psychologischen Affekt-Leistungen", d.h. die Korrelationen zwischen den Leistungen im Erkennen von Emotionen, dem willkürlichen Ausdruck und der spontanen Reaktion, so zeichnet sich folgender vorläufiger Befund ab (Tabelle 1):

Tabelle 1. Korrelationen zwischen „psychologischen Affekt-Leistungen". Obere Tabellen-Hälfte: 15 schizophrene Patienten; untere Tabellen-Hälfte: 10 depressive Patienten jeweils zu Beginn des Klinikaufenthalts

Schizo / Depr	Emotions-Erkennen	Ausmaß spontaner Reaktionen pos.	neg.	Imitations-Leistung
Emot.-Erk.	–	0,25	–0,14	0,24
spont. pos.	0,38	–	0,21	0,12
spont. neg.	–0,07	0,09	–	–0,11
Imit.-Leist.	0,28	0,21	–0,63	–

Bei Depressiven scheint eine stärkere Kohärenz der einzelnen Teilbereiche gegeben zu sein, ausgedrückt in den Korrelationen zwischen Stärke spontaner Reaktionen, Erkennen von Emotionen und willkürlicher Kontrolle des Ausdrucks. Bei den Schizophrenen finden sich diese Zusammenhänge nicht, so daß man von unabhängigen oder möglicherweise dissoziierten Funktionsbereichen ausgehen muß.

Validität der Mimik als Indikator psychopathologischer Prozesse

Die Brauchbarkeit der Mimik als Indikator psychopathologischer Vorgänge läßt sich nach verschiedenen Kriterien wie a) Krankheitsspezifität, b) Funktionsspezifität, c) Zustandsabhängigkeit vs. Stabilität beurteilen.

a) Krankheitsspezifität. Insbesondere unter einer differentialdiagnostischen Fragestellung wäre zu fordern, daß sich verschiedene Störungsbilder in unterschiedlicher Weise im mimischen Verhalten manifestieren. Depressive sollten andere Spezifika in dieser Hinsicht aufweisen als Schizophrene. Am Beispiel der Parkinson-Erkrankung wird allerdings deutlich, daß dieses Kriterium irreführend ist, denn hier wie bei den depressiven Patienten finden wir eine Reduktion des mimischen Verhaltens. Zudem sollten sich ähnliche emotionale Vorgänge bei verschiedenen Krankheitsbildern ähnlich im mimischen Verhalten ausdrücken. Es wäre also vielmehr das Kriterium der Funktionsspezifität heranzuziehen.

b) Funktionsspezifität. Hier ist zu fragen, an welchen Stellen des Affektsystems: in der Wahrnehmung, in der Produktion von Verhalten, in der Modulation von Beziehungen zwischen Stimulus-Emotion-Ausdruck die Störungen begründet sind. Entsprechende Situationen oder Aufgaben, die unterschiedliche Aspekte des Affektsystems ansprechen, lassen sich mit der Provokation von Emotionserkennung, Imitation von Reaktionen und Induktion von spontanen Reaktionen realisieren. Andere sind sicherlich denkbar und notwendig.

c) Zustandsabhängigkeit vs. Stabilität. Verhaltensauffälligkeiten können den momentanen Zustand reflektieren oder als überdauerndes Merkmal in Frage kommen. Bei der Depression weisen die bisherigen Befunde darauf hin, daß das nonverbale Verhalten sich, wenn auch zeitlich nicht unbedingt synchron, mit dem Zustand der Depression verändert (Ellgring 1989). Unbekannt sind hier die Bedingungen für die Schizophrenie. Dies ist insofern von Bedeutung, als bei dispositionellen Besonderheiten die Wirkung dieser Faktoren im Zusammenhang mit einer Rückfallgefährdung zu untersuchen wären.

Angesichts der verfügbaren Methoden und Konzepte scheint es an der Zeit, der Mimik auch die explizite Aufmerksamkeit zukommen zu lassen, die ihr zweifellos implizit oder wenig bewußt im klinischen Umgang mit psychiatrischen Patienten geschenkt wird. Allerdings muß die wissenschaftliche Untersuchung den psychobiologischen Randbedingungen dieses Verhaltens Rechnung tragen.

Literatur

Berndl K, von Cranach M, Grüsser O-J (1986) Impairment of perception and recognition of faces, mimic expression and gestures in schizophrenic patients. Eur Arch Psychiatry Neurol Sci 235: 282–291

Ekman P, Fridlund AJ (1987) Assessment of facial behavior in affective disorders. In: Maser JD (ed) Depression and expressive behavior. Lawrence Erlbaum, Hillsdale, pp 37–56

Ellgring H (1987) Zur Entwicklung der Mimik als Verständigungsmittel. In: Niemitz C (Hrsg) Erbe und Umwelt. Suhrkamp, Frankfurt/M., S 260–280

Ellgring H (1989) Nonverbal communication in depression. Cambridge University Press, Cambridge

Ellgring H, Gaebel W (1989) Emotionaler Ausdruck und Verarbeitung affektiver Informationen bei Schizophrenen. Bewilligtes Forschungsvorhaben im DFG-Schwerpunktprogramm: ,,Neurobiologische Determinanten sensomotorischer und kognitiver Störungen bei Schizophrenen"

Pilowsky I, Bassett D (1980) Schizophrenia and the response to facial emotions. Compr Psychiatry 21: 236–244

Poeck K (1969) Pathophysiology of emotional disorders associated with brain damage. In: Vinken PJ, Bruyn GW (eds) Disorders of higher nervous activity. Wiley, New York (Handbook of clinical neurology, Vol 3, pp 343–367)

Rinn WE (1984) The neuropsychology of facial expression. A review of the neurological and psychological mechanisms for producing facial expression. Psychol Bull 95: 52-77

Schwartz GE, Fair, PL, Mandel MR, Salt P, Mieske M, Klerman GL (1978) Facial electromyography in the assessment of improvement in depression. Psychosomat Med 40: 355–360

Steimer E, Krause R, Sänger-Alt C, Wagner G (1988) Mimisches Verhalten schizophrener Patienten und ihrer Gesprächspartner. Z Klin Psychol 17: 132–147

Ergebnisse und neurobiologische Bedeutung einer formalen Mimikanalyse bei schizophrenen Patienten*

F. Schneider, H. Heimann, W. Himer, J. Friedrich, I. Fus

Einleitung

Auffällige mimische Bewegungen sind ein charakteristisches Merkmal schizophrener Erkrankungen, was klinisch zur Diagnostik und zur Beurteilung des Verlaufs bzw. des Therapieerfolges in der täglichen Praxis berücksichtigt wird. So kann bei Studien zur Wirksamkeitsprüfung von Psychopharmaka versucht werden, den *klinischen Eindruck* des Psychiaters mit Hilfe von Fremdbeurteilungsskalen zu objektivieren. Wahrscheinlich liegt es besonders an der mangelnden Objektivität und Reliabilität der Erhebungsmethoden, daß bis heute nur sehr wenige Beiträge zur Quantifizierung *schizophrener Mimik* veröffentlicht wurden, zumal im Zeit-, d.h. Therapieverlauf.

Dabei scheint es an solchen Methoden augenscheinlich nicht zu mangeln: So ist es möglich, a) Mimik durch intensiv trainierte Kodierer mittels spezifischer Zuordnungsregeln zu quantifizieren (Ekman 1982). Auch kann b) die mimische Intensität und darüber hinaus auch der emotionale Ausdruck mit abgestuften Skalen beurteilt werden (Rosenthal 1982). Objektiver, weil besser quantifizierbar, scheint c) die Registrierung des Gesichts-EMGs (Fridlund u. Izard 1983) zu sein. Diese Methoden sind allerdings entweder zu unreliabel (b), für eine größere Datenmenge wegen des erforderlichen Aufwandes kaum einsetzbar (a, b) oder zu invasiv (d.h. schon die Datenerhebung beeinflussend; c).

Methode

Mit einem an unserer Klinik entwickelten automatischen Analysesystem (Himer et al. 1991) versuchten wir diesem Nachteil zu begegnen und den *klinischen Blick des Psychiaters* reliabler zu machen: Das System ist in der Lage, die Intensität von Mimik über kleine im Gesicht angebrachte Markierungen zu erfassen. Die hierfür konstruierte optische Scanvorrichtung besitzt eine Auflösung von $1\,024 \times 2\,048$ Punkten (horizontal × vertikal), wobei bis zu 10 Bildern pro Sekunde registriert werden. Zur Zeit können kontinuierliche Aufnahmen über 30 min erstellt und analysiert werden. Dabei ermittelt ein nachgeordnetes Rechnersystem für jeden Mimikpunkt die X- und Y-Koordinaten und eliminiert die Kopfbewegungen. Während wir uns zu Beginn auf die Analyse der Bewegungen von vier Mimikpunkten beschränkt haben (Untersuchung 1: Mundwinkel und innere Augenbrauenenden), sind wir jetzt in der Lage, bis zu 12 Punkte gleichzeitig zu verfolgen (Untersuchung 2).

Untersuchung 1

In einer ersten größeren Studie mit dieser Methode wurden erste Ergebnisse bei psychiatrischen Patienten gesammelt (Schneider et al. 1990): Es nahmen 60 Probanden

---

* Mit Unterstützung der Deutschen Forschungsgemeinschaft.

teil: 20 stationäre, medizierte, schizophrene Patienten (DSM-III-R), 20 stationäre, medizierte, depressive Patienten (DSM-III-R: Major Depression) und 20 Gesunde. Jede der drei Gruppen bestand aus 10 weiblichen und 10 männlichen Probanden. Sie sahen zwei jeweils 7 min dauernde Filme auf einem Fernsehschirm. Einer der Filme war emotional positiv, der andere negativ. Jedem Film folgte unmittelbar ein positiv oder negativ gefärbtes 5minütiges Interview. Nur die jeweils abschließenden 2,5 min wurden für die Auswertung berücksichtigt.

In zwei begleitenden Beurteilungsstudien wurden die tonlosen Videofilme genau dieser Sequenzen unerfahrenen Ratern (Studenten ohne jegliche medizinische oder psychologische Erfahrungen) und Experten (Psychiatern) vorgeführt. Alle der randomisiert dargebotenen Videosequenzen wurden in jeder Gruppe von fünf bzw. vier Beurteilern angeschaut. Die Aufgabe der Beurteiler war es, das Ausmaß von *Expressivität* auf einer 7-Punkte-Skala anzugeben, deren Extreme *null* (gar nicht) und *sechs* (sehr stark) waren. Expressivität wurde den Beurteilern als *Intensität mimischer Bewegungen,* unabhängig von den dargestellten Emotionen, erklärt.

Der Vergleich der *gesamten* gemessenen mimischen Beweglichkeit, unabhängig von verschiedenen Situationen, Emotionen oder Punktpositionen, ergab keine signifikanten Unterschiede zwischen den drei experimentellen Gruppen. Dieser Effekt bestätigt die phänomenologischen Beschreibungen von frühen Mimikforschern (Krukenberg 1913) und neuere Ergebnisse (Krause et al. 1989).

Schizophrene unterschieden mit ihren mimischen Bewegungen nicht zwischen positiven und negativen Stimuli – dies im Gegensatz zu Depressiven und Gesunden. Dies kann als reduzierte Reagibilität auf emotionale Stimuli bei Schizophrenen gewertet werden. Mit Hilfe der FACS-Analysemethode zur Beurteilung der mimischen Aktivität berichtete die Gruppe von Krause et al. (1989) ähnliche Effekte, ebenfalls in einer sozialen Interaktionssituation. Daneben stellten die Forscher fest, daß die affektive Expressivität Schizophrener reduziert war.

Die Ergebnisse der automatischen Analyse wiesen ebenfalls darauf hin, daß Schizophrene darüber hinaus eine hohe Invarianz über verschiedene Situationen zeigten, d.h. es ergaben sich keine Unterschiede in den Augenbrauenbewegungen während der Filme oder der Interviews. Dieser Effekt trat nicht in den Beurteilungsuntersuchungen auf, da möglicherweise die intensiveren Bewegungen der unteren Gesichtsregion die diskreteren der Augenbrauen überdeckten.

Positive Korrelationen zwischen den Ergebnissen der automatischen Analyse und den Beurteilungen wurden nur für die Gesunden gefunden. Bei schizophrenen und depressiven Patienten erreichten diese Korrelationen keine Signifikanz. Entsprechend den Beurteilungen der Beobachter zeigten die Patienten offensichtlich weniger – beurteilbare – mimische Expressivität im Vergleich zu den Gesunden. Dies bedeutet, daß die mimischen Bewegungen zwischen den drei Gruppen nicht differierten, wenn sie mit der automatischen Analyse erhoben wurden. So liegt nahe, daß bei Schizophrenen und Depressiven im Sinne der von Heimann u. Spoerri (1957) postulierten *mimischen Desintegration* demnach *zusätzliche Bewegungen* auftreten, die *nur* durch die Computeranalyse erfaßt werden können.

Innerhalb der sozialen Interaktionssituationen, die zur Provokation aktiven Verhaltens (und nicht als *kommunikative Einbahnstraße* wie die Filmbedingungen) konzipiert wurden, treten *attributive und integrative Beurteilerfaktoren* zu dem Phänomen der mimischen Desintegration. Die Gesichter der schizophrenen und der depressiven Patienten zeigen offensichtlich nicht einen integrierten, ganzheitlich erscheinenden Ausdruck, sondern sie drücken mimisch desintegrierte Bewegungen aus. Konsequenterweise werden Gesunde mit integrierter Mimik expressiver beurteilt.

Wie bereits in früheren Studien bei Schizophrenen beobachtet (Krause et al. 1989; Pitman et al. 1987), zeigten die schizophrenen und depressiven Patienten der vorliegenden Untersuchung eine Reduktion der mimischen Bewegungen im Obergesicht in den sozialen Interaktionssituationen. Unsere Erklärung für die reduzierte mimische Aktivität im Obergesicht hängt damit zusammen, daß dieses Gebiet stärker mit der Retikularformation, den Basalganglien und den affektiven Zentren des Gehirns verbunden ist, während das Untergesicht mehr mit den Sprachzentren zusammenhängt und damit größerer willkürlicher Kontrolle unterliegt (Rinn 1984). Dies mag eine mögliche Erklärung für die bei den Patienten während der Interviews zu beobachtende reduzierte Aktivität im Obergesicht sein, wenn man die wesentliche Rolle berücksichtigt, die mimische Bewegungen in interpersonalen Kommunikationssituationen spielen.

Untersuchung 2

In einer zweiten Studie haben wir gerade diese Problematik näher zu beschreiben versucht (Schneider et al. 1992): Acht Patienten wurden einmal ohne jegliche neuroleptische Medikation (T1) und ein zweites Mal nach 3 Wochen (T2) in einem klinischen, weitgehend unstrukturierten Interview untersucht (Dauer: 10 min, davon die zweiten 2,5 min ausgewertet). Unter den nach DSM-III-R diagnostizierten schizophrenen Patienten waren 6 männlich und 2 weiblich. Die Patienten waren zu T1 gerade zur stationären psychiatrischen Behandlung aufgenommen worden. Psychopathologisch befanden sich alle Patienten in einem akuten Krankheitszustand (GAS: M = 29,4 (SD = 9,0); *BPRS*: 58,8 (14,8)). Sechs hatten noch nie in ihrem Leben Neuroleptika erhalten, ein Patient hatte in den letzten 13 und ein zweiter in den letzten 50 Monaten vor T1 keine Neuroleptika eingenommen. Die mittlere Chlorpromazin-Dosis zu T2 betrug 519,1 Einheiten (SD = 227,0). Extrapyramidalmotorische Nebenwirkungen zu T2 waren deutlich (RSES: 3,8 (2,6)). Signifikante Verbesserungen des klinischen Zustandsbildes ergaben sich für alle Fremdbeurteilungsskalen von T1 nach T2.

Über alle 12 Punkte und 8 Patienten trat eine signifikante Abnahme der mimischen Aktivität von T1 nach T2 auf (*T1*: M = 2,52 mm/s − SD = 1,75; *T2*: M = 1,45 mm/s − SD = 0,37; t(7) = 2,06; p = 0,037), was mit der beschriebenen *Amimie* unter Neuroleptika gut zu erklären ist. Weiter bestätigt dies Befunde von Pitman et al. (1987), wonach unmedizierte schizophrene Patienten mehr Augenbrauen- und Untergesichtsbewegungen während eines Interviews hatten als medizierte Patienten. Sie maßen die mimische Aktivität mittels eines Beurteilungssystems, welches verschiedene Arten von Gesichtsbewegungen, getrennt für das *gesamte* Ober- bzw. Untergesicht, erfassen sollte.

Interessanterweise ist in unserer Untersuchung die Differenz der gemessenen mimischen Intensität von T1 zu T2 zwischen den Punkten sehr unterschiedlich: Für die beiden an den inneren Augenbrauenenden befestigten Punkte betrugen die − nicht signifikanten − Differenzen 0,36 links bzw. −0,10 rechts und waren mit Abstand am geringsten im Vergleich zu den übrigen Punktlokalisationen. Die mittlere Differenz der übrigen zehn Punkte betrug dagegen 1,26. Diese waren am linken und rechten Mundwinkel, oberhalb und unterhalb des Mundes und jeweils links und rechts unten neben der Nase, an den Wangen unterhalb der Augen und an den äußeren Augenbrauenenden befestigt. Dabei unterschied sich der relative Sprechzeitanteil zwischen T1 und T2 nicht signifikant.

Nun sind die Ergebnisse auf den ersten Blick nicht ganz einfach zu erklären: Zum einen nimmt die Intensität der mimischen Beweglichkeit unter Neuroleptika ab, zum anderen verbesserte sich der klinische Befund innerhalb der 3 Wochen, die zwischen den beiden Untersuchungszeitpunkten lagen, erheblich. Obschon diese beiden Effekte im vorliegenden Design miteinander konfundiert sind, ist zu vermuten, daß die inneren Augenbrauen, die besonders für die sprachbegleitenden Bewegungen aktiviert werden (Ekman 1979; Grammer et al. 1988), am ehesten eine Besserung der Befindlichkeit bzw. des Verhaltens in Interaktionen ausdrücken. Damit scheint es mit der beschriebenen automatischen Analysemethode möglich zu sein, nicht nur Nebenwirkungen von Psychopharmaka, sondern auch Befindlichkeit *objektiv und reliabel* zu messen.

Literatur

Ekman P (1979) About brows: Emotional and conversational signals. In: von Cranach M, Foppa K, Lepenies W, Ploog D (eds) Human ethology. Claims and limits of a new discipline. Cambridge University Press, London, pp 169–202

Ekman P (1982) Methods for measuring facial action. In: Scherer KR, Ekman P (eds) Handbook of methods in nonverbal behavior research. Cambridge University Press, Cambridge/MA, pp 45–90

Fridlund AJ, Izard CE (1983) Electromyographic studies of facial expressions of emotions and patterns of emotions. In: Cacioppo JT, Petty RE (eds) Social psychophysiology. Guilford Press, New York, pp 243–286

Grammer K, Schiefenhövel W, Schleidt M, Lorenz B, Eibl-Eibesfeldt I (1988) Patterns on the face: The eyebrow flash in crosscultural comparison. Ethology 77: 279–299

Heimann H, Spoerri T (1957) Das Ausdruckssyndrom der mimischen Desintegrierung bei chronisch Schizophrenen. Schweiz Med Wochenschr 35/36: 1126–1132

Himer W, Schneider F, Köst G, Heimann H (1991) Computer-based analysis of facial action: a new approach. J Psychophysiol 5: 189–195

Krause R, Steimer E, Sänger-Alt C, Wagner G (1989) Facial expression of schizophrenic patients and their interaction partners. Psychiatry 52: 1–12

Krukenberg H (1913) Der Gesichtsausdruck des Menschen. Enke, Stuttgart

Pitman RK, Kolb B, Orr SP, Singh MM (1987) Ethological study of facial behavior in nonparanoid and paranoid schizophrenic patients. Am J Psychiatry 144: 99–102

Rinn WE (1984) The neuropsychology of facial expression: A review of the neurological and psychological mechanisms for producing facial expressions. Psychol Bull 95: 52–77

Rosenthal R (1982) Conducting judgment studies. In: Scherer KR, Ekman P (eds) Handbook of methods in nonverbal behavior research. Cambridge University Press, Cambridge/MA, pp 287–361

Schneider F, Heimann H, Himer W, Huss D, Mattes R, Adam B (1990) Computer-based analysis of facial action in schizophrenic and depressed patients. Eur Arch Psychiatry Clin Neurosci 240: 67–76

Schneider F, Fus I, Friedrich J, Heimann H, Himer W (1992) Mimische Beweglichkeit unmedizierter schizophrener Patienten. Z Klin Psychol. im Druck

Blick- und Manumotorik: Modellsysteme zur neurobiologischen Verhaltensanalyse endogener Psychosen*

W. GAEBEL, W. WÖLWER

Einleitung

Neben erlebnisphänomenologischen Merkmalen charakterisieren Störungen von Antrieb, Affektivität und Psychomotorik den psychopathologischen Befund endogener Psychosen. Die mit Fremdbeurteilungsskalen erreichbare mäßige Interraterreliabilität bei der Erfassung von Verhaltensauffälligkeiten kann durch Einführung einer objektiven Beobachtungs- und Meßsprache verbessert werden. Insbesondere unter experimentellen Bedingungen ist eine modellhafte Beschränkung auf neurobiologisch relevante Verhaltenssektoren möglich. So wie die Gesichtsmotorik vorrangig einen Indikator emotionaler Prozesse darstellt, sind Blick- und Manumotorik eng mit kognitiven Prozessen und Handlungsstrategien assoziiert.

Methodik

An einem für die simultane Erfassung verschiedener Verhaltenssektoren konzipierten verhaltensanalytischen Meßplatz (Gaebel 1990) können Blickmotorik mittels Infrarotokulographie und Manumotorik mittels computergestützter Meßmethodik untersucht werden. Im Rahmen eines laufenden Forschungsprojekts über „Blickmotorische Strategien und visuelle Suchleistung schizophrener Patienten" werden u. a. auch Labyrinthaufgaben eingesetzt.

In der Untersuchungssituation können die Probanden über einen „Trackball" einen Cursor durch das auf einem Bildschirm erscheinende Labyrinth bewegen. Die Koordinaten des Cursors werden alle 100 ms abgespeichert, wodurch sich quantitative Aussagen zum Handlungsprofil machen lassen (z. B. Bewegungsphasen, Geschwindigkeit, Zielgerichtetheit). Simultan zur Aufzeichnung der Handbewegung werden alle 20 ms die Blickkoordinaten aufgezeichnet. Hierdurch sind quantitative Aussagen zum Planungsprofil möglich (z. B. Fixationsort relativ zur Cursorposition, Fixationsdauer, Blickpfad). Über die Hand-/Auge-Koordination, d. h. über die Abfolge operational definierter Planungs- und Handlungsphasen, wird neben dem durch Lösungszeit und Fehleranzahl erfaßten globalen Leistungsprofil der Lösungs*prozeß* objektiv beurteilbar, was in der Diagnostik „frontaler" Hirnleistungsstörungen (wie sie auch bei Schizophrenen vermutet werden) von besonderer Bedeutung ist (von Cramon 1988).

Die Untersuchungspopulation umfaßt nach DSM-III-R diagnostizierte Patienten mit Schizophrenie und Major Depression, sowie gesunde Kontrollen. Die klinischen Gruppen werden unter akuten und remittierten Bedingungen untersucht, sowie hinsichtlich intervenierender Merkmale wie Psychopathologie, Anamnese und Medikamentenstatus genau dokumentiert.

---

* Mit Unterstützung der DFG, Förderkennzeichen Ga 371/2-1.

Ergebnisse

In die Untersuchungen konnten bisher 24 Schizophrene (Altersdurchschnitt 33,4, 21 – 58 Jahre), 7 Depressive (Altersdurchschnitt 43,0, 28 – 55 Jahre) sowie 12 gesunde Kontrollen (Altersdurchschnitt 30,5, 25 – 38 Jahre) einbezogen werden. Unter der bisher ausgewerteten Akutbedingung ergaben sich bezüglich der Lösungszeiten keine signifikanten Unterschiede zwischen den drei Gruppen, allerdings zeichnete sich in der schizophrenen Gruppe eine bimodale Verteilung ab. Polygraphische Darstellungen prototypischer Bearbeitungsstrategien aus diesen beiden Teilgruppen verdeutlichten (Abb. 1a, b), daß längere Lösungszeiten mit vergleichsweise langsamerer mittlerer Handgeschwindigkeit, längeren Fixationsdauern und kürzeren Blicksprüngen verbunden sind.

Korrelationsstatistisch hatte sich zwischen Fixationsdauer und Fixationsabstand für die Gesamtgruppe (n = 43) ein negativer Zusammenhang ergeben (r = −0,53; p < 0,01). Zu diesem Zusammenhang trugen vor allem Schizophrene mit kurzen Fixationsdauern und weiten Blicksprüngen sowie solche mit langen Fixationsdauern und kurzen Blicksprüngen jeweils an den Verteilungspolen bei. Diese in früheren Untersuchungen als „extensive scanner" bzw. „minimal scanner" bezeichneten Schizophrenen (Gaebel et al. 1987; Gaebel 1989) unterscheiden sich augenscheinlich auch in ihrer Lösungsstrategie.

Zum Zweck einer statistisch fundierten Identifikation wurden „Lösungsstrategien" durch unterschiedliche Sequenzen von Planungs- und Handlungsphasen operationalisiert, die über Parameter der Hand-/Auge-Koordination definiert sind (Abb. 1). In einem ersten Schritt wurde die sequentielle Abhängigkeit der Planungs-/Handlungsabfolgen in Form von Übergangswahrscheinlichkeiten bestimmt.

Eine faktorenanalytische Strukturierung der Übergangswahrscheinlichkeiten erbrachte eine dreifaktorielle Lösung (Varianzaufklärung insgesamt 79,3%), in der Faktor 1 (Varianzaufklärung = 36,1%) hohe Ladungen (r = 0,83) von Planungs-Handlungs- und Planungs-Planungsübergängen (r = 0,69) bei gleichzeitig hoch negativen Ladungen von Handlungs-Handlungsübergängen (r = −0,96) aufweist. Er umschreibt damit ein Kontinuum von einem durch wenige, kurze Planungs- und lange Handlungsphasen gekennzeichneten Lösungsverhalten bis hin zu einem durch relativ häufige, längere Planungsphasen unterbrochenen Handlungsablauf. Inhaltlich scheint dieser Faktor als der eigentliche „Strategiefaktor" interpretierbar. Die beiden anderen Faktoren beschreiben zum einen Pausen in Handlungsperioden, zum anderen Pausen vor und nach Planungsperioden.

Ein Gruppenvergleich der Faktorwerte erbrachte für Faktor 1 einen signifikanten (F = 4,11; p = 0,02), für Faktor 2 einen tendenziell signifikanten (F = 2,65; p = 0,08) Haupteffekt, der sich für Faktor 1 auf höhere Werte der Schizophrenen, für Faktor 2 auf tendenziell erhöhte Werte der Depressiven, jeweils im Vergleich zu den Normalprobanden zurückführen ließ. Das heißt, während die Normalprobanden ein durch lange Handlungsphasen (häufige Handlungs-Handlungsübergänge) mit relativ wenigen, kurzen Planungsphasen durchsetztes Verhaltensprofil aufwiesen, zeigten die Schizophrenen im Mittel eine höhere Auftretenswahrscheinlichkeit von Planungsphasen, so daß die reinen Handlungsphasen entsprechend kürzer ausfielen.

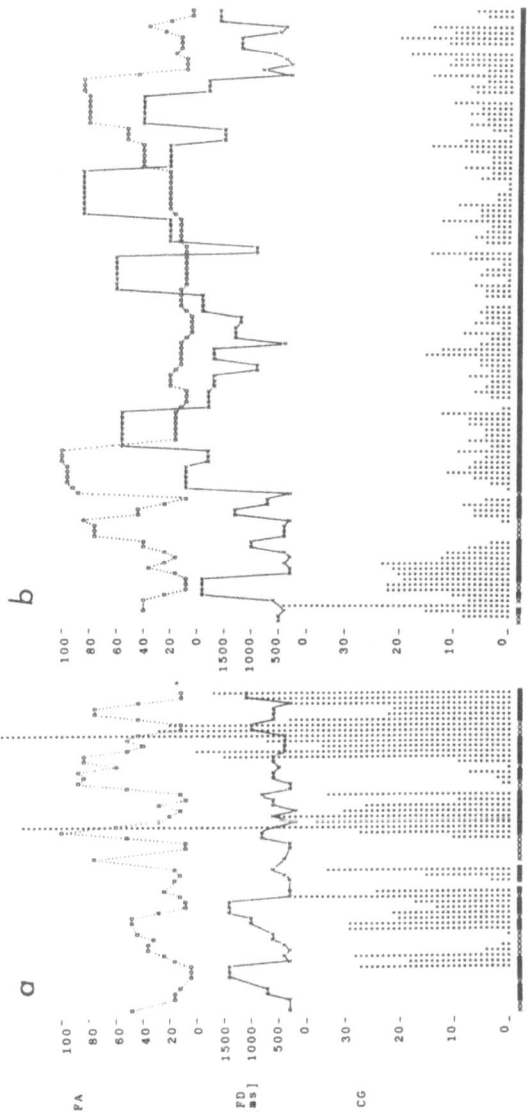

Abb. 1a, b. Polygraphische Darstellung von Fixationsabstand FA (○), Fixationsdauer FD (×), Cursorgeschwindigkeit (⋮), sowie Übereinstimmung von Cursor- und Blickposition (– = Übereinstimmung ≙ Handlungsphase, x = keine Übereinstimmung ≙ Planungsphase) im Verlaufe der Labyrinthbearbeitung (Abtastintervall: je 0,5 s. a Schizophrenie, 21 Jahre, männlich; schizophrenietypischer BPRS-Score 24, unbehandelt; „extensive scanner". b Schizophrenie, 26 Jahre, männlich; schizophrenietypischer BPRS-Score 25, unbehandelt; „minimal scanner"

Über eine Gruppentrennung hinsichtlich der „Lösungsstrategie" hinaus waren jedoch kaum bedeutsame Beziehungen dieses Faktors zu Leistungsmerkmalen nachweisbar. Der durch Handlungspausen bestimmte Faktor 2 korrelierte mit der Lösungszeit zu r = 0,47 (p < 0,01). Zu psychopathologischen und demographischen Merkmalen sowie zur Medikation ergaben sich für keinen Faktor konsistente Beziehungen. Eine Analyse der Verhaltensdaten im remittierten Stadium steht noch aus.

Diskussion

Kojima et al. (1987) haben erstmals über Blickbewegungsbefunde an Schizophrenen während einer Labyrinthaufgabe berichtet. Sie unterscheiden einen schizophrenen „perplexed" von einem „haphazard" Typ: Während der erstere mehrfach explorative Blickbewegungen zum Labyrinthausgang machte, bevor er mit einer Handbewegung begann (Planungsüberwiegen), explorierte der letztere den Labyrinthausgang erst, nachdem er bereits mit der Handbewegung begonnen hatte (Handlungsüberwiegen). Der letztgenannte Typ, der unserem „minimal scanner" korrespondiert (Abb. 1 b), fand sich häufiger auch bei Patienten mit rechtsseitiger und bilateraler frontaler Hirnschädigung. Gleichartige Störungen in der Handlungsplanung und -ausführung wären demnach zumindest bei einer Teilgruppe Schizophrener mit einer postulierten Frontalhirnstörung vereinbar (Zec u. Weinberger 1986). Beziehungen zwischen Negativ-Symptomatik und frontalhirnspezifischen Handlungsstörungen, wie sie von Frith (1987) vermutet wurden, fanden sich in der vorliegenden Untersuchung bisher allerdings nicht. Auf Grund neurophysiologischer und klinischer Befunde ist im übrigen davon auszugehen, daß sowohl der dorsolaterale präfrontale als auch der parietale Kortex eine besondere Rolle bei der Integration von Blick- und Manumotorik spielen (Barone u. Joseph 1989; Pause u. Freund 1989). Aufgabe weiterer Analysen und zukünftiger Forschung wird es sein, handlungsspezifische koordinative Störungen von Blick- und Manumotorik bei endogenen Psychosen im Hinblick auf zugrundeliegende neurobiologische Systemstörungen typologisch genauer herauszuarbeiten.

Literatur

Barone P, Joseph JP (1989) Role of the dorsolateral prefrontal cortex in organizing visually guided behavior. Brain Behav Evol 33: 132–135
Cramon D von (1988) Planen und Handeln. In: Cramon D von, Zihl J (Hrsg) Neuropsychologische Rehabilitation. Springer, Berlin Heidelberg New York Tokyo, pp 248–263
Frith CD (1987) The positive and negative symptoms of schizophrenia reflect impairments in the perception and initiation of action. Psychol Med 17: 631–648
Gaebel W (1989) Visual search, EEG, and psychopathology in schizophrenic patients. Eur Arch Psychiatry Neurol Sci 239: 49–57
Gaebel W (1990) Verhaltensanalytische Forschungsansätze in der Psychiatrie. Nervenarzt 61: 527–535
Gaebel W, Ulrich G, Frick K (1987) Visuomotor performance of schizophrenic patients and normal controls in a picture viewing task. Biol Psychiatry 22: 1227–1237
Kojima T, Ando H, Matsushima E et al. (1987) Schizophrenia and frontal lobe lesions – Eye fixations and movements during maze test. In: Takahashi R, Flor-Henry P, Gruzelier J, Niwa S (eds) Cerebral dynamics, laterality and psychopathology. Elsevier, Amsterdam, pp 147–155
Pause M, Freund HJ (1989) Role of the parietal cortex for sensorimotor transformation. Brain Behav Evol 33: 136–140
Zec RF, Weinberger DR (1986) Brain areas implicated in schizophrenia: A selective overview. In: Nasrallah HA, Weinberger DR (eds) Handbook of schizophrenia, Vol 1: The neurology of schizophrenia. Elsevier, Amsterdam

Manumotorik und Hirnfunktion bei Schizophrenen, gemessen mit PET*

W. GÜNTHER, K. ALPER, E. BARTLETT, F. BAROUCHE, A. WOLF, S. DEWEY, U. KLAGES, I. BSCHEID, R. RIEDEL, J. BRODIE, R. JOHN

Einführung

Motorische Störungen bei Schizophrenen sind bereits lange vor Einführung der Neuroleptika in die Therapie beobachtet und beschrieben worden (z. B. Kleist 1908). Eigene psychometrische Befunde (Günther u. Gruber 1983; Günther et al. 1986a, 1988) führten zur Abgrenzung eines „psychotisch-motorischen Syndroms". Dieses bestand aus Störungen der Lippen-, Zungen- und Mundmotorik, der komplexen Bewegungskoordination und der Feinmotorik der Finger und Hände.

Wir benutzten diese „functio laesa" als funktionales „Fenster" für weitere Untersuchungen mittels bildgebender Verfahren. Sowohl mittels EEG-Mapping (Günther et al. 1989) als auch mittels Hirndurchblutungsuntersuchung (SPECT; ^{133}Xe-Methode, Günther et al. 1986b) ergaben sich Hinweise auf eine zerebrale Unterstimulierbarkeit während motorischer Aufgaben bei Schizophrenen mit ausgeprägter Negativsymptomatik.

Zur weiteren Überprüfung dieses möglicherweise auch klinisch bedeutsamen Befundes wurde die Positronen-Emissions-Tomographie benutzt. In einem ersten Untersuchungsschritt wurden mit Haloperidol behandelte Patienten mit ausgeprägter Negativsymptomatik während einfacher und komplexer Manumotorik untersucht. Unsere Hypothesen lauteten:
1. Bei Patienten mit ausgeprägter Negativsymptomatik sollte in Übereinstimmung mit der Literatur (Buchsbaum et al. 1984, 1986) ein Befund frontalen Hypometabolismus und subkortikalen Hypermetabolismus erwartet werden
2. Schizophrene Kranke mit ausgeprägter Negativsymptomatik sollten signifikant schlechtere Performanz bei komplexer Motorik aufweisen (psychotisch-motorisches Syndrom) und parallel dazu eine zerebrale Nichtreaktivität auf diese Stimulation erkennen lassen.

Methodik

Untersuchte Personen

Schizophrene Patienten: 13 rechtshändige männliche Patienten nahmen nach Aufklärung und mit ihrem Einverständnis an der Untersuchung teil. Sie waren zwischen 20 und 43 Jahre alt

---

* Gefördert durch: National Institute of Mental Health (Förderungsnummer MH-42647 und NS-15368), Mittel der NATO (Förderungsnummer 0700/87), Deutsche Forschungsgemeinschaft Sachbeihilfen Gu 207/2-1, 4-1, 5-1.

(Mittel 30,5 ± 6,8). Alle Patienten wurden unabhängig von zwei Studienpsychiatern untersucht und erfüllten DSM-III-R und RDC-Kriterien für chronische Schizophrenie. Patienten mit einer Anamnese von Medikamenten- oder Alkoholmißbrauch, Schädel-Hirn-Trauma und/oder abnormen neurologischen oder internistischen Befunden waren ausgeschlossen. Neun Patienten wurden unter stabiler Haloperidol-Behandlung untersucht. Die Plasmaspiegel reichten von 5,3 bis 21,8 ng/ml. Vier schizophrene Patienten wurden unmediziert untersucht: einer war drug-naiv, die anderen drei hatten eine Wash-out-Periode von mindestens 1 Jahr (Spannweite 1–5 Jahre).

Kontrollpersonen: 14 rechtshändige männliche Kontrollpersonen nahmen nach informiertem Einverständnis an der Studie teil. Ihr Alter lag zwischen 21 und 41 Jahren (Durchschnitt 26 ± 5,4). Alle waren bei klinischer Untersuchung ohne pathologische Befunde und wiesen keine Anamnese von Alkohol- oder Medikamentenmißbrauch auf. Ebensowenig hatten sie eine abnorme neurologische, internistische oder psychiatrische Anamnese. Die Händigkeit bei allen untersuchten Personen wurde mit der Edinburgh-Skala (Oldfield 1971) abgeschätzt.

PET-Methoden

Alle Personen wurden untersucht mit einem PETT VI-Gerät in den Brookhaven National Laboratories, Upton Long Island. Technische Einzelheiten zu diesem System müssen den Originalarbeiten entnommen werden (Bartlett et al. 1988 und i.V.). 11C-2-deoxyglucose (CDG) wurde als Tracer benutzt. Jede Person wurde während Ruhe (geschlossene Augen), während einfacher Motorik (Zeigefinger-Flexion und -Extension) und komplexer Motorik untersucht. Die komplexe Aufgabe bestand in einer Sequenz von Fingerbewegungen, wobei der Daumen der dominanten rechten Hand gegen die anderen Finger wie folgt bewegt wurde: gegen den Zeigefinger 2×, gegen den Mittelfinger 1×, gegen den Ringfinger 3× und gegen den kleinen Finger 2× mit anschließender Umkehr dieser Sequenz zurück zum Zeigefinger.

Regions of interest (ROIs) wurden von neun konsekutiven Schichten ermittelt, welche zwischen 4,7 und 10,3 cm oberhalb der Canthomeatallinie positioniert waren. NMR-Bilder dieser Schichten wurden für jede Person zur Abgrenzung dieser ROIs herangezogen. 18 Regionen wurden aufgrund physiologischer Vorüberlegungen ausgewählt. Diese umfaßten vier frontale, von denen angenommen wird, daß sie mit motorischer Aktivation zusammenhängen: eine bilaterale mediale Region anterior des Sulcus centralis (MF), eine kontralaterale (linkshemisphärische) sensorimotorische Region (LSM) – angrenzend an den Sulcus centralis, eine kontralaterale prämotorische (LPM) und präfrontale Region (LPF); drei kontrollmotorische homologe Regionen: ipsilateral rechtshemisphärische sensorimotorische (RSM), prämotorische (RPM) und präfrontale (RPF) Regionen; vier subkortikale Regionen (linker und rechter Thalamus (LTH, RTH) und Basalganglien (LBG, RBG), sowie sechs große kortikale Regionen, die sowohl graue als auch weiße Substanz enthalten: zwei frontale Regionen (mittlerer MdF and inferiorer Frontallappen IF) sowie linker und rechter parietaler (LP, RP) und temporaler (LT, RT) Bereich. Alle regionalen metabolischen Glukoseaufnahmeraten wurden normalisiert zur Gesamtrate in allen gemessenen Regionen. Weitere Details müssen auch hier den Originalarbeiten (Bartlett et al. 1988 und i. V.) entnommen werden.

Motorische Performanzabschätzung

Von jeder Person wurden Videoaufzeichnungen während der motorischen Aufgaben durchgeführt. Bei der komplexen Aufgabe wurde eine Auswertung dieser Aufzeichnungen nach folgenden Kriterien vorgenommen: Die motorische *Frequenz* wurde durch die Gesamtzahl der Daumen-Finger-Bewegungen in den ersten und letzten 4 min von insgesamt 15 min motorischer Aktivität bestimmt. Die motorische *Fehlerzahl* wurde als weiteres ermittelt, definiert als die Anzahl der fehlerhaften (in bezug auf Sequenz und/oder Rhythmus) Daumen-Finger-Bewegungen, die in denselben Zeitepochen von zwei unabhängigen Ratern ermittelt wurden.

Ergebnisse

Motorische Performanz

Von 11 Normalpersonen und 11 schizophrenen Personen waren Videobänder vorhanden, so daß die Performanzabschätzung durchgeführt werden konnte. Wie Tabelle 1 zeigt, machten Schizophrene hochsignifikant mehr Fehler als Gesunde, bei gleichem Ausmaß an durchgeführter Motorik.

Tabelle 1. Ergebnisse der Prüfung der motorischen Performanz

	Normale (n = 11)		Schizophrene (n = 11)		
	Mean	SD	Mean	SD	p*
Anzahl Fingerbewegungen					
in den ersten 4 min	221	51	190	60	0,17
in den letzten 4 min	211	61	201	41	0,85
Anzahl der Fehler					
in den ersten 4 min	1,4	1,5	32	38	0,002**
in den letzten 4 min	2,7	3,2	52	81	0,003**

* Berechnet auf der Grundlage des Mann-Whitney-U-Tests
** Signifikant nach Bonferroni-Holm-Korrektur 0,05/4 (p = 0,0125)

PET-Resultate

Der multivariate Vergleich zwischen normalen und schizophrenen Personen zeigte Hypofrontalität und Hypersubkortikalismus, was hier nicht weiter dargestellt werden kann (Originalarbeit Bartlett i. V.).

In Tabelle 2 soll lediglich auf die Befunde während motorischer Aktivierung in beiden Gruppen eingegangen werden. Diese zeigt folgende Ergebnisse:

Während der einfachen Aufgabe ergeben sich während Aktivierung keinerlei Unterschiede zwischen Gesunden und Kranken: in keiner der untersuchten 18 ROI's erreichen die Veränderungen Signifikanz, weder bei Gesunden noch Kranken.

Dagegen finden sich signifikante F-Werte der MANOVA für die motorischen ROI's, die bei univariater Prüfung folgende Befunde erbringen: Gesunde steigern die Durchblutung in mesiofrontalen Regionen (supplementär motorische Regionen) signifikant, während dies Schizophrene nicht tun. Auch der Unterschied in der linken sensorimotorischen Region ist an der Signifikanzgrenze, d.h. auch hier steigt der Glukoseverbrauch bei der komplexen Bewegung bei den Gesunden an, während dies bei den untersuchten Schizophrenen nicht erfolgt.

Diskussion

Eine detaillierte Diskussion der vielfältigen methodischen Fragen und Probleme von PET-Studien kann an dieser Stelle nicht erfolgen, so daß auch hier auf die entspre-

Tabelle 2. Ergebnisse der MANOVAs für die Gruppenunterschiede in regionaler zerebraler Aktivation:[a] Normale (n = 14) vs. Schizophrene (n = 13)

Quelle der Varianz	Multivariate Ergebnisse					
	Normale[b]		Schizophrene[b]			
	Mean	SD	Mean	SD	Mult. F	p
(Ruhe-Hand komplex)						
Motorische Regionen						
(MF, LPF, LPM, LSM)	4	2	2	2	8,49	0,007*
kontroll-motor. homologe						
(RPF, RPM, RSM)	2	2	1	3	0,40	0,53
Frontallappen						
(MF, IF)	1	2	0,2	2	1,23	0,28
Temporo-parietal						
(LP, RP, LT, RT)	0,1	1	1	2	0,53	0,47
Subkortikale Regionen						
(LTH, RTH, LBG, RGB)	2	4	4	7	0,76	0,39
(Ruhe-Hand einfach)						
Motorische Regionen						
(MF, LPF, LPM, LSM)	2	2	1	2	0,30	0,59
kontroll-motor. homologe						
(RPF, RPM, RSM)	1	2	0,2	2	0,94	0,34
Frontallappen						
(MF, IF)	0,3	2	0,2	2	0,02	0,88
Temporo-parietal						
(LP, RP, LT, RT)	0,3	1	1	2	3,48	0,07
Subkortikale Regionen						
(LTH, RTH, LBG, RBG)	2	3	2	7	0,001	0,98
	Univariate Ergebnisse					
Quelle der Varianz					Univ. F	p
(Ruhe-Hand komplex)						
Motorische Regionen						
MF (N > S)	7	4	2	4	9,26	0,005*
LPF (N = S)	2	3	1	4	0,26	0,61
LPM (N > S)	2	3	2	4	0,14	0,72
LSM (N > S)	5	3	2	3	6,60	0,017

[a] Ausgedrückt als Änderung in Prozent: (Hand komplex-Ruhe)/Ruhe* 100
(Hand einfach-Ruhe)/Ruhe* 100
[b] Durchschnittliche prozentuale Änderung und Standardabweichung für jeden Bereich der Regionen
* Signifikant nach Bonferroni-Holm-Korrektur 0,05/4 (p = 0,0125)

chenden Originalpublikationen der Arbeitsgruppe verwiesen werden muß (Bartlett et al. 1988 und i. V.). Es soll nur kurz und spekulativ zu den Befunden dieser laufenden Studie Stellung genommen werden.

Beide in der Einleitung formulierten Hypothesen werden durch die Befunde vorläufig gestützt. Einerseits zeigen die untersuchten schizophrenen Patienten wie erwartet eine ganz erheblich reduzierte motorische Performanzgüte im Vergleich zu gesunden Kontrollpersonen. Andererseits zeigen diese Patienten eine zerebrale „Nichtreaktivität" während der komplexen Fingerfolge, die mit dieser schlechteren motorischen Performanz korreliert sein, sie sogar „bedingen" könnte.

Allerdings muß einschränkend hinzugefügt werden, daß an der vorliegenden Untersuchung fast nur neuroleptikabehandelte Patienten teilnahmen und die (geplante) Untersuchung nicht vorbehandelter Patienten erforderlich ist, um dieses Problem weiter abzuklären. Nur mit diesem Vorbehalt kann somit abschließend gefolgert werden: Die PET-Befunde dieser Studie weisen auf eine mangelhafte zerebrale Stimulierbarkeit verschiedener Gehirnareale durch komplexe manumotorische Stimulation hin. Diese fehlende Reagibilität betrifft vorwiegend frontale und kontralaterale sensorimotorische Areale. Vor allem die frontale Dysfunktion könnte möglicherweise zu strukturellen Veränderungen in temporalen und hippokampalen Regionen bei diesen Kranken in Beziehung zu setzen sein, da enge anatomische Vernetzungen zwischen diesen zerebralen Regionen bestehen, wie in unserer 1. Hypothese angenommen (z. B. Jakob u. Beckmann 1986).

Unsere vorläufigen Befunde legen weiter nahe, daß Schizophrene mit ausgeprägter Negativsymptomatik durch eine pathologische Hirnorganisation nur eine limitierte Fähigkeit aufweisen, mit fokaler geordneter Aktivierung auf komplexe Aufgaben zu reagieren, was dementsprechend mit einer ausgeprägten Reduktion der Performanzgüte in diesen Aufgaben verknüpft sein müßte (2. Hypothese).

Literatur

Bartlett EJ, Brodie JD, Wolf AP, Christman DR, Laska E, Meissner M (1988) Reproducibility of cerebral glucose metabolic measurements in resting human subjects. J Cereb Blood Flow Metab 8: 502–512

Buchsbaum MS, DeLisi LE, Holcomb HH et al. (1984) Antero-posterior gradients in cerebral glucose use in schizophrenia and affective disorders. Arch Gen Psychiatry 41: 1159–1166

Buchsbaum MS, Wu J, DeLisi LE et al. (1986) Frontal cortex and basal ganglia metabolic rates assessed by positron emission tomography with [^{18}F]2-deoxyglucose in affective illness. J Affect Disord 10: 137–152

Günther W, Gruber H (1983) Psychomotorische Störungen bei psychiatrischen Patienten als mögliche Grundlage neuer Ansätze in Differentialdiagnose und Therapie. Arch Psychiat Nervenkr 233: 187–209

Günther W, Günther R, Eich FX, Eben E (1986a) Psychomotor disturbances in psychiatric patients as a possible basis for new attempts at differential diagnosis and therapy. II. Cross validation study on schizophrenic patients: persistance of a "Psychotic Motor Syndrome" as possible evidence of an independent biological marker syndrome for schizophrenia. Eur Arch Psychiatry Neurol Sci 235: 301–308

Günther W, Moser E, Müller-Spahn F, Oefele KV, Buell U, Hippius H (1986b) Pathological cerebral blood flow during motor function in schizophrenic and endogenous depressed patients. Biol Psychiatry 21: 889–899

Günther W, Günther R, Streck P, Römig H, Rödel A (1988) Psychomotor disturbances in psychiatric patients as a possible basis for new attempts at differential diagnosis and therapy. III. Cross validation study on depressed patients: The psychotic motor syndrome as a possible state marker for endogenous depression. Eur Arch Psychiatry Neurol Sci 237: 65–73

Günther W, Streck P, Steinberg R, Günther R, Raith L, Backmund M (1989) Psychomotor disturbances in psychiatric patients as a possible basis for new attempts at differential diagnosis and therapy. IV. Brain dysfunction during motor activation measured by EEG mapping. Eur Arch Psychiatry Neurol Sci 239: 194–209

Jakob H, Beckmann H (1986) Prenatal developmental disturbances in the limbic allocortex in schizophrenics. J Neural Transm 65: 303–326

Kleist K (1908) Untersuchungen zur Kenntnis psychomotorischer Bewegungsstörungen bei Geisteskranken. Klinkhammer, Leipzig Oldfield RC (1971) The assessment and analysis of handedness: the Edinburgh inventory. Neuropsychologia 9: 97–113

Sprechverhalten und Stimmfrequenz im Verlauf schizophrener und depressiver Erkrankungen

E. RENFORDT, W. GAEBEL, W. WÖLWER

Systematische Untersuchungen von Verhaltensäußerungen haben neben einer Vielzahl psychomotorischer Merkmale (Gaebel 1990; Gaebel u. Renfordt 1989) vor allem die nonverbalen Aspekte des Sprechens zum Inhalt. Dabei wird der Sprechablauf zumeist auf ein On-off-Signal reduziert, dessen Zeitverhalten sodann näher analysiert wird. Die mit dieser Methode gewonnenen Ergebnisse führen in der Regel bei unterschiedlichen Studien zu wenig konsistenten Befunden. Dafür gibt es eine Reihe von Gründen: Bildung einer Vielzahl kaum vergleichbarer Koeffizienten zur Beschreibung der Ergebnisse, hohe inter- und intraindividuelle Varianz der Parameter, unterschiedliche Bedingungen bei der Gewinnung der Stichproben (Vorlesen oder Sprechen im Dialog), zumeist kleine und zudem diagnostisch heterogene Stichproben. Trotz dieser Einschränkungen läßt sich aus den bisher vorliegenden Untersuchungen folgendes Resümee ziehen (Renfordt 1986, 1987): Gesicherte Befunde liegen insgesamt nur für depressive Patienten vor (allerdings ohne für sie unbedingt auch spezifisch zu sein); depressive Symptomatik geht mit verkürzten Sprechphasen und mit verlängerten Sprechpausen einher; größere Häufigkeit von (kurzen) Sprechphasen kann als Hinweis auf eine Agitation verstanden werden; parallel zur phsychopathologischen Besserung (unter Therapie) kommt es zu einer Änderung („Normalisierung") der Sprechvariablen; unterschiedliche Antidepressiva haben einen unterschiedlichen Einfluß auf die Sprechvariablen.

Einen völlig anderen Ansatz als die Untersuchung des Sprechablaufs unter zeitlichen Aspekten stellt die Analyse der Stimmfrequenz dar. Daß das Registrieren der Stimmhöhe und der Modulationsbreite der Stimme als subjektiv erfaßte Variablen beim psychopathologischen Befund von Bedeutung ist, braucht nicht besonders hervorgehoben zu werden. Die Zahl der objektiven Überprüfungen dieser Phänomene durch physikalische Stimmfrequenzanalysen ist allerdings, nicht zuletzt wegen des damit verbundenen erheblichen technischen Aufwands (Digitalisierung der Stimme, hoch aufwendige EDV-Analyse, Datenbereinigung und -reduktion) gering. Hinzu kommt, daß Männer und Frauen wegen der unterschiedlichen Höhe ihrer Stimmlage als getrennte Stichproben behandelt werden müssen. Immerhin wurde gefunden, daß Streß die Grundfrequenz der Stimme erhöht und daß Depressive eine höhere und weniger modulierte Stimme haben (Scherer u. Ekman 1982; Tolkmit et al. 1982). In einer bei uns durchgeführten Studie (Weiss 1987) konnten diese Befunde bei Depressiven durch Untersuchungen ihrer Stimme am 0., 7., 14., 21. und 28. Behandlungstag bestätigt werden: Unter einer Therapie mit Amitryptilin (n = 9) kam es zu einer systematischen Besserung der Depression, begleitet von einer abnehmenden Grundfrequenz und einer zunehmenden Modulationsbreite der Stimme. In der mit Pirlindol behandelten Parallelgruppe (n = 11) zeigten sich weder therapeutische Effekte noch Änderungen der

Stimmlage, allenfalls eine Tendenz zu einer noch weiter eingeschränkten Modulationsbreite.

Im Rahmen einer weiteren noch nicht abgeschlossenen Untersuchung (Gaebel u. Renfordt 1988), bei der die Überprüfung verschiedener nonverbaler Parameter bei schizophrener Residualsymptomatik im Vergleich zu einer Kontrollgruppe depressiver Patienten im Vordergrund stand, wurden vor und nach 4wöchiger Therapie auch umfangreiche Stimmfrequenzanalysen durchgeführt. Die Auswertung bezog sich auf 4 affektiv unterschiedlich gefärbte kurze Sätze, 2 gesprochene Zahlenreihen sowie die Worte „ja" und „nein". Bei den Befunden zeichneten sich folgende Tendenzen ab: Frauen haben neben ihrer höheren Stimmlage auch eine insgesamt höhere Modulationsbreite ihrer Stimme. Aufgrund dieser geschlechtsspezifischen Differenzen wurden die folgenden Fragestellungen nur für männliche Patienten untersucht. Es zeigte sich, daß vor Therapiebeginn Depressive (n = 7) deutlich höhere Stimmfrequenzen und geringere Modulationsbreiten als schizophrene Patienten (n = 12) aufwiesen. Unter neuroleptischer Therapie kam es bei den schizophrenen Patienten zu einer Anhebung der Grundfrequenz, während die Modulationsbreite eher unverändert blieb. Wie auf Grund der Voruntersuchungen zu erwarten, reagierten die depressiven Patienten unter Pharmakotherapie mit einer Absenkung der Stimmlage und einer Erweiterung ihrer stimmlichen Modulationsbreite. Wesentliche Differenzen zwischen den einzelnen unterschiedlichen Sprechproben (Sätze, Zahlen usw.) wurden nicht gefunden.

Für zukünftige Untersuchungen wird es wichtig sein, den Fragen der diagnostischen Spezifität, der Eigenwirkungen der Pharmaka, der Standardisierung (Bildung relevanter Koeffizienten) sowie der weiteren Differenzierung der Befunde und insbesondere ihrer Korrelation mit anderen nonverbalen Parametern und psychopathologischen Befunden nachzugehen.

Literatur

Gaebel W (1990) Verhaltensanalytische Forschungsansätze in der Psychiatrie. Nervenarzt 61: 527–535

Gaebel W, Renfordt E (1988) Objektivierende Verhaltensanalyse schizophrener Residualsyndrome im Verlauf verschiedener therapeutischer Interventionen. Bewilligtes Forschungsvorhaben im Forschungsschwerpunkt „Therapie und Rückfallprophylaxe psychiatrischer Erkrankungen im Erwachsenenalter" des BMFT

Gaebel W, Renfordt E (eds) (1989) Objective methods for behavioral analysis in psychiatry and psychopharmacology – Examples and concepts. Pharmacopsychiatry (Suppl) 22: 1–50

Renfordt E (1986) Quantitative analysis of speech behavior of depressed patients under a drug therapy. Psychiatry Dev 4: 135–146

Renfordt E (1987) Audiovisuelle Methoden in psychopharmakologischen Therapieprüfungen. In: Coper H, Heimann H, Kanowski S, Künkel H (Hrsg) Hirnorganische Psychosyndrome im Alter, Bd. III. Springer, Berlin Heidelberg New York Tokyo

Scherer KR, Ekman P (eds) (1982) Handbook of methods in nonverbal behavior research. Cambridge University Press, London

Tolkmit F, Helfrich H, Standke R, Scherer KR (1982) Vocal indicators of psychiatric treatment effects in depressives and schizophrenics. J. Commun Dis 15: 209–222

Weiss R (1987) Untersuchung über den Verlauf der beiden nonverbalen vokalen Sprachparameter Stimmlage und Stimmlagenmodulation bei stationären depressiven Patienten unter einer antidepressiven Therapie. Dissertation, Freie Universität Berlin

Frustration als angewandtes neurobiologisches Konzept in der vergleichenden Psychopharmakologie

E. LEHR

Obwohl in der klinischen Diagnostik Verhaltensäußerungen bedeutsame Rollen spielen, sind vergleichende Verhaltensprüfungen bei Tieren bemerkenswert spärlich genutzt worden. Am Beispiel depressiver Erkrankungen soll aufgezeigt werden, wie die Verhaltensforschung zum Verständnis allgemeiner biologischer Grundlagen von psychischen Erkrankungen beitragen kann.

Zunächst unabhängig von der Depressionsforschung war bei Verhaltensanalysen an Rhesusaffen aufgefallen, daß Jungtiere bei Isolation von der Mutter drastische Verhaltensstörungen entwickelten (Harlow et al. 1971), die jenen glichen, die sich bei hospitalisierten Kleinkindern in der sog. „anaklitischen Depression" (Spitz 1946) zeigen. Bewährte Antidepressiva konnten diese Störungen reduzieren. Außer gezielten Untersuchungen mit Imipramin (Suomi et al. 1978) erscheint dabei ein Befund mit dem MAO-Hemmer Isoniazid bemerkenswert: Erst die Suche nach Ursachen für nicht wiederholbare Verhaltensänderungen nach Isolation von Affenjungen ergab, daß dieses Medikament im Standardfutter der Affen wegen seiner tuberkulostatischen Wirkung prophylaktisch beigemischt worden war, ohne zunächst seine zusätzliche antidepressive Wirkeigenschaft zu bedenken (Kraemer et al. 1976)!

Neben diesen ersten Ansätzen finden sich vereinzelt weitere Versuche mit tierischem Verhalten als Testverfahren für die Prüfung neuer potentieller Antidepressiva. Eine Zusammenstellung solcher Modelle (Katz 1981; Willner 1990) läßt bei vielen von ihnen ein gemeinsames Grundgeschehen deutlich werden: Auf eine Frustration, ethologisch als Verhinderung einer Instinkt-Endhandlung zu charakterisieren, wird zunächst mit einer Hyperaktivität reagiert, die allmählich in eine Hypoaktivität übergeht, sofern die Frustration andauert. Die therapeutische Wirkung von Antidepressiva zeichnet sich in diesen Modellen als spezifische Reaktivierung aus, die der Hypoaktivität entgegenwirkt und die nicht mit einer generellen Stimulation gleichzusetzen ist. Die Abb. 1 stellt dieses Konzept graphisch dar. Die erwähnten Affenkinder folgen nach Isolation mit ihrem Verhalten z. B. diesem Schema. Beim „Schwimm-Test" nach Porsolt et al. (1977) wird das Nachlassen von Schwimmbewegungen von Nagetieren im unausweichlichen Wasserbad durch Antidepressiva aufgehoben. Die sog. „erlernte Hilflosigkeit", gestörtes Vermeidenlernen nach Vorerfahrung unausweichlicher Strafreize, oder die Stimulation der Befreiungsbewegungen kurzfristig kopfüber aufgehängter Nager sind weitere Beispiele (Einzelheiten hierzu in den Zusammenstellungen von Katz 1981 und Willner 1990). Auch der Mensch reagiert auf Frustrationen (z. B. Gefangenschaft, Nahrungsentzug) gemäß diesem allgemeinen Frustrationskonzept.

Das Erkennen eines allgemeinen Prinzips in verschiedenen Verhaltensmodellen für depressive Erkrankungen erlaubt die darauf fußende Neuentwicklung gezielterer Test-

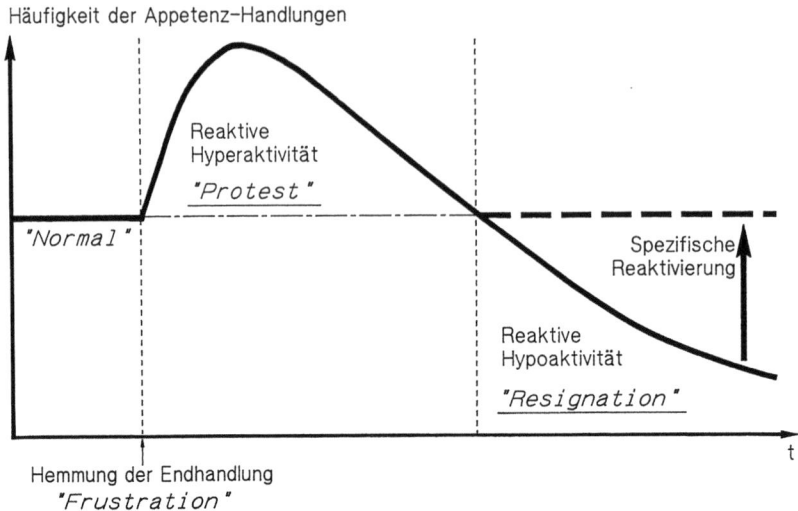

Abb. 1. Schematische Darstellung des Frustrationskonzeptes

verfahren, wie sich am Beispiel des Kontaktrufverhaltens isolierter Hühnerküken (Lehr 1986, 1989) zeigen läßt.

Diese Jungtiere reagieren auf Isolation bekanntlich mit einem markanten Rufen, dessen Lautstärke und Frequenz den Grad der Isolationsbelastung widerspiegelt (Bermant 1963). Der ethologisch eindeutige Signalcharakter dieser Laute läßt sich sonographisch von anderen Situationen zugeordneten Lautäußerungen abheben (Collias u. Joos 1953; Guyomarc'h 1962). Unter Gesichtspunkten des Tierschutzes erscheint die Isolation von Eintagsküken geeigneter zu Frustrationsversuchen als manche andere Methoden. Das Kontaktrufen wird durch auch in der Natur vorkommende Isolation hervorgerufen und nicht durch künstliche, mit erheblichen Schmerzen verbundene Belastungen. Und die Versuchstiere sind nicht von einer gefährdeten Spezies der Natur entnommen, sondern überzählig in Brutanstalten geschlüpfte männliche Tiere. Nicht zuletzt garantiert die klar definierte Verhaltensäußerung meßtechnisch die Vorteile einer sicheren Reproduzierbarkeit und einer genügend hohen Datendichte (bis über 2 Kontaktrufe/s!). Auch dies dient dem Tierschutz, da unter der Isolationsbelastung so viele Informationen erfaßt werden, daß die Versuchstierzahl gering gehalten werden kann.

Die Häufigkeit des Kontaktrufens isolierter Küken im Alter von 2–8 Tagen folgt dem Prinzip des Frustrationskonzeptes. Antidepressiva verhindern das Nachlassen der Rufaktivität während 2-stündiger Isolation. Durch Mikrophone und nachgeschaltete elektronische Diskriminationsfilter ließen sich die Rufe mehrerer voneinander isolierter Küken meßtechnisch zuverlässig als Impulse erfassen und in einem Computersystem weiterverarbeiten. Ein typisches Ergebnis für Untersuchungen mit dieser Einrichtung stellt Abb. 2 dar.

Da die Versuchsanordnung im Vergleich zu vielen sehr aufwendigen Modellen rasche und sichere Prüfungen erlaubt, konnte eine größere Anzahl von Vergleichssubstanzen darin untersucht werden. Tabelle 1 stellt davon jene zusammen, die mit

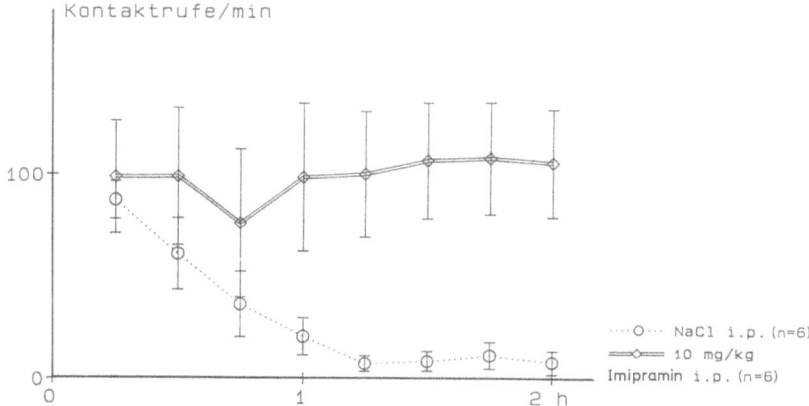

Abb. 2. Reaktivierende Wirkung von Imipramin auf das Kontaktruf-Verhalten isolierter Küken. Intraperitoneale Applikation von Imipramin bzw. 0,9%iger wäßriger NaCl-Lösung unmittelbar vor Isolationsbeginn zum Zeitpunkt 0. Dargestellt sind Mittelwerte der Rufrate pro min und deren Standardabweichungen (± SEM) für die je 6 Tiere einer Behandlungsgruppe in aufeinanderfolgenden 15minütigen Meßintervallen

Tabelle 1. Wirkung verschiedener Neuropharmaka auf die Frequenz der Kontaktrufe isolierter Küken (↑ = Reaktivierung, ↓ = Hemmung, ⊖ = ohne Einfluß)

↑	⊖	↓
Amitriptylin	Arecolin	Atropin
Carpipramin	Clenbuterol	Brotizolam
Citalopram	Fenoterol	Clonidin
Clomipramin	Hydergin	Clozapin
Desipramin	Orciprenalin	Coffein
Doxepin	Phenobarbital	Diazepam
Fluoxetin	Physostigmin	Estazolam
Imipramin	Piracetam	Etilefrin
Iprinidol	Prazosin	Flurazepam
Iproniazid	Salbutamol	Haloperidol
Maprotilin		Nitrazepam
Mianserin		Propranolol
Moxifensin		Scopolamin
Nomifensin		Sulpirid
Tranylcypromin		Triazolam
		Yohimbin
Chlorpromazin		Zopiclon

psycho- bzw. neurotroper Zielsetzung klinisch erprobt sind. Zur besseren Übersicht sind diese Substanzen in drei Klassen eingeordnet: Pharmaka, die den Abfall der Rufaktivität während der Isolation verhindern, Substanzen ohne deutlichen Effekt auf den Verlauf der Rufrate und Substanzen, die die Rufrate isolierter Küken hemmen. Bei Gegenüberstellung der Pharmaka, die die Rufrate reaktivieren und jenen, die sie senken, zeigt sich zunächst die bekannte Regel, daß die Hemmung von Verhaltensweisen durch unterschiedlichste Einflüsse möglich ist, daß hingegen wohldefinierte Aktivitäten nur durch viel spezifischere Angriffspunkte angestoßen werden können: Unter den hemmenden Substanzen finden sich Pharmaka mit sehr unterschiedlichen Wirkeigenschaften, während reaktivierend auf die Rufrate nur Substanzen wirken, die sich klinisch als antidepressiv erwiesen haben. Keineswegs reaktivieren von diesen Antidepressiva nur Substanzen eines bestimmten biochemischen Wirktyps die Rufrate isolierter Küken, sondern es finden sich verschiedene bekannte Typen (MAO-Hemmer, Wiederaufnahme-Hemmer, „Atypische"). Das in diesem Test wie Antidepressiva wirkende Neuroleptikum Chlorpromazin könnte auf den ersten Blick als „falsch-positives" bewertet werden und damit die Spezifität des Testes relativieren. Diese trizyklische Verbindung besitzt aber nicht nur strukturelle und biochemische Verwandtschaft zu Antidepressiva, sie hat auch klinisch antidepressiv gewirkt (Alfredsson et al. 1984)!

Das vorgestellte Verhaltensmodell zur Prüfung neuartiger potentieller Antidepressiva ist somit pharmakologisch durch die selektive Wirkung klinisch bereits bewährter Antidepressiva retrospektiv validiert. Es sei darauf hingewiesen, daß in anderen Tests diese Selektivität oft nicht vorliegt, indem u. a. Anticholinergika (Browne 1979) oder allgemein stimulierende Substanzen (Schechter u. Chance 1979) wie Antidepressiva wirken.

Modelle, die wie das vorgestellte auf einem ethologischen Konzept fußen, bieten zusätzliche Validität für Voraussagen. Von besonderem Vorteil dürfte dabei sein, daß solche Konzepte zunächst unabhängig von biochemischen (vgl. Matussek 1989) und anderen Wirkhypothesen bleiben.

Vielleicht kann dieses hier vorgestellte Beispiel vermehrt zu symptom-orientierter Forschung in Bereich der Psychobiologie auf ethologisch-vergleichender Ebene anregen. Gerade die soziale Isolation scheint z. B. bei sehr verschiedenen Tierspezies und Menschen viele gemeinsame Verhaltenskonsequenzen nach sich zu ziehen. So findet Pettijohn (1979) bei jungen Meerschweinchen in deren Vokalisation einen guten Indikator für Isolationsstreß, womit die Ähnlichkeit zu dem oben für Küken berichteten Verhalten hervortritt. Porsolt et al. (1977) hatten unter der Annahme, daß das Rufen isolierter Rhesusaffen-Kinder Ausdruck von Verzweiflung („despair") sei, erwartet, daß Imipramin es unterdrücken würde. Stattdessen schien es bei den Affen das Rufen anzuregen! Damit wird auch hier die Ähnlichkeit zur Verhaltenspharmakologie der Küken deutlich. Zugleich zeigt sich aber auch der Nachteil der bei Affen viel selteneren Rufe. Wohl aus diesem Grunde ließ sich in den erwähnten Untersuchungen von Porsolt lediglich eine Tendenz, nicht aber eine statistische Absicherung erreichen. Wenn Kraemer et al. (1983) darauf hinweisen, daß unser gegenwärtiges Wissen über frühkindliche Bindungen beim Menschen überwiegend nicht durch Untersuchungen am Menschen gewonnen wurde, sondern daß Experimente an Nicht-Menschenaffen wesentliche Ergebnisse dazu beigetragen haben, so dürfte auch das die generelle Bedeutung belegen, die die vergleichende Verhaltensforschung für die Neurobiologie besitzt.

Literatur

Alfredsson G, Härnryd C, Wiesel FA (1984) Effects of sulpiride and chlorpromazine on depressive symptoms in schizophrenic patients — relationship to drug concentrations. Psychopharmacology 84: 237–241

Bermant G (1963) Intensity and rate of distress calling in chicks as a function of social contact. Anim Behav 11: 514–517

Browne RG (1979) Effects of antidepressants and anticholinergics in a mouse "behavioral despair" test. Eur J Pharmacol 58: 331–334

Collias N, Joos M (1953) The spectrographic analysis of sound signals of the domestic fowl. Behaviour 5: 175–188

Guyomarc'h JCH (1962) Contribution a l'étude du compartement vocal du poussin de Gallus domesticus. J Psychol Norm Pathol 3: 283–306

Harlow HF, Harlow MK, Suomi SJ (1971) From thought to therapy: lessions from a primate laboratory. Am Sci 59: 538–549

Katz RJ (1981) Animal models and human depressive disorders. Neurosci Biobehav Rev 5: 231–246

Kraemer GW, McKinney WT jr, Prange AJ jr, Breese GR, McMurray TM, Kemnitz J (1976) Isoniazid: behavioral and biochemical effects in rhesus monkeys. Life Sci 19: 49–60

Kraemer GW, Ebert MH, McKinney WT (1983) Separation models and depression. In: Angst J (ed) The origin of depression: current concepts and approaches. Springer, Berlin Heidelberg New York Tokyo, pp 133–145

Lehr E (1986) Distress call activation in isolated chicks: a new behavioral model for antidepressants. Psychopharmacology 89: 61

Lehr E (1989) Distress call reactivation in isolated chicks: a behavioral indicator with high selectivity for antidepressants. Psychopharmacology 97: 145–146

Matussek N (1989) Are there consequences to be drawn from clinical depressiv research for the development of new antidepressant drugs? Pharmacopsychiatry 22: 1–2

Pettijohn TF (1979) Attachment and separation distress in the infant guinea pig. Dev Psychobiol 12: 73–81

Porsolt RD, Le Pichon M, Jalfre M (1977) Depression: a new animal model sensitive to antidepressant treatments. Nature 266: 730–732

Porsolt RD, Roux S, Jalfre M (1984) Effects of imipramine on separation-induced vocalizations in young rhesus monkeys. Pharmacol Biochem Behav 20: 979–981

Schechter MD, Chance WT (1979) Non-specifity of "behavioral despair" as an animal model of depression. Eur J Pharmacol 60: 139–142

Spitz R (1946) Anaclitic depression. Psychoanal Study Child 2: 113–117

Suomi SJ, Seaman SF, Lewis JK, Delzio RD, McKinney WT jr (1978) Effects of imipramine treatment of separation-induced social disorders in rhesus monkeys. Arch Gen Psychiatry 35: 321–325

Willner P (1990) Animal models of depression: an overview. Pharmacol Ther 45: 425–455

Teil 5

**Erfassung kognitiver Störungen
bei endogenen Psychosen**

Probleme bei der Erfassung kognitiver Störungen bei endogenen Psychosen

R. COHEN

Herr Gastpar hatte mich eigentlich um einen Bericht über Expeditionen durch jene Berge gebeten, auf denen auch heute noch immer wieder Material aus Untersuchungen über kognitive Störungen bei Patienten mit endogenen Psychosen abgeladen wird. Ich scheue vor dieser Aufgabe zurück; denn zumindest aus heutiger Sicht muß das ursprüngliche Ziel der meisten Untersuchungen, aus denen diese Berge erwuchsen, letztlich unerreichbar erscheinen: Besonderheiten im Verhalten oder in psychophysiologischen Reaktionen zu identifizieren, die 1) pathognomonisch für Patienten mit bestimmten endogenen Psychosen sind, 2) sinnvollerweise als kognitive Störungen bezeichnet werden können (insofern sie nicht „nur" etwa auf mangelnder Motivation beruhen), und 3) möglichst schon vor Ausbruch der Erkrankung bestanden, auf daß man sie vielleicht sogar als potentielle „marker" auf den Markt tragen kann. Herr Gastpar meinte, ich solle dann doch wenigstens kurz einige der Gründe ansprechen, die entscheidend für meine Ansicht sind, solche Bemühungen um eine quantitative Erfassung kognitiver Störungen im Dienste einer objektiveren Diagnostik seien ein nahezu aussichtsloses Unterfangen, es sei vernünftiger, die Untersuchungen abnormen Verhaltens allein in den Rahmen psychopathologischer Grundlagenforschung zu stellen, um mit solchen Untersuchungen die Voraussetzungen zu schaffen für eine gezieltere Überprüfung therapeutischer Maßnahmen bei Patientengruppen, die allein unter klinischen Gesichtspunkten ausgewählt wurden (Cohen 1991).

Die Validität diagnostischer Zuordnungen

Im Rahmen dieses Beitrags darf ich wohl darauf verzichten, das Bündel an Problemen noch einmal aufzuschnüren, das gemeinhin durch den Begriff der Validität psychiatrischer Klassifikationen zusammengehalten wird, und das in jüngster Zeit noch Helmchen (1991; vgl. auch Millon u. Klermann 1986) eingehender untersucht hat.

Die Kontrolle unerwünschter Nebenwirkungen von Behandlungsmaßnahmen

Es ist schon schwierig genug, den therapeutisch erwünschten Einfluß bestimmter Behandlungsmaßnahmen auf leistungsmindernde Symptome, wie Schmerzen oder Schlafstörungen von der möglicherweise auch unmittelbaren Wirkung der Maßnahmen auf die Mobilisierung kognitiver Kapazitäten zu unterscheiden; noch weit schwieriger ist es, die unerwünschten, leistungsmindernden Nebenwirkungen gegenwärtiger und vorangegangener Behandlungsmaßnahmen — etwa neuroleptischer und anticholinerger Medikation oder langjähriger Hospitalisierung — in ihrem Einfluß auf die Ergebnisse psychologischer Tests unabhängig von allen anderen Effekten zu erfassen und bei der Interpretation in Rechnung zu stellen. Allzu unterschiedlich reagieren verschiedene Personen auf dieselben Maßnahmen und allzu unterschiedlich ist deren Wirkung, je nachdem ob sie gesunden Kontrollprobanden, akut psychotischen oder remittierten Patienten verabreicht werden. Wie aber will man den Einfluß therapeutischer Maßnahmen und ihrer Nebenwirkungen von demjenigen der Erkrankung trennen, wenn Art und Stärke des Einflusses von Stadium und Schweregrad der Erkrankung selbst abhängen? Vollends unmöglich ist es, dabei auch noch die gleichsam autokatalytischen Prozesse der Demoralisierung oder Besserung in ihrer Wirkung auf das Leistungsverhalten zu einem bestimmten Zeitpunkt im Krankheits- und Genesungsprozeß zu berücksichtigen. Schließlich sollte nicht vergessen werden, daß fast alle Informationen über unerwünschte Nebenwirkungen auf Untersuchungen hochselegierter und unrepräsentativer Stichproben beruhen. Die immer wieder propagierten Absetzversuche können bestenfalls gewisse Indizien liefern; eine Lösung des Problems stellen sie nicht dar.

Die Kontrolle des Einflusses krankheitskorrelierter Variablen

Kaum jemanden wird es irritieren zu erfahren, daß in den meisten Ländern die Anzahl von Mördern und Psychotikern mit der Anzahl von Gotteshäusern zunimmt; schließlich läßt sich der Zusammenhang jederzeit zum Verschwinden bringen, wenn man die Bevölkerungsdichte etwa mit Hilfe von Partialkorrelationen in Rechnung stellt. Leider liegen die Verhältnisse bei jenen Faktoren, die für kognitive Leistung entscheidend sind, nicht so einfach. Fast ausnahmslos sind sie untrennbar miteinander verquickt. So wird es kaum jemandem gelingen, gesunde Kontrollprobanden für eine repräsentative Stichprobe schizophrener Patienten zu rekrutieren, die mit den Patienten nach Schulbildung, beruflichem Werdegang und sozialem Netzwerk vergleichbar wären. Und man muß schon alle Prinzipien der Repräsentativität in den Wind schlagen, will man Patienten mit schizophrenen und affektiven Psychosen miteinander vergleichen, die nach Alter und Geschlecht parallelisiert wurden. Schon Kretschmers Typologie haben die systematischen Altersunterschiede zwischen diesen Gruppen ins Schleudern gebracht. Dabei erlauben auch große Gruppen gesunder Kontrollprobanden verschiedenen Alters häufig nicht, angemessene Korrekturformeln für die Befunde bei Patienten zu entwickeln, denn zumindest in bestimmten Kohorten muß mit bedeutsamen Interaktionen zwischen Alter, Geschlecht und Diagnose (Josiassen et al. 1990) gerechnet werden. Der Unterschied zwischen alten Frauen und jungen Männern läßt sich nun einmal statistisch nicht wegzaubern, um dann die krankheitsbedingten Unterschiede säuberlich getrennt erfassen zu können.

Die Erfassung kognitiver Störungen vor Ausbruch der Erkrankung

Alle Befunde zu Besonderheiten einzelner Gruppen psychiatrischer Patienten müssen so lange unbefriedigend bleiben, als nicht abgeschätzt werden kann, ob sie schon vor Ausbruch der Erkrankung bestanden, ob sie nur während der akuten Episoden zu beobachten sind, oder ob sie gar erst als eine Folge vorangegangener Krankheitsphasen und Behandlungsmaßnahmen verstanden werden müssen. Im Gegensatz zu den Problemen der Validität handelt es sich hier allerdings „nur" um technische und finanzielle Probleme. Diese sind bei den typischerweise niedrigen Inzidenzraten endogener Psychosen jedoch so groß, daß sie kaum als lösbar angesehen werden können. Notgedrungen beschränkt man sich deswegen zur Unterscheidung der genannten Möglichkeiten in der Regel auf Verlaufsuntersuchungen bei Personen, die entweder bereits in einschlägigen Institutionen behandelt wurden (vgl. Olbrich 1988), oder aber — etwa als Kinder schizophrener Mütter — ein erhöhtes Erkrankungsrisiko aufweisen (vgl. Goldstein u. Tuma 1987). In beiden Fällen darf man sicher nicht davon ausgehen, daß die in solchen Untersuchungen erfaßten Patienten repräsentativ für die Gesamtheit aller Personen mit der entsprechenden Diagnose sind. Das Problem der Repräsentativität stellt sich natürlich nicht minder kraß bei der Rekrutierung von Vergleichsgruppen gesunder Probanden, wobei als zusätzliches Problem zu bedenken ist, daß die Wahrscheinlichkeit von Fehlschlüssen in dem Maße zunimmt, als das zahlenmäßige Verhältnis zwischen Risiko- und Vergleichsgruppen von den Verhältnissen in der Gesamtbevölkerung abweicht (Mednick 1978). So kann es kaum verwundern, wenn die meisten Befunde aus High-Risk-Studien nicht repliziert werden konnten. Im Hinblick auf kognitive Störungen gibt es bestenfalls noch eine gewisse Übereinstimmung der Daten dahingehend, daß Personen, die später wegen Schizophrenie behandelt wurden, vor ihrer Erkrankung im Durchschnitt niedrigere Intelligenzskores hatten als ihre Geschwister und sonstige Kontrollpersonen aus ähnlichen sozialen Verhältnissen (vgl. Venables 1987).

„Schwere" der Erkrankung und „allgemeines Defizit"

So schwer das Konzept der „Schwere" auch zu operationalisieren sein mag, es gibt einen beträchtlichen Konsens zwischen verschiedenen Beurteilern, welche von zwei Krankheiten oder welcher von zwei Ausprägungsgraden einer Krankheit als schwerer einzuschätzen ist. Gemeint ist damit im wesentlichen das Ausmaß an Leistungseinbußen in unterschiedlichen Lebensbereichen. Ein solches, diagnostisch höchst unspezifisches Defizit kann (vermutlich vor allem zu Beginn einer Erkrankung sowie in den späten Endphasen) alle differentialdiagnostischen Besonderheiten bis zur Unkenntlichkeit verdecken. In zweierlei Hinsicht spielt dieses Problem in unserem Zusammenhang eine verhängnisvolle Rolle:

1) Nicht selten findet man beim Vergleich mehrerer Patientengruppen, daß zwei der Gruppen schlechter abschneiden als eine dritte. Dieser Befund wird dann meistens dahingehend interpretiert, daß die beiden Gruppen mit ähnlich schlechten Leistungen auch irgendwelche Gemeinsamkeiten in der Art ihrer Funktionsminderung haben. Ein solcher Schluß ist nur dann gerechtfertigt, wenn ausgeschlossen werden kann, daß die dritte Gruppe nur eben weniger „schwer" gestört war. Das ist leichter gesagt als getan, denn bislang gibt es kein allgemein akzeptiertes Maß für die „Schwere" einer Erkrankung. Erste Ansätze zu einer solchen Abschätzung des Schweregrades unspezifi-

scher Beeinträchtigungen kann man vielleicht in den „Activities of Daily Living" (ADL)-Skalen der Neuropsychologie und der „Global Assessment of Funktioning Skale" (GAF) des DSM-III sehen. Ergebnisse mit dem Versuch einer Kontrolle des Schweregrades anhand solcher Skalen liegen bis heute meines Wissens nicht vor. So muß man sich erst einmal darauf beschränken, irgendwelchen Mittelwertsunterschieden in Leistungsmaßen nur dann differentialdiagnostisch Wert beizumessen, wenn man auch über Leistungsmaße verfügt, in denen die ansonsten bessere Gruppe – im Sinne einer „double-dissociation" – schlechter abschneidet als die ansonsten schlechteren Gruppen.

2) Aus der differentiellen Psychologie ist bekannt, daß mit der Höhe des allgemeinen Leistungsniveaus auch die Anzahl faktorenanalytisch unterscheidbarer Aspekte der gemessenen Leistungsmaße anwächst. Entsprechend gilt, daß es mit zunehmender Schwere einer Erkrankung immer schwieriger wird, spezifische Leistungsbeeinträchtigungen zu unterscheiden, bis schließlich – etwa bei schwer geistig Behinderten – oftmals nur ein einziger Faktor die interindividuelle Varianz repräsentiert, und zwar gleichgültig ob der Analyse psychologische Tests, Reaktionszeiten oder die Amplituden ereigniskorrelierter Potentiale zugrunde gelegt wurden. Je schwerer die Erkrankung, um so geringer die Chance, neben der generellen Leistungsminderung auch differentielle Defizite zu erfassen.

„Differentielle Defizite" als psychometrische Artefakte

Auch unabhängig von dem Problem der Schwere genügt es für differentialdiagnostische Zwecke in der Regel nicht, anhand psychologischer Tests aufzuweisen, daß eine Gruppe von Patienten schlechter abschneidet als andere. Selbst wo es extrem unplausibel ist, daß ein bestimmter Mittelwertsunterschied auf Unterschiede in der Schwere der Erkrankung zurückzuführen ist, spricht der Mittelwertsunterschied noch nicht notwendigerweise für ein differentielles Defizit. Zumindest zwei weitverbreitete Artefakte können fälschlicherweise den Eindruck eines differentiellen Defizits erwecken:

a) Wer sich als Ziel gesetzt hat, ein spezifisches Funktionsdefizit bei einer bestimmten Patientengruppe nachzuweisen, wird in aller Regel auch besondere Sorgfalt und Zeit darauf verwenden, diese Funktion möglichst genau zu prüfen. Die Folge ist, daß diese Funktion häufig reliabler gemessen wird als alle anderen Funktionen, die man „nur" zur Kontrolle mitgeprüft hat. Je reliabler aber eine bestimmte Leistung geprüft wird, um so größer die Chance, daß die Nullhypothese verworfen werden kann. Von einem differentiellen Defizit darf entsprechend nur gesprochen werden, wenn die Kontrolltests hinsichtlich ihrer „wahren Varianz", dem Produkt aus Reliabilität und Testvarianz, mit dem primär interessierenden Leistungsmaß vergleichbar sind (Chapman u. Chapman 1978).

b) Immer häufiger werden in der Psychologie Gruppenvergleiche – etwa im Hinblick auf die Dominanz der einen oder anderen Hemisphäre – anhand von Differenzskores durchgeführt. Meistens wird dabei übersehen, daß solche Differenzskores und ihre Trennschärfe in einer komplizierten Beziehung zur Summe jener Werte stehen, aus denen die Differenz gebildet wurde (Chapman u. Chapman 1989). Unterschiede zwischen Gruppen in irgendwelchen Differenzskores sind dementsprechend nur dann differentialdiagnostisch zu interpretieren, wenn die Gruppen hinsichtlich dieser Summe vergleichbar sind. Solche Bedingungen zu garantieren, indem man etwa für jeden Probanden gesondert den mittleren Schwierigkeitsgrad der zu vergleichenden Aufgabenbedingungen auf dasselbe Niveau adjustiert, ist überaus aufwendig. Daß es möglich ist, haben vor kurzem Kwapil et al. (1990) gezeigt, die einen stärkeren „priming effect" schizophrener Patienten in einer lexikalen Entscheidungsaufgabe im Vergleich mit Gesunden oder affektiven Patienten selbst unter so strengen Bedingungen aufweisen konnten.

Wann ist ein Leistungsdefizit als kognitive Störung zu interpretieren?

Es gehört nun einmal zu den Gesetzlichkeiten allen Verhaltens, daß jedes objektiv registrierbare Verhaltensmerkmal auf verschiedene Ursachen zurückgeführt werden kann. (Verlängerten Blickkontakt findet man nicht nur bei Verliebten, aufgestauter Zorn kann dafür genauso gut die Ursache sein wie profunde Dummheit.) Es ist prinzipiell unmöglich, den Ergebnissen irgendeines Tests anzusehen, ob eine schlechte Leistung auf passageren Funktionsminderungen, einem bleibenden Defekt, mangelnder Motivation, geringer Kooperationsbereitschaft, einer vollen Blase oder auf anderen Gründen beruht. Wann sagen wir aber, es seien gerade die kognitiven Variablen, die einen Unterschied zwischen zwei Gruppen begründen? Voreingenommenheiten dürften dabei eine entscheidende Rolle spielen: So ist es etwa üblich, bei Patienten mit affektiven Erkrankungen bestimmte Minderleistungen eher auf passagere State-, bei schizophrenen Patienten aber eher auf überdauernde Trait-Merkmale zurückzuführen, auch wenn das mittlere Leistungsniveau der beiden Gruppen häufig kaum zu unterscheiden ist (vgl. Miller 1975). Ein solches Vorgehen mag durchaus sinnvoll sein im Hinblick auf das, was man aus anderen Untersuchungen über die beiden Gruppen weiß — zu fordern wäre allerdings, daß die Regeln, nach denen die eine oder andere Interpretation gewählt wird, klarer expliziert wird. Wie schwierig es ist, zu entscheiden, ob bei verschiedenen Gruppen dieselben oder verschiedene Ursachen für eine bestimmte Leistungsminderung verantwortlich sind, mag deutlich werden, wenn man sich vergegenwärtigt, wie schwierig es etwa ist, Evidenz für die zumeist so selbstverständlich akzeptierte Annahme zu erbringen, daß die Verhaltensdeterminanten einer bestimmten Testleistung bei gesunden Kontrollpersonen und hospitalisierten Patienten dieselben sind, und die bessere Leistung der Gesunden nicht nur auf die untypische und überzogene Leistungsmotivation der freiwilligen und meist mit großem Aufwand angeworbenen, kaum je zufällig ausgewählten Kontrollpersonen zurückzuführen ist.

Schließlich sollte man nicht vergessen, daß in der wissenschaftlichen Psychologie die Unterscheidung zwischen solchen Konstrukten wie kognitiven Fähigkeiten, Aufmerksamkeit, Handlungsintention und Motivation keineswegs einheitlich gehandhabt wird. Um nur ein Beispiel zu nennen: Ist die bei den meisten Aufgaben geforderte Selektivität der Aufmerksamkeit eigentlich Voraussetzung oder Folge bestimmter Handlungsintentionen? Ist sie als affektiv gesteuerte oder als kognitive Variable anzusehen? Ist sie eher Voraussetzung oder eher Folge der Fähigkeit, Gesetzmäßigkeiten im Reizgeschehen zu erkennen? Welche Beziehung besteht zwischen solcher Fähigkeit und der allgemeinen Intelligenz? Hofstätter (1971) unterschied einmal zwischen der Dummheit, vorhandene Gesetzmäßigkeiten nicht zu erkennen, und der Dummheit, Gesetzmäßigkeiten zu sehen, wo es gar keine gibt. Wir müssen davon ausgehen, daß die verschiedenen kognitiven und sonstigen psychologischen Variablen in so vielfältigen und so engen Wechselwirkungen miteinander verwoben sind, daß es meist nur mit großer Intuition oder einem gehörigen Maß an Dummheit der letztgenannten Art gelingt, zwischen den verschiedenen Alternativen zu unterscheiden.

Solche Entscheidungen sind aber eigentlich nur dort wichtig, wo es einem Forscher um die differentialdiagnostische Identifikation zeitlich stabiler Merkmale im Flusse des Verhaltens geht. Aus den genannten Gründen erscheint mir dies ein nahezu aussichtsloses Unterfangen zu sein. Weit fruchtbarer dürfte es sein, den Einsatz psychologischer Verfahren ganz in den Dienst einer objektiveren Beschreibung der verschiedenen psychopathologischen Zustandsbilder von Probanden zu stellen, die nach klinischen Kriterien den diagnostischen Kategorien zugeordnet wurden, um damit die Basis für eine vergleichende Prüfung der Modifizierbarkeit dieser Zustandsbilder durch therapeutische und experimentelle Maßnahmen zu schaffen.

Literatur

Chapman LJ, Chapman JP (1978) The measurement of differential deficit. J Psychiatr Res 14: 303–311
Chapman LJ, Chapman JP (1989) Strategies for resolving the heterogeneity of schizophrenics and their relatives using cognitive measures. J Abnorm Psychol 98: 357–366
Cohen R (1991) Wozu taugen psychologische Ansätze in der Psychiatrie? In: Schneider F, Bartels M, Foerster K, Gaertner HJ (Hrsg) Perspektiven der Psychiatrie: Forschung – Diagnostik – Therapie. Fischer, Stuttgart
Goldstein MJ, Tuma AH (eds) (1987) High-Risk Research. Schizophr. Bull 13: 369–529
Helmchen H (1991) Der Einfluß diagnostischer Systeme auf die Behandlungsplanung. Fundamenta Psychiatrica 5: 18–23
Hofstätter PR (1971) Differentielle Psychologie. Kröner, Stuttgart
Josiassen RC, Roemer RA, Johnson MM, Shagass C (1990) Are gender differences in schizophrenia reflected in brain event-related potentials. Schizophr Bull 16: 229–246
Kwapil TR, Hegley DC, Chapman LJ, Chapman JP (1990) Facilitation of word recognition by semantic priming in schizophrenia. J Abnorm Psychol 99: 215–221
Mednick SA (1978) Berkson's fallacy and high-risk research. In: Wynne LC, Cromwell RL, Matthysse S (eds) The nature of schizophrenia. Wiley & Sons, New York Chichester, pp 442–452
Miller WR (1975) Psychological deficit in depression. Psychol Bull 82: 238–260
Millon T, Klermann GL (eds) (1986) Contemporary directions in psychopathology. Guilford Press, New York
Olbrich R (Hrsg) (1988) Prospektive Verlaufsforschung in der Psychiatrie. Springer, Berlin Heidelberg New York Tokyo
Venables PH (1987) Cognitive and attentional disorders in the development of schizophrenia. In: Häfner H, Gattaz WF, Janzarik W (eds) Search for the causes of schizophrenia. Springer, Berlin Heidelberg New York Tokyo

Normabweichungen bei gesunden Angehörigen Schizophrener: Cross-over-Reaktionszeiten

W. MAIER, F. RIST, C. HAIN, P. FRANKE

Einleitung

Zwillings- und Adoptionsstudien belegen, daß die Schizophrenie genetisch mitbedingt ist. Die Konkordanzraten bei monozygoten Zwillingen liegen jedoch nicht höher als bei 50%; andererseits haben Gottesman u. Bertelsen (1989) gefunden, daß die Erkrankungsraten bei Nachkommen eines erkrankten Paarlings ebenso wie bei den Nachkommen des nichterkrankten Paarlings gleichermaßen erhöht sind. Es ist also wahrscheinlich, daß diagnostisch gesunde Angehörige schizophrener Patienten häufiger eine genetisch vermittelte Vulnerabilität aufweisen als Angehörige gesunder Kontrollen. Diese diagnostisch nicht faßbare Vulnerabilität könnte aber möglicherweise durch Parameter, die auch bei schizophrenen Patienten Normabweichungen aufweisen, die aber nicht psychopathologisch definiert sind, aufgedeckt werden. Schizophrene Patienten zeigen Normabweichungen im Reaktionszeitverhalten (Nuechterlein u. Dawson 1984); das sog. Cross-over-Phänomen, es beschreibt eine Reaktionszeitverzögerung bei regelmäßiger im Vergleich zu unregelmäßiger Reizvorgabe, ist in Studien bei schizophrenen Patienten häufiger als bei gesunden Kontrollen gefunden worden. Diese Befunde motivieren die Prüfhypothese: gesunde Angehörige ersten Grades von schizophrenen Patienten zeigen häufiger ein Cross-over-Paradigma als Angehörige gesunder Kontrollen; sie zeigen es jedoch auch seltener als schizophrene Patienten.

Stichprobe

Die folgenden Probandengruppen werden verglichen:
a) 49 konsekutiv aufgenommene Patienten (Alter 18–60 Jahre) in der ersten Woche nach stationärer Aufnahme, die zu diesem Zeitpunkt die Kriterien der Diagnose Schizophrenie (RDC) erfüllten, 4 Wochen oder länger vor der Untersuchung keine psychotrope Medikation (Ausnahme Chloraldurat) erhalten hatten und die mindestens ein psychisch gesundes kooperatives Geschwister hatten;
b) 49 psychisch gesunde Geschwister von a) (i.e. keine RDC- oder DSM-III-Lebenszeitdiagnose incl. Persönlichkeitsstörung);
c) 49 psychisch gesunde Personen ohne familiäre Belastung mit psychischen Störungen (alle RDC-Diagnosen), die im Rahmen einer umfangreichen Familienstudie in der Allgemeinbevölkerung rekrutiert wurden; die Kontrollpersonen sind bezüglich Alter, Geschlecht, sozialem Status und Ausbildungsstand zu den gesunden Geschwistern Schizophrener parallelisiert.

Psychiatrische Lebenszeitdiagnosen wurden aufgrund strukturierter Interviews für Achse-I-Störungen (SADS-LA) und für DSM-III-Persönlichkeitsstörungen (SCID) gestellt.

Untersuchungsmethode

Die Probanden wurden aufgefordert, auf einen imperativen Stimulus (i.e. helles Quadrat auf einem Bildschirm mit 80 ms Präsentationszeit) möglichst schnell mit Knopfdruck zu reagieren. Die zeitliche Abfolge der Stimuli (Interstimulusintervall – ISI) wurde systematisch variiert: sechs Blöcke mit je 55 Stimuli wurden präsentiert; in jedem der ersten drei Blöcke waren die ISI fixiert mit 1,5 s im ersten Block, mit 3,5 s im zweiten Block und 5,5 s im dritten Block; in jedem der folgenden drei Blöcke variierten die ISI zufällig, zwischen 1,5 s, 3,5 s und 5,5 s.

Ergebnisse

Die Abb. 1 zeigt die mittleren Reaktionszeiten für die drei Vergleichsgruppen bei verschiedener Länge der Interstimulusintervalle (ISI) für beide Formen der Reizdarbietung (regelmäßige Abfolge der ISI, variierende Abfolge der ISI). Die gesunden Kontrollpersonen zeigen als Gesamtgruppe kein Crossing over zwischen regelmäßiger und unregelmäßiger Abfolge der ISI; dagegen zeigen die mittleren Reaktionszeiten der beiden anderen Vergleichsgruppen ein Crossing over zwischen regelmäßiger und unregelmäßiger Abfolge der ISI (im Bereich zwischen 3,5 s und 5,5 s).

Die mittleren Reaktionszeiten jeder einzelnen Versuchsperson zu den sechs experimentellen Bedingungen können ebenfalls nach dem Vorliegen von Crossing over typisiert werden.

65% der schizophrenen Patienten, 55% der gesunden Geschwister Schizophrener und 30% der gesunden Kontrollen zeigen das Cross-over-Phänomen; im Binomialtest ist der Unterschied der relativen Häufigkeiten zwischen Patienten und Kontrollen sowie zwischen Geschwistern von Patienten und den Kontrollen signifikant ($p \leq 0,05$).

Tabelle 1 stellt die relativen Häufigkeiten von Angehörigen, die ein Cross over der Reaktionszeiten zeigen, in Abhängigkeit vom Reaktionszeitverhalten der Patienten dar. Dabei fällt die geringe intrafamiliäre Homotypie des Reaktionszeitverhaltens auf;

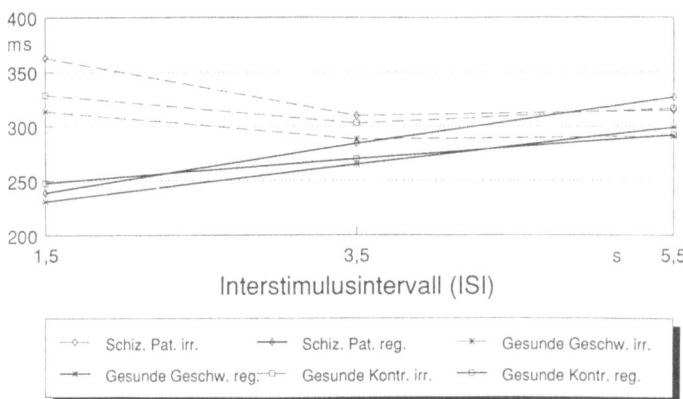

Abb. 1. Cross-over-Reaktionszeit als Funktion der Darbietungsform und des ISI bei Patienten, Angehörigen, Kontrollen (*irr.* irregulär, *reg.* regulär)

Tabelle 1. Relative Häufigkeit von Reaktionszeit-Cross-over von gesunden Geschwistern Schizophrener, unterteilt nach Cross over der schizophrenen Patienten

	Cross over (Schizophrene Patienten)		Summe
	+	−	
Cross over	+24%	31%	56%
(gesunde Geschwister)	−33%	10%	44%

besonders ist die relativ hohe Rate von gesunden Angehörigen mit einem Cross over in Familien von unbehandelten schizophrenen Patienten, die kein Cross over zeigen.

Diskussion

Wie bereits in mehreren früheren Studien berichtet, zeigte die Mehrzahl der schizophrenen Patienten eine relative Verzögerung bei regelmäßiger Reizvorgabe im Vergleich zu unregelmäßiger Reizvorgabe bei längeren Interstimulusintervallen (Borst u. Cohen 1987); dagegen zeigte nur eine Minderheit der Kontrollpersonen diese Verzögerung. Entsprechend der Ausgangshypothese liegen die gesunden Angehörigen bezüglich der Häufigkeit dieses Cross-over-Phänomens zwischen beiden Gruppen; sie unterscheiden sich in dieser Hinsicht signifikant insbesondere von Kontrollpersonen, obwohl in beiden Vergleichsgruppen alle Probanden keine Lebenszeitdiagnose aufwiesen. Dieser Befund steht mit den Ergebnissen von DeAmicis u. Cromwell (1979) in Einklang.

Die höhere Cross-over-Rate bei Angehörigen Schizophrener im Vergleich zu Familien unbelasteter Kontrollen beweist zugleich, daß diese Normabweichung nicht auf krankheits- oder schweregradbezogene Gruppenunterschiede zurückzuführen ist, denn in beiden Vergleichsgruppen finden sich (nach Gruppendefinition) keine psychiatrischen „Fälle". Die bisher beschriebenen Gruppenunterschiede zwischen schizophrenen Patienten und gesunden Kontrollen bzw. depressiven (d.i. weniger beeinträchtigten) Patienten konnten dagegen nicht ausschließen, daß die Gruppenunterschiede im Schweregrad der Symptomatik oder der Beeinträchtigung die neuropsychologischen Gruppenunterschiede bedingen.

Eine andere Beobachtung ist ebenso im Einklang mit der Hypothese, daß die festgestellten Normabweichungen im Reaktionszeitverhalten nicht krankheits- oder schweregradvermittelt sind: 31% der Geschwister von schizophrenen Patienten, die selbst kein Cross over zwischen irregulärer und regulärer Reizdarbietung zeigen, wiesen diese Normabweichung auf. Ein ähnliches intrafamiliäres Verteilungsmuster wurde auch für Störungen der langsamen Augenfolgebewegungen beschrieben (Matthysse et al. 1986); dieses intrafamiliäre Verteilungsmuster gab Anlaß zur Hypothese einer gemeinsamen genetischen Grundlage und Übertragung (Matthysse et al. 1986). Es bleibt zu prüfen, ob für Normabweichungen im Reaktionszeitverhalten und das Auftreten schizophrener Syndrome ebenso eine gemeinsame genetische Grundlage angenommen werden kann.

Literatur

Borst U, Cohen R (1987) Impact of time estimation on the crossover effect in schizophrenia. Psychiatry Res 22: 331–340

DeAmicis LA, Cromwell RL (1979) Reaction time crossover in process schizophrenic patients, their relatives, and control subjects. J Nerv Ment Dis 167/10: 593–600

Gottesman II, Bertelsen A (1989) Confirming unexpressed genotypes for schizophrenia: risks in the offspring of Fischer's Danish identical and fraternal discordant twins. Arch Gen Psychiatry 46: 867–872

Matthysse S, Holzman PS, Lange K (1986) The genetic transmission of schizophrenia: application of Mendelian latent structure analysis to eye tracking dysfunctions in schizophrenia and affective disorder. J Psychiat Res 20/1: 57–76

Nuechterlein KH, Dawson ME (1984) Information processing and attentional functioning in the developmental course of schizophrenic disorders. Schizophr Bull 10/2: 160–203

Krankheits- und behandlungsbedingte kognitive Störungen bei psychiatrischen Erkrankungen

W. STRAUSS, E. KLIESER

Nach Ansicht vieler Autoren gehören kognitive und dabei speziell selektive Aufmerksamkeitsstörungen zu den Kernphänomenen schizophrener Psychopathologie (Böning 1989; Cohen u. Borst 1987; Hartwich 1983; Süllwold 1973). Neben der Auffassung, daß diese krankheitsbedingt sind und sich Aufmerksamkeitsstörungen als Ausdruck verminderter Leistung in psychologischen Tests sogar bei klinisch gesunden Angehörigen Schizophrener nachweisen lassen (Maier et al. 1990), beschrieben Heinrich u. Tegeler (1983) neuroleptikabedingte kognitive Störungen schizophrener Patienten, die sie als dyskognitives Syndrom bezeichneten. Dieses äußert sich nach Meinung der Autoren in Sprachverständnisschwierigkeiten, Verschlechterung des Denkens und des Konzentrationsvermögens und in einer Verminderung der Einfälle und der Kreativität. Schon in älteren Untersuchungen zur Neuroleptikawirkung auf kognitive Leistungen fanden sich recht heterogene Befunde. Neben Untersuchungen, die keinen verändernden Effekt oder sogar eine Verbesserung der kognitiven Fähigkeiten durch Neuroleptika fanden (Kornetsky et al. 1959; Schooler u. Goldberg 1972), wurden auch Verschlechterungen kognitiver Leistungen berichtet (Vestre et al. 1961). Ein zu diesem Thema durchgeführter Workshop auf der AGNP-Tagung in Würzburg 1989 zeigte jedoch, daß die meisten älteren Untersuchungen methodische Unzulänglichkeiten aufwiesen. Es wurden dort mehrere methodisch saubere Untersuchungen an Patienten mit verschiedenen psychiatrischen Störungen vorgetragen, die leistungsmindernde Effekte von Psychopharmaka auf kognitive Fertigkeiten dargelegt haben (Strauss u. Klieser 1990). Im folgenden sollen 2 Studien dargestellt werden, die das Vorhandensein und das Ausmaß kognitiver Störungen untersuchten.

Studie I

Im Rahmen einer Doppelblindstudie zum Wirkungsvergleich der 3 Neuroleptika Haloperidol, Clozapin und Remoxiprid untersuchten wir 36 Patienten (Tabelle 1) mit der Diagnose Schizophrenie, paranoider Typ (DSM-III), für eine Zeitspanne von 4 Wochen. Die kognitiven Fähigkeiten wurden sowohl an den Tagen 0 und 28 der Untersuchung mit den in Deutschland standardisierten und alterskorrelierten Testverfahren Mehrfachwahl-Wortschatz-Intelligenztest, MWT-B (Lehrl 1977), Kurztest für die Allgemeine Intelligenz, KAI (Lehrl et al. 1980), Benton Test, BT (Benton 1986) und Syndrom-Kurztest, SKT (Erzigkeit 1977) abgeschätzt. Diese Verfahren zeigten in einer anderen Untersuchung einen hohen Zusammenhang mit der lebenspraktischen Kompetenz (Strauss et al. 1985). Außerdem wurde zu den gleichen Zeitpunkten der psychopathologische Befund-Zustand mit der Brief Psychiatric Rating Scale (BPRS) erfaßt. Es wurde darauf geachtet, daß nur Patienten, die mit Ausnahme von Chloraldurat als Schlafmedikation nur das Prüfpräparat erhielten, in die Untersuchung aufgenommen wurden. Nur bei 3 Patienten der Haloperidol-Gruppe war es nötig, Biperiden zur Kompensation akuter extrapyramidaler Nebenwirkungen zu verabreichen. An den Untersuchungstagen erhielten die Patienten nur die neuroleptische Prüfmedikation. In Tabelle 2 sind die Ergebnisse zusammengefaßt. Eine durchgeführte Varianzanalyse mit Meßwiederholungen ergab signifikante Interaktionseffekte. Präparateeffekte konnten nicht aufgezeigt werden. Wegen der beträchtlichen Ausgangslagenunterschiede wurde eine Kovarianzanalyse mit den Ausgangswerten als Kovariable durchgeführt, deren Ergebnisse in Tabelle 3 aufgeführt sind. Während sich im psychopathologischen Befund keine Präparateffekte nachweisen ließen, lagen die Ergebnisse des KAI und des SKT nahe der 5%-Wahrscheinlichkeit. Dies bedeutet, daß die Patienten mit Remoxiprid

Tabelle 1. Patientenbeschreibung

	Remoxiprid	Haloperidol	Clozapin
Alter (Jahre)	34,3 ± 9,4	35,6 ± 10,2	38,3 ± 11,0
Geschlecht männlich	5	6	5
weiblich	7	6	7
(n = 26)			
Größe (cm)	172,8 ± 6,5	171,3 ± 7,1	169,3 ± 8,4
Krankheitsdauer (Jahre)	6,2 ± 4,8	6,3 ± 4,4	6,7 ± 5,6
Diagnose (DSM-III)	295,3	295,3	295,3
Dosierung (täglich)	375 mg ± 100	16 mg ± 8	350 mg ± 75
Zusatzmedikation	Chloraldurat	Chloraldurat Biperiden, falls erforderlich	Chloraldurat

Tabelle 2. Mittelwerte und Standardabweichungen des psychopathologischen Zustandes (BPRS) und der psychologischen Tests

			BPRS	MWT-B	KAI	SKT
Tag 0	Remoxiprid	$\bar{x}$	66,8	99,6	102,4	7,6
		s	13,9	8,9	13,9	3,5
	Haloperidol	$\bar{x}$	58,0	97,2	109,5	3,9
		s	10,6	9,3	14,8	2,3
	Clozapin	$\bar{x}$	54,4	101,6	97,3	8,0
		s	11,6	14,3	12,8	3,8
Tag 28	Remoxiprid	$\bar{x}$	48,5		113,8	6,3
		s	18,3		18,1	4,2
	Haloperidol	$\bar{x}$	37,9		98,6	7,5
		s	17,6		7,9	4,8
	Clozapin	$\bar{x}$	36,7		108,1	3,4
		s	12,4		16,5	2,1

Tabelle 3. Ergebnisse der Kovarianzanalyse der Präparateeffekte

BPRS	0,4824	n.s.
KAI	0,061	(*)
SKT-Subtest 3 (Zahlen-Lesen)	0,050	*
SKT-Gesamtwert	0,062	(*)

(*) $p < 0,01$; * $p \leq 0,05$

oder Clozapin eine höhere „mentale Fitness" aufwiesen als die Patienten, die mit Haloperidol behandelt worden waren.

Studie II

Im Rahmen einer Studie, in der die langfristigen Effekte einer Intervallbehandlung von schizophrenen Patienten mit kontinuierlicher Medikation verglichen wurden, wurden 60 Patienten mit der DSM-III-Diagnose Schizophrenie 6 Monate nach Entlassung aus der Klinik und nach Besserung des psychopathologischen Befundes mit Absenkung der neuroleptischen Dosis hinsichtlich ihrer kognitiven Fähigkeiten mit den folgenden Verfahren untersucht:
- Mehrfachwahl-Wortschatz-Intelligenzt (MWT-B),
- Kurztest für die Allgemeine Intelligenz (KAI),
- Benton-Test (BT),
- Syndrom-Kurztest (SKT).

Ein Teil (n = 11) dieser 60 Patienten wurde zwischenzeitlich randomisiert für mindestens 3 Monate von ihrer neuroleptischen Medikation abgesetzt. Patienten, die nach dem Abbruch der neuroleptischen Behandlung eine erneute Exazerbation der schizophrenen Symptomatik zeigten, wurden nicht in die Untersuchung aufgenommen. Differenzen zwischen den beiden Gruppen hinsichtlich des BPRS-Gesamtwertes, des Alters und der Häufigkeit der Erkrankungsphasen lagen nicht vor. Tabelle 4 zeigt die Ergebnisse der Untersuchung. Bei gleicher prämorbider intellektueller Leistungsfähigkeit zeigten die Patienten, die kontinuierlich mit Neuroleptika behandelt wurden, signifikant mehr Auffälligkeiten (kognitive Störungen in psychologischen Testverfahren) als die Patienten, die über mehrere Monate von Neuroleptika abgesetzt waren.

Die durchgeführten Untersuchungen bestätigen die häufig geäußerten Beobachtungen der Patienten, daß 1) es zwischen den einzelnen Neuroleptika Unterschiede hinsichtlich des erlebten dyskognitiven Syndroms gibt und daß 2) es bei längerer Behandlung mit Neuroleptika möglich ist, daß die bei Beginn der Erkrankung erlebte Besserung der krankheitsbedingten kognitiven Störungen langfristig durch behandlungsbedingte kognitive Beeinträchtigungen wieder vermindert wird. Da nicht nur die somatischen Nebenwirkungen der Neuroleptika die Lebensqualität der Patienten beeinträchtigen, sollten bei der Neuentwicklung von Neuroleptika auch die ärztlicherseits oft unterschätzten Auswirkungen auf die kognitive Leistungsfähigkeit mituntersucht werden.

Tabelle 4. Ergebnisse der neuropsychologischen Tests (t-Test für unabhängige Stichproben)

	Schizophrene mit Medikation (n = 49)	Schizophrene ohne Medikation (n = 11)	t	
MWT	$\bar{x} = 98{,}45$ $s = 14{,}25$	$\bar{x} = 103{,}78$ $s = 19{,}20$	1,05	n.s.
KAI	$\bar{x} = 98{,}20$ $s = 17{,}03$	$\bar{x} = 109{,}71$ $s = 12{,}92$	2,10	*
SKT	$\bar{x} = 8{,}20$ $s = 3{,}72$	$\bar{x} = 4{,}56$ $s = 3{,}32$	3,00	**
BENTON	$\bar{x} = 2{,}26$ $s = 1{,}12$	$\bar{x} = 0{,}42$ $s = 1{,}08$	5,01	***

n.s. nichtsignifikante Unterschiede; * $p < 0{,}05$; ** $p < 0{,}01$; *** $p < 0{,}001$

Literatur

Benton AL (1986) Der Benton-Test. Huber, Bern
Böning J (1989) Schizophrene Aufmerksamkeitsstörungen. Nervenarzt 50: 483–489
Cohen R, Borst U (1987) Psychological models of schizophrenic impairments. In: Häfner H, Gattaz WF, Janzarik W (eds) Search for causes of schizophrenia. Springer, Berlin Heidelberg New York Tokyo, pp 189–202
Erzigkeit H (1977) Manual zum Syndrom-Kurztest, Formen A–E, vorl. Manual. Vless, Vaterstetten
Hartwich P (1983) Kognitive Störungen bei Schizophrenien. Nervenarzt 54: 455–466
Heinrich K, Tegeler J (1983) Dyskognitive, apathische und extrapyramidale Syndrome bei Langzeit-Neurolepsie. In: Hippius H, Klein HE (Hrsg) Therapie mit Neuroleptika. Perimed, Erlangen
Kornetsky C, Pettit M, Wynne R, Evarts EV (1959) A comparison of the psychological effects of acute and chronic administration of chlorpromazine and secobarbital (quinal-barbitone) in schizophrenic patients. J Ment Sci 105: 190–198
Lehrl S (1977) Manual zum MWT-B. Perimed, Erlangen
Lehrl S, Gallwitz A, Blaha L (1980) Manual zum Kurztest für die Allgemeine Intelligenz KAI. Vless, Vaterstetten
Maier W, Rist F, Hain C, Franke P (1990) Neuropsychologische und kognitive Normabweichungen bei Angehörigen schizophrener Patienten. Vortrag gehalten auf dem 5. Kongreß der Deutschen Gesellschaft für Biologische Psychiatrie, Berlin (s. dieser Band, S. 189)
Schooler NR, Goldberg SC (1972) Performance tests in a study of phenotiazines in schizophrenia: Caveats and conclusions. Psychopharmacologia 24: 81–98
Strauss WH, Klieser E (1990) Cognitive disturbances as undesired side-effects in psychopharmacological therapy. In: Spiegel R (ed) Reports of Workshops held at the 16th AGNP-Congress, Nuremberg, FRG. Pharmacopsychiatry 23: 222–242
Strauss WH, Lange H, Aulich A (1985) Dementia and morphological changes: A correlation study. Paper presented at the IV. World Congress of Biological Psychiatry, Philadelphia
Süllwold DL (1973) Kognitive Primärstörungen und die Differentialdiagnose Neurose/beginnende Schizophrenie. In: Huber G (Hrsg) Verlauf und Ausgang schizophrener Erkrankungen. Schattauer, Stuttgart, S 193–217
Vestre ND (1961) The effects of thorazine on learning and retention in schizophrenic patients. J Abnorm Soc Psychol 63: 432–435

Wertung testpsychologischer Befunde bei endogener Depression

F. M. REISCHIES, M. ELPERS, R.-D. STIEGLITZ

Einleitung

Untersuchungen kognitiver Leistungen wie die der sprachlichen, figuralen Informationsverarbeitung oder des Gedächtnisses bei Patienten mit einer Depression werden mit verschiedenen Zielen durchgeführt. Im diagnostischen Bereich soll differenziert werden, ob es sich bei der Erkrankung eines Patienten um eine reine Involutionsdepression oder eine demenzbegleitende Depression handelt.

Neben dieser nosologisch/ätiologischen Fragestellung für die Einzelfall-Beurteilung werden experimentelle Untersuchungen mit Testverfahren im Gruppenvergleich durchgeführt, um pathogenetische Faktoren der endogenen Depression zu sichern. Hierbei geht es um die Frage, ob ein Funktionssystem, wie z. B. das Kurzzeitgedächtnis bei der endogenen Depression, involviert ist, d. h. regelhaft mitbeeinträchtigt ist. Es wäre z. B. an zugrundeliegende biochemische Veränderungen, etwa im septo-hippokampalen System, zu denken.

Prinzipiell besteht bei einer derartigen Zielsetzung von Testuntersuchungen kein Unterschied zu psychophysiologischen Untersuchungen psychopathologischer Merkmale, wie z. B. der depressiven Hemmung. Allerdings ist bereits tierexperimentell und neuropsychologisch eine Fülle von Details über am Gedächtnis beteiligte ZNS-Systeme und deren Störbarkeit bekannt.

Einige Untersucher haben bisher gezeigt, daß verminderte Gedächtnisleistungen in der Depression nachweisbar sind (Strömgren 1977; Weingartner et al. 1981; negative Befunde Friedman 1964). Der Schluß jedoch, daß das physiologische System, das die Gedächtnisleistungen ermöglicht (Squire u. Zola-Morgan 1988), bei der endogenen Depression gestört sei, wäre verfrüht. Weingartner et al. (1981) stellten die Hypothese auf, daß depressive Patienten das zu lernende Material weniger aufwendig enkodieren, d. h. nicht durch aktive mentale Operationen (wie Ordnen, Merkstrategien, z. B. „Eselsbrücken") einzuspeichern versuchen. Es wird dabei offengelassen, ob es sich um ein Artefakt depressiver Psychopathologie, was meist stillschweigend angenommen wird, oder doch um ein evtl. pathophysiologisch bedingtes Unvermögen, die Mühe für das Enkodieren aufzubringen, handelt. Hertel u. Hardin (1990) haben gezeigt, daß Depressive durchaus in der Lage sind, von Lernstrategien zu profitieren. In einem weiteren Erklärungsansatz argumentierte Ellis u. Ashbrook (1988), daß auf Grund der depressiven Psychopathologie, wie etwa Grübeln, weniger Kapazität für Lernaufgaben frei bleibe.

Die Frage der experimentellen Studie, die dargestellt werden soll, war, ob die Störung aktiver Lern- bzw. Einspeichervorgänge bei depressiven Patienten zu der zu erwartenden verminderten Gedächtnisleistung führt. Ausgangspunkt der Untersuchung ist der Umstand, daß aktive Enkodierungsleistungen entfallen, wenn implizites Lernen geprüft wird, d. h. den Probanden und Patienten beim Darbieten des Materials nicht angekündigt wird, daß das Material später aus dem Gedächtnis abgerufen werden soll.

Methodik

Es wurden 32 stationär aufgenommene Patienten, die die RDC-Kriterien für Major Depressive Disorder erfüllten, eingeschlossen und nach dem Absetzen psychotroper Medikation von mindestens 2 Tagen untersucht. Die soziodemographischen Daten der Patienten und Kontrollen sind in Tabelle 1 dargestellt. Zusätzlich sind die Depressionsscores für die Selbstbeurteilungs-Depressions-Skala von v. Zerssen (DS) und die Visuelle Analog-Skala für depressive Stimmung und globale Selbsteinschätzung der Depression (Fähndrich u. Linden 1982) angegeben.

Kontrollprobanden wurden durch Ankündigungen in Volkshochschulen und Altersheimen rekrutiert. Die Kontrollgruppe wurde nicht nur in bezug auf Geschlecht, Bildung und Alter, sondern vor allem auch für den Wortschatztest (MWT-B) genau angeglichen. Hierdurch sollte erreicht werden, daß beide Gruppen im verbalen Bildungsniveau gematcht sind und gleichzeitig auch in der Ausgangs-Testleistung für den Wiedererkenntest (s. unten).

Es wurden zwei Wiedererkenntests verglichen. Das implizite Lernen wurde mit dem MWT-B-Recognition geprüft (Version von Reischies et al. 1988). Der Wortschatztest MWT-B (Lehrl 1977) wird dargeboten, ohne daß den Patienten bzw. Probanden gesagt wird, daß sie sich später an die Wörter erinnern sollen. Beim MWT-B handelt es sich um eine Wort-Nichtwort-Entscheidung mit jeweils einem Wort (abnehmender Auftretenshäufigkeit) der deutschen Sprache mit 4 – unsinnigen – Nichtwörtern als Ablenker. Der Wiedererkenntest besteht in der Abfrage der ersten 30 Items jeweils im Kontrast zu 4 deutschen Wörtern, wobei unter den Ablenkern im Test Wörter mit phonematischer und semantischer Ähnlichkeit zu den Zielwörtern enthalten sind. Nur Items, die richtig gelöst wurden, werden für die Wiedererkennaufgabe ausgewertet. Es wird die Anzahl richtig wiedererkannter Items in Prozent angegeben.

Der zweite Wiedererkenntest besteht in einer expliziten Lernaufgabe, Recognition-Teil des Rey-Auditory-Verbal-Learning-Test (AVLT, Rey 1964; Helmstaedter u. Durwen 1990) nach 3 Lerndurchgängen. 15 Wörter sind zu lernen und werden nach jedem Lerndurchgang mit der freien Wiedergabe geprüft. Nach 3 Lerndurchgängen wird i. allg. ein Leistungsplateau erreicht. In der Wiedererkennliste sind 30 Ablenkeritems enthalten.

Zusätzlich wurden 2 Tests durchgeführt, die die Vergleichbarkeit der Patienten mit den in den vorausgegangenen Studien untersuchten depressiven Patienten prüfen sollte (Reischies 1987; Reischies u. von Spieß 1990). Zum einen wurde die psychomotorische Schnelligkeit mit dem Reitan-Trail-Making-Test Teil a, zum anderen die verbale Fluency mit dem „FAS"-Test (Borkowski et al. 1967), der den Bereich des schnellen Zugangs zum semantischen Gedächtnis betrifft, untersucht.

Ergebnisse

Die depressiven Patienten zeigten signifikante Leistungseinbußen im Test des impliziten Lernens, MWT-B-Recognition (Tabelle 1). Im zweiten Wiedererkenntest, dem expliziten Rey-AVLT-Recognition-Trial, fand sich dagegen kein statistisch signifikanter Unterschied zwischen depressiven Patienten und Kontrollen. Es gab auch keinen Unterschied in der Anzahl falsch-positiver Antworten.

Die Korrelation des impliziten Lernens zu den Parametern der anderen Tests ergab eine engere Beziehung zu dem expliziten Gedächtnistest, dem Rey-AVLT-Recognition-Score mit r = 0,61 (p < 0,01) und eine weniger enge, aber noch statisch signifi-

Tabelle 1. Gruppenzusammensetzung von Patienten und Probanden und Testleistungen im impliziten und expliziten Lernen sowie in den Kontrolltests

	Depression	Kontrollen (s)
n	32	22
Alter	56,81 (13,10)	55,05 (6,46)
Geschl. (% männl.)	21,9	22,7
Bildung (Schulj.)	9,19 (1,56)	9,05 (1,00)
MWT-B (Richt. v. 37)	32,13 (2,28)	32,22 (2,51)
DS	23,66 (9,16)	5,78 (2,46)
VAS Stimmung	68,50 (20,20)	10,72 (10,60)

	M	s	M	s	t-Test, p
Implizites Lernen MWT-B-Recognition (% richtig)	75,69	10,91	84,79	8,65	p < 0,001
Explizites Lernen Rey-AVLT-Recognition (richtige von 12)	12,22	2,85	12,95	1,89	n.s.
Falsch-positiv	1,97	1,75	1,68	1,67	n.s.
Kontrolltests:					
Rey-AVLT-Wiedergabe 1	4,75	1,39	5,91	1,11	p < 0,001
Rey-AVLT-Wiedergabe 2	7,38	2,38	8,68	1,32	p < 0,025
Rey-AVLT-Wiedergabe 3	8,74	2,07	10,77	2,02	p < 0,001
Verbale Fluency FAS (richtige Wörter/3 min)	34,90	11,30	43,82	12,36	p < 0,01
Reitan Trailm. a (s)	41,84	11,85	38,55	12,35	n.s.

kante Beziehung zu der freien Wiedergabe (erster Durchgang) mit r = 0,39 (p < 0,05), sowie dem Lernscore (3. Durchgang − 1. Durchgang) mit r = 0,40 (p < 0,05). Zusätzlich korrelierte die Leistung im impliziten Lernen mit der verbalen Fluency (semantisches Gedächtnis) mit r = 0,47 (p < 0,01). Die Korrelation mit dem Reitan-Trailmaking-Test und dem MWT-B-Ausgangs-Test war mit r = −0,03 und r = 0,24 niedrig und nicht statistisch signifikant. Die Beziehung der Wiedererkenntests zum Schweregrad der depressiven Symptomatik war moderat ausgeprägt (Korrelationskoeffizienten mit AMDP Faktor Depressives Syndrom und Faktor Apathisches Syndrom) MWT-B-Recognition r = −0,46 (p < 0,01) bzw. r = −0,32 (n.s.) und Rey-AVLT-Recognition r = −0,68 (p < 0,01) bzw. r = −0,47 (p < 0,01).

Diskussion

Das Ergebnis einer Störung im unmittelbaren Wiedergeben (Rey-AVLT-Wiedergabe 1) bei Patienten mit endogener Depression entspricht den Ergebnissen der Literatur (Strömgren 1977). Dieses Teilergebnis wäre mit dem Modell vereinbar, daß depressive

Patienten nicht in der Lage sind, ausreichend mentale Anstrengung aufzubringen, so daß sie bei der freien Wiedergabe von gelerntem Material suboptimale Leistungen aufweisen, einer Aufgabe, die für ein hohes Leistungsniveau ein erhebliches Maß an mentaler Anstrengung verlangt. Demgegenüber erleichtert der Modus des Wiedererkennens durch die Vorgabe des zu merkenden Items unter Ablenkern die Mühe des Abrufs des Gedächtnisinhalts. Beim Wiedererkennen finden sich dementsprechend nicht verläßlich Leistungsminderungen depressiver Patienten (Miller u. Lewis 1977).

Das Hauptergebnis ist der Befund eines Defizits depressiver Patienten beim Wiedererkennen von verbalem Material, das nicht aktiv enkodiert wurde. Damit entfällt die Erklärung, die depressiven Patienten hätten weniger mentale Anstrengung aufbringen können, das Material zu enkodieren, wie Weingartner et al. (1981) angenommen hatten. Das Leistungsniveau des Wiedererkennens ist bei beiden Tests in Prozent umgerechnet für Patienten und Kontrollen im gleichen Bereich von 75–85%, woraus zu schließen ist, daß der Komplexitätsgrad der Aufgaben nicht erheblich verschieden ist.

Hertel u. Hardin (1990) haben bei Gesunden nach Induktion von negativer Befindlichkeit eine Minderung nur des impliziten, nicht des expliziten Wiedererkennens gefunden. Sie interpretieren ihr Ergebnis mit verminderter Initiative beim Enkodieren bei depressiven Patienten. Allerdings räumen die Autoren ein, daß induzierte Depression sich eher in lethargischer Befindlichkeit ausdrückt und deshalb nicht auf klinische Depression generalisiert werden kann. Unsere Daten, an klinisch depressiven Patienten, könnten einerseits in gleicher Weise interpretiert werden. Dabei bliebe offen, ob die Störung der Initiative wiederum pathophysiologisch bedingt ist und z.B. im Rahmen einer Bradyphrenie zu sehen ist.

Außer einer Erklärung, die die Gedächtnisstörung auf eine weitere psychopathologische Grundstörung zurückzuführen versucht, sollte weiter untersucht werden, inwieweit die Gedächtnisstörung bei Depression primär pathophysiologisch bedingt ist, ob also Teilprozesse des Gedächtnissystems auf Grund von Stoffwechselveränderungen bei der Depression gestört sind.

Literatur

Borkowski JG, Benton AL, Spreen O (1967) Word fluency and brain damage. Neuropsychologia 5: 135: 140
Ellis HC, Ashbrook PW (1988) Recource allocation model of the effects of depressed mood states on memory. In: Fiedler K, Forgus J (eds) Affect, cognition and social behavior, Hogrefe Toronto, pp 25–43
Fähndrich E, Linden M (1982) Zur Reliabilität und Validität der Stimmungsmessung mit der Visuellen Analog-Skala (VAS). Pharmakopsychiatria 15: 90–94
Friedman AS (1964) Minimal effects of severe depression on cognitive functioning, J Abnorm Social Psychol 69: 237–243
Helmstaedter C, Durwen HF (1990) VLMT: Verbaler Lern- und Merkfähigkeitstest. Schweiz Arch Neurol Psychiatr 141: 21–30
Hertel PT, Hardin TS (1990) Remembering with and without awareness in a depressed mood: Evidence of deficits in initiative. J Exp Psychol Gen 119: 45–59
Lehrl S (1977) Der Mehrfachwahl Wortschatz Intelligenztest MWT-B. Straube, Erlangen
Miller E, Lewis P (1977) Recognition memory in elderly patients with depression and dementia: A signal detection analysis. J Abnorm Psychol 86: 84–86

Reischies FM (1987) Neuropsychologisches Defizit Screening. Nervenarzt 58: 219–226
Reischies FM, Wilms HU, Vogel A (1988) Computer-aided neuropsychological testing. J Clin Exp Neuropsychol 10: 327
Reischies FM, Spieß P von (1990) Katamnestische Untersuchungen zur depressiven Pseudodemenz. In: Lungershausen E, Kaschka WP, Wittkowski RJ (Hrsg) Affektive Psychosen. Schattauer, Stuttgart, S 248–253
Rey A (1964) L'examen clinique en psychologie. Presses Universitaire de France, Paris
Squire LR, Zola-Morgan S (1988) Memory: Brain systems and behavior. Trends Neurosci 11: 170–175
Strömgren LS (1977) The influence of depression on memory. Act Psychiatr Scand 56: 109–128
Weingartner H, Cohen RM, Murphy D-L, Martello J, Gerdt C (1981) Cognitive processes in depression. Arch Gen Psychiatry 38: 42–47

Psychophysiologische Korrelate kognitiver Störungen bei endogenen Psychosen

H. M. OLBRICH

Als psychophysiologische Indikatoren kognitiver Störungen bei endogenen Psychosen kommen vor allem die ereigniskorrelierten Potentiale (EKP) in Betracht. In zahlreichen Untersuchungen der experimentellen Psychologie haben sich diese als hirnelektrische Korrelate distinkter Prozesse der Informationsverarbeitung erwiesen (Rohrbaugh et al. 1990). In den bisherigen klinischen EKP-Studien wurde vor allem die P3-Komponente untersucht, für die endogenen Psychosen fand sich dabei eine inkonsistente Befundkonstellation (Olbrich 1989). Hier sollen Ergebnisse eigener EKP-Untersuchungen bei depressiven und schizophrenen Patienten unter dem Aspekt dargestellt werden, in welchem Maße die P3-Komponente als neurobiologischer Indikator kognitiver Störungen bei endogenen Psychosen fungieren könnte.

Die von uns untersuchte Depressionsgruppe bestand aus 24 Patienten (Alter: 67,3 ± 5,4 Jahre) mit den DSM-III-Diagnosen: 296.2, 296.3 und 300.4, die bei Klinikaufnahme sowie nach 4wöchiger Behandlung mit trizyklischen Antidepressiva untersucht wurden. Die Schizophreniegruppe (Diagnose entsprechend den RDC-Kriterien) rekrutierte sich aus 20 zumeist mit Neuroleptika behandelten Patienten, die ein durchschnittliches Alter von 29,6 ± 5,2 Jahren und eine durchschnittliche Krankheitsdauer von 5,4 ± 4,9 Jahren aufwiesen. Sie wurden bei Klinikaufnahme und nochmals nach Abklingen der akuten Symptomatik untersucht. Die Kontrollstichprobe für die Depressionsgruppe bestand aus 12, für die Schizophreniegruppe aus 11 jeweils altersgleichen, psychisch gesunden Probanden. Bei den Probanden wurde eine testpsychologische Untersuchung ihrer intellektuellen Leistungsfähigkeit, ein klinisches Rating – mit Bevorzugung von Depressions-Skalen bzw. solchen für die Negativ-Symptomatik bei den depressiven bzw. schizophrenen Patienten – sowie Ableitungen akustischer ereigniskorrelierter Potentiale, des Ruhe-EEG und der Hautleitfähigkeit unter Darbietung akustischer Reize vorgenommen. Weitergehende Beschreibungen der Methodik und weitere Ergebnismitteilungen finden sich für die Depressionsstudie bei Olbrich et al. (1989) und für die Schizophreniestudie bei Eikmeier et al. (1991a, b).

Bei der Depressionsgruppe (Befunde der Erstuntersuchung) fand sich eine P3-Amplitude (Daten der C_z-Ableitungen) von 3,8 µV und eine P3-Latenz von 461 ms gegenüber 5,4 µV bzw. 386 ms bei der Kontrollgruppe. Die Gruppenunterschiede waren bezüglich der P3-Latenz signifikant ($p < 0,001$). In bisherigen EKP-Untersuchungen bei Depressiven wurden, wenn überhaupt, abnorme P3-Befunde in Gestalt einer P3-Amplitudenminderung der depressiven Patienten beobachtet (Olbrich 1989). Die hier – unseres Wissens – erstmals vorgefundene P3-Latenzverlängerung Depressiver wirft die Frage auf, ob nicht bei unseren Patienten neben der affektiven Störung eine kognitive Beeinträchtigung vorlag. Die Ergebnisse der kognitiven Leistungstests (Tabelle 1) zeigen für die Depressions- gegenüber der Kontrollgruppe durchgängig si-

Tabelle 1. Ergebnisse der Depressionsstudie. *Oberer Tabellenteil*: Mittelwerte und Mittelwertsvergleich von Depressions- und Kontrollgruppe für die intellektuellen Leistungstests. *Unten*: Rangkorrelation zwischen P3-Parametern und testpsychologischer Leistung für die Depressionsgruppe

	Zahlensymbol-Test	Benton-Test	Wortliste			
			Reproduktion 1	Wiedererkennen 1	Reproduktion 2	Wiedererkennen 2
Depressionsgruppe	20,4***	10,2**	3,5**	5,6*	2,1*	5,4*
Kontrollgruppe	39,4	12,3	5,3	7,0	4,0	6,8

	Mini-Mental-Status	Zahlensymbol-Test	Zahlenverbindungs-Test	Benton-Test	Wortliste	
					Reproduktion 1	Wiedererkennen 1
P3-Amplitude	0,23	0,01	0,04	−0,23	0,09	−0,05
P3-Latenz	−0,43	−0,56*	0,62**	−0,40	−0,51*	−0,36

* p < 0,05; ** p < 0,01; *** p < 0,001

Tabelle 2. Ergebnisse der Schizophreniestudie. *Oberer Tabellenteil*: Mittelwerte und Mittelwertsvergleich von Schizophrenie- und Kontrollgruppe für die intellektuellen Leistungstests. *Unten*: Rangkorrelation zwischen P3-Parametern und testpsychologischer Leistung für die Schizophreniegruppe

	Zahlensymboltest	Benton-Test	LGT 1 (Bäumler) Subtest 3	LPS (Horn) Subtest 6	IST (Amthauer) Subtest 4
Schizophreniegruppe	42,5**	13,6	8,7*	31,7*	7,4*
Kontrollgruppe	56,6	14,3	11,4	42,4	13,0

	Zahlensymboltest	Benton-Test	LGT 1 (Bäumler) Subtest 3	LPS (Horn) Subtest 6	IST (Amthauer) Subtest 4
P3-Amplitude	0,51*	0,35	0,53*	0,32	0,45
P3-Latenz	−0,31	0,36	−0,52*	0,10	−0,23

* p < 0,05; ** p < 0,01

gnifikant geringere Leistungen. Ein weiterer Hinweis, daß die P3-Latenz, jedoch nicht die P3-Amplitude die bei unseren depressiven Patienten vorliegende intellektuelle Beeinträchtigung reflektiert, ergab sich aus den in Tabelle 1 dargestellten Berechnungen der Rangkorrelation. Der dabei zu beobachtende enge Zusammenhang zwischen P3-Latenz und Speed-Tests (Zahlensymbol- und Zahlenverbindungstest) ist mit Konzepten der EKP-Grundlagenforschung konsistent, daß die P3-Latenz die für die Evaluation eines Signals benötigte Zeit reflektiert. Bei der bei unseren Depressiven zum Zeitpunkt der Erstuntersuchung beobachteten kognitiven Beeinträchtigung dürfte es sich am ehesten um eine mäßiggradig ausgeprägte Variante der sog. depressiven Pseudodemenz handeln (Caine 1981; Mahendra 1985). Entsprechend hatten sich nach 4wöchiger Antidepressivabehandlung zugleich mit der depressiven Symptomatik die intellektuellen Defizite größtenteils zurückgebildet.

Bei der Schizophreniegruppe (Ergebnisse der Zweituntersuchung) fand sich eine P3-Amplitude (Daten der C_z-Ableitungen) von 6,7 ± 3,6 µV und eine P3-Latenz von 349 ± 37 ms, gegenüber 15,3 ± 7,5 µV bzw. 314 ± 22 ms bei der Kontrollgruppe. Die Amplitudenunterschiede ($p < 0,005$) wie auch die Latenzunterschiede ($p < 0,05$) erwiesen sich als statistisch signifikant. Während eine P3-Amplitudenminderung bei Schizophrenen nahezu in allen bisherigen Studien vorgefunden wurde, kam eine P3-Latenzverlängerung nur vereinzelt zur Beobachtung (Olbrich 1989). In Anlehnung an die Ergebnisdarstellung in Tabelle 1 sind die entsprechenden Befunde für die Schizophreniegruppe in Tabelle 2 wiedergegeben. Wie man sieht, fand sich bei unseren Schizophreniepatienten nahezu in allen testpsychologischen Untersuchungen eine signifikante Leistungsminderung gegenüber der Kontrollgruppe, wohingegen die Korrelationsberechnungen insgesamt keinen besonders engen Zusammenhang zwischen P3-Amplitude bzw. -Latenz und testpsychologischer Leistung ergaben. Dies läßt daran denken, daß auch andere Faktoren als eine intellektuelle Beeinträchtigung zu den Befunden einer P3-Amplitudenminderung und -Latenzverlängerung Schizophrener beitragen könnten. Untersuchungen von Krieger et al. (1989) und Pfefferbaum et al. (1989) haben gezeigt, daß bei Schizophrenen eine Neuroleptikamedikation und der Modus der kontrollierten Reizverarbeitung eine Zunahme der P3-Latenz bewirken können, beide Bedingungen lagen bei unseren Untersuchungen vor. Bezüglich der P3-Amplitude ist darauf hinzuweisen, daß diese auch durch motivationale Faktoren beeinflußt werden kann und daß solche Effekte auch bei Schizophrenen nachgewiesen wurden (Brecher u. Begleiter 1983). Es erscheint deshalb bedeutsam, daß bei unseren schizophrenen Patienten eine Zunahme der Negativ-Symptomatik (erfaßt in 2 verschiedenen Skalen) signifikant mit einer Abnahme der P3-Amplitude korrelierte (s. Eikmeier et al. 1991 b).

Insgesamt erwies sich in unseren Untersuchungen die P3-Komponente der ereigniskorrelierten Potentiale eher bei den depressiven als bei den schizophrenen Patienten als ein neurobiologischer Indikator, der das Vorliegen kognitiver Störungen anzuzeigen vermag.

Literatur

Brecher M, Begleiter H (1983) Event-related brain potentials to high-incentive stimuli in unmedicated schizophrenic patients. Biol Psychiatry 18: 661–674
Caine ED (1981) Pseudodementia. Arch Gen Psychiatry 38: 1359–1364

Eikmeier G, Lodemann E, Olbrich HM, Zerbin D, Gastpar M (1991a) Changes and clinical correlations of P300 in schizophrenia. In: Maurer K (ed) Brain imaging in psychiatry and related fields. Springer, Berlin Heidelberg New York Tokyo

Eikmeier G, Olbrich HM, Lodemann E, Zerbin D, Unger C, Gastpar M (1991b) P300 und schizophrene Negativsymptomatik. Biologische Psychiatrie. (*In diesem Band*, S 269)

Krieger S, Lis S, Bertling R, Tegeler J (1989) Bioelektrische Hirnsignale während automatischer und kontrollierter Reizverarbeitung bei Ersterkrankten und chronischen paranoid Schizophrenen in Remission mit und ohne neuroleptische Medikation. In: Saletu B (Hrsg) Biologische Psychiatrie. Springer, Berlin Heidelberg New York Tokyo, S 248–251

Mahendra B (1985) Depression an dementia: the multifaceted relationship. Psychol Med 15: 227–236

Olbrich HM (1989) Ereigniskorrelierte Potentiale. In: Stöhr M, Dichgans J, Diener HL, Buettner UW (Hrsg) Evozierte Potentiale. Springer, Berlin Heidelberg New York Tokyo, S 513–587

Olbrich HM, Rother A, Rimpel J, Lodemann E, Pach J, Gastpar M (1989) Neurobiologische Aspekte kognitiver Störungen bei depressiven Erkrankungen. In: Saletu B (Hrsg) Biologische Psychiatrie. Springer, Berlin Heidelberg New York Tokyo, S 191–193

Pfefferbaum A, Ford JM, White PM, Roth WT (1989) P3 in schizophrenia is affected by stimulus modality, response requirements, medication status and negative symptoms. Arch Gen Psychiatry 46: 1035–1044

Rohrbaugh JW, Parasuraman R, Johnson R jr (eds) (1990) Event-related potentials. Basic issues and applications. Oxford University Press, New York

Führt das Mapping ereigniskorrelierter Potentiale bei endogenen Psychosen zum besseren Verständnis kognitiver Störungen?

W. K. STRIK, K. MAURER

Einleitung

Auf der Basis klinischer und psychophysiologischer Untersuchungen kristallisierte sich in jüngerer Zeit das Konzept der Störung der Informationsverarbeitung in Form gestörter Filterfunktionen als Erklärungsmodell insbesondere für schizophrene Erkrankungen heraus (Nuechterlein u. Dawson 1984). Kognitive Störungen, d. h. vor allem bestimmte qualitative Veränderungen der Wahrnehmung und des Denkens, befinden sich seither im Zentrum des Interesses, da sie in diesem theoretischen Rahmen als direkte Folgen des Krankheitsprozesses angesehen werden können.

Bei der Untersuchung kognitiver Störungen nehmen die elektrophysiologischen Verfahren eine Sonderstellung ein. Durch die extrem hohe zeitliche Auflösung im Millisekundenbereich und durch die Möglichkeit, durch verschiedene Auslöseparadigmen elektrische Potentiale zu evozieren und zu verändern, besteht die faszinierende Möglichkeit, in Echtzeit Korrelate neuronaler Massenaktivitäten zu messen. Die moderne Datentechnik erlaubt die Digitalisierung der anfallenden Daten und somit komplizierte Berechnungen der Werte einer Vielzahl zeitlicher und räumlicher Meßpunkte. Dadurch eröffnet sich einerseits die Möglichkeit, die topographische Verteilung der Hirnpotentiale und deren Veränderung über die Zeit übersichtlich darzustellen. Andererseits können die Daten weiterverarbeitet werden, um dann statistische Berechnungen, z. B. von Gruppenunterschieden oder von Modell-Dipolquellen vorzunehmen. Auch wenn die Zuordnung der gemessenen Phänomene zu bestimmten Hirnstrukturen noch erhebliche Schwierigkeiten bereitet, stellen insbesondere ,,kognitive" Potentiale, d. h. evozierte Potentiale, die nur bei der Bewältigung bestimmter kognitiver Aufgaben auftreten, eine interessante und nicht zu ersetzende Ergänzung der modernen Psychosenforschung dar.

Klassifikation der evozierten Potentiale

Nach Donchin et al. (1978) werden evozierte Potentiale in exogene und endogene (oder ereigniskorrelierte) Wellen unterschieden. Definitionsgemäß treten exogene Potentiale zwischen weniger als 10 und bis 100 ms nach einem Sinnesreiz auf, zeigen eine spezifische topographische Verteilung entsprechend der Sinnesmodalität und verändern Latenz, Amplitude und Topographie in Abhängigkeit von den physikalischen Eigenschaften des Reizes, nicht aber vom psychologischen Kontext. Diese Potentiale werden von kleinen subkortikalen Arealen generiert und können daher an der Schädeloberfläche nur mit kleinen Amplituden abgeleitet werden.

Wellen, die nach mehr als 100 ms bis zu 1 s auftreten, werden als endogene Komponenten der ereigniskorrelierten Potentiale (ERP's) bezeichnet. Charakteristischerweise unterscheiden sich diese Wellen kaum, wenn sie durch unterschiedliche Sinnesmodalitäten ausgelöst werden. Sie zeigen daher eine mehr oder weniger unspezifische topographische Verteilung auf der Schädeloberfläche, und ihre Parameter verändern sich in Abhängigkeit von kognitiven und psychologischen Faktoren und vom Kontext des Experimentes. Man geht davon aus, daß diese Komponenten von neuronalen Massenaktivitäten herrühren, die bei den Gedächtnis- und Aufmerksamkeitsleistungen entstehen, die zur Reizverarbeitung notwendig sind. Die Aufteilung der ereigniskorrelierten Potentiale in endogene und exogene Komponenten bietet einen stark vereinfachten Rahmen für den Umgang mit diesen Phänomenen. Bei genauerer Betrachtung zeigt sich, daß auch Potentiale in einem Latenzbereich von weniger als 100 ms durch kognitive Faktoren beeinflußt werden (Josiassen et al. 1990).

Zu den endogenen Potentialen zählen die positive Welle P300, die Verarbeitungsnegativität, die N2-Gruppe und die N450. Die CNV und das Bereitschaftspotential können zu den endogenen Wellen gezählt werden, nehmen jedoch aufgrund ihres Auftretens vor dem relevanten Ereignis eine Sonderstellung ein.

Veränderungen v. a. der P300 und der CNV wurden bei endogenen Psychosen wiederholt beschrieben. Ein konsistenter Befund ist dabei eine die akute Psychose überdauernde Amplitudenreduktion bei schizophrenen Erkrankungen. Neben diesen Veränderungen der Wellenform wächst jedoch das Interesse an der topographischen Verteilung der Potentiale und an Zusammenhängen mit psychopathologischer Längs- und Querschnittsymptomatik. Von den endogenen Komponenten wurde bisher am besten die P300 bei psychiatrischen Erkrankungen untersucht. Die wichtigsten Befunde und damit die Grundlage für die Hoffnung, mit den modernen Methoden Hinweise auf neurophysiologische Korrelate kognitiver Störungen zu erhalten, werden im folgenden zusammengefaßt.

Psychiatrische Erkrankungen und Psychopharmakologie

Levit et al. beschrieben im Jahre 1973 eine Absenz bzw. starke Amplitudenreduktion der P300 bei schizophrenen Patienten. Depressive Patienten zeigten keine ausgeprägte Verminderung der Amplitude (Levit et al. 1973). Andere Autoren bestätigten dieses Ergebnis und fanden insbesondere die Amplitudenreduktion bei schizophrenen Erkrankungen als stabilen Befund (Roth u. Cannon 1972; Roth et al. 1981; Morstyn et al. 1983; Shenton et al. 1989). Von einigen Arbeitsgruppen wurden Amplitudenminderungen der P300 jedoch auch bei depressiven Patienten gefunden (Blackwood et al. 1987; Diner et al. 1985).

Bei Demenzen finden sich Amplitudenminderungen in ähnlichem Ausmaße wie bei schizophrenen Patienten. Die Lokalisation der Maxima stellt sich dabei allerdings nach frontal verlagert dar (Maurer et al. 1989). Bei der Untersuchung der topographischen Karten der elektrischen Felder der P300 fanden Morstyn et al. (1983) bei 10 schizophrenen Patienten die Maxima der P300 im Vergleich zu Kontrollpersonen nach rechts vorne verschoben. Die Kontrollen hatten nur leichte Asymmetrien mit linksseitigen Maxima. An einem Kollektiv von 11 neuroleptikabehandelten chronischen schizophrenen Patienten fanden Shenton et al. (1989) signifikante Korrelationen zwischen positiven Symptomen und höheren P300-Amplituden über links-temporalen Arealen. Pfefferbaum et al. (1989) fanden reduzierte Amplituden der akustischen P300 sowohl bei behandelten als auch bei unbehandelten Patienten. Weiterhin korrelierte die Amplitudenminderung der P300 signifikant mit Negativsymptomen bei den unbehandelten, nicht aber bei den behandelten Patienten. Eikmeier et al. (1991) fanden eine signifikante Korrelation der Amplitudenverringerung der P300 mit Negativsymptomen. Ähnliche Befunde wurden von Strik et al. (1991) erhoben; die Autoren beschrieben zudem signifikante psychopathologische Unterschiede zwischen Patienten mit dem Minimum des äquivalenten Dipoles der P300 über der rechten (Verlangsamung und depressive Stimmung) bzw. der linken (vorwiegend formale Denkstörungen und Größenideen) Hemisphäre (s. auch S. 319ff.).

Für die Genese kognitiver Störungen v. a. bei Demenzen werden cholinerge Defizite diskutiert. In einer Untersuchung zum Einfluß der cholinergen Transmittersysteme konnten Maurer et al. (1989) nachweisen, daß die cholinerge Substanz Physostigmin zu einer Erhöhung der Amplitude der P300 bei gesunden Probanden führte, mit einem Maximum etwa 1 h nach Injektion von 0,25 mg der Substanz. Die anticholinerg wirksame Substanz Biperiden führte im Gegensatz dazu nach Injektion von 2 mg zu einer signifikanten Reduktion der Amplitude der P300. Diese Ergebnisse stehen im Einklang mit klinischen Studien, die etwa 60 min nach Applikation von Physostigmin eine Verbesserung der kognitiven Leistungen bei dementen Patienten ergaben.

Ausblick

Zu den wichtigen Neuerungen der vergangenen Jahre zählen die Erhöhung der Reliabilität der Karten elektrischer Hirnaktivität durch die Anwendung referenzfreier Methoden (Lehmann u. Skrandies 1980). Dadurch wird die referenzbedingte Verzerrung der Karten vermieden und der Schritt von der traditionellen Betrachtung der Wellenform über einzelnen Elektroden zu einer möglichst objektiven Gesamtbeurteilung der elektrischen Aktivität des Gehirns ermöglicht. Durch die modernen Techniken der Datenverarbeitung rückt in jüngster Zeit die Lösung einer der ältesten Probleme der Neurophysiologie in greifbare Nähe: die Frage nach den neuronalen Quellen der elektrischen Aktivität des Gehirns. Die Berechnung von Dipol-Generatoren, die die elektrische Oberflächenaktivität erklären können, steckt zwar in den Kinderschuhen und ist noch nicht in der Lage, zuverlässig neuronale Strukturen zu lokalisieren, die als Generatoren in Frage kommen. Bereits heute öffnet sich jedoch mit der Berechnung von Modell-Dipolquellen eine ausgezeichnete Möglichkeit zur Datenreduktion mit der Möglichkeit, klinisch und theoretisch relevante Parameter zu extrahieren.

Zusammenfassend kann nach dem heutigen Stand des Wissens davon ausgegangen werden, daß insbesondere die P300 ein neurophysiologisches Korrelat noch ungenügend definierter und möglicherweise heterogener kognitiver Funktionen darstellt, die die Wellenform bei verschiedenen Erkrankungen in ähnlicher Weise beeinflussen. Die Ergebnisse zur Topographie sind zwar noch nicht ausreichend abgesichert. Die vorläufigen Ergebnisse mit Unterschieden zwischen verschiedenen diagnostischen Gruppen und die Korrelationen mit psychopathologischen Merkmalen berechtigen jedoch die Hoffnung, daß sich mit Hilfe der neu entwickelten Verfahren zur Definition valider Parameter und zur Lokalisation neuronaler Generatoren die Befunde in bezug auf kognitive Störungen verdichten und erweitern werden.

Literatur

Blackwood DH, Whalley LJ, Christie JE, Blackburn IM, St Clair DM, McInnes A (1987) Changes in auditory P3 event-related potential in schizophrenia and depression. Br J Psychiatry 150: 154–160

Diner BC, Holcomb PJ, Dykman RA (1985) P300 in major depressive disorder. Psychiatry Res 15: 175–184

Donchin E, Ritter W, McCallum WC (1978) Cognitive psychophysiology: The endogenous components of the ERP. In: Callaway E, Tueting P, Koslow S (eds) Event-related brain potentials in man. Academic Press, New York, pp 349–412

Eikmeier G, Lodemann E, Olbrich HM, Zerbin D, Gastpar M (1991) Changes and clinical correlations of P300 in schizophrenia. In: Maurer K (ed) Imaging of the brain in psychiatry and related fields. Springer, Berlin Heidelberg New York Tokyo

Josiassen RC, Shagass C, Roemer RA, Slepner S, Czartorysky B (1990) Early cognitive components of somatosensory event-related potentials. Int J Psychophysiol 9: 139–149

Lehmann D, Skrandies W (1980) Reference-free identification of components of checkerboard-evoked multichannel potential fields. Electreoencephal Clin Neurophysiol 48: 609–621

Levit RA, Sutton S, Zubin J (1973) Evoked potential correlates of information processing in psychiatric patients. Psychol Med 3: 487–494

Maurer K, Ihl R, Frölich L, Dierks T (1989) Pharmakologische Beeinflußbarkeit der Informationsverarbeitung. In: Saletu B (Hrsg) Biologische Psychiatrie. 2. Drei-Länder-Symposium für biologische Psychiatrie, Innsbruck, September 1988. Thieme, Stuttgart

Maurer K, Dierks T, Ihl R, Laux G (1989) Mapping of evoked potentials in normals and patients with psychiatric diseases. In: Maurer K (Hrsg) Topographic brain mapping of EEG and evoked potentials. Springer, Berlin Heidelberg New York Tokyo

Morstyn R, Duffy FH, McCarley RW (1983) Altered P300 topography in schizophrenia. Arch Gen Psychiatry 40: 729–734

Nuechterlein KH, Dawson ME (1984) Information processing and attentional functioning in the developmental course of schizophrenic disorders. Schizophr Bull 11: 161–203

Pfefferbaum A, Ford JM, White PM, Roth WT (1989) P3 in schizophrenia is affected by stimulus modality, response requirements, medication status, and negative symptoms. Arch Gen Psychiatry 46: 1035–1044

Roth WT, Cannon EH (1972) Some features of the auditory evoked response in schizophrenics. Arch Gen Psychiatry 27: 466–471

Roth WT, Pfefferbaum A, Kelly AF, Berger PA, Kopell BS (1981) Auditory event related potentials in schizophrenia and depression. Psychiatry Res 4: 199–212

Shenton ME, Faux SF, McCarley RW, Ballinger R, Coleman M, Torello M, Duffy FH (1989) Correlations between abnormal auditory P300 topography and positive symptoms in schizophrenia: A preliminary report. Biol Psychiatry 25: 710–716

Strik WK, Dierks T, Müller T, Maurer K (1991) Cognitive components of auditory evoked potentials in schizophrenic disorders: Topography and clinical correlations. In: Maurer K (ed) Imaging of the brain in psychiatry and related fields. Springer, Berlin Heidelberg New York Tokyo

Teil 6

Neue Psychopharmaka

Neue Psychopharmaka — Einführung

E. KLIESER, W. E. MÜLLER

Fehlende Innovationen, eine über das Leid der psychisch Kranken nur unzureichend, oftmals unsachlich informierte Öffentlichkeit und nur schwer überwindbare bürokratische Hemmnisse haben in den letzten Jahren zu einer Stagnation, besonders in der klinischen Psychopharmakotherapie-Forschung, geführt. Und dies, obwohl die Behandlungserfolge in der Psychiatrie nicht zufriedenstellend und der Kenntnisstand über die seit Jahren standardmäßig angewandten psychiatrischen Therapieverfahren immer noch ungenügend ist.

Um so erfreulicher ist es, daß der letztjährige Berliner Kongreß die Wichtigkeit zukünftiger Psychopharmakotherapie-Forschung als Bestandteil der biologischen Psychiatrie durch einen Workshop über „Neue Psychopharmaka" betont hat. In diesem Workshop präsentierten und diskutierten Theoretiker und Kliniker gemeinsam neue psychopharmakologische Forschungsansätze.

Beispielhaft für einen neuen Denkansatz wurde zunächst das Dopamin-Autorezeptor-Konzept und die ihm zugrundeliegenden Ergebnisse früherer Studien mit dem Dopaminagonisten Apomorphin in niedriger Dosierung dargestellt. Die sich hieraus ergebenden therapeutischen Möglichkeiten zur Schizophrenie-Behandlung wurden diskutiert. Im Ergebnis ist mangels plazebokontrollierter Studien eine ausreichende Wirksamkeitsbeurteilung dieser Dopaminagonisten bei akuten Schizophrenien nicht möglich. Die von den Untersuchern nach den Eindrücken von offenen Studien im Vergleich zu den klassischen Neuroleptika geschätzte geringere Wirkung ist möglicherweise mit einer relativen Unspezifität der derzeit verfügbaren neuen Dopaminagonisten zu erklären. Aber auch die Möglichkeit, daß die Hemmung dopaminerger Neurone durch Stimulation von Autorezeptoren nicht in ausreichendem Maße die dopaminerge Neurotransmission reduziert, muß in Betracht gezogen werden. Die verfügbaren Dopaminagonisten scheinen auch in sehr unterschiedlichen Dosierungen sehr gut verträglich zu sein und sollen keine extrapyramidalen Syndrome auslösen. Während dieser Pilotstudien zeigten diese Substanzen einen günstigen Effekt auf schizophrene Minussymptomatik, Depressionen und Angstzustände. Dies soll in zukünftigen Studien geprüft werden.

Eine sichere Verbesserung der antischizophrenen Therapie sollen die neuen substituierten Benzamide wie das Remoxiprid und das Raclorid sowie die kombinierten dopaminantagonistischen und serotoninagonistischen Neuroleptika wie das Risperidon mit sich bringen. Ähnlich dem Clozapin lösen sie nur äußerst selten extrapyramidale Symptome aus, sind aber mit deutlich weniger vegetativen Begleitwirkungen verbunden. Auch bei Therapieresistenz auf klassische Neuroleptika wirken sie ähnlich günstig wie das Clozapin.

Eine kausale Behandlung des Paniksyndroms ist mit Benzodiazepinpartial-Agonisten nicht möglich. In Attacken angewandt, sind sie sicher wirksam.

Besonderes Interesse fanden auch die als Serenika bezeichneten antiaggressiven Substanzen, mit denen möglicherweise pathologisches autoaggressives und fremdaggressives Verhalten therapeutisch günstig beeinflußt werden kann. Auf Unverständnis stieß die Meinung, daß diese Substanzen, die besonders für schwer erkrankte psychiatrische Langzeitpatienten einen wesentlichen Behandlungsfortschritt darstellen könnten, aus rechtlichen Gründen in der Bundesrepublik Deutschland nicht getestet werden dürfen.

Offensichtlich besitzen die bisher angenommenen biochemischen Wirkmechanismen einer erfolgreichen medikamentösen antidepressiven Therapie keine Allgemeingültigkeit, wie die Studien mit dem Levoprotilin wahrscheinlich machen. Am Beispiel des Phosphatidylserins bei der Behandlung dementieller Erkrankungen bzw. des S-Adenosylmethionins bei der Behandlung depressiver Erkrankungen wurde gezeigt, daß nicht nur die Suche nach neuen Substanzen mit immer spezifischeren und selektiveren molekularen Wirkmechanismen zur Fortentwicklung der Psychopharmakotherapie nützlich ist. Bei sicher nachgewiesener klinischer Wirksamkeit beeinflussen beide Substanzen relativ unselektiv allgemeine Funktionen der Nervenzellen. Sie sind möglicherweise über eine Modifikation von Methylierungsprozessen wirksam.

Abschließend wurde die mögliche Bedeutung von MAO-B-Hemmern bei der Behandlung von neurodegenerativen Erkrankungen diskutiert, deren Wirkmechanismus in der Verhinderung der Entstehung endogener Radikaler aus dem Katecholaminstoffwechsel angesehen werden könnte, die Ursache der Neurodegeneration sein könnten.

Zu hoffen ist, daß auch während der zukünftigen Kongresse der Gesellschaft entsprechende Workshops oder Symposien abgehalten werden.

Neuronale Membran-Angriffsmechanismen am Beispiel von Phosphatidylserin und S-Adenosyl-Methionin

W. E. MÜLLER

Einleitung

Eine der Hauptstrategien bei der Entwicklung neuer Psychopharmaka während der letzten Jahre war die Suche nach neuen Substanzen mit immer spezifischeren und selektiveren molekularen Wirkungsmechanismen. Beispiele dafür sind die hochselektiven Serotonin-Wiederaufnahme-Inhibitoren aus dem Bereich der Antidepressiva, die $5-HT_{1A}$-Agonisten aus dem Bereich der Anxiolytika, oder die Suche nach hochselektiven zentral-wirksamen M1-Agonisten zur Therapie der Demenz. Im direkten Kontrast zu diesen neuen therapeutischen Ansätzen, die auf eine hochspezifische Beeinflussung nur eines selektiven Parameters im Bereich eines spezifischen Transmittersystems abzielen, stehen zwei neuere Substanzen (S-Adenosyl-Methionin und Phosphatidylserin), die relativ unselektiv allgemeine Funktionen der Nervenzelle beeinflussen, wobei beide Substanzen möglicherweise über eine Modifikation der Eigenschaften der neuronalen Membran in zentralnervöse Funktionen eingreifen.

Die vorliegende kurze Übersicht soll zeigen, daß mit beiden Substanzen, trotz ihres sehr unselektiven Wirkungsmechanismus, erstaunlich spezifische therapeutische Interventionen bei psychiatrischen Erkrankungen möglich sind.

S-Adenosyl-Methionin (SAM)

SAM ist ein endogen in fast allen tierischen Zellen vorkommendes Molekül, das als Methylgruppendonator bei vielen Transmethylierungsreaktionen eine wichtige Rolle spielt. Dies gilt besonders auch für das zentrale Nervensystem, und man kann heute davon ausgehen, daß SAM in eine Vielzahl biochemischer Mechanismen des ZNS involviert ist, wie Transmittersynthese, Phospholipidmethylierung und Veränderungen der Fluidität neuronaler Membranen. In den meisten verhaltenspharmakologischen Anordnungen, die als indikativ für eine antidepressive Wirkung am Menschen gelten, ist SAM allerdings unwirksam. Subchronische Behandlung mit SAM führt auch nicht zu einer Beta-Down- bzw. Alpha-Up-Regulation (Übersichten zur Neuropharmakologie: Baldessarini 1987; Carney 1986; Friedel et al. 1989).

Trotz dieser Unwirksamkeit auf präklinischer Ebene ist SAM seit einigen Jahren in Italien als Antidepressivum im Handel. Eine größere Anzahl von kontrollierten und unkontrollierten Untersuchungen belegen die antidepressive Wirkung von SAM am Menschen, allerdings wurde die Substanz hier meistens in der parenteralen Form angewendet (Übersichten: Vahora u. Malek-Ahmadi 1988; Janicak et al. 1989). Inzwischen liegen auch einige Berichte vor über eine antidepressive Wirksamkeit von SAM bei oraler Anwendung, allerdings müssen hier sehr hohe Dosen eingesetzt werden (Kagan et al. 1990; Rosenbaum et al. 1990). Obwohl der Status von SAM als Antidepressivum heute noch sehr zurückhaltend bewertet werden muß (z. B. fehlende Langzeiterfahrung), erscheinen die bisherigen Daten sehr vielversprechend und sollten zumindest dazu führen, das mögliche antidepressive Potential dieser interessanten Substanz weiter zu untersuchen. SAM könnte auch aufgrund des zu vermutenden unterschiedlichen pharmakologischen Wirkungsmechanismus (Unwirksamkeit in bekannten pharmakologischen Modellen für Antidepressiva) eine wertvolle Alternative zu klassischen Antidepressiva darstellen.

Aufgrund tierexperimenteller Beobachtungen einer Verbesserung der altersabhängigen Abnahme der Fluidität neuronaler Membranen und einer damit verbundenen Verbesserung dopaminerger und noradrenerger Transduktionssysteme (Cimino et al. 1984) ist es aus theoretischen Überlegungen denkbar, daß die Substanz bei dementiellen Erkrankungen wirksam ist. Während hier eine initiale Untersuchung an einer kleinen Gruppe von Patienten mit einer Alzheimerschen Demenz keine therapeutische Wirksamkeit zeigte (Cohen et al. 1988), weist eine andere Arbeit zumindest in der Kombination mit Tetrahydrofolsäure auf ein mögliches therapeutisches Potential von SAM bei der Alzheimerschen Demenz hin (Denaro et al. 1988). Auch diese mögliche Indikation von SAM verdient weitere experimentelle Abklärung.

Phosphatidylserin

Phosphatidylserin ist ein natürlicher Membranbestandteil zentraler Neurone (Calderini et al. 1987). Chronische Behandlung mit Phosphatidylserin führt bei alten Tieren zu einer Normalisierung verschiedener altersabhängiger biochemischer Defizite (Calderini et al. 1987). Als mögliche Erklärung für diese positiven Effekte auf das gealterte ZNS wird diskutiert, daß unter chronischer Phosphatidylserin-Behandlung die im alten ZNS erhöhte Membranfluidität wieder normalisiert wird (Calderini et al. 1985).

Im Zusammenhang mit diesen Befunden sind eine Reihe von tierexperimentellen Daten zu sehen, die zeigen, daß subchronische Behandlung mit Phosphatidylserin vor allen Dingen bei alten Versuchstieren zu deutlichen Verbesserungen von eingeschränkter Gedächtnisleistung und anderen Parametern der kognitiven Leistungsfähigkeit führt (Valzelli et al. 1987; Zanotti et al. 1989). Als eine mögliche Erklärung auf biochemischer Ebene sehen wir Befunde über die Wiederherstellung von altersabhängigen Defiziten von zentralen Muskarinrezeptoren und zentralen NMDA-Rezeptoren (Müller et al. 1991).

In Übereinstimmung mit diesen tierexperimentellen Daten sind eine Reihe von kontrollierten klinischen Untersuchungen, die auf eine therapeutische Wirksamkeit von Phosphatidylserin bei Hirnleistungsstörungen im Alter und gegebenenfalls auch bei einigen Patienten mit einer Alzheimerschen Demenz hinweisen (Amaducci 1987; Crook et al. 1991). Wie bei allen anderen bei Hirnleistungsstörungen im Alter eingesetzten Substanzen sind auf klinischer Ebene auch die Effekte von Phosphatidylserin nicht massiv, und nicht alle Patienten profitieren von einer Behandlung mit dieser Substanz.

Ausblick

Die vorliegenden Daten über SAM und Phosphatidylserin sollen sehr knapp zeigen, daß mit beiden neuartigen Wirkprinzipien, die eher auf unspezifische Veränderungen der neuronalen Membran abzielen als auf spezifische Veränderungen eines bestimmten Mechanismus der Neurotransmission, trotzdem sehr selektive pharmakologische und vor allem auch klinische Wirkungen möglich sind. Ohne den möglichen therapeutischen Wert beider Substanzen zum heutigen Stand der Forschung überschätzen zu wollen, soll die kurze Übersicht nur den Blick des kritischen Lesers dahingehend wenden, daß möglicherweise die Entwicklung von hochselektiven Agonisten bzw. Antagonisten einer Unterklasse eines Rezeptors nicht die einzige Strategie darstellt, spezifische und möglicherweise sogar wertvolle neue Psychopharmaka zu entwickeln.

Literatur

Amaducci L (1988) Phosphatidylserine in the treatment of Alzheimer's disease: results of multicenter study. Psychopharmacol Bull 24: 130–134

Baldessarini RJ (1987) Neuropharmacology of S-Adenosyl-L-Methionine. Am J Med 83 (Suppl 5A): 95–103

Calderini G, Aporti F, Bellini F et al. (1985) Phospholipids as pharmacological tools in the aging brain. In: Horrocks LA (ed) Phospholipids in the nervous system, Vol 2. Raven Press, New York, pp 11–19

Calderini G, Bellini F, Bonetti AC et al. (1987) Pharmacological properties of phosphatidylserine in the ageing brain. Clin Trials J 24: 9–17

Carney MWP (1986) Neuropharmacology of S-Adenosyl-L-Methionine. Clin Neuropharmacol 9: 235–243

Cimino M, Vantini G, Algeri S, Curatola G, Pezzoli C, Stramentinoli G (1984) Age-related modification of dopaminergic and β-adrenergic receptor system: Restoration to normal activity by modifying membrane fluidity with S-Adenosylmethionine. Life Sci 34: 2029–2039

Cohen BM, Satlin A, Zubenko G (1988) S-Adenosyl-L-methionine in the treatment of Alzheimer's disease. J Clin Psychopharmacol 8: 43–47

Crook T, Tinklenberg J, Yesavage J, Petrie W, Nunzi MG, Casade Massari D (1991) Effects of phosphatidylserine in age-associated memory impairment. Neurology 41: 644–649

Denaro A, Fioravanti M, Lucarelli F, Thorel M, Parmegiani M, Agnoli A (1988) Tetrahydrofolic acid and S-adenosyl methionine in the treatment of pathological aging brain and dementia. In: Agnoli A, Cohn J, Lassen N, Mayreux L (eds) Senile dementia. II. International Symposium, John Libbey Eurotext, Paris, pp 437–443

Friedel HA, Goa KL, Benfield P (1989) S-Adenosyl-L-Methionie. A Review of its pharmacological properties and therapeutic potential in liver dysfunction and affective disorders in relation to its physiological role in cell metabolism. Drugs 38: 389–416

Janicak PG, Lipinski J, Davis JM, Altman E, Sharma P (1989) Parenteral S-adenosyl-methionine (SAMe) in depression: Literature review and preliminary data. Psychopharmacol Bull 25: 238–242

Kagan BL, Sultzer DL, Rosenlicht N, Gerner RH (1990) Oral S-Adenosylmethionine in Depression: A randomized, double-blind, placebo-controlled trial. Am J Psychiatry 147: 591–595

Müller WE, Gelbmann CM, Cohen SA, Stoll L, Schubert T, Hartmann H (1992) Age-associated changes of muscarinic cholinergic and N-methyl-D-aspartate receptors in the mouse brain. Partial reconstitution by phosphatidylserine treatment. In: Balduini C, Zwilling R (eds) Biology of aging, Springer, Berlin Heidelberg New York Tokyo (in press)

Rosenbaum JF, Fava M, Falk WE, Pollack MH, Cohen LS, Cohen BM, Zubenko GS (1990) The antidepressant potential of oral S-adenosyl-1-methionine. Acta Psychiatr Scand 81: 432–436

Vahora SA, Malek-Ahmadi P (1988) S-Adenosylmethionine in the treatment of depression. Neurosci Biobehav Rev 12: 139–141

Valzelli L, Kozak W, Zanotti A, Toffano G (1987) Activity of phosphatidylserine on memory retrieval and on exploration in mice. Meth Find Expl Clin Pharmacol 9: 657–660

Zanotti A, Valzelli L, Toffano G (1989) Chronic phosphatidylserine treatment improves spatial memory and passive avoidance in aged rats. Psychopharmacology 99: 316–321

Die Beeinflussung des Inositolphosphatstoffwechsels von peripheren Humanlymphozyten durch Levoprotilin ((−)-Oxaprotilin)

T. Schubert u. W. E. Müller

Einleitung

Die enzymatische Spaltung von Phosphoinositiden der Zellmembran als Folge einer Aktivierung zahlreicher Neurorezeptoren stellt ein gut untersuchtes Prinzip der zellulären Signaltransduktion dar. Nach rezeptorinduzierter Aktivierung einer Phospholipase C wird der kalziummobilisierende „second-messenger" Inositol-1,4,5-trisphosphat gebildet, welcher anschließend schrittweise zu Inositol dephosphoryliert wird. Lithium beeinflußt dieses Signaltransduktionsprinzip durch eine Hemmung des Enzyms Myo-Inositol-1-phosphatase und führt dadurch zu einer Akkumulation besonders von Inositolmonophosphaten und zu einer Entleerung des zellulären Myo-Inositol Pools (Berridge u. Irvine 1989). Die Entdeckung dieses biochemischen Lithiumeffektes schien eine Erklärung für die therapeutische Wirksamkeit von Lithiumionen zu liefern und ließ darüber hinaus den Inositolphosphatstoffwechsel als interessanten Angriffspunkt antidepressiv wirksamer Pharmaka erscheinen. Levoprotilin (LPT) stellt ein neues Antidepressivum dar, welches die pharmakologische Besonderheit besitzt, daß es weder die serotoninerge noch die β-adrenerge Neurotransmission beeinflußt (Wendt u. Binz 1990). Eine Modifikation zumindest eines dieser beiden neurochemischen Systeme bewirken jedoch annähernd alle antidepressiv wirksamen Pharmaka, einschließlich dem LPT-Enantiomeren (+)-Oxaprotilin ((+)-OPT), und sie wird daher als wesentliches Kriterium für eine antidepressive Wirksamkeit erachtet. Da weitere biochemische Mechanismen, welche Ursache der therapeutischen Wirksamkeit des LPT sein könnten, derzeit nicht bekannt sind, schien eine Untersuchung möglicher LPT-Effekte auf den Inositolphosphatstoffwechsel von großem Interesse.

Methoden

Die radiochemische Untersuchung des Inositolphosphatstoffwechsels wurde wie bereits beschrieben (Schubert u. Müller 1989) durchgeführt.

Ergebnisse

Wurden Humanlymphozyten 3 h mit LPT vorinkubiert und anschließend die Phospholipase C rezeptorvermittelt mit dem Formylpeptid fMLP aktiviert, so zeigte sich eine im Vergleich zum Kontrollansatz (Abwesenheit von LPT) deutlich erhöhte Akkumulation von Inositolbisphosphaten (IP$_2$). Dieser LPT-Effekt war konzentrationsabhängig und stieg bei LPT-Konzentrationen zwischen 20 µg/l und 5 mg/l schwach an (Abb. 1 und Tabelle 1). Bei LPT-Konzentrationen größer als 20 mg/l war ein sehr starker Anstieg der IP$_2$-Bildung festzustellen, der bei einer LPT-Konzentration von 50 mg/l das 4- bis 5fache des Kontrollwertes erreichte (Abb. 1). Parallel mit der Erhöhung der IP$_2$-Akkumulation sank der Spiegel an freiem intrazellulären ^{3}H-Inositol deutlich. Ab einer LPT-Konzentration von 5 mg/l zeigte sich der Inositolspiegel signifikant erniedrigt und reduzierte sich bei einer LPT-Konzentration von 50 mg/l auf lediglich 55% des Kontrollwertes (Abb. 1). Interessanterweise induzierte das LPT-Enan-

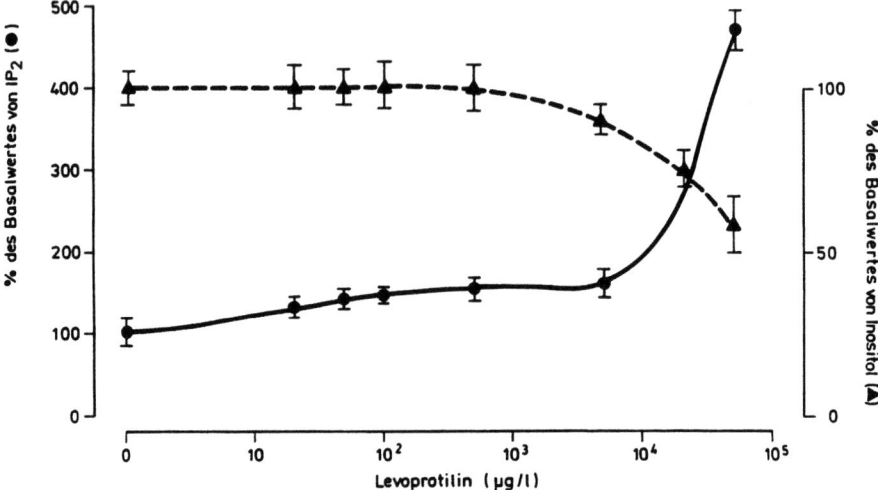

Abb. 1. Konzentrationsabhängigkeit des LPT-Effektes auf die Inositolbisphosphatakkumulation und den ^{3}H-Inositolspiegel von fMLP-aktivierten Humanlymphozyten. Der LPT-Effekt wurde in Prozent des Basalwertes (Aktivierung mit fMLP in Abwesenheit von LPT) angegeben und stellt den Mittelwert ± Standardabweichung dreier Einzelbestimmungen dar

Tabelle 1. Beeinflussung der Inositolmono(IP$_1$)- und Inositolbis(IP$_2$)-Akkumulation sowie des ^{3}H-Inositolspiegels durch LPT, (+)-OPT und Lithium

	IP$_1$	IP$_2$	^{3}H-Inositol
		% der Kontrolle	
Levoprotilin			
50 mg/l	n.s.	475 ± 30**,*	55 ± 4**,*
50 µg/l	n.s.	140 ± 5*	
(+)-Oxaprotilin			
50 mg/l	n.s.	345 ± 20*	70 ± 5*
Lithium			
10 mM	125 ± 5*	180 ± 15*	n.s.

* $p < 0{,}05$ verglichen mit der Kontrolle; ** $p < 0{,}05$ verglichen mit (+)-Oxaprotilin; *n.s.* kein Effekt nachweisbar

tiomere (+)-OPT einen zwar gleichgerichteten, aber signifikant schwächeren Effekt auf die IP_2-Akkumulation und den zellulären ^{3}H-Inositolspiegel (Tabelle 1). Vergleichend konnten für Lithiumionen ebenfalls charakteristische Effekte auf den Inositolphosphatstoffwechsel von Humanlymphozyten nachgewiesen werden (Tabelle 1). Im Gegensatz zu LPT bewirkte Lithium zusätzlich eine Erhöhung der Inositolmonophosphatakkumulation, beeinflußte aber den Spiegel an intrazellulärem ^{3}H-Inositol nicht (Tabelle 1).

Diskussion

Die vorgestellten Ergebnisse zeigen, daß LPT den rezeptorvermittelt aktivierten Inositolphosphatstoffwechsel in ähnlicher Weise wie Lithium zu beeinflussen vermag. Dies gilt besonders für die Erhöhung der IP_2-Akkumulation, die für Lithium unter identischen Versuchsbedingungen am gleichen Zellsystem nachgewiesen wurde, aber auch für die Erniedrigung der intrazellulären Inositolkonzentration, welche nach tierexperimenteller Lithiumbehandlung in neuronalem Gewebe beschrieben wurde (Berridge u. Irvine 1989). Als funktionelle Konsequenz dieser biochemischen Effekte könnte es zu Sensitivitätsveränderungen in all jenen neurochemischen Systemen kommen, bei welchen der Inositolphosphatstoffwechsel Bestandteil des Signaltransduktionsvorganges ist. Da dies beispielsweise für den α_1-Rezeptor der Fall ist, könnten unsere Ergebnisse für die Interpretation neuerer Befunde hilfreich sein, wonach eine dreitägige LPT-Behandlung von Mäusen zu einer verhaltensphysiologisch meßbaren erhöhten Sensitivität der zentralen α_1-adrenergen Neurotransmission führte (Maj et al. 1990). Desweiteren wurde gezeigt, daß eine (+)-OPT-Behandlung diesbezüglich keine Veränderungen bewirkte (Maj et al. 1990), was mit unseren biochemischen Ergebnissen harmonisiert, wonach die für (+)-OPT gefundenen Effekte signifikant niedriger ausgeprägt waren als die entsprechenden LPT-Effekte.

Diese Ergebnisse könnten einen ersten Anhaltspunkt für den biochemischen Wirkungsmechanismus des LPT darstellen und als Basis für weitere tierexperimentelle Untersuchungen in neuronalem Gewebe dienen.

Literatur

Berridge MJ, Irvine RF (1989) Inositol phosphates and cell signalling. Nature 341: 197–205

Maj J, Wedzony K, Klimek V, Rogoz Z, Skuza G (1990) Oxaprotiline enantiomeres given repeatedly and brain α-adrenoceptors. J Neural Transm 80: 213–223

Schubert T, Müller WE (1989) N-formyl-methionyl-leucyl-phenylalanine induced accumulation of inositol phosphates indicates the presence of oligopeptide chemoattractant receptors on circulating human lymphocytes. FEBS Lett 257: 174–176

Wendt G, Binz U (1990) Levoprotilin. Therapeutische Wirksamkeit und Verträglichkeit am Beispiel einer Doppelblindstudie vs Amitriptylin. MMW (Suppl) 1: 44–49

Pharmakologische Beeinflussung von krankhaften Störungen der Impulskontrolle (Fremdaggressivität)

B. MÜLLER-OERLINGHAUSEN

Pathologische Formen von Fremdaggression und selbstdestruktivem Verhalten wie es sich etwa im Lesch-Nyhan-Syndrom exemplarisch manifestiert, spielen im psychiatrischen Alltag eine wesentliche Rolle. Pathologisch-aggressives Verhalten wird z. B. bei manischen, bei akut und chronisch schizophrenen Patienten, bei Persönlichkeitsstörungen, bei Demenzen und vielen anderen organischen Psychosen, aber auch bei hyperkinetischen Kindern beobachtet. Es ist häufig mit verstärkter Neigung zu selbstaggressiven Akten korreliert.

Die Frage nach einer auch medikamentösen Therapie und Prävention dieser Zustände, soweit sie pathologischen Charakter haben, muß also und darf zu Recht gestellt werden, auch wenn dies selbstverständlich mit der notwendigen Sensibilität für die besonderen politischen und ethischen Aspekte geschehen muß.

Dabei sollte uns bewußt bleiben, daß die Definition und Abgrenzung geeigneter Konstrukte von Aggression in der tierexperimentellen Forschung genauso schwierig ist wie in der Psychologie. Hierzu haben wir gemeinsam mit P. Netter auf dem letzten AGNP-Symposium einen Workshop abgehalten, auf dem diese Probleme erörtert wurden (vgl. Spiegel 1990). Aggression beim Tier ist nicht ein einheitliches Verhalten, sondern setzt sich aus verschiedenen relativ spezifischen Verhaltensweisen zusammen, und die gleiche biologische Manipulation kann ein bestimmtes aggressives Verhalten z. B. zwischen rivalisierenden Rattenmännchen stimulieren, dafür aber etwa gar keinen Einfluß auf die defensive, durch Furcht induzierte Aggression, das Beutefangverhalten oder die territoriale Aggression haben. Stimulations- und Ausschaltungsversuche haben gezeigt, daß bestimmte neuroanatomische Strukturen für die Auslösung aggressiven Verhaltens eine besondere Rolle spielen, so z. B. der Mandelkern, der vordere und hintere Hypothalamus, das Septum und andere Kerngebiete.

Selbstverständlich hat in den vergangenen Jahrzehnten die Forschung sich intensiv mit der Frage beschäftigt, inwieweit pathologisch aggressive Verhaltensweisen, die möglicherweise auf einer Konstruktebene „gestörte Impulskontrolle" integriert werden können, mit Veränderungen bestimmter Neurotransmittersysteme verbunden sind (als kurze Zusammenfassung vgl. Müller-Oerlinghausen 1989). Tabelle 1 zeigt, welche Transmitter hier vor allem diskutiert wurden. Die Befunde sind widersprüchlich insbesondere was die Bedeutung noradrenerger Systeme anbetrifft. Besonderes Interesse hat in den letzten Jahren der mögliche Zusammenhang zwischen erhöhter Fremdaggressivität und verringerter serotonerger Neurotransmission gefunden. Auch bei aggressiv-soziopathischen Menschen wie Mördern oder Pyromanen wurden mehrfach erniedrigte 5-Hydroxyindol-Essigsäurekonzentrationen (5-HIES) im Liquor gefunden.

Interessanterweise wurden auch bei Patienten mit Alkoholabhängigkeit nach mehrwöchiger Abstinenz erniedrigte 5-HIES-Konzentrationen im Liquor bestimmt. Es ist

Tabelle 1. Mögliche Rolle von Neorotransmittern bei tierexperimentellen Aggressionsmodellen

Transmitter	„Beutefang"	„Affektive Aggression"
Azetylcholin	↑ ↑	↑
Noradrenalin	↑	↓
Dopamin	(↑)	↑
GABA	↓ ↓	(↓)
Serotonin	↓ ↓	↓ ↓

bekannt, daß diese Patientengruppe ein hohes Risiko selbst- und fremdaggressiven Verhaltens zeigt. Möglicherweise liegt hier ein genetischer Faktor vor, der für den Alkoholiker-Typ II nach Cloninger verantwortlich ist, wo wir in der Familie eine erhöhte Frequenz antisozialen Verhaltens erwarten.

Die medikamentöse Therapie oder Prophylaxe krankhaft aggressiven Verhaltens wird bislang in den psychiatrischen Lehrbüchern kaum behandelt. Wesentlich wurden bisher Neuroleptika, Benzodiazepine (die selbst ja aggressionsverstärkend wirken können), Amphetamine und Antikonvulsiva eingesetzt (Tabelle 2).

In neuerer Zeit wurden u. a. Beta-Rezeptorenblocker, L-Tryptophan, Carbamazepin und Lithium vereinzelt erprobt. Dabei sind die antiaggressiven Effekte von Lithium zweifellos am besten dokumentiert. Interessant erscheint, daß man zumindest spekulativ die Wirkung aller dieser vier Substanzen bzw. Substanzgruppen auch mit einem Einfluß auf die serotonerge Neurotransmission in Verbindung bringen könnte.

Wie Grahame-Smith in seinem Plenarvortrag auf dem CINP-Kongreß in Kyoto 1990 wieder deutlich machte, besitzt Lithium serotonin-agonistische Wirkungen. Antiaggressive Wirkungen von Lithium lassen sich auch im Tierversuch klar nachweisen. In manchen deutschen Kliniken scheint sich diese Indikation jedoch nur schwer durchzusetzen.

Wir haben vor einigen Jahren den höchst eindrucksvollen Fall eines völlig therapieresistenten und deswegen jahrelang hospitalisierten chronisch aggressiven schizophrenen Patienten beschrieben, bei dem die Hinzugabe von Lithium zu einem neurolepti-

Tabelle 2. Medikamentöse Interventionen bei krankhaften aggressiven Zuständen

Traditionell	Neuroleptika
	Benzodiazepine
	Methylphenidat
Neuer	(auch kontroll. Studien)
	Propranolol
	L-Tryptophan
	Lithium
	Carbamazepin
	Koffein
	Synthetische Steroide
	Sultoprid
Experimentell	„Serenica"
	z. B. Eltoprazin

schen Regime geradezu schlagartig zum langfristigen Verschwinden sowohl des schweren fremd- wie selbstaggressiven Verhaltens geführt hat (Cabrera et al. 1986).

In den letzten Jahren bahnt sich eine besonders interessante und vielversprechende Entwicklung an, nachdem mit der verbesserten Kenntnis der verschiedenen Serotoninrezeptortypen nun auch Substanzen entwickelt werden, die spezifisch agonistisch oder antagonistisch auf z. B. $5\text{-}HT_1$- oder $5\text{-}HT_2$-Rezeptoren einwirken. Dabei sind unter der Vorstellung eines Zusammenhangs zwischen vor allem dem $5\text{-}HT_{1B}$-Rezeptor und aggressivem Verhalten Substanzen synthetisiert worden, die im Tierversuch sehr spezifisch verschiedene Formen von aggressivem Verhalten hemmen, ohne das sonstige z. B. lokomotorische oder explorative Verhalten der Tiere zu beeinflussen. Man hat derartige Substanzen „Serenica" genannt (Olivier et al. 1986). Ein besonders interessanter Vertreter ist das Eltoprazin, das von Olivier u. Mos (1988) ausführlich untersucht wurde.

Eltoprazin zeigt eine dosisabhängige Wirkung auf verschiedene Komponenten der territorialen Aggression bei der Ratte.

Ein noch geeigneteres Modell für diese Substanzklasse scheint die durch elektrische Stimulation des Hypothalamus ausgelöste offensive Aggression bei der Ratte zu sein.

Tabelle 3. Wirkung einiger 5-HT-Rezeptor-Agonisten- und Antagonisten auf verschiedene Formen tierexperimentell auslösbarer Aggression. (Nach Olivier u. Mos 1988)

Substanz	Isolationsinduzierte Aggression (m)	Aggression zwischen männlichen Artgenossen (m)	Fußschockinduzierte Abwehrhaltung (m)	Territoriale Aggression (r)	Mütterliche Aggression (r)	Elektrische durch Gehirnstimulation induzierte Aggression (r)	
Fluprazin	⇓	⇓	⇓	⇓	⇓	⇓	1A-, 1B- und 2-Agonist
TFMPP	⇓	⇓	nt	⇓	⇓	⇓	1B-Agonist (teilweise)
Eltoprazin	⇓	⇓	–	⇓	⇓	⇓	1A-, 1B-Agonist (teilweise)
RU24969	⇓	⇓	nt	nt	↓	nt	1A-, 1B-Agonist
Quipazin	–	nt	nt	↓	↓	↓	schwacher 1, 2-Agonist
5-ME-O-DMT	⇓	nt	nt	↓	nt	nt	1A-Agonist
8-OH-DPAT	⇓	↓	nt	nt	↓	–	1A-Agonist
Buspiron	–	nt	nt	↓	↓	nt	1A-Agonist
Ipsapiron	–	nt	nt	nt	↓	nt	1A-Agonist
Fluvoxamin	⇓	↓	nt	↓	⇓	↓	Wiederaufnahmehemmung
Methysergid	–	nt	nt	nt	–	–	1, 2-Antagonist
Ritanserin	–	nt	nt	nt	–	nt	2-Antagonist
Fenfluramin	⇓	nt	nt	↓	↓	nt	Freisetzung
MDL 72222	↓	nt	nt	nt	–	nt	3-Antagonist
GR 38032 F	–	nt	nt	nt	–	nt	3-Antagonist

Man kann dosisabhängig die Schwellenstromstärke messen, mit der dieses Verhalten sowie zwei weitere Verhaltensparameter – ,,Zähneklappern" und allgemeiner Bewegungsdrang – ausgelöst werden. Von besonderem Interesse erscheint, daß bei Dosen von 2 mg/kg KG ein deutlicher und maximaler Effekt vorhanden ist – in etwa Verdoppelung der benötigten Stromstärke –, während die unspezifischen Verhaltensparameter nicht beeinflußt werden. Im Vergleich dazu hat das Benzodiazepin Chlordiazepoxid erst in hohen Dosen einen Effekt, hemmt aber gleichzeitig deutlich die Lokomotion, während bei Haloperidol keine dosisabhängigen Effekte, wohl auf Grund der starken Hemmung der Lokomotion, nachweisbar sind (vgl. Müller-Oerlinghausen 1989).

Tabelle 3 verdeutlicht noch einmal, daß diese Substanzen, die als gemischte 5-HT$_{1A/1B}$-Rezeptoragonisten charakterisiert werden können, im Vergleich zu vielen anderen ,,serotonergen" Stoffen in einer Vielzahl von Aggressionsmodellen wirksam sind und somit auch Hoffnung für eine Wirksamkeit bei Menschen geben.

Eltoprazin ist inzwischen in die Phase I der klinischen Arzneimittelprüfung gegangen und erste Phase-II-Versuche haben begonnen bzw. sind vorläufig ausgewertet. Die Ergebnisse sind ermutigend. In Deutschland bestehen leider erhebliche rechtliche Schwierigkeiten, um Untersuchungen an relevanten Populationen durchführen zu können. Es konnte aber immerhin und erfreulicherweise erreicht werden, daß der Hersteller pharmakopsychologische Untersuchungen an gesunden Versuchspersonen in Deutschland stimulieren und unterstützen wird. Auf die Ergebnisse kann man gespannt sein.

Literatur

Cabrera JF, Körner W, Müller-Oerlinghausen B (1986) Erfolgreiche kombinierte Neuroleptika-Lithium-Behandlung eines chronisch schizophrenen Kranken mit rezidivierendem aggressiven Verhalten. Nervenarzt 57: 366–369
Grahame-Smith DG (1990) Serotonin and psychiatry. Clin Neuropharmacol (Suppl) 2: 1–2
Müller-Oerlinghausen B (1989) Pharmakotherapie pathologischen aggressiven und autoaggressiven Verhaltens. In: Pöldinger W, Wagner W (Hrsg) Aggression, Selbstaggression, Familie und Gesellschaft. Springer, Berlin Heidelberg New York Tokyo, S 121–134
Olivier B, Mos J (1988) Serotonine, serenics, and aggressive behaviour in animals. In: Sinkels JA, Blijeven W (eds) Depression, anxiety, and aggression. Medidact, Amsterdam, pp 133–166
Olivier B, Vandalen D, Hartog J (1986) A new class of psycho active drugs, serenics. Drugs Future 11: 473–499
Spiegel R (1990) Reports of Workshops held at the 16th AGNP Congress, October 4–7 1989, in Nuremberg, FRG. Pharmacopsychiatry 23: 222–223

Selegilin, R(−)-Deprenyl −
Neuere Erkenntnisse zum Wirkungsmechanismus

H. O. BORBE, G. PETER

Einleitung

Mit der Einführung der Levodopa-Therapie (Birkmayer u. Hornykiewicz 1961; Barbeau et al. 1961) konnte bei der Behandlung des Morbus Parkinson ein entscheidender Fortschritt erzielt werden. Die therapeutische Verwendung von Levodopa beruhte auf der Erkenntnis, daß der M. Parkinson aus biochemischer Sicht als striatales Dopaminmangel-Syndrom beschrieben werden kann. Die spätere Einführung der Kombination von Levodopa mit einem peripheren Decarboxylase-Inhibitor erhöhte die Wirksamkeit dieses Therapiekonzeptes.

Trotz des auf erste Sicht hin logischen Ansatzes konnte mit einer Levodopa-Therapie zwar eine Besserung der Symptomatik des M. Parkinson erzielt werden, doch die Progredienz der Erkrankung konnte nicht aufgehoben werden. Um die therapeutische Wirkung von Levodopa bei fortschreitender Erkrankung weiter zu erhalten, wurde die zusätzliche Behandlung mit einem selektiven, irreversiblen Monoaminoxidase-B- (MAO-B-) Inhibitor, wie z.B. Selegilin (R(−)-N-Methyl-N-(1-Phenyl-2-Propyl)-2-Propinylamin Hydrochlorid; (R(−)-Deprenyl), eingeführt.

Heute ist die nigro-striatäre Degeneration dopaminerger Neuronen als hauptsächlicher pathogener Faktor des M. Parkinson weitgehend anerkannt. Die pathophysiologischen Ursachen dieser Erkrankung sind jedoch im einzelnen unbekannt. Neuere Hypothesen zum Pathomechanismus umschließen den Einfluß exogener wie endogener Toxine wie z.B. die erhöhte Biosynthese freier Radikale (Hydroxyl- und/oder Superoxidradikale) bzw. die verminderte Entgiftung dieser Radikale innerhalb der betroffenen Zellen (Riederer 1989).

Die Behandlung mit Levodopa substituiert zwar den durch den Verlust dopaminerger Neuronen entstehenden Dopaminmangel, dürfte aber unter der Annahme der Richtigkeit der „Radikal-Hypothese" zwar eine akute Verbesserung des Krankheitsbildes bedingen, andererseits jedoch die Progression der Erkrankung verstärken, da über die durch Levodopa bedingte Erhöhung des Dopaminspiegels im ZNS auch eine Verstärkung des Dopaminstoffwechsels und damit der Radikalproduktion einhergeht.

Im Gegensatz dazu wird bei der Behandlung mit einem MAO-B-Inhibitor auf das endogen vorhandene bzw. gebildete Dopamin zurückgegriffen und durch die Hemmung des Abbaus der Dopaminspiegel stabilisiert − mit der Konsequenz einer verringerten Radikalproduktion.

Wie schon erwähnt ist Selegilin ein hochselektiver und irreversibler Inhibitor der MAO-B (Knoll 1976; Maycock et al. 1976; Salach et al. 1979; Finberg u. Youdim 1983). Andererseits wird Selegilin im Organismus jedoch sehr schnell metabolisiert, so daß kein unverändertes Selegilin in Plasma oder Urin nachweisbar ist. Die Metabolisierung von

Selegilin erfolgt hauptsächlich über eine N-Demethylierung und eine oxidative Dealkylierung (zur Übersicht s. Mutschler u. Möhrke 1983; Yoshida et al. 1986).

Ziel der vorliegenden Untersuchungen war, die Effekte von Selegilin im Vergleich zu seinem N-Desmethyl-Metaboliten an MAO-B und MAO-A in vitro und ex vivo zu untersuchen.

Material und Methoden

Für alle In-vitro- bzw. Ex-vivo-Untersuchungen zur Hemmung der MAO-A bzw. der MAO-B wurden männliche Sprague-Dawley-Ratten (Ivanovas, D-7967 Kisslegg) mit einem Alter von 6–8 Wochen (Gewicht: 220–240 g) verwendet.

In-vitro-Untersuchungen: MAO-A/MAO-B

Unmittelbar nach dem Dekapitieren der Tiere wurde das Gehirn ($\approx$ 2,0 g) freipräpariert und entnommen. Die Herstellung eines Membrangesamtpräparates erfolgte durch Homogenisieren eines Gehirns mit einem Glashomogenisator mit Teflonpistill in 10 ml eiskaltem 5 mmol/l Natrium-Phosphat-Puffer pH 7,5 mit folgenden Zusätzen: 10 mmol/l Dithiothreitol, 2,5 mmol/l EDTA und 0,5 mg/ml Rinderserumalbumin. Nach Zentrifugation des Homogenats, 10 min bei 16 000×g wurde das resultierende Sediment in 10 ml des obengenannten Puffers resuspendiert und bis zur Verwendung bei −50 °C eingefroren.

Die Bestimmung der MAO-A- bzw. der MAO-B-Aktivität in vitro erfolgte nach der von Young et al. (1986) beschriebenen Methode.

Für die Messung der MAO-A wurden die Gewebehomogenate im Verhältnis 1 : 10 (vol/vol) mit 50 mmol/l Natrium-Phosphat-Puffer pH 7,5 verdünnt. Nach einer Vorinkubation (30 min bei 25 °C) von 50 µl des Membranhomogenats, zusammen mit 100 µl des entsprechenden Inhibitors, wurde die enzymatische Reaktion durch Zugabe von 300 µmol/l ^{14}C-Serotonin (spez. Akt. 111 MBq/mmol; Amersham Buchler, D-3300 Braunschweig), aufgenommen in 30 µl des Inkubationspuffers, gestartet. Die Proben wurden 10 min bei 37 °C inkubiert und die Reaktion durch Zugabe von 250 µl 4 mol/l HCl gestoppt.

Das ^{14}C-markierte Reaktionsprodukt wurde mit 5 ml Toluol/Ethylazetat extrahiert (1 : 1; 2 min), und die Radioaktivitätsbestimmung erfolgte mittels Flüssigkeits-Szintillationszählung. Leerwerte („Blank") wurden nach einer Vorinkubation bei 95 °C (5 min) in analoger Weise ermittelt.

Zur Bestimmung der MAO-B-Aktivität wurden die Gewebehomogenate, wie für MAO-A beschrieben, verdünnt und analog mit dem jeweiligen Inhibitor vorinkubiert. Die enzymatische Reaktion wurde durch Zugabe des Substrates, 10 µmol/l ^{14}C-β-Phenylethylamin (spez. Akt. 2,07 GBq/mmol; Amersham Buchler, D-3300 Braunschweig), aufgenommen in 30 µl des Inkubationspuffers, gestartet. Nach einer Inkubationszeit von 6 min bei 37 °C wurde die Reaktion durch Zugabe von 250 µl 4 mol/l HCl beendet.

Das ^{14}C-markierte Reaktionsprodukt wurde mit 5 ml Toluol extrahiert (2 min), und die Radioaktivitätsbestimmung erfolgte mittels Flüssigkeits-Szintillationszählung. Leerwerte („Blank") wurden nach einer Vorinkubation bei 95 °C (5 min) in analoger Weise ermittelt.

Die Ergebnisse wurden auf der Basis der Produktbildung (Radioaktivitätsmessung) korrigiert, um den Leerwert als Prozent Hemmung der Gesamtenzymaktivität zu berechnen. Halbmaximale Hemmkonzentrationen (IC$_{50}$-Werte) wurden mittels einer log-probit-Analyse berechnet.

Ex-vivo-Untersuchungen: MAO-A/MAO-B

Um eine *Dosis-Wirkungs-Beziehung* der MAO-B-Hemmung ex vivo zu erhalten, wurden ansteigende Einzeldosierungen von Selegilin bzw. N-Desmethyl-Selegilin in einem Dosisbereich von

0,1 – 5,0 mg/kg KG) oral an Ratten (s. oben) verabreicht und die MAO-B-Aktivität gemäß der weiter unten gegebenen Beschreibung ermittelt und als halbmaximale Hemmdosen (ID_{50}-Werte) berechnet.

Der *Zeitverlauf* der MAO-B-Hemmung nach einmaliger oraler Verabreichung von 5 mg/kg KG Selegilin bzw. N-Desmethyl-Selegilin war 120 min. Die Meßzeitpunkte waren 1, 2, 5, 10, 15, 30, 60 und 120 min nach Gabe und wurden als Prozent Hemmung, bezogen auf den Kontrollwert (vehikelbehandelte Tiere), berechnet.

Untersuchungen zur *Irreversibilität der Hemmwirkung* bzw. zum *Zeitverlauf der Restauration* der MAO-B-Aktivität wurden nach einer 3tägigen Behandlung (tägliche Einzelgabe von 5 mg/kg KG) mit beiden Substanzen über einen Zeitraum von 28 Tagen durchgeführt. Die Meßzeitpunkte waren 1, 3, 5, 7, 9, 14, 21 und 28 Tage nach Absetzen der Substanzen und wurden als Prozent Hemmung, bezogen auf den Kontrollwert (vehikel-behandelte Tiere), berechnet.

Ergebnisse

In-vitro-Untersuchungen: MAO-A/MAO-B

Die In-vitro-Untersuchungen zur Hemmung der MAO-B-Aktivität durch Selegilin ergaben eine konzentrations-abhängige Inhibition (Abb. 1) mit einem IC_{50}-Wert (± SEM) von 11,25 ± 1,14 nmol/l (Tabelle 1). N-Desmethyl-Selegilin war jedoch in vitro um etwa den Faktor 60 weniger wirksam. Als IC_{50}-Wert wurden 625,00 ± 80,12 nmol/l berechnet.

Beide Werte sind in guter Übereinstimmung mit den Ergebnissen von Knoll, der eine Hemmung der MAO-B-Aktivität von Mitochondrien des Rattenhirns für Selegi-

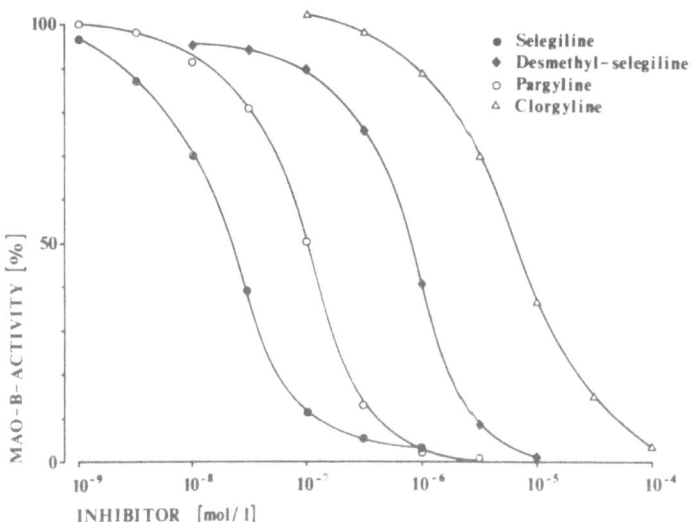

Abb. 1. Konzentrations-Wirkungs-Kurven der Hemmung der Monoaminoxidase (EC 1.4.3.4, MAO) Typ B aus Rattenhirn durch Selegilin, N-Desmethyl-Selegilin, Pargylin und Clorgylin. Dargestellt ist eine charakteristische Kurve eines Einzelexperimentes; die Punkte geben die Mittelwerte einer Dreifachbestimmung wieder

Tabelle 1. Inhibition der Monoaminoxidase (EC 1.4.3.4, MAO) Typ B und A durch Selegilin, N-Desmethyl-Selegilin, Clorgylin und Pargylin in Rattenhirnhomogenaten in vitro und im Rattenhirn ex vivo. Die angegebenen Werte sind Mittelwert ± S.E.M. aus 4 Einzelexperimenten, die als Dreifachbestimmungen durchgeführt wurden

Substanz	IC_{50}/ID_{50}	
	MAO-A	MAO-B
In vitro (IC_{50} nmol/l)		
Selegilin	1 067,50 ± 50,42	11,25 ± 1,14
N-Desmethyl-Selegilin	124 500,00 ± 20 861,15	625,00 ± 80,12
Clorgylin	1,66 ± 0,31	2 562,50 ± 202,60
Pargylin	585,00 ± 43,23	20,75 ± 0,82
Ex vivo (ID_{50} mg/kg KG)		
Selegilin		0,43 ± 0,02
N-Desmethyl-Selegilin		1,21 ± 0,06

lin, einen IC_{50}-Wert von 15 nmol/l und für N-Desmethyl-Selegilin einen von 897 nmol/l kalkulierte (unveröffentlichte Daten).

Zur Validisierung der Untersuchungsmethode wurden Clorgylin als MAO-A-Inhibitor und Pargylin als MAO-B-Inhibitor parallel untersucht (IC_{50}-Werte s. Tabelle 1).

Die Untersuchungen zur Hemmung der MAO-A durch Selegilin und seinen Metaboliten ergaben deutlich höhere IC_{50}-Werte. Mit einem IC_{50} von 1,07 ± 0,05 µmol/l für Selegilin und von 124,5 ± 20,9 µmol/l für N-Desmethyl-Selegilin ergeben sich Selektivitätsfaktoren für die Hemmung der MAO-B von 95 bzw. 200.

Um die Übertragbarkeit der Ergebnisse (MAO aus Rattenhirnhomogenaten) auf die menschliche MAO-B zu überprüfen, wurde in einem Parallelexperiment die Hemmung der MAO-B von menschlichen Thrombozyten durch Selegilin, N-Desmethyl-Selegilin, Clorgylin und Pargylin untersucht und die IC_{50}-Werte bestimmt. Die Werte lagen in guter Übereinstimmung mit den oben angegebenen Werten. Für Selegilin wurde ein IC_{50}-Wert von 18,63 ± 1,34 nmol/l und für N-Desmethyl-Selegilin ein Wert von 617,50 ± 47,22 berechnet (Clorgylin: 6 275,0 ± 395,88 nmol/l; Pargylin: 82,50 ± 2,86 nmol/l).

Ex-vivo-Untersuchungen: MAO-B

Dosisabhängigkeit. Um eine weitere Charakterisierung der Hemmwirkung beider Substanzen auf die MAO-B vorzunehmen, wurde die Dosisabhängigkeit der Hemmwirkung von Selegilin und N-Desmethyl-Selegilin in einem Bereich von 0,1 – 5,0 mg/kg KG nach einmaliger oraler Gabe an Ratten untersucht. Als halbmaximale Hemmdosis wurde für Selegilin ein ID_{50}-Wert von 0,43 ± 0,02 mg/kg KG ermittelt. Im Gegensatz zu den Ergebnissen aus den In-vitro-Untersuchungen erwies sich N-Desmethyl-Selegilin als nahezu äquipotent mit einem ID_{50}-Wert von 1,21 ± 0,06 mg/kg KG.

Zeitverlauf der MAO-B-Hemmung ex vivo nach Einmalgabe. Um den Zeitverlauf der Hemmwirkung nach einer oralen Einmalgabe von Selegilin bzw. N-Desmethyl-Selegilin zu untersuchen, wurden jeweils 5 mg/kg KG verabreicht. Während der ersten beiden Meßzeitpunkte (1 bzw. 2 min p.a.) wurde für beide Substanzen eine leichte Hemmung der MAO-B-Aktivität von etwa 10% beobachtet (Tabelle 2). Nach 5 min betrug die Hemmung der MAO-B der selegilin-behandelten Tiere 50%, und nach 10 min waren die maximal erreichbaren Hemmwerte von ca. 80% erreicht (Abb. 2, Tabelle 2). Im Gegensatz dazu war der Anstieg der Inhibition der MAO-B nach der Gabe von N-Desmethyl-Selegilin etwas verzögert; der 50%-Wert wurde zum Meßzeitpunkt 30 min erreicht, und am letzten Meßzeitpunkt (120 min) konnte eine Hemmung von etwa 75% beobachtet werden (Abb. 2, Tabelle 2).

Zeitdauer der MAO-B-Hemmung ex vivo nach einer Mehrfachgabe. Die Untersuchungen zur Zeitdauer der MAO-B-Hemmung, die durch eine 3tägige Vorbehandlung mit Selegilin bzw. N-Desmethyl-Selegilin induziert wurden, sollte Aufschluß über den Zeitverlauf der Wiederherstellung der Enzymaktivität geben. Nach 24 h p.a. konnte für beide Substanzen eine Hemmung der MAO-B von >80% beobachtet werden (Abb. 2, Tabelle 2). Die Enzymaktivität nahm dann langsam zu, und nach etwa 7 Tagen wurden ca. 50% der Kontrollwerte erreicht. Nach etwa 21–28 Tagen waren noch 10–20% Hemmung der MAO-B zu beobachten.

Bei einem Vergleichsexperiment, dessen Ergebnisse nicht im einzelnen vorgestellt werden, wurde bei analogem Versuchsansatz keine Zeitabhängigkeit einer MAO-

Tabelle 2. Inhibition der Monoaminoxidase (EC 1.4.3.4, MAO) Typ B durch Selegilin, N-Desmethyl-Selegilin im Rattenhirn nach einer Einzelgabe (5,0 mg/kg KG oral) oder einer 3tägigen Gabe (5,0 mg/kg KG oral, einmal täglich). Die angegebenen Werte sind Mittelwert ± S.E.M. aus 5 Einzelexperimenten, die zu jedem Meßzeitpunkt als Dreifachbestimmungen durchgeführt wurden

Zeit	Inhibition (%)	
	Selegilin	N-Desmethyl-Selegilin
Rattenhirn ex vivo (Einzelgabe)		
1 min	9,43 ± 2,55	11,47 ± 2,57
2 min	9,54 ± 1,48	4,72 ± 1,91
5 min	54,70 ± 9,39	18,91 ± 4,38
10 min	84,30 ± 5,51	43,85 ± 8,04
15 min	82,66 ± 3,86	38,11 ± 11,33
30 min	81,53 ± 2,34	49,19 ± 14,66
60 min	80,37 ± 2,44	49,96 ± 6,66
120 min	88,20 ± 1,44	74,56 ± 3,12
Rattenhirn ex vivo (Mehrfachgabe)		
1 Tag	85,83 ± 1,22	82,60 ± 0,34
3 Tage	70,60 ± 0,95	61,90 ± 3,11
5 Tage	61,83 ± 1,59	56,80 ± 0,50
7 Tage	54,18 ± 1,03	50,80 ± 1,29
9 Tage	48,18 ± 3,67	45,90 ± 1,31
14 Tage	31,38 ± 2,30	33,30 ± 1,91
21 Tage	10,39 ± 1,44	22,80 ± 1,46
28 Tage	18,07 ± 0,52	17,40 ± 1,38

Selegilin, R(−)-Deprenyl

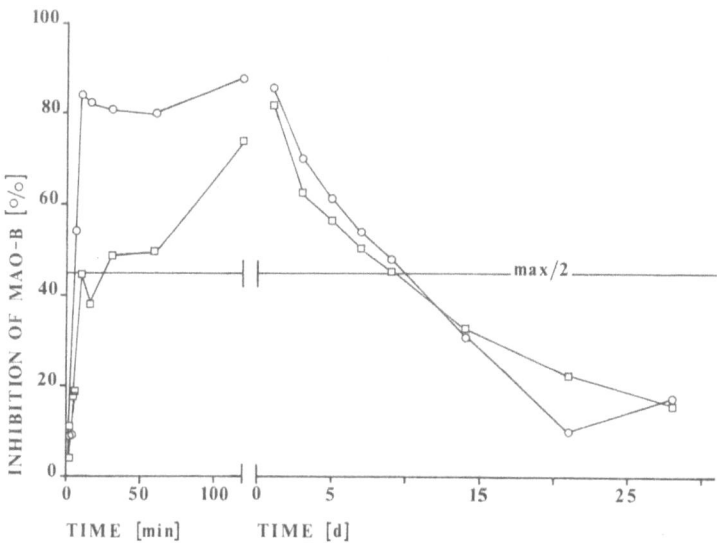

Abb. 2. Zeitabhängigkeit der Inhibition der Monoaminoxidase (EC 1.4.3.4, MAO) Typ B durch Selegilin (○) und N-Desmethyl-Selegilin (□) im Rattenhirn nach einer Einzelgabe (5,0 mg/kg KG oral) bzw. nach 3tägiger Gabe (5,0 mg/kg KG oral, einmal täglich)

A-Hemmung ex vivo gefunden. Über alle Meßzeitpunkte ergab sich eine leichte Hemmung der MAO-A-Aktivität von 10−20% der Kontrollwerte.

Diskussion

Selegilin erwies sich in den In-vitro-Untersuchungen zur Hemmung der MAO-B bzw. der MAO-A als selektiver Inhibitor der MAO-B. Der N-demethylierte Metabolit konnte ebenfalls als selektiver MAO-B-Hemmer charakterisiert werden, der jedoch mit mehr als Faktor 60 erheblich schwächer wirksam war.

Nach oraler Verabreichung unterschiedlicher Einzeldosen von Selegilin bzw. N-Desmethyl-Selegilin war der Unterschied in der Wirkstärke jedoch deutlich verringert (nur noch etwa Faktor 3), was als Hinweis auf eine ebenfalls irreversible Hemmung der MAO-B durch den Metaboliten hindeutet.

Aus den Untersuchungen zum zeitlichen Verlauf der MAO-B-Hemmung nach oraler Gabe einer Einzeldosis ergaben sich Unterschiede zwischen dem Metaboliten und der Muttersubstanz. Der Anstieg der Inhibition war unter Selegilin deutlich rascher als unter N-Desmethyl-Selegilin. Dieses Ergebnis läßt sich dahingehend interpretieren, daß Selegilin sehr rasch resorbiert wird und trotzdem es im Plasma analytisch nicht nachweisbar ist, auch in vivo eine Eigenwirkung besitzt, die auf eine direkte Verfügbarkeit der unmetabolisierten Substanz im ZNS hindeutet. Die verzögert einsetzende Hemmwirkung nach Gabe von N-Desmethyl-Selegilin kann mit einer, verglichen mit Selegilin, reduzierten Resorptionsgeschwindigkeit bzw. einer reduzierten Verteilung ins

ZNS erklärt werden. Eine maximle Hemmung der MAO-B ist jedoch auch unter N-Desmethyl-Selegilin nach etwa 120 min erreicht.

Aus dem Zeitverlauf der Wiederherstellung der MAO-B-Aktivität nach 3tägiger Einzelverabreichung läßt sich ableiten, daß beide Substanzen irreversible MAO-B-Hemmer sind. Aus den In-vitro-Untersuchungen geht zwar hervor, daß N-Desmethyl-Selegilin eine deutlich geringere Affinität zum Enzym zu haben scheint, was jedoch in vivo durch die Irreversibilität der Enzymhemmung keine Rolle spielt.

Literatur

Barbeau A, Murphy CF, Sourkes TL (1961) Excretion of dopamine in diseases of basal ganglia. Science 133: 1706

Birkmayer W, Hornykiewicz O (1961) Der L-3,4 Dioxyphenylalanin (L-Dopa)-Effekt bei der Parkinson-Akinesie. Wien Klin Wochenschr 73: 787

Birkmayer W, Riederer P, Ambrozi L, Youdim MBH (1977) Implications of combined treatment with 'Madopar' and L-deprenyl in Parkinson's disease. Lancet I: 439–443

Finberg JPM, Youdim MBH (1983) Selective MAO A and MAO B inhibitors: their mechanism of action and pharmacology. Neuropharmacology 22: 441–446

Knoll J (1976) Analysis of the pharmacological effects of selective monoamine oxidase inhibitors. In: Wolstenholme GEW, Knight J (eds) Monoamine oxidase and its inhibition. Elsevier, Amsterdam, pp 135–161

Maycock AL, Abeles RH, Salach JI, Singer TP (1976) The action of acetylenic inhibitors on mitochondrial monoamine oxidase: structure of the flavin site in the inhibited enzyme. In: Wolstenholme GEW, Knight J (eds) Monoamine oxidase and its inhibition. Elsevier, Amsterdam, pp 33–47

Mutschler E, Möhrke E (1983) Kinetics of MAO inhibitors. Mod Probl Pharmacopsychiatry 19: 126–134

Riederer P (1989) Oxidativer Streß: Eine Rolle in der Pathogenese der Parkinson-Krankheit? In: Borbe HO, Ulrich H (Hrsg) Thioctsäure: Neue biochemische, pharmakologische und klinische Erkenntnisse zur Thioctsäure. pmi-Verlag, Frankfurt/M., S 105–112

Salach JI, Detmer K, Youdim MBH (1979) The reaction of bovine and rat liver monoamine oxidase with ^{14}C-clorgyline and ^{14}C-deprenyl. Mol Pharmacol 16: 234–241

Yoshida T, Yamada Y, Yamamoto T, Kuroiwa Y (1986) Metabolism of deprenyl a selective monoamine oxidase (MAO) B inhibitor in rat: relationship to Mao-B inhibitory potency. Xenobiotica 16(2): 129–136

Young WF, Laws ER, Sharbrough FW, Weinshilboum RM (1986) Human monoamine oxidase. Arch Gen Psychiatry 43: 604–609

Wirksamkeit und Verträglichkeit von Risperidon im Vergleich zu Clozapin in der Behandlung akut schizophrener Patienten

A. SCHNITZLER, E. KLIESER, E. LEHMANN, C. WURTHMANN, W. LEMMER

Einleitung

Obwohl seit der Einführung des Neuroleptikums Chlorpromazin in die Therapie der Schizophrenie im Jahre 1952 (Delay et al. 1952) ständig versucht wurde, die medikamentöse Behandlung durch Entwicklung neuer Substanzen mit ähnlichen oder auch differenten Wirkprofilen zu verbessern, sind die heutigen pharmakotherapeutischen Möglichkeiten keineswegs als befriedigend zu bezeichnen. Sowohl die unter Gabe klassischer Neuroleptika häufig zu beobachtenden unerwünschten Begleitwirkungen und die daraus resultierende geringe Akzeptanz bei den Patienten als auch das nicht seltene Therapieversagen unterstreichen die Notwendigkeit, die Suche nach neuen antipsychotisch wirksamen Medikamenten fortzusetzen.

Risperidon ist eine neuartige Substanz, die sich als potenter Antagonist an Serotonin-S_2- und Dopamin-D_2-Rezeptoren bei gleichzeitiger Bindungsfähigkeit an Histamin- und noradrenergen Rezeptoren charakterisieren läßt (Janssen et al. 1988). Von diesem Wirkprofil versprach man sich einen therapeutischen Fortschritt, da klinische Studien, in denen klassische D_2-antagonistische Neuroleptika wie Haloperidol mit S_2-Antagonisten wie Ritanserin kombiniert wurden, gezeigt hatten, daß durch die zusätzliche Gabe des S_2-Antagonisten sowohl eine bessere Wirksamkeit (insbesondere bezüglich der Negativsymptomatik) als auch eine Verminderung extrapyramidaler Nebenwirkungen erzielt wurde (Gelders 1989). So hat sich Risperidon tatsächlich in ersten klinischen Untersuchungen dem Haloperidol in der antipsychotischen Wirksamkeit als ebenbürtig erwiesen, ohne im gleichen Ausmaß extrapyramidale Nebenwirkungen hervorzurufen (Gelders et al. 1988). Insofern stellte sich die Frage, ob Risperidon auch eine therapeutische Alternative zu dem atypischen Neuroleptikum Clozapin darstellt, das in den letzten Jahren vermehrt verordnet wurde, weil es die subjektiv besonders beeinträchtigenden extrapyramidalen und dyskognitiven Nebenwirkungen der klassischen Neuroleptika nicht hervorruft. Leider können aber unter diesem Medikament zwar seltene, aber sehr gravierende Nebenwirkungen (Leukopenien oder Agranulozytosen) auftreten und zu einem Therapieabbruch führen.

In einer Doppelblindstudie haben wir Risperidon gegen Clozapin getestet, um die Wirksamkeit und Verträglichkeit dieser beiden Substanzen in der Behandlung akut schizophrener Patienten zu vergleichen.

Methodik

Es wurden 60 Patienten mit der Diagnose einer akuten schizophrenen Psychose (überwiegend paranoid-halluzinatorische Form nach ICD-9) in die Studie aufgenommen und auf drei Gruppen randomisiert. Je 20 Patienten erhielten 4 mg Risperidon, 8 mg Risperidon oder 400 mg Clozapin täglich. Mit Neuroleptika vorbehandelte Patienten erhielten die erste Medikation nach einer 3tägigen Wash-out-Phase. Die Dosierung erfolgte in der ersten Woche einschleichend nach einem festen Schema, so daß ab dem 7. Tag die Höchstdosis erreicht wurde. Bei Auftreten extrapyramidal-motorischer Nebenwirkungen in Form akuter Dyskinesien oder eines Parkinsonoids war die Gabe des Anticholinergikums Biperiden erlaubt. An den Tagen 0, 3, 7, 14, 21 und 28 wurden als Parameter für einen Wirksamkeitsnachweis Beurteilungen mittels der BPRS (Brief Psychiatric Rating Scale) und des CGI (Clinical Global Impression) durchgeführt. Die Verträglichkeit wurde mit Hilfe einer 4stufigen globalen Verträglichkeitsskala sowie des somatischen Befundes des AMDP und der Simpson-Skala zur Erfassung extrapyramidaler Nebenwirkungen beurteilt.

Ergebnisse und Diskussion

Die Patienten in den drei Randomisierungsgruppen unterschieden sich statistisch nicht hinsichtlich: Alter, Größe, Gewicht, Geschlecht, Dauer der aktuellen Erkrankung, Vorbehandlung mit Neuroleptika, Verlauf der psychopathologischen Symptomatik in der Woche vor Beginn der Studie und den Ausgangswerten der Scores der BPRS, des CGI, der Simpson-Skala und des somatischen Befundes des AMDP.

Antipsychotische Wirksamkeit

Im Verlauf der 4wöchigen Behandlung nahmen in allen drei Gruppen der Gesamtscore der BPRS (Abb. 1) und des CGI kontinuierlich ab. Varianzanalytisch ließen sich keine statistisch signifikanten Unterschiede nachweisen, was für eine vergleichbare antipsychotische Wirksamkeit der beiden Substanzen spricht. Die 8-mg-Dosierung von Risperidon brachte im Vergleich zur 4-mg-Dosierung keine bessere Wirksamkeit. Auch die verschiedenen BPRS-Syndrome wurden nicht unterschiedlich beeinflußt.

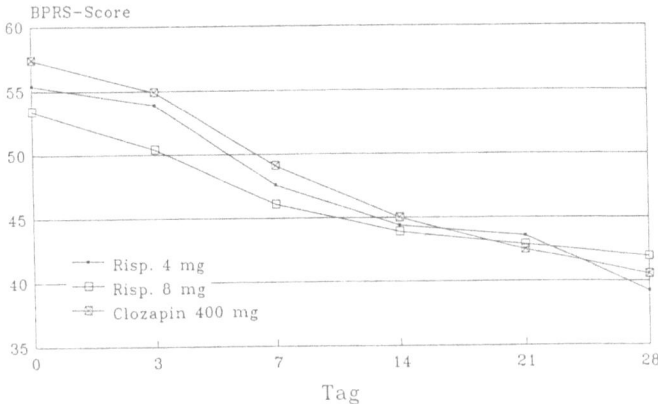

Abb. 1. Verlauf des mittleren BPRS-Gesamtscores in den drei Behandlungsgruppen über die 4wöchige Therapiephase

Verträglichkeit

Die globale Verträglichkeit am 3. Tag der Behandlung war unter 4 mg Risperidon statistisch signifikant besser als unter 8 mg Risperidon und unter 400 mg Clozapin (Tabelle 1). Die Endpunktanalyse zeigte ebenfalls eine signifikant bessere Verträglichkeit unter 4 mg Risperidon (Tabelle 2). Keine signifikanten Unterschiede traten im Verlauf der Gesamtscores des somatischen Befundes (AMDP) und der Simpson-Skala auf. Allerdings mußte bei 3 Patienten, die Risperidon erhielten, wegen des Auftretens extrapyramidal-motorischer Nebenwirkungen Biperiden gegeben werden. Zwei Patienten aus der 8-mg-Gruppe entwickelten initial eine akute Dyskinesie und einer der beiden später ein Parkinsonoid. Bei dem dritten Patienten, der aus der 4-mg-Gruppe stammte, trat nach 2wöchiger Behandlung ein Parkinsonoid auf. Ein Patient aus der Clozapingruppe entwickelte eine delirante Symptomatik, ein weiterer Patient aus dieser Gruppe eine passagere Hyperthermie.

Auf der Ebene der Einzelitems der Simpson-Skala wurden signifikante Unterschiede zwischen den Gruppen deutlich: Unter 8 mg Risperidon trat im Vergleich zu Clozapin und 4 mg Risperidon eine stärkere Beeinträchtigung des Ganges in Form verminderter Schwingbewegungen der Arme auf. Unter Clozapin war der Score des Items „Speichelfluß" höher als in den beiden Risperidongruppen.

Zusammenfassend deuten die Ergebnisse dieser Studie darauf hin, daß Risperidon hinsichtlich antipsychotischer Wirksamkeit und Verträglichkeit in Zukunft durchaus eine Alternative zum Clozapin darstellen könnte. Die positiven Resultate der bisherigen Studien, die meist offen und überwiegend mit chronisch schizophrenen Patienten durchgeführt wurden, scheinen somit auch für die Behandlung akuter Schizophrenien

Tabelle 1. Globale Verträglichkeit nach 3 Tagen

Toleranz	Risperidon 4 mg	Risperidon 8 mg	Clozapin 400 mg	
sehr gut	14	10	5	29
gut	3	6	11	20
mittel	1	4	1	6
schlecht			1	1
Gesamt	18	20	18	56

$Chi^2 df^6 = 14,24$; $p < 0,05$

Tabelle 2. Globale Verträglichkeit (Endpunktanalyse)

Verträglichkeit	Risperidon 4 mg	Risperidon 8 mg	Clozapin 400 mg	
sehr gut und gut	20	15	15	50
mittel und schlecht	0	5	5	10
Gesamt	20	20	20	60

$Chi^2 = 7,83$ $p < 0,05$

übertragbar zu sein (Bersani et al. 1990; Castelao et al. 1989; Desseilles et al. 1990; Gelders et al. 1990; Meco et al. 1989; Mesotten et al. 1989; Roose et al. 1988). Das durch den kombinierten Serotonin-S_2- und Dopamin-D_2-Antagonismus gekennzeichnete Wirkprofil des Risperidons ist möglicherweise sowohl für die insgesamt niedrige Inzidenz extrapyramidal-motorischer Nebenwirkungen als auch für die positive Beeinflußbarkeit einer Negativsymptomatik verantwortlich. Die auf die Blockade der S_2-Rezeptoren zurückgeführte sog. thymosthenische Wirkung (Besserung von Stimmung und Antrieb) ist spekulativ mit der ebenfalls beobachteten Verlängerung des Langwellenschlafes in Verbindung gebracht worden (Reyntjens et al. 1986). Für das verminderte Auftreten der EPS könnte einerseits die relativ niedrige D_2-antagonistische Wirkung des Risperidons verglichen mit klassischen Neuroleptika verantwortlich sein. Andererseits wird in diesem Zusammenhang auch dem S_2-Antagonismus eine direkte Bedeutung beigemessen. Es ist bekannt, daß serotonerge Projektionen von den dorsalen Raphekernen zu den Basalganglien eine Rolle für motorische Funktionen spielen (Costall et al. 1976; Jones et al. 1981; Gerson u. Baldessarini 1980). In Übereinstimmung mit diesen Überlegungen wird für die Erklärung des atypischen Wirkprofils des Clozapins u. a. auch dessen D_2- und S_2-Antagonismus herangezogen.

Literatur

Bersani G, Bressa GM, Meco G, Marini S, Pozzi F (1990) Mixed D_2- and S_2-antagonism in schizophrenia: clinical extrapyramidal and neuroendocrine response in a preliminary study with risperidone (R64766). Hum Psychopharmacol 5: 225–231
Castelao F, Ferreira F, Gelders YG, Heylen SLE (1989) The efficacy of the D_2 and 5-HT$_2$ antagonist risperidone (R64766) in the treatment of chronic psychosis: an open dose-finding study. Schizophr Res 2: 411–415
Costall B, Naylor RJ, Marsden CB, Pycock CJ (1976) Serotoninergic modulation of dopamine response from the nucleus accumbens. J Pharmacol 28: 523–526
Delay J, Deniker P, Harl JM, Grasset A (1952) Traitment d'états confusionnels par le chlorhydrate de diméthylamino-N-chlorphénothiazine (4560RP). Ann Med Psychol (Paris) 110: 398–403
Desseilles M, Antoine J, Pietquin M, Burton P, Gelders YG, Heylen SLE (1990) Risperidone (R64766) in the treatment of therapy-resistant chronic psychotic patients: an open dose-finding study. Psychiat Psychobiol 5: 319–324
Gelders YG (1989) Thymostenic agents, a novel approach in the treatment of schizophrenia. Br J Psychiatr 155 (Suppl 5): 33–36
Gelders YG, Heylen SLE, Vanden Bussche G, Reyntjens AJM, Janssen PAJ (1988) Risperidone, a novel antipsychotic with thymosthenic properties. Psychopharmacology 96 (Suppl): 100
Gelders YG, Heylen SLE, Vanden Bussche G, Reyntjens AJM, Janssen PAJ (1990) Pilot clinical investigation of risperidone in the treatment of psychotic patients. Pharmacopsychiatry 23: 206–211
Gerson SC, Baldessarini JR (1980) Motor effects of serotonin in the central nervous system. Life Sci 27: 1435–1451
Janssen PAJ, Niemegeers CJE, Awouters F, Schellekens KHL, Megens AAHP, Meert TF (1988) Pharmacology of risperidone (R64766), a new antipsychotic with serotonin-S_2 and dopamine-D_2 antagonistic properties. J Pharmacol Exp Ther 244/2: 685–693
Jones DL, Megenson GL, Wu M (1981) Injections of dopaminergic, cholinergic and gabaergic drugs into the nucleus accumbens: effects on locomotor activity in the rat. Neuropharmacology 20: 29–37
Meco G, Bedini L, Bonifati V, Sonsini U (1989) Risperidone in the treatment of chronic schizophrenia with tardive dyskinesia; a single blind cross-over study versus placebo. Curr Ther Res 46/4

Mesotten F, Suy E, Pietquin M, Burton P, Heylen SLE, Gelders YG (1989) Therapeutic effect and safety of increasing doses of risperidone (R64766) in psychotic patients. Psychopharmacology 99: 445–449

Reyntjens AJM, Gelders YG et al. (1986) Thymosthenic effects of ritanserin (R55667), a centrally acting serotonin-S_2 receptor blocker. Drug Dev Res 8: 205–211

Roose K, Gelders YG, Heylen SLE (1988) Risperidone (R64766) in psychotic patients: a first clinical therapeutic exploration. Acta Psychiatr Belg 88: 233–241

Das psychotrope Wirkprofil neuentwickelter substituierter Benzamide

G. LAUX, W. CLASSEN, T. BECKER, M. STRUCK, E. SOFIC, P. RIEDERER, H. BECKMANN

Substituierte Benzamide werden bislang aufgrund ihres speziellen pharmakologischen Wirkprofils als eigenständige Gruppe psychotroper Substanzen angesehen: Pharmakologisch-neurobiochemisch bewirken sie eine selektive Blockade einer Subpopulation adenylatzyklase-unabhängiger D_2-Rezeptoren mit regionaler Wirkpräferenz für das mesolimbische System (Jenner u. Marsden 1981; Scatton et al. 1979). Neuroendokrinologisch kommt es zu einem deutlichen Anstieg der Prolaktinsekretion, pharmakokinetisch ist das Fehlen wirksamer Metabolite, die geringe orale Bioverfügbarkeit, die

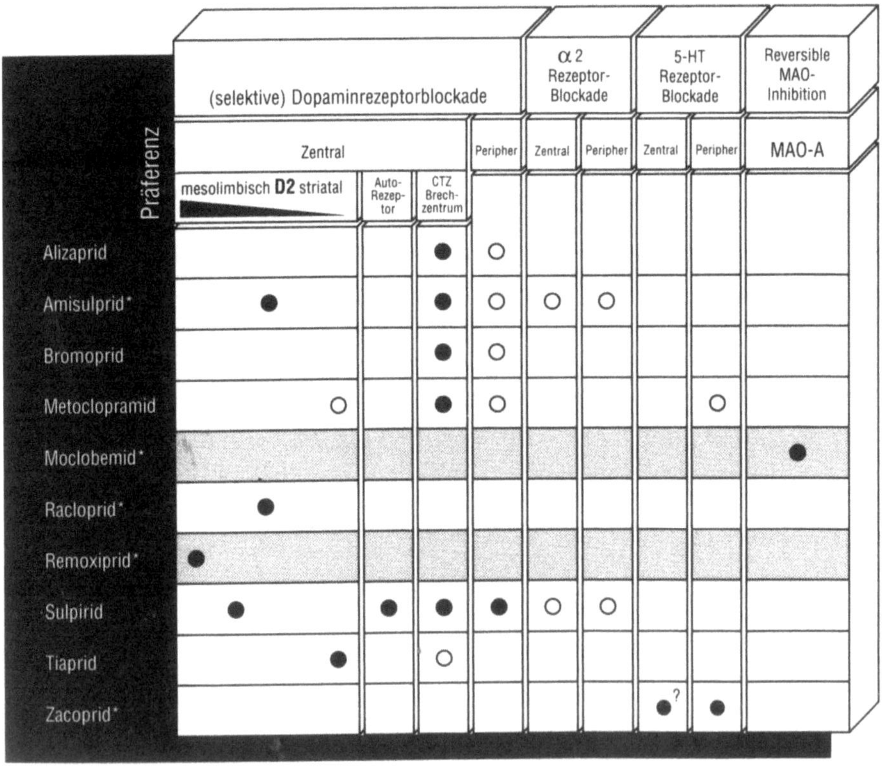

	(selektive) Dopaminrezeptorblockade					α2 Rezeptor-Blockade		5-HT Rezeptor-Blockade		Reversible MAO-Inhibition
	Zentral				Peripher	Zentral	Peripher	Zentral	Peripher	MAO-A
	mesolimbisch D2 striatal		Auto-Rezeptor	CTZ Brechzentrum						
Alizaprid				●	○					
Amisulprid*	●			●	○	○	○			
Bromoprid				●	○					
Metoclopramid		○		●	○			○		
Moclobemid*										●
Raclorid*	●									
Remoxiprid*	●									
Sulpirid	●		●	●	●	○	○			
Tiaprid		●		○						
Zacoprid*								●?	●	

CTZ = Chemorezeptoren Trigger Zone
5-HT = 5-Hydroxytryptamin (Serotonin)
* = in klinischer Prüfung

Abb. 1. Pharmakologisch-neurobiochemische Wirkprofile wichtiger substituierter Benzamide

relativ schwache und inhomogene ZNS-Penetration und -verteilung sowie die relativ geringere interindividuelle Varianz der Plasmakonzentrationen typisch. Klinisch zeigt sich ein breites psychotropes Wirkspektrum mit niedrigeren Raten extrapyramidal-motorischer Nebenwirkungen und praktisch fehlenden unerwünschten vegetativen und kardiovaskulären Wirkungen (Härnryd et al. 1984; Alfredsson et al. 1984; Peselow u. Stanley 1982). Das Wirkprofil wird als „bipolar" charakterisiert, dosisabhängig kommt es zu qualitativ unterschiedlichen psychotropen Effekten mit „disinhibitorischer", antiautistischer und antidepressiver Wirkung in niedrigen, antipsychotischer Wirkung in hohen Dosen (Sedvall et al. 1985).

Die skizzierten Eigenschaften beziehen sich hauptsächlich auf Sulpirid, das als Prototyp der substituierten Benzamide angesehen wird und die Sonderstellung im Sinne eines „atypischen Neuroleptikums" begründet hat (Rama Rao et al. 1981). Die adäquate klassifikatorische Einordnung dieser Substanz ist bis heute schwierig (Aylward et al. 1981; Sedvall et al. 1985). Die Weiterentwicklung führte in vielen Fällen zu Substanzen, die sich sowohl pharmakologisch als auch klinisch vom Hauptvertreter Sulpirid deutlich unterscheiden. Differente Profile weisen z. B. Metoclopramid, Tiaprid, Sultoprid, Cisaprid und Prosulprid auf. Die Abb. 1 gibt die pharmakologisch-neurobiochemischen Wirkprofile neuerer substituierter Benzamide wieder.

Zu den Hauptvertretern der neuentwickelten substituierten Benzamide gehören Remoxiprid und Moclobemid. *Remoxiprid* ist ein potenter und selektiver Inhibitor zentraler postsynaptischer D_2-Rezeptoren mit mesolimbischer Wirkpräferenz. Im Gegensatz zu klassischen Neuroleptika zeigt Remoxiprid tierexperimentell nur schwache Effekte bezüglich Stereotypien, Katalepsie tritt nur unter hohen Dosen in schwacher, atypischer Form auf (Ögren et al. 1984; Abb. 2). Hieraus wurde abgeleitet, daß Remoxiprid ein potentes Antipsychotikum mit geringeren extrapyramidal-motorischen Nebenwirkungen sein könnte.

Als bislang einziger Vertreter der Benzamide besitzt *Moclobemid* monoaminoxidase-hemmende Eigenschaften. Die Substanz weist eine rasch einsetzende, kurzdauernde und voll reversible Hemmung insbesondere der MAO-A auf (Da Prada et al. 1989).

Eigene Untersuchungen

In den letzten Jahren führten wir Untersuchungen mit *Sulpirid* sowie insbesondere mit *Remoxiprid* und *Moclobemid* durch.

Der Frage der antidepressiven Wirksamkeit von *Sulpirid* in niedriger Dosierung wurde in Anbetracht der geringen oralen Bioverfügbarkeit dieser Substanz in Form einer Infusionsstudie mit Plasmaspiegelkontrollen nachgegangen.

In zwei multizentrischen Doppelblind-Studien untersuchten wir die antipsychotische Wirksamkeit und Verträglichkeit von *Remoxiprid* im Vergleich zum Standardneuroleptikum Haloperidol. Die Untersuchungen mit *Moclobemid* umfaßten eine Doppelblind-Studie an hospitalisierten endogen Depressiven sowie die kontrollierte ambulante Langzeitbehandlung unter Plasmaspiegelkontrolle.

Neben klinischen Untersuchungsparametern wurden Plasmakonzentrationen, neuroendokrine, neurobiochemische und psychometrische Parameter bestimmt, im Falle des MAO-A-Inhibitors Moclobemid waren auch kardiovaskuläre Parameter Gegenstand der Untersuchung.

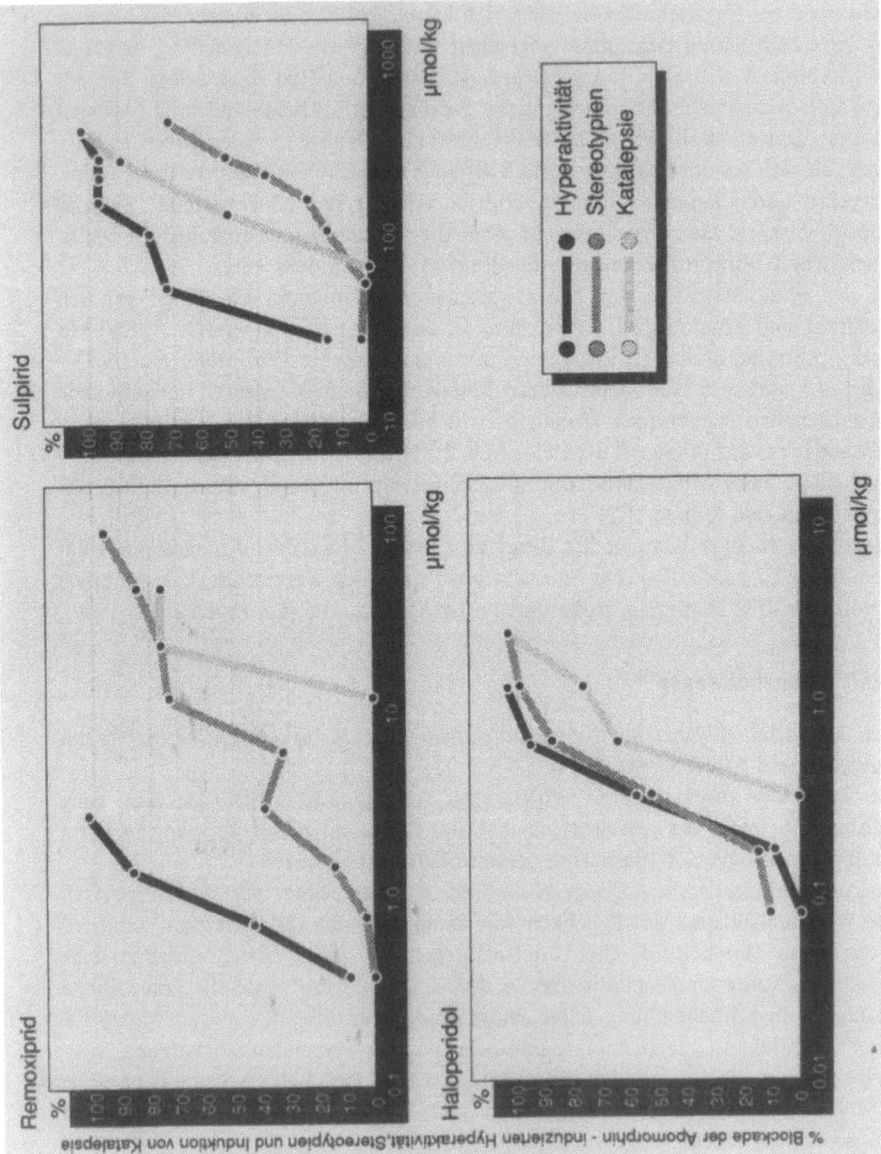

Abb. 2. Hyperaktivitäts- und stereotypie-blockierende sowie kataleptogene Potenz von Remoxiprid, Sulpirid und Haloperidol. (Nach Ögren et al. 1984)

Ergebnisse

Unsere Befunde zeigen, daß *Remoxiprid* in einer durchschnittlichen Dosis von 350–400 mg pro Tag (vs. 17 mg durchschnittliche Tagesdosis Haloperidol) ein effektives Antipsychotikum darstellt, mit günstigerer Beeinflussung negativer Symptome (Abb. 3). Im Vergleich zu Haloperidol wies Remoxiprid signifikant seltenere und geringere extrapyramidal-motorische Nebenwirkungen (Dystonie, Tremor, Rigor, Hypo-/Akinese) auf (Abb. 4). Die Plasmakonzentrationen zeigten eine etwa 4fache interindividuelle Varianz, die Prolaktinspiegelerhöhungen entsprachen den unter Haloperidol gemessenen. Eine signifikante Veränderung anderer endokrinologischer Parameter fand sich nicht. Unter Haloperidol war die Gabe von Anticholinergika signifikant häufiger erforderlich, unter Remoxiprid auftretende Schlafstörungen und Unruhe machte die zeitweilige Gabe von Tranquilizern erforderlich.

Der reversible MAO-A-Inhibitor *Moclobemid* erwies sich in der Behandlung von 42 endogen Depressiven in einer Dosierung von durchschnittlich 315 mg/Tag im Vergleich zu Maprotilin (158 mg/Tag) als effektives Antidepressivum. In der Globaleinschätzung der Wirkungsqualität sowie der Analyse der Hamilton-Depressions-Skala-Faktoren ergab sich für Moclobemid ein eher aktivierendes Wirkprofil (Abb. 5), als unerwünschte Wirkung traten unter Moclobemid Unruhe und Pruritus auf. Relevante Blutdrucksteigerungen wurden auch nach Direktumstellung auf Amitriptylin, Doxepin, Maprotilin bzw. Mianserin nicht registriert. Unter der Therapie mit Moclobemid bzw. Maprotilin zeigte sich am 14. Behandlungstag ein signifikanter Anstieg der durchschnittlichen Noradrenalin-Plasmakonzentration (Tabelle 1). Signifikante Korre-

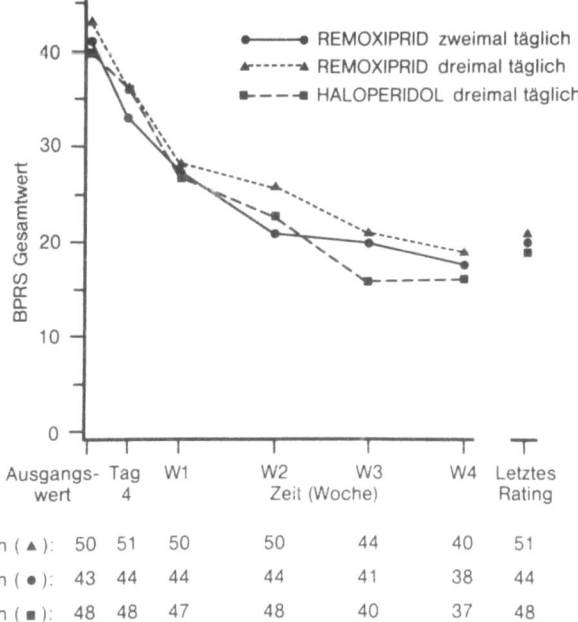

Abb. 3. BPRS-Gesamtskalenwerte unter Behandlung mit Remoxiprid versus Haloperidol

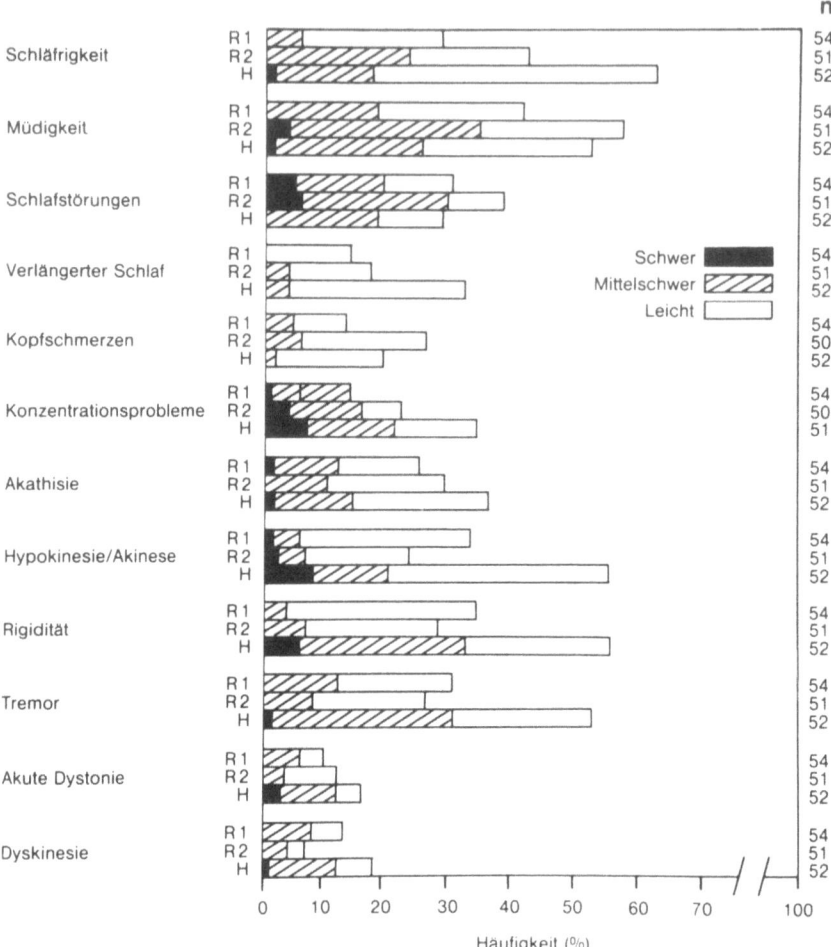

Abb. 4. Inzidenz zentralnervöser und extrapyramidal-motorischer Nebenwirkungen unter Behandlung mit Haloperidol (*H*) versus Remoxiprid 2mal pro Tag (*R1*) versus Remoxiprid 3mal pro Tag (*R2*) in %

lationen zwischen klinischem Befund (HAM-D) und der Plasmakonzentration von Moclobemid ergaben sich nicht. Die optischen sensomotorischen Reaktionszeiten nahmen insbesondere unter der Therapie mit Moclobemid sowie bei Respondern ab, prädiktiv hinsichtlich Therapie-Response waren gute Leistungen in einzelnen Untertests der motorischen Leistungsserie sowie die optische Reaktionzeit.

Zusammenfassend kann konstatiert werden, daß den beiden neuentwickelten substituierten Benzamiden Remoxiprid und Moclobemid aktivierende psychotrope Wirkeigenschaften gemeinsam sind. Die spezifischen Wirkmechanismen bewirken unterschiedliche klinische Wirkeigenschaften — substituierte Benzamide können heute we-

Das psychotrope Wirkprofil neuentwickelter Benzamide 243

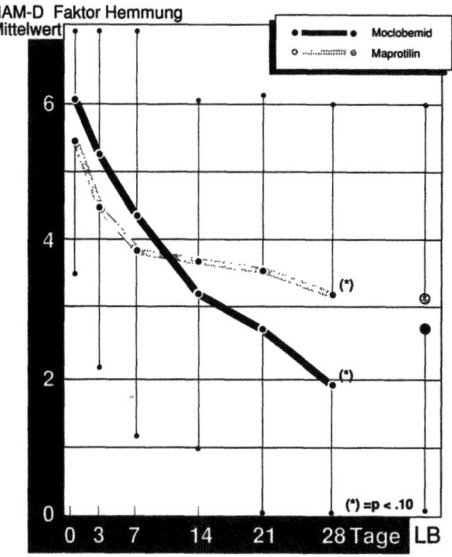

Abb. 5. Hamilton-Depressions-Skalenwerte (HAM-D), Faktor Hemmung, unter Behandlung mit Moclobemid versus Maprotilin (*LB* Letzte Beurteilung)

der aus klinischer noch aus pharmakologisch-experimenteller Sicht als eine homogene Klasse psychotroper Substanzen angesehen werden. Die klinisch differenten Wirkeigenschaften der substituierten Benzamide stellen die Grundlage für eine auf spezielleren Indikationen basierende differenziertere Therapie dar.

Tabelle 1. Katecholamin- und saure Metabolitenkonzentrationen im Plasma Depressiver vor und unter Behandlung mit Moclobemid (*Mo*) bzw. Maprotilin (*Ma*)

	NA $\bar{x}$ pg/ml		A $\bar{x}$ pg/ml		5-HIES $\bar{x}$ ng/ml	
	Mo	Ma	Mo	Ma	Mo	Ma
Tag 0	327,9 ±205,7 (n = 19)	346,8 ±265,7 (n = 18)	47,8 ±36,4 (n = 12)	64,3 ±72,8 (n = 15)	6,1 ±2,9 (n = 20)	5,1 ±1,8 (n = 18)
14	401,6 ±201,9 (n = 20)	450,0 ±234,4 (n = 20)	40,3 ±37,5 (n = 15)	68,9 ±60,9 (n = 14)	6,4 ±4,2 (n = 19)	6,8 ±2,7 (n = 19)
28	372,6 ±232,1 (n = 16)	431,2 ±507,6 (n = 19)	57,5 ±36,4 (n = 12)	62,4 ±46,5 (n = 13)	5,1 ±2,7 (n = 17)	6,6 ±2,6 (n = 20)
Normalwerte:	100–650 pg/ml		0–100 pg/ml		4–12 ng/ml	

Tabelle 1. (Fortsetzung)

	DA x̄ pg/ml		DOPAC x̄ ng/ml		HVS x̄ ng/ml	
	Mo	Ma	Mo	Ma	Mo	Ma
Tag 0	41,4 ±49,9 (n = 9)	37,6 ±19,1 (n = 11)	0,9 ±0,4 (n = 4)	1,0 ±0,5 (n = 5)	9,4 ±5,5 (n = 19)	10,6 ± 7,1 (n = 17)
14	37,3 ±33,7 (n = 15)	38,6 ±25,9 (n = 13)$^{(*)}$	0,8 ±0,4 (n = 4)	0,9 ±0,7 (n = 5)	8,3 (*) ±4,9 (n = 20)	10,4 ± 6,8 (n = 18)
28	33,8 ±22,2 (n = 5)	70,7 ±99,2 (n = 13)	1,3 ±1,3 (n = 3)	1,4 ±0,3 (n = 5)	7,0 ±5,7 (n = 17)	8,8 ± 6,1 (n = 19)
Normalwerte.	0 – 100 pg/ml		1 – 4 ng/ml		2 – 10 ng/ml	

NA Noradrenalin, *A* Adrenalin, *5-HIES* 5-Hydroxyindolessigsäure, *DA* Dopamin, *DOPAC* 3,4-Dihydroxyphenylessigsäure, *HVS* Homovanillinsäure, ± = Standardabweichung
+ $p < 0,05$, (*) $p < 0,10$ (t-Test)

Literatur

Alfredsson G, Bjrkenstedt I, Edman G et al. (1984) Relationship between drug concentrations in serum and CSF, clinical effects and monoaminergic variables in schizophrenic patients treated with sulpiride or chlorpromazine. Acta Psychiatr Scand (Suppl) 311: 49–74

Aylward M, Maddock J, Dewland PM et al. (1981) Sulpiride in depressive illness. Adv Biol Psychiatry 7: 154–165

Da Prada M, Keller HH, Kettler R (1989) Vergleich der neuen MAO-A-Hemmer Moclobemid, Brofaromin und Toloxaton mit Tranylcypromin im Tierversuch: Bedeutung für die Praxis. Psychiat Prax (Suppl) 16: 18–24

Härnryd C, Bjerkenstedt L, Gullberg B et al. (1984) Time course for effects of sulpiride and chlorpromazine on monoamine metabolite and prolactin levels in cerebrospinal fluid from schizophrenic patients. Acta Psychiatr Scand (Suppl) 311: 75–92

Jenner P, Marsden CD (1981) Substituted benzamide drugs as selective neuroleptic agents. Neuropharmacology 20: 285–293

Ögren SO, Hall H, Köhler C et al. (1984) Remoxipride, a new potential antipsychotic compound with selective antidopaminergic actions in the rat brain. Eur J Pharmacol 102: 459–474

Peselow ED, Stanley M (1982) Clinical trials of benzamides in psychiatry. Adv Biochem Psychopharmacol 35: 163–194

Rama Rao VA, Bailey J, Bishop M et al. (1981) A clinical and pharmacodynamic evaluation of sulpiride. Psychopharmacology 73: 77–80

Scatton B, Worms P, Zirkovic B et al. (1979) On the neuropharmacological spectra of "classical" (Haloperidol) and "atypical" (benzamide derivatives) neuroleptics. In: Spano PF, Trabucchi M, Corsini GU et al. (eds) Sulpiride and other benzamides. Raven, New York, pp 53–66

Sedvall G, Alfredsson G, Bjerkenstedt L et al. (1985) Effects of sulpiride in schizophrenic patients. In: Pichot P, Berner P, Wolf et al. (eds) Psychiatry. The state of the art, Vol 3: Pharmacopsychiatry. Plenum, New York, pp 697–702

Wirksamkeit und Verträglichkeit des Dopamin-Agonisten/Antagonisten SDZ HDC 912 in der Therapie schizophrener Patienten

D. Naber, C. Gaussares, ,,SDZ HDC 912 Collaborative Study Group"[*],
J. M. Moeglen, L. Tremmel, P. E. Bailey

Es besteht die Hoffnung, daß die Pharmakotherapie der Schizophrenie eine beträchtliche Verbesserung erfährt. Erfolgversprechende Ansätze in der Suche nach effektiveren und besser verträglichen Neuroleptika beinhalten die Blockade des Sigma-Rezeptors, des $5-HT_2$- oder $5-HT_3$-Rezeptors, eine selektive Dopamin-D_1- oder D_2-Rezeptor-Blockade und einen partiellen Agonismus am Dopamin-D_2-Rezeptor. Dieses letzte Prinzip bezieht sich auf Präparate mit hoher Affinität, aber begrenzter stimulierender Wirkung am D_2-Rezeptor. Diese geringe postsynaptische Wirkung soll die extrapyramidal-motorischen Nebenwirkungen (EPMS), die normalerweise nach konventioneller postsynaptischer Blockade auftreten, verhüten oder reduzieren. Darüber hinaus haben die partiellen Dopamin-Agonisten eine dualistische Wirkung. Während erhöhter dopaminerger Aktivität wirken sie als Dopamin-Antagonisten, aber als Agonisten bei reduzierter dopaminerger Aktivität (Wachtel u. Dorow 1983). Diese letzte Eigenschaft könnte für die Wirkung auf Negativsymptome bedeutsam sein. Die Annahme liegt nahe aufgrund der positiven Wirkungen von Amphetamin und L-Dopa, die zumindest bei einigen schizophrenen Patienten gefunden wurde (Angrist et al. 1982; Gerlach u. Luehdorf 1975; Ogura et al. 1976; Van Kammen et al. 1982).

Die Hypothese einer Behandlung schizophrener Patienten mit partiellen Dopamin-D_2-Agonisten ist nicht neu, Präparate wie die Amino-Ergoline SDZ/HDC 911 oder SDZ/HDC 912 (HDC) stehen aber erst seit kurzer Zeit zur Verfügung. Diese Substanzen a) blockieren Stereotypien, induziert durch Apomorphin oder Amphetamin, b) verhindern das konditionierte Vermeidungsverhalten, c) erhöhen im Striatum Dopamin-Metabolite, d) sind nur von geringer kataleptogener Wirkung, e) induzieren kontrolaterale Kreisbewegungen bei Ratten mit 6-Hydroxidopamin-Läsionen und f) reduzieren die Prolaktin-Sekretion (Coward et al. 1989, 1990).

Aufgrund dieser pharmakologischen Ergebnisse konnte erwartet werden, daß das HDC antipsychotisch wirksam und gut verträglich ist. Das Medikament wurde erst in einer offenen Studie geprüft, dann in einer doppelblind-kontrollierten mit Haloperidol verglichen.

---

[*] Prof. J. Tignol (Bordeaux, F), Dr. A. Kasas (Bellelay, CH), Dr. W. Fleischhacker (Innsbruck, A), Prof. H. Heimann (Tübingen, D), Dr. D. Dieterle, (München, D), Prof. H. Loo (Paris, F) and Dr. P. Cialdella (Lyon, F). Für SANDOZ Pharma SA in Paris: Dr. J. J. Péré.

Offene Prüfung

Design, Patienten

Eine Multicenter-Studie wurde über 4 Wochen bei stationären schizophrenen Patienten durchgeführt. Nach einer „Wash-out"-Periode von 3–7 Tagen wurde das Prüfpräparat in ansteigender Dosis verabreicht.

In den sechs Zentren wurden 52 Patienten rekrutiert (16 weiblich, 36 männlich). Alle litten nach DSM-III unter einer schizophrenen Erkrankung, überwiegend vom paranoiden (n = 29), desorganisierten (n = 12) oder undifferenzierten Typ (n = 7). In der Mehrzahl der Patienten (n = 45) war der Verlauf subchronisch oder chronisch mit akuter Exazerbation. Das Alter war 33 ± 10 Jahre, Dauer der Erkrankung 7 ± 6 Jahre, die Patienten waren 4,5 ± 4,9mal in stationärer Behandlung.

Die Erfassung der Verträglichkeit beinhaltete eine internistisch-neurologische Untersuchung vor und nach der Behandlung. Blutdruck und Puls wurden täglich gemessen, EKG und Laboruntersuchungen in wöchentlichem Abstand durchgeführt. Wirksamkeit und EPMS wurden mit der BPRS, der CGI und der RSES in wöchentlichem Abstand, mit der SANS und SAPS vor und nach der Therapie erfaßt. Weitere Nebenwirkungen wurden durch systematische Beobachtung und Befragung des Patienten erhoben.

Als Begleitmedikation waren bei Schlafstörungen oder Angstsyndromen Chloraldurat, Benzodiazepine und nicht-antipsychotische Phenotiazine erlaubt. Bei schwerwiegenden EPMS konnten Anticholinergika gegeben werden.

Verträglichkeit, Dosis, Nebenwirkungen, Zusatzmedikation

Von den 52 Patienten wurden 48 mindestens 7 Tage lang behandelt. Die 4 Patienten, bei denen zuvor die Behandlung abgebrochen werden mußte (mangelnde Kooperation: n = 2, unzureichende Wirkung: n = 1, Remission: n = 1), konnten für die statistische Analyse der Wirksamkeit nicht einbezogen werden.

Die durchschnittliche Dosis betrug 4,2 ± 3,2 (0,4–20,0) mg/Tag. Benzodiazepine, Chloraldurat oder nichtpsychotische Phenotiazine erhielten 26 Patienten wegen einer Schlafstörung (n = 20) oder einem Angstsyndrom (n = 9). Sieben Patienten wurden wegen EPMS mit Anticholinergika behandelt, ein Patient erhielt Biperiden schon vor Beginn der Behandlung. Die internistisch-neurologische Untersuchung, Laboruntersuchungen und das EKG zeigten keine klinisch relevanten Nebenwirkungen. Der Blutdruck war nicht verändert, eine Tachykardie trat bei insgesamt 20 Patienten auf, aber nur bei 4 Patienten von klinischer Relevanz (> 120/min).

21 der 48 Patienten zeigten EPMS (Akathisie: n = 13, Tremor: n = 10, Rigor: n = 9, Amimie: n = 9, Akinese: n = 4, Dystonie: n = 2). Mit Ausnahme einer ausgeprägten Akathisie bei 2 Patienten waren die EPMS von geringem bis mittelschwerem Grad. 13 Patienten litten unter insgesamt 20 anderen Nebenwirkungen, am häufigsten unter erhöhter Ermüdbarkeit (n = 4), Übelkeit/Erbrechen (n = 3), Euphorie (n = 2) und Schlafstörungen (n = 2).

Wirksamkeit

Die Wirksamkeit wurde für die 48 Patienten beurteilt, die zumindest 7 Tage behandelt wurden. Die psychopathologische Besserung (% der maximalen Veränderung zur letzten Messung) betrug 23% auf der CGI, 31% auf der SAPS, 22% auf der SANS und 31% auf dem Gesamtwert des BPRS (Denkstörungen 33%, Feindseligkeit 30%, Aktivierung 26%, Anergie 30%, Angst/Depression 35%). Ein Vergleich der Patientengruppen mit niedriger (< 5 mg/Tag, n = 24) und hoher SDZ-HDC-912-Dosis (> 5 mg/Tag, n = 24) ergab keinen signifikanten Unterschied.

Generelle Beurteilung

Am Ende der Behandlung erfolgte eine generelle Beurteilung von Verträglichkeit (nicht vorhanden/schlecht 4%, gering 11%, gut/sehr gut 85%) und Wirksamkeit (nicht vorhanden/schlecht 25%, gering 31%, gut/sehr gut 44%).

Doppelblind-kontrollierte Prüfung

Design, Patienten

Wiederum wurde eine 4wöchige Multicenter-Studie bei stationären schizophrenen Patienten durchgeführt, das Prüfpräparat doppelblind-kontrolliert mit Haloperidol (HAL) verglichen. Die Medikamente wurden 2mal täglich verabreicht, die tägliche Anfangsdosis betrug 3 mg HDC oder 6 mg HAL. Nach 3 Tagen konnte die tägliche Dosis entsprechend dem Zustand des Patienten verändert werden. Die individuelle optimale Dosis sollte nach 14 Tagen erreicht und dann bis zum Ende der Studie beibehalten werden (täglich 1 – 10 mg HDC oder 2 – 20 mg HAL).

Die Erfassung von Verträglichkeit, Nebenwirkungen und Wirksamkeit sowie die Begleitmedikation stimmte weitgehend überein mit der offenen Prüfung (s. oben).

44 Patienten wurden mit HDC behandelt, 48 mit HAL. Die Gruppen unterschieden sich nicht in Alter (31 ± 9 Jahre), Geschlecht (77% männlich), Dauer der Erkrankung (7 ± 7 Jahre), Zahl der stationären Therapien (3,8 ± 5,2), DSM-III-R-Diagnose (50% paranoid, 21% desorganisiert, 16% undifferenziert) und Verlauf der Erkrankung (65% chronisch oder subchronisch mit akuter Exazerbation, 24% chronisch oder subchronisch, 11% < 6 Monate erkrankt).

Verträglichkeit, Dosis, Nebenwirkungen, Begleitmedikation

Von den 44 HDC-Patienten erfolgte bei vieren ein Abbruch innerhalb der ersten Woche (EPMS: n = 1, Remission: n = 1, Cannabis im Urin: n = 1, mangelnde Kooperation: n = 1). Demgegenüber gab es bei den 48 HAL-Patienten nur einen frühen Abbruch, der Grund waren EPMS. Weitere Abbrüche erfolgten innerhalb der Behandlungstage 8 – 26 bei 11 HDC- (Unwirksamkeit: n = 3, Remission: n = 3, EPMS: n = 2, mangelnde Kooperation: n = 2, pathologische Laborbefunde: n = 1) und bei 13 HAL-Patienten (Unwirksamkeit: n = 6, Remission: n = 3, mangelnde Kooperation: n = 2, Begleiterkrankung: n = 1, Depression: n = 1, Erregung: n = 1).

Die durchschnittliche Dosis betrug 6,1 mg HDC bzw. 11,5 mg HAL. Die häufigsten Begleitmedikationen waren (HDC/HAL) Benzodiazepine für Angstsyndrome oder Schlafstörungen (n = 18/n = 29), Benzodiazepine für Unruhe oder Akathisie (6/8) und Anticholinergika für EPMS (16/27). Der Unterschied war signifikant für Benzodiazepine (p = 0,047), nicht für Anticholinergika (p = 0,060).

Die internistisch-neurologische Untersuchung und das EKG zeigten keine klinisch relevanten Nebenwirkungen. Ein Patient unter HDC hatte pathologische Laborbefunde (Kalium, Bilirubin, SGOT, CPK, LDH), eine erniedrigte Temperatur (> 36 C) zeigten 18% der HDC- und 4% der HAL-Patienten. Der Blutdruck war in beiden Gruppen weitgehend unbeeinflußt, eine Tachykardie (> 120/min) wurde unter HDC bei 10 und unter HAL bei 2 Patienten beobachtet.

Die RSES zeigte hinsichtlich EPMS zwischen beiden Gruppen keinen signifikanten Unterschied. Schwerwiegende EPMS, die nach der RSES als zumindest deutlich einzustufen waren, die zur Verschreibung von Anticholinergika oder zum Abbruch der Studie führten, traten bei den HDC- zu 55% und bei den HAL-Patienten zu 60% auf. Andere häufige Nebenwirkungen waren (HDC/HAL) Schlafstörungen (11%/15%), Unruhe (9%/4%), Hypersalivation (9%/6%) und Übelkeit/Erbrechen (7%/8%).

Wirksamkeit

Weder der BPRS-Gesamtwert (Abb. 1), noch CGI oder SANS offenbarten signifikante Unterschiede zwischen beiden Behandlungen. Vier der fünf BPRS-Subskalen, darunter „Denkstörungen" und „Anergie", zeigten einen Trend (p < 0,10) für die Überlegenheit von HAL, für die Subskala „Feindseligkeit" war die Überlegenheit signifikant (p = 0,02). Die generelle Beurteilung der Wirksamkeit (HDC/HAL) unterschied sich nicht: „schlecht" (26%/23%), „bescheiden" (23%/29%), „gut/sehr gut" (51%/48%).

Der Vergleich der Prüfmedikation (HDC/HAL) gegenüber früheren Neuroleptika, „besser" (52%/32%), „gleich" (36%/39%), „schlechter" (12%/29%), zeigte eine signifikante Bevorzugung des HDC (p = 0,05); auf die Frage nach der Bereitschaft zur weiteren Einnahme ergab sich aber kein Unterschied.

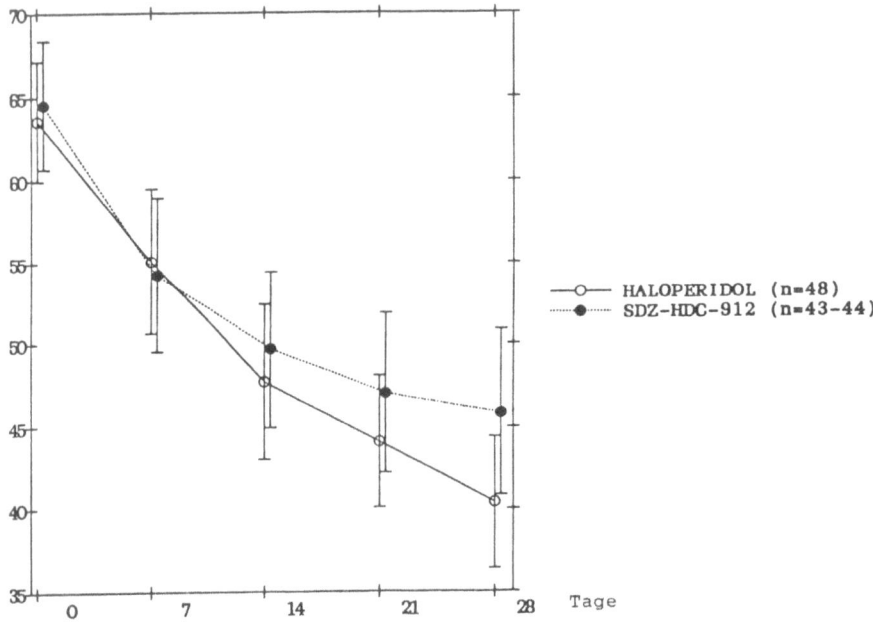

Abb. 1. Wirkung auf BRPS-Gesamtwert (Mittelwert ±95% Konfidenzgrenzen)

Diskussion

In der offenen Prüfung berichtete ein beträchtlicher Teil der Patienten, daß die subjektive Wirkung der Prüfsubstanz sich von klassischen Neuroleptika deutlich unterscheidet. Darüber hinaus deuteten die Ergebnisse eine antipsychotische Wirkung bei relativ geringen EPMS an. Die kontrollierte Untersuchung aber zeigte im Vergleich zu HAL zwar eine vergleichbare antipsychotische Wirksamkeit, nicht jedoch den von der offenen Prüfung her erwarteten deutlichen Unterschied in bezug auf EPMS und subjektive Wirkung. Dieses überraschende bzw. enttäuschende Ergebnis könnte erklärt werden mit der gesteigerten Aufmerksamkeit, die Patienten in offenen Prüfungen erfahren. Eine andere Erklärung ist die einer zu hohen HDC-Dosis. Obwohl die statistische Analyse keinen klaren Zusammenhang zwischen Dosis und Wirkung für erwünschte oder unerwünschte Effekte zeigte, führte in der offenen Prüfung bei einigen Patienten die Reduktion der täglichen Dosis von z. B. 5 mg auf 2 mg zu einer deutlichen Reduktion der EPMS, ohne daß erneut psychotische Symptome auftraten. Wegen der einzigartigen Pharmakologie des partiellen Dopamin-Agonisten ist die Suche nach der richtigen Dosis, die für klassische Neuroleptika schon schwierig ist, sicherlich noch nicht abgeschlossen.

Auch eine besondere Wirkung des HDC auf Negativsymptome wurde durch die kontrollierte Studie nicht bestätigt. Diese Hypothese sollte aber mit einem anderen Studien-Design in einer anderen Patientengruppe überprüft werden.

Literatur

Angrist B, Peselow E, Rubinstein M, Corwin J, Rotrosen J (1982) Partial improvement in negative schizophrenic symptoms after amphetamine. Psychopharmacology 78: 128–130

Coward DM, Dixon K, Enz A, Shearman G, Urwyler S, White T, Karobath M (1989) Partial brain dopamine D_2 receptor agonists in the treatment of schizophrenia. Psychopharmacol Bull 25: 393–397

Coward DM, Dixon AK, Urwyler S, White TG, Enz A, Karobath M, Shearman G (1990) Partial dopamine agonistic and atypical neuroleptic properties of the amino-ergolines SDZ 208–911 and SDZ 208–912. J Pharmacol Exp Ther 252: 279–285

Gerlach J, Luehdorf K (1975) The effect of L-dopa on young patients with simple schizophrenia, treated with neuroleptic drugs. Psychopharmacologia 44: 105–110

Ogura C, Kishimoto A, Nakao T (1976) Clinical effect of L-dopa on schizophrenia. Curr Ther Res 20: 308–318

Van Kammen DP, Bunney WE, Docherty JP, Marder SR, Ebert MH, Rosenblatt JE, Rayner JN (1982) d-Amphetamine-induced heterogeneous changes in psychotic behaviour in schizophrenia. Am J Psychiatry 139: 991–997

Wachtel H, Dorow R (1983) Dual action on central dopamine function of transdihydrolisuride, a 9,10-dihydrogenated analogue of the ergot dopamine agonist lisuride. Life Sci 32: 421–432

Dopaminagonisten zur Schizophrenie-Behandlung: Ein neues therapeutisches Wirkprinzip?

A. KLIMKE, E. KLIESER

Die „Dopaminhypothese der Schizophrenie" postuliert, daß eine funktionelle Überaktivität der dopaminergen Neurotransmission zumindest der Entstehung akuter schizophrener Symptome zugrundeliegt (Van Rossum 1966; Meltzer u. Stahl 1976). Sie stützt sich auf die Entdeckung der antipsychotischen Wirksamkeit der klassischen Neuroleptika vom Chlorpromazin-Typ, deren Wirkmechanismus heute allgemein auf den Dopamin-D_2-Rezeptor-Antagonismus zurückgeführt wird, und diese Auffassung wird auch durch neuere PET-Befunde gestützt (Farde et al. 1988).

Trotz überzeugender Hinweise für eine *Beteiligung* des dopaminergen Systems ist eine *generelle* Gültigkeit der Dopaminhypothese bei allen Formen schizophrener Psychosen nach heutigem Kenntnisstand nicht wahrscheinlich.

Etwa ein Drittel der akut schizophrenen Patienten respondiert selbst auf eine hochdosierte neuroleptische Behandlung (D_2-Rezeptor-Blockade) nicht zufriedenstellend. Von diesen Patienten zeigt aber auf der anderen Seite ein Drittel bis die Hälfte ein gutes Ansprechen auf das atypische Neuroleptikum Clozapin (Kane et al. 1988) bzw. auf die neuroelektrische Therapie (Klimke u. Klieser 1991) als Hinweis auf eine Beteiligung anderer Neurotransmittersysteme.

Ein weiterer Teil der Patienten, deren produktive Symptomatik auf die Neuroleptika-Behandlung ansprechen, entwickelt im weiteren Krankheitsverlauf trotz medikamentöser Behandlung sog. Negativ- oder Defizitsymptome, deren Pathogenese nach wie vor nicht geklärt ist.

Neben der Frage nach der Therapieresponse müssen mögliche Begleitwirkungen einer neuroleptischen Therapie ernstgenommen werden. Klinisch von Bedeutung sind insbesondere extrapyramidale Syndrome, Akathisie, die mögliche Induktion oder Verstärkung einer Negativsymptomatik (Carpenter et al. 1985), Beeinträchtigung der Affektlage im Sinne dysphorischer Verstimmung oder pharmakogener Depression, und schließlich das Risiko möglicherweise irreversibler später Hyperkinesen (Übersicht bei Wöller u. Tegeler 1983).

In diesem Zusammenhang stößt das von pharmakologischer Seite postulierte Autorezeptor-Konzept zur Schizophrenie-Behandlung (Carlsson 1975, 1985) auf zunehmendes Interesse. Es postuliert, daß durch eine Stimulation sog. Autorezeptoren eine Hemmung exzessiver dopaminerger Aktivität bewirkt werden kann. Autorezeptoren (Roth 1979; Andén et al. 1983; Clark et al. 1985) befinden sich auf dem dopaminergen Neuron selbst und sind vom D_2-Typ. Die Stimulation somatodendritischer Autorezeptoren führt zur Hyperpolarisation und Hemmung der Impulsrate, die Stimulation präsynaptischer Autorezeptoren zu einer Hemmung der Neurotransmitter-Freisetzung in den synaptischen Spalt. Insgesamt wird das synaptische Dopamin-Turnover reduziert. Unter physiologischen Bedingungen werden Autorezeptoren durch das freigesetzte Dopamin stimuliert und haben wahrscheinlich autoregulatorische Funktionen. Möglicherweise vermitteln sie in der Substantia nigra auch eine laterale Inhibition durch benachbarte dopaminerge Neurone.

Eine Reihe von Untersuchungsgruppen haben versucht, den *klinischen Wert* des Autorezeptor-Konzepts zu prüfen, indem sie verschiedene Dopaminagonisten (Apomorphin, Bromocriptin, Ergotalkaloide) in niedriger Dosierung verabreichten.

Zugrunde lag die Beobachtung, daß der Dopaminagonist Apomorphin im Tierexperiment ein biphasisches Wirkungsprofil zeigt: in niedriger Dosierung kommt es zu einer psychomotorischen Verlangsamung, Sedierung und Schlafinduktion, in höherer Dosierung zu Aktivierung, Antriebssteigerung und Stereotypien. Zur Erklärung wurde postuliert, daß die Autorezeptoren eine höhere Sensitivität für Dopamin besitzen, während die unempfindlicheren postsynaptischen D_2-Rezeptoren erst bei höheren Apomorphin-Konzentrationen ansprechen.

Die Befunde sind jedoch uneinheitlich. Einige Untersucher berichteten über kurzzeitig anhaltende Besserungen psychotischer Symptome nach einmaliger Apomorphin-Gabe; andere Autoren konnten diese Befunde aber nicht bestätigen (Tabelle 1). Die Mehrzahl der Untersuchungen mit fehlenden Hinweisen für eine antipsychotische Wirksamkeit war plazebokontrolliert, verwendete eine fixe Dosierung des Apomor-

Tabelle 1. Studien zur antipsychotischen Wirksamkeit von niedrigdosiertem Apomorphin

Autor	(Jahr)	Diagnose	Neurolept.	n	n/g
Kurzfristige Besserungen nach Einmalgabe:					
Smith et al.[a]	(1977)	chron., NL-res.	Ja	4	3
Tamminga et al.	(1978)	chron., NL-res.	Ja	18	9
Tamminga et al.[a]	(1986)	chron.	Nein	9	5
Corsini et al.[b,c]	(1977a)	chron., NL-res.	Nein	24	7
Corsini et al.[b,c]	(1977b)	produktiv psych.	Nein	58	21
Cutler et al.[c]	(1982)	chron., NL-res.	Ja	5	2
Kein Effekt nach Einmalgabe:					
Meltzer[b,c]	(1980)	„Schizophrenie"	Nein	22	
Jeste et al.	(1983)	NL-res.	8/12	12	
Ferrier et al.	(1984)	Positivsymptome	Nein	15	
		gemischte Symptome	Nein	15	
Levy et al.	(1984)	Positivsymptome	Nein	15	
		Reine Defektsymptome	Nein	10	
Syvälahti et al.	(1986)	chronisch	Ja	12	
Kein Effekt nach subchronischer Gabe:					
Hollister et al.	(1980)	Schizophrenia (RDC-Kriterien)	Ja	11	
Tamminga et al.	(1986)	Gemischte Symptome	Nein	9	

n Anzahl Patienten; *n/g* Anzahl gebessert; [a] ernstzunehmende methodische Bedenken, [b] offene, nichtkontrollierte Untersuchung; [c] wesentliche Angaben fehlen (Methodik, Patientencharakteristika etc.); *NL-res.* Neuroleptika-resistent

phins und legte für die statistische Auswertung die Änderung in der jeweiligen psychopathologischen Rating-Skala zugrunde.

Demgegenüber weisen vier Studien mit Hinweisen auf antipsychotische Effekte ernstzunehmende methodische Mängel auf, bzw. es fehlen wesentliche Angaben zur Methodik, Patientencharakteristika und Methodik (s. Klimke u. Klieser 1991a). Beispielsweise kann nicht ausgeschlossen werden, daß die von Corsini et al. (1977a, b) in Übereinstimmung mit anderen Untersuchern (Feldman et al. 1945; Douglas 1900) beschriebene Sedation und Schlafinduktion, die möglicherweise über periphere Dopaminrezeptoren (Übersicht bei Creese 1987) etwa im Sinne einer hypotensiven Dyregulation zustandekommen, lediglich sekundär zu einer Reduktion psychotischer Symptome geführt hat.

Untersuchungen mit anderen, niedrigdosierten Dopaminagonisten, etwa dem Bromocriptin oder anderen synthetischen Ergotabkömmlingen erbrachten ebenfalls keine überzeugenden Hinweise für eine antipsychotische Wirkung (Tamminga u. Schaffer 1979; Meltzer et al. 1983).

Trotz klinischer und theoretischer Einwände hat das „Autorezeptor-Konzept" die Suche nach neuen Substanzen mit selektiver agonistischer Wirkung auf dopaminerge Autorezeptoren stimuliert. In den letzten Jahren wurde über mehrere Substanzen mit derartigem Wirkungsprofil berichtet, etwa über das 3-PPP, das (+)N-0437, das EMD 23448 bzw. das EMD 49980 (Seyfried et al. 1989), B-HT 920 (Andén et al. 1982, 1983) bzw. dessen Nachfolgesubstanz (−)SND 919 Y. Von den drei letztgenannten Substanzen liegen inzwischen erste Ergebnisse offener klinischer Studien bei akut schizophrenen Patienten vor.

Unsere Arbeitsgruppe hat die potentielle antipsychotische Wirksamkeit von EMD 49980 (Roxindol) in einer offenen Studie an 20 sorgfältig ausgewählten, akut schizophrenen Patienten (ICD Nr. 295.3) über einen Behandlungszeitraum von 4 Wochen untersucht (Klimke u. Klieser 1990b). Die Dosis wurde einschleichend auf 3×1 mg/Tag bis maximal 3×3 mg/Tag Roxindol gesteigert. Bei allen Patienten standen produktive psychotische Symptome im Vordergrund der Symptomatik. Bezogen auf a priori definierte Kriterien (mindestens 50%ige Reduktion des BPRS-Gesamtwertes) waren 4 Patienten Responder. Keiner dieser Patienten wies aber klinisch eine Vollremission auf. 10 Patienten sprachen nicht an und 3 beendeten vorzeitig aufgrund einer massiven Verschlechterung der produktiven Symptome die Studie. Die explorative Analyse der BPRS-Subskalen zeigte signifikante Besserungen in den Subskalen Angst/Depression und Anergie, aber keinen Effekt in den psychosespezifischeren Skalen Denkstörungen (THOT), Hostilität (HOST) bzw. Aktivierung (ACTV).

Ähnliche Wirkungen fanden Lipka et al. (1988), die unter offenen Bedingungen 12 akut schizophrene Patienten, beginnend mit $3 \times 0,1$ mg B-HT 920 oral als Monotherapie behandelten. 7 der 12 Studienpatienten entwickelten eine deutliche, aufgrund des tierexperimentellen Substanzprofils unerwartete Antriebssteigerung, die zu 2 Studienabbrüchen bereits am ersten Tag führte. Von den verbleibenden 10 Patienten waren 4 Responder und 6 psychopathologisch unverändert.

Auch Kissling fand in einer primär als Verträglichkeitsstudie angelegten offenen Untersuchung von SND 919 Y an akut schizophrenen Patienten (Kissling et al. 1990) nur wenige Responder, wobei möglicherweise ein hoher Anteil von medikamentösen Non-Respondern das relativ schlechte Ergebnis erklären könnte.

Neuere Untersuchungsergebnisse deuten allerdings darauf hin, daß die drei genannten Substanzen über ihren Dopamin-D_2-Autorezeptor-Agonismus noch weitere, klinisch relevante Eigenschaften haben.

EMD 49980 hat zusätzlich potente Wirkungen auf das serotonerge System (Seyfried et al. 1989), B-HT 920 und SND 919 Y stimulieren möglicherweise bereits unter normosensitiven Bedingungen postsynaptische D_2-Rezeptoren (vgl. Hjorth u. Carlsson 1987; Seyfried et al. 1989; Arnt u. Hyttel 1990).

Die Wirkung der neuen Autorezeptor-Agonisten auf die D_2-Rezeptoren der *glutamatergen* Präsynapse ist bislang nicht geklärt. Gerade die Interaktion zwischen dopaminergem und glutamatergem System ist in den letzten Jahren aber zunehmend als ein möglicher Ansatzpunkt der antipsychotischen Wirkung der Neuroleptika diskutiert worden (Kim et al. 1980; Kornhuber u. Fischer 1982; Deakin et al. 1989).

Weitere Voraussetzung dafür, daß dopaminerge Aktivität durch Autorezeptor-Agonisten reduziert wird, ist ein funktionell intaktes Autorezeptor-System. Läge der angenommenen dopaminergen Überaktivität bei schizophrenen Patienten etwa eine Subsensitivität des Autorezeptor-Systems zugrunde (also ein Verlust der autoregulatorischen Feedback-Hemmung, vgl. Meltzer 1980), wäre ein hemmender Effekt der neuen Substanzen nicht zu erwarten.

Sind hingegen hypersensitive postsynaptische D_2-Rezeptoren das pathobiochemische Substrat akuter schizophrener Symptome, wäre durch die Behandlung mit den neuen Dopaminagonisten u. U. sogar eine Verschlechterung zu erwarten, die alle bei chronischer Denervierung deutliche postsynaptisch stimulierende Wirkungen zeigen.

Trotz dieser theoretischen und klinischen Zweifel ist die potentielle Nebenwirkungsarmut der neuen Autorezeptor-Agonisten hervorzuheben, die weder tierexperimentell noch in den ersten klinischen Studien bei guter Verträglichkeit extrapyramidal-motorische Begleitwirkungen auslösten. Selbst wenn diese Substanzen nur bei einer Subgruppe akut schizophrener Patienten wirksam wären, könnte man diesen Patienten die potentiellen Begleitwirkungen der klassischen Neurolepsie ersparen.

Um aber im Gruppenvergleich die Wirksamkeit einer neuen Substanz nur bei einem Teil der Patienten mit der — ätiologisch wahrscheinlich heterogenen — Erkrankung Schizophrenie nachzuweisen, sind plazebokontrollierte Studien notwendig. Unsere Arbeitsgruppe hat deshalb mit einer dreiarmigen Studie bei akut schizophrenen Patienten begonnen, die in einschleichender Dosierung entweder mit SND 919 Y, Haloperidol oder Plazebo über maximal 4 Wochen behandelt werden.

Literatur

Andén NE, Golembiowska-Nikitin K, Thornström U (1982) Selectivestimulation of dopamine and noradrenaline autoreceptors by B-HT 920 and B-HT 933 respectively. Naunyn-Schmiedebergs Arch Pharmacol 321: 100–104

Andén NE, Grabowska-Andén M, Liljenberg B (1983) Demonstration of autoreceptors and dopamine neurons in different brain regions of rats treated with gammabutyrolactone. J Neural Transm 58: 143–152

Arnt J, Hyttel J (1990) Dopamine D-2 agonists with high and low efficacies: differentiation by behavioural techniques. J Neural Transm Gen Sect 80(1): 33–50

Carlsson A (1975) Receptor mediated control of dopamine metabolism. In: Usdin E, Bunney WE (eds.) Pre- and postsynaptic receptors. Marcel Dekker, New York, pp 49–65

Carlsson A (1985) Pharmacological properties of presynaptic dopamine receptor agonists. In: Casey et al. (eds) Dyskinesia – Research and treatment. Psychopharmacology (Suppl) 2: 31–38

Carpenter WT jr, Heinrichs DW, Alphs LD (1985) Treatment of negative symptoms. Schizophr Bull 11 (3): 440–452

Clark D, Hjorth S, Carlsson A (1985) Dopamine-receptor agonists: mechanisms underlying autoreceptor selectivity. I. Review of the evidence. J Neural Transm 62: 1–52

Corsini GU, Del Zompo M, Manconi S, Cianchetti C, Mangoni A, Gessa GL (1977a) Sedative, hypnotic and antipsychotic effects of low doses of apomorphine in man. Adv Biochem Psychopharmacol 16: 645–648

Corsini GU, Del Zompo M, Manconi S, Piccardi MP, Onali PL, Mangoni A (1977b) Evidence for dopamine receptors in the human brain mediating sedation and sleep. Life Sci 20: 1613–1618

Creese I (1987) Biochemical properties of CNS dopamine receptors. In: Meltzer HY (ed) Psychopharmacology: The third generation of progress. Raven Press, New York, pp 257–264

Cutler NR, Jeste DV, Karoum F, Wyatt RJ (1982) Low-dose apomorphine reduces serum homovanillic acid concentrations in schizophrenic patients. Life Sci 30: 753–756

Deakin JF, Slater P, Simpson MD et al. (1989) Frontal cortical and left temporal glutamatergic dysfunction in schizophrenia. J Neurochem 52(6): 1781–1786

Douglas CJ (1900) Hypnotic action of apomorphine without nausea. Mercks Arch 11: 212–213

Farde L, Wiesel F-A, Halldin C, Sedvall G (1988) Central D2-dopamine receptor occupancy in schizophrenic patients treated with antipsychotic drugs. Arch Gen Psychiatry 45(1): 71–76

Feldman F, Susselman S, Barrera SE (1945) A note on apomorphine as a sedative. Am J Psychiatr 102: 403–405

Ferrier IN, Johnstone EC, Crow TJ (1984) Clinical effects of apomorphine in schizophrenia. Br. J Psychiatr 144: 341–348

Hjorth S, Carlsson A (1987) Postsynaptic dopamine (DA) receptor stimulator properties of the putative autoreceptor-selective agonist B-HT 920 uncovered by co-treatment with the D1-agonist SKF 38393. Psychopharmacology (Berlin) 93: 534

Jeste DV, Zalcman S, Weinberger DR, Cutler NR, Bigelow LB, Kleinman JE, Rogol A, Wyatt RJ (1983) Apomorphine response and subtyping of schizophrenia. Prog Neuropsychopharmacol Biol Psychiatr 7: 83–88

Kane J, Honigfeld G, Singer J, Meltzer H (1988) Clozapine for the treatment-resistant schizophrenic. Arch Gen Psychiatry 45: 789–796

Kim JS, Kornhuber HH, Schmidt-Burgk W, Holzmüller B (1980) Low cerebrospinal fluid glutamate in schizophrenics and a new hypothesis on schizophrenia. Neurosci Lett 20: 379–382

Kissling W, Mackert A, Bäuml J, Lauter H (1990) Erste klinische Erfahrungen mit SND 919 – einem neuen Dopamin-Autorezeptor-Agonisten. Fortschr Neurol Psychiat 58 (Sonderheft 1): 17

Klimke A, Klieser E (1991) Zur Wirksamkeit der neuroelektrischen Therapie (NET) pharmakotherapeutisch resistenter endogener Psychosen. Fortschr Neurol Psychiat 58: 53–59

Klimke A, Klieser E (1991a) The treatment of positive and negative schizophrenic symptoms with dopamine agonists. In: Marneros A, Andreasen NC, Tsuang MT (eds) Negative versus positive schizophrenia. Springer, Berlin Heidelberg New York Tokyo

Klimke A, Klieser E (1991b) The antipsychotic efficacy of the dopaminergic autoreceptor agonist EMD 49980 (Roxindol) – results of an open clinical study. Pharmacopsychiatry 24: 107–112

Kornhuber J, Fischer EG (1982) Glutamate acid diethyl ester induces catalepsy in rats. A new model for schizophrenia? Neurosci Lett 34: 325–329

Levy MI, Davis BM, Mohs RC, Kendler KS, Mathé AA, Trigos G, Horvath TB, Davis KL (1984) Apomorphine and schizophrenia. Arch Gen Psychiatry 41: 520–524

Lipka G, Wiedemann K, Benkert O, Holsboer F (1988) Presynaptic dopamine receptor agonist (B-HT 920) treatment of schizophrenia. Psychopharmacology (Suppl) 96: 333

Meltzer HY (1980) Relevance of dopamine autoreceptors for psychiatry. Preclinical and clinical studies. Schizophr Bull 6: 456–475

Meltzer HY, Stahl M (1976) The dopamine hypothesis of schizophrenia: a review. Schizophr Bull 2: 19

Meltzer HY, Kolakowska T, Robertson A, Tricou BJ (1983) Effect of low-dose bromocriptine in treatment of psychosis: The dopamine autoreceptor-stimulation strategy. Psychopharmacology 81: 37–41

Roth RH (1979) Dopamine autoreceptors: Pharmacology, function and comparison with postsynaptic dopamine receptors. Commun Psychopharmacol 3: 429–445

Seyfried CA, Greiner HE, Haase AF (1989) Biochemical and functional studies on EMD 49980: a potent, selectively presynaptic D-2 dopamine agonist with actions on serotonin systems. Eur J Pharmacol 160: 31–41

Smith RC, Tamminga C, Davis JM (1977) Effect of apomorphine on schizophrenic symptoms. J Neural Transm 40: 171–176

Syvälahti EKG, Säkö E, Scheinin M, Pihlajamäki P, Hietala J (1986) Effects of intravenous and subcutaneous administration of apomorphine on the clinical symptoms of chronic schizophrenics. Br J Psychiatry 148: 204–208

Tamminga CA, Gotts MD, Thaker GK, Alphs LD, Foster NL (1986) Dopamine agonist treatment of schizophrenia with N-propylnorapomorphine. Arch Gen Psychiatry 43: 398–402

Tamminga CA, Schaffer MH (1979) Treatment of schizophrenia with ergot derivatives. Psychopharmacology 66: 239–242

Tamminga CA, Schaffer MH, Smith RC, Davis JM (1978) Schizophrenic symptoms improve with apomorphine. Science 200: 567–568

Van Rossum JM (1966) The significance of dopamine-receptor blockade for the mechanism of action of neuroleptic drugs. Arch Int Pharmacodyn Ther 160: 492–494

Wöller W, Tegeler J (1983) Späte extrapyramidale Hyperkinesen. Klinik – Prävalenz – Pathophysiologie. Fortschr Neurol Psychiat 51: 131–157

Erste klinische Erfahrungen mit dem neuen Dopamin-Autorezeptoragonisten SND 919

W. KISSLING, A. MACKERT, J. BÄUML, H. LAUTER

Obwohl sich die vor fast 40 Jahren entdeckten klassischen Neuroleptika als hochwirksame und in ihrer Anwendung sichere Medikamente bewährt haben, ist die Suche nach neuen, antipsychotisch wirksamen Substanzen immer wieder – und in den letzten Jahren verstärkt – vorangetrieben worden. Idealerweise sollten diese neuen Antipsychotika auch bei den Neuroleptika-Nonrespondern wirksam sein und ein günstigeres Nebenwirkungsspektrum als die klassischen Neuroleptika aufweisen.

Nachdem andererseits die Dopaminhypothese der Schizophrenie nach wie vor als die plausibelste gilt, lag es nahe, nach neuen Substanzen Ausschau zu halten, die zwar ebenfalls eine antidopaminerge Wirkung haben, diese aber auf eine andere und möglichst nebenwirkungsärmere Weise erreichen als die herkömmlichen Neuroleptika.

Die Substanzgruppe der Dopaminautorezeptoragonisten (DAA) bietet aufgrund theoretischer Überlegungen und erster präklinischer Untersuchungen einen Anhalt dafür, daß sie die obengenannten Forderungen zumindest teilweise erfüllen könnte: zum einen erreicht sie ihre antidopaminerge Wirkung nicht wie die klassischen Neuroleptika über eine postsynaptische Dopaminrezeptorblockade, sondern über die Stimulierung der präsynaptischen Dopaminautorezeptoren, d.h. mittels eines völlig andersartigen, sozusagen physiologischeren, Wirkmechanismus. Zum andern antagonisieren die DAA im Tierversuch neuroleptikabedingte EPMS und zeigen selbst keine kataleptische Wirkung, was eine Erfüllung der zweiten Forderung nach einem günstigeren Nebenwirkungsprofil erwarten läßt.

Wir hatten die Gelegenheit, einen neuentwickelten DAA – SND 919 (Abb. 1) – erstmals bei schizophrenen Patienten einzusetzen. SND 919 ist eine Fortentwicklung der Vorläufersubstanz BHT 920, die in ersten offenen Studien bei einigen Patienten eine antipsychotische und antriebssteigernde Wirkung gezeigt hatte (Wiedemann et al. 1990). Im Vergleich zu ihrer Vorläufersubstanz hat SND 919 eine geringere Alpha$_2$-Aktivität, weshalb eine schwächere blutdrucksenkende Wirkung als bei BHT 920 zu erwarten war. In präklinischen Studien zeigte SND 919 eine hemmende Wirkung auf Synthese und Ausschüttung von Dopamin im Rattenhirn. Im Tierversuch ließ sich – zumindest im niederen bis mittleren Dosisbereich – für SND 919 eine

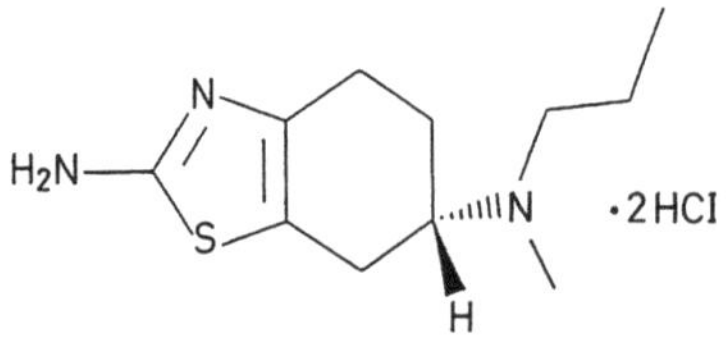

Abb. 1. Strukturformel von SND 919

relativ spezifische agonistische Wirkung auf die präsynaptischen Dopaminautorezeptoren nachweisen, bei weitgehend fehlender bzw. zu vernachlässigender agonistischer Wirkung auf normosensitive postsynaptische Dopaminrezeptoren (Mierau u. Schingnitz 1991).

Patienten und Methodik

Die im folgenden berichteten Zwischenergebnisse der ersten Phase-II-Studie beziehen sich auf die bis zum jetzigen Zeitpunkt für die Studie rekrutierten und ausgewerteten ersten 37 schizophrenen Patienten. Neben Patienten der Psychiatrischen Klinik der Technischen Universität München (n = 24) wurden im Rahmen dieser Multicenterstudie Patienten der Psychiatrischen Klinik der Freien Universität Berlin (n = 8) sowie des Bürgerhospitals in Stuttgart (n = 5; Prof. K. L. Täschner) untersucht. Unter Berücksichtigung der üblichen Ein- und Ausschlußkriterien wurden bis jetzt 23 weibliche und 14 männliche Patienten mit der DSM-III-R-Diagnose einer akuten Schizophrenie oder einen schizophreniformen Psychose in die Studie aufgenommen. Voraussetzung war der „informed consent" der Patienten, die zu Studienbeginn einen BPRS-Mindestgesamtscore von 20 Punkten aufweisen mußten und weder Neuroleptika noch Antidepressiva einnehmen durften. Zur Behandlung von Schlafstörungen oder psychotischen Unruhezuständen war als Begleitmedikation Temazepam bis zu einer maximalen Tagesdosis von 50 mg zulässig.

Die mittels einer Randomisierungsliste der SND-Behandlung (n = 17) bzw. der Standardbehandlung (n = 20) zugeteilten Patienten unterschieden sich bezüglich ihrer wichtigsten Charakteristika nicht signifikant voneinander. Diagnostisch wurden die Patienten zu jeweils ca. 60% als paranoider Typus (295,3), zu je 20% als desorganisierter Typus (295,1) und zu jeweils 10% als undifferenzierter Typus (295,9) bzw. als schizophreniforme Störung (295,4) eingestuft. Das Durchschnittsalter der Patienten lag bei 36 Jahren, der durchschnittliche BPRS-Gesamtscore vor Behandlungsbeginn bei 57 Punkten.

Untersuchungsdesign

Wirkung und Nebenwirkung der SND-Behandlung wurden im Rahmen einer offenen, randomisierten Studie im Vergleich zu einer Standardbehandlung mit Haloperidol (1. Wahl) bzw. Perazin (2. Wahl) untersucht. Die Untersuchungsdauer war auf maximal 4 Wochen festgelegt, wobei im Rahmen dieser Dosisfindungsstudie die 1. Woche als Einschleichphase und die 4. Woche als Ausschleichphase vorgesehen war. Unter Berücksichtigung von Wirkung und Verträglichkeit sollte die SND-Tagesdosis in der Regel bis maximal 5 mg gesteigert werden, für die Standardbehandlung galt ein Richtwert von 15–30 mg Haloperidol täglich.

Die Beurteilung von Wirkung und Nebenwirkungen

erfolgte mit der Brief Psychiatric Rating Scale (BPRS; Overall u. Gorham 1976), der Scale for the Assessment of Negative Symptoms (SANS; Andreasen 1982), der Dosage Record and Treatment Emergent Symptom Scale (DOTES; NIMH 1976), der Treatment Emergent Symptoms Scale (TWIS; NIMH 1976), der Clinical Global Impressions Scale (CGI; NIMH 1976) und der Tardive Dyskinesia Rating Scale (TDRS; Simpson et al. 1979), die jeweils vor Studienbeginn und danach wöchentlich ausgefüllt wurden.

Zur Erfassung der Nebenwirkungen wurden die üblichen Laborparameter untersucht und Blutdruck- und Pulsmessungen in wöchentlichen Abständen sowie eine EEG- und EKG-Ableitung vor Studienbeginn und am Ende der Studie durchgeführt.

Ergebnisse

Die Ergebnisse dieser Zwischenauswertung müssen aus mehreren Gründen sehr vorsichtig interpretiert werden: Hauptziel dieser ersten Phase-II-Studie mit SND 919 war es, erste Hinweise über eine geeignete Dosierung sowie über die Verträglichkeit dieser neuen Substanz zu gewinnen. Aussagen über die antipsychotische Wirksamkeit sind bei derart frühen Phase-II-Studien aus mehreren Gründen nur sehr begrenzt möglich: zum einen deshalb, weil vor Abschluß dieser Dosisfindungsstudie nicht zuverlässig beurteilt werden kann, welche Patienten überhaupt mit einer wirksamen Dosis behandelt wurden. Zum anderen ist die Drop-out-Rate bei derartigen Studien in der Verumgruppe immer wesentlich höher als in der Kontrollgruppe, da aus Fürsorge um die Patienten diese sofort aus der Studie genommen werden, wenn sich nicht sehr rasch eine Wirkung zeigt. Auch die für ein Antipsychotikum sehr kurze Beobachtungszeit von 3 Wochen schränkt die Aussagekraft der Ergebnisse ein.

Unter Berücksichtigung dieser Einschränkungen lasen sich die Ergebnisse dieser ersten Zwischenauswertung an 37 schizophrenen Patienten wie folgt zusammenfassen:

Von den 17 Patienten der SND-Gruppe mußten 9 Patienten vor dem 21. Tag aus der Studie genommen werden, 6 davon wegen unzureichender antipsychotischer Wirkung, 2 wegen neu auftretender Ausschlußgründe (Suizidalität bzw. Bekanntwerden unerlaubter Vormedikation) und 1 Patient wegen Noncompliance. In der überwiegend mit Haloperidol behandelten Kontrollgruppe wurden 6 der 20 rekrutierten Patienten vorzeitig aus der Studie genommen, 2 davon wegen unzureichender Wirkung.

Wenn man das Behandlungsergebnis der Patienten analysiert, die mindestens 3 Wochen in der Studie verblieben sind, finden sich in der SND-Gruppe 50% (4) eindeutige Therapieresponder verglichen mit 43% (6) in der mit Standardneuroleptika behandelten Kontrollgruppe. Als eindeutige Therapieresponder wurden dabei die Patienten eingestuft, die nach 21tägiger Behandlung eine mindestens 30%ige Besserung ihres BPRS-Gesamtscores aufwiesen. Weitgehend identische Resultate erbrachte die vom behandelnden Arzt am Ende der Prüfbehandlung abgegebene Beurteilung des Behandlungserfolgs anhand einer 3stufigen Globalbeurteilungsskala.

Bei einer Betrachtung der einzelnen BPRS-Faktoren zeigt sich, daß sich die SND- wie auch die Kontrollbehandlung besonders günstig auf die Faktoren Aktivierung, Feindseligkeit/Mißtrauen und Denkstörung ausgewirkt haben, ohne daß zwischen den beiden Behandlungsgruppen signifikante Unterschiede zu beobachten waren. Die schizophrene Minussymptomatik zeigte unter der SND-Behandlung eine wesentlich ausgeprägtere Besserung als unter der Kontrollbehandlung. So zeigten 63% der mit SND behandelten Patienten eine mindestens 30%ige Besserung im SANS-Gesamtscore, verglichen mit nur 27% der Kontrollpatienten.

Die beiden Hauptfragestellungen dieser Phase-II-Studie – Verträglichkeit und optimaler Dosisbereich von SND 919 – können anhand dieser Zwischenauswertung wie folgt beantwortet werden:

Verträglichkeit

Bei keinem der 17 mit SND behandelten Patienten traten irgendwelche klinisch relevanten Veränderungen der üblichen Laborparameter (insbesondere Blutbild, Leber- und Nierenwerte) auf. EEG und EKG zeigten ebenfalls keinerlei pathologische Veränderung unter der SND-Behandlung. Bei der klinischen Beurteilung der Nebenwirkungen wurde erwartungsgemäß bei keinem der SND-behandelten Patienten ein Parkinson-Syndrom beobachtet. Die Nebenwirkungsbelastung dieser Gruppe war insgesamt sehr gering, es wurde lediglich in je zwei Fällen Agitiertheit bzw. Tremor registriert sowie je einmal Übelkeit bzw. Erbrechen. Die Ausprägung dieser Nebenwirkungen war jedoch in keinem Fall so stark, daß die Behandlung abgebrochen werden mußte. Bei einem Patienten wurde die SND-Behandlung wegen eines ätiologisch unklaren Erythems abgesetzt, ohne daß der Zusammenhang mit der Prüfbehandlung eindeutig geklärt werden konnte.

Bei den Patienten der Kontrollgruppe kam es in der zu erwartenden Häufigkeit zu den üblichen Neuroleptikanebenwirkungen, so z. B. bei 7 Patienten zu einer Akathisie, in 5 Fällen zu Rigor und in je 3 Fällen zu Tremor, psychomotorischer Hemmung bzw. Akkomodationsstörungen.

Dosierung

Angesichts der Tatsache, daß im Rahmen dieser Studie SND 919 erstmals bei psychiatrischen Patienten eingesetzt wurde und in Anbetracht der Tatsache, daß bei gesunden Versuchspersonen deutliche Blutdrucksenkungen bereits im Dosisbereich von 0,2–0,4 mg SND täglich auftraten, wurden die ersten im Rahmen unserer Dosisfindungsstudie behandelten Patienten verständlicherweise sehr vorsichtig dosiert, d. h. die Mehrzahl der 17 Patienten wurde mit SND-Tagesdosen im Bereich von 0,5 mg behandelt. Nachdem aber in diesem Dosisbereich keinerlei nennenswerte Nebenwirkungen auftraten, konnte bei den letzten Patienten die Dosis bis maximal 3,6 mg SND täglich gesteigert werden, ohne daß irgendwelche Nebenwirkungen – insbesondere auch keine Blutdrucksenkungen – beobachtet wurden. Angesichts dieser guten Verträglichkeit soll im weiteren Fortgang der Studie die Dosisfindung bis in den Bereich von 5 mg SND täglich vorangetrieben werden.

Zusammenfassung

Die Ergebnisse dieser ersten mit SND 919 durchgeführten Phase-II-Studie an schizophrenen Patienten lassen sich wie folgt zusammenfassen: In dem untersuchten Dosisbereich bis 3,6 mg SND 919 täglich wurden keine nennenswerten Nebenwirkungen beobachtet, die Substanz scheint gut verträglich zu sein und löst insbesondere keine extrapyramidal-motorischen Nebenwirkungen aus. Die antipsychotische Wirksamkeit läßt sich – wie oben im einzelnen dargelegt – aus verschiedenen Gründen noch nicht definitiv beurteilen. Problematisch ist hierbei besonders die Tatsache, daß bei derartigen offenen Phase-II-Studien die Patienten aus Vorsichtsgründen sehr rasch aus der Studie genommen werden, was in dieser Studie zu einer Drop-out-Rate von ca. 50% in der SND-Gruppe geführt hat (verglichen mit 30% in der Haloperidolgruppe). Bei den Patienten allerdings, die mindestens 3 Wochen lang mit SND behandelt werden konnten, lag die Rate eindeutiger Responder mit 50% durchaus in der Größenordnung der klassischen Neuroleptika und sogar noch geringfügig höher als in der überwiegend mit Haloperidol behandelten Kontrollgruppe (43%). Während diese Art der Auswertung möglicherweise die Responserate in der SND-Gruppe überschätzt, würde eine Intent-to-treat-Analyse sicher zu einer drastischen Unterschätzung der SND-Wirkung führen, da bei derartigen offenen Studien der frühen Phase II die hohen Drop-out-Raten in der Verumgruppe nicht nur substanzbedingt sind, sondern z. T. auf die – berechtigte – Vorsicht im Umgang mit einer neuen Substanz zurückzuführen sind. Angesichts der geringen Fallzahl muß allerdings mit einer fundierten Aussage zur antipsychotischen Wirksamkeit von SND 919 bis zum Abschluß dieser auf 70 Patienten angelegten Studie gewartet werden. Eine einigermaßen zuverlässige Beurteilung wird wohl erst nach Beendigung der z. Z. laufenden Doppelblind-Studien möglich sein.

Eine möglicherweise interessante Perspektive eröffnet sich durch die ausgeprägte, den klassischen Neuroleptika offenbar deutlich überlegene Wirkung von SND 919 auf schizophrene Minussymptomatik. Falls sich eine Wirkung auf positive Symptome ebenfalls bestätigen ließe, könnte das zu der Hoffnung Anlaß geben, mit den Dopaminautorezeptoragonisten eine Substanzgruppe an der Hand zu haben, die bei weitgehender Nebenwirkungsfreiheit sich gleichzeitig günstig auf positive und negative schizophrene Symptome auswirkt. Während die Substanzgruppe der DAA für Patienten mit Minussymptomatik und möglicherweise auch für die Rezidivprophylaxe eine interessante Alternative zu den klassischen Neuroleptika darstellt, steht ihrer Verwendung in der Akutbehandlung schizophrener Psychosen im Moment noch die Tatsache entgegen, daß diese Substanzen keinerlei sedierende, partiell sogar eine aktivierende Wirkung haben. Hier muß sicher in nächster Zeit durch weitere präklinische und klinische Studien abgeklärt werden, ob – und wenn ja in welchem Dosisbereich – sich DAA mit klassischen, sedierenden Neuroleptika kombinieren lassen. Eine derartige Kombination erscheint auch unter dem Aspekt interessant, daß Substanzen wie SND 919 – zumindest im Tierversuch – das neuroleptische Parkinsonoid weitgehend antagonisieren.

Literatur

Andreasen NC (1982) Negative symtoms in schizophrenia. Definition and reliability. Arch Gen Psychiatry 39: 784–794

Mierau J, Schingnitz G (1991) Biochemical and pharmacological studies on pramipexole, a potent and selective D-2 dopamine receptor argonist. Eur J Pharmacol

National Institute of Mental Health (1976) CGI. Clinical Global Impressions. In: Guy W ECDEU Assessment Manual for Psychopharmacology. Rev. Ed. Rockville, Maryland 1976, pp 217–222

National Institute of Mental Health (1976) DOTES. Dosage Record and Treatment Emergent Symptom Scale. In: Guy W (ed) ECDEU Assessment Manual for Psychopharmacology. Rev. Ed. Rockville, Maryland, pp 223–244

National Institute of Mental Health (1976) TWIS. TESS Write-In Scale. In: Guy W (ed) ECDEU Assessment Manual for Psychopharmacology. Rev. Ed. Rockville, Maryland, pp 341–345

Overall JE, Gorham DR (1976) BPRS. Brief Psychiatric Rating Scale. In: Guy W (ed) ECDEU Assessment Manual for Psychopharmacology. Rev. Ed. Rockville, Maryland, pp 157–169

Simpson GM, Lee JH, Zoubok B, Gardos G (1979) A Rating Scale for Tardive Diskinesia. Psychopharmacology 64: 171–179

Wiedemann K, Benkert O, Holsboer F (1990) B-HT-920 – A novel dopamine autoreceptor agonist in the treatment of patients with schizophrenia. Pharmacopsychiatry 23: 50–55

Ansätze zu einer medikamentösen Behandlung autoaggressiven Verhaltens

H.-J. MÖLLER

Neben den zentralen psychopathologischen Syndromen, wie depressives Syndrom, Angstsyndrom, schizophrenes Syndrom, bekommt in der Psychiatrie das Syndrom der Aggressivität zunehmend große Bedeutung. Diese Entwicklung wurde insbesondere angestoßen durch eine Vielzahl von empirischen Befunden, die im Sinne einer Serotoninmangelhypothese aggressiven Verhaltens interpretiert wurden. Diese Hypothese wird neben tierexperimentellen Befunden über die Bedeutung des Serotoninsystems bei der Steuerung aggressiven Verhaltens insbesondere gestützt durch die Befunde von Asberg sowie einer Reihe anderer Arbeitsgruppen über einen erniedrigten Hydroxyindolessigsäure-Spiegel im Liquor von Patienten nach Suizidversuch sowie über analoge Befunde bei Menschen mit testpsychologisch erhöhter Aggressivität bzw. vermehrter Aggressivität im konkreten Verhalten (Asberg u. Nordström 1988; Träskman et al. 1981; Brown et al. 1982; Möller 1984).

Die diesbezüglichen Befunde sind aber nicht einheitlich und bedürfen insgesamt einer kritischen Interpretation, insbesondere bezüglich der Überlappung verschiedener Konstrukte, die in diesem Zusammenhang von Bedeutung sind. Insbesondere ist die Beziehung zwischen Aggressivität und Impulsivität zu berücksichtigen sowie die Beziehung dieser beiden Konstrukte zu verschiedenen psychiatrischen Störungen, in deren Zusammenhang die Phänomene Aggressivität und Impulsivität auftreten. Auch bedarf sicherlich die Zusammenfassung von Autoaggressivität und Heteroaggressivität unter einer Hypothese weiterer empirischer Überprüfung. Schließlich sollte man sich vor Augen führen, welche unterschiedlichen Verhaltensaspekte in verschiedenen Forschungsbereichen und theoretischen Ansätzen unter dem Konstrukt Autoaggressivität bzw. Heteroaggressivität zusammengefaßt werden. Es ist bisher nicht ausreichend bewiesen, ob die Serotoninmangelhypothese wirklich für alle diese Teilaspekte sog. autoaggressiven bzw. heteroaggressiven Verhaltens gültig ist.

Insbesondere die Differenzierung zwischen Aggressivität/Autoaggressivität und Impulsivität scheint von großer Bedeutung zu sein. So ist nach Linnoila et al. (1983) ein niedriger 5-Hydroxyindolessigsäure-Spiegel eher Ausdruck von Impulsivität als von Aggressivität. Die Arbeitsgruppe fand nämlich im Liquor von impulsiven Gewalttätern niedrigere 5-Hydroxyindolessigsäure-Spiegel als bei solchen, die ihre Taten vorplanten. In der ersten Gruppe hatten die Gewalttäter, die einen Selbstmordversuch hinter sich hatten, die niedrigsten 5-Hydroxyindolessigsäure-Konzentrationen. Vor kurzem analysierten Roy u. Linnoila (1988) und vor ihnen van Praag (1986) die bisherigen Berichte über Impulsivität, suizidales Verhalten und Serotonin. Danach sind niedrigere Spiegel von Serotoninmetaboliten auffällig bei suizidalen, nichtdepressiven und depressiven Patienten, bei Brandstiftern, bei Gewaltverbrechern, bei Patienten mit verschiedenen Persönlichkeitsstörungen. Vieles deutet also darauf hin, daß Depressivität, Aggressivität, Angst und impulsives Verhalten oft miteinander verbunden sind (Cohen et al. 1988; Kahn et al. 1988).

Wegen der starken Überlappung depressiver Syndrome und suizidalen Verhaltens, die aber bei weitem nicht 100%ig ist (Möller 1984), ergibt sich für eine spezifische Ursachen- bzw. Therapieforschung suizidalen Verhaltens die Forderung, durch entsprechende Studienplanung und Dateninterpretation den Aspekt der Depression von dem des suizidalen Verhaltens zu trennen. Was hinsichtlich der Überlappung von depressiven Syndromen und suizidalem Verhalten gesagt wurde, gilt natürlich in analoger Weise für andere zu suizidalem Verhalten prädisponierende Störungen, z. B. Suchterkrankungen, Persönlichkeitsstörungen u. a. Bisher bleibt grundsätzlich die Frage bestehen, ob es wirklich spezifische Korrelate suizidalen Verhaltens und ggf. spezifische antisuizidale medikamentöse Therapie gibt oder ob jeweils nur Aussagen über die zugrundeliegenden, zum suizidalen Verhalten prädisponierenden Störungen (Depression, Sucht, Persönlichkeitsstörung etc.) gemacht werden. Diese Frage läßt sich beim gegenwärtigen Stand der Forschung m. E. nicht beantworten. Das gilt in analoger Weise für aggressives Verhalten, wo die klinischen Forschungsansätze noch ganz am Anfang stehen.

Wichtig scheint auch, die biologische Forschung im Bereich von Aggressivität/Autoaggressivität nicht von vornherein zu sehr auf die Serotoninmangelhypothese zu beschränken, sondern weiterhin offenzubleiben für andere mögliche biochemische Korrelate. Immerhin gibt es eine Reihe von Befunden, die auf die Involvierung anderer Transmittersysteme hinweisen (vgl. die Übersichtsarbeit von Baumann 1989).

Hinsichtlich der mit Depressionen in Zusammenhang stehenden Suizidalität sind Befunde aus Studien mit spezifischen Serotonin-Reuptake-Hemmern von Interesse. So zeigten Montgomery et al. (1981) in einer Vergleichsstudie von Zimelidin mit Amitriptylin, daß Suizidgedanken unter dem spezifischen Serotonin-Reuptake-Hemmer schneller abklangen als unter Amitriptylin (Abb. 1). In analoger Weise wurde von Amin et al. (1984) gezeigt, daß unter Fluvoxamin Suizidgedanken sich schneller zurückbildeten als unter den Vergleichsbedingungen Imipramin bzw. Plazebo (Abb. 2). In beiden Studien war hinsichtlich der Depressivität kein Unterschied zwischen den jeweiligen Verum-Vergleichsgruppen festzustellen, so daß die Hypothese, daß das spezielle biochemische Wirkprofil für die schnellere Besserung der Suizidalität von Relevanz sein könnte, plausibel scheint. Ähnliche Befunde wurden auch für Fluoxetin im

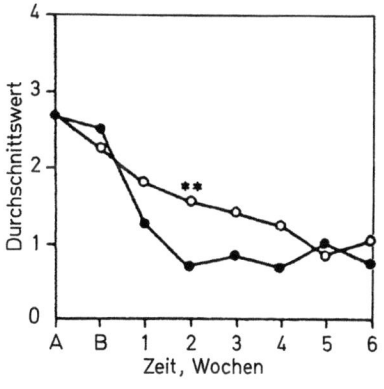

Abb. 1. MADRS-Beurteilung (Durchschnittswerte) für Item 10 (Suizidgedanken) zu Beginn der Plazebo-Periode (A) und der medikamentösen Therapie (B) sowie wöchentlich während der Studie. (Nach Montgomery et al. 1981)

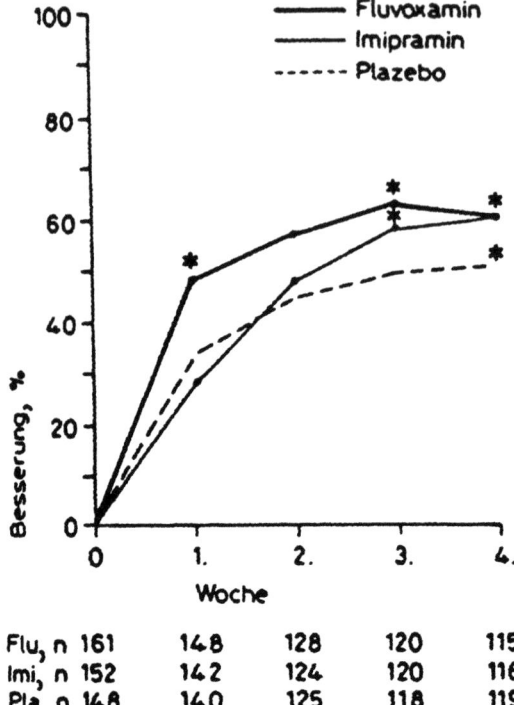

Abb. 2. Durchschnittliche Besserung der HAMD-Skalierung für Suizidgedanken (* $p < 0,05$). (Nach Amin et al. 1984)

Vergleich zu Mianserin berichtet (Muijen et al. 1988). In analoger Richtung (also im Kontext der Verbesserung der serotonergen Transmission) wurden von Müller-Oerlinghausen (1989) auch empirische Daten aus der Berliner Lithium-Katamnese interpretiert, die darauf hinwiesen, daß Lithium bei Patienten mit affektiven Psychosen offensichtlich einen antisuizidalen Effekt hat, der über den rezidivprophylaktischen Effekt hinausgeht. Auch berichtete er kasuistisch von einem schizophrenen Patienten, dessen aggressives und suizidales Verhalten nicht durch die Kombination von Neuroleptika mit Benzodiazepinen beherrschbar war, aber nach der Zugabe von Lithium zu Neuroleptika aufhörte. Natürlich dürfen solche kasuistischen Befunde nicht überinterpretiert werden. Wir selbst hatten bei einem schizophrenen Patienten mit immer wiederkehrender, stark impulshafter Suizidalität keinen Erfolg mit einer solchen Lithiumbehandlung zusätzlich zur neuroleptischen Behandlung. Immerhin sollten aber weitere diesbezügliche kasuistische Erfahrungen gesammelt und, wenn möglich, kontrollierte Studien durchgeführt werden.

Trotz der Hoffnungen, daß ggf. serotonerge Antidepressiva stärker als andere Antidepressiva Suizidgedanken und ggf. manifestes suizidales Verhalten reduzieren können, darf nicht vergessen werden, daß in jüngster Zeit auch berichtet wurde, daß möglicherweise Fluoxetin sogar vermehrt zu Suizidalität führt (Teicher et al. 1990). Diese kasuistischen Mitteilungen bedürfen aber sicherlich weiterer Überprüfungen und können momentan keinesfalls als gesichertes Faktum hingenommen werden. Selbst wenn sich ein solcher Befund bestätigen sollte, wäre damit noch nicht die Serotoninmangelhypothese im Sinne einer ohnehin problematischen Schlußweise nach der Logik des „ex juvantibus" widerlegt, sondern man müßte die Gegenhypothese prüfen, ob die Beobachtung lediglich damit zusammenhängt, daß das Antidepressivum Fluoxetin keine ausreichende sedierende Komponente hat.

Inzwischen wurden neue Substanzen, sog. Serenika, entwickelt, die eine spezifisch antiaggressive Wirkung haben sollen (Müller-Oerlinghausen 1989). Ihre Wirkungsweise wird in Zusammenhang gebracht mit einer spezifischen Wirkung auf Serotoninrezeptoren, nämlich eine agonistische Wirkung auf die 5-HT$_{1B}$-Bindungsstelle. Sie erreichen im Tierversuch ihre antiaggressive Wirkung, ohne besonders sedativ oder stimulierend zu wirken. Rein theoretisch ergibt sich die Hoffnung, basierend auf den dargestellten Überlegungen zur Serotoninmangelhypothese autoaggressiven Verhaltens, daß die Serenika möglicherweise nicht nur gegen aggressives Verhalten, sondern auch gegen autoaggressives Verhalten beim Menschen eingesetzt werden könnten, eine Hypothese, die unbedingt klinisch überprüft werden sollte.

Die bisherigen Ansätze der medikamentösen Behandlung suizidalen Verhaltens waren, wenn man von der Behandlung von Depressionen und Schizophrenien mit Antidepressiva bzw. Neuroleptika und der dadurch bedingten Reduktion suizidalen Verhaltens im Rahmen der so erreichten Besserung der Grunderkrankung absieht, sehr gering. Als Zielgruppe für eine medikamentöse Therapie suizidalen Verhaltens, das nicht direkt mit Depressionen sensu strictiori oder Schizophrenien oder anderen schweren psychiatrischen Erkrankungen verbunden ist, sind insbesondere Patienten mit mehrfachen Suizidversuchen („repeater") anzusehen, deren stark impulsives suizidales Verhalten meist im Zusammenhang mit schweren Persönlichkeitsstörungen steht. Gerade an dieser Zielgruppe ließe sich gut die Serotoninhypothese prüfen, da die suizidalen Attacken dieser Patienten oft nicht durch die Koexistenz mit depressivem Verhalten s. str. konfundiert sind, so daß man diesbezüglich sehr klare Experimentalbedingungen hat. Allerdings wurde in jüngster Zeit von Montgomery (1991) die Hypothese aufgestellt, daß bei zumindest einer Subgruppe dieser Suizid-Repeater eine „brief depression" angenommen werden muß. Eine medikamentöse Therapie der Patienten mit mehrfachen Suizidversuchen wäre aus klinischer Sicht höchst erforderlich, da erfahrungsgemäß diese Patienten meistens nicht bereit sind, längerfristige Psychotherapien durchzuführen, sie andererseits aber ein hohes Rezidivrisiko haben. Aus einer eigenen katamnestischen Untersuchung an einer solchen Stichprobe von Patienten, deren aktueller Suizidversuch mindestens der zweite Suizidversuch war, errechneten wir eine 1-Jahres-Rezidivquote von 22,5% (Torhorst et al. 1988).

Spezifische, auf der Serotoninmangelhypothese basierende medikamentöse Ansätze sind bei dieser Zielgruppe der „repeater" bisher nicht durchgeführt worden. Überhaupt liegen bisher nur drei plazebokontrollierte psychopharmakologische Interventionsstudien bei Patienten mit Mehrfachsuizidversuchen vor:
a) Studie mit 30 mg Mianserin über 6 Monate. Keine Plazebo-Verum-Differenz bezüglich der Rezidivquote (Montgomery u. Montgomery 1982).
b) Studie mit 20 mg Flupentixol-Decanoat (alle 4 Wochen) über 6 Monate. Experimentalgruppe hochsignifikant überlegen (Montgomery et al. 1979).

Auf eine plazebokontrollierte Mianserin-Nomifensin-Vergleichsstudie bei Patienten nach Suizidversuch, die wegen fehlender diagnostischer Einordnung, unklarer Selektionskriterien und zu kurzer Behandlungsdauer schwer interpretierbar ist (Hirsch et al. 1982), sei nur der Vollständigkeit halber hingewiesen.

Literatur

Amin MM, Ananth JV, Coleman BS et al. (1984) Fluvoxamine antidepressant effects confirmed in a placebo-controlled international study. Clin Neuropharmacol 7 (Suppl 1): 580 – 581

Asberg M, Nordström P (1988) Biological correlates of suicidal behavior. In: Möller H-J, Schmidtke A, Welz R (eds) Current issues of suicidology. Springer, Berlin Heidelberg New York Tokyo, pp 221 – 241

Baumann P (1989) Aggression und Selbstaggression als ärztliches Problem. Biochemische und pharmakologische Aspekte. TW Neurol Psychiatr 3 (Sonderheft Dezember): 6 – 11

Brown GL, Ebert MH, Goyer PF, Jimerson DC, Klein WJ, Bunney WE, Goodwin FK (1982) Aggression, suicide and serotonin: relationships to cerebrospinal fluid amine metabolites. Am J Psychiatry 139: 741 – 746

Cohen LS, Winchel RM, Stanley M (1988) Biological markers of suicide risk and adolescent suicide. Clin Neuropharmacol 11: 423 – 435

Hirsch SR, Walsh C, Draper R (1982) Parasuicide. A review of treatment interventions. J Affective Disord 4: 299 – 311

Kahn RS, van Praag HM, Wetzler S, Asnis GM, Barr G (1988) Serotonin and anxiety revisited. Biol Psychiatry 23: 189 – 208

Linnoila M, Virkkunen M, Scheinin M, Nuutila A, Rimon R, Goodwin FK (1983) Low cerebrospinal fluid 5-hydroxyindolacetic acid concentration differentiates impulsive from nonimpulsive violent behaviour. Life Sci 33: 2609 – 2614

Möller H-J (1984) Biochemische Hypothesen und medikamentöse Behandlungsmöglichkeiten suizidalen Verhaltens. In: Welz R, Möller H-J (Hrsg) Bestandsaufnahme der Suizidforschung. Roderer, Regensburg, S 111 – 127

Montgomery SA (1991) Neuroleptika, Suizidalität und rezidivierende kurze Depression. In: Pöldinger W (Hrsg) Niedrigdosierte Neuroleptika bei ängstlich-depressiven Zustandsbildern und psychosomatischen Erkrankungen. Braun, Karlsruhe, S 89 – 94

Montgomery SA, Montgomery D (1982) Pharmacological prevention of suicidal behavior. J Affective Disord 4: 291 – 298

Montgomery SA, Montgomery DB, Rani SJ, Roy PH, Shaw PJ, McAuley R (1979) Maintenance therapy in repeated suicidal behavior. A placebo controlled trial. In: Proceedings of 10th International Congress of Suicide Prevention and Crisis Intervention, Ottowa, pp 227 – 229

Montgomery SA, McAuley R, Rani SJ, Roy D, Montgomery DB (1981) A double blind comparison of zimelidine and amitriptyline in endogenous depression. Acta Psychiatr Scand 63 (Suppl 290): 314 – 327

Müller-Oerlinghausen B (1989) Pharmakotherapie pathologischen aggressiven und autoaggressiven Verhaltens. In: Pöldinger W, Wagner W (Hrsg) Aggression, Selbstaggression, Familie und Gesellschaft. Springer, Berlin Heidelberg New York Tokyo, S 121 – 134

Muijen M, Roy D, Silverstone T, Mehmet A, Christie M (1988) A comparative clinical trial of fluoxetine, mianserin and placebo in depressed outpatients. Acta Psychiatr Scand 78: 384 – 390

Praag H van (1986) Biological suicide research: outcome and limitations. Biol Psychiatry 21: 1305 – 1323

Roy AM, Linnoila M (1988) Suicidal behaviour. Impulsiveness and serotonin. Acta Psychiatr Scand 78: 529 – 535

Teicher MH, Glod C, Cole JO (1990) Emergence of intense suicidal preoccupation during fluoxetine treatment. Am J Psychiatry 147: 207 – 210

Torhorst A, Möller HJ, Kurz A, Schmid-Bode W, Lauter H (1988) Kontrollierte Studie zur ambulanten Nachbetreuung von Patienten nach Mehrfach-Suizidversuch. In: Böhme K, Lungershausen E (Hrsg) Suizid und Depression im Alter. Roderer, Regensburg, S 226 – 236

Träskman L, Asberg M, Bertilsson L, Sjöstrand L (1981) Monoamine metabolites in CSF and suicidal behavior. Arch Gen Psychiatry 38: 631 – 636

Teil 7

Psychophysiologie

P300 und schizophrene Negativsymptomatik

G. EIKMEIER, H. M. OLBRICH, E. LODEMANN, D. ZERBIN, C. UNGER, M. GASTPAR

Veränderungen ereigniskorrelierter Hirnpotentiale (EKP), durch die sich schizophrene Patienten von psychisch gesunden Kontrollprobanden unterscheiden, wurden wiederholt beschrieben. Die P300-Amplitudenminderung bei Schizophrenen erwies sich dabei als besonders stabiles biologisches Phänomen (Olbrich 1989; Pritchard 1986). Dagegen sind die Befunde zur P300-Latenz, zur topographischen Verteilung und zur klinischen Relevanz der Veränderungen widersprüchlich.

Bei schizophrenen Patienten wurde überwiegend keine Veränderung der P300-Latenz beschrieben. Einzelne Arbeitsgruppen berichten jedoch über P300-Latenzverlängerungen (Blackwood et al. 1987; Ebmeier et al. 1990; Pfefferbaum et al. 1984); Pfefferbaum et al. (1989) fanden, daß die Latenzverlängerung abhängig von der Neuroleptika-Medikation ist.

Unterschiede in der topographischen Verteilung der P300 zwischen Schizophrenen und Kontrollprobanden wurden frontal, rechts parieto-temporal (Maurer u. Dierks 1988) oder links temporal (Faux et al. 1988) beschrieben, Pfefferbaum et al. (1989) konnten dagegen keine Unterschiede bestätigen.

Divergierend sind auch die Befunde über die Beziehung zwischen Psychopathologie und P300-Parametern. Einige Gruppen fanden keine signifikanten Beziehungen, andere berichteten über inverse Korrelationen zwischen P300-Amplitude und formalen Denkstörungen, Depressivität, der Gesamtschwere der psychopathologischen Auffälligkeiten, negativen oder positiven Symptomen (Blackwood et al. 1987; Brecher et al. 1987; Ebmeier et al. 1990; Olbrich 1989; Pfefferbaum et al. 1989; Pritchard 1986; Shenton et al. 1989; Strick et al. 1991). Blackwood et al. (1987) fanden eine positive Korrelation zwischen P300-Latenz und dem BPRS-Gesamtpunktwert. Unsere Untersuchung sollte zur Klärung dieser Fragen beitragen.

Methodik

Bei 15 nach ICD-9 und RDC als schizophren klassifizierten Patienten (8 m., 7 w.) wurden EKP im akuten Krankheitsschub (T0, durchschnittlicher BPRS-Gesamtpunktwert: 50 ± 7) und nach Remission (T1, durchschnittlicher Gesamtpunktwert der BPRS: 31 ± 7, der SANS: 31 ± 14, der INSKA: 14 ± 6) von 13 Elektroden des Internationalen 10/20-Systems mittels eines 2-Ton-Diskriminationsparadigmas (Grundreiz: 800-Hz-Ton, 70 dB, p: 0,85; Signalreiz: 1400-Hz-Ton, 70 dB, p: 0,15; ISI quasi random 1,1–4,1 s, Aufgabe: kurzes Heben des rechten Zeigefingers auf den Signalreiz) abgeleitet (Abb. 1). Die meisten Patienten standen unter einer Neuroleptika-Medikation

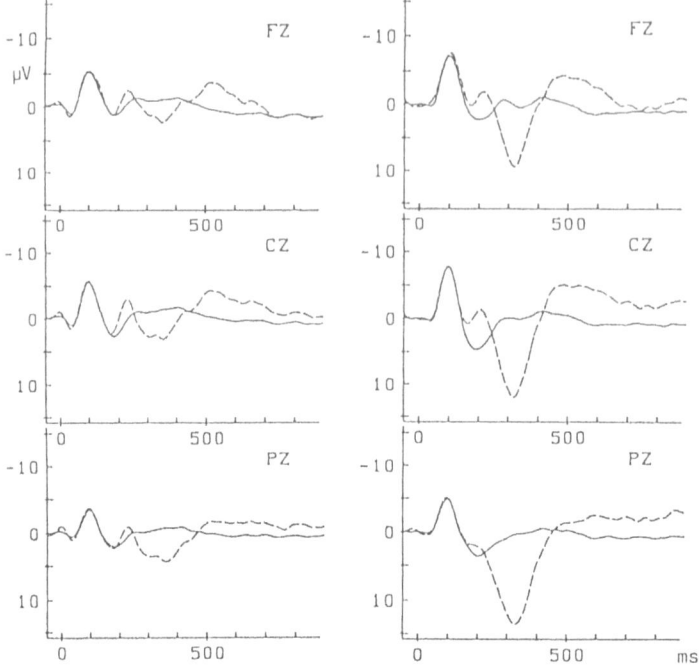

Abb. 1. EKP abgeleitet von F_z C_z, P_z, *links:* gemittelt über alle (n = 15) Patienten im akuten Krankheitsschub, *rechts:* gemittelt über alle (n = 10) Kontrollprobanden zum Zeitpunkt T0.
——— Reaktion auf den Grundreiz, ─ ─ ─ Reaktion auf den Signalreiz

(T0: n = 9, T1: n = 10). Die übrigen Patienten waren entweder medikamentenfrei (T0: n = 2, T1: n = 1) oder erhielten das Antidepressivum Trimipramin (T0 und T1: n = 4). Die durchschnittliche Neuroleptika-Dosis lag zum Zeitpunkt T0 bei 1 134 ± 1 228 Chlorpromazinäquivalenten und zum Zeitpunkt T1 bei 556 ± 634 Chlorpromazinäquivalenten.

10 psychisch gesunde Kontrollprobanden gleichen Alters und Bildungsniveaus wurden mit den gleichen Verfahren untersucht, wobei der Abstand zwischen den Untersuchungen dem in der Patientengruppe entsprach.

Ergebnisse

Der Einfluß der Neuroleptika-Medikation auf die EKP-Parameter wurde auf drei unterschiedlichen Wegen überprüft. Die EKP-Variablen abgeleitet von C_z korrelierten weder mit der Dauer der Neuroleptikabehandlung (Stufen: nie, < 14 Tage, < 2 Monate, < 2 Jahre, > 5 Jahre) noch mit der Höhe der aktuellen Neuroleptikadosis in Chlorpromazinäquivalenten. Auch fanden sich in den EKP-Variablen keine signifikanten Gruppenunterschiede zwischen den neuroleptisch behandelten und den neuroleptikafreien Patienten. Somit ließ sich ein möglicher Unterschied zwischen Kontrollprobanden und Patienten nicht als Neuroleptikaeffekt erklären, die Patientengruppe konnte also in dieser Hinsicht als homogen betrachtet werden.

Die 2-Faktoren-ANOVA (Gruppe × Zeitpunkt) für wiederholte Messungen (T) zeigte für die Patienten eine signifikant verlängerte Latenz und eine hochsignifikant erniedrigte Amplitude der P300 (Tabelle 1). Die Interaktion zwischen den Hauptfaktoren ‚Gruppe' und ‚Zeitpunkt' war nicht signifikant, d. h. die gefundenen Veränderungen waren zu beiden Zeitpunkten nachweisbar. Unterschiede in der topographischen Verteilung der P300 zwischen Patienten und Kontrollprobanden wurden für die Elektroden F_z/P_z und C_3/C_4, getrennt für die beiden Untersuchungszeitpunkte, mittels 2-Faktoren-ANOVA (Gruppe × Ableitort) geprüft. Es fanden sich erwartungsgemäß einige signifikante Effekte der Faktoren ‚Gruppe' und ‚Ableitort', aber keine signifikanten Interaktionen zwischen den Faktoren, d. h. die schizophrenen Patienten zeigten keine typische topographische Konstellation der P300.

Im akuten Krankheitsschub fanden sich keine signifikanten Korrelationen zwischen psychopathologischen Variablen (BPRS-Gesamtpunktwert, Punktwerte auf den BPRS-Subskalen) und P300-Latenz oder -Amplitude abgeleitet von C_z. Dagegen kor-

Tabelle 1. P300-Amplituden und -Latenzen für C_z (Ergebnisse der ANOVA für den Faktor ‚Gruppe')

	Schizophrene		Kontrollprobanden		Schizophrene vs. Kontrollprobanden
	T_0	T_1	T_0	T_1	
Amplitude (in μV)	4,8 ± 3,6	6,7 ± 3,6	13,4 ± 5,6	15,3 ± 7,5	**
Latenz (in ms)	354 ± 31	349 ± 37	320 ± 22	314 ± 22	*

* $p < 0,05$; ** $p < 0,005$

Tabelle 2. Korrelation zwischen P300-Amplitude/-Latenz und psychopathologischen Variablen (für Elektrode C_z, Zeitpunkt T1, Spearman's rho)

	P300-Amplitude	P300-Latenz
BPRS-Gesamtpunktwert	−0,47	0,44
INSKA-Gesamtpunktwert	−0,56*	0,41
SANS-Gesamtpunktwert	−0,54*	0,32
SANS-Subskalen:		
Affektverflachung − Affektstarrheit	−0,46	0,23
Alogie − Paralogie	0,21	0,13
Abulie − Apathie	−0,32	0,30
Anedonie − Assozialität	−0,57*	0,20
Aufmerksamkeit	−0,39	0,56*

* $p < 0,05$

relierte die P300-Amplitude im remittierten Zustand invers mit dem SANS- und dem INSKA-Gesamtpunktwert. Auf der Ebene der SANS-Subskalen fanden sich weiterhin eine negative Korrelation zwischen P300-Amplitude und „Anhedonie-Assozialität" und P300-Latenz und „Aufmerksamkeit" (Tabelle 2).

Diskussion

Neben der erwarteten P300-Amplitudenminderung bei schizophrenen Patienten waren die Hauptergebnisse der vorliegenden Studie:
1. Die schizophrenen Patienten zeigen eine im Vergleich zu Kontrollprobanden verlängerte P300-Latenz.
2. Die Veränderungen der P300 bei den schizophrenen Patienten sind unabhängig vom Vorhandensein florider Symptome und unabhängig von der Neuroleptika-Medikation.
3. Die schizophrenen Patienten zeigen keine spezifische topographische Konstellation der P300.
4. Die P300-Amplitude korreliert bei den Patienten invers mit der schizophrenen Negativsymptomatik.

Damit zeigen unsere Ergebnisse erneut, daß die Veränderung der P300-Amplitude ein robustes, vom klinischen Zustandsbild unabhängiges Phänomen bei schizophrenen Patienten darstellt. Die divergierenden Befunde im Hinblick auf die Veränderung der P300-Latenz lassen sich bisher nicht zufriedenstellend erklären. Wir hatten erwartet, eine Beziehung zwischen P300-Latenz und schizophrener Negativsymptomatik zu finden, da eine P300-Latenzverlängerung als spezifischer Befund eines hirnorganischen Psychosyndroms (Goodin et al. 1983; Olbrich 1989) gilt und die schizophrene Negativsymptomatik von einigen Autoren auf eine strukturelle ZNS-Schädigung zurückgeführt wird (Crow 1980). Wir fanden aber lediglich eine signifikante Korrelation zwischen einer SANS-Subskala und der P300-Latenz. Stattdessen ergab unsere Analyse eine inverse Beziehung zwischen schizophrener Negativsymptomatik, die wir anhand von zwei Beurteilungsverfahren erfaßt haben, und der P300-Amplitude. Dieser Befund läßt die Interpretation zu, daß die P300-Amplitudenminderung, die als Korrelat der gestörten Informationsverarbeitung bei Schizophrenen angesehen wird (Olbrich 1989; Pritchard 1986), genauso wie die Negativsymptomatik eine basale schizophrene Störung darstellt. Wenn die P300-Amplitude tatsächlich die schizophrene Negativsymptomatik widerspiegelt (Pfefferbaum et al. 1989; Strick et al. 1991), dann könnte man erwarten, daß eine Besserung der Negativsymptomatik mit einer Amplitudenerhöhung der P300 einhergeht.

Literatur

Blackwood DH, Whalley LJ, Christie JE, Blackburn IM, St Clair DM, McInnes A (1987) Changes in auditory P3 event-related potential in schizophrenia and depression. Br J Psychiatry 150: 154–160

Brecher M, Porjesz B, Begleiter H (1987) Late positive component amplitude in schizophrenics and alcoholics in two different paradigms. Biol Psychiatry 22: 848–856

Crow TJ (1980) Molecular pathology of schizophrenia: more than one disease process? Br Med J 280: 66–68

Ebmeier KP, Potter DD, Cochrane RHB, MacKenzie AR, McAllister H, Besson JAO, Salzen EA (1990) P300 and smooth eye pursuit: concordance of abnormalities and relation to clinical features in DSM-III schizophrenia. Acta Psychiatr Scand 82: 283–288

Faux SF, Torello MW, McCarley RW, Shenton ME, Duffy FH (1988) P300 in schizophrenia: Confirmation and statistical validation of temporal region deficit in P300 topography. Biol Psychiatry 23: 776–790

Goodin DS, Starr A, Chippendale T, Squieres KC (1983) Sequential changes in the P3 component of the auditory evoked potential in confusional states and dementing illnesses. Neurology 33: 1215–1218

Maurer K, Dierks T (1988) Topographie der P300 in der Psychiatrie – I. Kognitive P300-Felder bei Psychosen. Z EEG EMG 18: 21–25

Olbrich HM (1989) Ereigniskorrelierte Potentiale. In: Stöhr M, Dichgans J, Diener HC, Buettner UW (Hrsg) Evozierte Potentiale. Springer, Berlin Heidelberg New York Tokyo, S 513–587

Pfefferbaum A, Wenegrat BG, Ford JM, Roth WT, Kopell BS (1984) Clinical application of the P3 component of event-related potentials. II. Dementia, depression and schizophrenia. Electroencephalogr Clin Neurophysiol 59: 104–124

Pfefferbaum A, Ford JM, White PM, Roth WT (1989) P3 in schizophrenia is affected by stimulus modality, response requirements, medication status, and negative symptoms. Arch Gen Psychiatry 46: 1035–1044

Pritchard WS (1986) Cognitive event-related potential correlates of schizophrenia. Psychol Bull 89: 43–66

Shenton ME, Faux SF, McCarley RW, Ballinger R, Coleman M, Torello M, Duffy FH (1989) Correlations between abnormal auditory P300 topography and positive symptoms in schizophrenia: a preliminary report. Biol Psychiatry 25: 710–716

Strick WK, Dierks T, Müller T, Maurer K (1991) Cognitive components of auditory evoked potentials in schizophrenic disorders: Topography and clinical correlations. In: Maurer K (ed) Imaging of the brain in psychiatry and related fields. Springer, Berlin Heidelberg New York Tokyo

Störungen der Augenfolgebewegungen bei schizophrenen Patienten: Zusammenhänge mit klinischer Querschnittsymptomatik und der akustischen N100

W. K. STRIK, J. BÖNING, A. CASPARI, J. KÖRBER, T. DIERKS

Einleitung

Störungen der Augenfolgebewegungen (Smooth pursuit eye movements, SPEM) finden sich bei 50−85% schizophrener Patienten, 34% der Eltern bzw. 55% der Elternpaare schizophrener Patienten. Nur etwa 8% gesunder Kontrollpersonen weisen ähnliche Veränderungen auf (Holzman 1985). In anderen Gruppen psychiatrischer Erkrankungen liegt die Inzidenz dieser Störungen nicht signifikant höher als bei Gesunden (Holzman 1985, 1989). Weiterhin sind diese Störungen, vor allem in Form intrusiver Spontansakkaden, nicht nur in der akuten Psychose nachzuweisen, sondern finden sich auch nach der klinischen Remission. Von verschiedenen Autoren wurden die Veränderungen daher auch als „trait marker" bezeichnet.

Neuroleptika scheinen direkt keinen Einfluß auf die Qualität der Augenfolgebewegungen auszuüben; Verschlechterungen der Augenfolgebewegungen treten dagegen unter Behandlung mit Lithium (Levy et al. 1985; Iacono et al. 1982), Benzodiazepinen, Barbituraten, Chloralhydrat und nach Genuß von Äthanol auf (Holzman et al. 1975; Levy et al. 1981).

Angesichts der gut abgesicherten und ungewöhnlich spezifischen Befunde stellt sich die Frage, ob diese Veränderungen Ausdruck erhöhter Ablenkbarkeit bzw. mangelnder Motivation, oder Folge einer krankheitsspezifischen Insuffizienz neurologischer Systeme sind. Bei schizophrenen Patienten werden sowohl Störungen der Aufmerksamkeit, als auch strukturelle Veränderungen des Gehirns beschrieben. Beide Konzepte können eine schlechte Qualität der Augenfolgebewegungen erklären. Zur Frage der Rolle der Aufmerksamkeit bei der Genese der Störungen der Augenfolgebewegungen fanden Mather et al. (1989), daß Manipulationen des Stimulus und des Hintergrundes nicht zu einer gruppenspezifischen Veränderung der SPEM bei Schizophrenen und Gesunden führen, wie dies zu erwarten wäre, wenn die sakkadischen Intrusionen bei Schizophrenen vorwiegend auf Störungen der Aufmerksamkeitsleistung zurückzuführen wären. Mialet u. Pichot (1981) zeigten, daß sakkadische Störungen nicht vorwiegend an den Enden einer Pendelbewegung auftreten, wo durch die Verlangsamung der Geschwindigkeit des Stimulus von einer Reduktion der Aufmerksamkeit auszugehen ist, sondern vor allem in den schnellen Phasen des SPEM.

Ziel unserer Untersuchung war, innerhalb der Gruppe schizophrener Patienten Hinweise auf Präsenz und eventuell Anteile der Aufmerksamkeitsstörungen bei der Genese intrusiver Sakkaden zu finden. Wir untersuchten daher, außer den Zusammenhängen mit klinischen Querschnittsvariablen die akustische N100, die eng mit dem Konzept des Arousal und der selektiven Aufmerksamkeit in Zusammenhang steht.

Patienten und Methode

Wir untersuchten 24 schizophrene Patienten, klassifiziert nach DSM-III-R. Die Gruppe bestand aus 8 Frauen und 16 Männern mit einem Durchschnittsalter von 31 Jahren.
Zur Quantifizierung des psychopathologischen Querschnittsbildes verwendeten wir die SANS (Scale for Assessment of Negative Symptoms, Andreasen u. Olsen 1982) und die BPRS (Brief Psychiatric Rating Scale).
Die akustische N100 wurde über C_3 und C_4 abgeleitet. Wir bestimmen die Amplituden mit Baseline-Korrektur (220 ms „predelay").
Die Augenfolgebewegungen wurden mit Gleichstromelektrookulographie aufgenommen. Der Stimulus bewegte sich in einer horizontalen Sinus-Pendelbewegung mit einer Amplitude von 50° und einer Frequenz von 0,2 Hz über einen Zeitraum von 30 s. Die Auswertung erfolgte computergestützt. Die Sakkaden wurden in „catch up" (Korrektur mit Aufholen des Stimulus), „back up" (in Gegenrichtung des Stimulus) und antizipatorische Sakkaden klassifiziert. Die Gesamtzahl der Spontansakkaden wurde jeweils auf 10000 ms artefaktfreie Ableitung korrigiert.

Ergebnisse

20 Patienten konnten auf Zusammenhänge zwischen den Störungen der Augenfolgebewegungen mit dem klinischen Querschnittsbild untersucht werden. Dabei fanden wir eine signifikante Korrelation zwischen der Gesamtzahl der Spontansakkaden/10000 ms, und dem Score der BPRS und der SANS. Antizipatorische Sakkaden, die auf Aufmerksamkeitsstörungen hinweisen, korrelierten signifikant mit den klinischen Skalen BPRS und SANS. Weiterhin bestanden signifikante Zusammenhänge zwischen der Amplitude und der Dauer der Sakkaden und beiden klinischen Skalen (Tabelle 1).

Die Amplituden der akustischen N100 korrelierten auf dem 2%-Niveau mit der mittleren Dauer der Spontansakkaden, d.h. kleine Amplituden der N100 traten bei Patienten mit größerer Dauer der Sakkaden auf (Tabelle 2).

Effekte der neuroleptischen Medikation oder des Lebensalters konnten in unserem Kollektiv weder für die Augenfolgebewegungen noch für die Parameter der N100 nachgewiesen werden (Tabelle 3).

Tabelle 1. Korrelationen zwischen Parametern und Arten der Spontansakkaden und den angewandten klinischen Skalen

Korrelationskoeffizient (Pearson's rho) n = 20 Spontansakkaden	BPRS-Score	SANS-Score
Gesamtzahl/10s	0,55*	0,49*
Mittlere Amplitude	0,53*	0,54*
Mittlere Dauer	0,56**	0,56**
Catch-up-Sakkaden	0,42	0,35
Back-up-Sakkaden	0,32	0,40
Antizipatorische S.	0,53*	0,50*

* $p < 0,05$; ** $p < 0,01$

Tabelle 2. Korrelationen zwischen der Amplitude der N100 (negative Werte!) und den Parametern der intrusiven Sakkaden

Korrelationskoeffizient (Pearson's rho)	Amplitude der N100	n = 13
Spontansakkaden	links (C_3)	rechts (C_4)
Gesamtzahl/10 s	0,29	0,25
Mittlere Amplitude	0,34	0,32
Mittlere Dauer	0,57*	0,57*

* $p < 0,05$

Tabelle 3. Einflüsse des Alters und der neuroleptischen Medikation auf die Parameter der intrusiven Sakkaden und die Amplitude der N100

Korrelationskoeffizient (Pearson's rho) n = 20		
Spontansakkaden	Alter	CPZ-Äquivalente
Gesamtzahl/10 s	0,01	0,26
Mittlere Amplitude	−0,24	0,01
Mittlere Dauer	−0,24	0,11
Amplitude N100 li.	−0,14	0,10
Amplitude N100 re.	0,04	0,23

n.s.

Diskussion

In der vorliegenden Untersuchung gingen wir davon aus, daß es sich bei den Störungen der Augenfolgebewegungen bei schizophrenen Patienten nicht um einen einheitlichen und monokausal zu deutenden Befund, sondern um unterschiedliche Veränderungen dieser komplexen motorischen Funktion handelt.

Antizipatorische Sakkaden mit größeren Amplituden (und somit längerer Dauer) sowie die Sakkaden an den Enden der Pendelbewegung gelten als Hinweis auf Störungen der Aufmerksamkeit, häufige kleine Sakkaden in den schnellen Phasen der Pendelbewegung mit dem Charakter des „catch up" können dagegen sowohl als Ausdruck einer Insuffizienz des Augenfolgebewegungs-Systems als auch der hemmenden Strukturen gedeutet werden.

Die Bedeutung des Arousals und der selektiven Aufmerksamkeit ist für die Amplitude der N100 ausreichend dokumentiert, um diesen Parameter als Hinweis für Veränderungen in diesen Bereichen verwenden zu können (Übersicht bei Näätänen u. Picton 1987). Arousal und selektive Aufmerksamkeit sind dabei Faktoren, die bei gesunden Probanden die Amplitude der N100 erhöhen. Innerhalb unseres Kollektivs bestehen, wie wir in der vorliegenden Studie nachweisen konnten, signifikante Zusammenhänge zwischen klinischen Variablen und neurophysiologischen Parametern, sowie zwischen neurophysiologischen Parametern, die durch ein gemeinsames theroretisches Konstrukt verbunden sind.

Da die Punktwerte der BPRS und der SANS einen summarischen Eindruck des Schweregrades des psychopathologischen Querschnittes geben, sind die signifikanten Korrelationen sowohl mit der Enthemmung intrusiver Sakkaden (als relativ krankheitsspezifisches Merkmal) als auch mit der Dauer der Sakkaden und mit der Anzahl antizipatorischer Sakkaden (als Hinweis auf Störungen der Aufmerksamkeit) vereinbar. Eine geringe Amplitude der N100 korreliert bei unseren Patienten mit hoher Dauer der Sakkaden und erhärtet somit das Konzept der erniedrigten Aufmerksamkeit als Erklärung für das Auftreten eines Anteils intrusiver Sakkaden.

Aufgrund unserer Ergebnisse kommen wir zu dem Schluß, daß die Störungen der Augenfolgebewegungen bei schizophrenen Patienten nicht auf einen einzelnen Faktor zurückzuführen sind, sondern intra- bzw. interindividuell als Summe von Störungen des Arousals und umschriebener neurologischer Störungen auftreten.

Literatur

Andreasen BC, Olsen S (1982) Negative symtoms vs. positive schizophrenia: Definition and validation. Arch Gen Psychiatry 39: 789–794

Holzman PS, Levy DL, Uhlenhut EH, Proctor LR, Freedman DX (1975) Smooth pursuit eye movements and diazepam, CPZ, and secobarbitol.Psychopharmacologia 44: 111–115

Holzman PS (1985) Eye movement dysfunctions and psychosis. Int Rev Neurobiol 27: 179–205

Holzman PS (1989) The use of eye movement dysfunctions in exploring the genetic transmission of schizophrenia. Eur Arch Psychiatr Neurol Sci 239: 43–48

Iacono WG, Peloquin LJ, Lumry AE, Valentine RH, Tuason VB (1982) Eye tracking in patients with unipolar and bipolar affective disorders in remission. J Abnorm Psychol 91: 35–44

Levy DL, Lipton RB, Holzman PS (1981) Smooth pursuit eye movements: Effects of alcohol and chloral hydrate. J Psychiatr Res 16: 1–11

Levy DL, Dorus E, Shaugnessy R et al. (1985) Pharmacology evidence for specificity of pursuit dysfunction on schizophrenia. Lithium carbonate associated with abnormal pursuit. Arch Gen Psychiatry 42: 335–341

Mather JA, Neufeld RW, Merskey H, Russel NC (1989) Release of saccades in schizophrenics: Inattention or inefficiency? Eur Arch Psychiatr Neurol Sci 239: 23–26

Mialet JP, Pichot P (1981) Eye tracking patterns in schizophrenia. An analysis based on incidence of saccades. Arch Gen Psychiatry 38: 183–186

Näätänen R, Picton T (1987) The N1 wave of the human electric and magnetic response to sound: A review and an analysis of the component structure. Psychophysiology 24: 375–425.

Augenfolgebewegungsstörungen bei unmedizierten Patienten mit schizophrener Erstmanifestation

A. MACKERT, K.-M. FLECHTNER, K. FRICK

Einleitung

In den vergangenen Jahren wurden Störungen der Augenfolgebewegungen bei Schizophrenen von verschiedenen Arbeitsgruppen berichtet (Holzman et al. 1973, 1974; Shagass et al. 1974; Ross et al. 1988). Bislang blieb jedoch unklar, ob pathologische Folgeleistungen als biologisches Korrelat schizophrener Erkrankungen zu werten sind oder aber als Folge einer neuroleptischen Therapie auftreten. Bekanntlich kommt es unter Neuroleptika zu extrapyramidal-motorischen Nebenwirkungen, welche z. B. als okulogyre Krisen auch das okulomotorische System betreffen können. Wir untersuchten deshalb bislang unbehandelte akute Patienten mit schizophrener Erstmanifestation.

Methoden

Patienten und Probanden

An der Studie nahmen 15 nach RDC klassifizierte akut produktive stationäre Schizophrene mit einem Durchschnittsalter von 30,4 ± 11,4 Jahren teil, welche bislang noch keine Neuroleptika erhalten hatten. Die Psychopathologie wurde anhand der BPRS erfaßt, der mittlere Summenscore betrug zum Ableitezeitpunkt 40,1 ± 8,8. Anhand der CGI wurde der Schweregrad der Erkrankung dokumentiert.

8 Patienten konnten in der Remission nach einer mittleren stationären Dauer von 62 ± 50 Tagen unter einer mittleren neuroleptischen Tagesdosis von 274 ± 300 mg an Chlorpromazin-Äquivalenten nachuntersucht werden. Als Kontrollgruppe wurden 15 alters- und geschlechtsparallelisierte gesunde Personen untersucht.

Versuchsaufbau

Die Augenbewegungen wurden elektronystagmographisch durch eine Gleichstromableitung (DC) registriert. Auf einer mit Leuchtdioden bestückten Lichtleiste wurden sinusförmige Lichtreize mit einer Frequenz von 0,4 Hz und 30° Amplitude generiert. Die Probanden wurden aufgefordert, dem Vorgabesignal kontinuierlich zu folgen. Die artefaktfreien Registrierungen der Augenfolgebewegungen wurden entsprechend einer von Shagass et al. (1974) entwickelten 5fach gestuften Normskala ausgewertet, wobei die Abstufung „5" eine höchst beeinträchtigte Folgebewegung charakterisierte. Zudem wurde über jede artefaktfreie Folgebewegung eine Spektralanalyse unter Anwendung einer Fast Fourier Transformation (FFT) durchgeführt und die Power zwischen 0,8 Hz und 8 Hz berechnet, welche dem Ausmaß der gestörten Augenfolge entspricht. Um Artefakte möglichst zu eliminieren, wurde diese Power durch die Power des Gesamtspektrums geteilt, so daß sich relative Spektralanteile ergeben. Je höher diese Werte, desto stärker das Ausmaß der Folgebewegungsstörungen.

Ergebnisse

Im Vergleich zu der gesunden Kontrollgruppe wiesen die unbehandelten Schizophrenen im Mittel sowohl in der qualitativen als auch in der quantitativen Auswertung mittels FFT eine signifikante Störung der Folgebewegungen auf (Tabelle 1). Es bestand kein Zusammenhang zwischen dem Ausprägungsgrad von Folgebewegungsstörungen und dem Summenscore der BPRS ($r = 0,17$). Allerdings ergab sich eine signifikante Korrelation zwischen dem Ausprägungsgrad der affektiven Verflachung (BPRS 13) und Folgebewegungsstörungen ($r = 0,52$; $p < 0,05$); negativ war der Zusammenhang mit dem BPRS-Item 17 „Erregung" ($r = -0,54$; $p < 0,05$). Die Schwere der Erkrankung, gemessen anhand der CGI, korrelierte nicht signifikant mit dem Ausmaß von Augenfolgebewegungsstörungen ($r = -0,18$; n.s.).

Bei den 8 Schizophrenen, welche in remittiertem Zustand nachuntersucht werden konnten, blieb die qualitative Bewertung im Mittel zwischen Erst- und Zweituntersuchung nahezu konstant, und auch in der FFT ergab sich eine nur geringe und nicht signifikante Erhöhung der relativen Power (Tabelle 2), wobei diese Erhöhung auf die Verschlechterung der Folgeleistung eines Patienten bei der Zweituntersuchung zurückzuführen ist. Kein signifikanter Zusammenhang konnte zwischen pathologischer Folgeleistung und der kumulativen neuroleptischen Medikation ($r = 0,34$; n.s.) und auch nicht mit der neuroleptischen Dosis am Tage der Zweituntersuchung ($r = -0,02$) nachgewiesen werden.

Tabelle 1. Qualitative und quantitative Analyse von Augenfolgebewegungsstörungen bei Schizophrenen im Vergleich zu Normalpersonen

	Schizophrene (n = 15) M ± SD	Normalpersonen (n = 15) M ± SD	p
Visuelle Auswertung (5fache Stufung)	2,67 ± 0,79	1,93 ± 0,68	<0,01
Fast Fourier Transformation (Power Scores)	0,161 ± 0,058	0,112 ± 0,035	<0,01

Tabelle 2. Qualitative und quantitative Analyse von Augenfolgebewegungsstörungen in akutem Zustand und in Remission

	Schizophrene (n = 8) akutes Stadium M ± SD	in Remission M ± SD	p
Visuelle Auswertung (5fache Stufung)	2,75 ± 0,66	2,87 ± 0,60	n.s.
Fast Fourier Transformation (Power-Scores)	0,158 ± 0,057	0,183 ± 0,065	n.s.

Schlußfolgerungen

Störungen der Augenfolgebewegungen sind auch bei bislang unmedizierten Schizophrenen vorhanden. Auch nach neuroleptischer Behandlung konnte in remittiertem Zustand eine pathologische Blickfolge in nahezu identischem Ausmaß beobachtet werden, so daß offensichtlich eine Trait-Variable vorliegt. Ob vorwiegend Schizophrene mit ausgeprägter Negativsymptomatik pathologische Folgeleistungen aufweisen, wie es sich anhand der signifikanten Korrelation mit dem BPRS-Item „affektive Verflachung" andeutet, muß an einer größeren Stichprobe geprüft werden.

Augenfolgebewegungen ermöglichen es, ein bewegtes Blickziel kontinuierlich auf der Fovea centralis abzubilden. Diese Aufgabe wird durch einen äußerst komplexen und hierarchisch gegliederten okulomotorischen Regelkreis ermöglicht, wobei die isolierte Störung eines Gliedes auf kortikaler oder subkortikaler Ebene eine Minderleistung des gesamten Systems zur Folge hat. Versagt die Fähigkeit zur kontinuierlichen Augenfolge, wird das bewegte Blickziel mit Hilfe von „Aufholsakkaden", auch „Catch-up"-Sakkaden genannt, stets erneut foveal erfaßt. Dieses Phänomen tritt hauptsächlich bei ausgeprägter Müdigkeit und schweren Aufmerksamkeitsstörungen, jedoch auch verstärkt im höheren Lebensalter auf (Spooner et al. 1980; Troost u. Abel 1982). Unabhängig von „Catch-up"-Sakkaden kann die Augenfolge durch das Einschießen sog. „Gegenrucke" („square wave jerks") beeinträchtigt werden, wie sie bei zerebellären Störungen, Chorea Huntington und Strabismus auftreten (Jung u. Kornhuber 1964; Leigh et al. 1983; Zee 1984). Bei der genauen Analyse der Registrierungen unserer Patienten fanden wir hauptsächlich Auffälligkeiten in Form von „Catch-up"-Sakkaden, dagegen waren „Gegenrucke" nicht häufiger als bei der Kontrollgruppe zu beobachten. Deshalb kann spekuliert werden, daß die vermehrten „Catch-up"-Sakkaden Ausdruck von Aufmerksamkeitsdefiziten bei Schizophrenen sind und somit eine Störung im afferenten Teil des sensomotorischen Regelkreises vorliegt.

Literatur

Holzman PS, Proctor LR, Hughes DW (1973) Eye tracking patterns in schizophrenia. Science 181: 179–181

Holzman PS, Proctor LR, Levy DL, Yasillo NJ, Meltzer HY, Hurt SW (1974) Eye tracking dysfunctions in schizophrenic patients and their relatives. Arch Gen Psychiatry 31: 143–151

Jung R, Kornhuber HH (1964) Results of electronystagmography in man. The value of optokinetic, vestibular and spontaneous nystagmus for neurologic diagnosis and research. In: Bender M (ed) The oculomotor system. Hoeber, New York, pp 428–482

Leigh RJ, Newman SA, Folstein SE, Lasker AD, Jensen BA (1983) Abnormal ocular motor control in Huntington's disease. Neurology (Cleveland) 33: 1268–1275

Ross DE, Ochs AL, Hill MR, Goldberg SC, Pandurangi AK, Winfrey CJ (1988) Erratic eye tracking in schizophrenic patients as revealed by high-resolution techniques. Biol Psychiatry 24: 675–688

Shagass C, Amadeo M, Overton DA (1974) Eye tracking performance in psychiatric patients. Biol Psychiatry 9: 245–260

Spooner JW, Sakala SM, Baloh RW (1980) Effect of aging on eye tracking. Arch Neurol 37: 575–576

Troost BT, Abel LA (1982) Pursuit disorders. In: Lennerstrand G, Keller EL, Zee DS (eds) Functional basis of ocular motility disorders. Pergamon Press, Oxford. pp 511–515

Zee DS (1984) New concepts of cerebellar control of eye movements. Otolaryngol Head Neck Surg 92: 59–62

Ist bereits die präattentive Wahrnehmung Schizophrener gestört?

R. Hess, O. Ahrens

Einleitung

Wahrnehmung und Aufmerksamkeit sind eng miteinander verknüpft, so daß Veränderungen des einen Vorgangs scheinbar notwendig den anderen beeinflussen. Gezielte Aufmerksamkeit gestattet es uns, einen Teil des Wahrnehmungsfeldes herauszugreifen und damit gleichsam zu „beleuchten" wie ein Scheinwerfer die Bühne, wobei der Rest des Feldes unbeachtet bleibt (vgl. Treisman u. Gelade 1980; Hurlbert u. Poggio 1985).

Neben dieser Wahrnehmung bei gezielter Aufmerksamkeit haben in neuerer Zeit Prozesse oder Elemente der Wahrnehmung Interesse erlangt, die offenbar ohne Aufmerksamkeit ablaufen bzw. wahrgenommen werden können. Man hat dafür den Begriff der „präattentiven Wahrnehmung" geprägt, womit gemeint ist, daß bestimmte Elemente ohne Aufmerksamkeit, d. h. unmittelbar im gesamten Wahrnehmungsfeld und unabhängig vom sonstigen Informationsgehalt des Feldes, wahrgenommen werden. Seine konsequenteste Formulierung hat die Hypothese der präattentiven Wahrnehmung in der „Texton-Theorie" gefunden (Julesz 1984). Hierbei werden Grundelemente des Sehens postuliert, von denen es eine begrenzte Anzahl gibt, und die „präattentiv" unterschieden werden können.

Störungen verschiedener Aspekte der Aufmerksamkeit wurden bei Schizophrenen beschrieben (Asarnow u. MacCrimmon 1982; Nuechterlein u. Dawson 1984). Eine Untersuchung, ob bereits die präattentive Wahrnehmung gestört ist, liegt explizit bislang nicht vor. In einer Untersuchung mit einem „Suchtest", in dem ein Zielbuchstabe in einer Liste von 285 Buchstaben (Distraktoren) gesucht werden sollte, haben Gaebel et al. (1988) allerdings zwischen „Ähnlichkeit" und „Unähnlichkeit" des zu suchenden Zielbuchstabens mit den Distraktoren unterschieden. Die Kriterien für „ähnlich" und „unähnlich" kommen der Unterscheidung in Texton und Nicht-Texton nahe, ohne so genau definiert zu sein wie bei Julesz (1984).

Methodik

10 stationär behandelte schizophrene Patienten und 10 nach Alter, Geschlecht und Ausbildungszeit gepaarte Kontrollpersonen (KP) wurden untersucht. Die Diagnose der Schizophrenie erfolgte nach den Kriterien von DSM-III-R.

Der Test bestand aus 108 Diapositiven, die im Abstand von etwa 2 s tachistoskopisch gezeigt wurden. In 36 Dias war ein L in 35 T zu suchen (Ähnlichkeitsparadigma, nicht Texton), in 36 Dias ein L in 35 + (Texton, s. Abb. 1). Die weiteren Dias enthielten nur T. Die Darbietung erfolgte randomisiert.

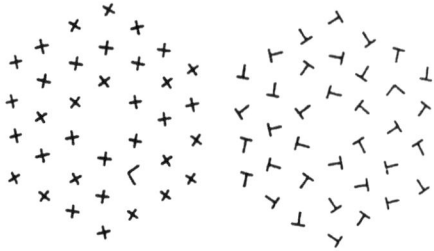

Abb. 1. Reizanordnung. Im li. Bild ist das L zwischen den + unmittelbar zu erkennen (Texton), während re. das L zwischen den T nur durch systematisches Suchen zu finden ist. (Nach Bergen u. Julesz 1983)

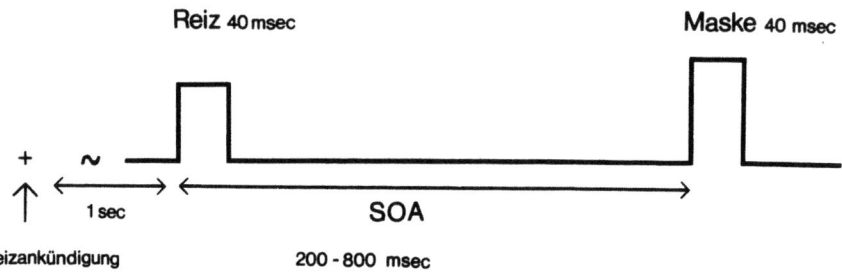

Abb. 2. Zeitlicher Ablauf der Reizfolge. *SOA*: Stimulus onset asynchrony (Intervall zwischen Beginn des Reizes und der Maske)

Die jeweilige Versuchsperson (VP) wurde aufgefordert, einen Fixationspunkt in der Mitte der Projektionsfläche anzusehen. Es wurde dann für 40 ms ein Dia projiziert, gefolgt von einer Maske im Abstand von 200–800 ms (SOA; s. Abb. 2). Die Maske diente zur Löschung des retinalen Nachbildes und damit zur exakten Begrenzung der Reizzeit. Die VP gab an, ob sie das Zielelement L gesehen hat, und wenn ja, in welcher Position.

Ergebnisse

In allen Zeitabständen von 200–800 ms zeigten die Patienten im Mittel eine geringere Leistung gegenüber ihren KP (s. Abb. 3). Während die KP von längeren Zeitabständen generell profitierten, war dieser Trend bei Patienten unterschiedlich. Einige zeigten bei längeren Zeitabständen ebenfalls bessere Leistung, andere fielen dagegen wieder ab. In der Darstellung der Mittelwerte von Abb. 3 drückt sich dies in der stärkeren Streuung bei längeren SOA aus. Bei einem Vergleich jedes einzelnen Patienten mit seiner KP fand sich nur einmal die gleiche Leistung, sonst benötigten Patienten immer längere Darbietungszeiten, um das Zielelement zu benennen. Die „Nicht-Texton"-Elemente wurden bei diesen kurzen Präsentationszeiten von den Patienten und den KP höchstens zufällig erkannt.

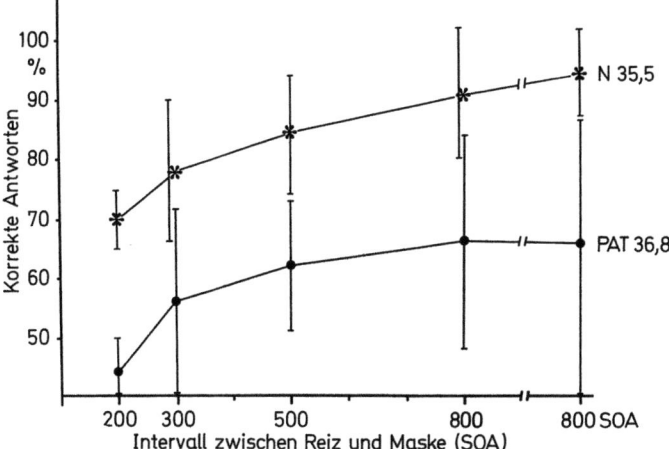

Abb. 3. Beziehung zwischen SOA und der Anzahl korrekter Antworten
(*N* Normalpersonen, mittl. Alter 35,5 Jahre; *Pat* Schizophrene (DSM III R), mittl. Alter 36,8 Jahre); Mittelwerte und Standardabweichung. Die unterbrochenen Linien zeigen an, daß bei der 2. SOA von 800 ms eine Reizdarbietung von 80 ms voranging. Die Unterschiede zwischen Pat. und KP sind zu jedem Zeitpunkt signifikant ($p < 0,005$, t-Test)

Diskussion

Die hier vorgelegten vorläufigen Ergebnisse zeigen eine deutlich geringere Leistung der Schizophrenen in einer Wahrnehmungsaufgabe, die keine gezielte Aufmerksamkeit verlangt. Heißt das, daß bereits die „präattentive Wahrnehmung" Schizophrener gestört ist? Vor einem solchen Schluß muß zunächst einmal das methodische Vorgehen überlegt werden. Wie in der Methodik erwähnt, wird zur genauen zeitlichen Begrenzung der Reizdauer eine Maske projiziert. Damit entspricht die Versuchsanordnung der des „backward masking", womit z.B. von Braff u. Saccuzzo (1985) Defizite bei Schizophrenen beschrieben wurden, und zwar in einem Bereich von 60 bis < 500 ms Reizabstand (SOA). Bei 500 ms und längeren SOAs sind Patienten und KP nicht mehr unterschieden.

Im Bereich von 200–500 ms sind die Leistungen der Patienten in dem hier vorgestellten Test ebenfalls deutlich geringer als die der KP, es könnte also sein, daß nur die Ergebnisse des „backward masking" reproduziert wurden. Bei längeren SOAs zeigen sich in unserem Versuch allerdings immer noch Unterschiede, die signifikant sind und eine größere Streuung aufweisen. Wie erwähnt, beruht die große Streuung auf der Tatsache, daß einige Patienten mit zunehmender SOA wieder in ihrer Leistung abfallen, ein Phänomen, das wir bei KP nicht beobachten konnten und das bisher auch nicht berichtet wurde. Möglicherweise liegt bei Schizophrenen hier ein Unterschied vor, der nicht mit dem „backward masking" zu erklären ist und auf eine Störung der „präattentiven" Informationsverarbeitung hinweist.

Ein Vergleich mit anderen Wahrnehmungsuntersuchungen bei Schizophrenen hilft für die Interpretation unserer Ergebnisse wenig, da in anderen Arbeiten nicht klar zwischen präattentiver und attentiver Wahrnehmung unterschieden wurde. In den von Gaebel et al. (1988) berichteten Untersuchungen mit dem „Suchtest" wurde zwar zwischen „ähnlichen" und „unähnlichen" Zielelementen unterschieden, jedoch ist unähnlich keineswegs mit Texton gleichzusetzen. Die berichteten Suchzeiten von 25 bzw. 30 s sind im Vergleich zu unseren Zeiten sehr lange und deuten darauf hin, daß auch im Falle von Unähnlichkeit serielle und damit gezielte Aufmerksamkeit erfordernde Verarbeitung stattfand.

Zusammenfassend kann gesagt werden, daß unsere Untersuchung Hinweise liefert, daß bereits die präattentive Wahrnehmung Schizophrener verändert sein könnte, zur Absicherung dieser Interpretation sind jedoch noch weitere Beobachtungen sowohl bei Normalpersonen als auch bei Schizophrenen erforderlich.

Literatur

Asarnow RF, MacCrimmon DJ (1982) Attention/information processing, neuropsychological functioning, and thought disorder during the acute and partial recovery phases of schizophrenia: A longitudinal study. Psychiatry Res 7: 309–319
Bergen JR, Julesz B (1983) Parallel versus serial processing in rapid pattern discrimination. Nature 303: 696–698
Braff DL, Saccuzzo DP (1985) The time course of information-processing deficits in schizophrenia. Am J Psychiatry 142: 170–174
Gaebel W, Ulrich G, Frick K (1988) Visuomotorische Suchleistung Schizophrener im akuten und remittierten Zustand. In: Oepen G (Hrsg) Psychiatrie des rechten und linken Gehirns. Deutscher Ärzte-Verlag, Köln, S 80–92
Hurlbert A, Poggio T (1985) Spotlight on attention. Trends Neurosci 8: 309–311
Julesz B (1984) A brief outline of the texton theory of human vision. Trends Neurosci 7: 41–47
Nuechterlein KH, Dawson E (1984) Information processing and attentional functioning in the developmental course of schizophrenic disorder. Schizophr Bull 10: 160–203
Treisman A, Gelade G (1980) A feature-integration theory of attention. Cogn Psychol 12: 97–136

Mapping von EEG und EP unter therapeutischem Schlafentzug bei Patienten mit Major Depression — Erste Ergebnisse

S. KASPER, V. EICHERT, R. HORN, G. HÖFLICH, H.-J. MÖLLER

Einleitung

Gegenüber Basalwertuntersuchungen versprechen pharmakologische oder physiologische Stimulationsmethoden, wie z. B. der therapeutische Schlafentzug, einen besseren Einblick in die Pathophysiologie depressiver Patienten zu geben. Durch den therapeutischen Schlafentzug (SE) kann bei einem Großteil depressiver Patienten ein rasch einsetzender, jedoch teilweise nur vorübergehender antidepressiver Effekt bewirkt werden (Wu u. Bunney 1990). Der dieser psychopathologischen Verbesserung zugrundeliegende psychophysiologische Mechanismus ist jedoch bis jetzt weitgehend ungeklärt. Da beim SE die Psychophysiologie nicht durch zusätzliche Variablen, wie es z. B. eine therapeutisch verabreichte Medikation darstellen würde, verstellt ist, kann er als Modell für zustandsabhängige Veränderungen angesehen werden. Um den Mechanismus der antidepressiven Effektivität des SE aufzudecken, wurden in letzter Zeit auch bildgebende Verfahren, wie die Positron-Emissions-Tomographie (Wu 1991) sowie die Single-Photon-Emissions-Tomographie (Ebert et al. 1991) eingesetzt. Nichtinvasive bildgebende Techniken, durch die die elektrophysiologisch faßbare Funktion des Gehirns mit Hilfe von computergestützten Ableitungen von Oberflächenelektroden erfaßt werden kann (Duffy et al. 1979; Coppola 1982; Maurer 1989) wurden hingegen bis jetzt noch nicht durchgeführt.

Um den pathophysiologischen Mechanismus des therapeutischen SE bei Patienten mit einer Major Depression unter einem elektrophysiologischen Gesichtspunkt näher zu charakterisieren, haben wir im Rahmen einer explorativen Untersuchung erstmals das Mapping des Elektroenzephalogramms (EEG) und der akustisch evozierten Potentiale (AEP, Oddball-Paradigma) eingesetzt.

Methode

Wir untersuchten 6 stationär behandelte Patientinnen (Durchschnittsalter ± SD: 53 ± 14) die nach DSM-III-R als Major Depression und nach ICD-9 als endogene Depression klassifiziert wurden. Die Patienten waren unter einer stabilen antidepressiven Medikation (Steady-state-Bedingungen), die für diese Untersuchung nicht abgesetzt wurde, um Entzugseffekte zu vermeiden. Zur Erzielung des antidepressiven Effektes wurde ein totaler Schlafentzug (40 h) durchgeführt.

Die elektrophysiologischen Ableitungen wurden jeweils zwischen 10 und 12 Uhr am Morgen vor und nach SE mit Hilfe eines kommerziell verfügbaren EEG-Mapping-Systems durchgeführt (B.E.S.T.-System). Dieses System besteht aus zwei vernetzten Hewlett-Packard-Vectra-Micro-Computern, von denen einer als Akquisitionseinheit und der andere als Evaluationseinheit dient (Anderer et al. 1987; Saletu et al. 1987). Die Daten von 19 EEG-Kanälen und 5 Kanälen zur

Registrierung von horizontalen und vertikalen Augenbewegungen wurden nach einer automatischen Artefakterkennungsmethode hinsichtlich der Fast Fourier Transformation (FFT) und der Topographie analysiert. Die Ableitung der akustisch evozierten Potentiale wurde mit Hilfe des Oddball-Paradigmas durchgeführt, wobei binaural 150 niedrige (1 000 Hz) Non-Target- und 30 hohe (2 000 Hz) Target-Sinustöne randomisiert angeboten wurden (Lautstärke 75 dB, Interstimuluszeit 2 s).

Ergebnisse

Beim *Mapping der EEG-Parameter* zeigte sich am Tag nach SE gegenüber der Situation vor SE eine Zunahme der Total-Power (1,5 – 35 Hz). Weiterhin stellten sich folgende charakteristische Veränderungen ein: am Tag nach SE kam es im Vergleich zu den Werten vor SE zu einer Abnahme der Delta-Power (1,5 – 3,5 Hz), die Alpha-Power (8 – 13 Hz) nahm am Tag nach SE zu und breitete sich bei einigen Patienten von einem rechts-okzipitalen Maximum (alle Patienten waren Rechtshänder) auch nach links bzw. frontal aus. Im Theta- sowie Beta-Band zeigten sich keine konsistenten Veränderungen. In Abb. 1 sind die charakteristischen Veränderungen im Alpha-Band dargestellt, die bei einer Patientin, die gut auf SE angesprochen hatte, erhoben wurden.

Die Evaluation der *akustisch evozierten Potentiale* ergab am Tag nach SE im Vergleich zu dem Tag vor SE folgende Charakteristika: Zunahme der Amplituden N1, N2, P300 und eine Abnahme der Amplitude P2 sowie eine Zunahme der Latenzen P2, P300 und eine Abnahme der N1-Latenz.

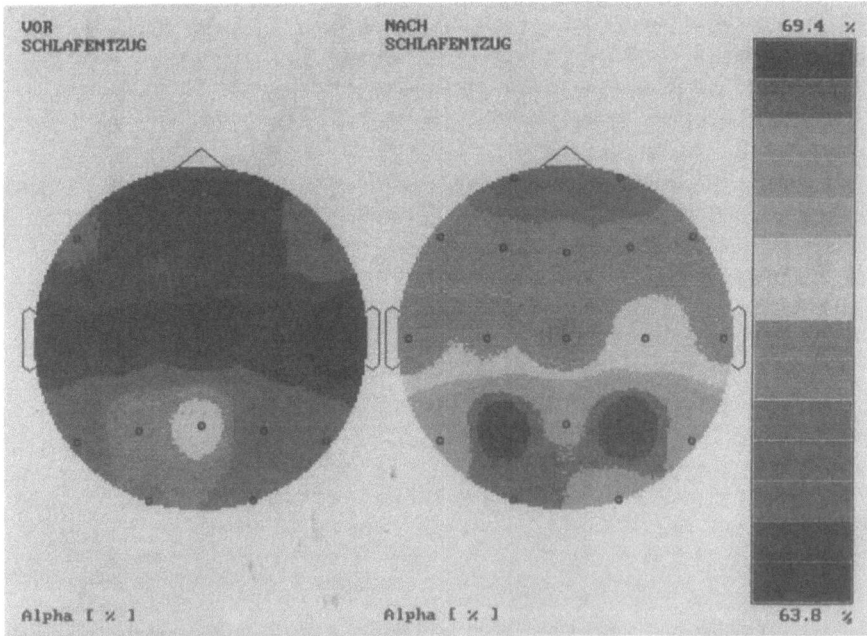

Abb. 1. Veränderungen der relativen Alpha-Power (EEG-Mapping, B.E.S.T.-System) eines 58jährigen Patienten mit einer Major Depression unter therapeutischem Schlafentzug

Die statistische Aufarbeitung der elektrophysiologischen Parameter hinsichtlich des therapeutischen Ansprechens auf den SE wurde aufgrund dieser kleinen Fallzahl nicht unternommen. Es scheint jedoch, daß das Ausmaß des Anstiegs der Total-Power sowie der Alpha-Power in einem Zusammenhang mit dem therapeutischen Ansprechen auf den Schlafentzug steht.

Diskussion

Elektrophysiologische Untersuchungen unter SE haben ihre Ergebnisse bis jetzt meist nur auf die Ableitung von wenigen Elektroden gestützt und dadurch sowohl die Möglichkeit einer topographischen Darstellung als auch der Beurteilung der insgesamt vorliegenden elektrophysiologischen Aktivität nicht miteingeschlossen (Buchsbaum et al. 1981; Kasper et al. 1988). Unsere vorläufigen Ergebnisse an einer kleinen Stichprobe weisen darauf hin, daß bei Patienten mit einer Major Depression unter dem therapeutischen SE parallel zu der klinischen Besserung eine Zunahme der Total-Power und der Alpha-Power auftritt. Bei gesunden Kontrollen konnten dahingegen keine vergleichbaren Veränderungen in diesen Bereichen gefunden werden (Kasper u. Coppola, unveröffentlicht). Diese Veränderungen stehen auch im Gegensatz zu den psychopharmakologischen Effekten von Antidepressiva (Coppola u. Herrmann 1987). Während es unter Antidepressiva zu einer Verminderung der Total- und der Alpha-Power kommt und eine Vermehrung der Delta- und Theta-Power auftritt, haben wir unter SE, die oben beschriebenen, gegenläufigen Veränderungen beobachtet. Neben Fragen zur Grundlagenwissenschaft, wie z. B. der Veränderung der Interhemisphärendifferenz unter Therapie, kann die Untersuchung mit Hilfe des Mappings von EEG- und EP-Parametern im Analogschluß auch dafür herangezogen werden, um ein spezielles Profil von psychotropen Medikamenten zu spezifizieren, die mit dem SE einen raschen antidepressiven Wirkungseintritt teilen. Weiterhin bleibt es an einer größeren Stichprobe zu überprüfen, ob das Ausmaß der Alpha-Aktivierung mit dem therapeutischen Ansprechen auf Schlafentzug assoziiert ist.

Literatur

Anderer P, Saletu B, Kinsperger K, Semlitsch H (1987) Topographic brain mapping of EEG in psychopharmacology – Part I: Methodological aspects. Meth Find Exp Clin Pharmacol 9: 371–384

Buchsbaum MS, Gerner R, Post RM (1981) The effects of sleep deprivation on average evoked responses in depressed patients and in normals. Biol Psychiatry 16: 351–363

Coppola R (1982) Topographic methods of functional cerebral analysis. In: Potvin AR, Potvin JH (eds) Frontiers of engineering in health care. IEEE Press, New York

Coppola R, Herrmann WM (1987) Psychotropic drug profiles: comparisons by topographic maps of absolute power. Neuropsychobiology 18: 97–104

Duffy FH, Burchfiel JL, Lombroso CT (1979) Brain electrical activity mapping (BEAM): A new method for extending the clinical utility of EEG and evoked potential data. Ann Neurol 5: 309–321

Ebert D, Feistel H, Barocka A, Lehfeld H (1991) SPECT bei Schlafentzug – Schlafentzugseffekte im limbischen System. In: Gaebel W, Laux G (Hrsg) Biologische Psychiatrie. (In diesem Buch, S 293)

Kasper S, Katzinski L, Lenarz T, Richter P (1988) Auditory evoked potentials and total sleep deprivation in depressed patients. Psychiatry Res 25: 91–100

Maurer K (1989) Topographic brain mapping of EEG and evoked potentials. Springer, Berlin Heidelberg New York Tokyo

Saletu B, Anderer P, Kinsperger K, Grünberger J (1987) Topographic brain mapping of EEG in psychopharmacology, Part II: Clinical applications (Pharmaco EEG imaging). Meth Find Exp Clin Pharmacol 9: 385–408

Wu JC (1991) Brain imaging and sleep deprivation. Biol Psychiatry 29: 726s

Wu JC, Bunney WE (1990) The biological basis of an antidepressant response to sleep deprivation and relaps: review and hypothesis. Am J Psychiatry 147: 14–21

Ereigniskorrelierte Potentiale (EKP) als Prädiktoren in der Psychiatrie

U. HEGERL, W. M. HERRMANN, H. WULFF*, B. MÜLLER-OERLINGHAUSEN

Einleitung

Systematische Untersuchungen zur prädiktiven Bedeutung der EKP in der Psychiatrie liegen bisher nur bezüglich der klinischen Response auf Psychostimulantien bei hyperkinetischen Syndromen und auf Lithium bei affektiven Psychosen vor (Literaturüberblick s. Hegerl u. Stieglitz 1988, Hegerl u. Herrmann 1990). Von mehreren Autoren wurde berichtet, daß die Amplituden/Stimulusintensitätsfunktion (ASF) sensorisch evozierter Potentiale mit der *symptomsuppressiven*, d. h. der antimanischen oder antidepressiven Lithiumwirkung in Beziehung steht (Literaturüberblick s. Hegerl u. Herrmann 1990). Die Steilheit der ASF, die die Intensitätsabhängigkeit der EKP-Amplituden abbildet, ist interindividuell sehr unterschiedlich und stellt ein zumindest teilweise genetisch festgelegtes individuelles Charakteristikum dar (Buchsbaum 1974).

Vor diesem Hintergrund gingen wir in einer Reihe von Studien der für den Kliniker wichtigen Frage nach, ob die ASF-Steilheit als Prädiktor der *rezidivprophylaktischen* Lithiumwirkung brauchbar erscheint.

In einer Pilotstudie an 28 euthymen, ambulanten Patienten mit affektiven Psychosen, die alle seit mindestens 5 Jahren kontinuierlich lithiumprophylaktisch behandelt worden waren, wiesen Responder (kein stationäres Rezidiv in den letzten 5 Jahren) eine steilere ASF der akustisch evozierten Potentiale (AEP, N1/P2-Komponente) und als weiteres explorativ gefundenes Ergebnis eine kürzere N1-Latenz auf als Non-Responder (Hegerl et al. 1987).

In einer nachfolgenden Studie an gesunden Probanden erwies sich für beide Variablen die Test-Retest-Reliabilität bei erneuter Ableitung nach 3 Wochen als zufriedenstellend (Hegerl et al. 1988). Zudem ließ sich kein wesentlicher Einfluß der Kovariablen Alter und Geschlecht auf die beiden AEP-Variablen feststellen; dies würde die klinische Anwendung erleichtern.

Weiter konnten weder in einer offenen Studie (Hegerl et al. 1990) noch in einer doppelblinden, plazebokontrollierten Studie (unpubliziertes Ergebnis) an jeweils 9 gesunden männlichen Probanden ein Einfluß einer mehrtägigen Lithiummedikation auf die ASF-Steilheit oder die N1-Latenz nachgewiesen werden.

Es wurde nun versucht, die in der Pilotstudie gefundenen Beziehungen zwischen den AEP und der Response auf eine Lithium-Prophylaxe zu replizieren.

---

* Ein Teil der Ergebnisse wurde im Rahmen der Dissertation von Frau H. Wulff gewonnen.

Methode

34 euthyme, ambulante Patienten mit affektiven Psychosen, die seit mindestens 3 Jahren kontinuierlich mit Lithium behandelt worden waren, wurden untersucht. 15 dieser Patienten hatten bereits an der Pilotstudie teilgenommen. Als Responder wurden Patienten bezeichnet, die in den letzten 3 Jahren unter Lithium weder ein ambulantes noch ein stationäres Rezidiv erlitten hatten (Tabelle 1). Die im Vergleich zur Pilotstudie leicht modifizierte AEP-Methode ist anderweitig genauer beschrieben (Hegerl et al. 1989). Es wurden mittels Kopfhörer binaurale Clicks randomisiert in 4 Intensitätsstufen (52, 62, 72, 82 dB HL) angeboten und die Reizantworten getrennt gemittelt. Abgeleitet wurde von C_z, C_3, C_4 sowie 1 cm oberhalb des linken äußeren Lidwinkels, jeweils gegen die zusammengeschalteten Mastoidelektroden. Alle Antworten nach einem Click wurden verworfen, wenn in einem der 4 Kanäle Amplituden von $>50\,\mu V$ auftraten. Die ASF-Steilheit wurde als Anstieg einer Regressionsgeraden berechnet, die durch die 4 Amplitudenwerte (N1/P2-Amplitude) zu den 4 Intensitätsstufen gelegt wurde.

Tabelle 1. Vergleich von Respondern und Non-Respondern hinsichtlich klinischer Variablen

	Responder	Non-Responder
n	19	15
Geschlecht		
− weiblich	11	12
− männlich	8	3
Alter	50,9 ± 14,5	51,6 ± 13,8
Lithiumplasmaspiegel (mmol/l)	0,75 ± 0,12	0,65 ± 0,14
Zusätzliche Medikamente		
− Neuroleptika (NL)	1	2
− Antidepressiva (AD)	1	1
− NL + AD	0	1
− Andere	8	5
Diagnosen		
− bipolar	15	10
− unipolar	4	2
− schizoaffektiv	0	3

Ergebnisse und Beurteilung

Es fand sich erneut für alle Ableiteorte eine steilere ASF der N1/P2-Komponente bei den Respondern (C_z: 2,1 ± 1,0; C_3: 1,4 ± 0,7; C_4: 1,6 ± 0,7 µV/10 dB) als bei den Non-Respondern (C_z: 1,4 ± 1,1; C_3: 0,8 ± 0,8; C_4: 1,0 ± 0,7 µV/10 dB; Abb. 1). Der Gruppenunterschied in der ASF-Steilheit ließ sich varianzanalytisch (Meßwiederholungsfaktor ‚Ableiteort') auf dem 5%-Niveau sichern. Wenn nur die 19 neu untersuchten Patienten betrachtet wurden, so ergab sich die gleiche, auf dem 5%-Niveau jedoch nicht signifikante Tendenz.

Bezüglich der N1-Latenz konnte die Beziehung zur Lithium-Response nicht repliziert werden. Dies kann Ausdruck der veränderten Methodik sein, kann aber auch bedeuten, daß der in der Pilotstudie gefundene Zusammenhang ein Zufallsergebnis war.

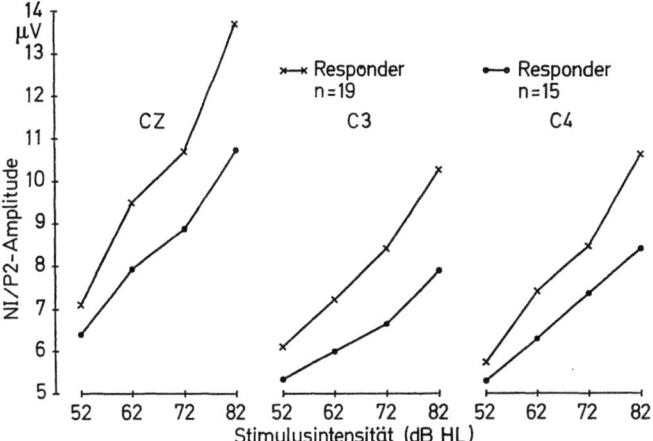

Abb. 1. Dargestellt ist die Amplituden/Stimulusintensitätsfunktion (ASF) für Responder und Non-Responder auf eine rezidivprophylaktische Lithiumbehandlung. Bei Lithiumrespondern ist die Amplitudenzunahme mit Zunahme der Stimulusintensität signifikant größer (steilere ASF) als bei Non-Respondern

Hinsichtlich der ASF-Steilheit ist zusammenfassend zu sagen, daß sich der in der Pilotstudie gefundene Zusammenhang zwischen steiler ASF und guter rezidivprophylaktischer Lithiumresponse bestätigt hat. Da diese Variable eine brauchbare Test-Retest-Reliabilität aufweist und durch Kovariablen wie Alter, Geschlecht und Lithiummedikation nicht wesentlich beeinflußt wird, könnte sie als ein klinisch einsetzbarer Prädiktor für die Therapieplanung Bedeutung gewinnen. Die Datenbasis unserer prospektiven Studie ist bisher zu schmal, um den prädiktiven Wert der ASF-Steilheit für den Kliniker weiter belegen zu können. Neben dem praktischen Aspekt ist das Ergebnis von theoretischer Bedeutung, da einerseits eine steile ASF, wie sie bei Lithiumrespondern gefunden wurde, mit niedriger kortikaler serotonerger Aktivität in Verbindung gebracht wurde (Hegerl et al. 1991), Lithium andererseits eine serotoninagonistische Wirkung zukommt (Müller-Oerlinghausen 1985).

Literatur

Buchsbaum MS (1974) Average evoked response and stimulus intensity in identical and fraternal twins. Physiol Psychol 2: 365–370

Hegerl U, Stieglitz RD (1988) Prädiktor-Forschung in der Psychiatrie — Neurophysiologische Beispiele. Nervenarzt 59: 215–222

Hegerl U, Herrmann WM (1990) Event-related potentials and the prediction of differential drug response in psychiatry. Neuropsychobiology 23: 99–108

Hegerl U, Ulrich G, Müller-Oerlinghausen B (1987) Auditory evoked potentials and response to lithium prophylaxis. Pharmacopsychiatry 20: 213–216

Hegerl U, Prochno I, Ulrich G, Müller-Oerlinghausen B (1988) Are auditory evoked potentials suitable for predicting the response to lithium prophylaxis? A study on the effects of repeated measurement, age, gender, and personality on the amplitude/stimulus intensity function in healthy volunteers. Pharmacopsychiatry 21: 329–330

Hegerl U, Prochno I, Ulrich G, Müller-Oerlinghausen B (1989) Sensation seeking and auditory evoked potentials. Biol Psychiatry 25: 179–190

Hegerl U, Herrmann WM, Ulrich G, Müller-Oerlinghausen B (1990) Effects of lithium on auditory evoked potentials in healthy subjects. Biol Psychiatry 27: 555–560

Hegerl U, Juckel G, Rao ML, Müller-Oerlinghausen B (1991) Blood serotonin and auditory evoked potentials under fluvoxamine challenge and phototherapy. In: Cassano GB, Akiskal HS (eds) Serotonin-related psychiatric syndromes: clinical and therapeutic links. Royal Society of Medicine Services Limited (London) 163–170

Müller-Oerlinghausen B (1985) Lithium long-term treatment – does it act via serotonin? Pharmacopsychiatry 18: 214–217

SPECT bei Schlafentzug — Schlafentzugseffekte im limbischen System

D. Ebert, H. Feistel, A. Barocka, H. Lehfeld

Einleitung

Zur Frage des antidepressiven Wirkmechanismus des therapeutischen Schlafentzuges wurde in der vorliegenden Studie untersucht, ob sich bei affektiven Psychosen in den limbischen Arealen und den damit verbundenen Hirnregionen mit ^{99m}Tc-HMPAO-SPECT Änderungen der relativen regionalen Hirnperfusion nach Schlafentzug nachweisen lassen.

Methode

Untersucht wurden 10 Patienten mit Major Depression, melancholischer Typus, diagnostiziert nach DSM-III-R und 8 gesunde Kontrollpersonen. Die beiden Gruppen unterschieden sich nicht bezüglich Alter unf Geschlechtsverteilung. Beide Gruppen waren nicht mediziert (seit mindestens 14 Tagen). Alle Probanden wurden zwischen 8 und 10 Uhr morgens mit ^{99m}Tc-HMPAO-SPECT unter Ruhebedingungen untersucht, die depressive Gruppe ein zweites Mal unter gleichen Bedingungen 48 h später nach Absolvierung eines Schlafentzugs (SE). Schlafentzugsresponder (SER) sollten sowohl nach klinischem Urteil gebessert sein als auch eine Reduktion um 50% auf der Hamilton-Skala zeigen. Zur semiquantitativen Auswertung der SPECT-Bilder wurde für die einzelnen Hirnregionen ein regionaler Perfusionsindex RPI (Verhältnis der Impulse einer Region zu den Impulsen des gesamten Gehirns) gebildet. Untersuchungsmethode und Datengewinnung sind an anderer Stelle ausführlich dargestellt (Feistel et al. 1989). Vor- und Nachteile der Untersuchung von RPIs als relatives Maß der Hirnperfusion sind ebenfalls an anderer Stelle diskutiert (Musalek et al. 1988). Für die vorliegende Untersuchung wurden die mit dieser Methode erfaßbaren Areale des limbischen Systems ausgewertet: HI (Hippocampus, Parahippocampus, Amygdala), IF (basaler frontoorbitaler Kortex, basale Anteile des Gyrus cingularis), TH (Thalamus), BG (Corpus striatum). Die Gruppen wurden mit Varianzanalyse und post hoc mit t-Tests vor Schlafentzug verglichen, die RPIs der Patientengruppe nach Schlafentzug wurden erneut mit den Basalwerten der Kontrollen verglichen, um eine „Normalisierung" von abweichenden Perfusionsmustern depressiver Patienten nach SE zu evaluieren.

Ergebnisse

Fünf Patienten waren Schlafentzugsresponder (SER). Die RPIs der SER basal und nach SE im Vergleich zu Kontrollen zeigt Tabelle 1. SER waren relativ hyperaktiv in allen Arealen, teilweise signifikant auf dem 1%-Niveau. Nach SE zeigte sich keine relative Hyperperfusion mehr in IF, eine Abnahme der Hyperperfusion in HI (5%-Niveau). In BG nahm die Hyperfusion zu. Schlafentzugsnonresponder (SENR) zeigten basal im Vergleich zu Kontrollen nur im Areal BG eine Hyperperfusion, die

Tabelle 1. Durchschnittliche RPIs der Respondergruppe vor und nach Schlafentzug im Vergleich zu Kontrollpersonen

Hirnregion	Responder				Kontrollen	
	re	li	re	li	re	li
	vor SE		nach SE			
HI	93,0[2]	90,2[1]	81,2	89,0[1]	84,0	85,4
IF	102,4[2]	102,4[2]	94,6	96,4	86,4	87,0
TH	92,4	91,8	93,2	92,0	89,6	90,3
BG	100,6	100,4	101,8[1]	103,2[1]	96,6	98,0

t-test (2seitig) Responder gegen Kontrolle 1 = $p < 0,05$ 2 = $p < 0,01$

sich nach Schlafentzug zurückbildete, ansonsten unterscheiden sie sich nicht von den Kontrollpersonen.

Diskussion

Die dargestellten Areale sind untereinander verbunden und bilden die sog. limbische Schleife, die an der Regulation und am Ausdruck von Emotionen und deren viszeralen und humoralen Komponenten beteiligt sein soll (Martin 1989). SER waren in diesem System relativ hyperaktiv vor allem in HI und IF, nach Schlafentzug „normalisierte" sich dieses Muster in IF, teilweise in HI. In BG erzeugte Schlafentzug eine relative Aktivitätszunahme. SENR zeigten dieses Verhalten im Vergleich zu Kontrollen nicht oder nur in sehr geringer Ausprägung. Die Befunde in IF bzw. BG sind vereinbar mit einer „Herabregulation" cholinerger bzw. „Heraufregulation" dopaminerger Übertragung durch SE in diesen Arealen, allerdings können aus Perfusionsstudien keine Rückschlüsse auf einzelne Transmittersyteme gezogen werden. Befunde, daß isolierte Reizung des frontoorbitalen basalen Kortex Schlaf induziert und die der mesolimbischen Areale Hyperexzitation (Morgane u. Stern 1974) lassen allerdings die vorläufige weiter zu überprüfende Hypothese zu, daß bei Depressiven mit positiver Wirkung von Schlafentzug Schlaf und Wachheit induzierende Gehirnareale gleichzeitig stark aktiviert sind, möglicherweise im Sinne einer Phasenverschiebung, und durch Schlafentzug auf einem niedrigeren Aktivierungsniveau wieder ins Gleichgewicht gebracht werden können.

Literatur

Feistel H, Stefan H, Platsch G et al. (1989) Tc-99m-HMPAO-SPECT during seizures of focal epilepsie. In: Schmidt HE, Goraggi GL (eds) Nuclearmedicine. Schattauer, Stuttgart
Martin JH (1989) Neuroanatomie. Elsevier, Amsterdam
Musalek KM, Podreka I, Suess E et al. (1988) Neurophysiological aspects of auditory hallucinations. Psychopathology 21: 275–280
Morgane PJ, Stern WC (1974) Chemical anatomie of brain circuits in relation to sleep and wakefullness. In: Weitzmann ED (ed) Advances in sleep research. Spectrum, New York

Dynamik zerebraler Perfusionsänderungen im Schlaf

G. Hajak, J. Klingelhöfer, M. Schulz-Varszegi, G. Matzander, B. Conrad, E. Rüther

Einführung

Polysomnographien erfassen den Schlaf als einen Zustand sich dynamisch ändernder Hirnfunktionen. Änderungen des zerebralen Metabolismus und der zerebralen Perfusion korrespondieren mit der zugrundeliegenden Hirnaktivität. Die Messung der zerebralen Durchblutung ermöglicht daher Einblicke in Regulationsmechanismen der Hirnfunktion. Die zur Untersuchung der zerebralen Perfusion im Schlaf des Menschen üblicherweise eingesetzten Isotopentechniken (Heiss et al. 1985) besitzen allerdings eine zu geringe Zeitauflösung, um die elektroenzephalographisch sichtbaren schnellen physiologischen Schwankungen im Schlaf zu erfassen. Mit einer modifizierten Methode der transkraniellen Doppler-Sonographie (TCD) (Aaslid et al. 1982) lassen sich dagegen während der gesamten Schlafperiode sekundenschnelle Änderungen der zerebralen Perfusion aufzeichnen.

Methodik

Zwölf gesunde männliche Probanden (Alter 25–34 Jahre) wurden mit einem modifizierten computergestützten Dopplersystem (EME TC 2-24 B) während 12 nächtlicher Polysomnographien untersucht. Eine spezielle Schallkopfanbringung ermöglichte die kontinuierliche Aufzeichnung der Flußgeschwindigkeit der rechten A. cerebri media. Zur graphischen Darstellung und zur statistischen Auswertung wurden 30-s-Epochen der mittleren Flußgeschwindigkeit (MFG) berechnet.

Ergebnisse

Die Abb. 1 zeigt den Verlauf der MFG sowie das Schlafprofil eines Probanden und veranschaulicht Phänomene, die statistisch für alle Probanden gesichert werden konnten.

Die MFG nimmt im ersten Schlafzyklus mit zunehmender Schlaftiefe des Non-rapid-eye-movement-Schlafes (Non-REM-Schlafes) allmählich ab (Abb. 1a). Im Verlauf der folgenden Schlafzyklen sinkt das mittlere Niveau der MFG unabhängig vom Schlafstadium weiter. Änderungen der MFG bei Schlafstadienwechsel sind hier deutlich geringer ausgeprägt als im ersten Zyklus oder fehlen (Abb. 1d, f). Der Non-REM-Schlaf zeigt allmähliche Änderungen und geringe Schwankungen der MFG. Abrupte Anstiege und starke Schwankungen der MFG kennzeichnen dagegen den REM-Schlaf (Abb. 1e, g, h). Erfolgt ein Erwachen aus dem Tiefschlaf, bleibt die MFG un-

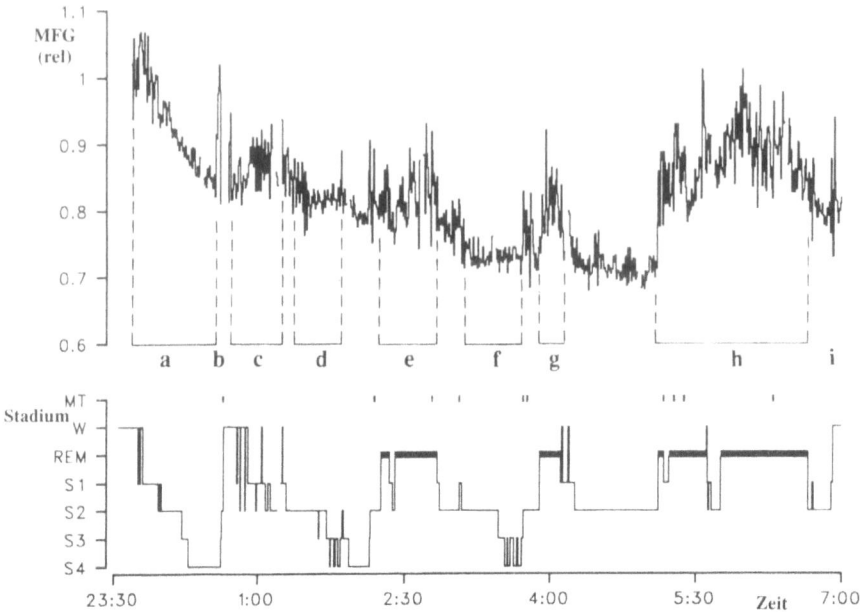

Abb. 1a–i. Relative mittlere Flußgeschwindigkeit (MFG) der A. cerebri media und Schlafprofil eines Probanden (*a* progressive MFG-Reduktion; *b, i* Bewegungsartefakt; *c* reduzierte MFG während des Erwachen; *d, f* „Überlappungseffekt" von Stadium II zu SWS; *e, g, h* erhöhte MFG im REM-Schlaf)

ter den Werten des abendlichen Wachzustandes (Abb. 1 c). Das gleiche geschieht beim morgendlichen Erwachen, wobei das Erreichen von Tages-Normalwerten der MFG zumeist mehr als eine halbe Stunde dauert.

Diskussion

Ein Absinken der MFG mit zunehmender Schlaftiefe im ersten Zyklus und der Anstieg der MFG im REM-Schlaf implizieren eine Kopplung von hirnelektrischer Aktivität und zerebraler Perfusion, wie es auch andere Meßverfahren zeigen (Buchsbaum et al. 1989; Meyer et al. 1987). Dopplersonographisch erfaßbare niedrige Werte und geringe Schwankungen der MFG im Non-REM-Schlaf weisen auf eine verminderte neuronale Aktivität und hohe Stabilität der funktionellen Regulation hin. Der Anstieg und starke Fluktuationen der MFG im REM-Schlaf können im Sinne einer erhöhten neuronalen Aktivität und regulativen Instabilität in dieser Schlafphase interpretiert werden. Im weiteren Schlafverlauf läßt die kontinuierliche Langzeitaufzeichnung der MFG eine Entkopplung von hirnelektrischer Aktivität und zerebraler Perfusion erkennen. Dabei sinkt die MFG unabhängig vom Schlafstadium, MFG-Veränderungen bei einem Schlafstadien-Wechsel im Non-REM-Schlaf sind gering ausgeprägt oder fehlen, ebenso bleibt die MFG bei einem Erwachen unterhalb des Tages-Normalwertes. Diese

Befunde stützen die Kritik am Konzept einer engen Kopplung von zerebraler Perfusion und Hirnfunktion (Lou et al. 1987). Als Ursachen der Entkopplung von hirnelektrischer Aktivität und Flußgeschwindigkeit können Interferenzen von neurogenen und metabolischen Steuerungsmechanismen (Lou et al. 1987) oder der Einfluß peripherer Kreislaufparameter diskutiert werden. Ebenso könnte eine unterschiedliche Lokalisation der die elektroenzephalographischen Parameter des Schlafes generierenden Hirnstrukturen und der die zerebrale Perfusion der A. cerebri media bestimmenden neuronalen und metabolischen Veränderungen für diese Entkopplung verantwortlich sein. In Zukunft bietet sich die kombinierte Anwendung von TCD und differenzierten polysomnographischen Verfahren, wie z. B. der kontinuierlichen Blutdruckmessung, zur Klärung dieses Sachverhaltes an.

Literatur

Aaslid R, Markwalder TM, Nornes H (1982) Noninvasive transcranial Doppler ultrasound recording of flow velocity in basal cerebral arteries. J Neurosurg 57: 769–774

Buchsbaum MS, Gillin JC, Wu J, Hazlett E, Sicotte N, Dupont RM, Bunney WE jr (1989) Regional cerbral glucose metabolic rate in human sleep assessed by positron emission tomography. Life Sci 45: 1349–1356

Heiss WD, Pawlik G, Herholz K, Wagner R, Wienhard K (1985) Regional cerebral glucose metabolism in man during wakefulness, sleep, and dreaming. Brain Res 327: 362–366

Lou HC, Edvinsson L, MacKenzie ET (1987) The concept of coupling blood flow to brain function: Revision required? Ann Neurol 22: 289–297

Meyer JS, Ishikawa Y, Hata T, Karacan I (1987) Cerebral blood flow in normal and abnormal sleep and dreaming. Brain Cogn 6: 266–294

Aufmerksamkeitsregulation Schizophrener beim selektiven Hören unter Berücksichtigung von Lateralität und Psychopathologie

G. HEIM, R. COHEN

Einleitung

Aufmerksamkeit betrifft die willentliche Kontrolle automatischer neuraler Prozesse (Posner u. Petersen 1990). Erhöhte „Ablenkbarkeit" Schizophrener kann durch Störungen [„Arousal" (Gjerde 1983), „hemispheric imbalance" (Gruzelier 1985)] automatischer Prozesse zustandekommen und ein „Zeichen" (Alpert 1985) positiver Symptomatik sein (Harvey et al. 1986). Kontrollierende Funktionen wären dann sekundär beeinträchtigt. Aufmerksamkeitsfunktionen könnten aber auch primär (Early et al. 1989) oder im Zusammenhang mit der Entstehung von Negativsymptomatik gestört sein (Nuechterlein u. Dawson 1984). Eher automatische Prozesse (Entdeckung von Sprachsignalen) sind mit Hilfe eines hier verwendeten akustischen Signalentdeckungsparadigmas von mehr kontrollierten Funktionen der Aufmerksamkeit (hier: räumliche Orientierung des Fokus) unterscheidbar. Im besonderen wurde untersucht, ob Schizophrene schon beim Heraus„filtern" eines relevanten Sprechers bzw. „Ausblenden" eines im gleichen Halbraum konkurrierenden irrelevanten Sprechers ablenkbarer sind (ein Vorgang, der sich auf automatische Prozesse, z. B. die perzeptive Gruppierung der Schallereignisse, stützt) oder ob erst für die Reaktion bedeutsame Information von seiten des irrelevanten Sprechers den Selektionsprozeß („pigeon-holing") beeinträchtigt.

Methode

Untersuchungsmaterial: Alle 3 s wird ein Zahlenpaar (digitalisierte und synchronisierte natürliche Sprachabschnitte; Dauer: durchschnittlich 350 ms) von räumlich getrennten Schallquellen aus (vorne und seitlich) unilateral über Kopfhörer binaural präsentiert. Für jeden Durchgang markiert ein Vorsignal (Rechteckton 280 Hz; Dauer: 300 ms; freies Intervall: 50 ms) die räumliche Position einer der beiden Schallquellen.
Aufgabe: Es ist nur die Schallquelle mit Vorspiel zu fokussieren und nur bei Vorkommen der Signalzahl „Neun" eine Reaktionstaste zu drücken. Abhängige Variablen: Reaktionszeit, Treffer, falsche Alarme.
Design: Es werden drei experimentelle Faktoren realisiert. 1. HALBRAUM: die Aufgaben werden entweder ‚Rechts' oder ‚Links' vorgegeben; über die Schallquellen (vorne, seitlich) wird gemittelt. 2. ABLENKUNG: in der Hälfte der Durchgänge können Signale („Neun") auch von der Schallquelle ohne Vorsignal kommen (‚mit' vs. ‚ohne semantische Distraktoren'). 3. AUFMERKSAMKEITSANFORDERUNG: über eine Serie von Durchgängen markiert das Vorsignal entweder immer dieselbe Schallquelle (‚Aufrechterhaltung' des Fokus) oder alterniert zufällig zwischen den beiden Schallquellen (‚Wechsel' des Fokus).
Vorgehen: Jedem Probanden wird die Aufgabe unter allen $2 \times 2 \times 2 = 8$ Bedingungskombinationen (480 Durchgänge, dazu 180 Übungsdurchgänge) gestellt, die Reihenfolge wird ausbalanciert.

Anzahl der Zielsignale: 128; Anzahl der Ablenkersignale: 32. Die varianzanalytische Auswertung erfolgt über reziproktransformierte Mediane der Reaktionszeiten (ms), arc-sin-transformierte Trefferraten bzw. Falsche-Alarmraten in den einzelnen Bedingungskombinationen.

Probanden: 16 gesunde und 24 schizophrene Männer, nach Alter (Ges.: 29 J., Schiz.: 27,5 J.), Händigkeit (konsist. Rechtshänder: 56% Ges., 71% Schiz.) und Schulbildung (mit Abitur: 63% Ges., 46% Schiz.) vergleichbar. Alle Schizophrenen waren neuroleptikamediziert, die Aufnahmediagnosen wurden nach DSM-III-R gegengeprüft (8 desorganisiert; 3 paranoid; 12 undifferenziert; 1 schizoaffektiv). Ausschlußkriterien: Hörminderung um mehr als 30 dB (audiometrisches Screening), kein Hauptschulabschluß, Schwachsinn, Alkohol- bzw. Drogenabhängigkeit, bekannte hirnorganische Schädigung, mangelnde Testierfähigkeit, Unterbringung nach PsychKG.

Symptomatik: Halbstandardisiertes Video-Interview (30–45 min) zur Zeit der experimentellen Untersuchung, unabhängiges Rating durch zwei nicht am Experiment beteiligte, klinisch erfahrene Beurteiler. Beurteilungsinstrumente: PANSS (Kay et al. 1986), SANS (Andreasen 1983), BPRS (Overall u. Gorham 1986).

Ergebnisse

Schizophrene sind generell (dschn. um 140 ms) langsamer als Gesunde, ihre Entdeckungsleistungen (93%) sind insgesamt geringfügig niedriger als die der Gesunden (96%), sie reagieren jedoch häufiger falsch-positiv (2% vs. 0,5%). Alle drei globalen Leistungsparameter korrelieren mit klinisch beurteilten (SANS)Aufmerksamkeitsdefiziten ($r(22) > 0,34$, $p < 0,05$). Nur wenn Ablenker (irrelevanter Sprecher sagt auch „neun") auf der rechten Seite vorkommen können, wirkt sich das auf die Reaktionszeit der Schizophrenen stärker aus als auf die der Gesunden (Interaktion GRUPPE×HALBRAUM×ABLENKUNG: $F(1,38) = 8,68$, $p < 0,01$), sie ist hier bei den Patienten rechts signifikant länger als links ($t(23) = 2,08$, $p < 0,05$, zweis.), nicht bei Gesunden ($t(15) = 0,90$, n.s.). Treffer und falsche Alarme unterscheiden sich rechts und links in beiden Gruppen nicht. Der Reaktionszeitzuwachs rechts korreliert bei den Schizophrenen mit „Alogie" (SANS): $r(22) = 0,52$, $p < 0,01$. Beide Gruppen reagieren auf erhöhte Aufmerksamkeitsanforderungen, bei den Reaktionszeiten ($F(1,38) = 63,47$, $p < 0,001$) und Treffern ($F(1,38) = 21,34$, $p < 0,001$) in vergleichbarer Weise: Aufrechterhaltung ist leichter als Wechsel.

Positivsymptomatik (PANSS) korreliert nur mit dem Zuwachs der Reaktionszeit rechts im Vergleich zu links $r(22) = 0,51$, $p < 0,01$, auch nach Entfernung des linearen Einflusses der Händigkeit (Partialkorr.(22) = 0,66, $p < 0,01$) und sogar dann, wenn nur die Reaktionszeiten unter der Bedingung ohne semantische Ablenker herangezogen werden ($r(22) = 0,54$, $p < 0,01$). Mit Treffern und falschen Alarmen ergaben sich hier keine Zusammenhänge.

Diskussion

Hinsichtlich automatischer akustischer Aufmerksamkeitsfunktionen unterscheiden sich Schizophrene nicht wesentlich von Gesunden, beide Gruppen scheinen im linken wie im rechten Halbraum erleichternde „Filter"-Strategien anzuwenden, wenn sie sich nur auf einen von zwei konkurrierenden Sprechern konzentrieren (d. h. „Aufrechterhaltung" gegenüber „Wechsel") sollen (Harris u. Benedict 1990). Erst wenn semantische Ablenker vorkommen können („Zielsignal" kommt vom nicht zu beachtenden Sprecher) und auch nur dann, wenn diese rechts vorkommen, kommt es bei den Patienten zu einer im Vergleich zu Gesunden überproportionalen Verzögerung der motorischen Reaktion auf das Signal. Offenbar ist die *Kontrolle* über die räumliche Orientierung der Aufmerksamkeit (Ortung des relevanten Sprechers an Hand eines nonverbalen Vorsignals) bei vorrangig linkshemisphärischer Stimulation störbarer (Posner et al. 1988), z. B. durch Intrusionen von seiten des irrelevanten Sprechers (Spring et al. 1989). Der korrelative Zusammenhang dieses größeren unilateralen Reaktionszeitzuwachses mit Alogie (SANS) könnte eine pathologische Veränderung kontrollierender Funktionen aufgrund gestörter Informationsverarbeitung zum Ausdruck bringen, Sprachverarmung stünde dann im „Übergang" zwischen manifester „psychotischer Desorganisation" (z. B. Zerfahrenheit) und „psychomotorischer Verarmung" (Gross 1989; Liddle 1987). Dagegen dürfte die Korrelation der lateralen Reaktionszeitasymmetrie mit Positivsymptomatik, die auch bei geringerer Anforderung an die Kontrolle der räumlichen Orientierung (es sind keine Ablenker zu erwarten) besteht, in erster Linie für eine zustandsabhängige („arousal", „hemispheric imbalance") Störung automatischer Prozesse sprechen (Gruzelier 1985).

Literatur

Alpert M (1985) The signs and symptoms of schizophrenia. Compr Psychiatry 26: 103–112
Andreasen NC (1983) SANS. Beurteilung der Minussymptomatik (deutsche Übersetzung von G. Pakesch, LMU München)
Early TS, Posner MI, Reiman EM, Raichle ME (1989) Left striato-pallidal hyperactivity in schizophrenia, Part II: Phenomenology and thought disorder. Psychiatr Dev 2: 85–121
Gjerde PF (1983) Attentional capacity dysfunction and arousal in schizophrenia. Psychol Bull 93: 57–72
Gross G (1989) The "basic" symptoms in schizophrenia. Br J Psychiatry 155 (Suppl 7): 21–25
Gruzelier J (1985) Schizophrenia. Central nervous system signs in schizophrenia. In: Frederics JAM (ed) Handbook of clinical neurology, Vol 2(46). Elsevier, Amsterdam, pp 167–182
Harris AE, Benedict RHB (1990) Consideration of pigeon-holing and filtering as dysfunctional attention strategies in schizophrenia. Br J Clin Psychol 29: 23–35
Harvey PD, Walker E, Wielgus MS (1986) Psychological markers of vulnerability to schizophrenia: research and future directions. Prog Exp Pers Res 14: 231–276
Kay SR, Opler LA, Fiszbein A (1986) PANSS. Positive and Negative Syndrome Scale (deutsche Übersetzung von G. Heim, FU Berlin 1987)
Liddle PF (1987) The symptoms of chronic schizophrenia. A re-examination of the positive-negative dichotomy. Br J Psychiatry 151: 145–151
Nuechterlein KH, Dawson ME (1984) Information processing and attentional functioning in the developmental course of schizophrenic disorders. Schizophr Bull 10: 160–203
Overall JE, Gorham DR (1986) BPRS. Brief Psychiatric Rating Scale (deutsche Übersetzung in CIPS)
Posner MI, Petersen SE (1990) The attention system of the human brain. Ann Rev Neurosci 13: 25–42
Posner MI, Early TS, Reiman E, Pardo PJ, Dhawan M (1988) Asymmetries in hemispheric control of attention. Arch Gen Psychiatry 45: 814–821
Spring B, Lemon M, Weinstein L, Haskell A (1989) Distractability in schizophrenia: state and trait aspects. Br J Psychiatry 155 (Suppl 7): 63–68

Untersuchung zur Informationsverarbeitung Schizophrener mit Hilfe einer visuo-manu-motorischen Regelaufgabe

V. EICHERT, J. KLOSTERKÖTTER, H.-J. MÖLLER

Einleitung

Die Frage nach den biologischen Rahmenbedingungen psychiatrischer Erkrankungen beinhaltet u. a. auch die Frage nach den Grenzen von Informationsverarbeitung und Verhalten, wie sie bereits physiologischerweise nachweisbar sind, verstärkt jedoch unter den Bedingungen einer neuropsychiatrischen Erkrankung manifest werden.

Für einen diesbezüglich quantitativen Zugang besonders interessant ist das Reglermodell der Informationsverarbeitung, welches Informationsverarbeitung und -übertragung durch das menschliche ZNS in formaler Analogie zu Prozessen in informationsverarbeitenden Strukturen technischer Herkunft betrachtet (Oppelt u. Vossius 1970). Ein wichtiges Qualitätsmerkmal ist dabei die Fähigkeit, ein am Eingang, d. h. der sensorischen Seite anliegendes Signal möglichst unverfälscht am Ausgang, d. h. auf der motorischen Seite wieder auszugeben. Im Rahmen einer explorativen Untersuchung gingen wir der Frage nach, ob postakute schizophrene Patienten ein quantitativ schlechteres Signal-Übertragungsverhalten aufweisen als Gesunde und inwieweit ein Zusammenhang zwischen dem Ausmaß eventueller Funktionseinbußen und dem Schweregrad des aktuellen psychopathologischen Syndroms besteht.

Material und Methode

Untersucht wurden 15 postakute schizophrene Patienten (Z. n. ICD9: 295,3) mit Negativ- und Basissymptomatik sowie 15 gesunde Probanden. 13 der Patienten erhielten zum Zeitpunkt der Untersuchung Standard-Neuroleptika in unterschiedlicher Dosis, z. T. in Depotform, 2 Patienten waren medikamentenfrei (Tabelle 1).

Tabelle 1. Stichprobenmerkmale ($\overline{X}$, SD)

	Postakut Schizophrene (n = 15)	Kontrollgruppe (n = 15)
Alter (Jahre)	30,8 ± 8,0	29,7 ± 6,3
Geschlecht	männlich	männlich
VAS-Score	62,2 ± 28,5	86,3 ± 16,0
BPRS-Score	38,6 ± 10,3	
CGI-Score	4,7 ± 0,96	
Händigkeit	14 Rechtshänder	12 Rechtshänder
(Annett)	1 Ambidexter	3 Linkshänder
CPZ-Äquiv./Tag	406,8 ± 325,5	

Die visuo-manu-motorische Regelaufgabe bestand darin, über einen leichtgängigen Hebel mit der rechten Hand ein Nachführsignal in Form eines Pfeiles so dicht wie möglich an einem horizontal sich stochastisch bewegenden Vorgabesignal in Form eines Kreuzes zu halten (Kriebitzsch et al. 1978). Beide Signale wurden auf einem 14″ PC-Monitor dargeboten, der Abstand Nasenspitze−Monitoroberfläche betrug 110 cm, der Blickwinkel bei max. Signalauslenkung ±6,5°. Zur Einübung absolvierte jeder Versuchsteilnehmer zunächst einen 65 s Probelauf. Dem folgte nach einer Pause von 3 min der eigentliche Versuchsdurchgang mit 4 Abschnitten von je 65 s, die lückenlos aufeinander folgten. Abschnitt 1 und 3 mit schnellerer sowie Abschnitt 2 und 4 mit langsamerer Geschwindigkeit des Vorgabesignals waren identisch. Vorgabe- und Nachführsignal wurden on-line mit einer Abtastrate von 128 Hz digitalisiert, dies ergab bei einer Untersuchungsdauer von insgesamt 260 s zwei Datensätze von je 33 280 ASCII-Werten. Als Zielgröße und als Maß für die Güte des Übertragungsverhaltens wurde daraus mittels der RMS-Methode (Allen et al. 1990; Ross et al. 1988) ein Wert pro 65 s errechnet, was einer Datenreduktion um den Faktor 16 640 entspricht. Abschließend resultierten 4 Werte pro Versuchsteilnehmer, die in die statistische Analyse eingingen (SPSS/PC+, Version 3.0). Das Signifikanzniveau für die Produkt-Moment-Korrelationen nach Pearson wurde einseitig berechnet.

Ergebnisse

Für alle Abschnitte ist der mittlere RMS-Fehler (%) in der Gruppe der Schizophrenen signifikant größer als in der Kontrollgruppe. Der größte Unterschied ergibt sich für die Versuchsabschnitte 1 und 3 mit einer um den Faktor 1,43 schlechteren Nachführleistung (Tabelle 2). Diskriminanzanalytisch werden auf der Basis des mittleren RMS-Fehlers pro Versuchsabschnitt zwischen 73,33 und 86,7% der Versuchsteilnehmer richtig der jeweiligen Gruppe zugeordnet (Tabelle 3). Der höchste Diskriminanzeffekt er-

Tabelle 2. RMS-Fehler (%) und Unterschiedsfaktor (S/K) pro Versuchsabschnitt

		I	II	III	IV
Kontrollen	X	22,12	31,20	25,34	32,18
(n = 15)	SD	3,24	4,16	5,59	4,40
Postakut	X	31,60	40,23	36,15	42,41
Schizophrene	SD	7,08	6,82	8,51	10,56
(n = 15)					
S/K		1,43	1,29	1,43	1,32
Kruskal-Wallis-Test	p	0,0001	0,001	0,0005	0,0042

Tabelle 3. Prozentualer Anteil der diskriminanzanalytisch auf der Basis des mittleren RMS-Fehlers pro Abschnitt richtig erfolgten Gruppenzuordnung

Abschnitt	I	II	III	IV
(%)	76,67	83,33	86,70	73,33
Wilks' Lambda	0,56	0,59	0,62	0,70
Equivalent F	22,54	19,14	16,88	11,95
p	0,0001	0,0002	0,0003	0,0018

gibt sich für Versuchsabschnitt 3 (höhere Aufgabenanforderung mit evtl. Ermüdungseffekt bei Meßwiederholung). Dabei werden 2 medikamentenfreie Patienten korrekt der schizophrenen Gruppe zugeordnet, ein signifikanter Zusammenhang zwischen Neuroleptikadosis (CPZ-Äquivalente) und RMS-Fehler findet sich für keinen Versuchsabschnitt. Varianzanalytisch ergeben sich signifikante Haupteffekte für die Faktoren Gruppe und Schwierigkeitsgrad (p = 0,000), über diese sowie die Kovariate Versuchsabschnitt können in einer Multiple Classification Analysis 49,2% der Gesamtvarianz erklärt werden. In der Gruppe der schizophrenen Patienten findet sich für die Versuchsabschnitte 3 und 4 eine signifikant positive Korrelation zwischen CGI-Score und RMS-Fehler (r = 0,52, p < 0,03; r = 0,63, p < 0,01). Dessen Korrelation zu BPRS-Gesamt- und SANS-Summary-Score erreicht in Versuchsabschnitt 4 mit 0,46 (p < 0,05) bzw. 0,44 (p = 0,05) einen in seiner Höhe mit einschlägigen Literaturbefunden vergleichbaren Wert. Demgegenüber ist ein signifikanter Zusammenhang zwischen RMS-Fehler und dem mit einer visuellen Analogskala erfaßten momentanen Gesamtbefinden der Vpn. nicht nachzuweisen, ebensowenig zum Alter der Versuchsteilnehmer.

Diskussion

Die derzeit vorliegenden Befunde sprechen dafür, daß den bei Schizophrenie beschriebenen Erlebens- und Verhaltensabweichungen eine diskrete polyfaktorielle Störung der Informationsverarbeitung zugrundeliegt, welche sensorische, kognitive und motorische Abschnitte betreffen kann und in deren Genese eine Läsion in unterschiedlichen Hirnregionen involviert sein dürfte (Buchsbaum 1990; Mather u. Putcha 1984). Zur objektivierenden psychophysiologischen Funktionsdiagnostik wurden neben bildgebenden Verfahren sowie Messung ereignisbezogener Potentiale bisher oft einfache und komplexe Reaktionszeit-Paradigmen eingesetzt, wobei hier die zahlreichen Untersuchungen zum Modality-shift- und Cross-over-Phänomen hervorzuheben sind. Funktionsbeanspruchungen vom Typ der visuo-manu-motorischen Regelaufgabe wurden bisher seltener eingesetzt, bieten jedoch neben ihrer meßtechnisch relativ einfachen Handhabbarkeit den Vorteil einer kontinuierlichen Darstellung des Leistungsverhaltens. Außerdem erlauben sie einen Einblick in die Fähigkeit, verschiedene zerebrale Subsysteme unter Zeitdruck zu koordinieren, wobei hier vor allem die Auge-Hand-Koordination sowie der frontale Kortex zu berücksichtigen sind (Levin 1984). Die eigenen Befunde sprechen dafür, daß mit Hilfe der eingesetzten Regelaufgabe eine relativ gute Trennung zwischen Gesunden und Schizophrenen möglich ist, vor allem bei Wahl eines höheren Belastungsgrades. Schwerer Kranke schneiden dabei schlechter ab. Ein Zusammenhang zwischen Trackingleistung und Neuroleptikadosis bei Schizophrenen wurde in der Literatur verneint (Gaebel u. Ulrich 1987), und auch für andere psychophysiologische Maße, z.B. SPEM oder manuelle Reaktionszeiten wurde ein Unterschied zwischen medizierten und unmedizierten Schizophrenen nicht gefunden (Cassens et al. 1990; Mackert et al. 1990). Die Frage der nosologischen Befundspezifität kann nur in weiteren Untersuchungen unter Einbezug endogen-depressiver und organischer Psychosyndrome geklärt werden, wobei hier auch die Möglichkeit einer anderen Struktur eventueller Leistungseinbußen zu prüfen wäre.

Literatur

Allen SJ, Matsunaga K, Hacisalihzade S, Stark L (1990) Smooth pursuit eye movements of normal and schizophrenic subjects tracking an unpredictable target. Biol Psychiatry 28: 705–720

Buchsbaum M (1990) Frontal lobes, basal ganglia, temporal lobes – three sites for schizophrenia? Schizophr Bull 16: 377–378

Cassens G, Inglis AK, Appelbaum PS, Gutheil TG (1990) Neuroleptics: effects on neuropsychological function in chronic schizophrenic patients. Schizophr Bull 16: 477–499

Gaebel W, Ulrich G (1987) Visuomotor tracking performance in schizophrenia: relationship with psychopathological subtyping. Neuropsychobiology 17: 66–71

Kriebitzsch R, Bente D, Scheuler W (1978) Ein verhaltensphysiologischer Meßplatz des optomotorischen Folge- und Regelverhaltens. Biomed Technik (Ergänzungsband) 23: 147–148

Levin S (1984) Frontal lobe dysfunctions in schizophrenia. I. Eye movement impairments. J Psychiatr Res 18: 27–55

Mackert A, Flechtner KM, Frick K (1990) Augenfolgebewegungsstörungen bei unmedizierten Patienten mit schizophrener Erstmanifestation. Fortschr Neurol Psychiat 58: 19

Mather JA, Putchat C (1984) Motor control of schizophrenics – II. manual control and tracking: sensory and motor deficits. J Psychiatr Res 18 (3): 287–296

Ross DE, Ochs AL, Hill MR, Goldberg SC, Pandurangi AK, Winfrey CJ (1988) Erratic eye tracking in schizophrenic patients as revealed by high-resolution techniques. Biol Psychiatry 24: 675–678

Oppelt W, Vossius G (1970) Der Mensch als Regler. Berlin-Ost, VEB-Verlag Technik

Kognitives Tempo bei zykloiden Psychosen und unsystematischen Schizophrenien nach Leonhard

W.-U. Dormann, W. Schreiber, T. Pfeifer

Einleitung

Mit Fritze u. Lanczik (1990) sind wir der Auffassung, daß weder das heute im Bereich der Forschung obligatorische Klassifikationssystem DSM-III noch ICD zur Charakterisierung der anerkanntermaßen existierenden Untergruppen schizophrener Erkrankungen ausreichen. Insbesondere werden Psychosen des schizoaffektiven Zwischenbereichs entweder in der Gruppe der Schizophrenien gar nicht erfaßt oder undifferenziert dem manisch-depressiven Formenkreis zugeordnet. Unter klinischem Aspekt dürfte mit Blick auf die Prognose eine – möglichst operationalisierte – Unterteilung der endogenen Psychosen ebenfalls sinnvoll sein (Schreiber 1991 a, b). Karl Leonhards (1980) Klassifikation bietet hierzu einen guten Ansatzpunkt. Der Nutzen dieses Vorgehens wird noch deutlicher, wenn es gelingt, die klinisch gefundenen Subgruppen mit Außenkriterien zu belegen.

Wir haben geprüft, ob sich die Untersuchung des kognitiven Tempos bei Patienten mit zykloiden Psychosen und unsystematischen Schizophrenien hierzu eignet. Wir nutzten ein reaktionszeitanalytisches Versuchsparadigma, das eine Differenzierung des Tempos in die Stadien Wahrnehmung, kognitive Verarbeitung (visuelle Suche und Entscheidung) und motorische Antwortorganisation gestattet (Dormann et al. 1991).

Grundannahme dieses Versuchsparadigmas ist, daß der Prozeß der Anforderungsbewältigung aus seriell aufeinanderfolgenden, unabhängigen Stadien besteht. Die Reaktionszeit ist die Summe der Dauer dieser Stadien (Methode der additiven Faktoren nach Sternberg 1969). In einem faktoriellen Versuchsplan werden die drei angenommenen Stadien durch Einflußfaktoren variiert. Die Verlängerung der Reaktionszeit durch diese Einflußfaktoren gibt Aufschluß über eine mögliche Verlängerung des zugehörigen Stadiums.

Methodik

Neben 20 Normalpersonen wurden 18 Patienten mit zykloider Psychose (Angst-Glücks-Psychose: 7, Verwirrtheitspsychose: 7, Motilitätspsychose: 4) und 18 Patienten mit unsystematischer Schizophrenie (affektvolle Paraphrenie: 8, Kataphasie: 6; periodische Katatonie: 4) untersucht.

Im Versuch sahen die Probanden nach einem Ankündigungsreiz zwei Figuren auf einem Bildschirm und hatten durch Tastendruck anzugeben, ob ein oder zwei (Variation der visuellen Suche) vorher definierte Figuren enthalten waren oder nicht. Zusätzlich wurde die Diskriminierbarkeit der Figuren (Wahrnehmungsstadium) und die Komplexität der Antwortreaktion (Stadium der Antwortorganisation) variiert. Die Probanden sollten korrekt und so schnell wie möglich reagieren. Gemessen wurden die Reaktionszeit der korrekt gelösten Aufgaben und die durch die Aufgabenpräsentation ausgelösten ereignisbezogenen Hirnpotentiale (ERP) der parietalen Ableitung (P_z).

Ergebnisse und Diskussion

Bei den Normalprobanden und den Patienten zeigte sich prinzipiell eine gleiche Wirkung der eingesetzten Einflußfaktoren: die Reaktionszeit stieg mit der Anzahl der zu suchenden Figuren und war bei schwerer diskriminierbaren Reizen und komplexeren Reaktionen erhöht. Im Gegensatz dazu war die Gipfelzeit des P300-Komplexes im ERP als Maß für die Dauer der in die Reizbewertung einbezogenen Stadien (McCarthy u. Donchin 1981) nur bei den schwer diskriminierbaren Reizen verlängert. Insgesamt stützt dies die Annahme eines gleichen Stadienmodells bei Normalpersonen und Patienten.

Die mittlere Reaktionszeit war bei den Patienten deutlich verlängert (Normalpersonen 955 ms, zykloide Psychosen 1 428 ms, unsystematische Schizophrenien 1 636 ms), wobei die Patienten mit unsystematischen Schizophrenien stärker beeinträchtigt waren.

In den einzelnen Untergruppen waren jedoch ganz unterschiedliche Stadien von der Verlängerung betroffen: Bei der Angst-Glücks-Psychose und der affektvollen Paraphrenie fanden wir die bereits von Leonhard angenommene Ähnlichkeit, beide zeigen eine deutliche Verlangsamung im Wahrnehmungsstadium.

Wie zu erwarten, dominiert bei der Motilitätspsychose die Verlängerung der Antwortorganisation. Bei der periodischen Katatonie ist diese Verlängerung nur angedeutet. Allerdings gab es in dieser Gruppe bei den komplexen Antwortbewegungen sehr viele Versuchsabbrüche, was zeigt, daß die Anforderung für diese Gruppe zu schwer war.

Interessant ist weiterhin, daß bei den sprachlich stark gestörten Kataphasikern weder in der Wahrnehmung noch bei der kognitiven Verarbeitung Verlangsamungen zu finden waren. Offensichtlich betreffen die kognitiven Störungen dieser Gruppe nicht den Umgang mit figuralem Material.

In den ERP's finden sich ebenfalls deutliche Unterschiede zwischen den klinischen Subgruppen. Die bei Schizophrenen häufig beschriebene Verminderung der Amplitude des P300-Komplexes fanden wir nur bei der Angst-Glücks-Psychose, der Verwirrtheitspsychose und der periodischen Katatonie.

Insgesamt verweisen die gefundenen Differenzen auf die Notwendigkeit einer weitergehenden Aufteilung der endogenen Psychosen, auch wenn sich nur eine teilweise Übereinstimmung mit den von Leonhard gefundenen Subgruppen zeigte. Untersuchungen mit biochemischen Parametern (Uebelhack, in diesem Band, S. 147) kommen hier zu prinzipiell ähnlichen Schlußfolgerungen.

Literatur

Dormann WU, Pfeifer T, Nickel B (1991) Die Erfassung des kognitiven Tempos durch Reaktionszeitanalyse und ereignisbezogene Hirnpotentiale. Z Neuropsychol 2: 65–73

Fritze J, Lanczik M (1990) Schedule for operationalized diagnosis according to the Leonhard Classification of endogenous psychoses. Psychopathology 23: 303–315

Leonhard K (1980) Aufteilung der endogenen Psychosen 5. Aufl. Akademie-Verlag, Berlin

McCarthy G, Donchin E (1981) A metric for thought: A comparison of P300 latency and reaction time. Science 211: 77–80

Schreiber W (1991 a) Operationalisierte Diagnostik der zykloiden Psychosen Karl Leonhards. (Unveröffentlichtes Manuskript)

Schreiber W (1991 b) Operationalisierte Diagnostik der unsystematischen Schizophrenien nach Leonhard. (Unveröffentlichtes Manuskript)

Sternberg S (1969) The discovery of processing stages: extensions of Donder's method. Acta Psychol 30: 276–315

Hinweise auf eine temporo-mesiale Funktionsstörung bei Rapid-cycling-Zyklothymie

E. KLEMM, A. ROTH, S. KASPER, H.-J. MÖLLER, H. PENIN, F. GRÜNWALD, H.-J. BIERSACK

Einleitung

Von Patienten mit einem Rapid Cycling (Alarcon 1985; Wehr et al. 1988) liegen zwar eine Reihe klinischer Studien vor, doch existieren bislang wenig Untersuchungen zur Pathophysiologie des Rapid Cycling. Von dieser Patientengruppe wurde vor kurzem von elektrophysiologisch faßbaren Auffälligkeiten berichtet (Levy et al. 1988). Mittels Routine-Oberflächen-EEG konnten paroxysmal auftretende bitemporale Sharp waves dargestellt werden. Um einer möglichen Beziehung elektrophysiologischer Parameter zum Phänomen des Rapid Cycling weiter nachzugehen, untersuchten wir drei solcher Patienten erstmals zusätzlich mit *Sphenoidal-EEG* und ^{99m}Tc-*HMPAO-SPECT*. Diese Ableitetechnik (Sperling u. Engel 1986) hat sich in der prächirurgischen Epilepsiediagnostik zur Verdeutlichung von Funktionsstörungen des mesialen basalen Temporallappens bewährt. Sämtliche Patienten befanden sich zum Zeitpunkt der Ableitung in einer depressiven Phase.

Kasuistiken

Fall 1

Bei der 31jährigen Patientin traten seit 1 1/2 Jahren 4mal depressive und manische Phasen auf, die 3–4 Wochen anhielten. Zusätzlich war es im Jahr zuvor zu einer Episode mit imperativen Stimmen und starker Angst gekommen, die 2 Wochen dauerte. Zum Untersuchungszeitpunkt erhielt sie Lithiumcarbonat 1200 mg und Carbamazepin 400 mg, die Serumspiegel lagen bei 0,95 mmol/l bzw. 10,1 µg/ml.

Das *Oberflächen-EEG* zeigte eine schwere gruppierte Dysrhythmie und Delta-Parenrhythmien, häufiger über den hinteren als über den vorderen Hirnabschnitten. In der *Sphenoidalableitung* traten die Veränderungen temporo-mesial links betont, streckenweise auch rechts und temporo-lateral links, auf. Die Potentiale zeigten teilweise steilere Abläufe, wechselten bemerkenswert oft ihre Lokalisation und traten vermehrt unter Hyperventilation auf. Das *HMPAO-SPECT* zeigte eine Hypoperfusion links parietal und temporal. Während sich im *CCT* eine Erweiterung des Meatus acusticus internus darstellte, waren *MRT, AEP* und *Doppler-Sonographie* normal. Unter den *Laborparametern* fiel eine Erhöhung der BSG (46/85) und der α_2-Globuline auf. Eine weitere Abklärung, insbesondere eine Liquordiagnostik, konnte aus organisatorischen Gründen nicht durchgeführt werden.

Fall 2

Seit 3 Jahren wechselten bei der 35jährigen Patientin in Abständen von zuletzt 12–15 Tagen manische und depressive Phasen. Die Erkrankung manifestierte sich mit einer ersten depressiven

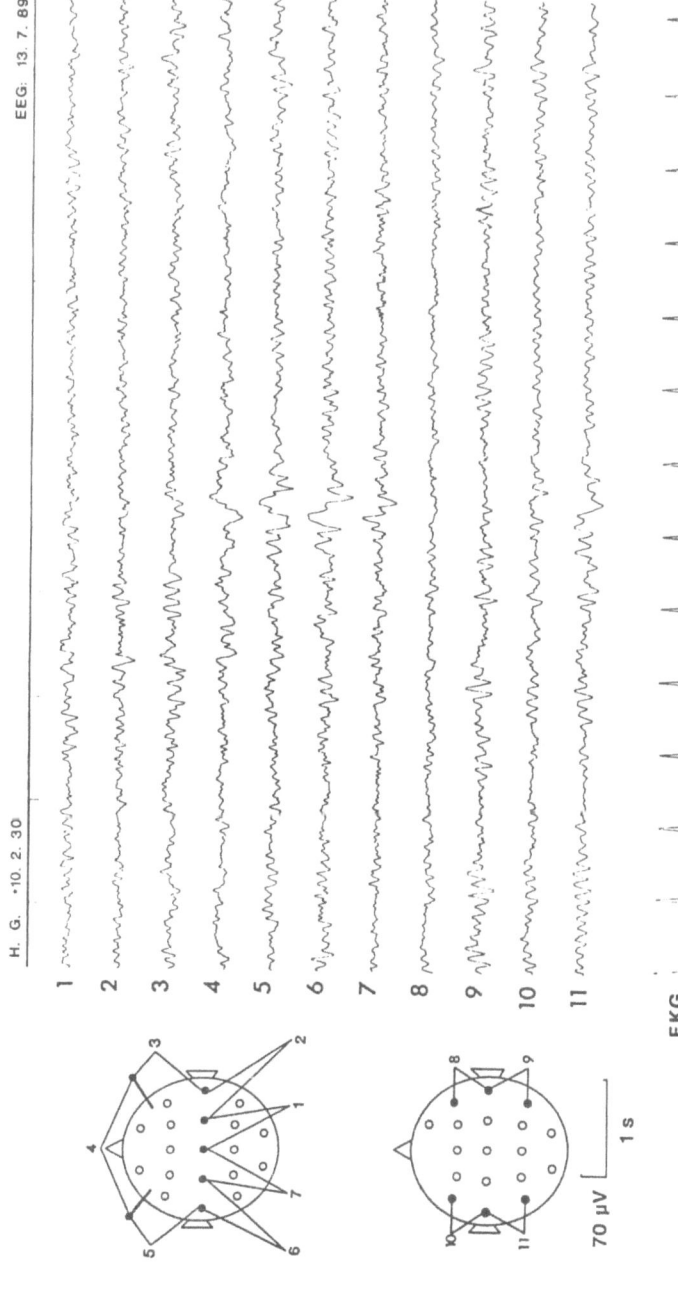

Abb. 1. Die *Sphenoidalableitung* (Kanäle 1 – 7) zeigt bei Patientin 3 eine temporo-mesial links lokalisierte gruppierte Dysrhythmie. Im *Oberflächen-EEG* (Auswahl basaler Elektroden, Kanäle 8 – 11) stellen sich lediglich leichte Frequenzunregelmäßigkeiten links temporo-lateral basal dar

Verstimmung nach Geburt des 3. Kindes. Zusätzlich war einen Monat vor der Vorstellung eine kurzdauernde Wahnstimmung aufgetreten. Zum Zeitpunkt der Untersuchung nahm sie Lithiumcarbonat 1 400 mg (0,83 mmol/l) und Carbamazepin 600 mg (8,2 μmol/l) ein.

Im *Sphenoidal-EEG* war temporo-mesial links eine leichte Dysrhythmie nachzuweisen, im *Oberflächen-EEG* war sie fronto-temporo-basal links mehr als rechts akzentuiert. Das *HMPAO-SPECT* zeigte eine sehr diskrete Minderperfusion fronto-temporal rechts.

Fall 3

Bei der 59jährigen Patientin trat erstmals vor 5 Jahren eine manische Phase auf. Nach Auftreten zweier depressiver Phasen alternierten meist einen Monat anhaltende manische Phasen mit drei Wochen anhaltenden depressiven Zuständen. Sie erhielt Lithiumcarbonat 575 mg (0,52 mmol/l) sowie Carbamazepin 600 mg (7,8 μg/ml).

Während in der *Sphenoidalableitung* (Abb. 1) eine leichte gruppierte Dysrhythmie temporo-mesial mit inkonstanter Linksbetonung zur Darstellung kam, zeigte das *Oberflächen-EEG* lediglich leichte Frequenzunregelmäßigkeiten links basal über den vorderen Hirnabschnitten. Das *HMPAO-SPECT* verwies auf eine Hypoperfusion fronto-temporal basal links. Im *CCT* war eine kleine fleckförmige Verkalkung rechts okzipital ohne Zeichen einer Raumforderung nachzuweisen, das *MRT* war unauffällig.

Diskussion

Die drei vorgestellten Patientinnen mit Rapid Cycling zeigten alle EEG-Auffälligkeiten in Form einer leichten Dysrhythmie oder einer Delta-Parenrhythmie, die in zwei Fällen linksseitig temporo-mesial akzentuiert waren. Darüber hinaus ließ sich mittels ^{99m}Tc-HMPAO-SPECT bei zwei Patientinnen eine ebenfalls links temporal bzw. temporoparietal lokalisierte Hypoperfusion nachweisen. Diese Befunde könnten auf eine temporo-mesiale Funktionsstörung beim Rapid Cycling hinweisen. Welche pathophysiologische Relevanz den Strukturen des mesio-basalen Temporallappens beim Rapid Cycling tatsächlich zukommt, muß allerdings bei der geringen Zahl untersuchter Patienten offengelassen werden, zumal ein Zusammenhang der EEG-Veränderungen mit der Medikation von Lithium und Carbamazepin nicht ausgeschlossen werden kann. Die Delta-Parenrhythmie bei Patientin 1 könnte auf eine Hirnstammerkrankung und damit bei ihr auf eine symptomatische Genese hindeuten. Zusammenfassend zeigen die mitgeteilten Ergebnisse, daß elektrophysiologische und bildgebende Verfahren einen Beitrag zur Untersuchung der Pathophysiologie des Rapid Cycling liefern können, insbesondere im Hinblick auf eine Involvierung von Strukturen des Temporallappens.

Literatur

Alarcon RD (1985) Rapid cycling affective disorders: a clinical review. Compr Psychiatry 26: 522–540
Levy AB, Drake ME, Shy KE (1988) EEG evidence of epileptiform paroxysms in rapid cycling bipolar patients. J Clin Psychiatry 49: 232–234
Sperling MR, Engel J jr (1986) Sphenoidal electrodes. J Clin Neurophysiol 3: 67–73
Wehr TA, Sack DA, Rosenthal NE, Cowdry RW (1988) Rapid cycling affective disorder: contributing factors and treatment response in 51 patients. Am J Psychiatry 145: 179–184

Butyryl-Cholinesterase, biogene Amine und akustisch evozierte P300 nach cholinerger Modulation bei Probanden

L. Frölich, R. Ihl, E. Sofic, T. Müller, T. Dierks, K. Maurer

Einleitung

Die Abhängigkeit kognitiver Funktionen von der Aktivität des zentralen cholinergen Neurotransmittersystems ist seit langem bekannt (Drachman 1977). Bei gesunden Probanden führt die Hemmung der cholinergen Neurotransmission, z. B. mittels Scopolamin, zu einer Beeinträchtigung des Kurzzeitgedächtnisses und einer Störung kognitiver Funktionen (Drachman u. Sahakian 1980). Bei der Demenz vom Alzheimer-Typ werden die kognitiven Defizite auf den Untergang cholinerger Neuronen im Nucleus basalis Meynert, und korrespondierend dazu auf Reduktionen verschiedener biochemischer Marker des cholinergen Neurotransmittersystems im zerebralen Kortex und dem Hippokampus zurückgeführt (Bartus et al. 1982; Coyle et al. 1983).

Neurophysiologisch lassen sich die Informationsverarbeitung und kognitive Prozesse über endogen evozierte Potentiale erfassen (Maurer u. Dierks 1987). Das akustisch ausgelöste Potential P300 entsteht durch eine Mitaktivierung hippokampaler Strukturen bei kognitiven Prozessen (Halgren et al. 1980; Okada et al. 1983). Ob dieser Parameter durch eine Aktivierung oder Hemmung zentraler cholinerger Neurone moduliert wird, oder ob nur Vigilanzänderungen durch unspezifischen ‚Streß‘, wie er z. B. durch periphere cholinerge Stimulation ausgelöst werden kann, die P300 beeinflußt, ist nicht untersucht. Auch quantitative Beziehungen zwischen biochemischen Parametern als Ausdruck der Modulation cholinerger Aktivität und Parametern der P300 wurden bisher nicht untersucht.

In der vorliegenden experimentellen Untersuchung am Menschen wurde geprüft, ob sich die Amplitude der P300 durch Physostigmin (=Aktivierung) und Biperiden (=Hemmung) des zentralen cholinergen Neurotransmittersystems gegensinnig modulieren läßt. Weiter wurde geprüft, ob solch eine Modulation zentralnervös vermittelt ist oder ob auch Neostigmin (=nur periphere Aktivierung) ähnliche Effekte induziert. Begleitend dazu wurde untersucht, ob die Plasmakonzentrationen der biogenen Amine Noradrenalin und Adrenalin durch die experimentellen Bedingungen verändert wurden.

Methode

Probanden: 4 gesunden männlichen Probanden (25–35 Jahre alt) wurde im Abstand von 1 Woche jeweils 0,25 mg Physostigmin, 0,25 mg Neostigmin und 2 mg Biperiden nach einem doppelblinden Design in randomisierter Anordnung intravenös injiziert (Injektionsdauer 1 min). Bei Physostigmin und Neostigmin wurde 0,1 mg Glycopyrrulat vor Beginn des Versuchs subkutan injiziert. Zu Beginn des Versuchs, sowie 30, 60, 90 und 120 min nach Injektion wurde Blut auf Eis abgenommen und das akustische evozierte Potential P300 abgeleitet.

P300: EEG-Elektroden wurden nach dem 10/20-System plaziert und mit einem BIOLOGIC Brain Atlas III die elektrische Hirnaktivität über 20 Kanäle aufgezeichnet (Maurer u. Dierks 1987). Die akustische P300 wurde mit einem 1 000-Hz-Ton als Zielreiz (20% Auftretenswahrscheinlichkeit) ausgelöst und getrennt gemittelt (Maurer et al. 1988). Amplitude und Latenz der P300 wurden nach der Methode der ‚global field power' ermittelt.

Biochemische Bestimmungen: Das auf Eis abgenommene Blut wurde zu Ende des Versuches zentrifugiert und das Plasma bei $-80\,°C$ gelagert. Die Butyryl-Cholinesterase (BChE)-Aktivität im Plasma wurde mit einem kommerziell erhältlichen gekoppelten optischen Test photometrisch bestimmt und auf mg Protein bezogen (Ellman et al. 1961). Die Konzentrationen der biogenen Amine Adrenalin (A) und Noradrenalin (NA) im Plasma wurde mit HPLC und elektrochemischer Detektion (ESA-Sytem) bestimmt und auf ml Plasma bezogen (Sofic 1986).

Statistik: Die Auswertung erfolgte mittels nichtparametrischem Mann-Whitney U-Test.

Ergebnisse

Die i. v. Injektion sowohl von Neostigmin als auch von Physostigmin hemmten die BChE-Aktivität im Plasma um etwa 50% mit einem Maximum nach 30 min nach der Injektion ($p < 0{,}05$) (Abb. 1 a). Nur das zentral wirksame Cholinergikum Physostigmin, nicht aber das nur peripher wirksame Neostigmin steigerte die Amplitude der

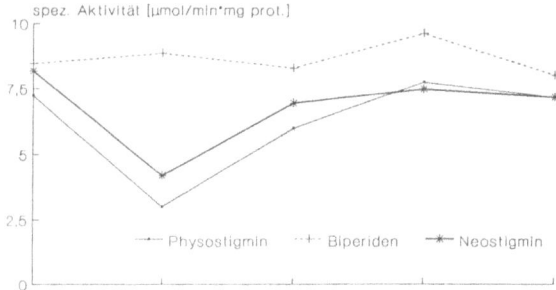

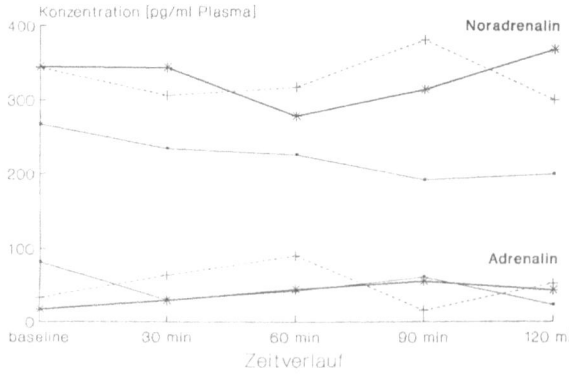

Abb. 1 a, b. Biochemische Parameter im Plasma nach i. v. Injektion von Physostigmin, Neostigmin und Biperiden; Zeitverlauf nach Injektion der jeweiligen Substanz.
(**a** Butyryl-Cholinesterase-Aktivität, **b** Noradrenalin und Adrenalinkonzentration)

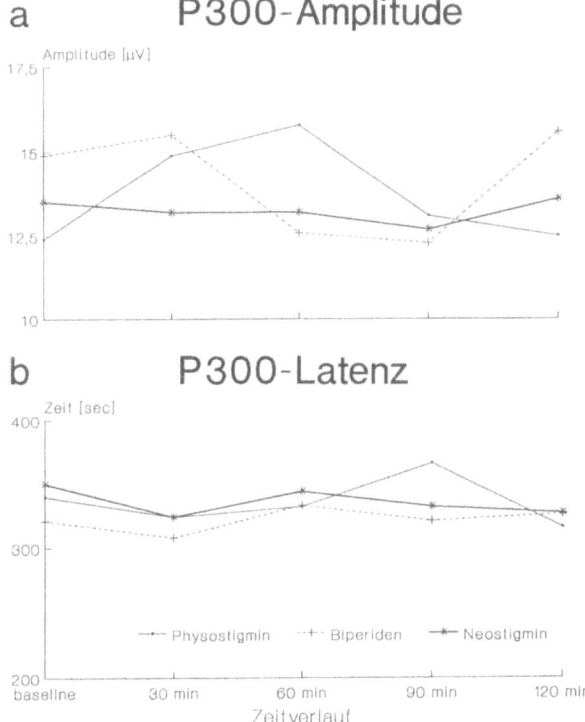

Abb. 2a, b. Neurophysiologische Parameter nach i. v. Injektion von Physostigmin, Neostigmin und Biperiden; Zeitverlauf nach Injektion der jeweiligen Substanz.
(**a** Amplitude der akustisch evozierten P300, **b** Latenz der akustisch evozierten P300)

akustisch evozierten P300 auf 134% des Ausgangswertes (p < 0,05). Biperiden als zentral wirksames Anticholinergikum reduzierte die P300-Amplitude auf 75% des Ausgangswertes (p < 0,05) (Abb. 2a und b). Latenz und Topographie der P300 änderten sich nicht (Daten nicht gezeigt). Die Plasmakonzentrationen der biogenen Amine Adrenalin und Noradrenalin änderten sich nicht systematisch und zeigten keine Beziehung zur BChE-Aktivität, P300-Amplitude oder -Latenz (Abb. 1b).

Diskussion

Sowohl eine Aktivierung als auch eine Hemmung des zentralen cholinergen Neurotransmittersystems auf pharmakologischem Wege induzierte korrespondierende Änderungen der Amplitude des ‚kognitiven Potentials' P300 bei gesunden Probanden. Die cholinerge Aktivierung führte in den hier verwandten Dosen zu keinen systematischen Veränderungen der biogenen Amine Adrenalin und Noradrenalin als Ausdruck von metabolischem ‚Streß', und trotz ähnlicher biochemischer Effekte führte die periphere cholinerge Aktivierung im Gegensatz zur zentralen zu keinem Veränderungen der P300.

Die Plasmahalbwertszeit von Physostigmin und Neostigmin liegt zwischen 20 und 30 min (Aquilonius u. Hartvig 1986; Hartvig et al. 1986). Der stärkste Effekt auf die

P300 zeigte sich nach mehr als 2 Halbwertszeiten. Diese verzögerte Veränderung ist in Übereinstimmung mit den Befunden von Muramoto et al. (1984) zu sehen, die eine Steigerung kognitiver Parameter 30 – 60 min nach Physostigminapplikation fanden. Auch Hartvig et al. (1986) fanden psychotrope Effekte nach 30 – 60 min.

Die Entstehung der P300 wird neuropsychologisch mit Informationsverarbeitung und Gedächtnisleistungen in Verbindung gebracht, neuroanatomisch mit Funktionsänderungen im limbischen System (Halgren et al. 1980). Bei der Demenz vom Alzheimer Typ sind neben anderen Veränderungen entsprechende neuropsychologische, neuroanatomische und neurophysiologische Störungen zu beobachten, und demzufolge auch eine Minderung der Amplitude der P300 (Maurer et al. 1988). Physostigmin und andere cholinomimetische Substanzen sind mit inkonsistentem Erfolg in der Therapie der kognitiven Defizite bei Demenz vom Alzheimer-Typ eingesetzt worden (Jorm 1986). Daher erhält die gezielte pharmakologische Beeinflußbarkeit cholinerger Prozesse, wie sie durch die vorliegenden Untersuchungen gezeigt werden konnte, eine Bedeutung für pharmakologische Studien bei Demenz. Die spezifischen Wirkungen von Physostigmin auf die P300 können als paradigmatisch für kognitionssteigernde Wirkungen von Pharmaka gesehen werden, und die Untersuchung der P300 empfiehlt sich bei der Prüfung von Substanzen zur Behandlung von dementiellen Erkrankungen.

Zusammenfassung

Eine Modulation (Hemmung/Aktivierung) des zentralen cholinergen Neurotransmittersystems führt zu einer korrespondierenden Änderung der Informationsverarbeitung, erfaßt über das akustisch evozierte Potential P300. Biochemisch entsprach die Steigerung der P300-Amplitude einer Hemmung der Butyrylcholin-Esterase (BChE) im Plasma durch Physostigmin, zeigte aber keine Beziehung zu den Plasmakonzentrationen von Adrenalin und Noradrenalin. Neostigmin, ein nur peripher wirksamer Cholinesterase-Hemmer, induzierte keine Veränderung der P300 bei gleichstarker Hemmung der BCheE wie Physostigmin. Biperiden, ein zentral wirksames Anticholinergikum, reduzierte die Amplitude der P300, ohne die Plasma-BChE zu verändern. Die Daten belegen, daß die pharmakologische Beeinflussung der Informationsverarbeitung spezifisch über zentrale cholinerge Mechanismen vermittelt wird.

Literatur

Aquilonius SM, Hartvig P (1986) Clinical pharmacokinetics of cholinesterase inhibitors. Clin Pharmacokin 11: 236 – 249

Bartus JT, Dean RL, Beer B, Lippa AS (1982) The cholinergic hypothesis of geriatic memory dysfunction. Science 217: 408 – 417

Coyle JT, Price DL, DeLong MR (1983) Alzheimer's disease: A disorder of cortical cholinergic innervation. Science 219: 1184 – 1190

Drachman DA (1977) Memory and cognitive function in man: Does the cholinergic system have a specific role? Neurology 27: 783 – 790

Drachman DA, Sahakian BJ (1980) Memory, aging and pharmacosystems. In: Stein D (ed) The psychobiology of aging. Problems and perspectives. Elsevier, Amsterdam, pp 347 – 368

Ellman GL, Courtney KD, Andres V, Featherstone RM (1961) A new and rapid colorimetric determination of acetylcholinesterase activity. Biochem Pharmacol 7: 88–95

Halgren E, Squires NK, Wilson CL, Rohrbaugh JW, Babb TL, Crandall PH (1980) Endogenous potentials generated in the hippocampal formation and amygdala by infrequent events. Science 210: 803–805

Hartvig P, Wiklund L, Lindström B (1986) Pharmacokinetics of physostigmine after intravenous, intamuscular and subcutaneous administration in surgical patients. Acta Anaesthesiol Scand 30: 177–182

Jorm AF (1986) Effects of cholinergic enhancement therapies on memory function in Alzheimer's disease: a meta-analysis of the literature. Aust NZ J Psychiatry 20: 237–240

Maurer K, Dierks T (1987) Brain mapping – topographische Darstellung des EEG und der evozierten Potentiale in Psychiatrie und Neurologie. Z EEG EMG 18: 4–12

Maurer K, Ihl R, Dierks T (1988) Topographie der P300 in der Psychiatrie – II. Kognitive P300-Felder bei Demenz. Z EEG EMG 19: 26–29

Muramoto O, Sugishita M, Ando K (1984) Cholinergic system and constructional praxis: a further study of physostigmine in Alzheimer's disease. J Neurol Neurosurg Psychiatry 47: 485–491

Okada YC, Kaufman L, Williamson SJ (1983) The hipocampal formation as a source of the slow endogenous potentials. Electroencephalogr Clin Neurophysiol 51: 537–547

Sofic E (1986) Untersuchung von biogenen Aminen, Metaboliten, Ascorbinsäure und Glutathion mittels HPLC-ECD und deren Verhalten in ausgewählten Lebensmitteln und im Organismus von Tier und Mensch. Doktorarbeit, Technische Universität Wien

Akustisch evozierte Potentiale bei Patienten mit Panikstörung

A. MEYER, J. RÖSCHKE, J. ALDENHOFF, R. BULLER

Einleitung

Bei der Panikstörung scheint auf zentralnervöser Ebene eine gesteigerte Erregbarkeit zu bestehen (Roth et al. 1990). Zur Überprüfung dieser Annahme bietet sich eine Methode an, die auf der Erfassung evozierter Potentiale basiert. Dabei werden die evozierten Potentiale als Antwort eines schwingungsfähigen Systems aufgefaßt, dessen *Übertragungseigenschaften* sich errechnen lassen (Basar 1980). In der vorliegenden Arbeit wurde versucht, diese bereits in der Schlafforschung eingesetzte Methode (Röschke u. Aldenhoff 1991; Wagner et al. 1991) auch bei Patienten mit einer Panikstörung einzusetzen.

Patienten und Methode

Untersucht wurden 7 unbehandelte Patienten (PP) mit einer isolierten Panikstörung nach DSM-III-R (30,1 ± 4,9 Jahre; 1 Mann, 6 Frauen). Als Vergleichsgruppe (VP) dienten 7 psychiatrisch gesunde medikamentenfreie Probanden (24,6 ± 1,6 Jahre; 2 Männer, 5 Frauen).

Die akustisch evozierten Potentiale (AEP) (2000 Hz Sinuston; 70 dBa) wurden bei geschlossenen Augen abgeleitet (3 Kanäle: F_z, C_z, P_z; 10/20-System; 100 Sweeps; Zeitabstand zwischen 1 und 2 s). Die Stimuli wurden rechnergesteuert über Kopfhörer appliziert, die AEP digitalisiert (1000 Hz, 12-Bit-ADC) und einzeln (HP A900) abgespeichert. Zur Auswertung (Basar 1980) kamen alle AEP, deren Amplitude mindestens um das 1,5fache größer war als der Ausgangswert (Enhancementfaktor >1,5).

Die erste Ableitung erfolgte in Ruhe, die zweite nach 1minütiger maximaler Hyperventilation und die dritte nach einer mindestens 30minütigen Ruhepause.

Die Auswertung wurde zunächst im Zeitbereich (Amplituden- und Latenzveränderungen) vorgenommen. Zur Bestimmung der Übertragungsfunktionen wurden die AEP im Frequenzbereich [Amplituden-Frequenz-Charakteristik (AFC) als Ausdruck der Übertragungsfunktion] ausgewertet. Die Resonanzeigenschaft des schwingungsfähigen Systems wurde aus der Systemantwort (AFC) auf einen äußeren Stimulus errechnet. Diese Methodik wird ausführlich in der Arbeit von Wagner et al. (1991) dargestellt. Für die statistische Auswertung wurde der t-Test für unverbundene Stichproben angewendet.

Ergebnisse

1) Im *Zeitbereich* waren die *Latenzen* der N1 und der P2 (Tabelle 1) in Ruhe, nach Hyperventilation und in erneuter Ruhe bei den PP in allen drei Ableitpositionen verkürzt (Abb. 1). Es zeigten sich keine Unterschiede der *Amplituden*.

2) In dem durch Berechnung der AFC ermittelten *Frequenzbereich* war bei den VP und den PP die Resonanz im Alpha-Band (8–13 Hz) gleich groß. Im Bereich von

Tabelle 1. Vergleich der Latenzen (in ms) der P2-Komplexe der Patienten mit einer Panikstörung (PP) und der Probanden (VP) unter den drei Untersuchungsbedingungen

		Ruhe	Hyperventilation	Erneute Ruhe
F_z	PP	158,5 ± 11,8	165,0 ± 18,0	159,2 ± 17,8
	VP	188,5 ± 17,2	185,0 ± 21,4	177,8 ± 11,8
		$p < 0{,}01$	n.s.	$p < 0{,}01$
C_z	PP	156,0 ± 13,7	164,2 ± 20,2	167,8 ± 10,3
	VP	190,0 ± 18,0	195,0 ± 20,6	181,4 ± 11,0
		$p < 0{,}01$	$p < 0{,}05$	$p < 0{,}01$
P_z	PP	165,0 ± 14,7	165,7 ± 24,5	162,1 ± 19,3
	VP	196,4 ± 20,0	192,8 ± 19,9	190,0 ± 21,0
		$p < 0{,}01$	$p < 0{,}05$	$p < 0{,}05$

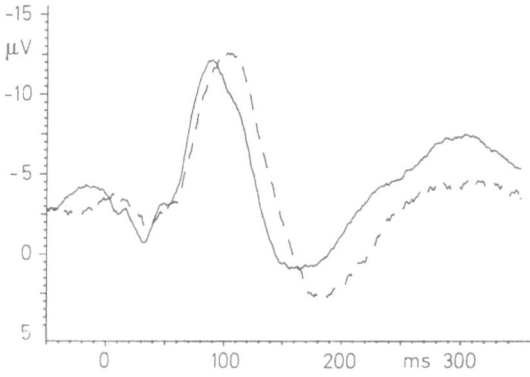

Abb. 1. AEP im *Zeitbereich* (Ableitposition F_z, Ruhe) der Patienten mit einer Panikstörung (*durchgehende Linie*) und der Probanden (*gestrichelte Linie*). (Nach Meyer et al. 1991)

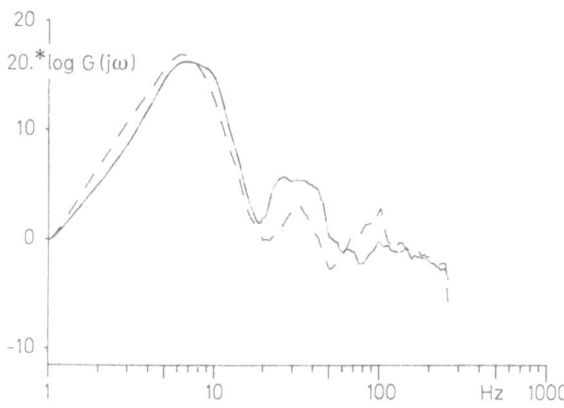

Abb. 2. Durch Berechnung der Amplituden-Frequenz-Charakteristik ermittelter *Frequenzbereich* (Ableitposition F_z, Ruhe) der Patienten mit einer Panikstörung (*durchgezogene Linie*) und der Probanden (*gestrichelte Linie*). (Nach Meyer et al. 1991)

15 – 45 Hz hingegen waren die Resonanzen der PP größer als bei den VP (Abb. 2). Durch digitale Filterung der Zeitsignale in den genannten Filtergrenzen konnten die Maximalamplituden der AEP bestimmt werden. Innerhalb der Gruppe der PP stieg die Maximalamplitude im Bereich von 15 – 45 Hz unter Hyperventilation an und sank nach 30 min Ruhepause wieder auf den Ausgangswert, der aber auf einem höheren Niveau als bei den VP lag. In den sonstigen Frequenzbereichen zeigten sich keine Unterschiede zwischen den PP und den VP.

Diskussion

Der Befund einer Latenzverkürzung bei den Patienten mit einer Panikstörung im Vergleich zu den VP deutet auf ein schon in Ruhe erhöhtes Niveau von Aktivität und Aufmerksamkeit gegenüber Reizen hin. Dies kann Zeichen einer veränderten Wahrnehmung der Umwelt, i. S. eines erhöhten ‚Arousal' sein. Der Frequenzbereich von 15 – 45 Hz stellt nach Sheer (1989) einen Gradmesser der gerichteten Aufmerksamkeit dar. Eine Vergrößerung der Resonanz nach Hyperventilation spricht daher für eine Steigerung der gerichteten Aufmerksamkeit bei den PP. Auch könnte zwischen dieser aufgefundenen Resonanzsteigerung und dem Auftreten der Angst ein kausaler Zusammenhang bestehen, da nur die PP während und nach der Hyperventilation eine Angstsymptomatik angaben. In weiteren Verlaufsuntersuchungen wollen wir klären, ob die Resonanzsteigerung auch nach klinischer Remission persistiert und damit einen Marker für die Panikstörung darstellt.

Literatur

Basar E (1980) EEG-brain dynamics. Elsevier, Amsterdam
Meyer R, Röschke J, Buller R, Aldenhoff JC (1991) Auditory evoked potentials in patients with panic disorder (in preparation)
Roth W, Ehlers A, Taylor C, Margraf J, Agras W (1990) Skin conductance habituation in panic disorder patients. Biol Psychiatry 27: 1231 – 1243
Röschke J, Aldenhoff J (1991) Excitability and susceptibility of the brain's electrical activity during sleep. An analysis of late components of AEPs and VEPs. Int J Neurosci 56: 255 – 272
Sheer DE (1989) Sensory and cognitive 40-Hz event-related potentials: Behavioral correlates, brain function, and clinical application. In: Basar E, Bullock TH (eds) Springer series in brain dynamics, Vol 2. Springer, Berlin Heidelberg New York Tokyo, pp 339 – 374
Wagner P, Röschke J, Aldenhoff J (1991) Einfluß von Lorazepam auf die Übertragungseigenschaften des ZNS während des Schlafes bei gesunden Probanden. (In diesem Band, S. 383)

Klinische Korrelationen der akustisch evozierten P300 bei schizophrenen Patienten

W. K. Strik, T. Dierks, T. Müller, K. Maurer

Einleitung

Von verschiedenen Arbeitsgruppen wurde die Amplitudenreduktion der P300-Welle der evozierten Potentiale bei schizophrenen Patienten beschrieben (Roth u. Cannon 1972; Levit et al. 1973; Roth et al. 1981; Morstyn et al. 1983). Es handelt sich dabei um einen gut replizierbaren, aber unspezifischen Befund, da Amplitudenminderungen in ähnlichem Ausmaße auch bei depressiven und dementen Patienten auftreten. Die Lokalisation der Maxima stellt sich dabei allerdings bei den Demenzen im Gegensatz zu schizophrenen Erkrankungen nach frontal verlagert dar (Maurer et al. 1989). Der Einfluß neuroleptischer Therapie auf diesen Parameter ist noch nicht hinreichend geklärt, es gibt jedoch Hinweise, daß sich die Amplitude der P300 bei schizophrenen Patienten nach Gabe von Neuroleptika eher normalisiert (Pfefferbaum et al. 1989).

Neuere Untersuchungen lenkten die Aufmerksamkeit auf Zusammenhänge zwischen psychopathologischen Symptomgruppen und unterschiedlichen Ausmaßen der Amplitudenverringerung. Pfefferbaum et al. (1989) berichteten über einen Zusammenhang zwischen Negativsymptomen, gemessen mit der BPRS (Brief Psychiatric Rating Scale), und der Amplitudenreduktion der akustisch evozierten P300 in einer Gruppe von 13 neuroleptikabehandelten und 18 unbehandelten Patienten. Shenton et al. (1989) konnten dagegen keine Korrelationen mit Negativsymptomen, gemessen mit der SANS (Scale for Assessment of Negative Symptoms; Andreasen u. Olsen 1982) in ihrem Kollektiv von 11 schizophrenen Patienten nachweisen. Diese Autoren fanden jedoch höhere Amplituden über links-temporalen Arealen bei jenen Patienten mit ausgeprägter Positivsymptomatik (gemessen mit der SAPS, Scale for Assessment of Positive Symptoms; Andreasen u. Olsen 1982). Unsere Arbeitsgruppe berichtete bereits an anderer Stelle über signifikante Korrelationen zwischen Negativsymptomen und Amplitudenverringerungen der P300 in einem Kollektiv von 9 (Maurer et al. 1990) und 18 (Strik et al. 1991) remittierten und neuroleptikabehandelten schizophrenen Patienten. Zu vergleichbaren Ergebnissen kamen kürzlich Eikmeier et al. (1991).

Unter dem Eindruck unserer eigenen Ergebnisse, die einen signifikanten Zusammenhang der P300-Amplitude insbesondere mit dem „Globalscore" der SANS zeigten, stellten wir uns die Frage nach der Bedeutung dieser Veränderungen. Der Globalscore der SANS bewertet den Schweregrad der Beeinträchtigung durch die festgestellten Negativsymptome („Pervasivität" der Symptome). Es ist daher für eine Gruppe schizophrener Patienten ein Zusammenhang mit der sozialen Leistungsfähigkeit und Eingliederung zu erwarten, da der Anteil schizophrener Patienten, die durch chronische produktive Symptome Beeinträchtigungen erleiden, verhältnismäßig kleiner ist. Wir untersuchten daher die Zusammenhänge zwischen dieser Welle sowohl mit dem klinischen Querschnittsbild, als auch mit anamnestischen Daten zur sozialen Eingliederung und Funktionsfähigkeit als Hinweis auf den Grad der Beeinträchtigung durch die Psychose.

Methode

Wir untersuchten eine Gruppe von 20 schizophrenen Patienten, diagnostiziert nach DSM-III-R (8 Frauen, 12 Männer, Durchschnittsalter 31 J.). Die Patienten waren von der akuten Psychose remittiert und erhielten seit mindestens 1 Woche eine unveränderte neuroleptische Therapie.

Die klinischen und anamnestischen Daten wurden mittels eines strukturierten Interviews mit der SADS (Schedule for Affective Disorders and Schizophrenia) von einem erfahrenen Psychiater erhoben. Die Messung der psychopathologischen Querschnittsymptomatik erfolgte mit der BPRS und der SANS. Als weiteres Maß der Qualität des sozialen Wirkens und der zwischenmenschlichen Beziehungen der Patienten verwendeten wir die GAF (Global Assessment of Functioning Scale, = Achse V des DSM-III-R).

Die akustische P300 wurde mit einem „Odd-ball"-Paradigma evoziert und mit 19 Elektroden, plaziert nach dem internationalen 10-20-System aufgenommen. Die Latenz der P300 wurde anhand der global field power (Lehmann u. Skrandies 1980) bestimmt und die Amplitude als Differenz der Maxima und der Minima der topographischen Karte berechnet (Dierks u. Maurer 1990). Als Parameter zur Bewertung der topographischen Verteilung berechneten wir die Lokalisation des Minimums des äquivalenten Dipoles der P300. Die neurophysiologische Auswertung wurde von einem zweiten Mitarbeiter ohne Kenntnis der klinischen Daten durchgeführt.

Ergebnisse

Wir fanden eine signifikante Korrelation (Pearson, rho = 0,58; p < 0,02) zwischen niedrigen Amplituden der akustisch evozierten P300 und dem Globalscore der SANS. Selbst nach Ausschluß der negativen Symptome fanden sich keine signifikanten Korrelationen mit dem Gesamtscore des BPRS. Weiterhin ergaben sich signifikante Zusammenhänge zwischen P300-Amplitude und verschiedenen Parametern zur sozialen Eingliederung der Patienten (Tabelle 1). Dabei waren niedrige Amplituden durchwegs mit

Tabelle 1. Korrelationen der Amplitude und der Latenz der akustisch evozierten P300 mit Daten zum Quer- und Längsschnitt der Erkrankung und deen Auswirkungen

	P300 Amplitude	Latenz
SANS		
– Totalscore	−0,48*	−0,45
– Globalscore	−0,58*	−0,32
GAF	0,54*	−0,03
Schulbildung	−0,31	−0,01
Alter bei Ersterkrankung	−0,25	0,12
Dauer der stat. Behandlungen	−0,34	0,00
ohne Arbeit (5 Jahre)	−0,65**	−0,31
Beste soziale Bezieh. (5 J.)	−0,69**	0,05

Pearson's rho; * p < 0,05; ** p < 0,01

Tabelle 2. Subscores des BPRS bei Patienten mit dem Minimum des äquivalenten Dipoles über der linken bzw. rechten Hemisphäre (Student's t)

	Min. des Äquival. Dipoles d. P300		
BPRS Subscores:	links (n = 7)	rechts (n = 11)	p
Zerfall der Denkprozesse	3,57 ± 2,07	1,67 ± 1,83	0,039
Größenideen	2,43 ± 2,50	0,42 ± 1,44	0,052

Student's t

Tabelle 3. Daten zur Erkrankung und deren Folgen auf die soziale Funktionsfähigkeit bei Patienten mit dem Minimum des äquivalenten Dipoles über der linken bzw. rechten Hemisphäre

	Minimum des Äquival. Dipoles der P300		
	links (7)	rechts (11)	p
GAF	52,14 ± 16,04	53,18 ± 10,07	0,867
Schulbildung	5,14 ± 1,35	4,45 ± 1,69	0,379
Alter Ersterkr.	23,29 ± 6,40	23,09 ± 3,56	0,934
Dauer stat. Beh.	3,00 ± 1,53	3,82 ± 1,66	0,310
Arbeit (5 Jahre)	2,14 ± 2,27	5,55 ± 2,66	0,013
soziale Bez.	4,29 ± 1,70	4,09 ± 1,38	0,793

Student's t

schlechterem sozialen Wirken verbunden. Parameter wie Alter der Ersterkrankung und Gesamtdauer der Krankenhausaufenthalte zeigten dagegen keine signifikanten Zusammenhänge mit den Parametern der P300.

Patienten mit dem Minimum des äquivalenten Dipoles über der linken Hemisphäre hatten signifikant höhere Punktzahlen der BPRS-Symptome „Zerfall der Denkprozesse" und „Größenideen", als jene mit dem Minimum über der rechten Hemisphäre (Tabelle 2). Bezüglich der Informationen zur sozialen Eingliederung ergab sich ein signifikanter Unterschied in der krankheitsbedingten Unfähigkeit zur Erwerbstätigkeit. Dabei zeigten die Patienten mit dem Minimum des äquivalenten Dipoles über der linken Hemisphäre eine wesentlich geringere Beeinträchtigung über den beurteilten Zeitraum von 5 Jahren (Tabelle 3).

Diskussion

Die Ergebnisse bestätigen die Vermutung, daß die signifikante Korrelation der Amplitudenreduktion mit dem Schweregrad der Beeinträchtigung durch Negativsymptome (Globalscore der SANS) Ausdruck eines Zusammenhanges dieser neurophysiologischen Größe mit verminderter sozialer Funktionsfähigkeit der Patienten ist. Die signifikanten Korrelationen mit einem Parameter zur Bewertung der globalen Funktionsfähigkeit (GAF = Achse V des DSM-III-R), mit dem Niveau der sozialen Beziehungen und mit den Zeiten krankheitsbedingter Arbeitsunfähigkeit (jeweils retrospektiv über einen Zeitraum von 5 Jahren beurteilt), nicht jedoch mit einzelnen Symptomen oder Symptomgruppen der SANS oder der BPRS, weisen darauf hin, daß dieser Befund nicht als ein spezifisch mit einem Symptomenkomplex verbundenes Merkmal, sondern eher als Ausdruck einer unspezifischen Dimension kognitiver Beeinträchtigung gedeutet werden muß. Eine solche Dimension dürfte als „common final pathway" verschiedener Syndrome und Diagnosen nicht als direkter Weg zur Erfassung ätiopathogenetischer Faktoren mißverstanden werden; ihre objektive Messung und Beurteilung könnte allerdings eine große Bedeutung bei der prognostischen Evaluation remittierter Psychosen gewinnen.

Als Parameter zur Beschreibung der Karten der elektrischen Hirnaktivität vewendeten wir hier die topographisch auf links/rechts vereinfachte Lokalisation des Minimums des äquivalenten Dipoles. Es fanden sich hierbei signifikante Unterschiede zwischen den Patienten mit dem Minimum über der rechten und über der linken Hemisphäre. Erstaunlich ist dabei die signifikant bessere berufliche Eingliederung der Patienten mit dem Minimum über der linken Hemisphäre, die gleichzeitig signifikant höhere Punktzahlen bei den BPRS-Symptomen „Zerfall der Denkprozesse" und „Größenideen" erreichten. Die sozialen Beziehungen der vergangenen 5 Jahre und der Querschnitt der globalen Funktionsfähigkeit (GAF) zum Untersuchungszeitpunkt zeigten dagegen keine Unterscheide. Es läßt sich daraus einerseits folgern, daß selbst nach remittierter Psychose anhaltende produktiv-psychotische Symptome nicht problemlos für die soziale Prognose herangezogen werden können. Andererseits weist die Konfigurierung der Karten auf eine unterschiedliche Aktivierung (oder Störung) lateralisierter Hirnfunktionen bei verschiedenen schizophrenen Symptomgruppen hin. Bei vorsichtiger Deutung scheinen sich dabei schubartig verlaufende Erkrankungen mit Produktivität im kognitiven Bereich von anderen Formen zu unterscheiden.

Trotz der noch widersprüchlichen Ergebnisse in der Literatur zeichnet sich ein Zusammenhang der Amplitudenreduktion mit dem klinischen Querschnittsbild und insbesondere mit den Negativsymptomen ab. Inkonsistenzen dürften vor allem auf eine zustandsabhängige Variabilität zurückzuführen sin, die bisher unter der Vorstellung des Vorliegens eines „trait markers" vernachlässigt wurden. Bei den Ergebnissen aus unserem Kollektiv scheint die Homogenität in bezug auf die Remission der akuten Psychose und die stabil eingestellte neuroleptische Therapie eine wesentliche Rolle gespielt zu haben.

Literatur

Andreasen BC, Olsen S (1982) Negative symptoms vs. positive schizophrenia: Definition and validation. Arch Gen Psychiatry 39: 789–794

Dierks T, Maurer K (1990) Reference-free evaluation of auditory evoked potentials – P300 in aging and dementia. In: Dostert P, Riederer P, Strolin Benedetti M, Roncucci R (eds) Early markers in Parkinson's and Alzheimer's disease. Springer, Berlin Heidelberg New York Tokyo, pp 197–208

Eikmeier G, Lodemann E, Olbrich HM, Zerbin D, Gastpar M (1991) Changes and clinical correlations of P300 in schizophrenia. In: Maurer K (ed) Imaging of the brain in psychiatry and relted fields. Springer, Berlin Heidelberg New York Tokyo

Lehmann D, Skrandies W (1980) Reference-free identification of components of checkerboad-evoked multichannel potential fields. Electroencephal Clin Neurophysiol 48: 609–621

Levit RA, Sutton S, Zubin J (1973) Evoked potential correlates of information processing in psychiatric patients. Psychol Med 3: 487–494

Maurer K, Dierks T, Ihl R, Laux G (1989) Mapping of evoked potentials in normals and patients with psychiatric diseases. In: Maurer K (ed) Topographic brain mapping of EEG and evoked potentials. Springer, Berlin Heidelberg New York Tokyo

Maurer K, Strik WK, Dierks T (1990) Die Bedeutung kognitiver Wellen in bezug zur Minussymptomatik Schizophrener. In: Möller HJ (Hrsg) Neuere Ansätze zur Diagnostik und Therapie schizophrener Minussymptomatik. Springer, Berlin Heidelberg New York Tokyo, S 147–154

Morstyn R, Duffy FH, McCarley RW (1983) Altered P300 topography in schizophrenia. Arch Gen Psychiatry 40: 729–734

Pfefferbaum A, Ford JM, White PM, Roth WT (1989) P3 in schizophrenia is affected by stimulus modality, response requirements, medication status, and negative symptoms. Arch Gen Psychiatry 46. 1035–1044

Roth WT, Cannon EH (1972) Some features of the auditory evoked response in schizophrenics. Arch Gen Psychiatry 27: 466–471

Roth WT, Pfefferbaum A, Kelly AF, Berger PA, Kopell BS (1981) Auditory event related potentials in schizophrenia and depression. Psychiatry Res 4: 199–212

Shenton ME, Faux SF, McCarley RW, Ballinger R, Coleman M, Torello, Duffy FH (1989) Correlations between abnormal auditory P300 topography and positive symptoms in schizophrenia: A preliminary report. Biol Psychiatry 25: 710–716

Strik WK, Dierks T, Müller T, Maurer K (1991) Cognitive components of auditory evoked potentials in schizophrenic disorders: Topography and clinical correlations. In: Maurer K (ed) Imaging of the brain in psychiatry and related fields. Springer, Berlin Heidelberg New York Tokyo

Teil 8

Psychopharmakologie, biologische Therapieverfahren

Adrenerg-cholinerge Gleichgewichtshypothese der Depression: Therapie mit Biperiden adjuvant zu Mianserin und Viloxazin

J. FRITZE, M. LANCZIK, J. BÖNING

Einleitung

Die anticholinergen Eigenschaften von Antidepressiva werden als therapeutisch irrelevant aufgefaßt, da ihre Affinität zu cholinergen Rezeptoren nicht mit der antidepressiven Wirkung korreliert (Snyder u. Yamamura 1977; El-Fakahany u. Richelson 1983). Sie gelten wegen der zentralnervösen (Curran et al. 1988) und peripher-vegetativen anticholinergen Beeinträchtigungen als unerwünscht. Die adrenerg-cholinerge Gleichgewichtshypothese (Janowsky et al. 1972) affektiver Störungen postuliert, daß die Stimmung von einem Gleichgewicht zwischen cholinerger und adrenerger Neurotransmission in spezifischen Hirnregionen abhänge. Dabei soll Depression Folge eines Überwiegens cholinerger Aktivität sein (Übersicht: Fritze u. Beckmann 1988).

Beckmann u. Moises (1982) zeigten akute antidepressive Wirkungen des Anticholinergikums Biperiden, was sich in einer offenen Studie auch bei subchronischer Applikation bestätigte (Kasper et al. 1981). Beckmann et al. (1984) fanden bei Depressiven mit Non-Suppression im Dexamethason-Suppressionstest (DST+) eine Überlegenheit von Amitriptylin gegenüber Nomifensin, umgekehrt bei Suppressoren (DST−). Amitriptylin besitzt unter den Antidepressiva die höchste anticholinerge Potenz, Nomifensin demgegenüber keine. Deshalb sollten hier die Hypothesen geprüft werden, ob 1) das Anticholinergikum Biperiden die Wirkung der etablierten Antidepressiva Mianserin und Viloxazin beschleunigt; 2) die Beschleunigung vornehmlich Non-Suppressoren im Dexamethason-Hemmtest betrifft; 3) Biperiden dabei die Kortisolsekretion vermindert und die Konversion von Non-Suppression zu Suppression fördert. Biperiden ist ein Anticholinergikum mit Affinität vornehmlich zu M_1-muskarinergen Rezeptoren (Avissar u. Schreiber 1989). Da das Antidepressivum Nomifensin nicht mehr verfügbar ist, wurden die Antidepressiva Mianserin (van Dorth 1983) und Viloxazin (Ban et al. 1980) gewählt. Beide besitzen nahezu keine Affinität zu Azetylcholinrezeptoren (Richelson u. Nelson 1984).

Methoden

Insgesamt 20 (4×5) depressiv Kranke (f = 9) nahmen auf der Grundlage der Deklarationen von Helsinki, Tokyo und Hawaii teil. Einschlußkriterien: DSM-III-R-Diagnose mono- oder bipolare „Major Depression" mit Melancholie oder auch psychotischen, jedoch stimmungskongruenten Merkmalen; Hamilton-Depression-Score (HAMD) >22; keine organische Begleiterkrankung; Alter 18−65 Jahre. Vor Studienbeginn lag eine 5- bis 12tägige Auswaschphase. Flunitrazepam stand als Transquilizer/Hypnotikum nach Bedarf zur Verfügung. Die medikamentöse Behandlung bestand am ersten Tag aus 2×30 mg Mianserin, vom zweiten bis 28. Tag 4×30 mg Mianserin, bzw. an Tag 1 2×100 mg Viloxazin, an Tag 2–6 3×100 mg, von Tag 7–28 200/100/100 mg Viloxazin. Biperiden bzw. Plazebo wurden doppelblind vom 1. bis 14. Tag (Mianserin) bzw. bis 28. Tag (Viloxazin) in einer Dosis von 4×1 Tablette (= 4×2 mg) verabreicht. Die psychopathologische Verlaufskontrolle erfolgte vor Studienbeginn (Tag −3) sowie an Behandlungstag 3/7/10/14/(21) und 28 in der Zeit zwischen 8.00 und 11.00 Uhr (Hamilton-Depression-Scale (HAMD), 21 Items (Hamilton, 1960); Montgomery-Asberg-Depression-Rating-Scale (MADRS; Montgomery u. Asberg 1979); Befindlichkeitsskala (BfS; von Zerssen u. Koeller 1976). Vor Studienbeginn, unter Biperiden/Plazebo (Tag 14 – >15) und nach Ende der adjuvanten Therapie (Tag 31 – >32; Viloxazin) wurde je ein Dexamethason-Suppressionstest (DST) durchgeführt (Carroll et al. 1981). Die statistische Auswertung erfolgte mit zwei- und dreifaktoriellen Varianzanalysen (ANOVA) und Kovarianzanalysen (ANCOVA) mit Meßwiederholung sowie Einzelvergleichen mit Hilfe von t-Tests für unpaarige Daten.

Ergebnisse

Für beide Antidepressiva (Faktor A) ergab die geplante Zwischenanalyse (Abb. 1) nach 20 Patienten (n = 4×5), daß Biperiden (Faktor B) ihre antidepressive Wirkung über die Zeit (Faktor C) in allen Beurteilungsskalen nicht beschleunigte (MADRS, Tag −3 bis +14, 3faktorielle ANOVA, Interaktion B×C: df = 4,64; F = 0,871; p ≫ 0,1; A×B×C: df = 4,64; F = 0,486; p ≫ 0,1). Der Anteil der durch die Interaktion erklärten Varianz lag bei 1%. Deshalb erübrigte sich die weitere Prüfung an einem größeren Kollektiv. Die Gesamtgruppe besserte sich in allen Beurteilungsverfahren über die Zeit signifikant (C: df = 4,64; MADRS: F = 11,07; p < 0,001), wobei Mianserin dem Viloxazin überlegen war (A×C: df = 4,64; MADRS: F = 3,01; p < 0,05). Zwischen den Antidepressiva und Biperiden bestand keine Interaktion (A×B: df = 1,16; MADRS: F = 0,78; p ≫ 0,1). Suppressoren (DST−) respondierten auf beide Antidepressiva besser als Non-Suppressoren (df = 4,64; F = 5,92; p < 0,001), entgegen der Hypothese ohne Einfluß von Biperiden (df = 4,64; F = 0,71; p ≫ 0,1).

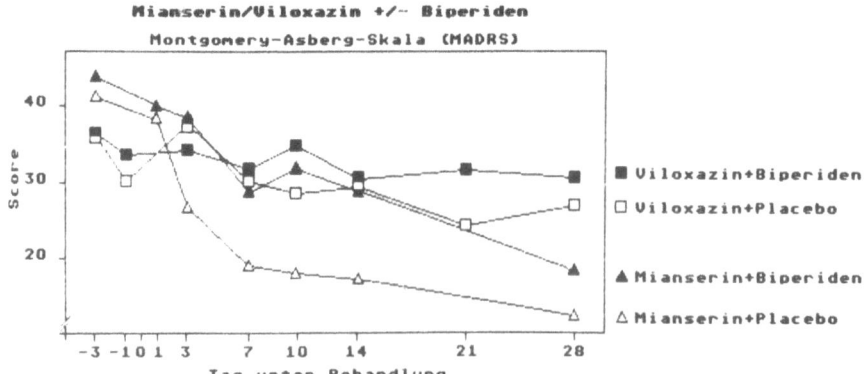

Abb. 1. Montgomery-Asberg-Depression-Scale. Krankheitsverlauf unter Mianserin bzw. Viloxazin mit adjuvanter Gabe von Biperiden bzw. Plazebo von Tag 1 bis Tag 14 (Mianserin) bzw. Tag 28 (Viloxazin). Signifikante Besserung der Gesamtgruppe (p < 0,001), kein Unterschied zwischen Biperiden und Plazebo (p ≫ 0,1), jedoch zwischen Mianserin und Viloxazin (p < 0,05)

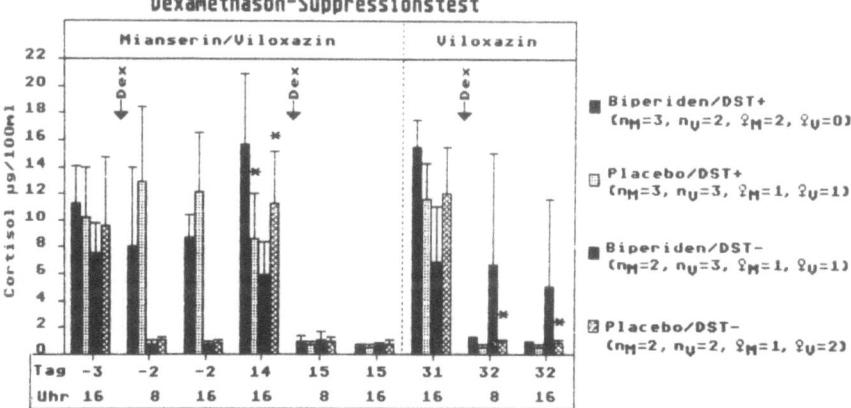

Abb. 2. Therapie mit Biperiden oder Plazebo adjuvant zu Mianserin (*M*) bzw. Viloxazin (*V*): Serum-Kortisol vor und nach 1 mg Dexamethason oral vor Therapiebeginn (Tag $-3/-2$) sowie unter der Therapie (Tag 14/15) und nach Therapie (Tag 31/32; Viloxazin). In der Gesamtgruppe kein Einfluß von Biperiden. *DST+* Non-Suppression vor Therapiebeginn, *DST−* Suppression (* $p < 0{,}05$)

Das Fehlen jeglicher Effekte von Biperiden gegenüber Plazebo war nicht auf Unterschiede in unabhängigen Variablen zurückzuführen: Die Mianserin-Gruppe unterschied sich von der Viloxazin-Gruppe nur in der Dauer der aktuellen Phase (2faktorielle ANOVA: df = 1,16; F = 5,21; $p < 0{,}05$) und in der initialen Depressionsschwere (df = 1,16; F = 4,72; $p < 0{,}05$). Diese Unterschiede erwiesen sich in entsprechender ANCOVA als irrelevant für die o.g. Ergebnisse. Ansonsten fanden sich auch für Biperiden/Plazebo keine Unterschiede einschließlich Alter, Alter bei Ersterkrankung, Geschlechtszugehörigkeit, Zahl der vorhergehenden Phasen, und die Gesamtdosis der Begleitmedikation mit Flunitrazepam.

Alle Non-Suppressoren waren an Tag $14 - >15$ zu Suppressoren konvertiert, unabhängig von der adjuvanten Behandlung (Abb. 2). Im Gegenteil konvertierte ein initialer Suppressor unter Viloxazin/Biperiden an Tag $31 - >32$ zum Non-Suppressor. Entgegen der Hypothese waren an Tag 14 die Kortisol-Konzentrationen vor Dexamethason in der Biperiden-Gruppe höher als in der Plazebo-Gruppe (df = 9; t = 2,71; $p < 0{,}05$). Bei den initialen Suppressoren fand sich allerdings das Gegenteil (df = 7; t = 2,52). In der Gesamtgruppe bestanden zu keinem Zeitpunkt signifikante Unterschiede von Kortisol zwischen Biperiden und Plazebo.

Diskussion

Die antidepressive Wirksamkeit von Mianserin (van Dorth 1983) wurde bestätigt. Demgegenüber überzeugte die antidepressive Wirksamkeit von Viloxazin (Ban et al. 1980) nicht. Die adjuvante Therapie mit Biperiden erwies sich im Vergleich zu Plazebo eindeutig als wirkungslos, tendenziell schnitten die mit Biperiden behandelten Kranken sogar schlechter ab, weshalb sich eine Fortsetzung der Studie an einem größeren Kollektiv erübrigte. Das muß den Befunden von Beckmann u. Moises (1982) und Kasper et al. (1981) nicht widersprechen. Beckmann u. Moises (1982) zeigten für Biperiden *akute* antidepressive Wirkungen bei intravenöser Infusion, die Untersuchung von Kasper et al. (1981) enthielt keine Kontrollgruppe. *Akute* antidepressive Wirkungen von Biperiden hätten in den vorliegenden Studien trotz der engmaschigen Befundkontrolle der Erfassung entgehen können. Im weiteren Behandlungsverlauf entwickelte sich hierfür möglicherweise Toleranz, was tierexperimentelle Befunde zur Regulation muskarinerger Azetylcholin-Rezeptoren nahelegen (z. B. Goldman u. Erickson 1983), wie auch beim Menschen die Toleranzentwicklung gegenüber der REM-Schlaf-Unterdrückung z. B. durch Scopolamin (Sagales et al. 1975). Dagegen spricht aber die etablierte klinische Erfahrung, daß sich gegen die antiparkinsonistischen Effekte von Biperiden keine Toleranz entwickelt. Möglicherweise unterscheiden sich diesbezüglich verschiedene neuronale Systeme. Schließlich kann nicht ausgeschlossen werden, daß die *akuten* antidepressiven Wirkungen von Biperiden in Wahrheit eine Tranquillisierung und Euphorisierung darstellen und damit eher den *akuten* Wirkungen von Benzodiazepinen entsprechen. Für diese Interpretation würde die mißbräuchliche Verwendung von Anticholinergika (aber kaum je Antidepressiva) sprechen (Übersicht: Dilsaver 1988).

Das Fehlen einer antidepressiven Wirkung von Biperiden in Kombination mit einem nichtanticholinergen Antidepressivum (Mianserin; Viloxazin) bei Non-Suppressoren im Dexamethason-Test (DST) gegenüber Suppressoren kann auch im Widerspruch zu den Befunden einer Überlegenheit von Amitriptylin bei Non-Suppressoren gegenüber Nomifensin bei Suppressoren (Beckmann et al. 1984) gesehen werden. Vermutlich trugen andere Eigenschaften als die anticholinerge Komponente von Amitriptylin zu dieser Überlegenheit bei. Amitriptylin wirkt nicht antidepressiv wegen seiner anticholinergen Komponente, sondern offenbar trotz dieser Eigenschaft (Dilsaver et al. 1989). Auch die Hypothese einer anticholinergen Verminderung der Kortisol-Sekretion wurde nicht bestätigt. Demnach liegt weder der Depression noch dem begleitenden Hyperkortisolismus eine cholinerge Überaktivität als entscheidende Komponente zugrunde.

Die Ergebnisse bestätigen die allgemeine Ansicht, daß anticholinerge Eigenschaften bei Antidepressiva bezüglich der therapeutischen Wirkung verzichtbar und unerwünscht sind. Das wurde hier erstmals tatsächlich nachgeprüft und bestätigt. In Übereinstimmung damit zeigt das Antidepressivum Minaprin, daß cholino*mimetische* Eigenschaften eine antidepressive Wirksamkeit nicht ausschließen (Garattini et al. 1984; Yamamoto et al. 1990).

Die Diskrepanzen zu den Befunden einer cholinergen Supersensitivität bei Depressiven (Übersicht: Fritze u. Beckmann 1988) könnten sich daraus erklären, daß die Supersensitivität nicht direkt mit der *Kategorie* der affektiven Erkrankung zusammenhängt, sondern eher mit einer Persönlichkeits*dimension* wie Streßtoleranz (Fritze et al. 1990)

Literatur

Avissar S, Schreiber G (1989) Muscarinic receptor subclassification and G-proteins: significance for lithium action in affective disorders and for the treatment of the extrapyramidal side effects of neuroleptics. Biol Psychiatry 26: 113–130

Ban TA, McEvoy JP, Wilson WH (1980) Viloxazine: A review of the literature. Int Pharmacopsychiatry 15: 118–123

Beckmann H, Moises HW (1982) The cholinolytic biperiden in depression. Arch Psychiat Nervenkr 231: 213–220

Beckmann H, Holzmüller B, Fleckenstein P (1984) Clinical investigations into antidepressive mechanisms II: dexamethason suppression test predicts response to nomifensine or amitriptyline. Acta Psychiatr Scand 70: 342–352

Carroll BJ, Feinberg M, Greden JF et al. (1981) A specific laboratory test for the diagnosis of melancholia. Arch Gen Psychiatry 38: 15–22

Curran HV, Sakulskriprong M, Lader M (1988) Antidepressants and human memory: an investigation of four drugs with different sedative and anticholinergic profiles. Psychopharmacology 95: 520–527

Dilsaver SC (1988) Antimuscarinic agents as substances of abuse: A review. J Clin Psychopharmacol 8: 14–22

Dilsaver SC, Majchrzak MJ, Flemmer D (1989) Bright light blocks amitriptyline-induced cholinoreceptor supersensitivity. Biol Psychiatry 26: 416–423

Dorth RM van (1983) Review of clinical trials with mianserin. Acta Psychiatr Scand (Suppl 302) 67: 72–80

El-Fakahany E, Richelson E (1983) Antagonism by antidepressants of muscarinic acetylcholine receptors of human brain. Br J Pharmacol 78: 97–102

Fritze J, Beckmann H (1988) Zur cholinerg-adrenergen Gleichgewichts-Hypothese affektiver Psychosen. Fortschr Neurol Psychiat 56: 8–21

Fritze J, Sofic E, Mueller T, Pfueller H, Lanczik M, Riederer P (1990) Cholinergic-adrenergic balances: Relationship between sensitivities to drugs and personality. Psychiatry Res 34: 271–279

Garattini S, Forloni GL, Tirelli AS, Ladinsky H, Consolo S (1984) Neurochemical effect of minaprine, a novel psychotropic drug, on the central cholinergic system of the rat. Psychopharmacology 67: 107–109

Goldman ME, Erickson CK (1983) Effects of acute and chronic administration of antidepressant drugs on the central cholinergic system: Comparison with anticholinergic drugs. Neuropharmacology 22: 1215–1222

Hamilton M (1960) A rating scale for depression. J Neurol Neurosurg Psychiatry 23: 56–62

Janowsky DS, El-Yousef MK, Davis JM, Sekerke HJ (1972) A cholinergic-adrenergic hypothesis of mania and depression. Lancet II: 632–635

Kasper S, Moises HW, Beckmann H (1981) The anticholinergic biperiden in depressive disorder. Pharmacopsychiatry 14: 195–198

Montgomery SA, Asberg M (1979) A new depression scale designed to be sensitive to change. Br J Psychiatry 134: 382–389

Richelson E, Nelson A (1984) Antagonism by antidepressants of neurotransmitter receptors of normal human brain in vitro. J Pharmacol Exp Ther 230: 94–112

Sagales T, Erill S, Domino EF (1975) Effects of repeated doses of scopolamine on the electroencephalographic stages of sleep in normal volunteers. Clin Pharmacol Ther 16: 727–732

Snyder SH, Yamamura HI (1977) Antidepressants and the muscarinic acetylcholine receptor. Arch Gen Psychiatry 34: 236–239

Yamamoto T, Yatsugi S, Ohno M, Furuya Y, Kitajima I, Ueki S (1990) Minaprine improves impairment of working memory induced by scopolamine and cerebral ischemia in rats. Psychopharmacology 100: 316–322

Zerssen D von, Koeller DM (1976) Die Befindlichkeitsskala. Parallelformen BfS und BfS'. Beltz, Weinheim

Einfluß von Fluvoxamin auf die Rhythmik der Melatonin-sekretion bei depressiven Patienten vor und nach subchronischer Amitriptylinbehandlung

L. DEMISCH, T. SIELAFF, E. TÜRKSOY, P. GEBHART

Einleitung

Messungen von rhythmisch verlaufenden körperlichen Funktionen haben in neurobiologisch orientierten Untersuchungen der Psychiatrie und Neurologie bisher noch keine breite Anwendung gefunden. Eine Reihe von Annahmen läßt es jedoch naheliegend erscheinen, daß regelhafte Störungen von rhythmischen Funktionen über die Entstehung und den Verlauf von einigen depressiven Erkrankungen bedeutsame Aufschlüsse liefern können (s. zusammenfassend Pflug 1987). Die biologische 24-h-Rhythmik des Menschen wird in der Regel endogen verursacht und durch periodisch sich ändernde Umwelteinflüsse, sog. Zeitgeber, mit der Umdrehung der Erde synchronisiert, wobei der neurobiologisch einflußreichste Zeitgeber die Photoperiode, d. h. der Wechsel zwischen Licht und Dunkelheit, ist (Wever 1962, 1979). Veränderungen der Licht-Dunkelzeit bestimmen nicht nur die 24-h-Rhythmik (zirkadian), sondern sind in den gemäßigten Klimazonen der Erde auch Zeitgeber für jahreszeitliche Rhythmen (saisonal). Nahezu alle bisher untersuchten Lebewesen verwenden an erster Stelle photoneuroendokrine Systeme und das Hormon Melatonin, um die photoperiodische Information den Körperzellen zu vermitteln. Messungen von Sekretionsprofilen des Hormons Melatonin (N-Azetyl-5-methoxytryptamin) im Blut von Patienten und Probanden erlauben daher auch Rückschlüsse auf neurobiologische Funktionszusammenhänge, vor allem jedoch im Rahmen von chronobiologischen Untersuchungen (s. zusammenfassend Demsch 1987).

Kürzlich wurde von uns ein bei Patienten anwendbarer Stimulationstest für Melatonin beschrieben. Nach einer abendlichen Einnahme von 150 mg des selektiven Serotonin-Wiederaufnahme-Blockers Fluvoxamin (FL) wurde bei Probanden eine Phasenverschiebung („delay") des nächtlichen Melatoninrhythmus beobachtet (Demisch et al. 1986). In den Morgenstunden wurde eine signifikant erhöhte Konzentration des Hormons im Plasma bei Probanden und depressiven Patienten gemessen (Demisch et al. 1986, 1987, 1988). Bemerkenswert an dieser Beobachtung ist vor allem die Tatsache, daß der selektive 5HT-Wiederaufnahme-Hemmer Fluvoxamin zu einer Phasensteuerung der endogenen Periodik fähig zu sein scheint. Phasensteuerungen der zirkadianen Periodik des Menschen konnten bisher nur durch helles Licht erzeugt werden. Hervorzuheben ist, daß die bisher bekannten Einflüsse zahlreicher anderer Pharmaka nur zu Amplitudenänderungen der Melatonin-Rhyrthmik führen (Demisch 1987; Touitou et al. 1987).

Der von uns beschriebene Fluvoxamin-Melatonin-Stimulationstest (FMST) wurde in einer ersten Studie an 16 Patienten mit depressiven Erkrankungen angewendet (Demisch et al. 1988). In dieser Untersuchung wurde die Wirkung einer abendlichen Gabe von 150 mg FL auf die Melatoninkonzentration, vor und nach einer 3wöchentlichen antidepressiven Behandlung, untersucht. Bei 15 von 16 Patienten wurde unabhängig von der Art und Schwere des depressiven Syndroms eine Erhöhung der morgendlichen Melatoninmenge beobachtet (Demisch et al. 1988). Nach einer 3wöchigen Behandlung wurde eine signifikante Abschwächung der FMST-Antwort ermittelt, welche bei den Patienten mit einer befriedigenden Besserung ihrer depressiven Symptomatik stärker ausgeprägt zu sein schien. Diese Folgestudie wurde entworfen, um den Einfluß von FL auf die Rhythmik der Melatoninsekretion bei depressiven Patienten zu ermitteln und den Zusammenhang zwischen der Phasenverschiebung der Melatoninrhythmik nach abendlicher FL-Gabe und dem Therapieerfolg einer Amitriptylinbehandlung weiter aufzuklären.

Patienten und Methoden

13 Patienten mit einer depressiven Symptomatik wurden während 3 Wochen mit Amitriptylin (75 – 150 mg/Tag) behandelt, nach einer vorherigen Wash-out-Zeit von >6 Tagen. Da alle Patienten mit Benzodiazepinen vorbehandelt waren, wurde diese Medikation während der Studie konstant beibehalten. Die Erkrankung der Patienten wurde mit Hilfe der ICD-9, DSM-III-R und RDC-Kriterien klassifiziert. Das Ausmaß der depressiven Symptomatik wurde durch Verwendung der Hamilton Depressions-Skala (HDS) und der von-Zerssen-Selbstbefindlichkeitsskala (BFs) vor und nach der Medikationsphase erhoben. Der Therapieerfolg wurde mit Hilfe der CGI-Skala eingeschätzt.

Am Tag 1, 2 und nach Behandlung am Tag 21 und 22 wurden zwischen 18.00 und 24.00 Uhr und morgens zwishen 06.00 und 12.00 Uhr stündlich 1 ml Speichel-Proben und an denselben Tagen über 24 h jeweils 6 h Sammelurine (Zeitintervalle s. in Abb. 1) gesammelt. Am Tag 2 und

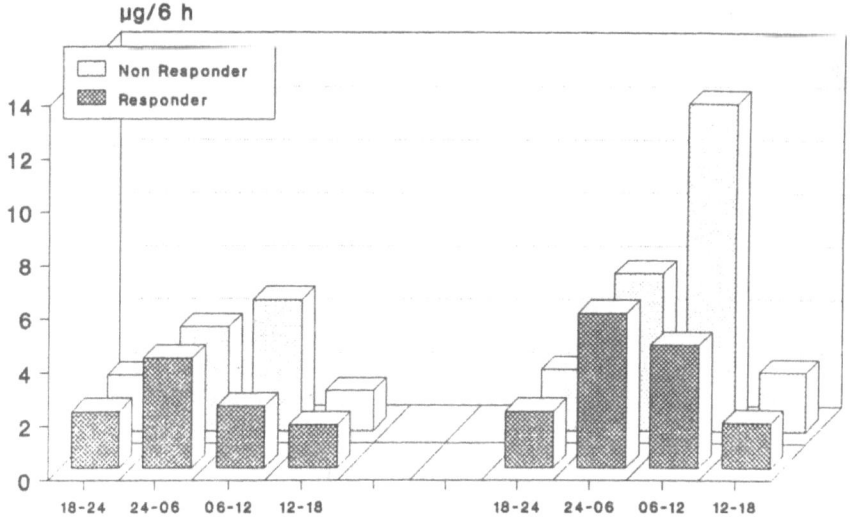

Abb. 1 Einfluß von Fluvoxamin auf die Rhythmik der urinären Sulfatoxymelatoninausscheidung bei depressiven Patienten. *Linke Hälfte:* vor Fluvoxamin-Gabe; *rechte Hälfte:* nach Gabe von 150 mg Fluvoxamin um 19.00 Uhr. *Abszisse:* Tageszeit

22 wurde jeweils um 19.00 Uhr 150 mg Fluvoxamin verabreicht. Am Tag 0, 1, 7, 14 und 21 erfolgten um 8.30 Uhr Blutentnahmen zur Messung der Melatonin- und Amitriptylinplasmaspiegel. Insgesamt konnten von 10 Patienten alle psychopathologischen und biochemischen Daten erhoben werden. Diese Stichprobe wurde für die statistische Auswertung der Studie verwendet. Es waren 7 Männer (Alter: Mittelwert 43 Jahre; 27 − 59) und 3 Frauen (Alter: Mittelwert 59 Jahre; 51 − 63). Entsprechend DSM-III-Kriterien wurden 8 Patienten als Major Depressiv Disorder und 2 als bipolare Depression mit Manie klassifiziert (entsprechend ICD-9: 6mal endogene Depression; 2mal manisch-depressive Krankheit, 1mal depressive Neurose, 1mal längerdauernde depressive Reaktion). Alle Patienten hatten nach der Wash-out-Phase und vor Therapiebeginn eine mäßige bis schwere depressive Symptomatik (HDS > 18). Die Symptomatik der Patienten verbesserte sich in der Wash-out-Phase nicht. Die Konzentration von Melatonin im Plasma oder Speichel wurden mit der Direkt-RIA-Methode von Fraser et al. (1983) und dem Melatonin-Antikörper von J. Arendt (University of Surrey, Guildford, UK) bestimmt. Sulfatoxymelatonin ($MeSO_4$) wurde mit dem von IBL (Hamburg) gelieferten radioimmunologischen Kit gemessen. Die Summen der Plasmaspiegel von Amitriptyline und Nortriptyline wurden mit Hilfe eines Fluoreszenzpolarisations-Immunoassays (Abbott Td_x, Wiesbaden) ermittelt.

Resultate

Im Verlauf der Behandlung fiel der mittlere HDS von 26 auf 13 (BFs von 26 auf 16). 5 Patienten wurden nach 3wöchiger Amitriptylin-Behandlung als gebessert und 5 als nicht gebessert eingeschätzt (Kriterien: HDS < 10 und größer als 50%ige Reduktion), nach den CGI-Kriterien (CGI < 4) wurden 6 Patienten als gebessert und 4 als nicht befriedigend gebessert eingeschätzt. Beide Gruppen zeigten vergleichbare Plasma-Amitriptylin-Spiegel (75 − 150 µg/ml). Zwischen den Konzentrationen von Amitriptylin (und Nortriptylin) und den Melatonin- und Sulfatoxymelatonin-Spiegeln wurden keine signifikanten Korrelationen (Spearman-Rang-Korrelation) ermittelt. Nach 3wöchiger antidepressiver Behandlung wurde eine signifikant erhöhte urinäre Ausscheidung von Sulfatoxymelatonin gemessen (vorher 11,3 ± 5,3; nach Behandlung 18,5 ± 8,8 µg $MeSO_4$/24 h; $p < 0,05$, T-Test für abhängige Gruppen, 2seitige Fragestellung).

Nach der abendlichen Gabe von 150 mg FL wurde eine signifikant erhöhte urinäre Ausscheidung von $MeSO_4$, vor allem im Sammelurin des nächsten Morgens (06.00 bis 12.00 Uhr) gemessen. Ebenso waren die morgendlichen Speichel- und Plasma-Melatoninwerte signifikant erhöht (8.30 Uhr vor FL 29,7 ± 10,7; am nächsten Tag 8.30 Uhr nach FL 63,6 ± 45,7 pg Melatonin/ml Plasma; $p < 0,5$, T-Test für abhängige Gruppen).

In den fraktionierten 6-h-Sammelurinen wurde nach FL-Gabe, in der morgendlichen Sammelperiode zwischen 6 und 12 Uhr eine signifikante Steigerung der Sulfatoxymelatoninausscheidung gemessen (vorher 3,6 µg/6 h, nach Fl 8,4 µg $MeSO_4$/6 h; $p < 0,01$ T-Test für unabhängige Gruppen). Die Abb. 1 zeigt die Profile der urinären Sulfatoxymelatonin-Ausscheidung am Tag vor und nach 150 mg FL zur Nacht. Non-Responder schieden in den Morgenstunden signifikant höhere $MeSO_4$-Mengen im Vergleich zu der Gruppe der Responder aus (T-Test für unabhängige Stichproben, $p < 0,05$). Die abendliche FL-Gabe führte zu einer signifikant erhöhten $MeSO_4$-Ausscheidung zwischen 06.00 − 12.00 Uhr in der Gruppe der Responder (vor FL 2,3 ± 1,1, nach FL 4,6 ± 1,3 µg $MeSO_4$/6 h; $p < 0,01$, T-Test für abhängige Gruppen), jedoch nicht in der Gruppe der Non-Responder. Nach 3wöchiger Behandlung mit Amitriptylin führte die abendliche FL-Gabe nur in der Gruppe der Responder (entsprechend HDS-Kriterien) zu einer signifikanten Erhöhung der urinären MeSO$_4$-Ausscheidung im 24-h-Sammelurin. Aufgrund der kleinen Fallzahlen sind die vorliegenden Ergebnisse ausdrücklich nur als Hinweise zu werten, welche der Bestätigung durch größere Patientenzahlen bedürfen.

Diskussion

Die abendliche Fluvoxamingabe führte zu einer Phasenverschiebung des Melatoninrhythmus. Wie bereits in einer früheren Studie mit gesunden Probanden (Demisch et. al. 1986) wurde die Akrophase der Melatoninsekretion auch bei depressiven Patienten in die frühen Morgenstunden verschoben. Es sollte darauf verwiesen werden, daß die Messung der urinären Sulfatoxymelatoninkonzentration zutreffende Rückschlüsse auf die Melatoninplasmaspiegel erlaubt (Nowak et al. 1987). Die großen Sammelintervalle und die Fehlermöglichkeiten des Urinsammelns (z. B. Restharnmenge) lassen jedoch keine detaillierten Berechnungen der rhythmischen Parameter, wie z. B. der Akrophase, zu. Offensichtlich wird durch die Wiederaufnahme-Hemmung von Serotonin in relevanten Hirnstrukturen die Phasensteuerung der endogen Melatoninperiodik beeinflußt. Fluvoxamin könnte daher ein geeignetes experimentelles Hilfsmittel sein, um Aussagen über die Sensitivität, d. h. den Phasenwinkel, der Phasensteuerung zu erhalten. Die Resultate dieser Studie lassen daher den Schluß zu, daß eingehende Rhythmusanalysen bei depressiven Patienten anhand der Beeinflussung der Melatoninperiodik durch Fluvoxamin sinnvoll sind. Die vorläufige Auswertung für 10 Patienten deutet an, daß das Ausmaß der Phasenverschiebung durch FL als Parameter prädiktiv für den antidepressiven Behandlungserfolg sein könnte. Die kleine Fallzahl läßt jedoch z. Z. nur Hinweise zu. Weiterhin ist es notwendig, die neuronalen Mechanismen des Fluvoxamin-Effektes auf die Melatoninsekretion aufzuklären.

Augenblicklich ist es unklar, ob FL auf serotoninerge Parameter im Pinealorgan wirkt oder etwa die Funktionen von Neuronengruppen im Nucleus suprachiasmaticus oder in Teilen des visuellen Systems beeinflußt. Kürzlich konnten wir zeigen, daß auch nach Infusionen von 50 mg/kg KG Tryptophan eine deutliche Sekretion von Melatonin (Demisch et al. 1991) bei gesunden freiwilligen Versuchspersonen hervorgerufen wird. Dieser Befund würde im Zusammenhang mit der Wirkung von Fluvoxamin dafür sprechen, daß die Verfügbarkeit des Melatonin-Präkursors Serotonin Einfluß auf die rhythmische Synthese von Melatonin hat. In diesem Fall würde der Fluvoxamin-Melatonin-Test bei depressiven Patienten Hinweise auf die Veränderung serotoninerger Vorgänge im ZNS liefern.

Literatur

Demisch L (1987) Suche nach physiologischen und pharmakologischen Funktionen von Melatonin beim Menschen. Fortschr Pharmakother 3: 66–86

Demisch K, Demisch L, Bochnik HJ, Nickelsen T, Althoff PH, Schöffling K, Rieth R (1986) Melatonin and cortisol increase after fluvoxamine. Br J Clin Pharmacol 22: 620–622

Demisch K, Demisch L, Nickelsen T, Rieth R (1987) The influence of acute and subchronic administration of various antidepressants on early morning melatonin plasma levels. J Neural Transm 68: 257–270

Demisch L, Gerbaldo H, Demisch K (1988) Fluvoxamine-melatonin-stimulation-test in patients with depressive disorders. Pharmacopsychiatry 21: 420–421

Demisch L, Sielaff T, Gebhart P, Kaczmarczyk P, Blumhofer A, Lemmer B (1991) Melatonin secretions following tryptophan administration in healthy volunteers. In: Arendt J, Pevet P (eds) Adv Pineal Res. 5: 315–318, Libbey, London

Fraser S, Cowen P, Franklin M, Franey C, Arendt J (1983) Direct radioimmunoassay for melatonin in plasma. Clin Chem 29: 396–397

Nowak R, McMillen IC, Redman J, Short RV (1987) The correlation between serum and salivary melatonin concentrations and urinary 6-hydroxymelatonin sulphate excretion rates: two non-invasive technique for monitoring human circadian rhythmicity. Clin Endocrinol 27: 445–452

Pflug B (1987) Rhythmusfrage bei affektiven Psychosen. In: Kisker KP et al. (Hrsg) Psychiatrie der Gegenwart, Bd 5. Springer, Berlin Heidelberg New York Tokyo, S 241–272

Touitou Y, Bogdan A, Claustrat B, Touitou C (1987) Drugs affecting melatonin secretion in man. In: Trentini GP et al. (eds) Fundamentals and clinics in pineal research. Raven Press, New York, pp 349–356

Wever R (1962) Zum Mechanismus der biologischen 24-Stunden-Periodik. Kybernetik 1: 139–154

Wever R (1979) The circadian system of man. Springer, New York

Schlafentzugseffekte auf das endogene Opioidsystem bei Depressiven

W. P. KASCHKA, W.-D. BRAUNWARTH, D. FLÜGEL, G. BECK, D. EBERT

Einführung

Die antidepressive Wirksamkeit des totalen oder partiellen Schlafentzugs wurde in zahlreichen Studien nachgewiesen. Allerdings ist der Wirkmechanismus bisher unbekannt (Kaschka et al. 1989). In diesem Zusammenhang erscheint die Beobachtung bedeutsam, daß therapeutische Schlafentzugseffekte mit sehr kurzer Latenz, d. h. bereits am nächsten oder (seltener) übernächsten Tag, manifest werden. Einen ähnlich raschen Eintritt der antidepressiven Wirkung beobachten wir z. B. bei der Elektrokrampftherapie (EKT). Von diesem Verfahren ist bekannt, daß es zu einem Anstieg des immunoreaktiven β-Endorphins (Emrich et al. 1979; Alexopoulos et al. 1983; Misiaszek et al. 1984) sowie des ACTH (Allen et al. 1974) im Serum führt. Die Sekretion des β-Endorphins und des ACTH in der Hypophyse erfolgt dabei wahrscheinlich synchron (Guillemin et al. 1977), was angesichts des gemeinsamen Präkursormoleküls Proopiomelanocortin durchaus plausibel erscheint. Diese Analogie legt die Möglichkeit nahe, daß das endogene Opioidsystem am Wirkmechanismus des therapeutischen Schlafentzugs beteiligt sein könnte. Wir führten deshalb bei depressiven Patienten, die mit totalem Schlafentzug für eine Nacht behandelt wurden, Untersuchungen durch zur Klärung der Frage, ob eine Beziehung besteht zwischen Veränderungen des psychopathologischen Befundes und der Konzentrationen von β-Endorphin und ACTH im Serum.

Patienten und Methodik

In die Studie wurden 30 Patienten (19 Männer, 11 Frauen) einbezogen, welche die diagnostischen Kriterien nach DSM-III-R (American Psychiatric Association 1987) für eine „Major Depressive Episode, Melancholic Type" erfüllten und ihr informiertes Einverständnis gegeben hatten. Der Altersmittelwert (± s. d.) lag bei 47,1 ± 14,6 Jahren (Range 22–74 Jahre). Als Response-Kriterium für die Behandlung mit totalem Schlafentzug wurde ein Abfall des Hamilton-Depressions-Scores (HAMD) um mindestens 30% des Ausgangswertes definiert. An den Tagen vor und nach dem Schlafentzug erfolgten jeweils um 8.00 Uhr Blutentnahmen zur Messung der Serumkonzentrationen von β-Endorphin und ACTH. Zu denselben Zeitpunkten wurde der psychopathologische Befund mit Hilfe der Hamilton-Depressionsskala (Hamilton 1960) und der Befindlichkeitsskalen BfS und BfS' (von Zerssen et al. 1970) festgehalten. Die Bestimmung von β-Endorphin erfolgte mit dem Radioimmunoassay der Firma INCSTAR Corp. (Stillwater, Minnesota, USA), der eine Kreuzreaktivität von unter 5% mit β-Lipotropin aufweist. ACTH wurde mit dem Radioimmunoassay ACTH-Allegro (Nichols Institute) gemessen. (Für die Durchführung der ACTH-Bestimmung danken wir Herrn Dr. U. Schrell, Neurochirurgische Klinik der Universität Erlangen-Nürnberg).

Ergebnisse

20 Patienten erwiesen sich als Schlafentzugsresponder, 10 waren Nonresponser. Eine Response am zweiten Tag nach Schlafentzug wurde nicht beobachtet. Tabelle 1 zeigt die Mittelwerte (± s. d.) der Gesamtscores der HAMD-, BfS- und BfS'-Skalen sowie der Konzentrationen von β-Endorphin und ACTH im Serum vor und nach Schlafentzug für die Gruppen der Responder und der Nonresponder.

Die β-Endorphin-Konzentration zeigt nach totalem Schlafentzug für eine Nacht sowohl bei den Respondern als auch bei den Non-Respondern einen deutlichen Anstieg, wobei allerdings nur in der letztgenannten Gruppe statistische Signifikanz erreicht wird. ACTH dagegen fällt bei den Respondern signifikant ab und ändert sich bei den Non-Respondern nur unwesentlich.

Die Regressionsanalyse der Änderungen der untersuchten Parameter während des Schlafentzugs ergab die in Tabelle 2 gezeigten Resultate.

Abgesehen von den Korrelationen zwischen den Änderungen der HAMD- und BfS-Scores, ergaben sich keine statistisch signifikanten Korrelationen.

Tabelle 1. Psychopathometrische und endokrinologische Ergebnisse bei totalem Schlafentzug (SE) für eine Nacht

	HAMD	BfS, BfS'	β-Endorphin (pmol/l)	ACTH (pg/ml)
Responder vor SE (n = 20) nach SE	22,5 ± 7,1 10,4 ± 5,1	40,7 ± 9,0 22,7 ± 11,4	8,4 ± 4,2 10,2 ± 7,1	10,6 ± 6,2 7,2 ± 5,0*
Non-Responder vor SE (n = 10) nach SE	21,6 ± 10,5 20,6 ± 11,0	38,6 ± 13,6 38,5 ± 14,5	7,9 ± 8,6 9,5 ± 9,9*	7,5 ± 2,9 8,9 ± 9,1

* p < 0,05

Diskussion

Die vorliegende Untersuchung zeigt, daß totaler Schlafentzug für eine Nacht zu einem Anstieg der β-Endorphin-Konzentration im Serum führt, und zwar unabhängig vom klinischen Responderverhalten der Patienten. ACTH und β-Endorphin korrelieren unter den beschriebenen Bedingungen nicht miteinander. Für diese Beobachtungen gibt es verschiedene Erklärungsmöglichkeiten:

1. Bei den beobachteten Änderungen der Serumkonzentrationen von β-Endorphin und ACTH könnte es sich um unspezifische Streßphänomene handeln, die mit dem therapeutischen Effekt des Schlafentzugs in keinem Zusammenhang stehen.

2. Der Unterschied zwischen SE-Respondern und Non-Respondern könnte auf der Rezeptorebene liegen, so daß die Konzentrationen von β-Endorphin und ACTH im Serum nicht aussagekräftig sind.

3. Es gibt Anhaltspunkte dafür, daß das β-Endorphin im Plasma vornehmlich hypophysären Ursprungs ist, während das β-Endorphin im Gehirn und im Liquor cerebrospinalis überwiegend aus dem Hypothalamus und aus Strukturen des Hirnstamms

Tabelle 2. Korrelationskoeffizienten der Änderungen der untersuchten Parameter während des Schlafentzugs in der Gesamtgruppe sowie in den Untergruppen der Responder und Nonresponder.

	Responder (n = 20)				Non-Responder (n = 10)				Gesamtgruppe (n = 30)			
	HAMD	BfS	β-Endorphin	ACTH	HAMD	BfS	β-Endorphin	ACTH	HAMD	BfS	β-Endorphin	ACTH
HAMD		0,63*	0,26	0,10		0,64**	0,23	−0,27		0,71***	0,30	0,14
BfS	0,63*		−0,12	−0,08	0,64**		0,25	−0,48	0,71***		−0,02	−0,01
β-Endorphin	0,26	−0,12		0,28	0,23	0,25		0,81	0,30	−0,02		0,35
ACTH	0,10	−0,08	0,28		−0,27	−0,48	0,81		0,14	−0,01	0,35	

* $p < 0{,}005$, ** $p < 0{,}05$, *** $p < 0{,}00001$

(Nucleus tractus solitarii) freigesetzt wird (Übersicht bei Chamberlain u. Herman 1990). Dies würde die Relevanz von Messungen der β-Endorphin-Konzentration im Plasma erheblich relativieren.

Im Hinblick auf diesen letzten Punkt erscheinen mehrere Beobachtungen wichtig, die bei EKT-Studien gemacht wurden. Während verschiedene Autoren (Emrich et al. 1979; Alexopoulos et al. 1983; Misiaszek et al. 1984) über eine Konzentrationszunahme des immunoreaktiven β-Endorphins im Plasma nach einzelnen EKT-Behandlungen berichteten, fanden kürzlich Nemeroff et al. (1991) nach einer kompletten EKT-Behandlungsserie im Liquor cerebrospinalis erniedrigte Spiegel von β-Endorphin und Corticotropin-Releasingfaktor (CRF).

Im weiteren Verlauf unserer Studie soll geprüft werden, ob der therapeutische Effekt des Schlafentzugs (bei SE-Respondern) durch Opiatantagonisten, wie z. B. Naloxon, aufgehoben werden kann.

Literatur

Alexopoulos GS, Inturrisi CE, Lipman R, Frances R, Haycox J, Dougherty JH, Rossier J (1983) Plasma immunoreactive β-endorphin levels in depression. Arch Gen Psychiatry 40: 181–183

Allen MJP, Denney D, Kendall JW, Blachly PH (1974) Corticotropin release during ECT in man. Am J Psychiatry 131: 1225–1228

American Psychiatric Association (1987) DSM-III-R: Diagnostic and Statistical Manual of Mental Disorders, 3rd edn. APA, Washington/DC

Chamberlain RS, Herman BH (1990) A novel biochemical model linking dysfunctions in brain melatonin, proopiomelanocortin peptides, and serotonin in autism. Biol Psychiatry 28 773–793

Emrich HM, Höllt V, Kissling W, Fischler M, Heinemann H, von Zerssen D, Herz A (1979) Measurement of β-endorphin-like immunoreactivity in CSF and plasma of neuropsychiatric patients. In: Ehrlich YH, Volavka J, Davis LG, Brunngraber EG (eds) Modulators, mediators and specifiers in brain function. Plenum Press, New York, p 307

Guillemin R, Vargo T, Minick S, Ling N, Rivier C, Vale W, Bloom F (1977) β-endorphin and adrenocorticotropin are secreted concomitantly in the pituitary gland. Science 197: 1367–1369

Hamilton M (1960) A rating scale for depression. J Neurol Neurosurg Psychiatry 23: 56–62

Kaschka WP, Flügel D, Negele-Anetsberger J, Schlecht A, Marienhagen J, Bratenstein P (1989) Total sleep deprivation and thyroid function in depression. Psychiatry Res 29: 231–234

Misiaszek J, Cork RC, Hameroff SR, Finley J, Weiss JL (1984) The effect of electroconvulsive therapy on plasma β-endorphin. Biol Psychiatry 19: 451–455

Nemeroff CB, Bissette G, Akil H, Fink M (1991) Neuropeptide concentrations in the cerebrospinal fluid of depressed patients treated with electroconvulsive therapy. Corticotrophin-releasing factor, β-endorphin and somatostatin. Br J Psychiatry 158: 59–63

Zerssen, D von, Koeller DM, Rey Er (1970) Die Befindlichkeitsskala (B–S) – ein einfaches Instrument zur Objektivierung von Befindlichkeits-Störungen, insbesondere im Rahmen von Längsschnitt-Untersuchungen. Arzneimittelforschung 20: 915–918

Der cholinerge REM-Induktionstest mit RS 86 bei Patienten mit Major Depression, Angsterkrankungen und Schizophrenie*

D. Riemann, H. Gann, F. Hohagen, R. Olbrich, W. E. Müller, M. Berger

Einleitung

Die psychiatrische Schlafforschung konzentrierte sich in den letzten Jahren vornehmlich auf die Untersuchung depressiver Patienten. Ursache dafür sind Abweichungen der REM-Schlafverteilung, wie etwa eine Verkürzung der REM-Latenz (d. h. der Zeit zwischen dem Einschlafen und dem Auftreten der ersten REM-Periode), eine Verlängerung der ersten REM-Periode und eine Erhöhung der Augenbewegungsdichte (Übersicht hierzu bei Gillin et al. 1984). Diese Befunde sind von Relevanz für neurobiologische Depressionsmodelle, da aus Tierversuchen bekannt ist, daß die zyklische Interaktion von Non-REM- und REM-Perioden durch cholinerge und aminerge Neuronengruppen im Hirnstamm gesteuert wird (Hobson u. Steriade 1986). Nach diesem Modell der Schlafregulation wird REM-Schlaf durch cholinerge Neuronengruppen ausgelöst und aufrechterhalten, während aminerge Neuronengruppen REM-Schlaf hemmen. Auf dem Hintergrund dieser Befunde lag es nahe, die Vorverlagerung des REM-Schlafs bei Depressiven als Hinweis für eine cholinerg-aminerge Neurotransmitterimbalance zu werten, der eine wichtige Rolle für die Pathogenese depressiver Erkrankungen zugeschrieben wird (McCarley 1982).

Wir konnten mit dem Cholinergikum RS 86 an gesunden Probanden (Riemann et al. 1988), depressiven Patienten, remittierten depressiven Patienten und Patienten mit Eßstörungen (Berger et al. 1989) belegen, daß die akut depressiven Patienten die ausgeprägteste Verkürzung der REM-Latenz nach Gabe von RS 86 zeigten.

Im Rahmen der vorliegenden Studie wurde eine neue Gruppe von Patienten mit Major Depression untersucht, sowie deren Befunde mit einer Gruppe von Patienten mit Angststörungen und schizophrenen Erkrankungen verglichen, um so die Spezifität des REM-Induktionstests mit RS 86 für depressive Patienten im Vergleich zu anderen psychiatrischen Krankheitsgruppen abzusichern.

Methodik

Diagnostik

Die Diagnostik wurde mit Hilfe eines strukturierten klinischen Interviews (SKID) durchgeführt, um Diagnosen nach DSM-III-R (Deutsche Version, Wittchen et al. 1989) zu stellen.

---

* Die Untersuchung wird von der DFG gefördert (SFB 258, Al)

Stichproben

Gesunde Kontrollpersonen: Als Kontrollgruppe wurden die Daten von 36 gesunden Kontrollpersonen (mittleres Alter: 41,8 ± 15,6 Jahre; 15 Männer, 21 Frauen) verwendet, die bereits andernorts publiziert wurden (Riemann et al. 1988).

Patienten mit primärer Major Depression: Bisher wurde eine neue Stichprobe von 30 depressiven Patienten (mittleres Alter: 42,9 ± 11,4 Jahre; 12 Männer, 18 Frauen) untersucht.

Patienten mit Angststörungen: Bisher wurden 20 Patienten mit Angststörungen (mittleres Alter: 35,6 ± 10,1 Jahre; 3 Männer, 17 Frauen) untersucht. 9 der Patienten dieser Gruppe erfüllten die Kriterien für eine sekundäre Major Depression.

Schizophrene Erkrankungen: Bisher wurden in dieser Gruppe 28 Patienten (mittleres Alter: 33,6 ± 10,5 Jahre; 16 Männer, 12 Frauen) untersucht. 11 der Patienten dieser Gruppe erfüllten die Kriterien für eine sekundäre Major Depression.

Schlaf-EEG-Untersuchungen

Alle Patienten waren vor Untersuchungsbeginn mindestens 7 Tage medikamentenfrei. Daraufhin wurden die Patienten 4 Nächte im Schlaflabor abgeleitet. In der 3. oder 4. Nacht wurde randomisiert doppelblind Plazebo oder 1,5 mg RS 86 um 22 Uhr oral verabreicht. Das Schlaf-EEG wurde nach Standardkriterien ausgewertet.

Ergebnisse

In Abb. 1 sind die Ergebnisse zum Einfluß des Cholinergikums RS 86 auf die REM-Latenz der untersuchten Gruppen dargestellt.

1,5 mg RS 86 bewirkte bei gesunden Kontrollpersonen eine Reduktion der REM-Latenz von 72,4 ± 25,7 min auf 55,5 ± 36,5 min. Sechs Probanden zeigten Einschlaf-REM-Perioden nach Gabe von RS 86. Bei Patienten mit einer primären Major Depression traten nach Gabe von RS 86 22 Einschlaf-REM-Perioden auf. Im Mittel wurde die REM-Latenz von 45,4 ± 29,2 min auf 15,4 ± 17,9 min verkürzt. In der Gruppe der Patienten mit Angsterkrankungen betrug die REM-Latenz nach Plazebo 60,5 ± 25,4 min und nach Gabe von RS 86 58,2 ± 56,0 min. Die Patienten mit schizophrenen Erkrankungen zeigten bereits unter Plazebobedingungen in fünf Fällen und nach Gabe des Cholinergikums in 12 Fällen Einschlaf-REM-Perioden. Im Mittel wurde die REM-Latenz von 66,6 ± 48,8 min auf 40,6 ± 56,6 min verkürzt.

Die statistische Analyse mit einer zweifaktoriellen ANOVA ergab, daß für alle untersuchten Probanden und Patienten zusammengenommen RS 86 eine hochsignifikante Verkürzung der REM-Latenz bewirkte ($F = 20{,}6$; $DF = 1$; $p < 0{,}0001$). Beim Vergleich der einzelnen Gruppen miteinander unterschieden sich die Patienten mit einer primären Major Depression signifikant von den Kontrollpersonen ($F = 18{,}2$; $DF = 1$; $p < 0{,}0001$) und den Patienten mit Angsterkrankungen ($F = 9{,}9$; $DF = 1$; $p < 0{,}01$), ebenso von den Patienten mit schizophrenen Erkrankungen ($F = 7{,}7$; $DF = 1$; $p < 0{,}01$). Im Vergleich schizophrener Patienten mit gesunden Kontrollpersonen und Patienten mit Angsterkrankungen ergaben sich keine signifikanten Unterschiede.

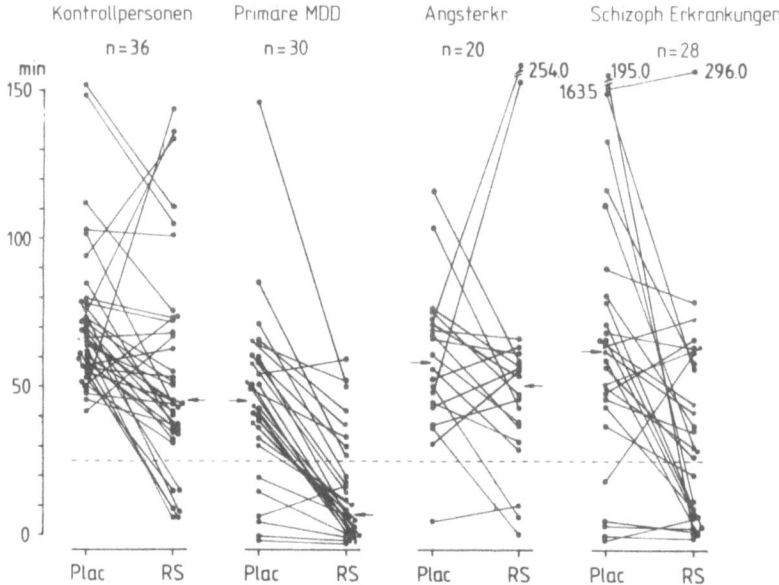

Abb. 1. Einfluß von 1,5 mg RS 86 im Vergleich zu Plazebo auf die REM-Latenz gesunder Kontrollpersonen, von Patienten mit primärer Major Depression, mit Angsterkrankungen und Patienten mit schizophrenen Erkrankungen. *Gestrichelte Linie:* REM-Latenzschwelle von 25 min

Diskussion

Wir konnten bestätigen, daß die Gabe des Cholinergikums RS 86 sowohl bei gesunden Kontrollen als auch verschiedenen psychiatrischen Erkrankungen eine signifikante Verkürzung der REM-Latenz bewirkt, was in Einklang mit der postulierten Rolle des cholinergen Systems bei der Regulation des REM-Schlafes steht (Hobson u. Steriade 1986). Ebenso konnten wir belegen, daß RS 86 die ausgeprägteste Wirkung auf die REM-Latenz depressiver Patienten hat, da diese sich signifikant in ihrer Reagibilität auf den cholinergen Stimulus von den anderen untersuchten Gruppen unterschieden. Überraschenderweise traten auch bei schizophrenen Patienten in nicht unerheblichem Maß Einschlaf-REM-Perioden auf: unter Plazebobedingungen war dies bei 5 und nach cholinerger Stimulation bei 12 Patienten dieser Gruppe der Fall. Verkürzte REM-Latenzen traten vornehmlich bei schizophrenen Patienten mit einem subchronischen oder chronischen Krankheitsverlauf auf, jedoch nicht bei solchen Patienten, die remittiert oder erst sehr kurz erkrankt waren. Dies spricht dafür, daß es bei einer Teilgruppe schizophrener Patienten zu einer Überaktivität oder erhöhten Sensitivität cholinerger Neuronengruppen kommt, wie dies von Tandon u. Greden (1989) vorgeschlagen wurde.

Insgesamt stützen unsere Befunde an depressiven Patienten das cholinerg-aminerge Imbalancemodell depressiver Erkrankungen, das von Janowsky et al. (1972) formuliert wurde. Aus dieser Sicht bietet der REM-Induktionstest mit RS 86 die Möglichkeit, den Funktionszustand des cholinergen Systems bei psychiatrischen Patienten zumindest indirekt zu untersuchen.

Literatur

Berger M, Riemann D, Höchli D, Spiegel R (1989) The cholinergic REM-sleep-induction test with RS 86: State- or trait-marker of depression? Arch Gen Psychiatry 46: 421–428

Gillin JC, Sitaram N, Wehr T et al. (1984) Sleep and affective illness. In: Post RM, Ballenger JC (eds) Neurobiology of mood disorders. Williams & Wilkins, Baltimore, pp 157–189

Hobson JA, Steriade M (1986) Neuronal basis of behavioral state control. In: Mountcastle VB, Bloom FE, Geiger SR (eds) Intrinsic regulatory systems of the brain. American Physiology Society, Bethesda/MD, pp 701–823

Janowsky DS, EL-Yousef MK, Davis JM, Sekerke HJ (1972) A cholinergic-adrenergic hypothesis of mania and depression. Lancet II: 632–635

McCarley RW (1982) REM sleep and depression: common neurobiological control mechanisms. Am J Psychiatry 139: 565–570

Riemann D, Joy D, Höchli D, Lauer C, Zulley J, Berger M (1988) The influence of the cholinergic agonist RS 86 on normal sleep with regard to sex and age. Psychiatry Res 24: 137–147

Tandon R, Greden JF (1989) Cholinergic hyperactivity and negative schizophrenic symptoms. A model of cholinergic/dopaminergic interactions in schizophrenia. Arch Gen Psychiatry 46: 745–753

Wittchen HU, Saß H, Zaudig M, Koehler K (1989) Diagnostisches und statistisches Manual psychiatrischer Störungen nach DSM-III-R. Beltz, Weinheim

Subklinische Hypothyreose und „Rapid Cycling" – Eine longitudinale Einzelfallstudie*

D. NABER, M. BOMMER

Einleitung

Die Hypothese einer subklinischen Hypothyreose bei zyklothymen Patienten mit einem „Rapid-cycling"-Verlauf beruht auf Studien, in denen der TSH-Spiegel erhöht, die peripheren Schilddrüsenhormone aber im Normbereich waren (Dewhurst et al. 1969; Wehr u. Goodwin 1979; Cowdry et al. 1983). Nach der erfolgreichen Behandlung von Patientinnen mit einem derartigen Verlauf durch die tägliche Gabe von 500 µg L-Thyroxin (Stancer u. Persad 1982) wurden Schilddrüsenhormone immer häufiger empfohlen, wenn Lithium, Carbamazepin oder Neuroleptika erfolglos waren (Extein et al. 1982; Leibow 1983; Joffe et al. 1984; Bauer u. Whybrow 1986). In der vorliegenden Einzelfallstudie wurden prospektiv über 2 Jahre Psychopathologie und Schilddrüsenhormone bestimmt, um die komplexe Interaktion im Längsschnittverlauf näher zu untersuchen.

Kasuistik

Die 52 Jahre alte Patientin war erstmals depressiv mit 24 Jahren, in den folgenden 3 Jahren war sie 3mal wegen manischer Phasen in stationärer Therapie. In den nächsten 10 Jahren hatte sie vier weitere manische Phasen, einmal gefolgt von einer depressiven Phase. Als sie 50 Jahre alt war, suizidierte sich ihr Sohn. Sechs Monate später erkrankte die Patientin erneut an einer Depression, gefolgt von einer manischen Phase. Kurz nach der Entlassung im Dezember 1987 wurde die Patientin wegen eines Suizidversuchs bei ausgeprägter Depression in die Psychiatrische Klinik der LMU München eingewiesen. Die internistisch-neurologische Untersuchung, incl. Schilddrüsenstatus, war unauffällig. Zwei Wochen später wurde die Patientin manisch, eine neuroleptische Behandlung war notwendig. Nach 5 Wochen (Februar 1988) wurde sie in weitgehend unauffälligem Zustand entlassen, blieb seitdem in ambulanter Behandlung. In 2- bis 3wöchigen Abständen wurden ihr psychopathologischer Befund, der Lithium-Spiegel und der Schilddrüsenstatus erhoben.

Im April 1988 war sie wieder manisch, wurde mit Neuroleptika und Lithium behandelt. Nach der Entlassung im Mai war die Patientin einige Wochen symptomfrei, eine erneute Manie konnte ambulant behandelt werden. Eine weitere manische Phase folgte im Oktober 1988. Nach der Remission im Dezember 1988 wurden zusätzlich zu Lithium täglich 50 µg L-Thyroxin verabreicht. Seitdem erlitt sie eine gering ausgeprägte depressive, aber keine manische Phase (Abb. 1).

Ergebnisse

Der CGI (Clinical Global Impression) als Maß manischen Verhaltens korrelierte signifikant mit dem TSH-Serum-Spiegel (df = 25, r = 0,51, p < 0,01) und, trotz konstan-

---

* Diese Arbeit wurde unterstützt von der „Wilhelm-Sander-Stiftung".

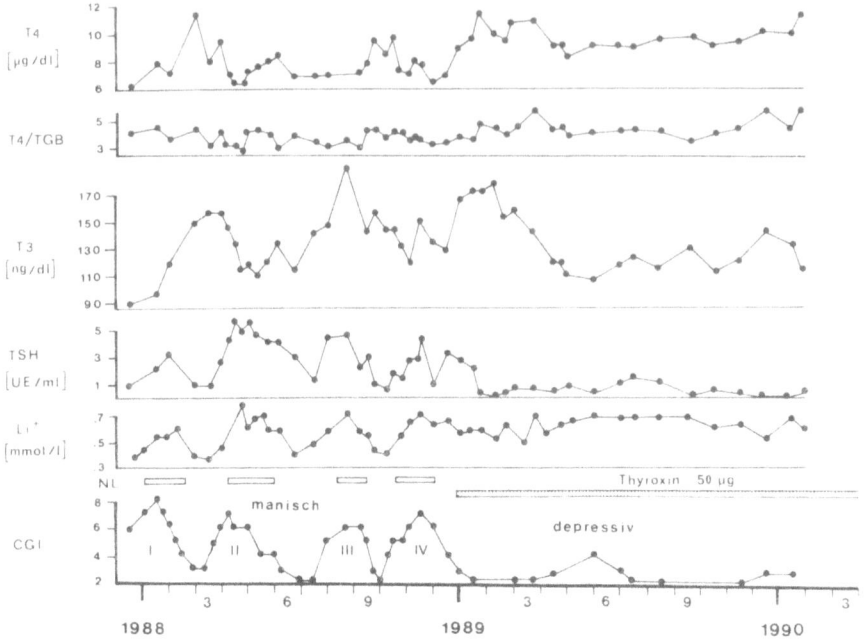

Abb. 1. Zeitlicher Verlauf von Schilddrüsenhormonen, TSH, Lithium-Spiegel und Psychopathologie (CGI) eines Patienten mit „Rapid Cycling" (NL neuroleptische Therapie)

ter Dosierung, mit dem Lithiumspiegel (df = 25, r = 0,76, p < 0,001). Während der vier manischen Phasen zeigte sich jeweils ein weitgehend paralleler Anstieg der TSH- und der Lithium-Spiegel (Abb. 1). Darüber hinaus geht der Beginn einer manischen Phase mit einem reduzierten T4-Spiegel oder mit einem reduzierten Quotienten T4/TBG einher. Bei der Remission hingegen sind Anstiege des T4-Spiegels und auch des T4/TBG-Quotienten zu beobachten.

Diskussion

Diese Einzelfallstudie zeigt, daß manische Phasen bei einer Patientin mit einem „Rapid-cycling"-Verlauf einhergehen mit einer subklinischen Hypothyreose und deutet außerdem die prophylaktische Wirkung von Thyroxin an. Drei Variablen, der affektive Status sowie die Serumspiegel von TSH und Lithium sind miteinander korreliert, die Veränderung der peripheren Schilddrüsenhormonspiegel durch Verabreichung von Thyroxin verändert alle drei Variablen. Ähnlich wie die Zusammenhänge zwischen Schilddrüsenhormonen und Depression (Tollefson et al. 1985; Southwick et al. 1989), gibt es auch zahlreiche Berichte über die Assoziation zwischen Manien und Hypothyreose. Sowohl erhöhte TSH-Spiegel (Dewhurst et al. 1969; Sauer et al. 1984) wie auch erniedrigte Schilddrüsenhormonspiegel (Rybakowski u. Sowinski 1973; Rinieris et al.

1978; Kirkegaard et al. 1978; Müller u. Böning 1988) sind berichtet worden. Für die meisten Querschnittsstudien jedoch, häufig mit methodischen Problemen wie einer geringen Fallzahl oder unzureichender Bestimmung der Schilddrüsenfunktion versehen, wurde keine Veränderung der Schilddrüsenfunktion in manischen Phasen gefunden (Tanimoto et al. 1981; Extein et al. 1982; Wolkin et al. 1984; Kiriike et al. 1988; Mason et al. 1989).

In den meisten Berichten über die Assoziation zwischen „rapid cycling" und Schilddrüsenfunktionsstörung wurde die Relevanz von Lithium diskutiert (Wehr u. Goodwin 1979; Cho et al. 1979; Cowdry et al. 1983; Tollefson et al. 1985). So kann spekuliert werden, daß durch die bekannte Reduktion des T4-Spiegels durch Lithium (Emerson et al. 1973; Lindstedt et al. 1973) eine subklinische Hypothyreose ausgelöst wird, die dann wiederum eine manische Phase auslöst.

Die Wirksamkeit von Schilddrüsenhormonen in der Behandlung bipolarer Patienten wurde erst kürzlich eindrucksvoll bestätigt (Bauer u. Whybrow 1990). Trotz der statistischen Mängel, eine Zeitreihenanalyse ist in Vorbereitung, deutet die vorliegende Einzelfallstudie an, daß komplexe Interaktionen zwischen psychopathologischen, pharmakologischen und endokrinen Variablen wahrscheinlich nur durch longitudinale Untersuchungen erkannt werden können.

Literatur

Bauer MS, Whybrow PC (1986) The effect of changing thyroid function on cycling affective illness in a human subject. Am J Psychiatry 143: 633–636
Bauer MS, Whybrow PC (1990) Rapid cycling bipolar affective disorder. II. Treatment of refractory rapid cycling with high-dose levothyroxine: a preliminary study. Arch Gen Psychiatry 47: 435–440
Cho JT, Bone ST, Dunner DL, Colt, Fieve RR (1979) The effect of lithium treatment on thyroid functioning in patients with primary affective disorder. Am J Psychiatry 136: 115–116
Cowdry RW, Wehr TA, Zis AP, Goodwin FK (1983) Thyroid abnormalities with rapid-cycling bipolar illness. Arch Gen Psychiatry 40: 414–420
Dewhurst KE, El Kabir DJ, Harris GW, Mandelbrote BM (1969) Observations on the blood concentration of thyrotrophic hormone (TSH) in schizophrenia and the affective states. Br J Psychiatry 115: 1003–1011
Emerson CH, Dyson WL, Viger RD (1973) Serum thyrotropin and thyroxin concentrations in patients receiving lithium carbonate. J Clin Endocrinol Metab 36: 338–346
Extein I, Pottash ALC, Gold MS (1982) Does subclinical hypothyroidism predispose to tricyclic-induced rapid mood cycles? J Clin Psychiatry 43: 290–291
Joffe RT, Roy-Byrne PP, Uhde TW, Post RM (1984) Thyroid function and affective illness: a reappraisal. Biol Psychiatry 19: 1685–1691
Kiriike N, Izumiya Y, Nishiwaki S, Maeda Y, Nagata T, Kawakita Y (1988) TRH test and DST test in schizoaffective mania, mania and schizophrenia. Biol Psychiatry 24: 415–422
Kirkegaard C, Bjorum N, Cohn D, Lauridsen UB (1978) Thyrotrophinreleasing hormone (TRH) stimulation test in manic-depressive illness. Arch Gen Psychiatry 35: 1017–1021
Leibow D (1983) L-thyroxine for rapid-cycling bipolar illness. Am J Psychiatry 140: 1255
Lindstedt G, Lundberg PA, Tofft M (1973) Serum thyrotropin and hypothyroidism during lithium therapy. Clin Chim Acta 48: 127–133
Mason JW, Kennedy JL, Kosten TR, Giller EG (1989) Serum thyroxine levels in schizophrenic and affective disorder diagnostic subgroups. J Nerv Ment Dis 177: 351–358
Müller B, Böning J (1988) Changes in the pituitary-thyroid axis accompanying major affective disorders. Acta Psychiatr Scand 77: 143–150

Rinieris P, Christodoulou GN, Souvatzoglou A, Koutras DA, Stefanis C (1978) Free-thyroxine index in mania and depression. Compr Psychiatry 19: 561–564

Rybakowski J, Sowinski J (1973) Free-thyroxine index and absolute free-thyroxine in affective disorders. Lancet I: 899

Sauer H, Koehler KG, Sass H, Hornstein C, Minne HW (1984) The dexamethasone suppression test and thyroid stimulating hormone response to TRH in RDC schizoaffective patients. Eur Arch Psychiatr Neurol Sci 234: 264–267

Southwick S, Mason JW, Giller EL, Kosten TR (1989) Serum thyroxine change and clinical recovery in psychiatric inpatients. Biol Psychiatry 25: 67–74

Stancer HC, Persad E (1982) Treatment of intractable rapid-cycling manic-depressive disorder with levothyroxine. Arch Gen Psychiatry 39: 311–312

Tanimoto K, Maeda K, Yamaguchi N, Chihara K, Fujita T (1981) Effect of lithium on prolactin responses to thyrotropin releasing hormone in patients with manic state. Psychopharmacology 72: 129–133

Tollefson G, Valentine R, Hoffmann N, Garvey MJ, Tuason VB (1985) Thyroxine binding and TSH in recurrent depressive episodes. J Clin Psychiatry 46: 267–272

Wehr TW, Goodwin FK (1979) Rapid cycling in manic-depressives induced by tricyclic antidepressants. Arch Gen Psychiatry 36: 555–559

Wolkin A, Peselow ED, Smith M, Lautin A, Kahn T, Rotrosen J (1984) TRH test abnormalities in psychiatric disorders. J Affective Disord 6: 273–281

Plasma-Homovanillinsäure und psychopathologisches Zustandsbild bei schizophrenen Patienten unter Neuroleptikabehandlung

F. X. Dengler, G. Kurtz, M. Ackenheil

Einleitung

Die Messung der *Plasma-Homovanillinsäure (pHVA)* gilt als *Indikator* für die Aktivität des *mesolimbischen Dopamin (DA)-Systems,* wenn der Einfluß von anderen Faktoren kontrolliert und ausgeschaltet wird (Bacopoulos et al. 1978, 1979). Nach Gabe von DA-Agonisten oder Neuroleptika resultiert die Veränderung der pHVA zu einem beträchtlichen Teil aus Veränderungen der zentralen HVA-Produktion und nicht aus Änderungen der peripheren Produktion oder der Clearance der HVA (Kendler et al. 1981, 1982a, b). Aufgrund dieser Befunde erscheint es sinnvoll, die pHVA bei akuten psychiatrischen Patienten, die im Sinne der DA-Hypothese einen erhöhten DA-Umsatz aufweisen sollten, während der Behandlung mit Neuroleptika zu messen. Diese Veränderungen sollten in Beziehungen zum psychopathologischen Zustandsbild der Patienten stehen und auch den Therapieerfolg mit Neuroleptika reflektieren.

Material und Methode

35 an einer akuten bzw. der Exazerbation einer chronischen Schizophrenie erkrankte Patienten (23 w., 12 m.), diagnostiziert nach ICD 9, die nicht vorbehandelt waren, bzw. nach einer 4wöchigen Wash-out-Phase, wurden in die Untersuchung einbezogen. Vor und nach Beginn der neuroleptischen Therapie wurde an den Tagen 0, 3, 5, 7, 14, 21 und 28 Blut zur Bestimmung der pHVA entnommen. Die Blutabnahmen erfolgte morgens nüchtern (nach mindestens 8stündiger körperlicher Ruhe und 12stündiger Nahrungskarenz). Eine einmalige pHVA-Bestimmung erfolgte bei gesunden Kontrollpersonen (n = 35, 23 w., 12 m.). Die pHVA-Spiegel wurden mit Hochdruck-Flüssigkeits-Chromatographie und elektrochemischer Detektion ermittelt. An jedem Untersuchungszeitpunkt wurde der psychopathologische Befund mit der BPRS-, CGI-, AMDP-, Sozial- und SANS-Skala dokumentiert.

Ergebnisse

Der pHVA-Mittelwert von 35 unbehandelten schizophrenen Patienten liegt mit 15,4 ± 8,1 ng/ml nicht signifikant über dem Wert von 35 alters- und sex-gematchten gesunden Probanden mit 12,9 ± 4,8 ng/ml. Nur bei unbehandelten *schizophrenen Frauen* ist der pHVA-Mittelwert gegenüber altersgematchten gesunden Probandinnen *signifikant erhöht*: 17,6 ± 9,0 ng/ml bzw. 13,7 ± 5,0 ng/ml (p < 0,073). Frauen mit der Diagnose *Hebephrenie* (295,1) haben dabei die *höchsten Werte*: 25,2 ± 12,8 ng/ml. Unbehandelte schizophrene Männer hingegen zeigen gegenüber altersgematchten gesunden männlichen Probanden keine veränderten pHVA-Werte: 11,3 ± 3,2 ng/ml bzw. 11,5 ± 4,1 ng/ml. Bei schizophrenen Frauen sind die pHVA-Werte gegenüber schizophrenen Männern signifikant erhöht: 17,6 ± 9,0 ng/ml bzw. 11,3 ± 3,2 ng/ml ($p < 0{,}005$). Dagegen sind bei gesunden Probanden die pHVA-Mittelwerte der Frauen gegenüber denen der Männer zwar erhöht, jedoch nicht signifikant: 13,7 ± 5,0 ng/ml bzw. 11,5 ± 4,1 ng/ml. Für 15 Patienten, die vor Ermittlung des pHVA-T0-Spiegels als Begleitmedikation Benzodiazepine (BZD) erhalten hatten, errechnet man einen pHVA-T0-Mittelwert von 14,0 ± 8,3 ng/ml gegenüber 19,7 ± 9,1 ng/ml bei 14 Patienten ohne BZD. Die Abb. 1 zeigt die pHVA-Mittelwerte bei 29 Patienten vor und nach 28tägiger neuroleptischer Therapie im Vergleich zu gesunden Probanden.

Die pHVA-Mittelwertkurve dieser 29 Patienten fällt von 15,6 ± 8,8 ng/ml am Tag 0 kontinuierlich ab auf den Endwert von 12,7 ± 5,5 ng/ml m Tag 28. Der pHVA-*Abfall*

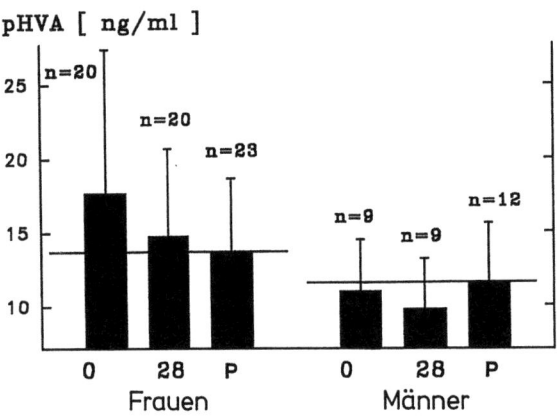

Abb. 1. pHVA-Mittelwerte bei 0 = unbehandelten schizophrenen Patienten, 28 = schizophrene Patienten nach 28tägiger neuroleptischer Therapie und P = gesunden Probanden

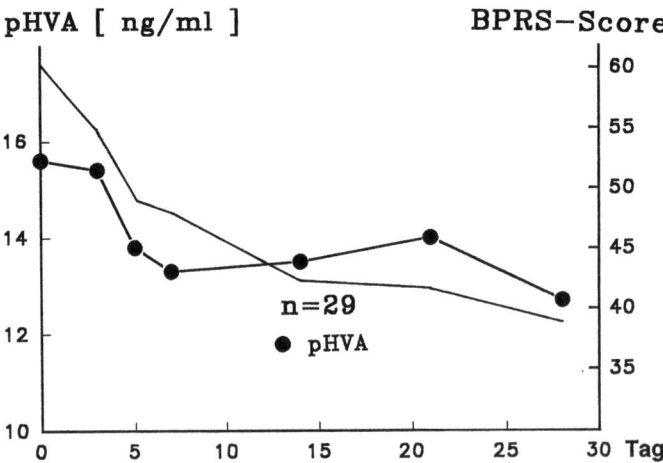

Abb. 2. pHVA- und BPRS-Mittelwertverlauf bei Patienten unter 28tägiger neuroleptischer Therapie

gegenüber dem Tag 0 ist schon am 7. Tag *signifikant* (p < 0,031 am 7. Tag, p < 0,012 am 28. Tag). Vergleicht man den pHVA-Mittelwertverlauf mit dem Verlauf der Mittelwerte der Scores der Ratingskalen, wie in Abb. 2 exemplarisch für die BPRS-Gesamtscoreskala dargestellt, so kann man feststellen, daß bei Frauen wie bei Männern parallel zum Abfall der pHVA-Mittelwertkurve auch die Mittelwertkurven der Scores der Ratingskalen abfallen. Bei den insgesamt nur 7 Patienten (= 24%) mit steigenden pHVA-Werten sind die Besserungen im psychopathologischen Befund deutlich geringer. Die pHVA-Werte *korrelieren* mit den Scores der Ratingskalen, insbesondere *mit der Plussymptomatik*, an allen Tagen überwiegend *positiv*, jedoch nicht signifikant.

Diskussion

pHVA stammt zum großen Teil aus dem mesolimbischen DA-System, aber auch aus der Peripherie (van Loon 1983; Pickar et al. 1986)! Körperliche Aktivität, Orthostase und eine monoaminreiche Ernährung erhöhen diese periphere HVA (Kendler et al. 1982a, b). Durch die in unserer Studie vorgesehene Ruhepause bzw. Nahrungskarenz vor und durch standardisierte Bedingungen bei der Blutentnahme wurde diesen Gegebenheiten Rechnung getragen. Bowers et al. (1984) fanden bei einer kleinen Gruppe schizophrener Patienten eine signifikante Erhöhung der pHVA vor Neuroleptika-Behandlung. Bei uns haben nur unbehandelte schizophrene Patientinnen gegenüber weiblichen Kontrollen erhöhte pHVA-Werte und liegen in der gleichen Größenordnung wie bei Pickar et al. (1984).

Davis et al. (1985) fanden einen Zusammenhang zwischen pHVA-Ausgangswerten vor Behandlung und Schwere des psychopathologischen Befundes: schwerer erkrankte Patienten hatten die höchsten Ausgangswerte. Auch wir fanden diese positive Korrelation, bei uns ist sie jedoch nicht signifikant. Außerdem scheint die Plussymptomatik wie bei Pickar et al. (1986) besser mit der Höhe der pHVA zu korrelieren als die Minussymptomatik. Einen deutlich *senkenden Einfluß* auf die pHVA scheinen *Tranquilizer* zu haben, wahrscheinlich aufgrund der allgemein streßreduzierenden Wirkungskomponente mit Verminderung des DA-Umsatzes im Nebennierenmark und Reduzierung der peripheren HVA. Bei den Patienten, die mit klassischen Neuroleptika behandelt wurden, finden auch wir ebenso wie Bowers et al. (1984) und Pickar et al. (1986) nach einem initialen Anstieg (am Tag 3) einen signifikanten Abfall der pHVA-Konzentration. Der Vergleich klassischer Neuroleptika wie Haloperidol mit neueren Substanzen, z. B. SDZ 208-912, die eher präsynaptisch wirken, zeigt jedoch Unterschiede *am dritten Tag* der Behandlung: *klassische* zeigen zu diesem Zeitpunkt einen *Anstieg* der pHVA, *nichtklassische* einen *Abfall*.

Literatur

Ackenheil M, Hippius H, Matussek N (1978) Ergebnisse der biochemischen Forschung auf dem Schizophreniegebiet. Nervenarzt 49: 634–649

Bacopoulos NG, Heninger GR, Roth RH (1978) Effects of probenecid on plasma and CSF dopamine metabolites in the rhesus monkey. Life Sci 23: 1805

Bacopoulos NG, Hattox SE, Roth RH (1979) 3, 4-Hydroxyphenyl acetic acid and homovanillic acid in rat plasma: Possible indicators of central dopaminergic activity. Eur J Pharmacol 56: 22

Bowers MB jr, Wigar ME, Jatlow PI et al. (1984) Plasma catecholamine metabolites and early response to haloperidol. J Clin Psychiatry 6: 248–251

Davis KL, Davidson M, Mohs RC et al. (1985) Plasma homovanillic acid concentrations and the severity of schizophrenic illness. Science 227: 1601–1602

Kendler KS, Heninger GR, Roth H (1981) Brain contribution to the haloperidol-induced increase in plasma homovanillic acid. Eur J Pharmacol 71: 321

Kendler KS, Heninger GR, Roth H (1982a) Influence of dopamine agonists on plasma and brain level of homovanillic acid. Life Sci 30: 2063

Kendler KS, Mohs RC, Davis KL (1982b) The effects of diet and physical activity on plasma homovanillic acid in normal human subjects. Psychiatry Res 8: 215–223

Loon GR van (1983) Plasma dopamine: Regulation and significance. Fed Proc 42: 3021–3018

Pickar D, Labarca R, Linnoila M et al. (1984) Neuroleptic-induced decrease in plasma homovanillic acid and antipsychotic activity in schizophrenic patients. Science 225: 954–956

Pickar D, Labarca R, Doran AR et al. (1986) Longitudinal measurement of plasma homovanillic acid levels in schizophrenic patients. Arch Gen Psychiatry 43: 669–676

Ist die Weite zerebraler Sulci und Ventrikel als Prädiktor für den frühen Therapieverlauf schizophrener Psychosen brauchbar?

B. BOGERTS, P. FALKAI, E. KLIESER

Mit dem Nachweis, daß bei einem bedeutenden Prozentsatz schizophrener Patienten computertomographisch feststellbare Erweiterungen der inneren und äußeren Liquorräume vorliegen (Literaturübersichten: s. Bogerts et al. 1987; Losonczy et al. 1986), kamen Hoffnungen auf, daß mit den neuen bildgebenden Verfahren auch biologische Prädiktoren für den Therapieverlauf schizophrener Psychosen zu gewinnen seien. In einigen CT-Studien wurde über einen Zusammenhang zwischen Liquorraumerweiterungen und schlechtem oder fehlendem Erfolg neuroleptischer Behandlung berichtet (Gattaz et al. 1988; Keefe et al. 1987), wohingegen andere einen solchen Zusammenhang nicht finden konnten (Losonczy et al. 1986; Silverman et al. 1987). Um diese Fragestellung weiter zu untersuchen, wandten wir eine zuvor beschriebene planimetrische Methode (Bogerts et al. 1987) zur computertomographischen Bewertung der Weite der Ventrikel sowie der frontalen, parietookzipitalen und temporalen Sulci bei schizophrenen Patienten an, die gut auf eine Behandlung mit Haloperidol ansprachen (Responder) im Vergleich zu Patienten, die sich durch eine solche Behandlung nicht besserten (Non-Responder).

Patienten und Methode

145 schizophrene Patienten der Rheinischen Landesklinik, Psychiatrischen Klinik der Heinrich-Heine-Universität Düsseldorf wurde über einen Zeitraum von 4 Wochen mit Rahmen von Dosis-Wirkungsstudien mit Haloperidol (mittlere Dosis ca. 15 mg/Tag) behandelt und dann in Abhängigkeit vom Behandlungserfolg mit Hilfe des globalen Arzturteils (CGI) in 68 Non-Responder (nicht oder nur geringfügig gebessert) und 60 Responder (deutlich gebessert) unterteilt. 18 Patienten waren nicht eindeutig klassifizierbar. Responder (18 Männer, 50 Frauen, mittleres Alter 30 Jahre, Spanne 18–51) und Non-Responder (23 Männer, 37 Frauen, mittleres Alter 32 Jahre, Spanne 18–63) hatten ungefähr die gleiche Alters- und Geschlechtsverteilung und wurden entsprechend dem Krankheitsverlauf einer paranoid-halluzinatorischen, katatonen oder hebephrenen Untergruppe zugeordnet (ICD-9, 295.1–3). Die mittlere Krankheitsdauer zum Zeitpunkt der Bewertung war bei den Rspondern (7,2 Jahre) und Non-Respondern (7,6 Jahre) fast identisch.

Von jedem Gehirn wurden zehn transversale Standardschichten (15% zur Orbitomeatallinie, 9 mm Abstand) über einen Overheadprojektor vierfach vergrößert. Von diesen Projektionen wurden alle eindeutig sichtbaren Anteile der äußeren und inneren Liquorräume auf Papier aufgezeichnet und planimetrisch ausgemessen.

Ausgewertet wurden: 1. die VBR (ventricular to brain ratio), 2. die relative Gesamtfläche aller frontalen und aller parietookzipitalen Sulci (ausgedrückt in Prozent der Gesamthirnfläche der VBR-Ebene), 3. die relative Gesamtfläche der Interhemisphärenspalte (in Prozent der Gesamthirnfläche der VBR-Ebene), 4. die relative Fläche (in Prozent der Gesamthirnfläche der VBR-Ebene) des temporalen Subarachnoidalraumes – dieser wird hauptsächlich von der seitlichen Hirnfurche gebildet – auf vier Ebenen (T1–T4), 5. der maximale Durchmesser des III. Ventrikels und 6. die maximale Fläche des Unterhorns im Temporallappen.

Eine ausführliche Beschreibung und Illustrierung der Methode ist bei Bogerts et al. (1987) gegeben. Die statistische Berechnung der Daten erfolgte mittels Varianzanalyse (ANOVA, Diagnose×Geschlecht) im Rechenzentrum der Universität Düsseldorf mit Hilfe des Programmpaketes BMDP 7D.

Ergebnisse und Diskussion

Eine ausführliche Darstellung der Ergebnisdaten in Tabellen und Diagrammen ist in der Arbeit von Bogerts et al. (1991) gegeben. Hinsichtlich der Seitenventrikel (VBR), des III. Ventrikels, der frontalen, der parietookzipitalen und der drei oberen temporalen Ebenen (T1 bis T3) sowie des Unterhorns ergaben sich keine signifikanten Unterschiede zwischen schizophrenen Respondern und Non-Respondern. Der frontale parasagittale Liquorraum wies bei den Non-Respondern einen Trend zu höheren Werten auf (Diff. Männer 36%, Frauen 66%, p-Wert Resp. vs. Non-Resp. = 0,11). Die temporobasale Ebene (T4) war bei den Non-Respondern links signifikant (Diff. Männer 138%, Frauen 70%, p-Wert Resp. vs. Non-Resp. p = 0,04), rechts nahezu signifikant (Diff. Männer 68%, Frauen 107%, p-Wert Resp. vs. Non-Resp. p = 0,08) weiter als bei den Patienten, die gut auf eine 4wöchige Haloperidolbehandlung ansprachen.

Auffallend waren deutliche Geschlechtsunterschiede vor allem bei den kortikalen Sulci und den Unterhornwerten. Während weibliche Non-Responder eine Tendenz zu weiteren frontalen und parietookzipitalen Sulci haben, gibt es zwischen männlichen Respondern und Non-Respondern keinen derartigen Unterschied oder sogar gegenläufige Tendenzen. Obwohl die Messung des Unterhorns keinen Unterschied zwischen den beiden Gruppen insgesamt ergab, zeigte der Post-hoc-T-Test, daß die Fläche des rechten Unterhorns bei weiblichen Non-Respondern signifikant größer ist als bei geschlechtsgleichen Respondern (+ 71%, $p < 0,02$).

Die Areale, die zwischen beiden Responsgruppen die größte Differenz aufweisen, sind mit denen identisch, die auch zwischen Schizophrenen insgesamt und psychisch gesunden Vergleichsfällen die größten Unterschiede aufweisen (Bogerts et al. 1987). Dies sind die temporobasalen und parasagittalen Liquorräume, die von limbischen und paralimbischen Hirnregionen umgeben sind. Daraus kann man folgern, daß das Außmaß limbischer und paralimbischer Substanzdefekte nicht nur mit der Krankheit selbst, sondern auch – statistisch gesehen – mit dem Therapieerfolg zusammenhängt.

Auch wenn das Ausmaß temporobasaler und parasagittaler Liquorraumerweiterung mit einer höheren Wahrscheinlichkeit für ein unzureichendes Ansprechen auf eine 4wöchige Haloperidolbehandlung einhergeht, so lassen doch die enorme Streubreite der Daten und die weiten Überlappungsbereiche zwischen Respondern und Non-Respondern eine sichere Vorhersage des Therapieerfolgs aufgrund des CT-Befundes im Einzelfall nicht zu.

Aus der vorliegenden Untersuchung zum kurzfristigen Therapieverlauf lassen sich keine Rückschlüsse auf die Langzeitprognose der Erkrankung ziehen. Verlaufsuntersuchungen von schizophrenen Patienten über einen Zeitraum von 2–20 Jahren zeigen, daß weite Liquorräume bei Patienten mit ungünstigem Langzeitverlauf hochsignifikant häufiger sind als bei Patienten mit günstiger Prognose (Kolakowska et al. 1985).

Somit kann man der kranialen Computertomographie zwar eine gewisse Bedeutung zur Beurteilung der Langzeitprognose nicht aber zur Beurteilung des kurzfristigen Therapieverlaufs schizophrener Erkrankungen beimessen.

Literatur

Bogerts B, Wurthmann C, Piroth HD (1987) Hirnsubstanzdefizit mit paralimbischem und limbischem Schwerpunkt im CT Schizophrener. Nervenarzt 58: 97–106

Bogerts B, Falkai P, Waters H, Schlüter B (1991) Kann die Computertomographie Hinweise auf den frühen Therapieverlauf schizophrener Psychosen geben? In: Heinrich K, Klieser E, Lehmann E (Hrsg) Prädiktoren des Therapieverlaufs bei endogenen Psychosen. Schattauer, Stuttgart (im Druck)

Gattaz WF, Rost W, Kohlmeyer K, Bauer K, Hübner C, Gasser T (1988) CT scans and neuroleptic response in schizophrenia: a multidimensional approach. Psychiatry Res 26 (3): 293–303

Keefe RS, Mohs RC, Losonczy MF et al. (1987) Characteristics of very poor outcome schizophrenia. Am J Psychiatry 144 (7): 889–895

Kolakowska T, Williams AO, Ardern M, Reveley A, Jambor K, Gelder MG, Mandelbrote BM (1985) Schizophrenia with good and poor outcome. I: Early clinical features, response to neuroleptics and signs of organic dysfunction. Br J Psychiatry 146: 229–246

Losonczy MF, Song IS, Mohs RC, Small NA, Davidson M, Johns CA, Davis KL (1986) Correlates of lateral ventricular size in chronic schizophrenia. I: Behavioral and treatment response measures. Am J Psychiatry 143 (8): 976–981

Shelton RC, Weinberger DR (1986) X-ray computerized tomography studies in schizophrenia: a review and synthesis. In: Nasrallah HA, Weinberger DR (eds) The neurology of schizophrenia. Elsevier, New York, pp 207–250

Silverman JM, Mohs RC, Davidson M et al. (1987) Familial schizophrenia and treatment response. Am J Psychiatry 144 (10): 1271–1276

Reduzierte Amplitude zirkadianer Hormonprofile bei Patienten mit saisonal abhängiger Depression (SAD)

S. KASPER, T. A. WEHR, N. E. ROSENTHAL

Einleitung

Eine Veränderung biologischer Rhythmen wurde mehrfach im Zusammenhang mit der Pathophysiologie saisonal abhängiger Depressionen (SAD) diskutiert (Skwerer et al. 1988). Aufgrund von theoretischen Vorstellungen lag es nahe, bei SAD-Patienten eine Phasenrückverschiebung („phase delay") anzunehmen (Lewy et al. 1989), wozu jedoch die Datenlage noch unzureichend ist und deshalb in der Literatur kontrovers diskutiert wird. Die Festlegung der Phasenlage bei SAD-Patienten ist nicht nur von theoretischer, sondern auch von praktischer Relevanz, da sich daraus der Zeitpunkt der zu verabreichenden Lichttherapie ableiten ließe (Kasper et al. 1988). Um die zirkadiane Rhythmik bei SAD-Patienten und gesunden Kontrollen näher zu charakterisieren, haben wir die 24-h Profile verschiedener Hormone sowie der Körperkerntemperatur bestimmt. Weiterhin wurde untersucht, inwiefern die Therapie mit hellem weißem Licht einen Einfluß auf die obengenannten Parameter ausübt.

Methodik

Bei 15 SAD-Patienten und 11 alters- und geschlechtsangeglichenen gesunden Kontrollen wurden im Rahmen einer größer angelegten psychobiologischen Studie die 24-h-Profile von verschiedenen Hormonen (Melatonin, Prolaktin, hGH, TSH, Kortisol) sowie der Körperkerntemperatur (durch einen rektalen Temperaturfühler) untersucht. Die Blutentnahmen erfolgten tagsüber stündlich und nachts halbstündlich, mit Ausnahme von TSH, wofür bei 7 SAD-Patienten und bei 5 Kontrollen die Blutentnahmen zweistündlich durchgeführt wurden. Bei den Patienten erfolgte außer einer Untersuchung in der depressiven Phase auch eine Beurteilung nach Lichttherapie mit hellem weißem Licht (2500 Lux, 2,5 h morgens und 2,5 h abends, Dauer: mindestens 9 Tage), wobei die Anordnung dieser beiden Bedingungen kontrolliert war („counter-balanced design").

Ergebnisse

In Abb. 1 sind die Profile für Melatonin und Prolaktin graphisch dargestellt und in Tabelle 1 die absoluten Zahlen der Mittelwerte (bezogen auf die einzelnen Blutentnahmen) der täglichen Gesamtsekretion und der nächtlichen Sekretion (23 Uhr bis 7 Uhr) aufgeführt. Der Vergleich von SAD-Patienten mit alters- und geschlechtsangeglichenen gesunden Kontrollen ergab signifikant ($p < 0,01$; t-Test) niedrigere nächtliche Pro-

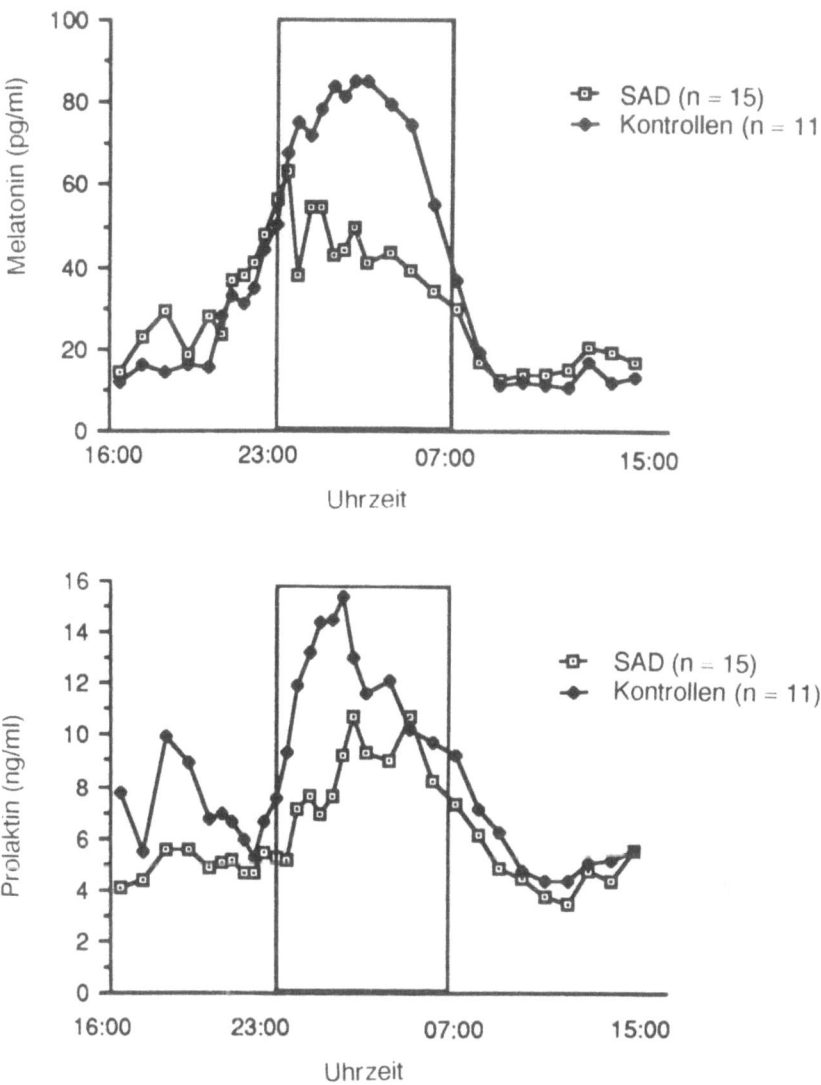

Abb. 1. Mittelwerte der 24-h-Profile von Melatonin und Prolaktin bei 15 SAD-Patienten und 11 gesunden Kontrollen. Signifikant ($p < 0{,}01$) niedrigere Werte bei SAD-Patienten. Die umrandete Fläche zeigt die Zeit an, in der das Licht aus war und in der die Patienten/Kontrollen geschlafen hatten

file bei folgenden Hormonen: Melatonin, Prolaktin, TSH, und hGH. Bei diesen Hormonen konnte keine Phasenvor- bzw. Rückverschiebung zur Darstellung gebracht werden. Im Gegensatz dazu zeigte sich als auffälligste zirkadiane Veränderung eine Reduzierung der Amplitude, die aufgrund der physiologischen Gegebenheiten in den Nachtstunden auftrat. Zwischen SAD-Patienten und gesunden Kontrollen ließ sich im Gegensatz zu den zuvor beschriebenen Hormonen jedoch kein Unterschied für das

Tabelle 1. Mittelwerte der hormonellen 24-h-Profile bei SAD-Patienten und gesunden Kontrollen

Hormone	Gesamtsekretion		nächtliche Sekretion	
	SAD (n = 15)	Kontrollen (n = 11)	SAD (n = 15)	Kontrollen (n = 11)
Melatonin (pg/ml)	32,8 ± 14,9	41,1 ± 5,4*	45,5 ± 4,3	71,1 ± 4,3*
Prolaktin (ng/ml)	6,2 ± 2,0	8,6 ± 3,3*	8,0 ± 0,4	11,7 ± 0,8*
hGH (ng/ml)	1,6 ± 0,7	2,2 ± 0,3*	1,9 ± 0,2	3,3 ± 0,5*
TSH (µU/l)[a]	1,8 ± 0,4	2,3 ± 0,7*	1,9 ± 0,2	2,6 ± 0,2*
Kortisol (µg/dl)	6,9 ± 3,7	6,8 ± 3,6	6,3 ± 0,4	6,4 ± 0,4

SAD saisonal abhängige Depression, *hGH* Wachstumshormon, *TSH* thyreotropes Hormon
* signifikant (p < 0,01, t-Test) niedrigere Werte bei SAD-Patienten
[a] TSH-Profile wurden bei 7 SAD-Patienten und 5 Kontrollen durchgeführt

Profil von Kortisol und das der Körperkerntemperatur finden. Nach Lichttherapie mit hellem weißem Licht zeigten die Patienten eine signifikante Besserung (Hamilton-Gesamtscore ohne Lichttherapie: 22,3 ± 6,6; Hamilton-Gesamtscore mit Lichttherapie: 6,8 ± 6,2; p < 0,01). Trotz dieser psychometrisch faßbaren Besserung konnte keine signifikante Veränderung der hormonellen Sekretionsmuster zur Darstellung gebracht werden, insbesondere keine Zunahme der Amplitude. Im Gegensatz dazu wurden für die Körperkerntemperatur nach Lichttherapie signifikant (p < 0,01) niedrigere nächtliche Werte gemessen, die auch mit einer Zunahme der Amplitude einherging.

Diskussion

Die vorliegenden Ergebnisse zeigen, daß bei SAD-Patienten, im Vergleich zu gesunden Kontrollen, verschiedene hormonelle Veränderungen registriert werden können. Wie bei Depressionen ohne ein saisonales Auftretensmuster (Souêtre et al. 1989) konnte als auffälligste chronobiologische Abnormalität eine *reduzierte Amplitude* gefunden werden. Da bei der vorliegenden Untersuchung keine sog. „konstante Routine" durchgeführt wurde (Czeissler et al. 1990), durch die der „Masking-Effekt" (Wever 1979) chronobiologischer Rhythmen reduziert werden kann, können wir nicht ausschließen, daß dadurch auch eine Veränderung der Phasenlage, im Sinne einer Vor- bzw. Rückverschiebung, hätte zur Darstellung gebracht werden können. Obwohl sich auf der psychopathologischen Meßebene signifikante und auch klinisch relevante Effekte der Lichttherapie darstellen ließen, kam es zu keiner signifikanten Veränderung der hormonellen Parameter. Dies kann darauf hindeuten, daß sich die hormonellen 24-h-Profile unter Lichttherapie, ähnlich wie beim Dexamethason-Suppressionstest nicht parallel zur klinischen Besserung verändern (Holsboer et al. 1982).

Literatur

Czeissler CA, Johnson MP, Duffy JF (1990) Exposure to bright light and darkness to treat physiologic maladaptation to night work. N Engl J Med 322: 1253–1259

Holsboer F, Liebl R, Hofschuster E (1982) Repeated dexamethasone suppression test during depressive illness: Normalization of test result compared with clinical improvement. J Affective Disord 4: 93–101

Lewy AJ, Sack EL, Singer CM et al. (1989) Winter depression and the phase-shift hypothesis for bright light's therapeutic effects: History, theory, and experimental evidence. In: Rosenthal NE, Blehar MD (eds) Seasonal affective disorders and phototherapy. Guilford Press, New York, pp 295–310

Kasper S, Rosenthal NE, Wehr TA (1988) Saisonal abhängige Depressionen (SAD). II: Beeinflussung durch Phototherapie und biologische Ergebnisse. Nervenarzt 59: 200–214

Skwerer RG, Jacobsen FM, Duncan CC et al. (1988) Neurobiology of seasonal affective disorder and phototherapy. J Biol Rhythms 3: 135–154

Souêtre E, Salvati E, Belugou JL et al. Circadian rhythms in depression and recovery: Evidence for blunted amplitude as the main chronobiological abnormality. Psychiatry Res 28: 263–278

Wever RA (1979) The circadian system of man. Results of experiments under temporal isolation. Springer, Berlin Heidelberg New York

Phototherapie bei nichtsaisonalen endogenen Depressionen

W.-D. Braunwarth, W. P. Kaschka, J. Marienhagen, A. Vollmar, S. Meuszer

Einleitung

Die vorliegende offene kontrollierte Studie beschäftigt sich mit der Frage, inwieweit Phototherapie den Verlauf nichtsaisonaler endogener Depressionen günstig beeinflußt. Neben psychopathometrischen Parametern – Hamilton Depression Scale (HAMD, Hamilton 1967) und Befindlichkeitsskala (BfS, von Zerssen 1970) – wurden zwei bei endogenen Depressionen häufig auffällige neuroendokrinologische Befunde – der Dexamethasonsuppressionstest (DST) und der Thyreotropin-Releasing-Hormontest (TRH-Test) – in die Untersuchung einbezogen.

Methode

In die Studie wurden ausschließlich stationär behandelte Patienten mit den Diagnosen einer Major Depression oder einer bipolaren Störung, depressive Phase, aufgenommen (296.2, 296.3 und 296.5 DSM-III-R). Mittels eines Seasonal Pattern Assessment Questionaire (SPAQ) nach Rosen-

Tabelle 1. Stichprobenmerkmale von Behandlungs- und Kontrollgruppe

	Zahl	Geschlecht	Alter	Diagnose DSM-III-R
Licht	n = 13	m:w = 5:8	$\bar{x} = 42{,}6$ $s = 15{,}6$	13 Major Depression
Kontrolle	n = 9	m:w = 2:7	$\bar{x} = 42{,}4$ $s = 16{,}5$	8 Major Depression 1 bipolar (depressiv)

Tabelle 2. Mittlere tägliche Antidepressivadosis und SPAQ-Score von Behandlungs- und Kontrollgruppe

	Medikation	SPAQ-D-Score
Licht	Trizyklische Antidepressiva (n = 11): $\bar{x} = 168{,}9$ mg/Tag Tranylcypromin (n = 2): $\bar{x} = 22{,}6$ mg/Tag	$\bar{x} = 4{,}23$ $s = 3{,}83$
Kontrolle	Trizyklische Antidepressiva (n = 9): $\bar{x} = 159{,}9$ mg/Tag	$\bar{x} = 5{,}88$ $s = 5{,}60$

thal et al. (1987, deutsche Version nach Kasper, vgl. Kasper 1989) wurde das Vorliegen einer saisonalen Depression ausgeschlossen. Die Tabellen 1 und 2 stellen die Stichprobenmerkmale dar.

Die Behandlungsgruppe wurde mit einer in 1 m Abstand vor dem Probanden aufgestellten Lampe behandelt, die mit 8 True-Lite-Röhren zu je 40 W bestückt war. Die Beleuchtungsstärke betrug am Probanden mindestens 3 000 Lux. Die 3wöchige Behandlung erfolgte täglich von 6.30 bis 7.30 und von 18.30 bis 20.00, im Sommer von 6.00 bis 7.00 und von 19.30 bis 21.00.

In beiden Gruppen wurde die antidepressive Pharmakotherapie fortgeführt.

In Behandlungs- und Kontrollgruppe wurden der SPAQ-Fragebogen am Tag 0, die Hamilton- und v. Zerssen-Skalen jeweils am Tag 0 und 21 abgenommen. Ebenso wurden der TRH-Test und der DST am Tag 0 und 21 durchgeführt. Für den DST wurde 1 mg Dexamethason verwendet.

Ergebnisse

Die erhobenen Befunde sind in den Tabellen 3 und 4 dargestellt. Die statistische Auswertung erfolgte zunächst mit T-Tests für paarige Stichproben (Tabelle 3 und 4). Darüber hinaus wurde eine multivariate Varianzanalyse gerechnet. Sie zeigte bei den HAMD-Werten eine signifikante Interaktion für die Faktoren Behandlungsgruppen

Tabelle 3. Depressivität nach BfS (0−56) und HAMD (0−65) am Tag 0 und 21

	Tag 0	Tag 21	$\Delta_{0/21}$	p
BfS Licht	39,2 (s = 9,7)	27,5 (s = 17,0)	11,7	<0,02
BfS Kontrolle	36,0 (s = 14,7)	37,2 (s = 8,5)	−1,2	n.s.
HAMD Licht	21,5 (s = 6,9)	13,7 (s = 10,1)	7,8	<0,002
HAMD Kontrolle	22,9 (s = 3,4)	23,9 (s = 9,9)	−1,0	n.s.

Tabelle 4. Ergebnisse des TRH-Tests und des DST am Tag 0 und 21

	Tag 0	Tag 21	$\Delta_{0/21}$	p
Δ TSH Licht (μU/ml)	7,7 (s = 3,0)	7,6 (s = 3,4)	0,1	n.s.
Δ TSH Kontrolle (μU/ml)	6,1 (s = 3,6)	5,4 (s = 2,6)	0,7	n.s.
7.00 Kortisol Licht (μg/dl)	4,6 (s = 7,3)	4,0 (s = 5,4)	0,6	n.s.
7.00 Kortisol Kontrolle (μg/dl)	3,6 (s = 2,5)	3,2 (s = 2,0)	0,4	n.s.

und Zeitpunkt (p = 0,026, F-Wert = 5,74). Für die BfS-Werte stellte sich eine Tendenz zur Signifikanz für diese Faktoren dar (p = 0,064, F-Wert = 3,84). Für DST und TRH-Test ergaben sich keine Signifikanzen.

Diskussion

Volz et al. (1990) und Yerevanian et al. (1986) fanden bei ihren Studien über Phototherapie bei nichtsaisonalen endogenen Depressionen jeweils keinen therapeutischen Effekt, während Kripke et al. (1983, 1987), Heim (1988), Peter et al. (1986) und Dietzel et al. (1986) jeweils diskrete oder auch stärker ausgeprägte Effekte sahen. Die Ergebnisse unserer Stichprobe lassen eine vorsichtige Unterstützung der Annahme eines therapeutischen Effektes zu. Hinweise auf Beziehungen zu DST und TRH-Test, die bei der Verlaufskontrolle endogener Depressionen eine gewisse Bedeutung erlangt haben, fanden sich nicht.

Literatur

Dietzel M, Saletu B, Lesch O, Sieghart W, Schijerve M (1986) Light treatment in depressive illness. Eur Neurol 25 (Suppl 2): 93–103
Hamilton M (1967) Development of a rating scale for primary depressive illness. Br J Soc Psychol 6: 278–296
Heim M (1988) Zur Effizienz der Bright-Light-Therapie bei zyklothymen Achsensyndromen – eine Cross-over-Studie gegenüber partiellem Schlafentzug. Psychiat Neurol Med Psychol 40: 269–277
Kasper S, Wehr T, Bartko J, Gaist P, Rosenthal N (1989) Epidemiological findings of seasonal changes in mood and behavior. Arch Gen Psychiatry 46: 823–833
Kripke D, Risch S, Janowsky D (1983) Bright white light alleviates depression. Psychiatry Res 10: 105–112
Kripke D, Gillin C, Mullaney D, Risch S, Janowsky D (1987) Treatment of major depressive disorder by bright white light for 5 days. In: Halaris A (ed) Chronobiology and psychiatric disorders. Elsevier, Amsterdam
Peter K, Räbiger E, Kowalik A (1986) Erste Ergebnisse mit Bright-Light (Phototherapie) bei affektiven Psychosen. Psychiat Neurol Med Psychol 38: 384–390
Rosenthal N, Genhart M, Sack D, Skwerer R, Wehr T (1987) Seasonal affective disorder: relevance for treatment and research of bulimia. In: Hudson J, Pope H (eds) Psychobiology of bulimia. American Psychiatric Press, Washington/DC
Volz H-P, Mackert A, Stieglitz R-D, Müller-Oerlinghausen B (1990) Effect of bright white light therapy on non-seasonal depressive disorder – preliminary results. J Affective Disord 19: 15–21
Yerevanian B, Anderson J, Grota L, Bray M (1986) Effects of bright incandescent light on seasonal and nonseasonal major depressive disorder. Psychiatry Res 18: 355–364
Zerssen V von, Koeller P, Rey E (1970) Die Befindlichkeitsskala (BfS), ein einfaches Instrument zur Objektivierung von Befindlichkeitsstörungen, insbesondere im Rahmen von Längsschnittuntersuchungen. Arzneimittelforschung 20: 915–918

Nebenwirkungen der Phototherapie bei nichtsaisonal depressiven Patienten

H.-P. Volz, A. Mackert, R.-D. Stieglitz, B. Müller-Oerlinghausen

Einleitung

Die antidepressive Wirkung von hellem weißen Licht bei saisonal gebundenen (seasonal affective disorder = SAD), aber auch saisonal nichtgebundenen Depressionsformen wurde seit der Erstbeschreibung durch Lewy et al. (1982) mehrfach beschrieben (für einen Überblick s. Kasper et al. 1988; Volz et al. 1990).

Da die hierbei beobachteten Nebenwirkungen (Tabelle 1) bisher nicht systematisch untersucht wurden, analysierten wir die Daten der Berliner Lichtstudie unter diesem Gesichtspunkt.

Tabelle 1. Zusammenstellung der wichtigsten, in der Literatur beschriebenen Nebenwirkungen der Phototherapie

Nebenwirkungen	Autor
Schläfrigkeit am Tag	Kripke et al. (1983)
Umschlag Depression – Manie	Kripke et al. (1983)
Hypomanische Ablenkbarkeit und Hyperaktivität	Rosenthal et al. (1984, 1989) Wirz-Justice et al. (1986)
Migräne-artige Kopfschmerzen	Rosenthal et al. (1985, 1989) Wirz-Justice et al. (1986)
Übelkeit	Wirz-Justice et al. (1986)
Augendruck	Rosenthal et al. (1989)

Methode

50 stationäre Patienten der Klinik nahmen an der Studie teil, 8 fielen bereits an Tag 0 und Tag 1 heraus. Die Patienten erfüllten sowohl die RDC- (Major Depressive Disorder) als auch die ICD-9- (296.1 und 296.3) Kriterien. SAD-Patienten waren ausgeschlossen. Außer einer maximalen täglichen Chloraldurat-Dosis von 1000 mg waren keine psychotropen Medikamente zugelassen. Falls die Patienten vorbehandelt waren, wurde eine Wash-out-Periode von 3 Tagen eingehalten (eine genaue Beschreibung der Patienten-Population findet sich bei Mackert et al. 1991). Die Patienten wurden randomisiert entweder mit hellem weißen Licht (2500 Lux) oder gedimmten roten Licht (50 Lux) von 7.20 Uhr bis 9.20 Uhr 7 Tage lang behandelt. An Tag 0 und Tag 8 wurden AMDP-, HAM-D- und VAS-Befunde erhoben; die Patienten füllten an denselben Tagen die D-S, D-S' und B-L aus, eine VAS wurde ihnen täglich um 7 Uhr und 19 Uhr vorgelegt. Die Patienten willigten in Anwesenheit eines Zeugen nach Aufklärung in die Studie ein.

Ausgehend von den in der Literatur beschriebenen Nebenwirkungen suchten wir spezielle Items der B–L, des AMDP-Systems, der D-S, D-S' und des HAM-D an Tag 0 und Tag 8 heraus, die unserer Meinung nach die in der Literatur beschriebenen Nebenwirkungen am besten repräsentieren. Zusätzlich untersuchten wir noch die B−L-Items Nr. 20 „Schlaflosigkeit", Nr. 22 „Zittern" und Nr. 23 „Nacken- oder Schulterschmerzen".

Ergebnisse

Bezüglich der psychopathologischen Befundverbesserung zeigte sich bei beiden Behandlungsbedingungen eine Besserung, jedoch kein statistisch signifikanter (zweifaktorielle Varianzanalyse mit Meßwiederholung) Unterschied (s. Abb. 1 für HAM-D).

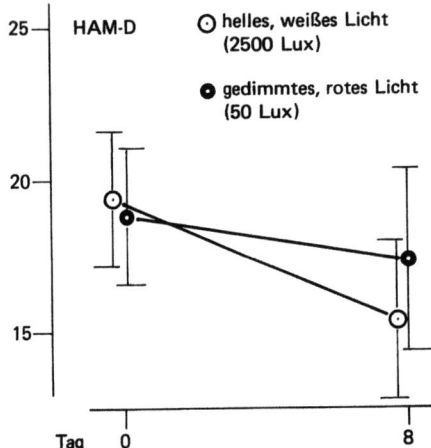

Abb. 1 Verlauf des Hamilton-Depressions-Scores während der 7tägigen Lichtbehandlung

Bezüglich unterschiedlicher Nebenwirkungsausprägung an Tag 0 im Vergleich zu Tag 8 zeigte sich kein statistisch signifikanter Unterschied für folgende Symtome:

B−L: Item Nr. 7 „Müdigkeit" (außer für Tag 0 $p < 0,1$), Nr. 8 „Übelkeit", Nr. 10 „Reizbarkeit", Nr. 14 „innere Unruhe", Nr. 16 „Unruhe in den Beinen", Nr. 19 „übermäßiges Schlafbedürfnis", Nr. 20 „Schlaflosigkeit", Nr. 22 „Zittern" und Nr. 23 „Nacken- oder Schulterschmerzen". Verglichen wurden jeweils die Ausprägungsgrade „kaum", „mäßig", „stark" mit dem Ausprägungsgrad „gar nicht" mittels X^2-Test.

D−S': Item Nr. 8 „ich fühle mich innerlich gespannt und verkrampft" und Nr. 12 „ich bin häufig nervös und unruhig". Vergleich der Kategorie „trifft etwas", „überwiegend", „ausgesprochen zu" mit der Kategorie „trifft gar nicht zu" (X^2-Test).

AMDP: Item Nr. 126 „Kopfschmerzen" (X^2-Test zwischen „leicht", „mittel", „schwer" und „nicht vorhanden").

Im HAMD-D-Item Nr.1 „depressive Stimmung" war bei keinem Patienten eine Änderung der Stimmung, die mehr als 2 Ausprägungsgrade betragen hätte, festzustellen; es gab keine Unterschiede zwischen den beiden Behandlungsmethoden.

Diskussion

Erklärungsmöglichkeiten des Befundes, daß in der „Verum"-Gruppe Nebenwirkungen nicht häufiger waren, können sein:
- kein unterschiedlicher therapeutischer Effekt beider Behandlungsbedingungen,
- eine 2stündige Behandlungszeit ist nicht ausreichend (z. B. Kripke et al. 1989),
- manche Autoren (z. B. Lewy et al. 1985) halten bei nichtsaisonalen Depressionen eine abendliche Lichtbehandlung für effektiver,
- die meisten Nebenwirkungen wurden bei SAD-Patienten beschrieben; es ist denkbar, daß sich diese Sonderform der Depression auch im möglichen Nebenwirkungsspektrum von nichtsaisonalen Depressionen unterscheidet.

Literatur

Kasper S, Wehr TA, Rosenthal NE (1988) Saisonal abhängige Depressionsformen (SAD). I. Grundlagen und klinische Beschreibung des Syndroms. II. Beeinflussung durch Phototherapie und biologische Ergebnisse. Nervenarzt 59: 191–214

Kripke DF, Risch SC, Janowsky D (1983) Bright white light alleviates depression. Psychiatry Res 10: 105–112

Kripke DF, Mullaney DJ, Savides TJ, Gillin JC (1989) Phototherapy for non-seasonal major depressive disorders. In: Rosenthal NE, Blehar M (eds) Seasonal affective disorder and phototherapy. Guilford Press, New York

Lewy AJ, Kern HA, Rosenthal NE, Wehr TA (1982) Bright artificial light treatment of a manic-depressive patient with a seasonal mood cycle. Am J Psychiatry 139: 1496–1498

Mackert A, Volz H-P, Stieglitz R-D, Müller-Oerlinghausen B (1991) Phototherapy in non-seasonal depression. Biol Psychiatry 30: 257–268

Rosenthal NE, Sack DA, Gillin JC et al. (1984) Seasonal affective disorder. A description of the syndrome and preliminary findings with light therapy. Arch Gen Psychiatry 41: 72–80

Rosenthal NE, Sack DA, Carpenter CJ, Parry BL, Mendelson WB, Wehr TA (1985) Antidepressant effects of light in seasonal affective disorder. Am J Psychiatry 142: 163–170

Rosenthal NE, Sack DA, Skewer RG, Jacobson FM, Wehr TA (1989) Phototherapy for seasonal affective disorder. In: Rosenthal NE, Blehar MC (eds) Seasonal affective disorders and phototherapy. Guilford Press, New York, pp 273–294

Volz H-P, Mackert A, Stieglitz R-D, Müller-Oerlinghausen B (1990) Effects of bright white light therapy on non-seasonal depressive disorder. Preliminary results. J Affective Disord 19: 15–21

Wirz-Justice A, Bucheli C, Graw P, Kielholz P, Fisch H-U, Woggon B (1986) Light treatment of seasonal affective disorder in Switzerland. Acta Psychiatr Scand 74: 193–204

Carbamazepin-Prophylaxe bei Patienten, die für eine Lithiumtherapie nicht geeignet sind

K. THIES, I. SCHNAUFER, J. VOLK, B. MÜLLER-OERLINGHAUSEN

Einleitung

Seit Anfang der 70er Jahre wird Carbamazepin (CBZ) zur Rezidivprophylaxe affektiver Psychosen empfohlen (Okuma et al. 1973), insbesondere bei Patienten, die für eine Lithiumtherapie nicht in Frage kommen (Non-Response, Unverträglichkeit). Nach bisher vorliegenden Studienergebnissen (Schmidt u. Greil 1987; Müller-Oerlinghausen et al. 1989) scheint zwar eine mit Lithium vergleichbare Wirksamkeit zu bestehen, jedoch liegen bislang kaum umfangreiche Studien vor, die zeigen können, daß eine CBZ-Prophylaxe eine brauchbare Alternative zur Lithiumtherapie darstellt. Deshalb werden hier die Krankheitsverläufe unter CBZ-Prophylaxe von 27 Patienten der Berliner Lithium-Katamnese vorgestellt, die aus unterschiedlichen Gründen nicht mit Lithium behandelt werden konnten.

Methodik

Bei den Patienten (9 Männer, 18 Frauen) handelt es sich um 16 bipolare und 11 schizoaffektive Patienten (ICD-9-Diagnosen), die mindestens 12 Monate kontinuierlich mit CBZ behandelt wurden (durchschnittliche Behandlungszeit 24 Monate). Das durchschnittliche Alter bei Erstmanifestation der Erkrankung betrug 27,1 ± 11,8 Jahre. Bei Beginn der CBZ-Prophylaxe waren die Patienten im Schnitt 41,7 ± 14,8 Jahre alt und waren durchschnittlich 5,8mal stationär behandelt worden. 22 von den 27 Patienten waren zuvor rezidiv-prophylaktisch mit Lithium behandelt worden (durchschnittliche Vorbehandlungszeit: 68,0 ± 43,5 Monate); die Umstellung auf CBZ war in 10 Fällen wegen mangelnder klinischer Wirksamkeit (Non-Response) erfolgt, in 12 Fällen waren Unverträglichkeiten aufgetreten (Adipositas p.m., Tremor, somatische Nebenwirkungen). Die Patienten wurden 7- bis 8mal pro Jahr psychiatrisch untersucht, dabei wurden der psychopathologische Befund und die aktuelle Zusatzmedikation in standardisierter Form dokumentiert. Berechnet wurden die Tage stationärer Behandlung pro Jahr und Patient während der CBZ-Prophylaxe und während des entsprechend langen Zeitraums vor Beginn dieser Behandlung (Spiegelmethode). Der stationäre Aufenthalt, der der Einstellung auf CBZ unmittelbar vorausging („Index-Episode"), wurde mit einberechnet.

Ergebnisse

Beim Vergleich des CBZ-Behndlungszeitraums mit dem entsprechend langen Zeitraum vor Behandlungsbeginn ergab sich sowohl in der Gesamtgruppe als auch in der Untergruppe der mit Lithium vorbehandelten Patienten eine deutliche Verkürzung der stationären Behandlungszeiten (Tabellen 1 und 2).

Diese Verkürzung der stationären Behandlungszeiten während der CBZ-Behandlung zeigte sich auch, wenn nur die Patienten betrachtet wurden, die nach vorheriger Lithiumprophylaxe mindestens 2 Jahre kontinuierlich mit CBZ behandelt worden waren (Tabelle 3).

Ein großer Teil der Patienten erhielt zusätzlich zur CBZ-Therapie noch eine andere psychotrope Medikation. Dabei änderte sich der Prozentsatz der Patienten, die während des entsprechenden Behandlungszeitraumes Zusatzmedikation einnahmen, vom ersten zum zweiten Behandlungsjahr nur unwesentlich (Tabelle 4).

Tabelle 1. Stationäre Behandlungszeit in einem gleichlangen Intervall (24 ± 11 Monate) vor und nach Beginn der CBZ-Therapie (n = 27)

	ohne CBZ	mit CBZ
stationäre Behandlungszeit (Tage)	121 ± 84	41 ± 74

Tabelle 2. Stationäre Behandlungszeit in einem gleichlangen Intervall (24 ± 8 Monate) mit Lithium- oder CBZ-Therapie (n = 22)

	mit Lithium	mit CBZ
stationäre Behandlungszeit (Tage)	133 ± 87	49 ± 80

Tabelle 3. Durchschnittliche stationäre Behandlungszeit pro Jahr (in Prozent) bei Patienten, die mindestens je 2 Jahre mit Lithium und CBZ behandelt wurden (n = 12)

	mit Lithium	mit CBZ
stationäre Behandlungszeit (%/Jahr)	18 ± 9	6 ± 10

Tabelle 4. Anteil der Patienten (in Prozent) mit psychotroper Zusatzmedikation während der ersten beiden Jahre der CBZ-Prophylaxe

Zeitraum	n	ohne Zusatzmedikation	intermittierend Zusatzmedikation	ständig Zusatzmedikation
1.–12. Monat	27	26	37	37
13.–24. Monat	15	27	33	40

Diskussion

Auch wenn der Beobachtungszeitraum für eine endgültige Beurteilung nicht ausreichend erscheint, sprechen die aufgeführten Daten insgesamt doch für eine Abnahme der erforderlichen stationären Behandlungsdauer nach Beginn der CBZ-Prophylaxe.

Auch Patienten, die unter langjähriger Lithiumtherapie Non-Responder waren oder Unverträglichkeiten zeigten, konnten von einer CBZ-Therapie profitieren. Allerdings war bei dieser Auswahl überwiegend schwerkranker Patienten häufig die Gabe psychotroper Zusatzmedikation notwendig, so daß eine alleinige CBZ-Therapie in diesen Fällen nicht ausreichend zu sein scheint. Insgesamt jedoch dürfte CBZ bei vielen Patienten, die aus unterschiedlichen Gründen für eine Lithiumprophylaxe nicht geeignet sind, eine sinnvolle Alternative darstellen.

Literatur

Okuma T, Kishimoto A, Inone K et al. (1973) Antimanic and prophylactic effects of carbamazepine on manic-depressive psychosis. Folia Psychiatr Neurol Jpn 237: 283–297

Müller-Oerlinghausen B, Haas S, Stoll K (1989) Carbamazepin in der Psychiatrie. Thieme, Stuttgart

Schmidt S, Greil W (1987) Carbamazepin in der Behandlung psychiatrischer Erkrankungen. Nervenarzt 58: 719–736

Benzodiazepine zusätzlich zu Antidepressiva in der Behandlung endogen-depressiver Patienten — Wie hoch ist das Risiko einer Abhängigkeit?

D. NABER, M. NIEDERECKER, M. HERRMANN

Einleitung

Wegen der bekannten Verzögerung in der erwünschten Wirkung von Antidepressiva werden endogen-depressive Patienten, insbesondere, wenn sie suizidal sind oder unter einem ausgeprägten ängstlichen Syndrom leiden, hähfig zumindest kurzfristig mit Benzodiazepinen (BZD) behandelt. Diese Kombinationstherapie ist durchaus effektiv und zumindest über einen Zeitraum von einigen Wochen weitgehend komplikationslos (Cassano u. Conti 1981; Schatzberg u. Cole, 1978). Langfristig aber ist angesichts des bekannten Suchtpotentials von Benzodiazepinen das Risiko einer Abhängigkeitsentwicklung zu berücksichtigen.

Methodik

Die Krankengeschichten von 507 Patienten, unter der Diagnose „Endogene Depression" (ICD-Nr. 296.2, 296.3) in stationärer Therapie, wurden retrospektiv ausgewertet. Folgende Daten wurden erhoben: Geschlecht, Alter, Dauer der Erkrankung, Anzahl der stationären Aufnahmen, Dauer der stationären Therapie, Familienstand, Alkohol- oder Drogenmißbrauch in der Anamnese, somatischer Befund, Psychopathologie bei der Aufnahme und bei der Entlassung, Antidepressiva (Präparat, Dosis, Dauer), BZD (Präparate, Dosis, Dauer).

Wenn die Medikation bei Entlassung BZD enthielt, erhielt der Patient 12–15 Monate nach Entlassung einen Fragebogen mit der Bitte, aktuell zum Gesundheitszustand und zur Medikation Auskunft zu geben. Außerdem wurde der Patient gebeten, sein Einverständnis zu einer entsprechenden Anfrage beim behandelten Haus- und Nervenarzt zu erteilen.

Ergebnisse

Die große Mehrheit der Patienten wurde zumindest kurzfristig mit BZD behandelt, nur 155 (30,6%) erhielten keine. 179 Patienten (35,3%) bekamen BZD während der stationären Therapie, aber nicht mehr bei der Entlassung. 84 (16,6%) erhielten BZD und wurden auch damit entlassen, waren aber ein Jahr später frei davon. 55 Patienten (10,8%) erhielten BZD, wurden damit entlassen und nahmen sie auch noch nach einem Jahr. Von 34 Patienten (6,7%) war keine Information zu erhalten: 18 waren unbekannt verzogen, 12 verstorben (zumindest 4 durch Suizid), 4 Patienten verweigerten die Antwort.

Von den 139 Patienten, die den Fragebogen zurückschickten, gaben 130 ihr Einverständnis, den Haus- oder Nervenarzt zur aktuellen Medikation zu befragen. Bei

110 Patienten waren die Angaben von Patient und Arzt identisch, bei 4 lagen geringe (nicht BZD betreffende) Unterschiede vor, 16 Patienten verschwiegen eine vom Arzt angegebene BZD-Einnahme. Die Frage, ob vielleicht andere Ärzte dem Patienten BZD verschreiben, wurde 125mal verneint, 2mal mit „vielleicht" und 2mal mit „ja" beantwortet (die letzten beiden Patienten wurden aufgrund dieser Information der Gruppe mit langfristiger BZD-Einnahme zugeordnet).

Die Tabelle 1 enthält verschiedene sozio-demographische Daten für die o. a. unterschiedlichen Gruppen. Daraus ist ersichtlich, daß der typische Patient, der langfristig bzw. auch noch nach einem Jahr BZD einnahm, relativ alt, weiblich, verwitwet bzw. sozial isoliert und somatisch krank war, eine Alkohol- oder Drogenabhängigkeit in der Anamnese hatte und schon zuvor mit BZD behandelt wurde. Die Gruppen unterschieden sich nicht in bezug auf Krankheitsdauer, Anzahl der stationären Aufnahmen, Suizidalität bzw. Suizidversuche, Psychopathologie, antidepressive Therapie (Präparat, Dosis) sowie Dosis oder Dauer der BZD-Therapie.

Der Vergleich der einzelnen BZD hinsichtlich der Häufigkeit des Absetzens bei Entlassung bzw. nach einem Jahr zeigte keine signifikanten Unterschiede (Tabelle 2).

Die aktuelle Dosis der BDZ war im Vergleich zur Entlassungsdosis bei 3 Patienten gering erhöht, bei 15 Patienten konstant und bei 37 Patienten um durchschnittlich 40% reduziert.

Tabelle 1. Benzodiazepin-Einnahme endogen depressiver Patienten. Sozio-demographische und klinische Variablen

	Gesamtgruppe (n = 507)	Keine BZD (n = 155)	BZD nur stat. (n = 179)	BZD bei Entl. (n = 84)	Weiterhin BZD (n = 55)
Alter	55 ± 15	52 ± 15	53 ± 14	55 ± 13	64 ± 12
Geschlecht (% w.)	71,8	67,7	72,1	70,1	84,7
Verwitwet (%)	18,3	17,5	14,5	14,1	32,7
Stat. Ther. (Tage)	59 ± 55	46 ± 32	66 ± 74	65 ± 43	72 ± 60
Alk./Drogen-Abh. (/%)	13,1	13,6	13,5	9,5	16,7
Somatische Erkr. (%)	16,2	14,3	16,3	9,5	25,0
Schon zuvor BZD (%)	22,9	–	29,1	62,7	64,7

Tabelle 2. Anzahl der Einnahme verschiedener Benzodiazepine während stationärer Therapie, bei Entlassung und nach einem Jahr

	in stat. Ther.	bei Entlassung	nach 1 Jahr
Lorazepam	100% (202)	46% (93)	14% (29)
Dikaliumclorazepat	100% (95)	23% (22)	5% (5)
Flurazepam	100% (40)	35% (14)	13% (5)
Diazepam	100% (33)	21% (7)	0% (0)
Oxazepam	100% (32)	63% (20)	9% (3)
Flunitrazepam	100% (16)	31% (5)	19% (3)
Triazolam	100% (14)	50% (7)	29% (4)

Diskussion

Angesichts der hohen Rücklaufquote und der weitgehenden Übereinstimmung von Patienten- und Arztantwort sind die erhobenen Daten als relativ verläßlich anzusehen. Sie deuten an, daß die Verabreichung von Benzodiazepinen zusätzlich zur Antidepressiva-Behandlung endogen-depressiver Patienten bei ca. 12% zu einer langfristigen Einnahme führt. Von dieser Untergruppe sind aber 65% bereits zuvor ambulant mit BDZ behandelt worden, bei 17% enthielt die Anamnese eine Alkohol- oder Drogenabhängigkeit. Diese Zahlen stimmen weitgehend mit der Literatur überein, wonach bei endogen-depressiven Patienten das Risiko einer BDZ-Abhängigkeit bei 3–5% liegt (Fleischhacker et al. 1986; Schmidt et al. 1989). Insbesondere die relative Häufigkeit bei älteren, sozial isolierten und somatisch kranken Patientinnen, die dabei aber relativ selten die BZD-Dosis erhöhen, wurde mehrfach dokumentiert (Ladewig 1983; Laux u. König 1985; Schmidt et al. 1989).

Die einzige direkt vergleichbare Studie, in der 71 Patienten unter der Diagnose „major depression" mit Benzodiazepinen behandelt wurden, zeigte bei einer Nachuntersuchung ca. 8 Monate später, daß 39 der 71 Patienten weiterhin Benzodiazepine einnahmen, ein Mißbrauch wurde bei 5 Patienten diagnostiziert (Garvey u. Tollefson 1986).

Diese Untersuchung und auch die vorliegenden Daten deuten an, daß bei der Mehrzahl der Patienten aufgrund der geringen Häufigkeit einer Abhängigkeitsentwicklung die kurzfristige Verabreichung von BZD gerechtfertigt ist. Bei der beschriebenen Risikogruppe hingegen sollte die Indikation sowohl bei ambulanten wie auch bei stationären Patienten streng gestellt werden bzw. die häufige Entwicklung einer „low dose dependency" dem verschreibenden Arzt bewußt sein. Ob insbesondere bei dieser Gruppe die Nachteile einer derartigen Abhängigkeit oder die Vorteile der subjektiven besseren Gestimmtheit überwiegen, ist Gegenstand einer schon lange andauernden intensiven Debatte darüber, wann und in welcher Weise Psychopharmaka als Mittel zur Lebensbewältigung eingesetzt werden sollen (Beckmann u. Haas 1984; Ladewig 1983; Luderer 1987; Tyrer u. Murphy 1987).

Literatur

Beckmann H, Haas S (1984) Therapie mit Benzodiazepinen: eine Bilanz. Nervenarzt 55: 111–121
Cassano GB, Conti L (1981) Some Considerations on the role of Benzodiazepines in the treatment of depression. Br J clin Pharmac 11: 23–29
Fleischhacker WW, Barnas C, Hackenberg B (1986) Epidemiology of benzodiazepine dependence. Acta Psychiatr Scand 74: 80–83
Garvey MJ, Tollefson GD (1986) Prevalence of misuse of prescribed benzodiazepine in patients with primary anxiety disorder or major depression. Am J Psychiatry 143: 1601–1603
Ladewig D (1983) Abuse of benzodiazepines in western european society – incidence and prevalence, motives, drug acquisition. Pharmakopsychiat 16: 103–106
Laux G, König W (1985) Benzodiazepine: Langzeiteinnahme oder Abusus? Dtsch med Wschr 110: 1285–1290
Luderer HJ (1987) Bernzodiazepine – Mißbrauch und Abhängigkeit. Fundamenta Psychiatrica 1: 107–111

Schatzberg AF, Cole JO (1978) Benzodiazepines in depressive disorders. Arch Gen Psychiat 35: 1359–1365

Schmidt LG, Grohmann R, Müller-Oerlinghausen B, Otto M, Rüther E, Wolf B (1989) Prevalence of benzodiazepine Abuse and dependence in psychiatric in-patients with different nosology. Br J Psychiatry 154: 839–843

Tyrer P, Murphy S (1987) The place of benzodiazepines in psychiatric practice. Br J Psychiatry 151: 719–723

Niedrigdosierte Neuroleptika bei der Behandlung von Angst und Depression: Flupentixol-Dekanoat versus Fluspirilen

J. Tegeler, F. P. Merz, M. Beneke, W. Rasmus

Einleitung

Niedrigdosierte Neuroleptika werden neuerdings wieder vermehrt zur Behandlung von Angst, Depression und psychosomatischen Syndromen eingesetzt. Besonders umfangreiche therapeutische Erfahrungen liegen mit Flupentixol, Fluspirilen und Fluphenazin vor (Sieberns 1982; Kapfhammer u. Rüther 1987; Tegeler et al. 1990a, b).

In zahlreichen kontrollierten Studien zeigte Flupentixol sowohl gute antidepressive als auch anxiolytische Eigenschaften (Sieberns 1982; Kapfhammer u. Rüther 1987). Vergleichende Prüfungen von Flupentixol-Dekanoat mit anderen Depot-Neuroleptika im Rahmen einer Neuroleptanxiolyse lagen bislang nicht vor. In jüngster Zeit wurden hierzu zwei kontrollierte Studien durchgeführt:

1. Von Osterheider (1990) wurden kürzlich die Ergebnisse einer unizentrischen Doppelblindstudie von Flupentixol-Dekanoat versus Fluspirilen präsentiert.
2. Hier wird die multizentrische einfachblinde Prüfung einer 8wöchigen Depotbehandlung von Flupentixol-Dekanoat versus Fluspirilen in elf Nervenarztpraxen vorgestellt.

Methode

Wirksamkeit und Verträglichkeit von Flupentixol-Dekanoat (6–10 mg i.m./2 Wo.) wurden mit der von Fluspirilen (1–1,5 mg i.m./Wo.) bei 123 ambulanten Patienten verglichen. Die Einschlußkriterien ergeben sich aus Tabelle 1.

Tabelle 1. Einschluß-Kriterien

Diagnosen (ICD 9)	
300.0	Angstneurose
300.4	Neurotische Depression
306	Körperliche Funktionsstörungen psychischen Ursprungs
309.1	Depressive Entwicklung
Schweregrad	
$HAMD_{21} \geq 18$ oder	
$HAMA \geq 18$	
Alter	
18–60 Jahre	
Vorbehandlung	
kein Depot-Neuroleptikum	
kein orales Neuroleptikum	<8 Wochen
kein Antidepressivum	<1 Woche
kein Benzodiazepin	<1 Woche

Patienten von 11 niedergelassenen Psychiatern wurden den beiden Behandlungsgruppen randomisiert zugeteilt. Beide Depot-Neuroleptika wurden unter einfach-blinden Bedingungen verabreicht, wobei die Patienten der Flupentixol-Dekanoat-Gruppe jede 2. Woche eine Plazebo-Injektion erhielten. Die Prüfdauer betrug 8 Wochen. Nach der Aufnahmeuntersuchung wurden die Patienten wöchentlich beurteilt.

Als Hauptprüfvariablen wurden die Hamilton-Depressions-Skala und die Hamilton-Angst-Skala sowie der klinische Gesamteindruck verwendet. Die Patienten beurteilten ihr Befinden mit der Depressivitäts-Skala nach von Zerssen und dem State-Trait-Anxiety Inventory. Extrapyramidal-motorische Begleitwirkungen wurden mit der EPS-Skala von Simpson und Angus und mit der von Tegeler entwickelten Akathisie-Skala (unveröffentlicht) dokumentiert.

Alle therapeutischen Zielgrößen wurden mit Hilfe von Kovarianzanalysen, bei denen der Ausgangsbefund als Kovariable diente, analysiert. Die globalen Abschlußurteile über den therapeutischen Erfolg und die Verträglichkeit wurden mit Hilfe rangstatistischer Verfahren (U-Test nach Wilcoxon, Mann und Whitney) untersucht.

Ergebnisse

Die Prüfung wurde an 123 Patienten in 11 Nervenarztpraxen durchgeführt. Alters- und Geschlechtsverteilung der Patienten finden sich in Tabelle 2. Die überwiegende Mehrzahl der Kranken wurde mit einer Dosis von 10 mg Flupentixol-Dekanoat/2 Wo. oder 1,5 mg Fluspirilen/Wo. behandelt.

Tabelle 2. Patienten-Stichprobe. Demographische und diagnostische Daten

		Alter $\bar{x}$ (SD)	Depression ICD 300.4	ICD 309.1	Angst ICD 300.0	Psychosomatische Beschwerden ICD 306	n
Flupentixol-	♂	42,2 (11,6)	9	–	7	10	26
Dekanoat	♀	40,4 (12,0)	15	1	14	6	36
Fluspirilen	♂	38,1 (9,7)	8	–	7	3	18
	♀	45,4 (10,1)	21	2	8	12	43
			53	3	36	31	123

Die Wirksamkeit beider Depot-Neuroleptika hinsichtlich der Hauptkriterien ist in Abb. 1 und Abb. 2 dargestellt. In der ärztlichen Beurteilung anhand der HAMD und HAMA zeigt sich eine statistisch signifikante Besserung von Depression und Angst. Differenzen zwischen den Präparaten finden sich dabei nicht. Auch zwischen den Diagnosegruppen sind keine Unterschiede in der Wirksamkeit zu belegen.

Bei der Selbstbeurteilung der Patienten zeigt sich ebenfalls eine signifikante Besserung der Symptomatik. In beiden Skalen (D–S, Abb. 3 und STAI–X1, Abb. 4) liegen die Anfangs-Scores in der Fluspirilen-Gruppe höher, dementsprechend ist die Symptomreduktion deutlicher. Dennoch sind kovarianzanalytisch keine statistisch bedeutsamen Unterschiede zwischen den beiden Medikamenten zu sichern.

Das ärztliche Abschlußurteil (Tabelle 3) belegt die gute Wirksamkeit und Verträglichkeit beider Medikamente. Zwischen den Behandlungsgruppen bestehen keine stati-

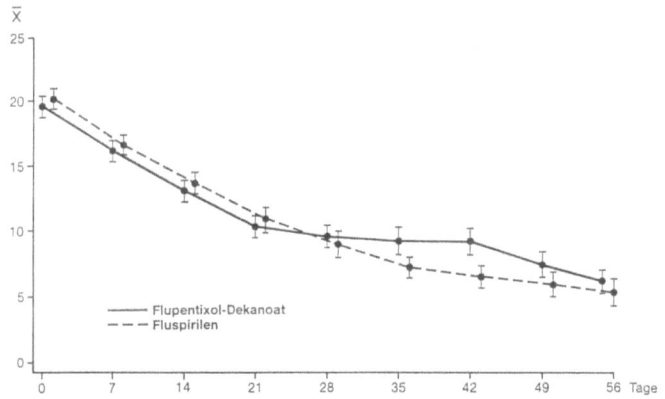

Abb. 1. Hamilton-Depressions-Skala: x ± S.E.M.

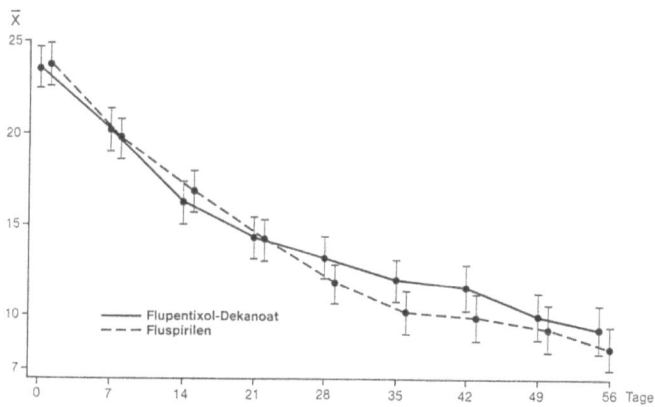

Abb. 2. Hamilton-Angst-Skala: x ± S.E.M.

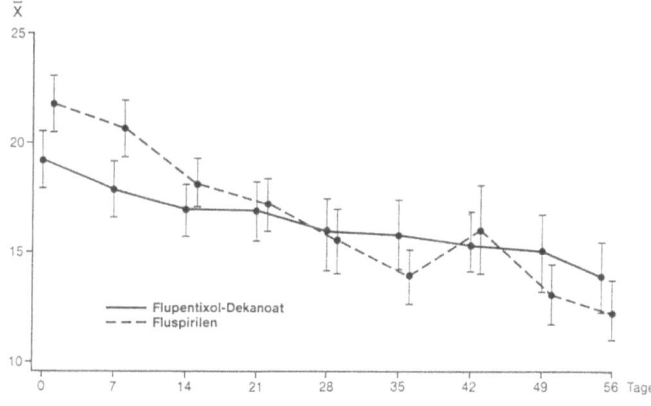

Abb. 3. Selbstbeurteilung: Depressivitäts-Skala nach v. Zerssen: x ± S.E.M.

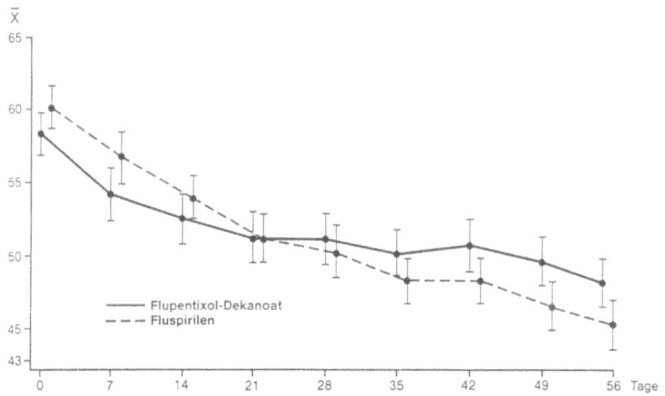

Abb. 4. Selbstbeurteilung: Zustandsangst STAI-X1: x ± S.E.M.

Tabelle 3. Ärztliches Abschlußurteil

Globaler therapeutischer Befund	Flupentixol-Dekanoat	Fluspirilen
sehr gebessert	17	22
gut gebessert	23	21
leicht gebessert	15	7
unverändert	1	7
leicht verschlechtert	2	1
sehr verschlechtert	–	–

p = 0,49

Verträglichkeit	Flupentixol-Dekanoat	Fluspirilen
sehr gut	37	40
gut	19	15
ausreichend	–	2
unbefriedigend	1	1

p = 0,75

stisch signifikanten Unterschiede. Die allgemeine Verträglichkeit beider Medikamente war gut, relevante Gruppendifferenzen sind nicht nachweisbar. Vereinzelt wurde über Müdigkeit geklagt, klinisch bedeutsame extrapyramidal-motorische Begleitwirkungen traten nicht auf.

In beiden Behandlungsgruppen wurde die Therapie bei jeweils 7 Patienten vorzeitig abgebrochen. Die Gründe hierfür waren unterschiedlich und lassen keinen Zusammenhang mit der jeweiligen Behandlung erkennen.

Diskussion

Anders als in der von Osterheider (1990) durchgeführten unizentrischen Doppelblindprüfung mit denselben Prüfmedikamenten, die signifikante Vorteile des Flupentixol-Dekanoats erkennen ließ, wurde die hier vorgestellte Untersuchung in Form einer multizentrischen Prüfung bei 11 niedergelassenen Nervenärzten mit einer größeren Patientenzahl, aber unter Einfach-Blindbedingungen, durchgeführt. Durch diesen methodischen Ansatz mußte zusätzliche Störvarianz in Form von Zentrumseffekten in Kauf genommen werden.

Flupentixol-Dekanoat und Fluspirilen zeigten anhand der beiden Hauptprüfvariablen HAMD und HAMA eine gute und vergleichbare Besserung von Angst, Depression und psychosomatischen Beschwerden. In den Selbstbeurteilungsverfahren D−S und STAI−X1 wurden leichte, aber statistisch unbedeutende Vorteile der Fluspirilen-Behandlung festgestellt, die z. T. durch einen Randomisierungs-Bias bedingt sind. In der mit Fluspirilen behandelten Patientengruppe wurden mehr als doppelt soviele weibliche wie männliche Patienten eingeschlossen, die sich zudem durch teilweise signifikant höhere Ausgangswerte auf den Selbstbeurteilungs-Skalen auswiesen und deshalb eine deutlichere Remission erkennen ließen.

Beide Substanzen waren gut verträglich, nur vereinzelt wurde über Müdigkeit geklagt. Auf der EPS-Skala nach Simpson und Angus und der Akathisie-Skala (Tegeler) wurden keine bedeutsamen unerwünschten Wirkungen dokumentiert. Dieses Ergebnis entspricht den Befunden einer anderen kontrollierten Studie, in der die Langzeitverträglichkeit von Fluspirilen 1,5 mg/Wo. geprüft wurde (Tegeler et al. 1990a, b).

Zusammenfassend ist festzustellen, daß in der vorliegenden Studie die gute Wirksamkeit und Verträglichkeit einer Neuroleptanxiolyse mit Flupentixol-Dekanoat und Fluspirilen belegt werden konnte.

Literatur

Kapfhammer H-P, Rüther E (1987) Depot-Neuroleptika. Springer, Berlin Heidelberg New York Tokyo

Osterheider M (1990) Flupenthixol-decanoate versus flusirilene in anxious-depressive syndromes: a double-blind comparison. Clin Neuropharmacol 13 (Suppl 2): 629−630

Sieberns S (1982) Erfahrungen mit Flupentixoldekanoat (Fluanxol Depot) bei der Behandlung depressiver Verstimmungszustände. Therapiewoche 32: 1184−1189

Tegeler J, Lehmann E, Heinrich K (1990a) Neuroleptanxiolyse Fluspirilen in niedriger Dosierung. Münch Med Wochenschr 132: 635−638

Tegeler J, Lehmann E, Weiher A, Heinrich K (1990b) Safety of long-term neuroleptanxiolysis with fluspirilene 1,5 mg per week. Pharmacopsychiatry 23: 259−264

Die Latenz der P300 bei schizophrenen Patienten: Einflüsse des psychopathologischen Querschnittbildes

T. DIERKS, W. K. STRIK, T. MÜLLER, K. MAURER

Einleitung

Mit großer Wahrscheinlichkeit steht die P300 im Zusammenhang mit physiologischen Funktionen der allokortikalen Strukturen, wie dem basalen Temporallappen, der entorhinalen Kortex, Amygdala und Hippokampus (Halgren et al. 1980). Es ist bekannt, daß strukturelle und funktionelle Störungen des Temporallappens eine wichtige Rolle bei schizophrenen Erkrankungen spielen (Maurer et al. 1989). In einer Studie mit schizophrenen Patienten zeigte sich, daß die visuelle P300 ein „state-marker" sein könnte, und damit die − vor allem in der akuten Psychose − gestörte Informationsverarbeitung widerspiegelt. In dieser Studie findet Duncan et al. (1987) eine negative Korrelation zwischen dem Score der Brief Psychiatric Rating Scale (BPRS) und der Amplitude der visuell evozierten P300. In der von uns durchgeführten Studie untersuchten wir die dynamische Hirnfunktion bei unbehandelten schizophrenen Patienten in Korrelation zur Psychopathologie nach Aufnahme in unserer Klinik.

Methode

Ein akustisches „Odd-ball"-Paradigma wurde verwendet, um die P300 zu evozieren. Ein häufiger tiefer Ton (1 000 Hz) wurde als Nicht-Zielreiz und ein seltener hoher Ton (2 000 Hz) als Zielreiz verwendet. 19 Elektroden wurden entsprechend dem internationalen 10-20-System auf der Kopfoberfläche angebracht; als Referenz dienten verbundene Mastoidelektroden. Aufgenommen wurden die Daten mit einem Brain Atlas III Plus (Fa. Bio-Logic Systems Corp.); Zeitfenster, 1 024 ms; Tiefpaß, 70 Hz; Hochpaß, 0,3 Hz; Abtastrate pro Kanal, 250 Hz. 30 Ziel- und 150 Nicht-Zielreize wurden gemittelt. Latenz, Amplitude und Topographie der P300 wurden unter Verwendung von referenzunabhängigen Methoden ausgewertet (Lehmann u. Skrandies 1980).

18 unbehandelte schizophrene Patienten (3 weibliche und 15 männliche; Durchschnittsalter 29,6 Jahre) wurden untersucht; dabei wurden 10 als hebephren (DSM-III-R 295.1), 5 als halluzinatorisch (DSM-III-R 295.3) und 3 als schizo-affektiv (DSM-III-R 298.7) klassifiziert. Die Beurteilung mittels BPRS wurde innerhalb 2 h nach Ableitung der P300 durchgeführt.

Ergebnis

Festgestellt wurde eine signifikante positive Korrelation ($r = 0,57$; $p < 0,05$) zwischen P300-Latenz und BPRS-Punktzahl. Es konnte keine Korrelation zwischen P300-Amplitude und Psychopathologie, gemessen durch BPRS, gefunden werden. Latenzen bei schizophrenen Patienten mit hoher BPRS-Punktzahl waren verzögert, verglichen mit

Die Latenz der P300 bei schizophrenen Patienten 379

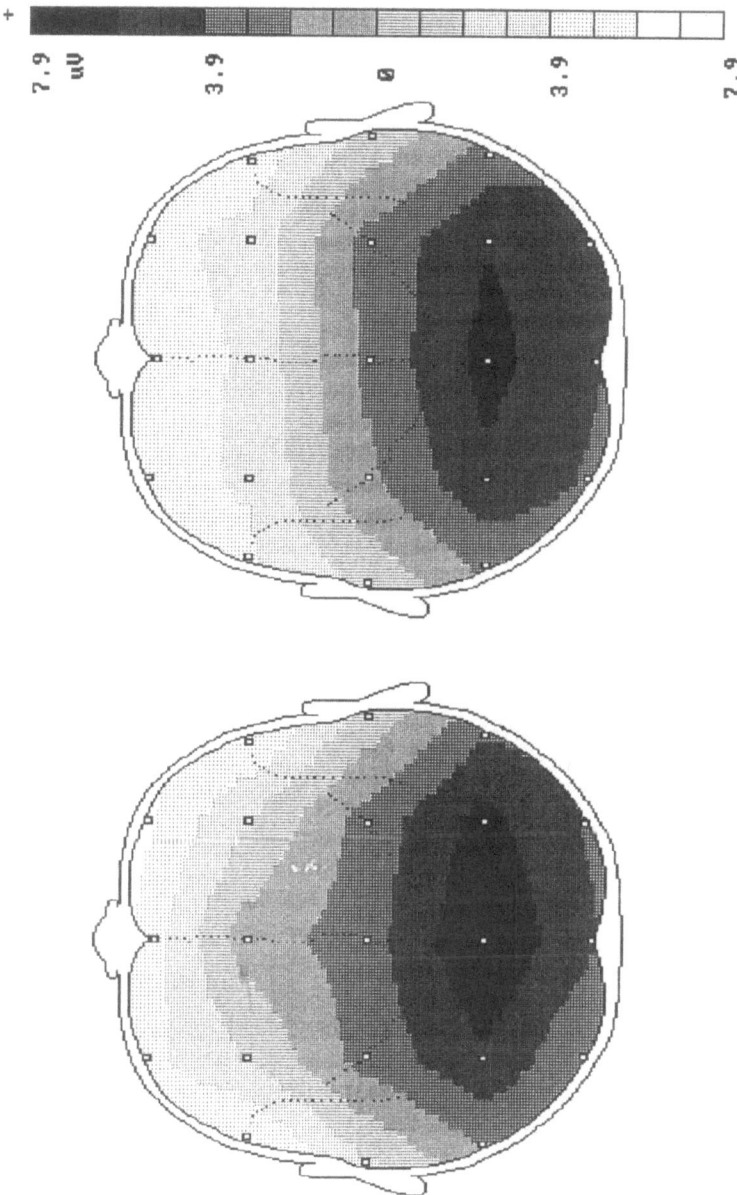

Abb. 1. Die topographische Verteilung der P300 bei Kontrollen (*links*) und schizophrene Patienten (*rechts*)

Patienten mit niedriger Punktezahl. Ein Vergleich der schizophrenen Patienten mit altersgleichen Kontrollpersonen ergab verlängerte Latenzen (Kontrollen, 339 ms; Schizophrene, 376 ms) und erniedrigte Amplituden (Kontrollen, 21,6 µV; Schizophrene, 15,5 µV) der P300. Es konnten keine signifikanten topographischen Unterschiede festgestellt werden, beide Gruppen zeigten ein parietales Maximum (Maximum bei der P_z-Elektrode), und ein frontopolares Minimum (Abb. 1).

Diskussion

Bei der Auswertung der Daten verwendeten wir, im Gegensatz zu anderen Autoren, referenz-unabhängige Parameter, um die P300 zu beschreiben (z. B. globale Feldstärke, GFP; Feld-Spannweite). Somit gelang uns ein physiologischer, unwillkürlicher Einblick in die normale und pathologische Funktion von tiefergelegenen Gehirnstrukturen, wie den medialen Temporallappen. Shenton et al. (1989) beschrieben eine Korrelation zwischen P300-Amplitude und psychopathologischen Skalen, z. B. mit der Skala für Erfassung der negativen Symptome (Scale for Assessment of Negative Symptoms; SANS). Unser Ergebnis gibt einen Hinweis darauf, daß die Latenz der P300 ein möglicher empfindlicher „state marker" bei unbehandelten schizophrenen Patienten ist. Es wäre von Interesse zu untersuchen, ob Korrelationen zwischen den verschiedenen Untergruppen (nach DSM-III-R) der Schizophrenie und der P300 zu finden wären. Die Anzahl der Patienten in unseren Gruppen war jedoch zu klein, um einen sinnvollen statistischen Ansatz zu haben. Eine Abnahme der P300-Amplitude bei Schizophrenie wird als unspezifischer „trait marker" angesehen (Morstyn et al. 1983). Diese neurophysiologischen Abnormalitäten und unser Ergebnis von verlängerten P300-Latenzen bei der Schizophrenie, geben einen weiteren Hinweis auf gestörte Informationsverarbeitungen bei schizophrenen Patienten.

Literatur

Duncan CC, Morihisa JM, Fawcett RW, Kirch DG (1987) P300 in schizophrenia. State or trait marker? Psychopharmacol Bull 23: 497–501

Halgren E, Squires NK, Wilson CL, Rohrbaugh JW, Babb TL, Crandall PH (1980) Endogenous potentials generated in the human hippocampal formation and amygdala by infrequent events. Science 210: 803–805

Lehmann D, Skrandies W (1980) Reference-free identification of components of checkerboard-evoked multichannel potential fields. Electroencephalogr Clin Neurophysiol 48: 609–621

Maurer K, Riederer P, Heinsen H, Beckmann H (1989) Altered P300 topography due to functional and structural disturbances in the limbic system in dementia and psychoses and to pharmacological conditions. Psychiatry Res 29: 391–393

Morstyn R, Duffy FH, McCarley RW (1983) Altered P300 topography in schizophrenia. Arch Gen Psychiatry 40: 729–734

Shenton ME, Faux SE, McCarley RW, Ballinger R, Coleman M, Torello M, Duffy FH (1989) Correlations between abnormal auditory P300 topography and positive symptoms in schizophrenia: a preliminary report. Biol Psychiatry 25: 710–716

Nimodipin in der Behandlung des Alkoholentzugsyndroms: Erfahrungen aus einer offenen Studie

J. Deckert, T. Müller, T. Becker, M. Lanczik, J. Fritze

Einführung

Als alternative Behandlungsstrategie in der Behandlung des Alkoholentzugsyndroms wurde kürzlich die Gabe eines Dihydropyridin-Kalzium-Kanal-Blockers wie Nimodipin in einer Dosierung von 150 mg/Tag p.o. untersucht und empfohlen (Altamura et al. 1989).

Für einen solchen Einsatz von Kalzium-Kanal-Blockern sprechen vor allem Ergebnisse aus Tierexperimenten. Hier mildert der Einsatz von Dihydropyridin-Kalzium-Kanal-Blockern das Alkoholentzugsyndrom und erhöht insbesondere die Krampfschwelle (Littleton 1989).

Methoden

Acht Patienten (32,5 ± 8,4 Jahre, 300 ± 200 g Alkohol/Tag) mit der Diagnose Alkoholkrankheit (DSM-III-R und ICD-9), die freiwillig zur Durchführung einer Alkoholentgiftung auf einer geschlossenen psychiatrischen Intensivstation aufgenommen worden waren, erhielten nach Aufklärung entsprechend der Deklaration von Hawaii/II mit ihrer Zustimmung 4mal 60 mg Nimotop/Tag p.o. Als Begleitmedikation war notwendige internistische Medikation erlaubt. Ausschluß- und Abbruchkriterien waren neben dem Vorliegen eines manifesten Delirs zerebrale Krampfanfälle und schwere körperliche Erkrankungen. Der Schweregrad des Alkoholentzugs wurde über 5 Tage 2mal täglich mittels der Withdrawal Assessment Scale von Foy (übersetzt und modifiziert von J. Fritze) erfaßt.

Ergebnisse

Unerwünschte Nebenwirkungen wurden nicht beobachtet. 2 der 8 Patienten entwickelten ein Alkoholentzugsdelir, das bei einem der beiden durch einen generalisierten zerebralen Krampfanfall eingeleitet wurde. In beiden Fällen kam es unter Clomethiazol in einer Dosierung zwischen 1 200 und 2 100 mg/Tag p.o. ohne Komplikationen innerhalb von 24 h zu einem Abklingen des Delirs. 2 der Patienten brachen die Entgiftungsbehandlung ab. Bei den übrigen 4 Patienten kam es bis zum Tag 5 zu einem weitgehenden Abklingen des Entzugsyndroms.

Der WAS-Score aller 8 Patienten am Tag 5 bzw. zum Zeitpunkt des Abbruchs der Behandlung war höher als der Ausgangswert, wobei sich Subscores der somatischen und psychischen Parameter gleichsinnig veränderten (Tabelle 1).

Tabelle 1. WAS-Score aller Patienten vor Beginn der Behandlung und bei Ende der Behandlung (Tag 5 bzw. Abbruchtag)

1. Gesamtscore

Ausgangsscore	Höchstscore	Endscore
20,9 ± 11,1	32,5 ± 12,1	21,8 ± 18,4

2. Score der somatischen Parameter

11,0 ± 5,8	15,4 ± 5,3	10,1 ± 6,9

3. Score der psychischen Parameter

9,9 ± 5,9	17,1 ± 9,1	11,7 ± 12,1

n = 8, Werte sind Mittelwerte ± Standardabweichung.
Somatische Parameter = Punkte 1−7 und 17−19. Psychische Parameter = Punkte 8−14 und 20/21 (deutscher Zusatz) auf der modifizierten WAS-Skala.

Diskussion

Nimodipin in einer Dosierung von 240 mg/Tag p.o. verhindert offensichtlich nicht in jedem Falle das Auftreten eines Alkoholentzugsdelirs und eines generalisierten zerebralen Krampfanfalles. Der Einsatz von Nimodipin im Alkoholentzug in vergleichbarer Dosierung wird von uns daher im Gegensatz zu Altamura et al. (1989) zurückhaltend beurteilt.

Literatur

Altamura AC, Cavallaro R, Regazzetti MG, Porta M (1989) Nimodipine in human alcohol withdrawal syndrome. ECNP abstracts 97

Littleton J (1989) Alcohol intoxication and physical dependence: a molecular mystery tour. Br J Addict 84: 267−276

Einfluß von Lorazepam auf die Übertragungseigenschaften des ZNS während des Schlafs bei gesunden Probanden*

P. WAGNER, J. RÖSCHKE, J. B. ALDENHOFF

Einleitung

Im Sinne der linearen Systemtheorie betrachteten wir in unserer Untersuchung das zentrale Nervensystem (ZNS) als „black box". Information über die Übertragungseigenschaften dieses schwingungsfähigen Systems lassen sich aus der Kenntnis der Input- und Output-Funktion gewinnen. Aussagen über die Empfindlichkeit bzw. Erregbarkeit des untersuchten Systems lassen sich mit Hilfe der Amplituden-Frequenz-Charakteristik (AFC) ableiten (Basar 1980, 1983).

Während Frequenzspektren ein spontanes Zeitsignal im Frequenzbereich beschreiben, d. h. keine Aussage über die Input/Output-Relation machen, läßt sich mit Hilfe der AFC die Verarbeitung eines Input-Signals zu einem bestimmten Zustand des ZNS charakterisieren.

In unseren Untersuchungen haben wir bei 13 gesunden männlichen Probanden unter 2,5 mg Lorazepammedikation sowie einer alters- und geschlechtsgleichen Kontrollgruppe akustisch und visuell evozierte Potentiale während der Nacht gemessen. Die im Zeitbereich gemittelten und nach Rechtschaffen u. Kales (1968) klassifizierten AEPs und VEPs eines definierten Schlafstadiums wurden zur Berechnung der verschiedenen Resonanzeigenschaften des ZNS herangezogen.

Methodik

Experimenteller Ansatz

Über einen Zeitraum von 8 h (23.00 – 7.00 Uhr) wurde ein Polysomnogramm, bestehend aus EEG (Pz/Mastoid), EMG (Submental), EOG und EKG registriert (Schwarzer E-12000; 50-Hz-Tiefpaßfilter, 48 dB/Okt). Die Probanden erhielten um 22.30 Uhr 2,5 mg Lorazepam (oral). Alternierend in randomisiertem Abstand wurden akustische (1 500 Hz, 30 dB) und visuelle (0,05 J, 0,15 s) Reize angeboten. Vorreiz-EEG und evoziertes Potential (je 1 024 ms) wurden digitalisiert (f_S = 1 000 Hz, 12 bit ADC) und auf der Festplatte eines Hewlett-Packard A-900 Computers gespeichert. Nach Auswertung der EEG (Rechtschaffen u. Kales 1968), wurden alle AEPs bzw. VEPs, die einem definierten Schlafstadium zugeordnet werden konnten (Abb. 1: A), im Zeitbereich gemittelt (Abb. 1: B). Aus diesen gemittelten EPs wurden anschließend die AFCs der einzelnen Schlafstadien errechnet (Abb. 1: C). Es folgte die Mittelung der individuellen AFCs im Frequenzbereich über beide Modalitäten (Licht- und Tonreiz).

---

* Dieser Beitrag enthält wesentliche Teile der Dissertation von P. Wagner (Mainz).

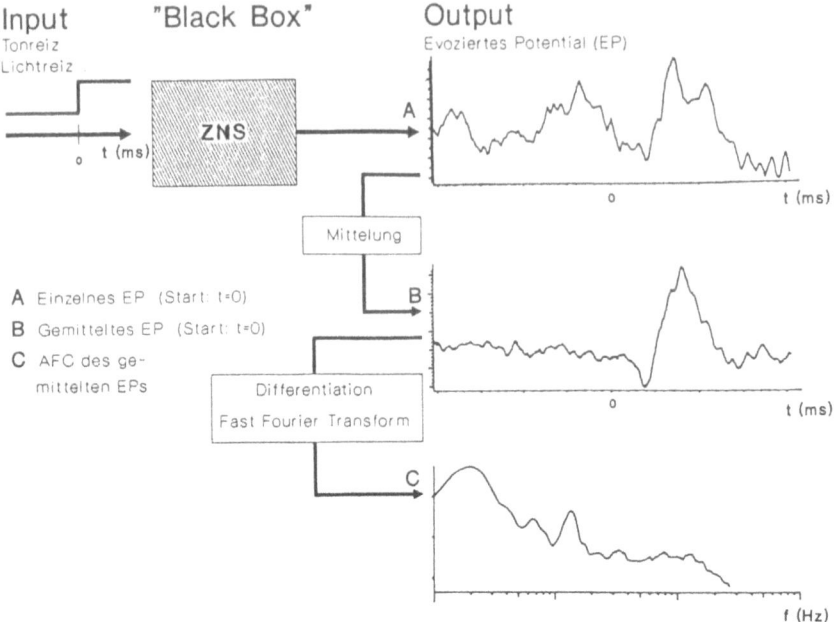

Abb. 1. Methodisches Vorgehen zur Berechnung der AFC aus dem evozierten Potential

Mathematische Grundlagen

Zur Charakterisierung der Übertragungseigenschaften eines nicht näher bezeichneten linearen Systems regt man dieses mit Sinusschwingungen variabler Frequenz an. Das Verhältnis Ausgangs- zu Eingangsamplitude in Abhängigkeit der anregenden Frequenz kennzeichnet die AFC (Basar 1980).

Eine probatere Möglichkeit, die Übertragungseigenschaften zu bestimmen (Meyer u. Guicking 1974) ergibt sich, falls man das System mit einer Sprung- bzw. Impulsfunktion anregt:

$$G(i\omega) = 1/2\pi i \int d/dt\ c(t) \exp(-i\omega t)\ dt$$

wobei $c(t)$ die Sprungantwort des Systems ist.

Die gesuchte AFC läßt sich mit Hilfe der Fourier-transformierten aus der digitalisierten Sprungantwort x_n des Systems berechnen:

$$x_n = x(n * \Delta t) \quad (T = (n-1) * \Delta t)$$

Die Fouriertransformierte Y_k von x_n ist definiert:

$$Y_k = Y(\omega_k) = \sum_{n=0}^{N-1} x_n \exp(-i * 2\pi * n * k / N); \quad \omega_k = 2\pi k / T$$

Der euklidische Betrag von Y_k liefert die AFC.

Ergebnisse

Die Resonanzfrequenzen der über beide Modalitäten gemittelten AFCs verteilen sich in den einzelnen Schlafstadien unter Placebo- bzw. Lorazepammedikation wie in Tabelle 1 gezeigt.

Tabelle 1. Verteilung der Resonanzen der AFCs unter Plazebo/Lorazepammedikation in allen Schlafstadien nach Mittelung über beide Reizmodalitäten

Stadien	delta 1–3 Hz	theta 3–7 Hz	alpha 7–12 Hz	beta 12–25 Hz	gamma 25–45 Hz	> 60 Hz
I	+/+		*/*	+/+		+/+
II	*/*	+/+		+/+		
III	*/*	+/+		+/+		
IV	*/*	+/+		+/+		
REM	+/−	*/+	+/+	−/*	+/−	

− angedeutete Resonanz, + deutliche Resonanz, * Resonanzmaximum

Die Abb. 2 gibt die AFCs während definierter Schlafstadien wieder. Die Übertragungseigenschaften des ZNS unter Lorazepamgabe zeigten in den Schlafstadien I–IV qualitativ ähnliche Frequenzmuster wie in der Kontrollgruppe. Als wesentlichster Befund wurde in den Stadien II, III und IV eine 14-Hz-Komponente (Beta-Bereich) durch die Lorazepammedikation deutlich verstärkt. Den bemerkenswertesten Unterschied zwischen Kontroll- und Verumgruppe zeigte das Schlafstadium REM: Während die Kontrollgruppe durch eine maximale Resonanz im Theta-Bereich (3,5 Hz) charakterisiert war, verminderte Lorazepamgabe diese Theta-Komponente und verschob das Resonanzmaximum in den Beta-Bereich (Abb. 2).

Diskussion

Die Berechnung der Übertragungseigenschaften des Gehirns zeigte, daß die Anzahl der Resonanzfrequenzen mit zunehmender Schlaftiefe abnahm. Die Komplexität der Übertragungseigenschaften während des REM-Schlafs war mit derjenigen des Stadiums I zu vergleichen (Röschke u. Aldenhoff 1990).

Unter Lorazepamgabe zeigten die AFCs eine deutliche Erhöhung der Resonanzen im Beta-Bereich. Eine Verstärkung der Beta-Komponente durch Lorazepam (oder verwandte Substanzen) im Frequenzgehalt des EEGs wurde bereits mehrfach (Boulenger et al. 1984; Greenblatt et al. 1989; Saletu et al. 1985; Saletu u. Grünberger 1974) beschrieben. Somit läßt sich hier eine enge Verbindung zwischen Frequenzgehalt des EEGs und den von uns berechneten Übertragungsfunktionen herstellen. Wir möchten betonen, daß Lorazepam nicht auf alle Schlafstadien gleichermaßen Einfluß nimmt. Der orthodoxe Schlaf wird bezüglich der AFCs weniger beeinflußt als der paradoxe. Für andere Benzodiazepine (Flurazepam, Triazolam) wurde ein vergleichbarer Befund von Itil et al. (1974) beschrieben.

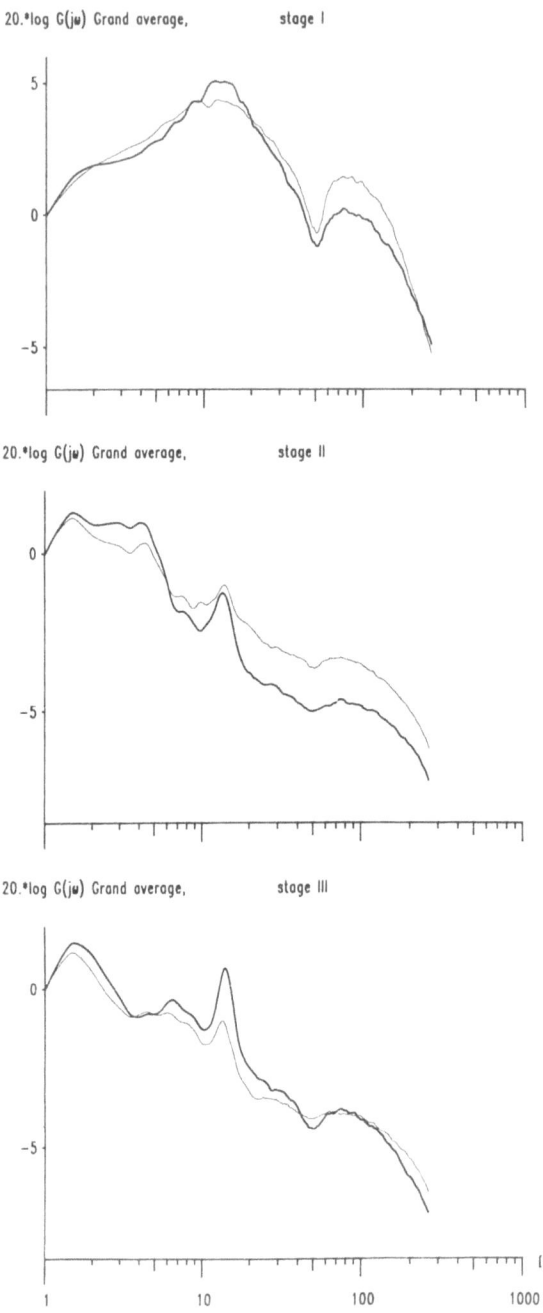

Abb. 2. Legende s. S. 387

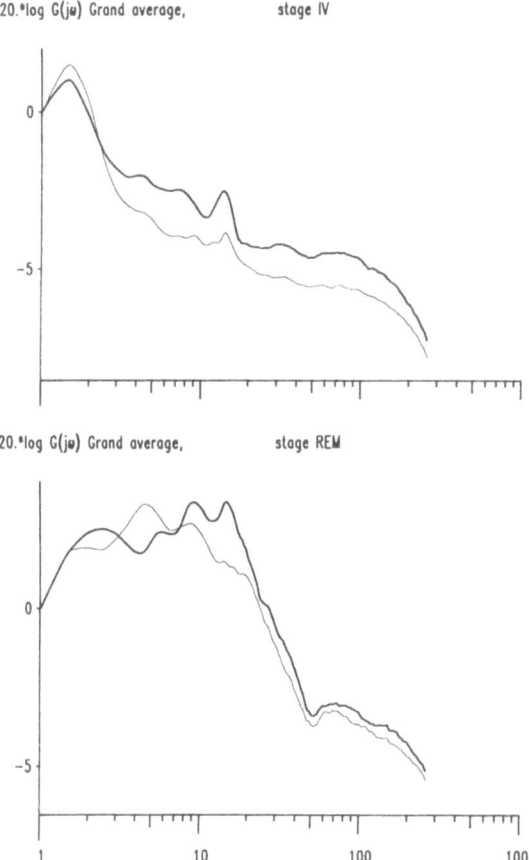

Abb. 2. Die Amplituden-Frequenz-Charakteristiken der Schlafstadien nach Mittelung über beide Modalitäten (*dünne Kurve:* Kontrollgruppe, *dicke Kurve:* Verumgruppe)

Als Ursache für die Veränderung der Übertragungsfunktion unter Lorazepam kommt eine verstärkte Phasenkopplung der im spontanen EEG bereits vorhandenen Frequenzanteile in Frage, wie sie auch schon als Erzeugungsmechanismus der EPs beschrieben wurde (Sayers et al. 1974).

Diese Befunde über die veränderte Empfindlichkeit und Erregbarkeit des Gehirns unter Lorazepam (insbesondere während des REM-Schlafs) bedürfen weiterer vergleichender Untersuchungen.

Literatur

Basar E (1980) EEG-Brain dynamics: Relation between EEG and brain evoked potentials. Elsevier, North Holland, Amsterdam

Basar E (1983) Toward a physical approach to intergrative physiology. I. Brain dynamics and physical causality. Am J Physiol 245: R510–R533

Boulenger JP, Smokcum R, Lader M (1984) Rate of increase of plasma lorazepam concentrations: Absence of influence upon subjective and objective effects. J Clin Psychopharmacol 4: 25–31

Greenblatt D, Ehrenberg B, Gunderman J, Scavone J, Nhan T, Harmatz J, Shader R (1989) Kinetic and dynamic studies of intravenous lorazepam: Comparison with intravenous diazepam. J Pharmacol Exp Ther 250: 134–140

Meyer E, Guicking D (1974) Schwingungslehre. Vieweg, Braunschweig

Itil TM, Saletu B. Marasa j (19747 Determination of drug induced changes in sleep quality based on digital computer "sleep prints"; Pharmacopsychiatry 240: 265–280

Rechtschaffen A, Kales A (1968) A manual of standardized terminology, technics and scoring system for sleep stages of human subjects. Public Health Services, NIH Publication No. 204 US Government Printing Office, Washington/DC

Röschke J, Aldenhof J (1991) Excitability and susceptibility of the brain's electrical activity during sleep. An analysis of late components of AEPs and VEPs. Int J Neurosci 56: 255–272

Saletu B, Grünberger J (1974) Evaluation of pharmacodynamic properties of psychotropic drugs. Quantitative EEG, psychometric and blood level investigation in normals and patients. Pharmacopsychiatry 240: 265–280

Saletu B, Grünberger J, Berner P, Koeppen D (1985) On differences between 1,5 and 1,4 benzodiazepines: Pharmaco EEG and psychometric studies with clobazam and lorazepam. In: Hindmarch I, Stonier PD, Trimble MR (eds) Clobazam: Human psychopharmacology and clinical applications. Intern Congress and Symposium Series, No 74. Royal Society of Medicine, London; p 23

Sayers B, Beagley H, Henshall W (1974) The mechanism of auditory evoked potential. Nature 247: 481–483

Beobachtungen über den Einfluß von nativem Phosphor auf Verhalten und elektrophysiologische Parameter – insbesondere mit dem Dynamic Brain Mapping

E. W. Fünfgeld

Energiereiche Phosphatverbindungen zeigten bei Störungen des Erwachens nach therapeutischem Insulinkoma eine günstige Wirkung (Fünfgeld 1960). Das verzögerte Aufwachen – auch nach intravenöser Gabe von hochprozentiger Glukoselösung – ist seinerzeit „auf einen Mangel an Überträgersubstanzen" zurückgeführt worden. Die nach PET-Untersuchungen mitgeteilte Minderung der Glukoseaufnahme bei Patienten mit seniler Demenz vom Alzheimer-Typ (SDAT) gab – auf der Grundlage der bereits 1960 publizierten Überlegungen – die Veranlassung, bei ausgewählten Parkinson-Patienten mit einem beginnenden Hirnabbausyndrom (SDAT) einen Therapieversuch mit den im Handel befindlichen Phosphorpräparationen der Deutschen Homöopathie-Union, Karlsruhe, zu machen. Der Nachweis eines verlangsamten – konventionellen – EEGs insbes. aber ein pathologisches computerisiertes EEG war ein weiteres Selektionskriterium. Therapieziel war, zunächst den – vermutlich beschleunigenden – Einfluß auf das verlangsamte computerisierte EEG zu registrieren und etwaige klinische und subjektive Änderungen des Verhaltens oder der Befindlichkeit zu beobachten.

Patienten und Methodik

In den letzten 2 1/2 Jahren ist das zur Verfügung stehende Präparat bei 50 Parkinson-Patienten mit begleitender SDAT angewandt worden: Sie zeigten alle ein verlangsamtes konventionelles und insbes. ein verlangsamtes computerisiertes EEG (Dynamic Brain Mapping, Dr. Turan Itil, Tarrytown, N.Y. USA). Klinisch, neurologisch und psychiatrisch waren folgende Einschlußkriterien: mehr oder minder ausgeprägte Hypokinese und Bradyphrenie, Antriebsstörungen, Gedächtnisstörungen, rasche Ermüdbarkeit.

Um den Nachweis der Wirkung auf die Hirnstromtätigkeit und damit auf den zerebralen Stoffwechsel zweifelsfrei führen zu können, ist die 1. Verabreichung stets als intravenöse Injektion erfolgt, nachdem mit dem EEG und dem CEEG eine Basisuntersuchung durchgeführt worden war. Kontrolluntersuchungen erfolgten 30 und 60 min nach der Injektion – in den meisten Fällen – in weiteren Abständen bis zu 300 min.

Der native Phosphor

Der von der deutschen Homöopathie-Union, Karlsruhe, im Handel befindliche native, weiße bzw. gelbe Phosphor ist in 2 Anwendungsformen gegeben worden: Zuerst als intravenöse Injektion von durchschnittlich 2–4 Ampullen à 1 ml, wobei 1 ml 1 µg Phosphor enthält; dies entspricht einer Molekülzahl von $1{,}95 \times 10^{16}$ Molekülen. Anschließend wurde Phosphorus als Dilution D_3 in Tropfenform verabreicht, wobei 20 Tropfen 1 mg Phosphor enthalten, was einer Molekülzahl von $1,54 \times 10^{19}$ Molekülen entspricht.

Die orale Dauermedikation (seit November 1988) variierte zwischen tägl. 30 Tropfen D_3 über 2 Jahre bis zu 3×30 Tropfen über 12 Monate. Bei ausgewählten Patienten – insbes. bei höherer Dosierung – sind Untersuchungen der Phosphatkonzentration im (nichthämolytischen) Blutserum durchgeführt worden (Referenzbereich: 0,80–1,45 mmol/l): selbst unter den Gegebenheiten einer mehrmonatigen hochdosierten Medikation blieb das Phosphat im Blutserum in einem Schwankungsbereich zwischen 0,85 und 1,05 mmol/l recht niedrig. *Nebenwirkungen:* Unter den bisher untersuchten Parkinson-Patienten sind nur 5 Fälle, bei denen eine – offensichtlich dosisabhängige – „ungesteuerte" Übersteigerung der motorischen und psychomotorischen Aktivität beobachtet wurde. Es waren ausschließlich Patienten mit einem mittelschweren bis schweren organischen Psychosyndrom, so daß diese Reaktionen als Aktivierung einer exogenen Psychose aufzufassen sind.

Weitere Unverträglichkeitserscheinungen und Nebenwirkungen, die auf Phosphor hätten zurückgeführt werden können, sind nicht beobachtet worden.

Beobachtungen bei der akuten intravenösen Anwendung

Es erwies sich als als notwendig, die Gruppe der Patienten mit primär degenerativer Demenz im 2 Altersgruppen aufzuteilen (Tabellen 1 und 2) sowie die Patienten mit präseniler AD gesondert zu betrachten (Tabelle 3).

1. Reaktionen bei 29 Pat. mit primär degenerativer Demenz – vorwiegend Affektstörungen und Störungen des Kurzzeitgedächtnisses und/oder Nachlassen von Antrieb und Einengung der Interessen (Tabelle 1 und 2).
2. Reaktionen bei 7 Pat. mit präseniler AD – Krankheitsbeginn vor dem 60. Lebensjahr, rasch fortschreitende Verschlechterung mit Gedächtnis- und Wahrnehmungsdefiziten und/oder Desorientierung, Wahnvorstellungen (Tabelle 3).
3. Gekreuzte Doppelblindstudie bei 14 Parkinson-Patienten mit primärer degenerativer Demenz; Durchschnittsalter: 66 Jahre (50–79 Jahre). Klassifikation aufgrund des CEEG-Befundes:

Korrekte Einschätzung, d.h. schnellere Frequenzen nach Verum/unverändert nach Plazebo: 10 Patienten. *Falsche Einschätzung:* 4 Patienten.

Gründe für die falsche Einschätzung:

1) 2 Patienten zeigten eine recht normale Wellenproduktion, so daß die Möglichkeit noch schnellere Wellen zu erhalten, begrenzt war. Die Indikation zur Anwendung von Phosphor war hier nur bedingt gegeben.
2) Ein Patient war am Tag der Verumgabe sehr unruhig – im CEEG außerordentlich viele Artefakte, die Interpretation war sehr erschwert. Dieser Fall muß als „drop out" angesehen werden.
3) Bei einem Patienten ergab die neuerliche Auswertung, daß die Zunahme der Alpha-Aktivität so gering war, daß diese Reaktion unter Verum nicht berücksichtigt wurde.

Zusammenfassend: die korrekte Einschätzung ist überzufällig.

Einfluß von nativem Phosphor auf Verhalten und elektrophysiologische Parameter

Tabelle 1.

Alter	Delta mehr	Delta reduz.	Delta ±	Theta mehr	Theta red./rascher	Theta ±	Alpha mehr	Alpha red./rascher	Alpha ±	Beta mehr	Beta ±
41–64 n = 7	1	1	(5)	3	2/	2	5	–	2	5	2
68–85 n = 22	3	5	14	9	7/3	3	15	1/0	6	14	8

Tabelle 2.

Alter	Nach 240/300 min (Globale Reaktion) langsamer	±	rascher
41–64 n = 7	3	2	2
68–85 n = 12	5	2	5

Kommentar

Primär degenerative Demenz (Tabellen 1 und 2): In der 1. Stunde nach der Phosphorinjektion zeigte sich in den konventionellen 4 Frequenzbereichen mehrheitlich eine Beschleunigung, vor allem fällt eine Zunahme der Alpha-Aktivität und der Beta-Wellen in beiden Altersgruppen auf. In der Altersgruppe 68–85 Jahre zeigte sich in 5 Fällen eine Reduktion von Delta-Aktivität, die rascheren Wellen sind dann im Theta-Bereich zu finden. Nach 4–5 h läßt – als globale Reaktion bezeichnet – die jüngere Gruppe eine Tendenz zur allgemeinen Verlangsamung erkennen, die den Ausgangswert erreicht. In der Gruppe der Älteren sind – im Vergleich zur Reaktion nach 1 h – bei 5 Patienten erneut langsamere Wellen beobachtet worden, bei weiteren 5 zeigte sich die Frequenzbeschleunigung noch etwas deutlicher.

Fallbeispiel: Der 63jährige Pat. zeigte vor der Injektion (2 µg Phosphor) okzipital eine deutliche linksüberwiegende Theta-Aktivität; nach 5 h deutliches Überwiegen von Alpha (Abb. 1).

Tabelle 3.

Alter	Delta mehr	Delta reduz.	Delta ±	Theta mehr	Theta reduz./rascher	Theta ±	Alpha mehr	Alpha reduz./rascher	Alpha ±	Beta mehr	Beta ±
55–66 n = 7	–	6	1	4	/3	–	3	/4	–	7	–

Kommentar

Präsenile AD (Tabelle 3): Die Abnahme der Delta-Aktivität erscheint bemerkenswert, folglich Zunahme der Theta-Aktivität. Die Zunahme der Alpha-Aktivität ist in dieser Gruppe deutlich geringer als in der 1. Gruppe, bei allen Pat. nimmt die Beta-Aktivität zu. Die Befunde nach 4 bzw. 5 h sind hier nicht aufgeführt, alle Pat. zeigten wieder eine Verlangsamung, bei allen Pat. war aber eine deutliche Amplitudenzunahme zu beobachten.

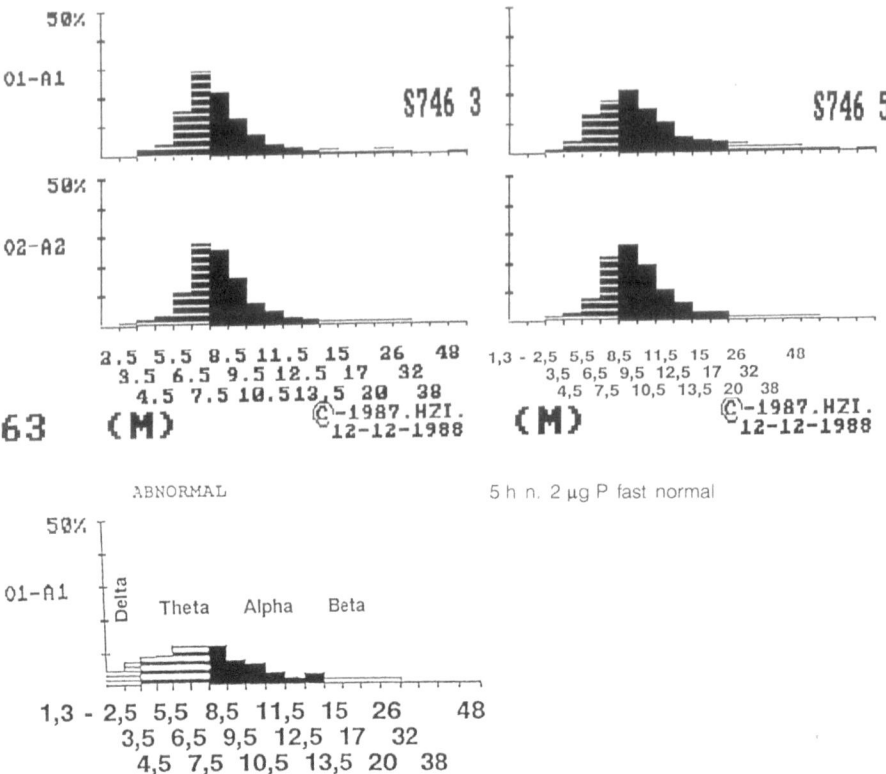

Abb. 1. Computer-EEG = Dynamic Brain Mapping. Frequency plots. Oben: 63j. Park. Patient. Unten: mäßige-mittlere Verlangsamung bei SDAT (74j.)

Verlaufsbeobachtungen

Verlaufsbeobachtungen nach längerfristiger oraler Anwendung von Phosphorus D_3 (1 Woche – 2 Jahre). 18 Pat. im Alter zwischen 58 und 84 Jahren – 4 von ihnen mit präseniler AD – erwiesen sich klinisch und im CEEG zumindest über einen längeren Zeitraum gebessert, ohne daß diese Besserung der Phosphortherapie alleine zugeschrieben werden kann; es bestehen sicherlich Interaktionen mit der Medikation weiterer Nootropika.

Diskussion

Nach den Untesuchungen von Pettegrew u. Klunk (1990), die NMR-Studien mit ^{31}P durchgeführt haben, besteht eine positive Korrelation zwischen einem erhöhten Phosphokreatingehalt und dem Mattis-Score: „Diese Korrelation legt nahe, daß es sich entweder um eine herabgesetzte Synthese oder um einen vermehrten Verbrauch von Phosphokreatin bei dem Fortschreiten der AD handelt." Eine der Hauptquellen des anorganischen Phosphors ist Phosphokreatin (McIlwain u. Bachelard 1985). Der Reduktion von Phosphokreatin kommt also zweifellos eine besondere Bedeutung zu, möglicherweise greift die Phosphorgabe über diesen Weg einmal in die Glukoseutilisation ein und zum anderen vielleicht auch in den Stoffwechsel der Ribonukleinsäuren.

Nach Drucklegung erschien eine Arbeit von S. Shimohama und Mitarbeitern. Ihre biochemischen und immunzytochemischen Untersuchungen zeigen eine Verminderung der Proteinkinase C (PKC) in Gehirnen von Alzheimer-Kranken, wobei Polyphosphoinosit (PPI) über Phospholipase C zu dem „second messenger" Inositol-Triphosphat führt. PKC-Isoenzyme sind im Gehirn an mehreren wichtigen Funktionen beteiligt. So kontrolliert PKC den Grad der Phosphorylierung von Proteinen. Es ist ferner am Überleben von Neuronen beteiligt und die „PKC activation is a critical part of the process of long term potentiation" (Shimohama et al. 1990). Damit ergeben sich noch weitere Möglichkeiten, auf welchen Wegen der weiße Phosphor in den Stoffwechsel des Gehirns eingreift.

Zusammenfassung

Diese ersten neurophysiologischen und klinischen Beobachtungen unter der zusätzlichen, zuerst intravenösen, Anwendung von nativem Phosphor zeigen ermutigende klinische Resultate. Die bisherigen unsystematischen Therapieversuche bedürfen aber weiterer Aufklärung und Vertiefung durch Radioisotopen-Untersuchungen unter experimentellen und klinischen Bedingungen.

Literatur

Fünfgeld EW (1960) Der Einfluß stoffwechselaktiver Substanzen auf das therpeutische Insulinkoma. Nervenarzt 31: 33–36

McIlwain H, Bachelard HS (1985) Biochemistry and the central nervous system. Churchill Livingstone, Edinburgh

Pettegrew JW, Klunk WE (1990) Nuclear magnetic resonance study of phospholipid metabolites in Alzheimer's disease. In: Rapoport SI, Petit H, Leys D, Christen Y (eds) Imaging, cerebral topography and Alzheimer's disease. Springer, Berlin Heidelberg New York Tokyo, pp 159–165

Shimohama S, Ninomiya H, Saitoh T et al. (1990) Changes in signal transduction in Alzheimer's disease. J Neural Transm (Suppl) 30: 69–78

Olfaktorische Stimulierung zur Kognitionsförderung von Dementen

G. ULMAR, H. PRINZ, F. SPIRA, B. WAGNER

Einleitung

Der olfaktorische Kortex scheint ein gutes Modell für die Analyse assoziativer Gedächtnisprozesse darzustellen (Haberly u. Bower 1989). Bei der Alzheimerschen Demenz wurden frühe Läsionen der Riechbahnen beschrieben (Talamo et al. 1989; Buchsbaum et al. 1989), und olfaktorische Tests lassen sich zur Differenzierung der Alzheimer-Demenz von vaskulären Demenzen und physiologischer Altersvergeßlichkeit einsetzen (Knupfer u. Spiegel 1986). Olfaktorische Einbußen wurden auch bei anderen Hirnabbauprozessen wie der Parkinson-Krankheit (Doty et al. 1988) und dem alkoholischen Korsakow-Syndrom (Jones 1978) beschrieben. Im Tierexperiment zeigen chronisch-anosmische Mäuse ein vermindertes Lernvermögen (Kurtz et al. 1989).

Durch eine Riechtherapie mit Zusatz von Aromastoffen konnten Schiffmann u. Warwick (1988) die Nahrungsaufnahme bei Altersanorektikern verbessern. Die vorliegende offene Studie stellt einen ersten orientierenden Versuch dar, die Auswirkungen von Riechstimuli auf dementiell-kognitive Defizite zu evaluieren.

Patienten und Methodik

Untersucht wurden stationäre Patienten des Psychiatrischen Landeskrankenhauses Wiesloch mit den Diagnosen „Senile Demenz vom Alzheimer-Typ" und „Vaskuläre Demenz", entsprechend der Klassifikation nach ICD-9 und DSM-III sowie der Ischämie-Skala nach Hachinski et al. (1975). Ausschlußkriterien waren schwere internistische Erkrankungen sowie schwere Beeinträchtigungen des Riechens, Sehens und Hörens. Untersucht wurden 16 Kontroll- und 20 Testpersonen. In der Kontrollgruppe befanden sich 3 und in der Testgruppe 2 Männer. Das Durchschnittsalter beider Stichproben betrug 79 Jahre.

Das olfaktorische System wurde stimuliert, indem den Testpersonen 21 Tage lang 3mal täglich jeweils nach den Mahlzeiten 1,8-Cineol (Eucalyptol-R) durch je vier tiefe Atemzüge pro Nasenloch verabreicht wurde. 1,8-Cineol ist der stärkste bekannte Duftstoff für den Menschen und führt in dieser Dosierung für 30 min zur vollständigen Habituation der Rezeptorzellen der Riechschleimhaut. Zusätzlich waren die Testpersonen nachts dem Geruch von Lavendelöl ausgesetzt. Kontrollpersonen erhielten keine Riechstimuli.

Vor dem Experiment erfolgte eine Auswaschphase von mindestens 3 Tagen. Die Patienten erhielten bei Bedarf Haloperidol und/oder Chlormethiazol.

Als psychometrische Tests durchgeführt wurden an Tag 0 und 21 die Mini Mental State Examination, MMSE (Folstein et al. 1975), der Reaktionszeit-Test auf optische und akustische Signale, der Zahlennachsprech-Test aus dem Nürnberger-Altersinventar, NAI (Oswald u. Fleischmann 1986), ein vereinfachter Konzentrationstest aus dem Frankfurter Test für 5jährige, FTF-K (Raatz u. Möhling 1971).

Resultate und Diskussion

Im MMSE erreichten die Testpersonen vor dem Experiment 17,5, die Kontrollen 16,3 von 30 möglichen Punkten, d. h. beide Stichproben enthielten mittelschwere bis schwere Demenzzustände. Wie in Tabelle 1 dargestellt, kam es nach 3wöchiger olfaktorischer Stimulation zu keinen signifikanten Veränderungen der untersuchten kognitiven Fähigkeiten. Auffallend sind die erheblichen inter- und intraindividuellen Streuungen.

Auch für sich allein genommen zeigte sich weder bei primär degenerativen Demenzen (8 Kontrollen und 8 Testpersonen, hiervon eine mit präseniler Demenz) noch bei vaskulären Demenzen (12 Testpersonen, 8 Kontrollen) eine signifikante Verbesserung der Kognition bei den stimulierten Testpersonen.

Unsere Ergebnisse stehen in Einklang mit PET-Untersuchungen von Buchsbaum et al. (1989), welche an Patienten mit Alzheimer-Demenz nach olfaktorischer Stimulation eine verminderte Stoffwechselaktivität im Hippokampus-Bereich fanden.

Die Beeinflussung kognitiver Funktionen bei Dementen durch Riechstimuli erscheint aber nicht sicher ausgeschlossen: Möglicherweise bilden die von uns benutzten Testverfahren die kognitive Leistungsfähigkeit der Patienten nicht repräsentativ ab. Inter- und intraindividuelle tageszeitliche Schwankungen der kognitiven Leistungsfähigkeit sind denkbar. Unsere Probanden waren durchweg fortgeschritten dement, und es ist möglich, daß die Testanweisungen nicht in allen Fällen ausreichend verstanden und behalten wurden. Auch könnte die gewählte pulsartige olfaktorische Stimulation durchaus einen kurzfristigen, aber nicht anhaltenden Effekt auf die Kognition gehabt haben. Schließlich wären unsere Negativ-Resultate plausibel, wenn man bedenkt, daß bei fortgeschrittener Demenz strukturelle Läsionen entorhinalhippokampaler Wege

Tabelle 1. Einfluß olfaktorischer Stimulation auf die Kognition von Dementen (Alzheimer-Demenz oder vaskuläre Demenz)

Psychometrisches Verfahren	Ausgangswert (To)			Testwert nach 3 Wochen (T21)
Mini Mental State (Gesamtpunktwert)	Kontrollen	(n = 16)	15,1 ± 5,1	14,6 ± 5,7
	Testpersonen	(n = 20)	15,7 ± 4,0	16,0 ± 5,1
Reaktionszeit optisch	Kontrollen		1,29 ± 1,65	1,40 ± 1,00
	Testpersonen		0,96 ± 0,62	0,79 ± 0,41
Reaktionszeit akustisch	Kontrollen		0,94 ± 0,98	1,07 ± 0,75
	Testpersonen		0,84 ± 0,49	0,79 ± 0,41
Zahlen-Nachsprech-Test[a]	Kontrollen		5,3 ± 1,1	5,3 ± 1,2
	Testpersonen		5,5 ± 1,0	5,3 ± 1,5
Konzentrationstest[b] Leistung	Kontrollen		9,8 ± 4,9	10,5 ± 4,5
	Testpersonen		10,9 ± 4,0	12,5 ± 2,7
Zeit (s)	Kontrollen		53,1 ± 12,6	46,0 ± 18,1
	Testpersonen		42,5 ± 16,7	38,8 ± 17,5

[a] ZNS, Zahlennachsprechen G aus dem Nürnberger-Alters-Inventar (NAI)
[b] DT, Durchstreichtest (vereinfacht) aus dem Frankfurter Test für Fünfjährige (FTF−K)

und Kerngebiete vorliegen, während funktionelle Störungen bei beginnender Demenz noch einer sensorischen Beeinflussung durch Riechstimuli zugänglich gewesen wären.

Weitere Untersuchungen sollten dem unmittelbaren Einfluß sensorischer Reize auf psychologische Parameter bei Alten und Frühdementen nachgehen.

Zusammenfassung

Dem olfaktorischen Kortex kommt eine wichtige Rolle hinsichtlich komplexer assoziativer Funktionen, des Lernens und des Gedächtnisses zu. Über Stimulierung der Riechrezeptoren haben wir in einer offenen Studie untersucht, ob eine Verstärkung des assoziativen Inputs zum Hippokampus sich günstig auf die Kognition mittelschwer bis schwer Dementer auswirkt. Unsere Pilotuntersuchung mit 20 Testpersonen und 16 Kontrollen erbrachte keine statistisch signifikanten Ergebnisse. Mögliche Gründe hierfür und weitere Untersuchungsstrategien werden diskutiert.

Literatur

Buchsbaum MS, Kesslak P, Cotman C et al. (1989) PET studies of hippocampal metabolism in patients with Alzheimer's disease during an olfactory memory task. J Neural Transm (P–D Sect) 1: 30

Doty RL, Deems DA, Stellar S (1988) Olfactory dysfunction in parkinsonism. Neurology (NY) 38: 1237–1244

Folstein MF, Folstein SE, Hugh PR (1975) Mini Mental State. A practical method for grading the cognitive state of patients for the clinician. J Psychiatr Res 12: 189–198

Haberly LB, Bower JM (1989) Olfactory cortex model circuit for study of associative memory? TINS 12: 258–264

Hachinski VC, Iliff LD, Zilhka E et al. (1975) Cerebral blood flow in dementia. Arch Neurol 32: 623–637

Jones BP (1978) Olfactory and gustatory capacities of alcoholic Korsakoff patients. Neuropsychologia 16: 323–337

Knupfer L, Spiegel R (1986) Differences in olfactory test performance between normal aged, Alzheimer and vascular type dementia individuals. Int J Geriat Psychiatry 1: 3–14

Kurtz P, Schurmann T, Prinz H (1989) Behavioral and histological studies in chronically anosmic mice: An animal model for dementia? J Protein Chem 8: 448–451

Oswald WD, Fleischmann UM (1986) Nürnberger Alters-Inventar (NAI). Universität Erlangen-Nürnberg

Raatz U, Möhling R (1971) Frankfurter Tests für Fünfjährige – Konzentration – (FTF–K). Beltz, Weinheim

Schiffmann SS, Warwick ZS (1988) Flavor enhancement of foods for the elderly can reverse anorexia. Neurobiol Aging 9: 24–26

Talamo BR, Rudel RA, Kosik KS et al. (1989) Pathological changes in olfactory neurons in patients with Alzheimer's disease. Nature 337: 736–739

Gibt es aktuell noch Indikationen für das Trifluperidol?

G. Ulmar, R. Edler

Einleitung

Trifluperidol ist bekannt seit den frühen 60er Jahren. Die Mehrzahl aller klinischen Studien stammt aus dieser Zeit (Divry u. Bobon 1960; Rosadini et al. 1961; Delay et al. 1962; Gallant et al. 1963; Pratt et al. 1964). Das klinische Interesse an Trifluperidol hat in den letzten Jahren nachgelassen, und manche Autoren glauben, daß der Substanz in der Behandlung akuter Schizophrenien heute kein Platz mehr zukommt.

Aus diesem Grunde führten wir eine randomisierte Doppelblindstudie durch, die die Wirksamkeit und Verträglichkeit des Trifluperidols im Vergleich zu Haloperidol bei der Behandlung akut schizophrener Patienten testen sollte.

Methodik und Patienten

Von besonderem Interesse war der Vergleich der antipsychotischen Wirksamkeit, der Schnelligkeit des Wirkungseintritts und der Belastung der Patienten durch Begleit- und Nebenwirkungen. Dies wurde erfaßt durch die Benutzung folgender Skalen: BPRS (Brief Psychiatric Rating Scale), AMDP 4 (Arbeitsgemeinschaft für Methodik und Dokumentation in der Psychiatrie/Psychischer Befund) und DOTES (Dosage Record and Treatment Emergent Symptom Scale). Im Verlauf von 4 Wochen wurden die Patienten 4mal (am 0., 5., 14., und 28. Tag) befragt und nach einem 30minütigen Gespräch eingeschätzt.

Da die Studien über die Pharmakokinetik und -dynamik der beteiligten Medikamente keine eindeutigen Aussagen erbringen konnten im Hinblick auf eine Äquivalenzdosis (Haloperidolwerte variieren zwischen dem 1,5- bis 4-fachen der Trifluperidoldosis) und es inzwischen allgemein anerkannt ist, daß optimale Dosen sich von Patient zu Patient erheblich unterscheiden, wurde eine an einer ausreichenden antipsychotischen Symptomsuppression orientierte Dosierung gewählt. Die durchschnittliche Dosierung betrug in unserer Studie 10 mg/Tag (2,5 – 16 mg) für Trifluperidol und 17 mg/Tag (10 – 30 mg) für Haloperidol. Auf Plasmaspiegelbestimmungen wurde verzichtet, da bekannt ist, daß die Neuroleptikakonzentration im Plasma große individuelle Unterschiede selbst bei gleicher Dosierung aufweist (Möller et al. 1989; Breyer-Pfaff 1990).

In die Studie aufgenommen wurden 70 Patienten beiderlei Geschlechts im Alter von 18 – 65 Jahren (Durchschnitt 39,8 Jahre), die zufällig einer der beiden Gruppen zugewiesen wurden. Die Gruppen waren vergleichbar im Hinblick auf Geschlecht, Alter und Diagnose (ICD-295-Untergruppen; 89% ICD 295.3). 24 Patienten mußten aus der Studie herausgenommen werden, wobei die Begründung „mangelhafte Frühwirkung" signifikant häufiger ($p = 0,05$) in der Trifluperidolgruppe zum Absetzen des Prüfmedikaments führte. Die Drop-out-Patienten unterschieden sich weder in Geschlecht, Alter, Diagnose noch im Befund der Erstuntersuchung von den Patienten, die den 28tägigen Zyklus durchliefen.

Ergebnisse

Bei der Auswertung der BPRS zeigte sich, daß die Haloperidolgruppe deutlich mehr von der Medikation profitierte als die Trifluperidolgruppe und dies schon nach einer 5tägigen Behandlung (p = 0,05) und sehr deutlich dann nach einer 28tägigen Behandlung (p = 0,001). Dieses Ergebnis ließ sich nach 28 Tagen für alle Einzelscores (Angst/Depression; Anergie; Denkstörungen; Aktivierung; Feindseligkeit/Mißtrauen) verifizieren (Abb. 1), wobei einschränkend für den Score 5 (Feindseligkeit/Mißtrauen) zu sagen ist, daß er aufgrund eines höheren Ausgangswertes in der Haloperidolgruppe nur unter Vorbehalt statistisch auszuwerten ist.

In den AMDP-4-Untergruppen: formale Denkstörungen, Wahn, Sinnestäuschungen, Ich-Störungen und Affektstörungen ergaben sich ebenfalls hochsignifikante Vorteile zugunsten der Haloperidolgruppe (nach 28 Tagen: alle Einzelscores p = 0,001; Abb. 2). Unter Vorbehalt zu werten ist hier die Untergruppe „Affektstörungen", da diese Störungen in der Trifluperidolgruppe schon vor Beginn der Behandlung stärker als in der Haloperidolgruppe ausgeprägt waren. Bei der numerisch-deskriptiven Auswertung der AMDP-4-Skala wurde mit Hilfe der Q-Statistik nach Cochran der Rückgang der Symptomhäufigkeit in beiden Behandlungsgruppen verglichen. Während in der Trifluperidolgruppe nach 14tägiger Behandlung noch bei keinem einzigen Item ein signifikanter Rückgang verzeichnet werden konnte, waren in der Haloperidolgruppe knapp 11% aller Items signifikant rückläufig; nach 28 Tagen war ein signifikanter Rückgang der Symptomhäufigkeit für 61% aller Items in der Haloperidolgruppe und 11,5% aller Items in der Trifluperidolgruppe festzustellen. Die Wirksamkeit des Trifluperidols betraf besonders Auffassungsstörungen, gehemmtes, umständliches und ideenflüchtiges Denken und Wahnstimmungen.

Anhand der DOTES-Skala ließ sich kein überzufälliger Unterschied bei den Begleit- bzw. Nebenwirkungen erkennen. 64% der Haloperidolpatienten und 57% der Triflu-

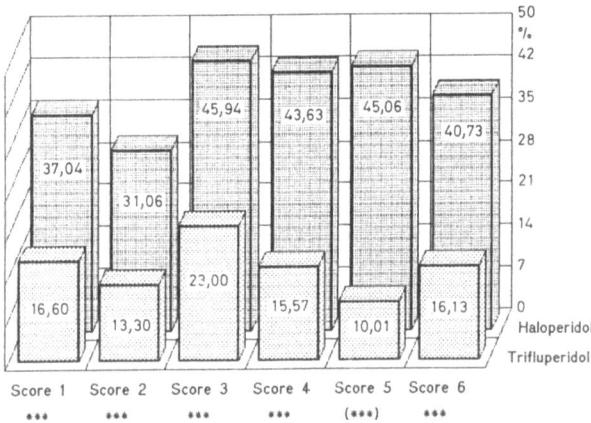

Abb. 1. Der Rückgang der psychotischen Symptomatik in Prozent des Anfangsscores nach einer 28tägigen Behandlung für alle Einzelscores der BPRS. (Score 1: Angst/Depression, Score 2: Anergie, Score 3: Denkstörungen, Score 4: Aktivierung, Score 5: Feindseligkeit/Mißtrauen, Score 6: Summenscore)

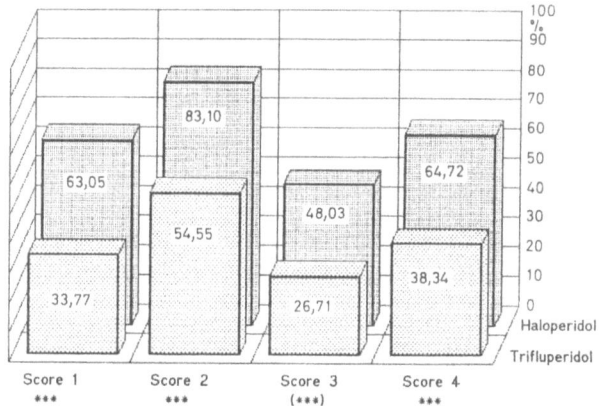

Abb. 2. Verbesserung der psychotischen Ausgangssymptomatik in Prozent in beiden Behandlungsgruppen nach einer 28tägigen Behandlung für die Einzelscores der AMDP-4-Skala. (Score 1: formale Denkstörungen, Score 2: Wahn, Sinnestäuschungen, Ich-Störungen, Score 3: Affektstörungen, Score 4: Summenscore)

peridolpatienten benötigten eine Biperidinmedikation. Bei der globalen Beurteilung der Begleitsymptomatik lag die Beeinträchtigung der Patienten sowohl nach Patienten- als auch nach Arztmeinung zwischen gering bis mäßig. Bei keinem der Patienten mußte die Prüfmedikation wegen Nebenwirkungen abgesetzt werden. Die am häufigsten geklagten Nebenwirkungen waren: verminderte motorische Aktivität, Schläfrigkeit, Mundtrockenheit, depressive Stimmung, Akathisie und Obstipation.

Diskussion und Zusammenfassung

Unsere Untersuchung hat gezeigt, daß – hinsichtlich Wirkungseintritt und antipsychotischer Wirksamkeit – Haloperidol dem Trifluperidol deutlich überlegen ist. Dies zeigte sich in der mangelhaften Akutwirkung des Trifluperidols, die die Aufnahmestationen sogar belastete, aber auch in der längerfristigen Behandlung. Eine klinische Beobachtung, die jedoch statistisch nicht belegt werden konnte, war eine dem Haloperidol vergleichbare gute Wirksamkeit des Trifluperidols bei Patienten mit einer chronischen Schizophrenie. Die Verträglichkeit beider Medikamente ist als gut zu bezeichnen; leichte und reversible Laborauffälligkeiten wurden nur in wenigen Fällen beobachtet.

Literatur

Breyer-Pfaff U (1990) Bedeutung der Pharmakokinetik für die neuroleptische Behandlung am Beispiel von Fluphenazin. In: Heinrich K (Hrsg) Leitlinien neuroleptischer Therapie. Springer, Berlin Heidelberg New York Tokyo

Delay J, Pichot P, Lemperiere T, Bailly F, Cattan F, Basquin R (1962) Triperidol et chimotherapie des psychoses. Presse Med 70: 2147–2149

Divry P, Bobon J (1960) Psychopharmacologie d'un troisieme neuroleptique de la serie des butyrophenones: le R 2498 ou triperidol. Acta Neurol Belg 60: 465–480

Gallant DM, Bishop MP, Timmons E, Steele CA (1963) A controlled evaluation of triperidol (R 2498): A new potent psychopharmacolic agent. Curr Ther Res 5: 463–471

Möller HJ, Kissling W, Stoll KD (1989) Psychopharmakotherapie. Kohlhammer, Stuttgart

Pratt JP, Bishop MP, Gallant DM (1964) Comparison of haloperidol, trifluperidol and chlorpromazine in acute schizophrenic patients. Curr Ther Res 6: 562–571

Rosadini G, Gianniotti G, Rosadini I (1961) Sperimentazione clinica di un nuova neurolettico della serie dei buterofenoni, R 2498 – triperidol. Riv Neuropsichiat Szienze Affini 7: 75–88

Infusionstherapie mit Haloperidol bei akuten Schizophrenien

K. Motomura, S. Kim, H. Kuwabara, Y. Ikemura, S. Hayashi

Einleitung

Haloperidol kann für gewöhnlich per os oder parenteral, also intramuskulär bzw. intravenös verabreicht werden (Ayd 1980; Donlon et al. 1979).

Die Tatsache, daß es offensichtlich bei weitem weniger Berichte über die intravenöse Gabe von Haloperidol als über die klinischen Erfahrungen mit peroraler oder intramuskulärer Verabreichung des Neuroleptikums gibt, ist möglicherweise darauf zurückzuführen, daß die „Food And Drug Administration (FDA)" in USA die intravenöse Darreichungsform von Haloperidol offiziell noch nicht anerkannt hat (Settle et al. 1983). Es gibt jedoch eine Serie von klinischen Erfahrungen mit der intravenösen Applikation des Präparates (Hasse 1965; Kulenkampff 1971).

Ein schwer erregter Patient, der mit in 500 ml Elektrolytlösungen gelösten 10 mg Haloperidol und 5 mg Biperiden behandelt wurde, ist schon in 30 min schläfrig geworden und hat nach der in 90 min beendeten Infusion auch durchgehend geschlafen. Nach dem Erwachen wurde eine Reduktion der pathologischen Erlebnisse beobachtet.

Wir haben nach dieser Erfahrung bei den sorgfältig ausgelesenen Kranken mit der Tropfinfusion von Haloperidol begonnen. In der Literatur finden sich kaum Berichte über klinische Erfahrungen mit der Haloperidol-Infusionstherapie.

Material und Methode

Mit unserer Methode behandelt wurden 178 schizophrene Patienten, bei denen in den letzten 10 Jahren in der Psychiatrischen Klinik des Kitano-Hospitals in Osaka eine stationäre Behandlung durchgeführt wurde, wobei paranoid-halluzinatorische Zustände, Ängste, Irritationen und psychomotorische Erregungen im Vordergrund standen. Das Lebensalter der 56 Männer und 122 Frauen lag zwischen 15 und 75 Jahren. Das durchschnittliche Lebensalter betrug 32 Jahre. Tabell 1 zeigt die diagnostische Verteilung der untersuchten Kranken nach DSM-III, wobei 295.34, 295.33, 295.40, 295.24 mit akuten Krankheitsbildern und akuten Exazerbationen überwogen. Die Krankheitsdauer vor Behandlung lag im Durchschnitt bei 4,6 Jahren.

5–40 mg Haloperidol wurden meistens in 500 ml physiologischer Kochsalz- bzw. Elektrolytlösung in einer Geschwindigkeit von 60 Tropfen pro Minute mit 5–20 mg Biperiden für 90 min intravenös verabreicht. Die Dosis von Haloperidol und Biperiden wurde jeweils nach dem Krankheitsbild im einzelnen Fall bestimmt. Es erwies sich als nützlich, initial höhere Dosen der neuroleptischen Substanz anzuwenden und dann nach gutem Erfolg die Dosis allmählich zu reduzieren und schließlich in die Darreichung per os überzugehen. Die Therapiedauer betrug 3–60 Tage, durchschnittlich 13,3 Tage. Die Dauer von ca. 1 Woche war am häufigsten.

Tabelle 1. Diagnostische Verteilung der Patienten nach DSM-III

DSM-III	Krankheitstypus	Patientenzahl (Σ 178)
295.34	Paranoid type, chronic with acute exacerbation	69
295.33	Paranoid type, subchronic with acute exacerbation	20
295.40	Schizophreniform disorder	20
295.24	Catatonic type, chronic with acute exacerbation	16
295.11	Disorganized type, subchronic	9
295.12	Disorganized type, chronic	9
295.14	Disorganized type, chronic with acute exacerbation	8
295.31	Paranoid type, subchronic	7
295.32	Paranoid type, chronic	4
295.21	Catatonic type, subchronic	3
295.70	Schizoaffective disorder	3
295.94	Undifferentiated type, chronic with acute exacerbation	3
295.23	Catatonic type, subchronic with acute exacerbation	2
295.61	Residual type, subchronic	2
295.62	Residual type, chronic	1
298.80	Brief reactive psychosis	1
295.92	Undifferentiated type, chronic	1

Ergebnisse

Die Ergebnisse sind nach dem „Clinical Global Assessment (CGA)" bewertet worden. Tabelle 2 zeigt die Ergebnisse nach der Infusionstherapie mit Haloperidol bei 178 Schizophrenen. Die Besserungsrate beträgt insgesamt 79,3%. Die Besserungsrate nach der Erkrankungsdauer liegt innerhalb von 6 Monaten bei 89,4%.

Die mit einer niedrigen Dosis (5–15 mg Haloperidol) behandelten Kranken wiesen insgesamt eine 77,6%ige Besserungsrate auf, während die mit einer hohen Dosis (20–40 mg Haloperidol) behandelten Kranken insgesamt eine 81,1%ige günstige Wirksamkeit erkennen lassen. Unter Berücksichtigung der überwiegend akuten Krankheitsformen war die Besserungsrate bei den zur Niederdosierungsgruppe gehörenden Schizophrenen 81,8%. Von den zur Hochdosierungsgruppe gehörigen Schizophrenen lag die Effektivität bei 83,8%. Beim Vergleich zwischen der Niederdosierungs- und der Hochdosierungsgruppe haben sich die niederdosierten mit

Tabelle 2. Besserungsrate und Krankheitstypus (DSM-III)

DSM-III	+++	++	+	−	Patientenzahl	Besserungsrate (%)
295.34	12	25	18	14	69	79,7
295.33	6	6	3	5	20	75,0
295.40	10	2	6	2	20	90,0
295.24	6	3	6	1	16	93,8
295.11	1	2	3	3	9	66,7
295.12	0	1	4	4	9	55,6
295.14	0	2	3	3	8	62,5
295.31	2	3	1	1	7	85,7
295.32	0	2	1	1	4	75,0
295.21	2	0	1	0	3	100,0
295.70	1	1	1	0	3	100,0
295.94	0	1	2	0	3	100,0
295.23	0	2	0	0	2	100,0
295.61	0	1	0	1	2	50,0
295.62	0	0	0	1	1	0
298.80	1	0	0	0	1	100,0
295.92	0	0	0	1	1	0
	41	51	49	37	178	79,2

64,4% innerhalb 2 Wochen und die hochdosierten Kranken mit 67,6% innerhalb 1–3 Wochen gut gebessert. Als Nebenwirkungen wurden körperliche Unsicherheit und Schwindelgefühl am häufigsten (9 Fälle) beobachtet, außerdem eine leichte Erhöhung des Transaminasewertes in 5 Fällen, die nach 1–2 Wochen normalisiert war. Es sei hier besonders bemerkt, daß wir dank der Beifügung von Biperiden extrapyramidale Nebenwirkungen deutlich haben reduzieren können, wobei schwere Komplikation wie malignes neuroleptisches Syndrom, nicht gesehen wurden. Darüber hinaus hat die Tropfinfusion den Vorteil, daß Vitamine, Leberschutzmittel und verschiedene Nährmittel dem Patienten je nach dem allgemeinen Zustand rechtzeitig zusätzlich gegeben werden können. Dies kann zur Herabsetzung der unerwünschten Nebenerscheinungen beitragen.

Schlußbemerkung

Unsere Untersuchungen werden folgendermaßen zusammengefaßt:
a) Die Wirksamkeitsrate beträgt insgesamt 79,2%, bei akuten Schizophrenien 82,4%.
b) Bei kürzerer Erkrankungsdauer besteht höhere Effektivität, höhere Dosierung ist vorteilhaft.
c) Die Therapiedauer zwischen 1 und 2 Wochen ist mit 63,8% am häufigsten.
d) Geringe Nebenwirkungen gegenüber den oralen und intramuskulären Darreichungsformen und das Fehlen maligner Syndrome sind positiv zu vermerken.

Zusammenfassend ist festzustellen, daß die Infusionstherapie mit Haloperidol bei akut Schizophrenen offensichtlich erfolgversprechend ist. Die Bewertung der Effektivität der Infusionstherapie im Zusammenhang mit den Blutspiegeln von Haloperidol soll in der Zukunft weiter verfolgt werden (Bianchetti 1980).

Literatur

Ayd FJ (1980) Guidelines for using intramuscular haloperidol for rapid neuroleptization. In: Ayd FJ (ed) Haloperidol update 1958–1980. Ayd Medical Communications, Baltimore, pp 53–65

Bianchetti G, Zarifian E, Poirier-Littre MF, Morselli PL, Deniker P (1980) Influence of route of administration on haloperidol plasma levels in psychotic patients. Int J Clin Pharmacol Ther Toxicol 18: 324–327

Donlon PT, Hopkin J, Tupin JP (1979) Overview: Efficacy and safety of the rapid neuroleptization method with injectable haloperidol. Am J Psychiatry 136: 273–278

Hasse JJ (1965) The main therapeutic actions of neuroleptic drugs. In: Hasse JJ, Janssen P (eds) The action of neuroleptic drugs. Year Book Medical Publ., Chicago

Kulenkampff C (1971) Akute psychotische Zustände. Med Welt 22: 802–804

Settle EC, Frank J, Ayd FJ (1983) Haloperidol: A quarter century of experience. J Clin Psychiatry 44: 440–448

Teil 9

Neuroendokrinologie, Neurochemie

Benzodiazepin-Entzugssyndrom und Abhängigkeitspotential von Alprazolam im Vergleich zu Diazepam

S. APELT, C. SCHMAUSS, H. M. EMRICH

Die Häufigkeit des Auftretens einer Benzodiazepin (BDZ)-Abhängigkeit und das Risiko affektiver, kognitiver und morphologischer Veränderungen bei Langzeiteinnahme führten zu kritischem Verordnungsverhalten (Laux u. König 1986; Schmauss u. Krieg 1987). Bei täglicher, über einen Zeitraum von etwa 4 Monaten hinausgehender BDZ-Einnahme ist auch bei niedriger Dosierung im Falle eines Absetzversuches mit dem Auftreten von Entzugssymptomen zu rechnen (sog. „low-dose-dependency"), wodurch die Aufrechterhaltung einer Medikamentenabhängigkeit gebahnt wird. Hierbei scheinen die chemischen und pharmakologischen Substanzeigenschaften sowie die individuellen Lebensbedingungen eine Rolle zu spielen. Während gesunde Probanden und nicht-BDZ-erfahrene Patienten mit Angststörungen Plazebo gegenüber BDZ bevorzugen, scheinen medikamentenabhängige Patienten BDZ vorzuziehen und hier wiederum bestimmten Substanzen den Vorzug zu geben (de Wit et al. 1984, 1986; Griffiths et al. 1984).

In unserer Studie an 14 isoliert BDZ-abhängigen Patienten wurde das Entzugssyndrom nach abruptem Absetzen qualitativ und quantitativ unter Verwendung psychopathometrischer Skalen untersucht, wobei Patienten mit psychotischen Erkrankungen ausgeschlossen wurden. Die Symptomatik „High-dose"-Abhängiger (n = 7) wurde mit der Symptomatik „Low-dose"-Abhängiger (Diazepam-Äquivalenzdosis 3 – 20 mg täglich) verglichen. Drei der 7 „High-dose"-Abhängigen zeigten flüchtige psychotische Symptome, während schwächere und teilweise unspezifische Symptome, während schwächere und teilweise unspezifische Symptome wie Ängstlichkeit, Niedergeschlagenheit, Zittern, Lichtempfindlichkeit und Schlafstörungen in der „Low-dose"-Gruppe einen im Vergleich zur „High-dose"-Gruppe qualitativ ähnlichen, jedoch protrahierteren Verlauf zeigten. Computertomographisch sichtbare Erweiterungen innerer und äußerer Liquorräume waren mit BDZ-Einnahme von mindestens 20 – 270 mg Diazepam-Äquivalenten und einer Einnahmedauer von >1 Jahr assoziiert. Alle Patienten erfüllten die DSM-III-Kriterien einer zugrundeliegenden Angst- oder dysthymen Störung (vgl. Schmauss et al. 1987).

In einer zweiten Studie wurden zwei BDZ-Agonisten (Alprazolam und Diazepam) an 14 BDZ-abhängigen Patienten während einer Entzugsbehandlung unter Doppelblind-Bedingungen hinsichtlich ihres Abhängigkeitspotentials untersucht. Unter Verwendung der üblicherweise als zutreffend angesehenen Äquivalenzdosierungen von Alprazolam:Diazepam = 1:10 wurde in einem „Drug-choice"-Test 0,5 mg Alprazolam gegenüber 5 mg Diazepam in 13 von 14 Fällen bevorzugt. In der Bewertung der Substanzen („drug-liking und -seeking") war ebenfalls Alprazolam deutlich überlegen. Auch bei einem Dosierungsverhältnis von 1:14 wurde Alprazolam geringfügig vorgezogen, hier jedoch ohne statistische Signifikanz (vgl. Apelt et al. 1990).

Es stellt sich die Frage, inwieweit hochwirksame Anxiolytika per se ein Abhängigkeitspotential implizieren.

Literatur

Apelt S, Schmauss C, Emrich HM (1990) Preference for alprazolam as opposed to diazepam in benzodiazepine-dependent psychiatric inpatients. Pharmacopsychiatry 23: 70–75

De Wit H, Uhlenhuth EH, Johanson CE (1984) Lack of preference for flurazepam in normal volunteers. Pharmacol Biochem Behav 21: 865–869

De Wit H, Uhlenhuth EH, Hedeker D, McCracken SG, Johanson CE (1986) Lack of preference for diazepam in anxious volunteers. Arch Gen Psychiatry 43: 533–541

Griffiths RR, McLeod DR, Bigelow GE, Liebson IA, Roache JD (1984) Relative abuse liability of diazepam and oxazepam: Behavioral and subjective dose effects. Psychopharmacology 84: 147–154

Laux G, König W (1986) Langzeiteinnahme und Abhängigkeit von Benzodiazepinen. Ergebnisse einer epidemiologischen Studie: In: Hippius H, Engel RR, Laakmann G (Hrsg) Benzodiazepine. Rückblick und Ausblick. Springer, Berlin Heidelberg New York Tokyo, S. 226–233

Schmauss C, Krieg JC (1987) Enlargement of cerebrospinal fluid spaces in long-term benzodiazepine abusers. Psychol Med 17: 869–873

Schmauss C, Apelt S, Emrich HM (1987) Characterization of benzodiazepine withdrawal in high- and low-dose dependent psychiatric inpatients. Brain Res Bull 19: 393–400

Azetylcholinrezeptor-Subtypen bei Alzheimer-Demenz und Parkinson-Krankheit

K. W. Lange, C. D. Marsden

Einleitung

Bei der Alzheimer-Krankheit wie auch bei der idiopathischen Parkinson-Krankheit degenerieren die subkortiko-kortikalen cholinergen Systeme von der Substantia innominata (vor allem vom Nucleus basalis nach Meynert) zum Neokortex und vom Septum zum Hippokampus (Candy et al. 1983; Dubois et al. 1983; Rossor et al. 1982; Ruberg et al. 1982). Bei beiden Erkrankungen besteht eine Korrelation zwischen der Reduktion der Cholinazetyltransferase-Aktivität (ChAT) im Kortex und dem Grad der kognitiven Beeinträchtigung (Perry et al. 1978; Perry et al. 1985; Ruberg et al. 1982). Für pharmakologische Ansätze zur Therapie der kognitiven Störungen und Demenz bei diesen Krankheiten ist es wichtig, die als Folge der neuronalen Degeneration auftretenden Rezeptorveränderungen zu bestimmen. Die vorliegende Studie untersuchte die Veränderungen der ChAT-Aktivität sowie der muskarinartigen Azetylcholinrezeptoren im Neokortex und Hippokampus bei Alzheimer- und Parkinson-Krankheit (Lange et al. 1989).

Methoden und Material

Gehirne von 9 Patienten mit Alzheimer-Krankheit, von 9 Patienten mit idiopathischer Parkinson-Krankheit und von jeweils 9 Kontrollpersonen ohne neurologische oder psychiatrische Erkrankungen wurden verwendet. Alle Alzheimer-Patienten und 4 der Parkinson-Patienten hatten vor dem Tode an einer deutlichen kognitiven Beeinträchtigung entsprechend den Demenzkriterien des DSM-III gelitten. Die Parkinson-Patienten waren bis zum Tode mit L-Dopa behandelt worden, jedoch nicht mit Anticholinergika. Die Alzheimer-Kranken und Kontrollpersonen hatten keine Medikamente erhalten, die das zentrale Nervensystem beeinflussen.

Die neurochemischen Untersuchungen wurden an Hirngewebe aus dem temporalen Kortex (Area 38 nach Brodmann) und dem Hippokampus durchgeführt. Die ChAT-Aktivität wurde mit einer radioenzymatischen Methode bestimmt (Fonnum 1975). Sättigungsstudien zur Bestimmung der maximalen Rezeptorbindungskapazität und der Affinität wurden an Membranhomogenaten mit den Liganden [^{3}H]-Quinuklidinylbenzilat (Konzentrationen 10–300 pM) und [^{3}H]-Pirenzepin (Konzentrationen 0,5–64 nM) durchgeführt. Die unspezifische Rezeptorbindung wurde als die Konzentration des mit Tritium markierten Liganden definiert, die bei Zugabe von Atropin (1 µM) gebunden wurde.

Ergebnisse

Im Vergleich mit Kontrollgehirnen war die ChAT-Aktivität sowohl im temporalen Kortex als auch im Hippokampus bei Alzheimer-Kranken und Parkinson-Patienten deutlich erniedrigt (Abb. 1); bei dementen Parkinson-Kranken war sie niedriger als bei Patienten ohne Demenz. Die Dichte der mit [^{3}H]-Quinuklidinylbenzilat bestimmten Gesamtzahl muskarinartiger Azetylcholinrezeptoren wie auch der mit [^{3}H]-Pirenzepin bestimmten M_1-Rezeptoren war im temporalen Kortex von Parkinson-Patienten erhöht, während Alzheimer-Patienten keine Veränderungen gegenüber Kontrollpersonen aufwiesen (Abb. 1). Im Hippokampus hatten Alzheimer-Patienten eine erniedrigte Dichte der Gesamtzahl der Muskarinrezeptoren ohne Veränderungen der M_1-Rezeptoren; bei den Parkinson-Patienten traten keine Veränderungen auf. Die Bindungsaffinität war in keiner Hirnregion der beiden Patientengruppen verändert.

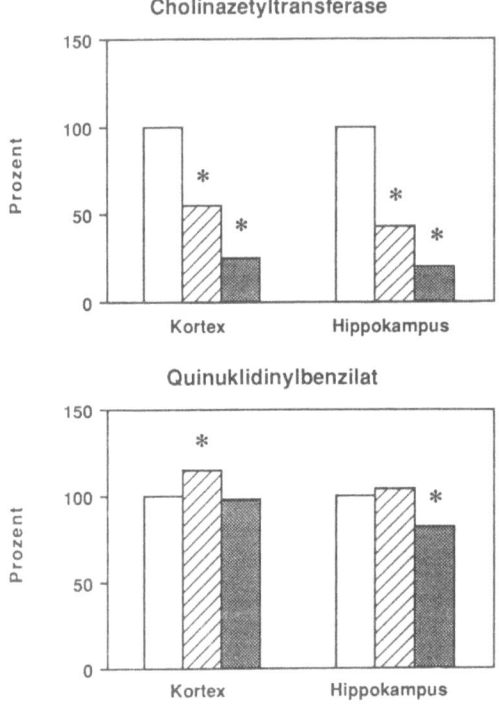

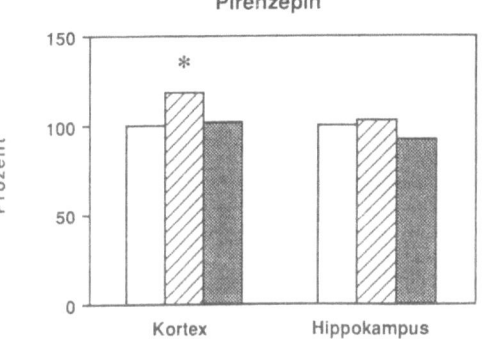

Abb. 1. Cholinazetyltransferase-Aktivität und maximale Rezeptorbindungskapazität der mit [^{3}H]-Quinuklidinylbenzilat bestimmten Gesamtzahl muskarinartiger Azetylcholinrezeptoren und der mit [^{3}H]-Pirenzepin bestimmten M_1-Rezeptoren im temporalen Kortex (Area 38 nach Brodmann) und Hippokampus von Parkinson-Patienten (*schraffiert*) und Alzheimer-Patienten (*dunkel*) als Prozentsätze der entsprechenden Werte bei Kontrollpersonen (*weiß*); * $p < 0{,}05$, U-Test nach Mann-Whitney

Besprechung der Ergebnisse

Die vorliegenden Ergebnisse zeigen eine unterschiedliche Beeinträchtigung der aufsteigenden cholinergen Systeme von der Substantia innominata zum Neokortex und vom Septum zum Hippokampus bei der Alzheimer-Krankheit und bei der Parkinson-Krankheit.

Die ChAT-Aktivität im Hippokampus war bei der Alzheimer-Krankheit stärker vermindert als bei der Parkinson-Krankheit. Die Gesamtzahl der muskarinartigen Azetylcholinrezeptoren im Hippokampus war nur bei Alzheimer-Kranken erniedrigt. Beide Befunde sind im Einklang mit der Hypothese, daß pathologische Veränderungen im Hippokampus ein entscheidendes Kennzeichen (Ball et al. 1985) und möglicherweise auch ein diagnostisches Merkmal im Frühstadium der Erkrankung sind (DeLeon et al. 1989).

Eine erniedrigte ChAT-Aktivität im temporalen Kortex war schon bei Parkinson-Patienten ohne Demenz zu beobachten. Auch ein Verlust an Neuronen in der Substantia innominata ist bei Parkinson-Patienten ohne kognitive Veränderungen zu finden (Nakano u. Hirano 1984). Neurochemische und pathologische Befunde weisen also darauf hin, daß die Degeneration der cholinergen Projektionen von der Substantia innominata zum Kortex der Demenz vorausgeht, und möglicherweise besteht eine Schwelle, bei deren Unterschreitung kognitive Störungen auftreten (wie auch beim Auftreten motorischer Symptome und der Degeneration dopaminhaltiger Neurone im nigrostriatalen System beobachtet).

Den unterschiedlichen Veränderungen der muskarinartigen Rezeptoren im Neokortex bei Alzheimer-Demenz und Parkinson-Krankheit liegt vielleicht eine unterschiedliche Pathogenese zugrunde. Die erhöhte Dichte der vermutlich postsynaptisch lokalisierten M_1-Rezeptoren bei der Parkinson-Krankheit läßt sich nicht mit einer anticholinergen Medikation erklären, da alle Patienten ausschließlich mit L-Dopa behandelt worden waren. Die Zunahme der M_1-Rezeptoren ist wahrscheinlich eine Rezeptor-Supersensitivität als Folge verminderter präsynaptischer cholinerger Aktivität. Der Neuronenverlust in der Substantia innominata mit Verminderung der ChAT-Aktivität im Kortex und die Denervierungs-Supersensitivität der M_1-Rezeptoren sind mit einer anterograden Degeneration des aufsteigenden innominato-kortikalen Systems vereinbar.

Bei der Alzheimer-Krankheit wurde eine Rezeptor-Supersensitivität in der vorliegenden Untersuchung nicht beobachtet. Andere Untersuchungen zeigen, daß die Verminderung der kortikalen ChAT-Aktivität deutlich stärker ausgeprägt ist als der Verlust an Neuronen in der Substantia innominata (Perry et al. 1982). Beide Befunde legen die Vermutung nahe, daß der Ort der primären Schädigung bei der Alzheimer-Krankheit nicht in der Substantia innominata liegt, sondern vielmehr im Kortex, und daß der Neuronenverlust im Nucleus basalis das Ergebnis einer retrograden Degeneration ist.

Trotz des massiven Verlusts an ChAT-Aktivität im Neokortex und Hippokampus sind die Rezeptorveränderungen bei beiden Erkrankungen weit weniger deutlich ausgeprägt. Das sollte eine pharmakologische Substitutionstherapie für das cholinerge Defizit ermöglichen. Allerdings sind solche therapeutischen Versuche zumindest bei der Alzheimer-Demenz bislang noch unbefriedigend (Hollander et al. 1986). Möglicherweise sind bei diesen Erkrankungen, die mit einer Degeneration cholinerger Systeme einhergehen, „Second-messenger"-Prozesse ebenfalls gestört. Das würde die Aussagekraft von Rezeptorbindungsstudien für pharmakologische Ansätze einschränken.

Literatur

Ball MJ, Hachinski V, Fox A et al. (1985) A new definition of Alzheimer's disease: A hippocampal dementia, Lancet I: 14—16

Candy JM, Perry RH, Perry EK, Irving D, Blessed G, Fairbairn AF, Tomlinson BE (1983) Pathological changes in the nucleus of Meynert in Alzheimer's and Parkinson's diseases. J Neurol Sci 54: 277—289

De Leon MJ, George AE, Stylopoulos LA, Smith G, Miller DC (1989) Early marker for Alzheimer's disease: The atrophic hippocampus. Lancet II: 672—673

Dubois B, Ruberg M, Javoy-Agid F, Ploska A, Agid Y (1983) A subcortico-cortical cholinergic system is affected in Parkinson's disease. Brain Res 288: 213—218

Fonnum F (1975) A rapid radiochemical method for the determination of choline acetyltransferase. J Neurochem 24: 407—409

Hollander E, Mohs RC, Davis KL (1986) Cholinergic approaches to the treatment of Alzheimer's disease. Br Med Bull 42: 97—100

Lange KW, Wells FR, Rossor MN, Jenner P, Marsden CD (1989) Brain muscarinic receptors in Alzheimer's and Parkinson's diseases. Lancet II: 1279

Nakano I, Hirano A (1984) Parkinson's disease: Neuron loss in the nucleus basalis without concomitant Alzheimer's disease. Ann Neurol 15: 415—418

Perry EK, Tomlinson BE, Blessed G, Bergmann K, Gibson PH, Perry RH (1978) Correlation of cholinergic abnormalities with senile plaques and mental test scores in senile dementia. Br Med J II: 1457—1459

Perry RH, Candy JM, Perry EK, Irving D, Blessed G, Fairbairn AF, Tomlinson BE (1982) Extensive loss of choline acetyltransferase activity is not reflected by neuronal loss in the nucleus of Meynert in Alzheimer's disease. Neurosci Lett 33: 311—315

Perry EK, Curtis M, Dick DJ et al. (1985) Cholinergic correlates of cognitive impairment in Parkinson's disease: comparison with Alzheimer's disease. J Neurol Neurosurg Psychiatry 48: 413—421

Rossor MN, Garrett NJ, Johnson AL, Mountjoy CQ, Roth M, Iversen LL (1982) A postmortem study of the cholinergic and GABA systems in senile dementia. Brain 105: 313—330

Ruberg M, Ploska A, Javoy-Agid F, Agid Y (1982) Muscarinic binding and choline acetyltransferase activity in Parkinsonian subjects with reference to dementia. Brain Res 232: 129—139

Sensitivität des Prä- und Postsynaptischen 5-HT$_{1A}$-Rezeptors bei Zwangskrankheit

K. P. LESCH, M. OSTERHEIDER, M. WIESMANN, A. HOH, U. MÜLLER, J. DISSELKAMP-TIETZE, T. MÜLLER, K. MAURER, H. M. SCHULTE

Serotonin-Hypothese

Die primäre Zwangskrankheit — erstmals beschrieben von Esquirol (1838) und Westphal (1978) — ist durch wiederholte, sich aufdrängende Gedanken und/oder ritualisierte Verhaltensabläufe charakterisiert, die vom Individuum als irrational empfunden werden und seinen beruflichen, sozialen und interpersonalen Handlungsspielraum teilweise erheblich einschränken.

Die „Serotonin-Hypothese" der Zwangskrankheit hat sich etabliert, nachdem nichtkontrollierte Behandlungsstudien mit dem trizyklischen Antidepressivum Clomipramin erste Hinweise auf einen therapeutischen Effekt bei einer Zwangssymptomatologie ergaben und weil aufgrund der ausgeprägten Effektivität von Clomipramin, die Wiederaufnahme von 5-HT in den terminalen Nervenfortsatz aus dem synaptischen Spalt zu inhibieren, eine zentrale Rolle des 5-HT in der Pathophysiologie und/oder Therapie der Zwangskrankheit vermutet wurde. Im weiteren Verlauf deuteten kontrollierte Untersuchungen auf eine Überlegenheit von Clomipramin gegenüber Noradrenalin-Re-uptake"-inhibierenden Trizyklika einschließlich Nortriptylin und Desipramin und nichtselektiven Antidepressiva wie z. B. Imipramin, Antitriptylin und MAO-Inhibitoren (Murphy et al. 1990b). Darüber hinaus konnte nachgewiesen werden, daß eine Zwangssymptomatik sowohl mit als auch ohne begleitende Depression eine Besserungstendenz zeigte, also nicht ausschließlich die depressive Symptomatik für den Therapieerfolg verantwortlich ist. Neuere Untersuchungen mit den selektiven 5-HT-„Re-uptake"-Inhibitoren Fluvoxamin und Fluoxetin sowie dem 5-HT$_{1A}$-Partialagonisten Buspiron erbrachten weitere Unterstützung für die Signifikanz verschiedener serotonerger Subsysteme in der Pathophysiologie und Therapie des Zwangssyndroms.

Klassifikation der 5-HT-Rezeptoren

Die Existenz dieser Subsysteme wird durch multiple 5-HT-Rezeptoren reflektiert. 5-HT-Rezeptoren werden pharmakologisch in vier Hauptpopulationen (5-HT$_{1-4}$) unterteilt (Frazer et al. 1990). Für den 5-HT$_1$-Rezeptor lassen sich wiederum mindestens fünf weitere homogene Subtypen (1A–1E) mit unterschiedlichem pharmakologischen Profil sowie variabler Verteilung in Hirnregion und Spezies charakterisieren. Beispielsweise sind beim Menschen 5-HT$_{1A,C,D}$- und 5-HT$_2$-Rezeptoren postsynaptisch, der 5-HT$_{1A}$- (als somatodendritischer Autorezeptor in den Raphe-Kernen) und der 5-HT$_{1D}$-Rezeptor (als terminaler Autorezeptor, z. B. in den Basalganglien) sind zusätzlich präsynaptisch lokalisiert. In jüngster Zeit konnten die 5-HT$_{1A,C,D}$- und 5-HT$_2$-Rezeptoren durch molekularbiologische Methoden in ihrer Struktur charakterisiert werden (Hartig 1989).

Indizes serotonerger Dysfunktion

Zwar wurden 5-HT und sein Metabolit, 5-Hydroxyindolessigsäure, im Liquor cerebrospinalis und darüber hinaus 5-HT-Transport, Imipramin-Bindung sowie 5-HT$_2$-Rezeptorbindung am Thrombozyten untersucht, konsistente Unterschiede zwischen zwangskranken Patienten und Kontrollen fanden sich aber nicht. Im Gegensatz dazu zeigte der Einsatz innovativer Methoden zur Evaluation des funktionellen Status von Neurotransmittersystemen, die psychobiologische Reaktionen nach selektiven Agenzien als Endpunkt verwenden (Beckmann u. Lesch 1989), mit der Serotonin-Hypothese der Zwangskrankheit konvergierende Befunde.

Eine Reihe von 5-HT-selektiven Agenzien, einschließlich der 5-HT-Präkursoren L-Tryptophan und 5-Hydroxytryptophan, der 5-HT-freisetzenden Substanz Fenfluramin sowie der 5-HT-Rezeptoragonisten m-CPP, MK-212 und Ipsapiron fanden Anwendung in pharmakologischen Provokationstests zur Evaluation der Sensitivität des 5-HT-Systems (Tabelle 1). In Studien mit L-Tryptophan und Fenfluramin konnte nachgewiesen werden, daß die neuroendokrine Sekretion (z. B. Prolaktin, Kortisol, Wachstumshormon) als funktionelles Korrelat der Provokation des 5-HT-Systems bei Zwangskrankheit im Sinne einer Subsensitivität dieses 5-HT-Subsystems überwiegend vermindert war (Charney et al. 1989; Hollander et al. 1989). Auch die direkten 5-HT-Rezeptoragonisten m-CPP und MK-212 mit bevorzugter Wirkung an 5-HT$_{1C}$/5-HT$_2$-Rezeptoren hatten bei Patienten mit Zwang ebenfalls eine geringere Fähigkeit, Prolaktin- und/oder Kortisol-Freisetzung hervorzurufen (Bastani et al. 1990; Charney et al. 1988; Hollander et al. 1989; Zohar et al. 1987). L-Tryptophan, Fenfluramin und MK-212 zeigten nur geringe Effekte auf Verhalten und Symptomatik, sie wiesen auch keine Unterschiede zwischen Patienten mit Zwangskrankheit und Kontrollen auf (Bastani et al. 1990; Charney et al. 1988; Hollander et al. 1988). Im Gegensatz dazu induziert m-CPP zusätzlich zu seinen physiologischen Effekten substantielle Verhaltensänderungen bei verschiedenen Erkrankungen einschließlich Zwangskrankheit (Charney et al. 1988; Zohar et al. 1987). Bemerkenswert erscheint, daß m-CPP bei Patienten mit Zwangskrankheit nicht nur zu einer Zunahme der Angst, sondern auch der Zwangssymptomatik führt (Zohar et al. 1987). Diese Befunde implizieren, daß bei Zwangskrankheit neben der Subsensitivität des 5-HT-Subsystems, das die neuroendokrine Reaktion vermittelt, eine selektive Supersensitivität eines anatomisch und/oder funktionell unterschiedlichen 5-HT-Subsystems gegenüber der m-CPP-induzierten Verhaltensmodifikation besteht (Murphy et al. 1990).

Die Fähigkeit der Symptomprovokation und partiell auch der Thermoregulation bzw. Hormonfreisetzung von m-CPP wird durch eine chronische Behandlung mit nichtselektiven und selektiven 5-HT-„Re-uptake"-Inhibitoren wie Clomipramin und Fluoxetin signifikant reduziert (Pigott et al. 1990; Zohar et al. 1987) (Tabelle 2). Diese adaptive Hyporesponsivität steht im Einklang mit einer wichtigen Rolle dieser 5-HT-Subsysteme im Wirkmechanismus antiobsessionaler Substanzen.

Tabelle 1. Die pharmakologische Provokation in der Evaluation der Sensitivität des 5-HT-Systems. ↑, ↓, ↔, Veränderungen in der neuroendokrinen und thermoregulatorischen Reaktion sowie des Verhaltens bzw. der Symptomatik bei Patienten mit primärer Zwangskrankheit gegenüber einer Kontrollgruppe (w, weibliche Patienten, —, nicht untersucht)

Substanz/ Applikation	Rezeptor	ACTH/ Kortisol	Prolaktin	Wachstums- hormon	Thermo- regulation	Angst-/Zwangs- symptomatik	Referenz
L-Tryptophan i.v.	unspezifisch	—	↕	↕	—	↕	Charney et al. (1988)
m-CPP p.o.	5-HT$_{1C}$	—/↕	↕	—	—	↑	Zohar et al. (1987)
m-CPP p.o.		—/↕	→	—	—	↑	Hollander et al. (1989)
m-CPP i.v.		—/↔	w↓	↕	—	↕	Charney et al. (1988)
MK-212 p.o.	5-HT$_{1C}$/ 5-HT$_2$	—/↕	→	—	—	↕	Bastani et al. (1990)
Ipsapiron p.o.	5-HT$_{1A}$	↔/↔	—	—	↕	↕	Lesch et al. (1991 a)

Tabelle 2. Effekte chronischer Therapie mit nichtselektiven und selektiven 5-HT-„Re-uptake"-Inhibitoren auf die Sensitivität des serotonergen Systems. ↑, ↓, ↔, Veränderungen in der neuroendokrinen und thermoregulatorischen Reaktion sowie des Verhaltens bzw. der Symptomatik bei Patienten mit primärer Zwangskrankheit vor und während der Behandlung (−, nicht untersucht)

Substanz/Applikation	Therapie	ACTH/Kortisol	Prolaktin	Thermoregulation	Angst-/Zwangssymptomatik	Referenz
m-CPP p.o.	Clomipramin	−/↓?	↔	↓	↓	Zohar et al. (1987)
	Fluoxetin	−/↓	↔	−	↓	Pigott et al. (1990)
Ipsapiron p.o.	Fluoxetin	↓/↓	−	↓	−	Lesch et al. (1991 b)

Die Aussagekraft dieser Befunde bezüglich einer Dysfunktion eines 5-HT-Subsystems bleibt jedoch wegen der geringen Spezifität für das 5-HT-System und für 5-HT-Rezeptorsubtypen beschränkt. Erst durch die Entwicklung selektiver Liganden und die Definition spezifischer funktioneller Korrelate für einzelne 5-HT-Rezeptorsubtypen eröffnet sich gegenwärtig die Möglichkeit der gezielten Untersuchung verschiedener 5-HT-Subsysteme.

Funktion des 5-HT$_{1A}$-Rezeptor-Effektorsystems

So konnte für den 5-HT$_{1A}$-Rezeptor gezeigt werden, daß der selektive 5-HT$_{1A}$-Agonist 8-OH-DPAT Hypothermie, ACTH/Kortisol-Freisetzung und bestimmte Komponenten des „5-HT-Verhaltenssyndroms" im Tiermodell induziert. Auch die Azapirone Buspiron, Gepiron und Ipsapiron, Partialagonisten am 5-HT$_{1A}$-Rezeptor, rufen Hypothermie und ACTH/Kortisol-Freisetzung hervor, die durch 5-HT$_{1A}$-Antagonisten blockiert werden kann.

Kürzlich konnte unsere Arbeitsgruppe zeigen, daß Ipsapiron, ein zentral wirksames Azapiron mit einem dem 8-OH-DPAT ähnlichen pharmakologischen Profil, ebenfalls beim Menschen Hypothermie induziert, die vermutlich über den präsynaptischen (somatodendritischen) 5-HZ$_{1A}$-Rezeptor vermittelt wird, und über den postsynaptischen (hypothalamischen?) 5-HT$_{1A}$-Rezeptor Sekretion von ACTH und Kortisol aktiviert (Lesch u. Beckmann 1990). Hypothermie und neuroendokrine Sekretion nach pharmakologischer Provokation mit Ipsapiron wurden daher als In-vitro-Paradigma für die Evaluation der Funktion des prä- und postsynaptischen 5-HT$_{1A}$-Rezeptor-Effektorsystems bei psychiatrischen Erkrankungen einschließlich Zwangskrankheit sowie ihrer Modifikation durch psychotrope Pharmaka vorgeschlagen.

Nach plazebokontrollierter Applikation von Ipsapiron zeigten die Hypothermie sowie die ACTH/Kortisol-Freisetzung nach 5-HT$_{1A}$-Rezeptoraktivierung bei Patienten mit primärer Zwangskrankheit keine Unterschiede zu Kontrollen (Lesch et al. 1991 a) (Tabelle 1). Die Provokation mit Ipsapiron hatte bei den Patienten auch keinen signifikanten Effekt auf die Zwangs- und Angst-Symptomatik. Zur Evaluation der 5-HT$_{1A}$-Rezeptorresponsivität bei Zwangskrankheit während einer Behandlung mit einem selektiven 5-HT-„Re-uptake"-Inhibitor wurde die ipsapiron-induzierte hypotherme und neuroendokrine Reaktion vor und während einer 3monatigen Behandlung mit Fluoxetin verglichen. Während der Behandlung mit Fluoxetin war die prä- und postsynaptische 5-HT$_{1A}$-Rezeptorsensitivität signifikant vermindert (Lesch et al. 1991 b) (Tabelle 2). Diese Ergebnisse liefern zwar keine direkte Unterstützung für eine Dysfunktion des 5-HT$_{1A}$-Rezeptor-Effektorsystem-Komplexes vor dem Hintergrund der 5-HT-Hypothese der Zwangskrankheit, deuten jedoch auf eine Rolle der 5-HT$_{1A}$-Rezeptoren im antiobsessionalen Wirkmechanismus der 5-HT-„Re-uptake"-Inhibitoren hin.

Schlußfolgerungen

Die pharmakologische Behandlung der Zwangskrankheit befindet sich noch in einem frühen Entwicklungsstadium, eine noch unbefriedigend hohe Zahl von Patienten ist therapierefraktär und die meisten respondieren nur partiell. Trotz der Hinweise auf eine herausragende Rolle zentraler serotonerger Prozesse in der Pathophysiologie und Therapie der Zwangskrankheit besteht noch keine Klarheit über die Lokalisation und Funktion der beteiligten 5-HT-Subsysteme und ihrer Interaktion mit anderen Neurotransmittern und -modulatoren (Murphy et al. 1990a). Wenig bekannt ist auch über die Pharmakokinetik und andere Aspekte der Pharmakologie der gegenwärtig angewendeten Substanzen. Im Bereich der klinischen Forschung werden das Paradigma der pharmakologischen Provokation sowie neuere bildgebende Verfahren Relevanz von verhaltenspharmakologischen Studien am Tiermodell überprüfen. Das Modell der 5-HT-Subsystem-Dysfunktion der Zwangskrankheit stellt dabei eine Arbeitshypothese dar, die den Rahmen für zukünftige Entwicklungen im gesamten Feld der Psychopharmakologie einschließlich der Therapie von Angsterkrankungen und Depression steckt.

Literatur

Bastani B, Nash JF, Meltzer HY (1990) Prolactin and cortisol responses to MK-212, a serotonin agonist, in obsessive-compulsive disorder. Arch Gen Psychiatry 47: 833–839

Beckmann H, Lesch KP (1989) Neurobiochemische Untersuchungsverfahren in der Psychiatrie. In: Kisker KP et al. (eds) Psychiatry der Gegenwart Bd 9: Brennpunkte der Psychiatry. Springer, Berlin Heidelberg New York Tokyo, S 251–281

Charney DS, Goodman UK, Price LH, Woods SU, Rasmussen SA, Heninger GR (1988) Serotonin function in obsessive-compulsive disorder: a comparison of the effects of tryptophan and m-chlorophenylpiperazine in patients and healthy subjects. Arch Gen Psychiatry 45: 177–185

Esquirol E (1838) Des Maladies Mentales Consideress sous le Rapport Medical, Hygienique et Medico-Legal. Paris 1838

Frazer A, Maayani S, Wolfe BB (1990) Subtypes of receptors for serotonin. Ann Rev Pharmacol Toxicol 30: 307–348

Hartig PR (1989) Molecular biology of 5-HT receptors. Trends Pharmacol Sci 10: 64–69

Hollander E, DeCaria C, Cooper T, Liebowitz MR (1989) Neuroendocrine sensitivity in obsessive-compulsive disorder. Biol Psychiatry 25: 5A

Hollander E, Fay M, Cohen B, Campeas R, Gorman JM, Liebowitz MR (1988) Serotonergic and noradrenergic sensitivity in obsessive-compulsive disorder: behavioral findings. Am J Psychiatry 145: 1015–1017

Lesch KP, Beckmann H (1990) Zur Serotonin-Hypothese der Depression. Fortschr Neurol Psychiatr 58: 427–438

Lesch KP, Hoh A, Disselkamp-Tietze J, Wiesmann M, Osterheider M, Schulte H.M (1991a) 5-Hydroxytryptamine$_{1A}$ (5-HT$_{1A}$) receptor responsivity in obsessive-compulsive disorder: comparison of patients and controls. Arch Gen Psychiatry 48: 540–547

Lesch KP, Hoh A, Schulte HM, Osterheider M, Müller T (1991b) Long-term fluoxetine treatment decreases 5-HI$_{1A}$ receptor responsivity in obsessive-compulsive disorder. Psychopharmacology (in press)

Murphy DL, Lesch KP, Pigott TA (1990a) Potential relevance of the partial agonist properties of different serotonergic agents studied in humans to their neuropharmacologic effect. Abstracts of the ACNP 1990 Annual Meeting

Murphy DL, Pato MT, Pigott TA (1990b) Obsessive-compulsive disorder: treatment with serotonin-selective uptake inhibitors, azapirones, and other agents. J Clin Psychopharmacol 91S–100S

Pigott TA, Yoney TH, L'Heureux F, Hill JL, Gorver GN, Bihari K, Murphy DL (1990) Serotonergic responsivity to m-CPP in OCD patients during clomipramine and fluoxetine treatment. Biol Psychiatry 27: 81A

Westphal K (1878) Über Zwangsvorstellungen. Arch Psychiatr Nervenkr 8: 734–750

Zohar J, Insel TR, Zohar-Kadouch RC, Hill JL, Murphy DL (1987) Serotonergic responsivity in obsessive-compulsive disorder: effect of chronic clomipramine treatment. Arch Gen Psychiatry 45: 167–172

Zohar J, Mueller EA, Insel TR, Zohar-Kadouch RC, Murphy DL (1987) Serotonergic responsivity in obsessive-compulsive disorder: comparison of patients and healthy controls. Arch Gen Psychiatry 44: 946–951

Bestimmung der zellulären Insulinrezeptorbindung bei Major Depression und Schizophrenie

G. MICHEL, K. DIEBOLD

Einleitung

Das Auftreten einer verminderten Glukosetoleranz während depressiver Krankheitsphasen ist gut dokumentiert (Diebold 1976; Diebold u. Jackenkroll 1981; Heninger et al. 1975; Nathan et al. 1981; Wright et al. 1978), die Ursachen hierfür sind jedoch unbekannt. Eine Verminderung der Glukosetoleranz gilt als physiologischer Indikator für eine periphere Insulinresistenz. Prinzipiell kann eine verminderte zelluläre Insulinwirkung durch pathobiochemische Reaktion auf dem Präerezeptor-, dem Rezeptor- oder dem Postrezeptorniveau bedingt sein. In der vorliegenden Untersuchung wurde versucht, die Lokalisation der pathobiochemischen Störung der relativen Insulinresistenz bei Major Depression abzuklären. Hierzu wurden die Insulinrezeptorbindung an Blutzellen sowie ein breites Spektrum glukoregulatorischer Serumparameter vor und nach Behandlung bestimmt.

Material und Methoden

Untersuchungsgruppen

31 (19 w., 12 m.) Patienten mit der DSM-III-R-Diagnose Major Depression (296.23 und 296.24, 296.33 und 296.34) im Durchschnittsalter von 52 ± 12 Jahren und 20 (9 w., 11 m.) Patienten mit der DSM-III-R-Diagnose Schizophrenie im Durchschnittsalter von 28 ± 7 Jahren nahmen an der Studie teil. Als Kontrollen dienten 9 (3 w., 6 m.) Gesunde im Durchschnittsalter von 29 ± 5 Jahren. Das psychopathologische Rating erfolgte mit Hilfe des AMDP-Systems und der Hamilton-Depressionsskala. Psychopathologisches Rating und Laboruntersuchungen wurden zu zwei Zeitpunkten (einige Tage nach Klinikaufnahme und einige Tage vor Klinikentlassung) vorgenommen. Die depressiven Patienten wurden vorwiegend mit Antidepressiva, die schizophrenen Patienten vorwiegend mit Neuroleptika behandelt.

Glukosetoleranztest

Der orale Glukosetoleranztest wurde mit einer Belastung von 100 g Glukoseäquivalenten durchgeführt (Michel u. Diebold 1990).

Zellpräparation und Insulinbindung

Die Messung der zellulären Insulinbindung erfolgte an isolierten Monozyten des peripheren Blutes. Der humane Monozyt, der als etablierte Modellzelle für In-vitro-Insulinrezeptormessungen gilt, repräsentiert weitgehend das Rezeptorverhalten der primären Insulinzielgewebe (Beck-Nielsen 1978; Kahn 1976; Roth et al. 1975). Die Zellpräparation wurde an anderer Stelle detailliert beschrieben (Michel et al. 1984).

Die Insulinrezeptorbindung wurde im kompetitiven Bindungsassay mit rekombinantem, in Position A14 markiertem ^{125}J-Humaninsulin (spezifische Aktivität 360 mCi/mg) und ansteigenden Konzentrationen von unmarkiertem Hormon in HEPES-gepuffertem Medium bestimmt (Michel et al. 1984). Die unspezifische Bindung, gemessen in Gegenwart von 50 µg/ml unmarkierten Insulins, betrug maximal 12% der Gesamtbindung. Der Anteil vitaler Zellen, bestimmt mittels Fluoreszenzassay (Michel et al. 1987), lag durchgehend über 96%.

Ergebnisse

Die bei der Isolation der mononukleären Zellfraktion erhaltenen Zellausbeuten sowie der prozentuale Anteil der Monozyten und Lymphozyten dieser Fraktion lagen sowohl bei den Depressiven als auch bei den Schizophrenen im Normalbereich (nicht dargestellt).

Wie aus Abb. 1 ersichtlich, betrug zum Zeitpunkt der Aufnahme die prozentuale Insulinbindung bei den Depressiven 4,3 ± 0,3% und bei den Schizophrenen 4,2 ± 0,2%. Die zum Zeitpunkt der Entlassung gemessenen Werte von 4,6 ± 0,3% und 4,5 ± 0,4% unterscheiden sich nicht signifikant von den Aufnahmewerten (abhängiger t-Test, $\alpha = 0,05$). Nichtsignifikant sind aber auch die Unterschiede der Aufnahmewerte der Depressiven und Schizophrenen (unabhängiger t-Test, $\alpha = 0,05$) sowie die Unterschiede der Entlassungswerte der Depressiven, Schizophrenen und Kontrollpersonen (Varianzanalyse, $\alpha = 0,05$).

Die computergestützte Scatchard-Analyse der Bindungsdaten (Abb. 1) erbrachte weder hinsichtlich der Affinitätskonstanten der Insulinbindung, noch hinsichtlich der Rezeptorbindungskapazität pro Zelle signifikante Unterschiede zwischen den beiden Zeitpunkten bzw. den Untersuchungsgruppen. Dieses Ergebnis war unabhängig davon, ob für die Bindungsanalyse ein Modell mit homogener, negativ-kooperativer Rezeptorpopulation (de Meyts 1976) oder ein Modell mit zwei Rezeptorpopulationen mit unterschiedlicher Affinität und Bindungskapazität (Kahn 1976) angenommen wurde. Die Ergebnisse des oralen Glukosetoleranztestes wurden an anderer Stelle detailliert beschrieben (Michel u. Diebold 1990); sie sollen hier nur kurz erläutert werden. Wie die Verlaufskurven von Glukose und Insulin sowie der kontrainsulären Hormone und Metabolite zeigen, besteht bei den Depressiven zum Zeitpunkt der Aufnahme eine Glukosetoleranzminderung, die sich im Zuge der klinischen Remission weitgehend zurückbildet. Bei Schizophrenen dagegen ist die Glukosetoleranz normal.

Diskussion

Die bei Major Depression während der Krankheitsphase nachweisbare Verminderung der Glukosetoleranz bildete den Ausgangspunkt für den vorliegenden Versuch, die Lokalisation der pathobiochemischen Störung der relativen Insulinresistenz abzuklären.

Bestimmung der zellulären Insulinrezeptorbindung

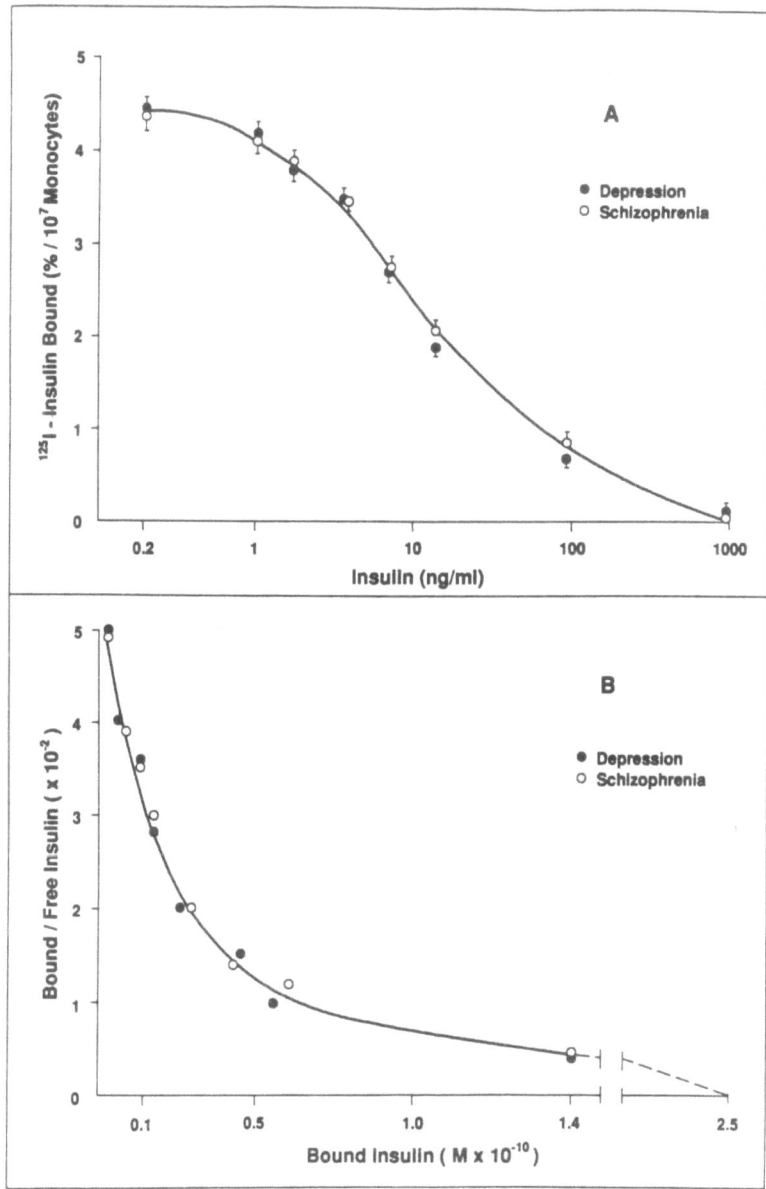

Abb. 1a

Bei den Depressiven besteht offenbar keine Verringerung der pankreatischen Insulinsekretion nach oralem Glukosereiz, erkennbar an der als normal einzustufenden Serumkinetik des C-Peptids (Michel u. Diebold 1990). Durch Punktmutation des Insulingens bedingte Molekularvarianten des Insulins mit verminderter Bindung und Wir-

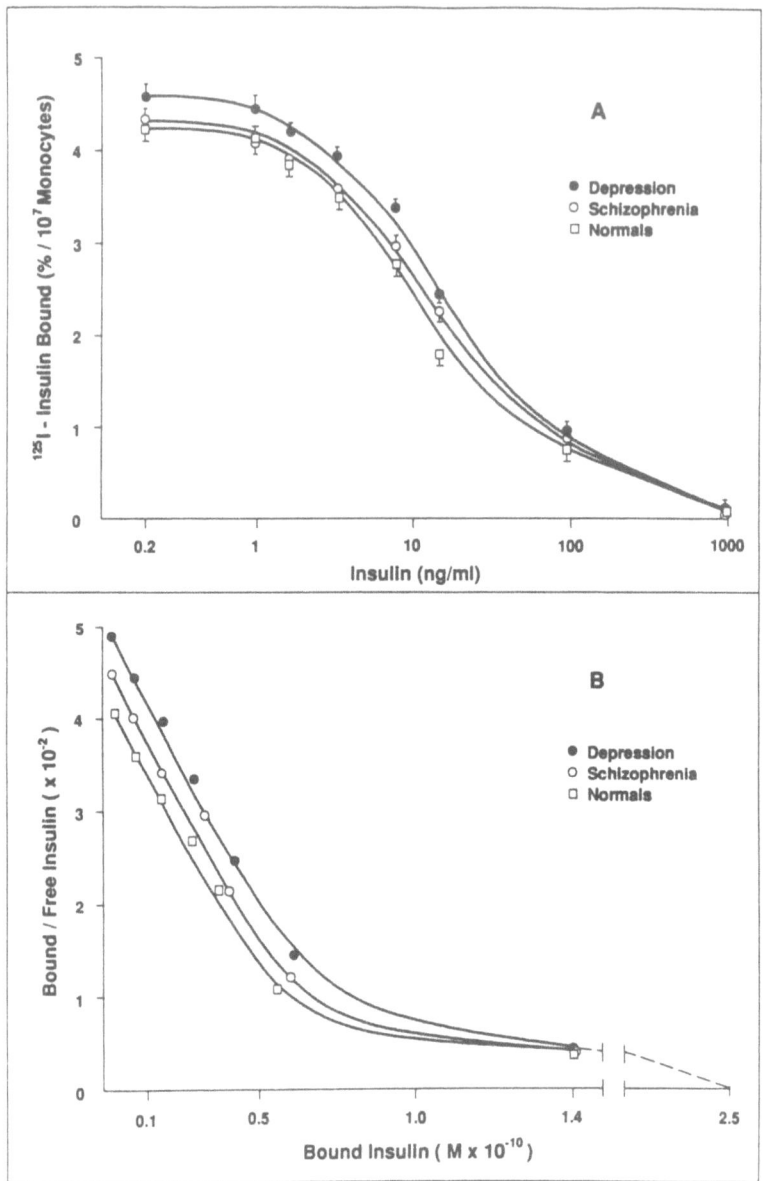

Abb. 1b

Abb. 1a, b. Kompetitive Insulinbindungskurven und abgeleitete Scatchard-Kurven von Patienten mit Major Depression und Schizophrenie bei Aufnahme (A), von denselben Patienten bei Entlassung und von Kontrollpersonen (B). Mononukleäre Leukozyten wurden unter Ruhebedingungen isoliert und auf eine Zellzahl von $2-4 \times 10^7$/ml eingestellt. Die Insulinbindung wurde im Äquilibrium bei 15 °C über 90 min durchgeführt. Die Trennung von freier und gebundener Radioaktivität erfolgte durch Zentrifugation über einen Serumgradienten bei 4 °C. Der Auswertung der Scatchard-Analyse lag eine computerberechnete nichtlineare Kurvenanpassung zugrunde.

kung sind zwar beschrieben worden (Pollet 1983), gelten aber als klinische Raritäten, so daß eine derartige Störung bei Depressiven von vornherein als unwahrscheinlich anzusehen ist. Eine Prärezeptorstörung der Insulinwirkung kann somit als Ursache der Glukosetoleranzstörung ausgeschlossen werden.

Wie die Daten der Insulinbindung zeigen, liegt bei Depressiven offenbar auch auf Rezeptorebene keine Veränderung vor. Eine Veränderung der Insulinbindung auf Rezeptorebene gilt beispielsweise für die bei Adipositas oder Typ-II-Diabetes beobachtete Insulinresistenz als erwiesen (Roth et al. 1975).

Bei Schizophrenen war bisher ebenfalls die zelluläre Insulinbindung noch nicht bestimmt worden. Wie unsere Meßdaten belegen (Abb. 1), ist auch bei diesen Patienten die Insulin-Rezeptor-Interaktion als normal anzusehen.

Da unsere Untersuchungen bei den Depressiven weder auf der Prärezeptor-, noch auf der Rezeptorebene Veränderungen der Insulinwirkung ergaben, erscheint es als sehr wahrscheinlich, daß der während der depressiven Krankheitsphase zu beobachtenden Verminderung der Insulinwirkung eine pathobiochemische Störung distal des Rezeptors, d. h. eine *Postrezeptorstörung* der zellulären Insulinwirkungskaskade, zugrunde liegt.

Wie in Abb. 2 dargestellt, ist die bei den Depressiven im Zuge der klinischen Remission auftretende Verbesserung der Glukosetoleranz von signifikanten Veränderungen glukoregulatorischer Hormone und Metabolite begleitet. Besonders bemerkenswert erscheint hier das Absinken der Serumspiegel von Kortisol und freien Fettsäuren. Beide Parameter wurden als Induktoren einer postrezeptoriell bedingten Insulinresistenz beschrieben (Garvey et al. 1989; Grunfeld et al. 1981; Michel u. Bieger 1986; Olefsky 1975; Pagano et al. 1983). Speziell die Glukokortikoide bewirken eine Herabsetzung sowohl des basalen als auch des insulinstimulierten Glukosetransportes. Diese pathobiochemische Reaktion resultiert aus einer direkten Reduktion der Zahl der Glukosetransportermoleküle in der Plasmamembran einerseits und einer Beeinträchtigung der Translokation der Glukosetransportermoleküle vom Golgi-Apparat zur Zellmembran andererseits (Garvey et al. 1989).

Der Einfluß glukoregulatorischer Serumfaktoren auf Mechanismen der zellulären Insulinwirkung ist z. Z. Gegenstand weiterer Untersuchungen.

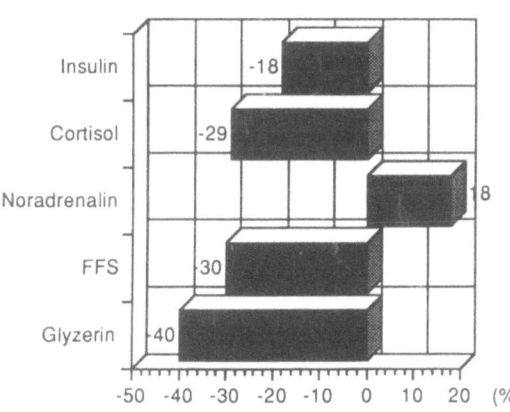

Abb. 2. Prozentuale Veränderungen der basalen Konzentrationen glukoregulatorischer Serumfaktoren (Entlassungswerte vs. Aufnahmewerte) von Patienten mit Major Depression. Mit Ausnahme des Noradrenalinanstiegs sind alle dargestellten Veränderungen statistisch signifikant (*FFS* freie Fettsäuren).

Zusammenfassung

Die Glukosetoleranz ist bei Major Depression während der Krankheitsphasen vermindert; sie verbessert sich im Zuge der klinischen Remission.
Bei Schizophrenen sind sowohl Glukosetoleranz als auch Insulinbindung normal.
Da keine Hinweise auf eine Prärezeptorstörung bei Major Depression vorliegen und unsere Ergebnisse auf eine normale Insulin-Rezeptor-Interaktion schließen lassen, muß von einer Postrezeptorstörung als Ursache der relativen Insulinresistenz ausgegangen werden.
Als Induktoren der verminderten Insulinwirkung auf Postrezeptorebene kommen kontrainsulinäre Hormone und Metabolite in Betracht. Bezeichnenderweise ist die Verbesserung der Glukosetoleranz bei Depressiven bis zum Zeitpunkt der Entlassung von einem Absinken der Serumspiegel von Kortisol, freien Fettsäuren und freiem Glyzerin begleitet.

Literatur

Beck-Nielsen H (1978) The pathogenic role of an insulin-receptor defect in diabetes mellitus of the obese. Diabetes 27: 1175–1181

De Meyts P, Bianco AR, Roth J (1976) Site-site interactions among insulin receptors. Characterization of the negative cooperativity. J Biol Chem 251: 1877–1888

Diebold K (1976) Untersuchungen zum Nüchternblutzucker von endogen Depressiven, Schizophrenen und Neurotikern. Arch Psychiat Nervenkr 221: 313–320

Diebold K, Jackenkroll R (1981) Untersuchungen der Glukosetoleranz bei psychiatrischen Krankheitsgruppen. In: Reimer F (Hrsg) Somatische Psychiatrie. Weissenhof, Weinsberg, S 21–31

Garvey WT et al. (1989) Dexamethasone regulates the glucose transport system in primary cultured adipocytes: Different mechanisms of insulin resistance after acute and chronic exposure. Endocrinology 124: 2063–2073

Grunfeld C et al. (1981) Maintance of 3T3-L1 cells in culture media containing saturated fatty acids decreases insulin binding and insulin action. Biochem Biophys Res Comm 103 (7): 219–226

Heninger GR et al. (1975) Depressive symptoms and the glucose tolerance test and insulin tolerance test. J Nerv Ment Dis 161: 421–430

Kahn CR (1976) Membrane receptors for hormones and neurotransmitters. J Cell Biol 70: 261–286

Michel G et al. (1984) Bidirectional alteration of insulin receptor affinity by different forms of physical exercise. Am J Physiol 246: E153–E159

Michel G et al. (1987) Sulfoconjugated catecholamines: lack of β-adrenoreceptor binding and adenylated cyclase stimulation in human mononuclear leukocytes. Eur J Pharmacol 143: 179–186

Michel G, Bieger WP (1986) Mechanismen der Insulinwirkung. II. Modulation der Insulinwirkung auf Rezeptor- und Postrezeptorebene unter körperlicher Belastung. Dtsch Z Sportmed 37: 278–290

Michel G, Diebold K (1990) Insulin receptors and impaired glucose tolerance in major depression. In: Stefanis CN et al. (eds) Psychiatry a world perspective, Vol 2. Elsevier, Amsterdam, pp 270–279

Nathan RS et al. (1981) Relative insulin insensitivity and cortisol secretion in depressed patients. Psychiatry Res 4: 291–300

Olefsky JM (1975) Effect of dexamethasone on insulin binding glucose transport and glucose oxidation of isolated rat adipocytes. J Clin Invest 56: 1499–1508

Pagano G et al. (1983) An in vitro and in vivo study of the mechanism of prednisone-induced insulin resistance in healthy subjects. J Clin Invest 72: 1814–1820

Pollet RJ (1983) Insulin receptors and action in clinical disorders of carbohydrate tolerance. Am J Med 75: 15–22

Roth J et al. (1975) Receptors for insulin, NSILA-s, and growth hormone: applications to disease states in man. Rec Progr Horm Res 31: 95–139

Wright JH et al. (1978) Glucose metabolism in unipolar depression. Br J Psychiatry 132: 386–393

Störungen der Hydroxylierung von Phenylalanin zu Tyrosin in den Thrombozyten — ein ätiopathogenetischer Faktor endogener Psychosen?

E. UMANN, L. FRANKE, W. KITZROW, H.-J. SCHEWE, R. UEBELHACK

Einleitung

Im Verlauf der PKU (Bjornson 1964; Blumina 1975) sowie bei Heterozygoten (Uebelhack 1977) wurden produktiv-psychotische Symptome beschrieben, auch bei endogen psychotischen Patienten kommen Abweichungen in der Phenylalanin-Hydroxylierung vor (Uebelhack et al. 1980). Die Thrombozyten gelten als Modell der serotoninergen Synapsen und enthalten ebenfalls Hydroxylasen (Uebelhack et al. 1985).

Bei paranoid-hallunizatorischen Schizophrenien zeigt ein Teil verminderte Hydroxylase-Aktivitäten in den Thrombozyten (Uebelhack et al. 1987), auch bei endogenen Depressionen gibt es veränderte (gesteigerte) Hydroxylase-Aktivitäten (Uebelhack et al. 1984). Es wird vermutet, daß den Thrombozyten eine Rolle i. S. des Reaktionsortes sowie als Transportvehikel zukommt (Uebelhack et al. 1985). In einer In-vitro-Bestimmung (Uebelhack et al. 1984, 1985) wurde die PA-Hydroxylaseaktivität vor und nach Koenzymumsatz erfaßt (µg Tyrosin/10^9 Thrombozyten × 15 min 37 °C).

Die Aktivität der PA-Hydroxylase in den Thrombozyten

1) Ausgangspunkt ist eine Untersuchung von 88 gesunden Versuchspersonen (20–40 Jahre, 40% Frauen, 60% Männer), Geschlechtsunterschiede waren nicht auffindbar.

Es wurde folgende Unterteilung vorgenommen (Tabelle 1):

Tabelle 1.

Gruppe	A	B	C	D	E
Häufigkeit (%)	5	31	51	8	5
PA-H ohne Koenzym	0,0	0,0	3,54	14,93	4,45
PA-H mit Koenzym	0,0	13,19	17,46	38,60	0,0
MAO	93	73	55	40	86
MTF	32,85^m	6,0^m	6,39	3,73	3,85
Tryptophan	9,10	8,43	9,42	12,17	12,53
Serotonin	439	475	731	496	582
Aufnahme	15,85	14,46	10,12	6,80	23,75

m = Median

Die Abgrenzungskriterien sind willkürlich: Gruppe D wurde aus den Fällen gebildet, die vor Koenzymgabe oberhalb des einfachen Vertrauensintervalls der gemeinsamen Gruppe C–E lagen. Gruppe E ergab sich aus dem Verhalten nach Koenzymgabe. Die Veränderungen nach Koenzym sind signifikant. Beim Vergleich zur jeweiligen Nachbargruppe war die Differenz D–E vor Koenzymzugabe nicht sicher, alle anderen Unterschiede lagen auf signifikantem Niveau.

2) Es war von Interesse, den Serotoninmetabolismus zu untersuchen:
A) *Monoaminoxidase* ([^{3}H]-Produkt/10^9 Thrombozyten×15 min 37°C). Um Männer und Frauen zusammenfassen zu können, wurde in Prozent zum Mittelwert der Geschlechtsnorm transformiert, B) *Methyltransferasen* ([^{3}H]-Produkt/10^9 Thrombozyten ×15 min 37°C), C) *Tryptophan* (µg/ml Plasma), D) *Serotonin* (ng 5HT/10^9 Thrombozyten) und E) *Serotoninaufnahme* (pmol [^{3}H]-5HT/10^9 Thrombozyten×5 min 37°C) (Tabelle 1).

Die Gruppe A nimmt auch bezüglich des Serotoninstoffwechsels eine Sonderstellung ein: Die höheren Methyltransferase- und MAO-Aktivitäten sowie die niedrigere Serotoninkonzentration deuten auf eine besondere Stoffwechsellage hin. Im Gegensatz dazu zeigt die Gruppe D bei starker PA-Hydroxylierung die geringste MAO- und Methyltransferaseaktivität, dem Serotoninspiegel entspricht die geringe Wiederaufnahme. Es muß offen bleiben, ob in Gruppe B eine Reduzierung der Hydroxylase-Aktivität oder ein Fehlen des endogenen Koenzyms vorliegt.

Die Patientengruppen

Die Ergebnisse wurden gewonnen aus Untersuchungen an a) 100 Patienten im Zeitraum Frühjahr 1987–Herbst 1988 und b) 32 Patienten im Zeitraum Herbst 1988–Frühjahr 1989.

1) Zur Auswertung kamen 24 Patienten (58% Männer, 42% Frauen) mit fehlender PA-Hydroxylase-Aktivität in den Thrombozyten vor Koenzymgabe – d.h. 1/4 der Patienten wiesen diese Auffälligkeit auf.

Es folgt eine Untergliederung nach den klinischen Diagnosen (ICD-9) mit endogenen Depressionen (296.x) und schizophrenen Psychosen (295.x) (Tabelle 2, linke Spalten):

Tabelle 2. (Erläuterungen s. Text)

	296.x	295.x	Gruppe B	Gruppe A
% gesamt	33%[b]	50%[b]	48%[a]	52%[a]
Erkrankungsalter	33 ± 9	28 ± 4	35 ± 9	31 ± 5
Untersuchungsalter	46 ± 11	34 ± 4	38 ± 13[a]	38 ± 11[a]
Männer	50%	67%	42%[a]	67%[a]
Frauen	50%	33%	58%[a]	33%[a]
Life-Events	75%	42%	64%	47%
Outcome:				
++(+)	25%	0%	11%	7%
++	62%	0%	89%	47%
+	13%	42%	0%	27%
+/−	0%	58%	0%	20%
Familienstand:				
Partnerschaft	75%	33%	78%	33%
allein	25%	67%	22%	67%

Tabelle 2. (Fortsetzung)

	296.×	295.×	Gruppe B	Gruppe A
Qualifikation:				
ungel. Arbeiter	25%	25%	22%	20%
Facharbeiter	25%	25%	22%	27%
Fachschule	38%	50%	44%	40%
Hochschule	12%	0%	11%	13%
berufl. Einsatz:				
invalidisiert	12%	50%	22%	33%
ungel. Arbeiter	25%	8%	22%	7%
Facharbeiter	25%	8%	11%	20%
Fachschule	25%	33%	33%	27%
Hochschule	12%	0%	11%	13%

[a] 1. und 2. Patientengruppe
[b] Rest: 290.× = 4%, 291.× = 4%, 297.× = 4%, 298.× = 4%

Die Diagnosestellung erfolgte offensichtlich entsprechend dem Quer- und Längsschnittbild, den Life-Events, dem Verlauf und Behandlungserfolg, den familiären Bindungen und beruflichen Entwicklungen sowie der Reaktion auf Thymoleptika (100% vs. 33%) bzw. Neuroleptika (13% vs. 80%).

Bei einer Gruppierung entsprechend der PA-Hydroxylase-Aktivität ergibt sich dann folgendes Bild (Tabelle 2, rechte Spalten).

Die Verteilung der Items deutet auf die Möglichkeit des Vorliegens unterscheidbarer Erkrankungen hin: Gruppe A scheint zu einem früheren Erkrankungsbeginn zu führen, und es überwiegen Männer; es finden sich weniger Life-Events. Die Therapiebarkeit ist schlechter, deutliche Unterschiede zeigt die soziale Bindungsfähigkeit mit vorwiegend Alleinstehenden. Bei analogem Ausbildungsstand gibt es mehr Invalidisierungen.

Nach dem Fremdbild leidet Gruppe A überwiegend an Vorfeldstörungen, Angst/Unruhe, Hypochondrie, Coenästhesien sowie Depressivität. Patienten der Gruppe B bieten v. a. Depressivität, Vorfeldstörungen und produktiv-psychotisches Erleben.

2) Die anschließend untersuchte Patientengruppe wurde mit dem SCL 90-R begleitet (Aufnahmebefunde, 38±11 Jahre, 69% Frauen, 31% Männer). Eine univariate Varianzanalyse erbrachte, daß nur das Item Somatisierung zwischen den Gruppen trennt und Gruppe A zuzuordnen ist.

Anschließend faßten wir die Werte aus beiden Untersuchungsgruppen zusammen, auffallend ist das differente Verteilungsmuster gegenüber den gesunden Versuchspersonen mit Betonung der Gruppen A, B und D (Tabelle 3, n = 54):

Tabelle 3.

Gruppe	A	B	C	D	E
Häufigkeit (%)	37	35	15	11	2
PA-H ohne Koenzym	0,0	0,0	4,86	12,83	7,00
PA-H mit Koenzym	0,0	14,00	33,10	28,15	0,0
MAO	107	93	127	94	87
MTF	13,20^{me}	13,4^{m}	5,23	4,67	5,50
Tryptophan	9,56	9,77	10,04	11,07	12,30
Serotonin	509	702	498	765	918
Aufnahme	15,42	18,40	21,24	25,23	29,00

m = Median
e = unter Ausschluß eines Extremfalls (Erhöhung auf 270% der Norm)

Diskussion

Gesunde Probanden zeigen interindividuelle Unterschiede in der Aktivität der thrombozytären PA-Hydroxylase, die Werte sind nicht normalverteilt. Deshalb haben wir eine Unterteilung in 5 Gruppen vorgenommen. Patienten mit endogenen Psychosen lassen sich ebenfalls in diese Gruppen einordnen, das Verteilungsmuster weicht von den Kontrollgruppen ab. Das häufigere Vorkommen von reduzierter/fehlender thrombozytärer PA-Hydroxylaseaktivität deutet auf eine ätiopathogenetische Bedeutung dieses Stoffwechselweges für psychiatrische Erkrankungen hin.

Zwischen der fehlenden Hydroxylase-Aktivität (Gruppe A) und körperlichen (coenästhetischen) Beschwerden besteht eine Beziehung. Eine verminderte Tyrosinbildung wird mit einer verstärkten Bildung des 2-Phenyläthylamins einhergehen, dessen Konzentration bei reduzierter MAO-B-Aktivität noch mehr anstiege (Hasan et al. 1988). In der Gruppe B nähern sich im Erkrankungsfall die Werte der Methyltransferase-Aktivitäten denen der Gruppe A.

Die postulierten Patientengruppen lassen sich bislang keinen klinischen Diagnosegruppen zuordnen. Sicher jedoch erscheint, daß das Transmittergleichgewicht verlorengegangen ist und – bei nicht auszuschließenden zusätzlichen Enzymstörungen – nicht mehr kompensiert werden kann.

Literatur

Bjornson J (1964) Behavior in phenylketonuria, case with schizophrenia. Arch Gen Psychiatry 10: 65–70

Blumina MG (1975) Die schizophrenieähnliche Variante der Phenylketonurie (in Russian). Z Nevropatol Psihiatr 75: 1525–1529

Hasan F et al. (1988) The involvement of intestinal monoamine oxidase in the transport and metabolism of tyramine. J Neural Transm 26: 1–9

Uebelhack R (1977) Psychotische Episoden bei einer heterozygoten Phenylketonurie – Biologische Aspekte schizophrener Psychosen. Dtsch Gesundheitswes 32: 543–547

Uebelhack R et al. (1980) Phenylalaninbelastungen bei endogenen Psychosen. Psychiat Neurol Med Psychol 32: 631–633

Uebelhack R et al. (1984) In-vitro-Bildung von Tyrosin aus Phenylalanin in menschlichen Thrombozyten. Biochem Biophys Acta 43: 1067–1069

Uebelhack R et al. (1985) Platelet phenylalanine hydroxylating activity in phenylketonurics and normal controls. Biochem Med 34: 376–379

Uebelhack R et al. (1987) Reduced platelet phenylalanine hydroxylating activity in a subgroup of untreated schizophrenics. Biochem Med 37: 357–359

Einfluß von Neuropeptiden auf Schlaf-EEG und nächtliche hormonelle Sekretion*

A. STEIGER, U. VON BARDELEBEN, J. GULDNER, C. LAUER, B. ROTHE, F. HOLSBOER

Einleitung

Die hormonelle Sekretion und das Schlaf-Wach-Verhalten gehören zu den physiologischen Vorgängen, bei deren zentralnervöser Regulation Neuropeptide eine Schlüsselfunktion ausüben. Als periphere Parameter, die beide Phänomene abbilden, läßt sich zum einen die Plasmakonzentration von Hormonen, zum anderen das Schlaf-EEG registrieren. Mit dem Schlaf-EEG wird das zyklische Auftreten zweier unterschiedlicher Bewußtseinszustände – REM- und Non-REM-Schlaf – erfaßt; das Sammeln nächtlicher Hormonprofile zeigt charakteristische Sekretionsmuster, beispielsweise für Kortisol und Wachstumshormon (GH). Es hat sich daher als fruchtbar erwiesen, beide Methoden zu kombinieren und die neurophysiologische und die neuroendokrinologische Ebene des Schlaf simultan zu erfassen (Steiger u. Holsboer 1988). Mit der Untersuchung des Einflusses von Neuropeptiden auf Schlaf-EEG und schlafassoziierte hormonelle Sekretion eröffnet sich die Möglichkeit, die peptiderge Regulation von Verhalten und endokriner Aktivität besser zu verstehen. Wir führten eine Serie von Untersuchungen durch, bei der Effekte repetitiver parenteraler Applikation verschiedener Neuropeptide auf Schlaf-EEG und die Freisetzung von Kortisol und GH bei gesunden Probanden geprüft wurden. Im einzelnen untersuchten wir die Wirkungen von Hormonpeptiden der limbisch-hypothalamisch-hypophysär-adrenokortikalen (LHPA-) Achse, nämlich Kortikotropin-freisetzendes Hormon (CRH) und eines synthetischen ACTH(4–9)-Fragment-Analoges (Ebiratide, HOE 427) und der die GH-Sekretion regulierenden Peptide Somatoliberin (GHRH) und Somatostatin.

Methoden

Wie schon früher detailliert beschrieben (Holsboer et al. 1989) wurden in Anschluß an eine Adaptationsnacht zwischen 20 und 7 Uhr die Sekretion von Kortisol und GH durch Blutentnahmen über ein Schleusensystem in 20minütigen Intervallen und das Schlaf-EEG zwischen 23 und 7 Uhr bei gesunden freiwilligen Probanden (Alter 20–30 Jahre) während drei unterschiedlichen Studien (A, B, C) mit zwei (A und B) bzw. drei (C) je mindestens eine Woche voneinander getrennten Untersuchungsabschnitten untersucht. Um 22, 23, 24 und 1 Uhr erhielten die Probanden i.v. nach einem randomisierten Schema bei Studie A (n = 11) je 50 µg CRH oder Plazebo (PL), bei Studie B (n = 10) je 120 µg Ebiratide oder PL, bei Studie C je 50 µg GHRH oder 50 µg Somatostatin oder PL. Schlafen war zwischen 23 und 7 Uhr gestattet.

---

* Diese Arbeit wurde von der Deutschen Forschungsgemeinschaft (DFG) (Ste 486/1-1) unterstützt.

Ergebnisse

Unter CRH fanden wir eine Verminderung von REM-Schlaf sowie von Tiefschlaf (SWS) in der zweiten Nachthälfte, einen Anstieg des Kortisolspiegels zu Beginn der Nacht und einen reduzierten GH-Peak. Ebiratide führte zum verspäteten Einschlafen, einer Reduktion von SWS im ersten Nachtdrittel bei gleichzeitigem Anstieg von Wachzustand, einer Verringerung von REM-Schlaf im zweiten Nachtdrittel, aber keiner Veränderung der hormonellen Sekretion. Bei Gabe von GHRH stieg SWS an, insbesondere wurde – im Gegensatz zu PL – noch im dritten Nachtdrittel ein relativ hoher Anteil an SWS gefunden, zugleich sank die Kortisolsekretion ab, die GH-Konzentration nahm zu. Applikation von Somatostatin war bei einem Teil der Probanden mit einem deutlich verzögerten Einschlafen verbunden.

Diskussion

Unsere Ergebnisse machen deutlich, daß periphere Applikation von Neuropeptiden zu Veränderungen zentralnervöser Vorgänge führt, die sich im Schlaf-EEG abbilden. Unterschiedliche Substanzen bewirken spezifische Effekte. Zur LHPA-Achse gehörende Peptide induzieren eine Verschlechterung der Schlafqualität. Unter CRH werden bei gesunden Probanden akut drei der für die Depression charakteristischen neurobiologischen Veränderungen, nämlich erhöhtes Kortisol und Reduktion von GH und SWS hervorgerufen. Die Sichtweise, daß eine erhöhte Aktivität von CRH in der Pathophysiologie affektiver Erkrankungen eine zentrale Rolle spielt (Holsboer 1989) wird unterstützt. Die Beobachtung, daß periphere Applikation von Kortisol zu im Vergleich zu CRH gegensätzlichen Wirkungen (Anstieg von SWS und GH) führt (von Bardeleben et al. 1988) und unser Ergebnis, daß Ebiratide das Schlaf-EEG, nicht aber die periphere hormonelle Sekretion verändert, lassen den Schluß zu, daß die Veränderungen im Schlaf-EEG direkte Effekte der peripher applizierten Neuropeptide darstellen, die nicht sekundär über Einflüsse auf die endokrine Aktivität vermittelt werden. Die Wirkung von GHRH zeigt, daß auch eine Verbesserung der Schlafqualität (Anstieg von SWS) durch Neuropeptide hervorgerufen werden kann. Die bisher nur auf Tierexperimenten beruhende Hypothese, daß CRH und GHRH an der physiologischen Schlafregultion beteiligt sind (Ehlers u. Kupfer 1987) wird gestützt. Frühere humanpharmakologische Untersuchungen mit kontinuierlicher Applikation von CRH (Born et al. 1989) und GHRH (Bastuji et al. 1986) zeigten im Gegensatz zu unseren Studien negative Ergebnisse. Daraus läßt sich schließen, daß die Methode der Applikation (wiederholt versus kontinuierlich) bezüglich der Wirkungen eine besondere Rolle spielt.

Literatur

Bardeleben U von, Lauer C, Wiedemann K, Holsboer F (1988) Nocturnal sleep-endocrine effects of cortisol infusions in normal controls. Neuroendocrinol Lett 10: 227

Bastuji H, Garry J, Cohen R, Sassolas G, Roussel B, Jouvet M (1986) Human growth-hormone-releasing hormone does not affect sleep in normal young men. 8th European Congress of Sleep Research, Szeged, Sept. 1–5, 1986, (Abstracts)

Born J, Späth-Schwalbe E, Schwakenhofer H, Kern W, Fehm HL (1989) Influences of corticotropin-releasing hormone, adrenocorticotropin and cortisol on sleep in normal men. J Clin Endocrinol Metab 68: 904–911

Ehlers CL, Kupfer DJ (1987) Hypothalamic peptide modulation of EEG sleep in depression: a further application of the S-process hypothesis. Biol Psychiatry 22: 513–517

Holsboer F (1989) Psychiatric implications of altered limbic-hypothalamic-pituitary-adrenocortical activity. Eur Arch Psychiatry Clin Neurosci 238: 302–322

Holsboer F, Bardeleben U von, Steiger A (1988) Effects of intravenous corticotropin-releasing hormone upon sleep related growth hormone surge and sleep EEG in man. Neuroendocrinology 48: 32–38

Steiger A, Holsboer F (1988) Neuroendokrinologie und Schlaf. In: Hippius H, Rüther E, Schmauß M (Hrsg) Schlaf-Wach-Funktionen. Springer, Berlin Heidelberg New York Tokyo, pp 167–180

Untersuchungen zum peripheren und zentralen Noradrenalinstoffwechsel bei jugendlichen Patienten mit Anorexia nervosa (AN) mittels differentieller Bestimmung der MHPG-Konjugate*

H.-U. MÜLLER, A. ROTHENBERGER, W. E. MÜLLER

Einleitung

Neben dem Gewichtsverlust sind für AN-Patienten endokrine und vegetative Störungen charakteristisch. Für das Verständnis der Pathophysiologie dieser Auffälligkeiten ist offenbar die Funktion noradrenerger Systeme im Hypothalamus und sympathischen Nervensystem von Interesse. AN-Patienten zeigen auch häufig depressive Symptome. Dies könnte bedeuten, daß das Noradrenalin (NA) ebenfalls in die Regulation des psychischen Status involviert ist (Filser et al. 1988; Halmi et al. 1978; Peyrin et al. 1985).

Bei früheren Studien wurde vor allem der NA-Hauptmetabolit im ZNS, das 3-Methoxy-4-hydroxy-phenylethylenglykol (MHPG) im Urin bestimmt. Dabei ging man von der Annahme aus, daß dieser Metabolit im Urin hauptsächlich zentralen Ursprungs ist. Die Ergebnisse verschiedener Studien mit AN-Patienten zeigten erniedrigte urinäre MHPG-Werte in der niedergewichtigen Phase im Vergleich zu gesunden Kontrollen – und höhere Werte nach Gewichtszunahme, so daß man eine zentralnervöse Stoffwechselstörung annahm. Mittlerweile weiß man aber, daß nur der kleinere Teil des urinären MHPG aus dem ZNS stammt (Filser et al. 1986, 1988). Die Frage nach einer zentralen und/oder peripheren noradrenergen Störung bei AN war deshalb weiter offen (Rothenberger et al. 1990). Diese Untersuchung versucht eine bessere Antwort als bisher möglich zu finden. MHPG wird zum kleinen Anteil frei, überwiegend aber konjugiert ausgeschieden. Dabei wird die Beeinflussung des peripheren NA-Umsatzes hauptsächlich in der Glucuronid-Fraktion reflektiert, wohingegen der zentralnervöse noradrenerge Stoffwechsel sich durch die Sulfat-Fraktion widerspiegelt (Filser et al. 1988; Peyrin 1990). Wir gehen deshalb davon aus, daß MHPG-Sulfat primär den zentralen und MHPG-Glucuronid primär den peripheren NA-Stoffwechsel am Menschen repräsentiert. Im folgenden soll daher eine Untersuchung vorgestellt werden, bei der beide Konjugate und die Vanillinmandelsäure (VMS), letztere als weiterer peripherer NA-Metabolit, bei jugendlichen AN-Patienten bestimmt wurden.

Methode

Die Untersuchungen wurden an zwei normalintelligenten stationär behandelten Patientengruppen durchgeführt (Tabelle 1). Die AN-Patienten (8 weibl., 2 männl.) hatten eine mittlere Dauer des Gewichtsverlustes von 13,4 ± 9,8 Monaten; ihr höchstes je erreichtes mittleres Körpergewicht betrug 49,7 ± 5,9 kg. Alle Jugendlichen waren medikationsfrei und ohne wesentliche depressive

---

* Diese Untersuchung wurde durch die Deutsche Forschungsgemeinschaft: SFB 258 Teilprojekt R/S, Universität Heidelberg und Mu 467/5-2 unterstützt.

Tabelle 1. Charakteristik der untersuchten Patientengruppen

Parameter	Emotionale Störung (n = 10) (ICD 313)	Anorexia nervosa (n = 10) (ICD 307.1)	
		t_1	t_2
	$\bar{x} \pm s$	$\bar{x} \pm s$	$\bar{x} \pm s$
Körpergewicht (kg)	55 ± 13	36 ± 6**	45 ± 6* +)
Körpergewicht (% IKG)[a]	112 ± 22	72 ± 8***	91 ± 8* +)
Körpergröße (cm)	161 ± 22	163 ± 10	163 ± 10
Alter (Jahre)	14 ± 3	14 ± 2	15 ± 2
Energiereiche Diät (2000 – 2500 kcal/Tag)	–	10 Pat.	2 Pat.

[a] % IKG = Prozent des idealen Körpergewichts: weibl.: (Körpergröße in cm – 100) – 20%; männl.: (Körpergröße in cm – 100) – 15%.
Signifikante Unterschiede: AN- vs. Kontrollgruppe (Mann-Whitney U-Test): *** $p < 0,001$; ** $p < 0,01$; * $p < 0,05$.   AN-Patienten (t_1 vs. t_2, Wilcoxon-Test: + $p < 0,01$)

Symptomatik. Als Kontrollgruppe wurden alters- und geschlechtsgleiche, jugendpsychiatrische Patienten mit emotionalen Störungen ohne Eßproblematik untersucht. Die Untersuchungszeitpunkte für die AN-Patienten waren: t_1, bei niedrigem Gewicht (1. stationäre Woche) und t_2, einige Wochen später, wenn das ideale Körpergewicht um mindestens 10% angestiegen war. Die Kontrollgruppe wurde nur einmal untersucht. Alle Patienten sammelten 3mal 24-h-Urin an aufeinanderfolgenden Tagen. Wenn das Verhältnis mg Kreatinin/kg KG ≥ 10 war, wurde die Sammlung akzeptiert. Die MHPG-Konjugate wurden nach spezifischer enzymatischer Spaltung mit einer HPLC-Methode bestimmt (Filser et al. 1989). Die VMS wurde ebenfalls mit HPLC und elektrochemischer Detektion (Fa. Bio-Rad, München) bestimmt. Die statistische Auswertung erfolgte mit nichtparametrischen Tests (Tabellen 1 und 2).

Tabelle 2. Ergebnisse der Urinbestimmungen

Parameter	Emotionale Störungen (n = 10) (ICD 313)	Anorexia nervosa (n = 10) (ICD 307.1)	
		t_1	t_2
	$\bar{x} \pm s$	$\bar{x} \pm s$	$\bar{x} \pm s$
Kreatinin (mg/24 h)	916 ± 361	730 ± 424	803 ± 148 ns+
Urinvolumen (ml/24 h)	1063 ± 632	1530 ± 547	1358 ± 1038 ns+
MHPG-Glucuronid[b]	1,0 ± 0,4	0,8 ± 0,6	1,5 ± 1,3**+
MHPG-Sulfat[b]	1,0 ± 0,6	1,3 ± 0,4	1,4 ± 1,2 ns+
Freies MHPG[b]	0,1 ± 0,04	[a]0,2 ± 0,1	0,1 ± 0,1 ns+
Gesamt MHPG[b]	2,1 ± 0,9	2,3 ± 0,8	3,0 ± 2,3 ns+
VMS[b]	3,8 ± 1,3	3,9 ± 1,0	3,1 ± 0,9*+
VMS plus MHPG-Glucuronid[b]	4,8 ± 1,5	4,7 ± 1,4	4,5 ± 1,6 ns+

+ Wilcoxon-Test (t_1 vs. t_2; ** = $p < 0,02$; * = $p < 0,05$)
[a] $p < 0,001$ Mann-Whitney U-Test (Kontroll- vs. AN-Gruppe)
[b] Alle Werte (µg/mg Kreatinin)

Ergebnisse

Die täglichen Kreatininmengen und Urinvolumina der AN-Patienten unterschieden sich von den Werten der Kontrollgruppe nicht signifikant. Tabelle 2 zeigt drei wesentliche Gruppenunterschiede: 1) Das MHPG-Glucuronid lag bei der AN-Gruppe nach Gewichtszunahme signifikant höher als zuvor, während 2) die VMS-Ausscheidung nach Gewichtszunahme signifikant niedriger war als zuvor; interessanterweise blieb 3) die Summe der Werte von VMS plus MHPG-Glucuronid zu beiden Zeitpunkten etwa gleich. Vergleicht man die AN- mit der Kontrollgruppe, so ist nur das freie MHPG der AN-Patienten zu t_1 signifikant erhöht.

Diskussion

In dieser Untersuchung fand sich im Gegensatz zu Studien mit Erwachsenen keine störungsspezifische Gesamt-MHPG-Erniedrigung bei niedergewichtigen Patienten mit AN (Abraham et al. 1981; Gross et al. 1979; Halmi et al. 1978). Das periphere MHPG-Glucuronid war bei niedergewichtigen AN-Patienten signifikant erniedrigt und stieg offenbar mit Gewichtszunahme an. Die Werte der VMS verhielten sich genau umgekehrt. Eine Erklärung dafür könnte darin liegen, daß in der Leber das freie MHPG sowohl zur VMS oxidiert als auch mit Glucuronsäure konjugiert werden kann (Filser et al. 1988). Das Ergebnis unserer Untersuchung läßt daher vermuten, daß die AN-Patienten möglicherweise einen metabolischen Shift im peripheren NA-Metabolismus im Verlauf der Gewichtszunahme entwickeln: Bei niedrigem Gewicht würde das MHPG weniger glucuronidiert und mehr zur VMS oxidiert werden. Umgekehrt würde sich mit Gewichtszunahme dieses Gleichgewicht zur vermehrten Bildung von Glucuronid verschieben. Als Schlußfolgerung dieser Studie, die mit einem Replikationsversuch fortgeführt wird, darf also bei niedergewichtigen AN-Patienten von einer Veränderung im peripheren NA-Metabolismus ausgegangen werden, die am ehesten durch den Hungerzustand bedingt ist.

Literatur

Abraham SF, Beumont PJV, Cobbin DM (1981) Catecholamine metabolism and body weight in anorexia nervosa. Br J Psychiatry 138: 244–247

Filser JG, Müller WE, Beckmann H (1986) Should plasma or urinary MHPG be measured in psychiatric research? A critical comment. Br J Psychiatry 148: 95–97

Filser JG, Spira J, Fischer M, Gattaz WF, Müller WE (1988) The evaluation of 4-hydroxy-3-methoxyphenylglycol sulfate as a possible marker of central norepinephrine turnover. Studies in healthy volunteers and depressed patients. J Psychiatry Res 22: 171–181

Filser JG, Koch S, Fischer M, Müller WE (1989) Determination of urinary 3-methoxy-4-hydroxyphenylethylene glycol and its conjugates by high-performance liquid chromatography with electrochemical and ultraviolet absorbance detection. J Chromatogr 493: 275–286

Gross HA, Lake CR, Ebert MH, Ziegler MG, Kopin IJ (1979) Catecholamnine metabolism in primary anorexia nervosa. J Clin Endocrinol Metab 49: 805–809

Halmi KA, Dekirmenjian H, Davis JM, Caspar R, Goldberg S (1978) Catecholamine metabolism in anorexia nervosa. Arch Gen Psychiatry 35: 458–460

Peyrin L, Pequignot JM, Chauplannaz G, Laurant B, Aimard G (1985) Sulfate and glucuronide conjugates of 3-methoxy-4-hydroxyphenylglycol in urine of depressed patients: Central and peripheral influences. J Neural Transm 63: 255–269

Peyrin L (1990) Urinary MHPG sulfate as a marker of central norepinephrine metabolism: a comentary. J Neural Transm 80: 51–65

Rothenberger A, Müller HU, Müller WE (1990) Central versus peripheral disturbances in the norepinephrine metabolism of adolescents with anorexia nervosa In: Remschmidt H, Schmidt MH (eds) Anorexia nervosa (Child and youth psychiatry, Europa perspectives, Vol I) Hofgrefe & Huber, Toronto, pp 45–53

Einfluß verschiedener endogener Glukokortikoidspiegel auf die immunologische Reaktionsfähigkeit in vitro lektinstimulierter Lymphozyten bei Patienten mit endogener Depression

N. WODARZ, R. RUPPRECHT, J. KORNHUBER, B. SCHMITZ, K. WILD, H. U. BRANER, O. A. MÜLLER, P. RIEDERER, H. BECKMANN

Einleitung

Zu den ältesten und reproduzierbarsten Befunden der biologisch psychiatrischen Forschung auf dem Gebiet der affektiven Psychosen zählen Störungen der Hypothalamus-Hypophysen-Nebennierenrinden-Achse. So wurden u. a. ein Hyperkortisolismus (Linkowski et al. 1985) und eine verminderte Supprimierbarkeit von Kortisol im Dexamethason-Hemmtest (Carroll et al. 1968) im Rahmen schwerer Phasen der sog. endogenen Depression beschrieben. Diffizilere endokrinologische Veränderungen ließen sich z.T. erst durch „Challenge-Untersuchungen" nachweisen.

Ziel dieser Studie war es, die funktionelle Bedeutung der Glukokortikoidrezeptoren für die Ätiopathogenese dieser Dysregulation des Hypothalamus-Hypophysen-Nebennierenrinden-Systems zu untersuchen. Grundlage hierfür ist das Vorhandensein von Glukokortikoidrezeptoren in peripheren Lymphozyten und das bekannt sensible Ansprechen deren immunologischer Reaktionsfähigkeit auf Glukokortikoide in vivo und in vitro.

Methodik

Probanden

Es wurden 7 weibliche Patienten (47,1 ± 5,9 Jahre) untersucht, die die Kriterien einer Major Depression nach DSM-III-R erfüllten und in der Psychiatrischen Klinik der Universität Würzburg zur stationären Aufnahme gelangten. Parallel dazu wurden 7 gesunde weibliche Vergleichsprobanden (46,1 ± 2,1 Jahre) untersucht. Zum Untersuchungsablauf sei hier auf Tabelle 1 verwiesen.

Präparation und Kultur der Zellen

Lymphozyten wurden über eine Dichtegradientenzentrifugation gewonnen (Rupprecht et al. 1991). In Dreifachansätzen wurden jeweils $2,5 \times 10^4$ Zellen mit 5 µg/ml Concanavalin A (Con A) bzw. 20 µg/ml Phytohämagglutinin A (PHA) über 60 h inkubiert. Zusätzlich wurden physiologische (10^{-10} und 10^{-9} mol/l) und pharmakologische (10^{-7} und 10^{-6} mol/l) Konzentrationen von Dexamethason (DEX) in vitro zugefügt. Die Daten wurden mit dem Student-t-Test analysiert.

Ergebnisse

Erwartungsgemäß führte in vitro Dexamethason zu einer dosisabhängigen Reduktion der Lymphozytenblastogenese.

Tabelle 1. Untersuchungsschema

	Tag 1 (BASAL)
16.00 Uhr	50 ml Blut
	Tag 2 (MET)
9.00 Uhr	1,5 g Metopiron
16.00 Uhr	50 ml Blut
23.00 Uhr	1 mg Dexamethason
	Tag 3 (MET PLUS DEX)
9.00 Uhr	1,5 g Metopiron
16.00 Uhr	50 ml Blut

Metopiron blockiert die 11-β-Hydroxylase und führt hierdurch zu einem Absinken des endogenen Glukokortikoidspiegels.

Zusätzliche Gabe von Dexamethason ersetzt das supprimierte endogene Kortisol.

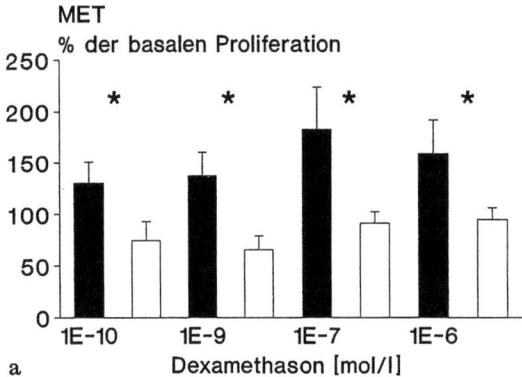

a

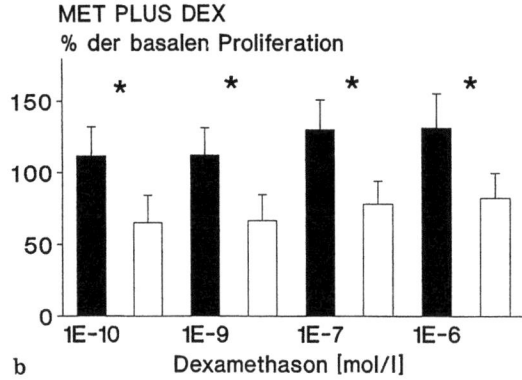

b

Abb. 1a, b. Veränderungen der mit 20 µg/ml PHA-induzierten Lymphozytenproliferation nach den diversen pharmakologischen in vitro induzierten Veränderungen (die Veränderungen nach Stimulation mit 5,0 µg/ml Con A waren analog, so daß auf eine eigene Abb. verzichtet wurde). Arithmetischer Mittelwert ± Standardabweichung sind bezogen auf die Proliferationswerte unter Basalbedingungen. * $p < 0,05$
☐ Kontrollen; ■ Patienten

In-vitro-Zugabe von Dexamethason in physiologischer bzw. pharmakologischer Dosierung zeigte bei Patienten mit einer akuten Phase einer Major Depression jeweils einen im Vergleich zu gesunden Probanden veränderten Einfluß auf die lymphozytäre DNA-Synthese, bezogen auf die Werte unter Basalbedingungen (Abb. 1).

Diskussion

Die Suffizienz der pharmakologischen Maßnahmen ließ sich gut an meßbaren endokrinologischen Parametern ablesen, z. B. den hier exemplarisch dargestellten ACTH-Spiegeln (Tabelle 2).

Tabelle 2. ACTH-Werte nach den pharmakologisch in vivo induzierten Veränderungen

	BASAL
$ACTH_{Cont}$:	3,9 ± 0,2 pmol/l
$ACTH_{Pat}$:	3,3 ± 0,4 pmol/l
	MET
$ACTH_{Cont}$:	29,9 ± 7,1 pmol/l
$ACTH_{Pat}$:	25,9 ± 0,2 pmol/l
	MET PLUS DEX
$ACTH_{Cont}$:	1,6 ± 0,1 pmol/l
$ACTH_{Pat}$:	2,4 ± 0,5 pmol/l

Die Unterschiede zwischen den Untersuchungsbedingungen waren jeweils hochsignifikant ($p < 0,005$).

Die veränderte Reaktion der lymphozytären DNA-Synthese könnte auf eine eingeschränkte regulative Funktions- und Adaptationsfähigkeit des Glukokortikoidrezeptors bei Patienten mit Major Depression hindeuten. Hiermit ließe sich auch eine Vielzahl anderer endokrinologischer Befunde bei diesen Patienten in Einklang bringen. Allerdings sind diese Ergebnisse als vorläufig zu betrachten, da die ausgewertete Stichprobe bislang eine geringe Fallzahl und nur Frauen umfaßt.

Weitere Untersuchungen (z. B. der Rezeptorbindungscharakteristika) sind notwendig, um den Ort (Rezeptorebene, Post-Rezeptorebene etc.) und genauen Mechanismus der Störung zu lokalisieren.

Einer veränderten Plastizität der Glukokortikoidrezeptoren in der Peripherie und im ZNS, besonders im Hypothalamus und Hippokampus, könnte eine wichtige Bedeutung für das regionäre zentralnervöse Transmittergleichgewicht (incl. Neuropeptide) und damit für die Ätiopathogenese, zumindest eines Teils der sog. endogenen Depressionen zukommen.

Literatur

Carroll BJ, Martin FI, Davis BM (1968) Resistance to suppression by dexamethasone of plasma 11-OHCS levels severe depressive illness. Br Med J 3: 285–287

Linkowski P, Mendlewicz J, Leclercq R et al. (1985) The 24-hour profile of adrenocorticotropin and cortisol in major depressive illness. J Clin Endocrinol Metab 61: 429–438

Rupprecht R, Kornhuber J, Wodarz N et al. (1991) Characterization of glucocorticoid receptor binding capacity in human mononuclear leukocytes: increase by metyrapone is prevented by dexamethasone pretreatment. J Neuroendocrinol 2: 803–806

Die Stimulation von Hypophysenvorderlappen-Hormonen nach kombinierter und alleiniger Gabe von Releasinghormonen bei männlichen Probanden

C. Daffner, G. Laakmann, A. Hinz, U. Voderholzer

Einleitung

Auf der Suche nach einem biologischen Marker für psychische Erkrankungen gewinnen neuroendokrinologische Untersuchungen zunehmend an Bedeutung. Es konnte gezeigt werden, daß endogen depressive Patienten Störungen der Wachstumshormon (GH)- (Laakmann u. Benkert 1978; Laakmann 1987), Adrenokortikotropin(ACTH)/Kortisol- (Gold et al. 1984; Holsboer et al. 1985) und Thyreotropin- (TSH)-Sekretion (Prange et al. 1972) aufweisen. Aufgrund dieser Untersuchungsbefunde wird deutlich, daß bei endogen depressiven Patienten Störungen mehrerer hypothalamo-hypophysärer Hormonachsen vorliegen.

Da inzwischen alle Releasinghormone zur Applikation beim Menschen zur Verfügung stehen, lag die Überlegung nahe, durch einen kombinierten Hypophysentest mehrere hypothalamo-hypophysäre Hormonachsen gleichzeitig abzuklären. Wir untersuchten daher zunächst bei gesunden männlichen Probanden, ob die Stimultion von GH, Prolaktin, ACTH/Kortisol, luteinisierendes Hormon (LH), follikelstimulierendes Hormon (FSH) und TSH nach kombinierter und alleiniger Gabe von Growth Hormon Releasinghormon (GHRH), Kortikotropin-Releasinghormon (CRH), luteinisierendes Hormon (LHRH) und Thyreotropin-Releasinghormon (TRH) vergleichbar sind.

Methode

Sechs männliche Probanden zwischen 21 und 31 Jahren wurden in die Untersuchung eingeschlossen. Um 9.00 Uhr wurden 100 µg GHRH, 100 µg CRH, 100 µg LHRH und 200 µTRH i.v. entweder kombiniert oder jedes Releasinghormon einzeln appliziert. Blutproben für die Messungen von GH, Prolaktin, ACTH, Kortisol, LH, FSH und TSH wurden bei Untersuchungsbeginn ($t = -60$ min), unmittelbar vor Gabe der Releasinghormone ($t = 0$ min) und danach in 15minütigen Abständen entnommen. Als Maß für die Gesamthormonausschüttung von GH, Prolaktin, ACTH, Kortisol, LH und FSH diente das AUC („area under the curve" von 0–120 min). Als Maß für die TSH-Stimulation wurde das Delta-TSH (0–30 min) berechnet. Die statistische Auswertung erfolgte mittels gepaartem Student-t-Test.

Ergebnisse

Hinsichtlich der GH-, ACTH-, LH- und FSH-Stimulation waren die Ergebnisse nach kombiniertem Hypophysentest und einzelner Gabe der Releasinghormone vergleichbar. Die Prolaktin- und TSH-Stimulationswerte dagegen waren nach kombinierter

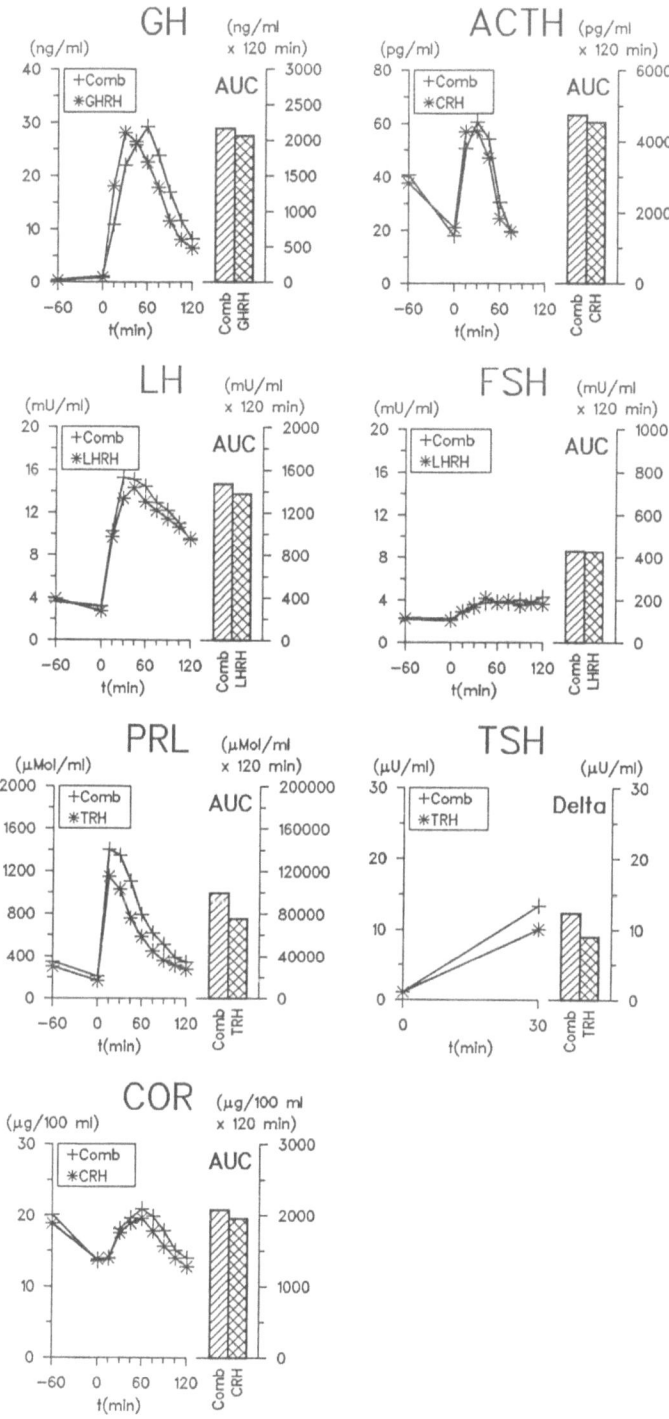

Abb. 1. GH-, ACTH-, LH-, FSH-, Prolaktin (PRL)-, TSH- und Kortisol (COR)-Stimulation (x ± SE; n = 6) nach kombinierter (COMB) und alleiniger Gabe von GHRH, CRH, LHRH und TRH bei gesunden männlichen Probanden

Gabe der Releasinghormone nominell, jedoch nicht signifikant, höher als nach Einzelgabe von TRH. Die Kortisol-Stimulation war nach kombiniertem Hypophysentest signifikant, wenn auch geringgradig höher als nach Einzelgabe von CRH (Abb. 1).

Diskussion

Wir konnten in unserer Untersuchung zeigen, daß die Ergebnisse bezüglich der GH-, ACTH/Kortisol-, LH- und FSH-Stimulation nach kombiniertem Hypophysentest und nach alleiniger Gabe der Releasinghormone vergleichbar sind. Somit ist es möglich, sowohl die hypothalamo-hypophysäre-somatotrope, -adrenale als auch -gonadale Achse im kombinierten Hypophysentest gleichzeitig zu untersuchen. Hinsichtlich der PRL- und TSH-Stimulation ergaben sich nominell höhere Werte nach kombiniertem Hypophysentest als nach Einzelgabe von TRH. Für die Beurteilung der Stimulation der hypothalamo-hypophysären-thyreoidalen und -laktotropen Achsen im kombinierten Hypophysentest muß daher berücksichtigt werden, daß im Trend höhere Prolaktin- und TSH-Stimulationswerte gefunden werden als nach alleiniger Gabe von TRH. Diese Untersuchungen bei Probanden sollen eine Grundlage für weiterführende Untersuchungen bei depressiven Patienten darstellen.

Literatur

Gold PW, Chrousos G, Kellner C et al. (1984) Psychiatric implications of basic and clinical studies with corticotropin-releasing factor. Am J Psychiatry 141: 619–627

Holsboer F, Gerken A, Stalla GK, Müller OA (1985) ACTH, cortisol, and corticosterone output after ovine corticotropin-releasing factor challenge during depression and after recovery. Biol Psychiatry 20: 276–286

Laakman G (1987) Psychopharmakoendokrinologie und Depressionsforschung. In: Hippius H, Janzarik W, Müller C (Hrsg) Monographien aus dem Gesamtgebiete der Psychiatrie – Psychiatry Series, Bd. 46. Springer, Berlin Heidelberg New York Tokyo

Laakman G, Benkert O (1978) Effects of antidepressants on pituitary hormones. In: Garratine S (eds) Depressive disorders. Schattauer, Stuttgart, pp 255–266

Prange AJ, Wilson IC, Lara PO, Alltop LB, Breese GR (1972) Effect of thyrotropin-releasing hormone in depression. Lancet II: 999–1002

Clonidin- bzw. Wachstumshormon-Releasing-Hormon-induzierte Wachstumshormonfreisetzung an gesunden Probanden*

H. GANN, D. RIEMANN, P. FLECKENSTEIN, M. BERGER, W. E. MÜLLER

Einleitung

Der Befund von Matussek et al. (1980), daß depressive Patienten nach Injektion des α_2-Agonisten Clonidin im Vergleich zu gesunden Kontrollen eine deutlich reduzierte Wachstumshormonfreisetzung (GH) aufweisen, gehört zu den am häufigsten reproduzierten Befunden der biologischen Psychiatrie. Seine Interpretation wird allerdings dadurch erschwert, daß auch ca. ein Drittel der gesunden Probanden eine deutlich reduzierte GH-Freisetzung nach Clonidin zeigt. Ziel der vorliegenden Untersuchung war es daher, einige methodische Details der Clonidin-Non-Response bei gesunden Probanden zu untersuchen.

Methodik

Die Untersuchung wurde an 12 gesunden männlichen Probanden (Durchschnittsalter 25,6 ± 3,2 Jahre) durchgeführt, die wiederholt mit einem Mindestabstand von einer Woche im Stimulationstest untersucht wurden. Die Stimulationstests (Clonidin, 2 µg/kg; GHRH, 50 µg; alles i.v.) wurden immer nüchtern um 10 Uhr morgens im Liegen durchgeführt. Die GH-Plasmaspiegel wurden über einen Zeitraum von 3 h in zunächst 15minütigen, dann 30minütigen Abständen mittels RIA (Serono) bestimmt. Die Daten wurden entweder als maximaler GH-Plasmawert zwischen 10 Uhr und 13 Uhr (Δ_{max}) oder als Fläche unter der Plasmakonzentration – versus Zeitkurve (AUC zwischen 10 Uhr und 13 Uhr) berechnet.

Ergebnisse

Die gesunden Probanden zeigten zu beiden untersuchten Zeitpunkten eine große interindividuelle Streuung der GH-Freisetzung nach Clonidin-Injektion (Gruppen C1 und C2 in Abb. 1). Die GH-Freisetzung konnte gleich gut über den Δ_{max}-Wert oder den AUC-Wert dargestellt werden. Die Korrelation zwischen beiden Werten (n = 24) war hochsignifikant (r = 0,93; p < 0,01). Die Test-Retestreliabilität der GH-Freisetzung nach Clonidin war zufriedenstellend (Vergleich C1 gegen C2). Die Δ_{max}-Werte zu beiden Zeitpunkten korrelierten hochsignifikant miteinander (r = 0,82; p < 0,001). Eine ähnlich gute Korrelation wurde für den Vergleich der AUC (Vergleich C1 und C2) gefunden. Die Mittelwerte für Δ_{max} lagen in den Versuchen C1 und C2 bei 7,3 bzw.

---

* Die Untersuchung wird von der DFG gefördert (SFB 258, A1).

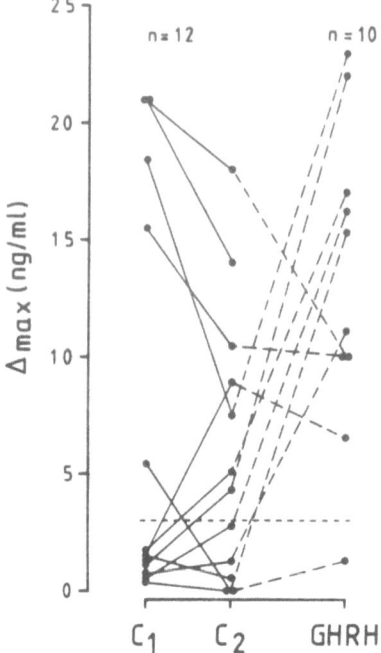

Abb. 1. GH-Freisetzung nach Clonidin (C1, C2) oder GHRH an gesunden männlichen Probanden. Die Untersuchung wurde randomisiert in einem Abstand von einer Woche durchgeführt. Δ_{max} ist der maximale Anstieg des GH-Wertes bezogen auf den Ausgangswert innerhalb 3 h nach Stimulation

6,1 ng/ml und waren nicht signifikant unterschiedlich. Unter der Annahme eines Mindestanstiegs der GH-Konzentration auf 3 ng/ml als Response-Kriterium waren im ersten Versuch 7 Probanden und im zweiten Versuch 5 Probanden als Non-Responder einzuordnen. Da 2 Probanden in C2 aber nicht in C1 und umgekehrt 1 Proband in C1 aber nicht in C2 respondierten, sind immerhin 4 Probanden bei beiden Untersuchungen nach diesem Kriterium als Non-Responder einzuordnen. Dieser Befund stimmt gut mit den Ergebnissen von Hoehe et al. (1986) überein, die in einer ähnlichen Gruppe gesunder Probanden auch ein Drittel Non-Responder fanden.

Zur Überprüfung der anstehenden Frage, wie die Non-Response auf Clonidin zu erklären ist, bietet sich das Wachstumshormon-Releasing-Hormon (GHRH) an, das im Gegensatz zu dem hypothalamischen Angriffspunkt des Clonidins auf hypophysärer Ebene angreift und hier direkt zu einer Ausschüttung von GH führt. 10 der 12 untersuchten Probanden konnten auch im GHRH-Test untersucht werden (Abb. 1). Alle Probanden bis auf einen zeigten nach GHRH-Injektion eine deutliche Freisetzung von GH. Die Mittelwerte von Δ_{max} nach GHRH lagen wesentlich höher als die nach Clonidin (13,4 versus 6,7 ng/ml; $p < 0,05$). Zwischen den Δ_{max}-Werten nach Clonidin und nach GHRH ergab sich keine signifikante Korrelation ($r = 0,043$). Dieser Befund steht im Gegensatz zu dem Ergebnissen von Eriksson et al. (1988) und Lesch et al. (1988) über signifikante Korrelationen der Wachstumshormonfreisetzung nach GHRH und α_2-Rezeptor-Agonisten.

Diskussion

Die vorliegenden Ergebnisse bestätigen, daß auch ein nicht unerheblicher Teil gesunder männlicher Probanden keine oder nur eine geringe GH-Freisetzung nach Clonidin-Injektion zeigt. Die häufig geübte Praxis, eine GH-Freisetzung unter einem Minimalwert von 3 ng/ml als Non-Response zu bezeichnen, erscheint ungeeignet, da letztlich auch die meisten nach diesen Kriterien als Non-Responder eingeordneten Probanden mit einer deutlichen − wenn auch unter diesem definierten Response-Wert liegenden − GH-Freisetzung reagierten. Darüber hinaus zeigt der Vergleich der Versuche unter C1 und C2, daß gerade bei dieser Einordnung als Responder oder Non-Responder eine erhebliche Varianz besteht. 10 der in den Gruppen C1 und C2 untersuchten Probanden standen auch für den GHRH-Test zur Verfügung, der eine anatomische Lokalisierung der GH-Freisetzungsstörung erlaubt. Nur einer der untersuchten Probanden zeigte eine GH-Freisetzung unter 3 ng/ml, während alle anderen mit deutlichen Freisetzungen reagierten. Die fehlende Korrelation der Freisetzungsmuster nach Clonidin bzw. nach GHRH läßt darauf schließen, daß bei diesen gesunden Probanden die Erklärung für die schlechte GH-Freisetzung unter Clonidin nicht in einer hypophysären Störung zu suchen ist. Diese Befunde an gesunden Probanden stehen damit im Widerspruch zu einigen Untersuchungen an depressiven Patienten, die darauf hinweisen, daß depressive Patienten eher eine reduzierte GH-Freisetzung auf unterschiedliche Stimuli einschließlich GHRH zeigen (Eriksson et al. 1988; Lesch et al. 1988; Ansseau et al. 1988; Laakmann et al. 1990). Damit liegt die Vermutung nahe, daß Clonidin-Non-Response bei gesunden Probanden nicht auf hypophysärer Ebene zu erklären ist, während Clonidin-Non-Response bei depressiven Patienten möglicherweise auf einer hypophysären Störung beruht. Erste vergleichende Untersuchungen unserer Arbeitsgruppe an depressiven Patienten (Clonidin-Test versus GHRH-Test) bestätigen diese Annahme (über 80% Non-Responder in beiden Tests).

Literatur

Ansseau M, von Frenckell R, Cerfontaine JL et al. (1988) Blunted response of growth hormone to clonidine and apomorphine in endogenous depression. Br J Psychiatry 153: 65−71

Eriksson E, Balldin J, Lindstedt G, Madigh K (1988) Growth hormone responses to the α_2-adrenoceptor agonist guamfacine and to growth hormone releasing hormone in depressed patients and controls. Psychiatry Res 20: 59−67

Hoehe M, Valido G, Matussek N (1986) Growth hormone response to clonidine in endogenous depressive patients. Evidence for a trait marker in depression. In: Shagass C et al. (eds) Biological psychiatry. Elsevier, Amsterdam, pp 862−864

Laakmann G, Hinz A, Voderholzer U, Neuhauser H, Daffner C, Winkelmann M, Müller OA (1990) Endocrine response to tricyclic antidepressants and peptides in depression with special regard to growth hormone secretion. In: Neuropsychopharmacology. Springer, Berlin Heidelberg New York

Lesch KP, Laux G, Erb A, Pfüller H, Beckmann H (1988) Growth hormone (GH) responses to GH-releasing hormone in depression. Correlation with GH release following clonidine. Psychiatry Res 25: 301−310

Matussek N, Ackenheil M, Hippius H, Müller FT, Schröder F, Schultes H, Wasilewski B (1980) Effect of clonidine on growth hormone release in psychiatric patients and controls. Psychiatry Res 2: 25−36

Therapeutischer Schlafentzug und Resistenz auf Antidepressiva
– Neuroendokrinologische und klinische Befunde

S. KASPER, D. A. SACK, T. A. WEHR

Einleitung

Der antidepressive Effekt des therapeutischen Schlafentzugs (SE) ist gut dokumentiert, und Ergebnisse von nichtkontrollierten Studien (zur Übersicht: Kasper 1990) weisen darauf hin, daß die Kombination von wiederholten SE und Antidepressiva eine günstige therapeutische Wirkung entfaltet, wenn eine Resistenz auf Antidepressiva alleine besteht (Möller et al. 1990). Eine andere, bis jetzt noch nicht untersuchte Frage ist, wie der unmittelbare Effekt einer Schlafentzugsbehandlung bei einer Vorgeschichte von Non-Response auf Antidepressiva ausfällt. Wir sind dieser Fragestellung anhand einer größeren Patientenstichprobe nachgegangen. Da während der SE-Nacht auch charakteristische hormonelle Veränderungen auftreten (Baumgartner et al. 1990), war es ein weiteres Ziel dieser Untersuchung herauszufinden, ob die Schlafentzugseffekte bei den Gruppierungen hinsichtlich des vorangegangenen Ansprechens auf Antidepressiva mit einem unterschiedlichen nächtlichen hormonellen Sekretionsmuster einhergehen.

Methode und Ergebnisse

Es wurden die Daten von 103 Patienten (74 Frauen, 29 Männer; Alter 52 ± 13 Jahre), bei denen ein totaler SE (TSE) in den Tagen nach der stationären Aufnahme unter medikamentenfreien Bedingungen durchgeführt wurde, hinsichtlich des vorangegangenen Ansprechens auf Antidepressiva ausgewertet. Die Klassifizierung in Patienten mit und ohne Resistenz auf Antidepressiva erfolgte nach folgenden Überlegungen: Da alle Patienten mit einem ausgeprägten depressiven Syndrom zur Aufnahme kamen und mit Antidepressiva vorbehandelt waren, kann man davon ausgehen, daß die Gruppe der Patienten, die bereits über einen längeren Zeitraum erkrankt war und mit Antidepressiva behandelt wurde, der Gruppe entspricht, die auf Antidepressiva refraktär ist. Es erfolgte daher eine Aufteilung hinsichtlich des Medians der aktuellen Episodendauer in der die Patienten auch antidepressiv-medikamentös behandelt wurden. Diese Klassifikation ergab bei 51 Patienten eine Episodendauer von weniger als 100 Tagen, die in weiterer Folge als Patienten bezeichnet werden, die resistent auf Antidepressiva sind, und bei 52 Patienten eine Episodendauer von mehr als 100 Tagen, die in der Folge der Gruppe von Patienten zugeordnet werden, die auf Antidepressiva nicht resistent sind. Darüber hinaus wurde auch eine Einteilung nach Extremgruppen hinsichtlich der Episodendauer (24 in jeder Gruppe) vorgenommen. Bei 37 Patienten der Gesamtgruppe sowie bei 13 nach Altersklassen und Geschlecht angeglichenen gesunden Kontrollen wurden um 2 Uhr morgens in der Nacht vor SE (Basalnacht) sowie zur gleichen Uhrzeit in der SE-Nacht Blutproben zu Hormonbestimmungen (TSH, T3, T4, Melatonin, Kortisol, Prolaktin) entnommen.

In Tabelle 1 sind die Mittelwerte der Schlafentzugseffekte der Patienten mit und ohne Resistenz auf Antidepressiva dargestellt. Es zeigte sich, daß sowohl die nach dem Median aufgeteilten Gruppen als auch die Extremgruppen keinen Unterschied hinsichtlich des Ansprechens auf den

Tabelle 1. Mittelwerte (± SD) der Hamilton-Gesamtscores (HDRS) und Tagesdifferenzwerte (Tagesdiff.) unter totalem Schlafentzug (TSE) bei Patienten mit und ohne Resistenz auf Antidepressiva (AD). Tagesdifferenzwerte: Relative Veränderung der Werte vor im Vergleich zu nach Schlafentzug. (Nach Kasper et al. 1988)

Gruppen	HDRS Tag vor TSE		HDRS Tag nach TSE		HDRS Tagesdiff.
	9 Uhr	17 Uhr	9 Uhr	17 Uhr	%
AD-Resistent (n = 51)	19 ± 7	16 ± 8	13 ± 8	11 ± 7	29
AD-Nicht-Resistenz (n = 52)	17 ± 7	15 ± 8	12 ± 8	11 ± 7	28

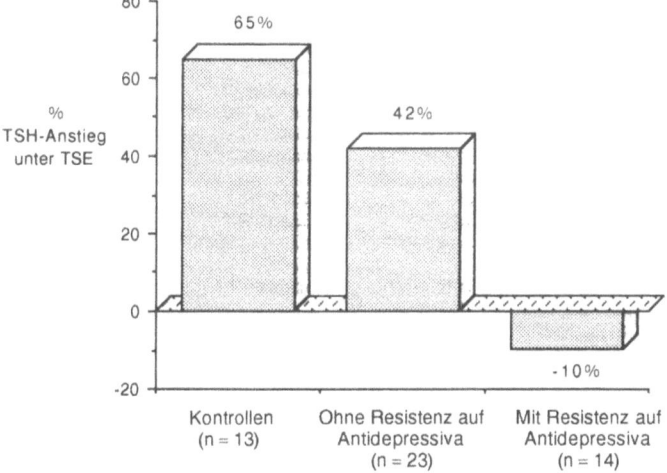

Abb. 1. Nächtlicher TSH-Anstieg (Blutentnahmen um 2 Uhr morgens) unter totalem Schlafentzug (verglichen mit der Nacht zuvor, in der die Kontrollen bzw. Patienten geschlafen haben) bei gesunden Kontrollen und bei Patienten mit und ohne Resistenz auf Antidepressiva

TSE ergaben. Die Tagesmitteldifferenzen (Tag-1 Response), d. h. die Besserungsraten, gemessen anhand der modifizierten Hamilton-Depressions-Skala (Kasper et al. 1988), betrugen für die Gruppen der antidepressiva-resistenten bzw. -nichtresistenten Patienten am ersten Tag nach TSE 29% bzw. 28%. In Abb. 1 sind die TSH-Differenzwerte (Relativwerte der SE-Nacht minus Basalnacht) von gesunden Kontrollen und depressiven Patienten dargestellt. In der SE-Nacht stiegen die TSH-Werte bei gesunden Kontrollen im Vergleich zu der Nacht zuvor, in der sie geschlafen haben (Basalnacht), um 65% an. Bei Patienten ohne Resistenz auf Antidepressiva war dieser Anstieg mit 42% signifikant ($p < 0,01$) geringer und bei den auf Antidepressiva resistenten Patienten kam es zu keinem Anstieg und im Gegensatz dazu sogar zu signifikant niedrigeren Werten während der SE-Nacht (verglichen mit der Basalnacht).

Diskussion

Die Ergebnisse dieser Untersuchung verdeutlichten, daß der therapeutische Effekt des TSE nicht durch das Ansprechen auf die vorangegangene antidepressive Medikation und auch nicht durch die Akuität der Depression bestimmt wird. Da bei unserer Untersuchung die Kriterien der Resistenz auf Antidepressiva nicht operationalisiert waren, müssen die Ergebnisse als vorläufig angesehen werden und bedürfen einer Überprüfung in einem kontrollierten Untersuchungsansatz, in dem die Kriterien der Therapieresistenz auf Antidepressiva kriteriologisch festgelegt sind (z. B. Helmchen 1990). Der fehlende nächtliche TSH-Anstieg unter TSE bei den auf Antidepressiva resistenten Patienten kann eventuell als ein Erklärungsmodell dafür dienen, daß gerade bei dieser Gruppe empfohlen wurde, den antidepressiven Effekt der Psychopharmaka durch eine T3-Substitution (Earle 1970; Joffe u. Singer 1990) zu potenzieren.

Literatur

Baumgartner A, Riemann D, Berger M (1990) Neuroendocrinological investigations during sleep deprivation in depression. II. Longitudional measurements of thyrotropin, TH, cortisol, prolactin, GH, and LH during sleep and sleep deprivation. Biol Psychiatry 28: 569–587

Earle BV (1970) Thyroid hormone and tricyclic antidepressants in resistant depression. Am J Psychiatry 126: 1667–1669

Helmchen H (1990) Gestuftes Vorgehen bei Resistenz gegen Antidepressiva-Therapie. In: Möller HJ (Hrsg) Therapieresistenz unter Antidepressiva-Behandlung. Springer, Berlin Heidelberg New York Tokyo, pp 237–250

Joffe RT, Singer W (1990) A comparison of triiodothyronine and thyroxine in the potentiation of tricyclic antidepressants. Psychiatry Res 32: 241–251

Kasper S, Katzinski L, Lenarz T, Richter P (1988) Auditory evoked potentials and total sleep deprivation in depressed patients. *Psychiatry Res* 25: 91–100

Kasper S (1990) Schlafentzugstherapie – eine Chance bei Antidepressiva-Nonresponse? In: Möller HJ (Hrsg) Therapieresistenz unter Antidepressiva-Behandlung. Springer, Berlin Heidelberg New York Tokyo, S 149–166

Möller HJ, Kissling W, Stoll KD, Wendt G (1990) Pharmakotherapie. Ein Leitfaden für Klinik und Praxis. Kohlhammer, Stuttgart, S 163–164

Sulfatoxymelatonin-Ausscheidung und lichtbezogenes Verhalten von Patienten mit schizophrenen Erkrankungen

H. GERBALDO, L. DEMISCH, C. DE LA CARRERAS, P. GEBHART, D. CARDINALI, O. VISCIANO, A. OSUNA

Einleitung

Abnorme Lichtexpositionsprofile können das Risiko für chronobiologische und retinale Störungen, Glaukome oder Pterygien erhöhen (Miller 1987). Dies ist die erste Arbeit, in der Sulfatoxymelatonin-Ausscheidung und Symptomatologie bei schizophrenen Patienten mit verschiedenen spontanen Lichtverhalten untersucht werden.

Methodik

Untersucht wurden 10 Männer mit einer chronischen Schizophrenie nach DSM-III-R (1 paranoid, 8 residual, 1 undifferenziert; Durchschnittsalter 50 ± 7). Der Verlauf der Positivsymptomatik war in 3 Fällen einfach, 6 in Schüben und in einem Fall nicht klassifizierbar. Alle waren langzeitstationäre Patienten (zwischen 9 und 30 Jahren Krankenhausaufenthalt) einer offenen Station und erfüllten die Kriterien für therapieresistente Schizophrenie (Kane et al. 1988) und für Defizitsyndrom (Carpenter et al. 1988). Sie konnten nach Wunsch die Plätze wählen, wo sie ihre Freizeit verbrachten. Folgende Plätze waren für alle Patienten erreichbar (Lichtintensität: niedrigste Intensität im Winter und die höchste im Sommer): ein sehr heller Außengarten (11.000 bis mehr als 100.000 Lux), ein heller Wintergarten (500–16.000 Lux), ein mäßig helles Wohnzimmer (110–860 Lux), ein mäßig dunkles Wohnzimmer (22–300 Lux) und ein dunkles Schlafzimmer (0–80 Lux). Es wurde berechnet, wieviel Prozent ihrer Zeit die Patienten an den beschriebenen Plätzen verbrachten. Beobachtungszeit war von 8 bis 11 h und von 12 bis 15 h während der letzten 7 Tage jedes Monats im Jahre 1988. Lichtintensitätsvorzug und damit verbundenes spontanes Lichtverhalten (z. B. in die Sonne schauen, sog. „sun gazing" = SG) wurde mit Hilfe eines Fragebogens ermittelt (Gerbaldo et al. 1990a). Das Verhalten wurde photophilisch benannt, wenn zumindest eines der folgenden Phänomene vorhanden war: einfaches passives SG, SG als Folge von Halluzinationen und/oder Wahn und „light seeking behavior" (LS) (wenn zumindest 50% des Aufenthaltes in hellen und sehr hellen (außen) Arealen verbracht wurde (Gerbaldo et al. 1991a, 1992). Falls SG beobachtet wurde, warnten wir den Patienten über mögliche Risiken. Das Prozent des Aufenthaltes in äußeren Arealen (AAA) wurde mit BPRS-Scores für Winter und Sommer korreliert. Statistische Analysen wurden mittels des Spearman-Rank-Korrelation-Koeffizienten (rs) durchgeführt. Drei Patienten waren 1 Jahr medikamentenfrei, 4 nahmen Haloperidol und 3 Levomepromazine. Urinproben wurden am letzten Tag jedes Monats von 20 Uhr bis 8 Uhr gesammelt und die Aliquoten bei $-20\,°C$ gelagert. 6-Sulfatoxymelatonin-Urinkonzentrationen wurden durch radioimmunologische Kit IBL (Hamburg, FGR) bestimmt und in µg/12 h ausgedruckt.

Ergebnisse

Photophilisches Verhalten wurde bei 5 Patienten festgestellt. Ästhetische Gründe dafür (z. B. Sonnenbräune) wurden verneint. Der AAA-Prozentanteil (für Sommer und

Tabelle 1. Sulfatoxymelatonin-Urinkonzentrationen und Prozent der verbrachten Zeit in äußeren Arealen während eines Jahres

Parameter	Patienten	
	Mit photophylischem Verhalten (n = 5)	Ohne photophylisches Verhalten (n = 5)
Sulfatoximelatonin-Urinkonzentration in µg/ml	12,4 ± 7,5	17,2 ± 11,2
Prozent der Zeit in äußeren Arealen bei allen Wetterbedingungen	36,2 ± 17,1	8,6 ± 6,3*
Prozent der Zeit in äußeren Arealen an Sonnentagen	38,4 ± 15,5	9,8 ± 10,4*

* $p < 0,05$; Student's t-Test

Tabelle 2. Korrelation zwischen dem Aufenthalt in äußeren Arealen (AAA) und den BPRS-Gesamt- und Subscores für Sommer und Winter (Spearman's rank correlation coefficient (rs))

	Zeitprozent des Aufenthalts in äußeren Arealen an Sonnentagen			
	Winter		Sommer	
BPRS-Scores	Korrelation	Signifikanz	Korrelation	Signifikanz
Gesamt	0,16	ns	0,46	ns
ANDP	−0,61	ns	−0,28	ns
ANER	0,58	ns	0,80	<0,01
THOT	0,26	ns	0,02	ns
ACTV	−0,51	ns	−0,60	ns
HOST	−0,15	ns	0,26	ns

ns = nicht signifikant

Winter) war für die photophilische Gruppe signifikant höher als für die nichtphotophilische Gruppe (Tabelle 1). Keine Verlaufsform zeigte sich mit photophilischem oder nichtphotophilischem Verhalten ersichtlich assoziiert. Wir fanden einen signifikanten positiven Zusammenhang zwischen dem BPRS-Subscore Anergia und dem Prozentanteil der AAA im Sommer (Tabelle 2). Ophthalmologische Untersuchungen ergaben Myopia (n = 1) und Amblyopia (n = 1). Der Student's-t-Test für unabhängige Gruppen ergab keinen signifikanten Unterschied zwischen den monatlichen Sulfomethoxymelatonin-Urinwerten. Der jährliche Durchschnitt beider Gruppen wurde verglichen (Tabelle 1). Die photophilische Gruppe zeigte niedrigere Sulfomethoxymelatonin Durchschnittswerte als die nichtphotophilische (obwohl nicht statistisch signifikant).

Diskussion

Die photophilische Gruppe zeigte eine niedrigere Ausscheidung von Sulfamethoxymelatonin. Dieser Unterschied war statistisch nicht signifikant, was möglicherweise an der kleinen Patientenstichprobe lag. Dennoch könnte eine vorwiegend photophilische Verhaltenskomponente einer substantiellen Subgruppe schizophrener Patienten zu den gemessenen niedrigeren Melatoninwerten in Schizophrenen (z. B. Ferrier et al. 1982) beitragen. Daher sollten künftige Melatoninstudien für Schizophrenien diesen Punkt sorgfältig betrachten; dazu geeignete Fragebögen (Gerbaldo 1988; Gerbaldo et al. 1990a) sind methodologisch wichtig.

Man hat postuliert, daß auffälliges lichtbezogenes Verhalten bei Schizophrenie ein retinales Substrat widerspiegeln könnte (Gerbaldo et al. 1990b). Erstens sind eigenartige Gewohnheiten in der Wahl der Beleuchtungsintensität der Aufenthaltsräume bei Patienten mit retinalen Störungen bekannt (Newell 1986); zweitens wurde durch Messungen der b-Welle in der Elektroretinographie eine verminderte retinale Lichtantwort bei photophilischen schizophrenen Patienten beschrieben (Gerbaldo et al., im Druck). Ferner hemmt Dopamin (DA) die lichtinduzierte Response retinaler Zellen (Dowling 1986). Daher könnten unsere Ergebnisse gestörte retinale DA-Neurotransmissions- und/oder DA-Melatonin-Interaktionen in zumindest einer schizophrenen Subgruppe bedeuten. Somit könnten lichtbezogene Verhaltensabnormitäten (spontan oder experimentell provoziert) eine neue phänomenologische Facette der Schizophrenie sein, welche zusammen mit einer abnormen Blendungsschwelle (Gerbaldo et al., 1991b) Informationen über neurophysiologische Vorgänge und/oder therapeutische Ansprechbarkeit geben könnte.

Der negative Zusammenhang zwischen AAA und Depression, obwohl statistisch nicht signifikant (Tabelle 2), könnte ein naturalistischer Hinweis auf die antidepressive Wirkung der ungewöhnlich starken Lichtexposition bei einer schizophrenen Subgruppe sein. Schließlich könnte der Zusammenhang zwischen Lichtexposition und Anergia darauf hindeuten, daß erstens, eine Verminderung der Lichtempfindlichkeit (bzw. Erhöhung der Blendungsschwelle) einen prädiktiven Wert bezüglich des Defizitsyndroms hat und zweitens, daß residuale schizophrene Patienten mit schwerer Anergia, sich weniger von starkem Licht gestört fühlen und dabei ein erhöhtes Risiko für exzessive Exposition haben. Da wir keine foveomakulare Schäden bei photophilischen Patienten feststellten, könnte man dies hypothetischerweise als indirekte Evidenz des Befundes von Bubenik u. Purtill (1980) über die vor retinalen Schäden schützende Wirkung des Dopamins annehmen. Daher sind zukünftige ausführlichere ophthalmologische Studien mit größeren schizophrenen Patientenstichproben empfehlenswert.

Literatur

Bubenik GA, Purtill R (1980) The role of melatonin and dopamine in retinal physiology. Can J Physiol Pharmacol 58: 1457–1462
Carpenter WT, Heinrichs DW, Wagman A (1988) Deficit and nondeficit forms of schizophrenia: the concept. Am. J. Psychiatry 145: 578–583
Dowling JE (1986) Dopamine: a retinal neuromodulator? TINS 9: 236–240
Ferrier IN, Johnstone EC, Crow TJ et al. (1982) Melatonin/cortisol ratio in psychiatric patients. Lancet I: 1070
Gerbaldo H (1988) Depression and photophobic behavior. Am J Psychiatry 145: 1479–1480
Gerbaldo H, Thaker G et al. (1990a) A questionnaire for light intensity preference and related behaviors in psychoses. Meeting of the Society for Light Treatment and Biological Rhythms, New York, May 1990 (book of abstracts)

Gerbaldo H, de las Carreras C et al. (1990b) Photophobic and photomanic behavior in psychoses. Schizophr Res 3: 74–75

Gerbaldo H, Thaker G et al. (1991a) Sun gazing, photophilia, light-exposure patterns and decreased sensitivity to bright light in schizophrenia. Am J Psychiatry 148: 693

Gerbaldo H, Thaker G (1991b) Photophilic and photophobic behavior in schizophrenia and depression: detection of increased thresholds for discomfort to bright light in schizophrenia. Can J Psychiatry 36: 677–679

Gerbaldo H, Demisch L, Cardinali DP (1992) Light exposure patterns in schizophrenia. Acta Psychiat Scand 85: 94–95

Gerbaldo H, Thaker G et al. (im Druck) Abnormal electroretinography in schizophrenic patients of sun gazing. Neuropsychobiology

Kane J, Honigfeld G et al. (1988) Clozapine for the treatment-resistant schizophrenic. Arch Gen Psychiatry 45: 789–796

Miller D (1987) Clinical light damage of the eye. Springer, Berlin Heidelberg New York Tokyo

Newel FW (1986) Ophthalmology. Mosby, St. Louis

Melatonin und Schlaf nach serotoninerger Stimulation

G. Hajak, A. Rodenbeck, J. Blanke, G. Hüther, B. Pöggeler,
M. Schulz-Varszegi, E. Rüther

Einleitung

Die Stoffwechselwege eines Neurotransmitters und die davon abhängigen neuroendokrinen Funktionen lassen sich durch neuroendokrine Provokationstests relativ spezifisch stimulieren. Die intravenöse (i.v.) Applikation der Serotonin (5-HT)-Präkursors L-Tryptophan (L-Trp) gilt als etablierte Provokation des 5-HT-Systems (Cowen 1987).

Als im Herbst 1989 erste schwere Nebenwirkungen des L-Trp in den USA bekannt wurden (MMWR 1989), setzte man bis dahin L-Trp überwiegend als Schlafmittel ein. Ein Literaturüberblick (Hajak et al. 1992) zeigt bei zumeist oraler Applikation uneinheitliche Ergebnisse bezüglich der Wirkung des L-Trp auf Schlafparameter wie Gesamtschlafzeit und Tiefschlafmenge. Demgegenüber ist nach Gabe von mehr als 1 g L-Trp eine Verkürzung der Einschlaflatenz ein konsistenter Effekt. Diese schlafinduzierende Wirkung des L-Trp wurde bisher ausschließlich zentralnervösen serotoninergen Mechanismen zugeschrieben. Dabei wurde vernachlässigt, daß auch Abbauprodukte des 5-HT wie Melatonin (MEL) sedierend und schlafinduzierend wirken (Liebermann 1986; Waldhauser et al. 1990). Aufgrund seiner engen Bindung an den Hell-Dunkel-Wechsel (Reiter 1986) kann das MEL gleichzeitig als Indikatorhormon des zirkadianen Zyklus angesehen werden. Darüber hinaus impliziert der gemeinsame Stoffwechselweg von 5-HT und MEL funktionelle Interaktionen in der Schlaf-Wach-Regulation.

In der vorliegenden Studie (Hajak et al. 1991) wurde der Einfluß von i.v. Applikationen von L-Trp auf 5-HT und MEL, die Tagesvigilanz und den Schlaf untersucht.

Methode

20 gesunde männliche Probanden (24–33 Jahre) nahmen an einer Tages- bzw. Nachtstudie teil. Die Versuche dauerten von 8.00 bis 14.00 Uhr bzw. von 21.45 bis 7.00 Uhr. Innerhalb von 40 min wurde doppelblind und randomisiert Plazebo (0,0), 1,0, 3,0 und 5,0 g L-Trp, gelöst in 500 ml 0,9%iger NaCl-Lösung, infundiert. Alle 15, 20 bzw. 30 min erfolgten Blutentnahmen mittels i.v. Katheter aus einer Unterarmvene. Die MEL-Plasma-Konzentration wurde mittels Radioimmuno-Assay (Fraser et al. 1983) bestimmt. Jeder Proband sollte vier Versuche in wöchentlichem Abstand durchlaufen. Im Herbst 1989 wurde die Studie aufgrund der Publikationen von Nebenwirkungen nach L-Trp-Einnahme abgebrochen. Zu diesem Zeitpunkt hatten bereits 9 (Tagesstudie) bzw. 5 (Nachtstudie) Probanden alle Dosierungen erhalten, ohne Nebenwirkungen zu erleiden.

Der Vigilanzstatus wurde kontinuierlich polysomnographisch erfaßt (EEG, EOG, submentales EMG und EKG). Die Bestimmung der Schlafstadien erfolgte nach den Regeln von Rechtschaffen u. Kales (1968). Die Dosisvergleiche gegen Plazebo wurden mit dem Wilcoxon-Rangordnungstest für gepaarte Stichproben berechnet.

Ergebnisse

L-Trp bewirkt einen sofortigen, dosisabhängigen Anstieg der MEL-Plasma-Konzentration, sowohl tags als auch nachts.

Nach abendlicher Applikation erreichte der initiale MEL-Peak Werte von 454 ± 131 pg/ml ($p < 0,05$) nach Gabe von 5,0 g L-Trp bzw. 167 ± 105 ($p < 0,05$) nach 3,0 g L-Trp. Bereits nach Applikation von 1,0 g L-Trp war ein leichter, aber nicht signifikanter Anstieg der MEL-Plasma-Konzentration erkennbar. In der zweiten Nachthälfte blieb ein physiologischer Anstieg der MEL-Plasma-Konzentrationen nach Gabe von Plazebo, 1,0 und 3,0 g L-Trp erhalten. Dieser wurde durch eine anhaltend erhöhte MEL-Plasma-Konzentration nach 5,0 g L-Trp überformt (Abb. 1). In der Nacht stieg die Schlafeffizienz nach allen Verum-Dosierungen an. Gleichzeitig verkürzte sich die Latenz der Schlafstadien 1 und 2 nach Gabe von 1,0 und 5,0 g L-Trp.

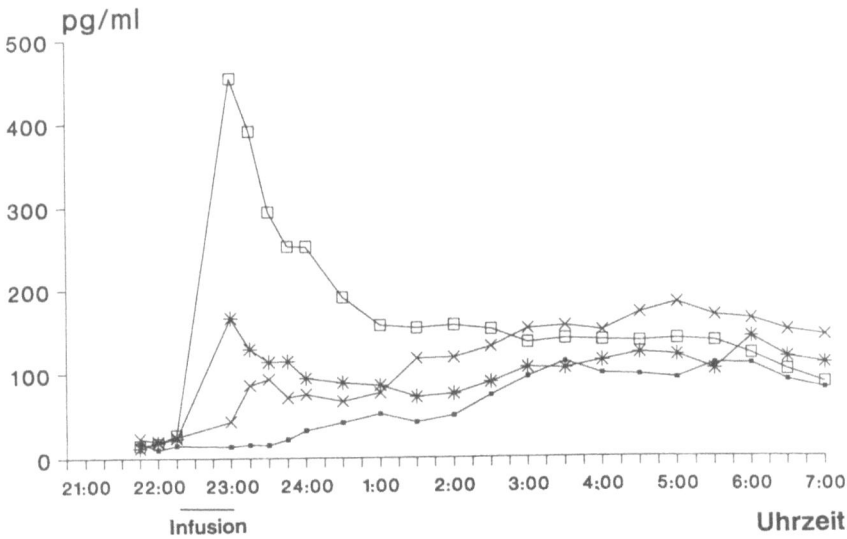

Abb. 1. Melatonin-Plasma-Konzentration nach L-Trp-Infusion während der Nacht bei 5 Probanden (—■— Plazebo, —×— 1,0 g L-Trp, —*— 3,0 g L-Trp, —☐— 5,0 g L-Trp)

Unerwarteterweise stieg auch am Tag die MEL-Plasma-Konzentration initial auf Werte von 284 ± 80 pg/ml ($p \leq 0,005$) nach Gabe von 5,0 g L-Trp bzw. 128 ± 56 pg/ml ($p \leq 0,005$) nach 3,0 g an. Die Gabe von 1,0 g L-Trp zeigte keinen Effekt (Abb. 2). Auch am Tage trat vermehrt Schlaf der Stadien 1 und 2 nach Applikation von 3,0 g und 5,0 g L-Trp auf.

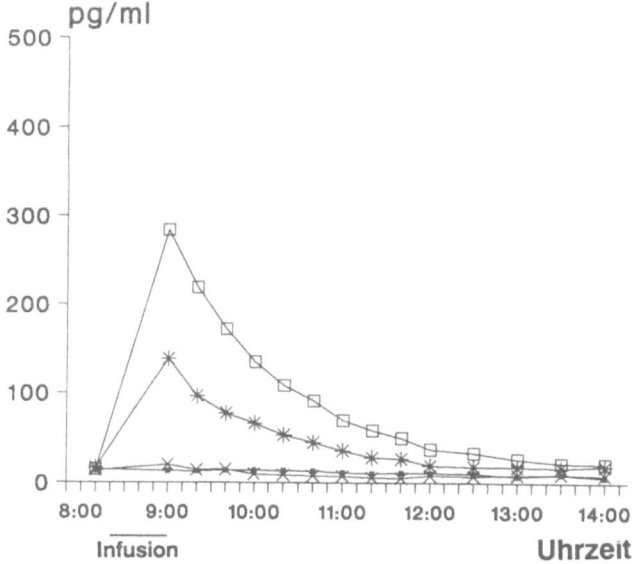

Abb. 2. Melatonin-Plasma-Konzentration nach L-Trp-Infusion am Tag bei 9 Probanden
(—■— Plazebo, —×— 1,0 g L-Trp, —*— 3,0 g L-Trp, —◻— 5,0 g L-Trp)

Diskussion

Das L-Trp-5-HT-MEL-System ist bereits mit moderaten L-Trp-Dosen gut stimulierbar. MEL stellt daher ein empfindliches Indikatorhormon für die Reagibilität dieses Systems dar. MEL passiert zudem die Blut-Hirn-Schranke (Cardinali 1981), so daß zentrale Effekte nach L-Trp-Gabe auch auf einer Aktivierung zentraler MEL-Rezeptoren (Stankov u. Reiter 1990) beruhen könnten. Diese Effekte schließen sowohl Interaktionen von Neurotransmittern und Neurohormonen als auch die schlafinduzierende Wirkung des L-Trp ein. Der Anstieg der MEL-Plasma-Konzentration ist in Höhe und Ausprägung je nach Applikationszeit unterschiedlich. Dies weist auf einen modifizierenden Einfluß des zirkadianen Zyklus und des Schlafes auf die Dosis-Wirkungs-Beziehung zwischen L-Trp und MEL hin. Der unerwartet hohe Anstieg der MEL-Plasma-Konzentration am Tage ist nur bedingt durch eine Durchbrechung der durch das Tageslicht verursachten pinealen Suppression durch L-Trp zu erklären. Bei Ratten wurden beträchtliche MEL-Mengen im Verdauungstrakt gefunden (Bubenik 1980). Auch nach L-Trp-Applikation konnten bei Hühnchen und Ratten die höchsten MEL-Konzentrationen im Gastrointestinaltrakt gemessen werden (Pöggeler et al. 1991). Ebenso bleibt der zirkadiane MEL-Rhythmus nach Pinealektomie erhalten (Bubenik 1980). Die schnellen und vor allem massiven Anstiege der MEL-Plasma-Konzentration nach L-Trp-Applikation sowohl tagsüber als auch nachts lassen daher auch beim Menschen eine – zumindest zusätzliche extrapineale Produktion und/oder Freisetzung des MEL vermuten.

Literatur

Bubenik GA (1980) Localisation of melatonin in the digestive tract of the rat. Effect of maturation, diurnal variation, melatonin treatment, and pinealectomy. Horm Res 12: 313–323
Cardinali DP (1981) Melatonin. A mammalian pineal hormone. Endocr Rev 2 (3): 327–346
Cowen PJ (1987) 5-HT precursor as neuroendocrine probes. In: Bender DA, Joseph MH, Kochen W, Steinhart H (eds) Progress in Tryptophan and Serotonin Research 1986. Walter de Gruyter, Berlin, pp 213–218
Fraser S, Cowen P, Franklin M, Franey C, Arendt J (1983) Direct radioimmunoassay for melatonin in plasma. Clin Chem 29: 396–397
Hajak G, Huether G, Blanke J, Blömer M, Freyer C, Poeggeler B, Reimer A, Rodenbeck A, Schulz-Varszegi M, Rüther E (1991) The influence of intravenous L-Tryptophan on plasma melatonin and sleep in men Pharmacopsychiat 24: 17–20
Hajak G, Huether G, Rodenbeck A, Rüther E (1992) Endocrine and sleep inducing properties of L-tryptophan in men. In: Lehnert H, Murison B, Weiner H, Hellhammer D, Beyer J (eds) Endocrine and Nutritional Control of Basic Biological Functions. Hofgrefe & Huber, Toronto
Liebermann HR (1986) Behavior, sleep and melatonin. J Neural Transm (Suppl) 21: 233–241
MMWR (1989) Eosinophilia-myalgia syndrome associted with the ingestion of L-tryptophan – United States. MMWR 38 (48): 842–843
Pöggeler B, Reimer A, Huether G (1991) The origin of elevated plasma melatonin of the tryptophan administration. In: Lehnert H, Murison B, Weiner H, Hellhammer D, Beyer J (eds) Endocrine and Nutritional Control of Basic Biological Functions. Hofgrefe & Huber, Toronto
Rechtschaffen A, Kales A (1968) A manual for standardized terminology, technics and scoring system for sleep stages of humn subjects. Public Health Service, US Government, Printing Office, Washington/DC
Reiter RJ (1986) Normal patterns of melatonin levels in the pineal gland and body fluids of humans and experimental animals. J Neural Transm 21: 35–54
Stankov B, Reiter RJ (1990) Minireview – Melatonin receptors: current status, facts, and hypotheses. Life Sci 46: 971–982
Waldhauser F, Saletu B, Trinchard-Lugan I (1990) Sleep laboratory investigations of hypnotic properties of melaonin. Psychopharmacology 100: 222–226

Veränderungen von Schilddrüsenhormonen unter antidepressiver Behandlung bei Patienten mit Major Depression

G. HÖFLICH, S. KASPER, A. HUFNAGEL, R. SCHMIDT

Einleitung

In den vergangenen Jahren wurde mehrfach auf die Bedeutung der Schilddrüsenhormone bei affektiven Psychosen hingewiesen (z. B. Joffe et al. 1984, 1985; Joffe u. Singer 1990; Whybrow u. Prange 1981; Roy-Byrne et al. 1984). Insbesondere wurde bei Patienten mit affektiven Psychosen eine Reihe von Auffälligkeiten bei Schilddrüsenfunktionstests gefunden (z. B. Joffe et al. 1985). Vereinzelt zeigte sich auch, daß diesbezügliche Befunde bei Therapie-Respondern stärker ausgeprägt waren als bei Therapie-Non-Respondern (z. B. Roy-Byrne et al. 1984). Mehrere Untersucher fanden darüber hinaus bei affektiven Psychosen während der depressiven Phase eine nächtliche Temperaturerhöhung, verbunden mit einer Reduktion von TSH im zirkadianen Profil, die sich nach klinischer Besserung normalisierte (z. B. Soutré et al. 1988).

Ein Großteil der in diesem Zusammenhang dargestellten Befunde wurde bei akut erkrankten Patienten erhoben, und nur wenige Untersucher haben auch den Verlaufsaspekt miteinbezogen. Das Ziel unserer Studie bestand darin, den Einfluß der antidepressiven Therapie (Maprotilin bzw. Fluvoxamin) bei Patienten mit einer Major Depression auf die Konzentration der Schilddrüsenhormone und die Körpertemperatur zu überprüfen und zu untersuchen, ob Unterschiede zwischen Therapie-Respondern und Therapie-Non-Respondern bestehen.

Material und Methoden

Wir untersuchten 41 Patienten, über die bereits in einem anderen Zusammenhang berichtet worden ist (Kasper et al. 1990). Es handelt sich um 30 Frauen und 11 Männer im Alter von 28–71 Jahren (Mittelwert 49,8 ± 10,8 Jahre) mit der Diagnose einer Major Depression nach DSM-III-R. Alle Patienten wurden nach einer Auswaschphase von 4–7 Tagen 4 Wochen lang mit Maprotilin (n = 21) oder mit Fluvoxamin (n = 20) behandelt. Die Dosierung betrug 150–300 mg/Tag. Vor und nach Behandlung wurden Gesamt-Trijodthyronin (tT3), Gesamt-Thyroxin (tT4) und thyroidea-stimulierendes Hormon (TSH) um jeweils 8 Uhr im Serum gemessen (RIA bzw. immunoradiometrisches Assay, IRMAclon Henning). Weiterhin wurde vor und nach Behandlung um jeweils 8 Uhr die Körpertemperatur axillär bestimmt.

Vor und nach Behandlung wurde eine psychopathologische Beurteilung, u. a. mit der Hamilton Depression Rating Scale (HDRS) durchgeführt. Als Therapie-Responder definierten wir eine Abnahme des Ausgangswertes um mehr als 50%. Für die statistischen Berechnungen wurde der Student-t-Test (zweiseitig) verwendet.

Ergebnisse

In der Gesamtgruppe stiegen nach der Behandlung im Vergleich zu der Situation vor der Behandlung die TSH-Mittelwerte tendenziell von 0,55 ± 0,5 mE/l auf 1,1 ± 1,0 mE/l ($p < 0,08$) an. Es bestand jedoch kein Unterschied hinsichtlich der medikamentösen Behandlungsgruppen (Fluvoxamin bzw. Maprotilin). Die tT4-Mittelwerte fielen in der Gesamtgruppe signifikant von 77,8 ± 17,9 µg/l auf 69,1 ± 20,2 µg/l ($p < 0,01$) ab. Signifikante Veränderungen zwischen den Behandlungsgruppen bestanden nicht. Die tT3-Mittelwerte zeigten sowohl in der Gesamtgruppe als auch in den mit Maprotilin bzw. Fluvoxamin behandelten Subgruppen keine signifikanten Unterschiede. In der Gesamtgruppe fielen sie von 0,87 ± 0,3 µg/l auf 0,86 ± 0,2 µg/l ab. Nach der Behandlung mit Maprotilin kam es zu einem nichtsignifikanten Anstieg der Mittelwerte von 0,91 auf 0,96 µg/l, nach Fluvoxamin-Behandlung zu einem Abfall der Mittelwerte von 0,84 auf 0,78 µg/l. Die Temperatur fiel in beiden Gruppen einheitlich von 36,4 auf 36,2 °C ($p < 0,01$) ab, ohne einen Unterschied zwischen den beiden Medikamentengruppierungen aufzuzeigen.

In der Gesamtgruppe wurden 20 Patienten als Therapie-Responder klassifiziert (11 Patienten in der mit Maprotilin behandelten Gruppe, 9 Patienten in der mit Fluvoxamin behandelten Gruppe). Hinsichtlich der Meßwerte von tT3, tT4, TSH und Temperatur bestanden keine signifikanten Unterschiede zwischen Therapie-Respondern und Therapie-Non-Respondern (Abb. 1).

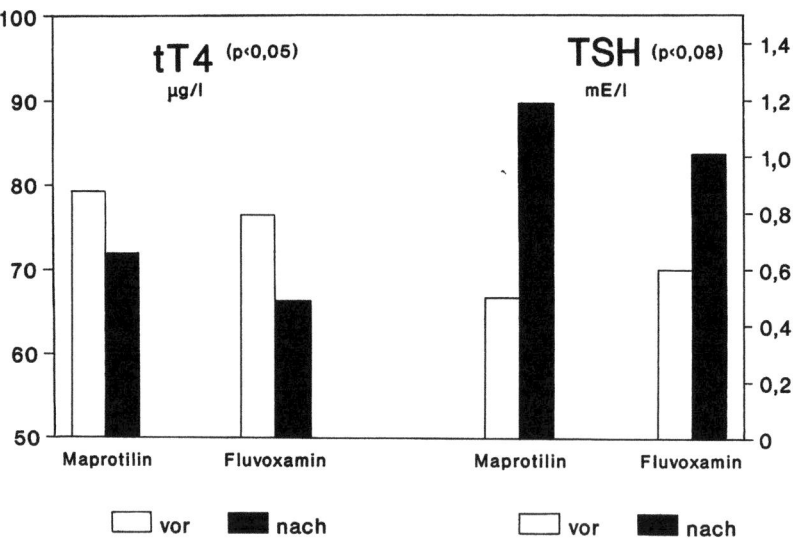

Abb. 1. tT4 und TSH vor und nach antidepressiver Behandlung mit Maprotilin (n = 21) und Fluvoxamin (n = 20) bei Patienten mit Major Depression. Die Angaben zur Statistik beziehen sich auf die Gesamtgruppe. In den medikamentösen Untergruppen konnten keine statistisch signifikanten Unterschiede gefunden werden

Diskussion

Eine 4wöchige antidepressive Behandlung mit Maprotilin oder Fluvoxamin ging mit einer signifikanten Erniedrigung von tT4 und der Körpertemperatur sowie mit der Tendenz einer Erhöhung von TSH einher. Diese Befunde sind mit der Theorie vereinbar, daß eine Reduktion der zerebralen thyreoidalen Funktion mit einem antidepressiven Effekt einhergehen kann (Joffe et al. 1984; Joffe u. Singer 1990), zumal bekannt ist, daß geringgradige Veränderungen der Schilddrüsenhormone einen deutlichen Effekt auf Stimmungsparameter haben können (z. B. Dratman et al. 1982). Die parallel dazu auftretende Erniedrigung der Körpertemperatur nach Behandlung unter beiden Antidepressiva weist darauf hin, daß ein Zusammenhang mit der Thermoregulation angenommen werden kann, worauf in der neueren Literatur eingegangen wird (Souêtre et al. 1988; Kasper et al. 1989). Da bei den beiden verwendeten Antidepressiva gleichartige Veränderungen gefunden wurden, scheint der spezifische Wirkmechanismus der untersuchten Antidepressiva für den dargestellten Effekt nicht von Bedeutung zu sein. Diese Annahme wird auch dadurch gestützt, daß gleichsinnige Veränderungen bei anderen Psychopharmaka (trizyklische Antidepressiva, Lithium, Carbamazepin) beschrieben wurden (z. B. Kramlinger u. Post 1990; Baumgartner et al. 1988; Roy-Byrne et al. 1984).

Literatur

Baumgartner A, Graef KJ, Kürten I, Meinhold H (1988) The hypothalamic-pituitary-thyroid axis in psychiatric patients and healthy subjects: Repeated measurements of thyroxine, free thyroxine, triiodothyronine, free triodothyronine, and reverse triiodothyronine in patients with major depressive disorder in schizophrenia and healthy subjects. Psychiatry Res 24: 271–332

Dratman MB, Futesku Y, Crutchfield FL, Burman N, Payne B, Sar M (1982) Iodine-125-labeled triiodthyronine in rat brain: Evidence for localization in discrete neural systems. Science 215: 309–312

Joffe RT, Singer W (1990) A comparison of triiodothyronine and thyroxine in the potentation of tricyclic antidepressants. Psychiatry Res 32: 241–251

Joffe RT, Roy-Byrne PP, Uhde TW, Post RM (1984) Thyroid function and affective illness: A reappraisal. Biol Psychiatry 12: 1685–1691

Joffe RT, Blank DW, Post RM, Uhde TW (1985) Decreased triiodthyronine in depression: A pereliminary report. Biol Psychiatry 20: 922–925

Kasper S, Sack DA, Wehr TA (1989) Therapeutischer Schlafentzug und Energiehaushalt. In: Pflug B, Lemmer H (Hrsg) Chronobiologie und Pharmakologie. Antidepressiva – Schlafentzug – Licht. Gustav Fischer, Stuttgart, pp 53–79

Kasper S, Voll G, Viera A, Kick H (1990) Response to total sleep deprivation before and during treatment with fluvoxamine and maprotiline in patients with major depression – Results of a double-blind study. Pharmacopsychiatry 23: 135–142

Kramlinger KG, Post RM (1990) Addition of lithium carbonate to carbamazepine: Hematological and thyroid effects. Am J Psychiatry 147: 615–620

Roy-Byrne PR, Joffe RT, Uhde TW, Post RM (1984) Carbamazepine and thyroid function in affectively ill patients. Arch Gen Psychiatry 41: 1150–1153

Souêtre E, Salvati E, Wehr TA, Sack DA, Krebs B, Davourt G (1988) Twenty-four-hour profiles of body temperature and plasma TSH in bipolar patients during depression and during remission and in normal controls subjects. Am J Psychiatry 145: 1133–1137

Whybrow PC, Prange AJ (1981) A hypophysis of thyroid-catecholamine-receptor interaction. Arch Gen Psychiatry 38: 106–113

Immungenetische Befunde bei affektiven und schizophrenen Psychosen

N. MÜLLER, A. LOEBENFELDER, A. LORENZ, R. WANK, M. ACKENHEIL

Einleitung

Assoziationen von auf dem Chromosom 6 lokalisierten HLA-Antigenen und psychiatrischen Erkrankungen wurden Ende der 70er Jahre mehrfach für HLA-Klasse-I-Antigene beschrieben, insbesondere von HLA-A1, -A9, -A29, -B27 und Schizophrenie, aber auch für affektive Psychosen (vgl. Tiwari u. Terasaki 1985). Diese Befunde erwiesen sich jedoch nicht als einheitlich.

Neben der engen Assoziation von HLA B27 und erhöhten Risiken für Morbus Bechterew wurden verschiedene Erkrankungen, vor allem bei Trägern bestimmter HLA-Klasse-II-Antigene, beschrieben (z. B. rheumatoide Arthritis und DR 4, juveniler Diabetes und DR 4), wobei insbesondere Autoimmun-Erkrankungen oder hypostasierte Autoimmun-Erkrankungen betroffen sind.

Unter dem Aspekt der in den letzten Jahren verstärkt diskutierten Autoimmun-Hypothese der Schizophrenie (Knight 1985) wurden deshalb Untersuchungen des HLA-Klasse-II-Systems bei schizophrenen und affektiven Psychosen vorgenommen. Bei japanischen Schizophrenen fand sich eine Erhöhung von HLA-DRw 8 (Miyanaga et al. 1984).

Patienten und Methodik

Auf mit Antiseren gegen HLA-DR 1 bis 5, 8, 9; DRw 6, 10, 11, 12, 52, 53; DQw 1, 2, 3 beschichtete Terasaki-Mikrotestplatten (Biotest, Dreieich) wurden die aus Patienten-Serum isolierten B-Zellen aufgebracht, mit Kaninchen-Komplement inkubiert und mit Eosin ausgefällt.

Es wurden 29 depressive Patienten (ICD 296.1; 296.3), 21 Frauen, 8 Männer, zwischen 32 und 83 Jahren ($\bar{X}$ = 54 Jahre) untersucht. 17 Patienten hatten eine positive Familiengeschichte für psychiatrische Erkrankungen, 10 Patienten eine negative Familiengeschichte (unbekannt: 2). Der Verlauf der Erkrankung war bipolar bei 9 Patienten, monopolar depressiv bei 20 Patienten.

Ferner untersuchten wir 31 schizophrene Patienten (ICD 295.1, 295.2, 295.3, 295,6), 12 Frauen und 19 Männern zwischen 19 und 51 Jahren ($\bar{X}$ = 34 Jahre). 13 Patienten zeigten eine positive Familiengeschichte, 13 Patienten eine negative (unbekannt: 5 Patienten). Der Verlauf der Erkrankung war chronisch bei 15 Patienten, schubhaft bei 11 Patienten, und 5 Patienten zeigten eine akute Ersterkrankung.

Als Vergleichsgruppe wurden 1.926 kaukasische Kontrollen herangezogen.

Ergebnisse

Eine Übersicht der Ergebnisse zeigen Tabelle 1 und 2. Es wurden diejenigen HLA-Allele abgebildet, die die deutlichsten Abweichungen gegenüber der Kontrollgruppe zeigten.

Tabelle 1. HLA-Klasse-II-Antigene bei Patienten mit affektiven Psychosen

	Depressionen	Kontrollen	Chi^2	RR
HLA-DR 2	38%(11)	29%(560)	n.s.	1,49
HLA-DR 3	10%(3)	23%(435)	n.s.	0,39
HLA-DRw 6	7%(2)	21%(406)	n.s.	0,27
HLA-DQw 1	66%(19)	54%(1093)	n.s.	1,60

Tabelle 2. HLA-Klasse-II-Antigene bei schizophrenen Patienten

	Schizophrenien	Kontrollen	Chi^2	RR
HLA-DR 2	42% (13)	29% (560)	n.s.	1,76
HLA-DR 3	3% (1)	23% (435)	$p < 0,01$	0,11
HLA-DRw 6	0% (0)	21% (406)	$p < 0,001$*	0,0
HLA-DQw1	71% (22)	54% (1093)	$p < 0,1$	2,0

* 0,053 nach Alpha-Korrektur

Zusammenhänge zwischen HLA-DR-Haplotyp und familiärer Belastung mit psychiatrischen Erkrankungen oder Verlaufsformen zeigten sich nicht.

Diskussion

Im Chi^2-Test erreichte bei den Patienten mit affektiven Psychosen keines der in der Häufigkeit von den Kontrollen abweichenden Klasse-II-Allele statistische Signifikanz. Ein leichter Anstieg des relativen Risikos (RR) fand sich bei HLA-DR 2 und − DQw 1 und eine geringe Verminderung bei − DR 3 und − DRw 6. Bei schizophrenen Patienten waren hingegen HLA-DR 3 und − DRw 6 signifikant erniedrigt, wobei die DRw-6-Erniedrigung auch nach Alpha-Korrektur erhalten blieb. Augenfällig ist, daß in abgeschwächtem Maß bei depressiven Patienten Auffälligkeiten auf denselben HLA-Allelen wie bei schizophrenen Patienten gefunden wurden. Statistische Signifikanz erreichten nur negative Assoziationen und nach Alpha-Korrektur nur der DRw-6-Lokus bei schizophrenen Patienten. Dieser Befund würde eine protektive Funktion von HLA-DRw 6 für Schizophrenie nahelegen. Manche HLA-Allele eines haploiden Chromosomenstranges werden häufiger zusammen vorgefunden, als nach der Zufallsverteilung erwartet werden dürfte. Ein solches Koppelungs-Ungleichgewicht besteht zwischen HLA-DQw 1, das meistens in Kombination mit HLA-DR 1, -DR 2 und -DR 6 gefunden wird. Da HLA-DR 6 bei Schizophrenen erniedrigt ist, würde man eine gewisse Frequenzabnahme von HLA-DQw 1 erwarten. Stattdessen fanden wir eine geringgradige Erhöhung der HLA-DQw-1-Frequenz, die vermutlich mit einer leichtgradigen, jedoch nichtsignifikanten Erhöhung der HLA-DR-2-Frequenz in Zusammenhng steht. Ob sich bei unseren Patienten der Trend der erhöhten HLA-DR-2-Frequenz und der signifikant erniedrigten HLA-DR-6-Frequenz fortsetzt, wird derzeit an einem größeren Patientenkollektiv untersucht. Eine erhöhte Frequenz von

HLA-DR 2 bei endogen depressiven Patienten beschrieben auch Riemann et al. (1988), während Körner et al. (1990) diesen Befund nicht bestätigen konnten. Möglicherweise liegt die Erklärung für die abweichenden Befunde in den jeweils verschiedenen Diagnosekriterien für affektive Erkrankungen.

Literatur

Knight JG (1985) Possible autoimmune mechanism in schizophrenia. Integr Psychiatry 3: 134–143

Körner J, Fritze J, Propping P (1990) Molekular-genetische Typisierung am HLA-DR-Genort bei affektiven Psychosen. Zbl Neurol Psychiat 255: 180–181

Miyanaga K, Machiyama Y, Juji T (1984) Schizophrenic disorders and HLA-DR antigenes. Biol Psychiatry 19: 121–129

Riemann D, Berger M, Teuber J, Usadel KH (1988) HLA-DR 2 and sleep onset REM periods in endogenous depression. Br J Psychiatry 152: 296

Serotonin im Vollblut und akustisch evozierte Potentiale nach Fluvoxamin-Stimulation und Lichttherapie

G. JUCKEL, U. HEGERL, M.-L. RAO, B. MÜLLER-OERLINGHAUSEN

Einleitung

Ein psychophysiologischer Indikator für die serotonerge Neurotransmission wäre für die biologisch-psychiatrische Forschung von großem Interesse. Eine Beziehung zwischen niedriger zentraler serotonerger Aktivität und einer steilen Amplituden/Stimulus-Intensitätsfunktion (ASF) visuell evozierter Potentiale wurde bereits beschrieben (von Knorring u. Perris 1981). Nach Gabe des Serotonin-Reuptake-Hemmers Zimelidin wurde eine Abflachung der ASF speziell der N1-Amplitude gefunden (von Knorring 1982). Zudem steht eine steile ASF mit Persönlichkeitsmerkmalen wie „Sensation Seeking" oder „Impulsivity" in Verbindung (Hegerl et al. 1989; Barratt et al. 1987), die ihrerseits negativ mit der Konzentration von 5-HIAA im Liquor korrelieren (Schalling et al. 1984; Linnoila et al. 1983). Wir fanden bei unmedizierten Patienten mit endogener Depression und bei gesunden Kontrollpersonen sowohl 12 h nach einmaliger Gabe von 150 mg des Serotonin-Reuptake-Hemmers Fluvoxamin als auch nach einer einwöchigen Behandlung mit weißem oder rotem Licht eine signifikante Zunahme der Konzentration von Serotonin im Vollblut (Müller-Oerlinghausen et al. 1989; Rao et al. 1990), das, da zu 95% thrombozytär, als Indikator für den zentralen Serotonin-Stoffwechsel angesehen werden kann (Bräunig et al. 1989). Wir waren nun interessiert, ob die beobachteten Veränderungen des Serotoninspiegels im Vollblut mit einer Abnahme der ASF-Steilheit akustisch evozierter Potentiale (AEP) korrelieren.

Methoden

Die Untersuchung war Teil einer größeren klinischen Studie über die Wirkung von Lichttherapie auf nichtsaisonal depressive Patienten, worüber Mackert et al. (1991) berichten.

36 Patienten mit endogener Depression (RCD-Kriterien) und 14 gesunde Probanden wurden abgeleitet, von denen jedoch mehrere wegen unvollständiger Daten ausgeschlossen werden mußten.

Serotonin im Vollblut wurde durch Hochdruckflüssigkeitschromatographie mit elektrochemischer Detektion bestimmt (vgl. Rao et al. 1990).

AEP wurden von C_z, C_3 und C_4 mit einer Augenelektrode zur Artefaktkontrolle gegen die verbundenen Mastoidelektroden abgeleitet. Binaurale Klicktöne (Stimulusdauer 0,9 ms; ISI 2,1 s) wurden in 4 Intensitätsstufen (52, 62, 72, 82 dB HL) in zufälliger Reihenfolge über Kopfhörer angeboten, und die Reizantworten getrennt für jede Intensitätsstufe gemittelt. Durch die bei den 4 Intensitätsstufen gemessenen Amplitudenwerte (N1-, P2- oder N1/P2-Komponente) wurde eine Regressionsgerade gelegt. Die Steilheit dieser Geraden wurde als Maß der Intensitätsabhängigkeit (ASF-Steilheit) verwendet (vgl. Hegerl et al. 1989).

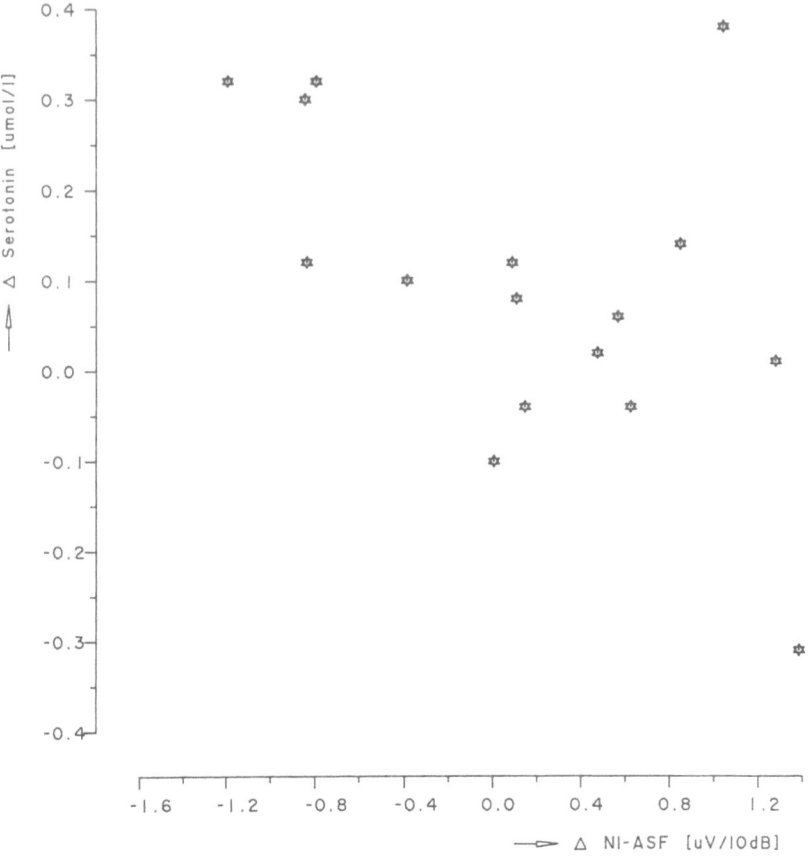

Abb. 1. Negative Korrelation (r = −0,52; p < 0,05) zwischen Veränderungen des Serotoninspiegels und solchen der ASF-Steilheit (N1-Amplitude, C_z) 12 h nach Gabe einer einmaligen oralen Dosis von 150 mg Fluvoxamin bei 16 depressiven Patienten (Tag −2 bezogen auf Tag 0, jeweils 7 Uhr)

Ergebnisse und Beurteilung

Eine *Zunahme der Serotoninkonzentration* im Vollblut nach Stimulation mit Fluvoxamin oder nach Lichttherapie geht bei depressiven Patienten intraindividuell jeweils mit einer *Abflachung der ASF* insbesondere der N1-Amplitude der AEP einher (Abb. 1 und 2). Gegen einen direkten Zusammenhang zwischen ASF-Steilheit und Serotonin spricht aber, daß bei gesunden Probanden, obwohl sie ähnliche, wenn auch weniger deutlich ausgeprägte Serotoninveränderungen aufwiesen, ein solcher nicht gefunden wurde (Tabelle 1). Andererseits kann aber die nur bei den Patienten gefundene Be-

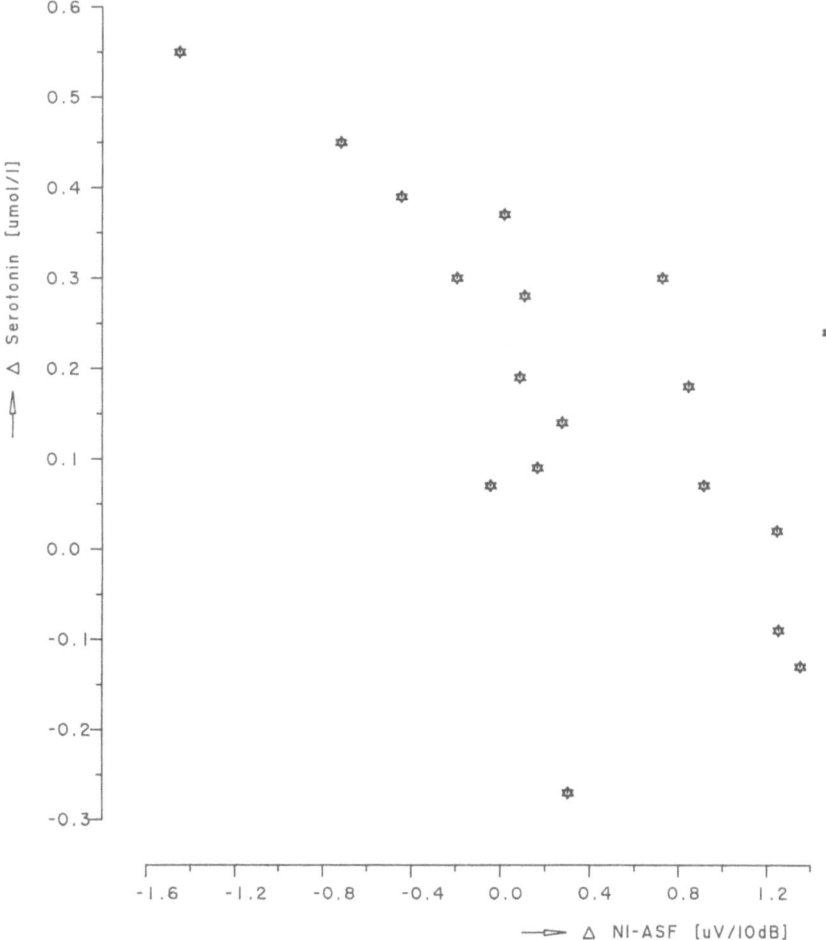

Abb. 2. Beziehung zwischen der Zunahme der Serotoninkonzentration und der Änderung der ASF-Steilheit (N1-Amplitude, C_z) bei 18 Patienten mit endogener Depression nach Lichttherapie (Tag 8 bezogen auf Tag 0, jeweils 7 Uhr) ($r = -0{,}66$; $p < 0{,}01$)

ziehung nicht durch Variablen wie Alter, Geschlecht oder Psychopathologie erklärt werden, zumal keine deutliche Besserung der depressiven Symptomatik in unserem Untersuchungszeitraum beobachtet wurde (Mackert et al. 1991). Möglicherweise stellt die ASF-Steilheit also einen Indikator für das veränderte serotonerge System depressiver Patienten dar, dessen Spezifität allerdings fraglich bleibt, da Beziehungen der ASF-Steilheit auch zu anderen Transmittersystemen, insbesondere zu dem dopaminergen gefunden wurden (von Knorring u. Perris 1981; Bruneau et al. 1986).

Tabelle 1. Pearson-Korrelationskoeffizienten für Veränderungen der Serotoninkonzentration im Vollblut und der ASF-Steilheit nach Fluvoxamin-Stimulation und Lichttherapie, bezogen jeweils auf die Ausgangswerte am Tag 0

Serotonin-Diff.		Fluvoxamin-Stimulation		Lichttherapie	
		Patienten (n = 16)	Kontrollen (n = 10)	Patienten (n = 18)	Kontrollen (n = 11)
N1-ASF Diff.	C_z	−0,52*	0,10	−0,66**	0,10
	C_3	−0,65**	−0,46	−0,47*	0,11
	C_4	−0,45$^+$	−0,09	−0,30	0,43
P2-ASF Diff.	C_z	−0,20	0,48	−0,24	0,11
	C_3	−0,26	0,71*	−0,06	0,12
	C_4	−0,17	0,22	−0,31	−0,25
N1/P2-ASF Diff.	C_z	−0,41	0,28	−0,62**	0,18
	C_3	−0,58*	0,60	−0,45$^+$	0,15
	C_4	−0,41$^+$	0,29	−0,42$^+$	0,10

** $p < 0,01$; * $p < 0,05$; $^+ p < 0,10$

Literatur

Barratt ES, Pritchard WS, Faulk DM, Brandt ME (1987) The relationship between impulsiveness subtraits, trait anxiety, and visual N100 augmenting/reducing: A topographic analysis. Person Individ Diff 8: 43−51

Bräunig P, Rao ML, Fimmers R (1989) Blood serotonin levels in suicidal schizophrenic patients. Acta Psychiatr Scand 79: 186−189

Bruneau N, Barthelemy C, Jouve J, Lelord G (1986) Frontal auditory-evoked potential augmenting−reducing and urinary homovanillic acid. Neuropsychobiology 16: 78−84

Hegerl U, Prochno I, Ulrich G, Müller-Oerlinghausen B (1989) Sensation seeking and auditory evoked potentials. Biol Psychiatry 25: 179−190

Knorring L von (1982) Effect of imipramine and zimelidine on the augmenting−reducing response of visual evoked potentials in healthy volunteers. Adv Biol Psychiatry 9: 81−86

Knorring L von, Perris C (1981) Biochemistry of the augmenting−reducing response in visual evoked potentials. Neuropsychobiology 7: 1−8

Linnoila M, Virkunnen M, Scheinin M, Nuutila A, Rimon R, Goodwin FK (1983) Low cerebrospinal fluid 5-hydroxyindoleacetic acid concentration differentiates impulsive from nonimpulsive violent behavior. Life Sci 33: 2609−2614

Mackert A, Volz HP, Stieglitz RD, Müller-Oerlinghausen B (1991) Phototherapy in non-seasonal depression. Biol Psychiatry 30: 251−262

Müller-Oerlinghausen B, Rao ML, Mackert A, Stieglitz RD, Volz HP (1989) Fluvoxamine challenge test, phototherapy, and successive fluvoxamine treatment in patients with non-seasonal depression. Pharmacopsychiatry 22: 209−210

Rao ML, Müller-Oerlinghausen B, Mackert A, Stieglitz RD, Strebel B, Volz HP (1990) The influence of phototherapy on serotonin and melatonin in non-seasonal depression. Pharmacopsychiatry 23: 155−158

Schalling D, Asberg M, Edman G, Levander S (1984) Impulsivity, nonconformity, and sensation seeking as related to biological markers for vulnerability. Clin Neuropharmacol 7 (Suppl 1): 746−747

Morphometrische zerebrale MRT-Untersuchungen an schizophrenen Patienten und ihre Beziehung zu neurochemischen und klinischen Parametern

R. SERFLING, R. UEBELHACK, J. PLANITZER, L. FRANKE, W. KITZROW, A. HEINRICH

Einleitung

Auf der Basis umfangreicher computertomographischer Studien und neuerer MRT-Untersuchungen wird ein morphologisches Defizit bei Schizophrenen allgemein akzeptiert, wobei hinsichtlich der betreffenden Hirnstrukturen und des Ausmaßes der Veränderungen deutliche Unterschiede in den Befunden bestehen (Pahl et al. 1990). Widersprüchlich sind die Auffassungen zum eigentlichen, unterhalb des Auflösungsbereichs der genannten bildgebenden Verfahren liegenden strukturellen/zellulären Substrates. Dies erklärt auch die Vielgestaltigkeit der ätiologischen Vorstellungen, die von Hypothesen einer perinatalen Schädigung, eines genetischen Faktors, einer viralen Infektion bis hin zu einer Systemgeneration reichen. Vor diesem Hintergrund zielen die eigenen, verschiedenen Merkmalsbereich umfassenden Untersuchungen ebenfalls auf den Versuch, mittels einer mehrdimensionalen Beschreibung ein Bedingungsgefüge aufzuklären.
Erste Ergebnisse, die an einer kleineren Stichprobe erstellt wurden, sollen hier vorgestellt werden. Dabei zielt unser besonderes Interesse auf die Beziehung zwischen Psychopathologie, Serotoninstoffwechsel und Hirnmorphologie.

Methodik

Insgesamt wurden 19 männliche schizophrene Patienten entsprechend der ICD-9 im Alter von 20–35 Jahren (mittleres Alter: 28 ± 4,3 Jahre) einer komplexen Diagnostik unterzogen (Tabelle 1). Neben der Erfassung des psychopathologischen Befundes mittels Fremdbeurteilungsskalen [Brief Psychiatric Rating Scale (BPRS) und Scale for the Assessment of Negative Symptomatik (SANS)] und Selbstbeurteilungsskalen (SCL-90-R und FBF-3), der Gewinnung von thrombozytären biochemischen Parametern (5-HT-Konzentration, Serotoninaufnahme, MAO-Aktivität unter Verwendung von 5-HT als Substrat und die Methylierungsrate, die als Summe

Tabelle 1. (Erläuterungen s. Text)

ICD-9-Diagnose	(n)
295.0	5
295.2	2
295.3	11
295.8	1
	19

von Indolamin-N-Methyltransferse und Hydroxyindol-O-Methyltransferase-Aktivität erfaßt wird) erfolgte eine standardisierte MRT-Untersuchung. Dazu wurden an T_1-gewichteten Koronar-, Sagittal- und Axialschnittserien folgende morphometrische Merkmale gewonnen: Fläche des Corpus callosum im Mediansagittalschnitt, transversaler und sagittaler Ponsdurchmesser in der Axialschnittfolge, Ventrikelfläche im Cella-media-Bereich, intrakranielle Fläche im Niveau der Cella media und VBR („ventricular brain ratio").

Ergebnisse

Beim statistischen Vergleich der morphologischen Merkmale mit denen einer alters- und geschlechtsparallelisierten Kontrollgruppe mittels t-Test zeigt sich kein signifikanter Unterschied zwischen den schizophrenen Patienten und den Gesunden (Tabelle 2).

Auch die Aufteilung der schizophrenen Patienten in Untergruppen mit mehr und weniger ausgeprägter Minussymptomatik anhand der globalen Items der SANS für die Symptomkomplexe: Affektverflachung/Affektstarrheit, Alogie, Abulie/Apathie, Anhedonie/Assozialität und Aufmerksamkeit ergibt keine statistisch zu sichernden Unterschiede der anatomischen Parameter (Tabelle 3). Zum gleichen Ergebnis führt die Gegenüberstellung von schizophren Erkrankten mit höheren und geringeren Summenscores für den Faktor „Anergie" (emotionale Zurückgezogenheit, motorische Verlangsamung, affektive Abstumpfung, Orientierungsstörungen) der BRPS (Tabelle 4).

Eine besondere Aufmerksamkeit galt einer möglichen Beziehung zwischen den strukturellen und neurochemischen Parametern. Zu diesem Zweck wurden die zu zwei Zeitpunkten (Erstuntersuchung im Rahmen der stationären Aufnahme mit einer akuten psychotischen Symptomatik und spätere Kontrolle nach Entlassung) gewonnenen biochemischen Laborwerte und die morphometrischen Merkmale einer Korrelationsanalyse unterzogen.

Dabei ergibt sich für die MAO- und Methyltransferase-Aktivität der Kontrollbestimmung eine Korrelation zum transversalen Ponsdurchmesser (Tabelle 5).

Tabelle 2. (Erläuterungen s. Text)

	Kontrollgruppe (n = 15) X ± s	Gruppe der schizophrenen Patienten (n = 19) X ± s
Fläche des Corpus callosum im Mediansagittalschnitt (cm^2)	7,25 ± 0,85	7,40 ± 1,22
transversaler Ponsdurchmesser (mm)	41,83 ± 9,42	43,74 ± 3,62
sagittaler Ponsdurchmesser (mm)	24,41 ± 6,67	25,09 ± 1,97
Ventrikelfläche des Cella-media-Bereichs (cm^2)	9,77 ± 3,54	11,01 ± 4,13
intrakranielle Fläche in Höhe der Cella media (cm^2)	169,08 ± 7,46	181,33 ± 9,97
„ventricular brain ratio"	5,74 ± 1,98	6,06 ± 2,24

Tabelle 3. (Erläuterungen s. Text)

	Gruppenaufteilung anhand von SANS-Subscores	
	Gruppe 1 (Subscores < 15) (n = 9) X ± s	Gruppe 2 (Subscores ≥ 15) (n = 10) X ± s
Fläche des Corpus callosum im Mediansagittalschnitt (cm^2)	7,44 ± 1,68	7,36 ± 0,70
transversaler Ponsdurchmesser (mm)	43,18 ± 2,16	44,25 ± 4,63
sagittaler Ponsdurchmesser (mm)	24,71 ± 2,24	25,43 ± 1,75
Ventrikelfläche des Cella-media-Bereichs (cm^2)	10,70 ± 4,36	11,29 ± 4,13
intrakranielle Fläche in Höhe der Cella media (cm^2)	179,14 ± 12,86	183,31 ± 6,53
„ventricular brain ratio"	5,98 ± 2,4	6,13 ± 2,14

Tabelle 4. (Erläuterungen s. Text)

	Gruppenaufteilung anhand von BPRS-Subscores	
	Gruppe 1 (Subscores < 10) (n = 9) X ± s	Gruppe 2 (Subscores ≥ 10) (n = 10) X ± s
Fläche des Corpus callosum im Mediansagittalschnitt (cm^2)	7,27 ± 1,69	7,51 ± 0,65
transversaler Ponsdurchmesser (mm)	43,43 ± 2,27	44,02 ± 4,63
sagittaler Ponsdurchmesser (mm)	24,68 ± 2,22	25,46 ± 1,76
Ventrikelfläche des Cella-media-Bereichs (cm^2)	10,12 ± 4,88	11,82 ± 3,38
intrakranielle Fläche in Höhe der Cella media (cm^2)	178,15 ± 12,29	184,20 ± 6,73
„ventricular brain ratio"	5,68 ± 2,77	6,40 ± 1,73

Tabelle 5. Korrelation zwischen morphologischen und neurochemischen Parametern

	transversaler Ponsdurchmesser
Monoaminooxydase-Aktivität (MAO)	0,5335*
Methyltransferase-Aktivität	0,7593**

* $p < 0,01$ ** $p < 0,001$

Diskussion

Bei der Einschätzung der morphologischen Ergebnisse sei darauf hingewiesen, daß die einbezogenen Erkrankten überwiegend eine gute Remission aufweisen und sich nicht in einem stationären Betreuungsverhältnis befinden. Dieses erklärt möglicherweise die Diskrepanz zu Studien an hospitalisierten Patienten, die Strukturdefizit beschreiben konnten (Marks et al. 1990). Die nachgewiesenen Korrelationen zwischen neurochemischen und anatomischen Parametern bedürfen hinsichtlich einer abschließenden Bewertung vorerst weiterer Kontrollen an größeren Patientenkollektiven. Auch andere Autoren haben jedoch zwischen Serotoninstoffwechsel und den Ergebnissen bildgebender Verfahren Beziehungen gefunden. Nach DeLisi et al. (1981) unterscheiden sich schizophrene Patienten mit von der Norm abweichenden CT-Scans (erweiterte Ventrikel oder/und zerebrale Atrophien) durch eine signifikant gesteigerte Blut-Serotonin-Konzentration, wobei darüber hinaus zwischen der Ventrikelweite und dem Serotoningehalt in der gesamten untersuchten Patientengruppe eine Korrelation besteht.

Literatur

DeLisi LE, Neckers MN, Weinberger DR, Wyatt RJ (1981) Increased whole blood serotonin concentrations in chronic schizophrenic patients. Arch Gen Psychiatry 38: 647–650

Marks RC, Luchins DJ (1990) Relationship between brain imaging findings in schizophrenia and psychopathology. In: Andreasen NC (ed) Schizophrenia: positive and negative symptoms and syndromes. Karger, Basel (Mod Probl Pharmacopsychiatry, Vol 24, pp 89–123)

Pahl JJ, Swayze VW, Andreasen NC (1990) Diagnostic advances in anatomical and functional brain imaging in schizophrenia. In: Kales A, Stefanis CN, Talbott J (eds) Recent advances in schizophrenia. Springer, Berlin Heidelberg New York Tokyo, pp 163–189

Verhalten von Kortisol und β-Endorphin nach hochdosierter Naloxongabe — Marker für Alkoholabhängigkeit?

F. KOALICK, A. KEMPER, H. THIELE, B. NICKEL

Einleitung

Zahlreiche Befunde weisen darauf hin, daß angeborene und/oder alkoholbedingt erworbene Dysfunktionen im endogenen Opioidsystem (EOS) eine biologische Basisstörung für die Entwicklung psychischer Alkoholabhängigkeit und von Suchtverhalten überhaupt sind, wobei der Interaktion des zerebralen β-Endorphinsystems mit dem mesolimbischen dopaminergen Rewardsystem besondere Bedeutung beigemessen wird (Topel 1989; Herz et al., in diesem Band, S. 35). Aussagen über den Aktivitätszustand des zerebralen EOS bei Alkoholabhängigen anhand von Liquoruntersuchungen liegen nur vereinzelt vor (Genazzani et al. 1982). Systematischen Liquorentnahmen zur Beurteilung des zentralen EOS bei Alkoholikern und Alkoholismus-Risikogruppen stehen ethische Gründe entgegen. Da endogene Opioide auf verschiedenen Funktionsebenen in die Regulation des Hypothalamus-Hypophysen-Nebennieren(HPA)-Systems einbezogen sind, ist von verschiedenen Untersuchern die Bestimmung der Plasmaspiegel von ACTH, Kortisol und der β-Endorphin-Immunoreaktivität (β-EP-IR) nach hochdosierter Applikation des Opiatrezeptorantagonisten Naloxon (sog. Naloxontest) als indirekter Test zur Beurteilung der funktionellen Integrität des EOS unter klinischen Bedingungen genutzt worden (Wolkowitz et al. 1986). Wir wandten den Naloxontest zum ersten Mal systematisch bei kurzzeitig abstinenten Alkoholabhängigen (AA) und Alkoholmißbräuchlern (AM) an. Wenn Störungen im β-Endorphinsystem eine entscheidende Rolle beim (interindividuell stark variierenden) Übergang vom Alkoholmißbrauch in die neue Qualität der Alkoholabhängigkeit zukommt, könnte der Naloxontest ein objektives Differenzierungskriterium zwischen AA und AM sein.

Probanden und Methodik

In der frühen Abstinenzphase (im Mittel 2 Tage nach letzter Alkoholaufnahme) wurden 20 männliche Alkoholabhängige (DSM-III, mittleres Alter 35,9 Jahre, mittlere letzte Trinkmenge 350 ml Alkohol/Tag) und 10 männliche Alkoholmißbräuchler (DSM-III, mittleres Alter 34,1 Jahre, mittlere letzte Trinkmenge 170 ml Alkohol/Tag) mit dem Naloxontest untersucht sowie als Kontrollgruppe 10 gesunde Männer ohne Hinweis auf Alkoholmißbrauch (mittleres Alter 33,6 Jahre). Die AA wurden nach 4wöchiger Abstinenz einer zweiten Untersuchung unterzogen. Lediglich bei 5 Alkoholabhängigen bestand initial ein geringes vegetatives Alkoholentzugssyndrom.

Durch ein klinisches und Laborscreening wurden Personen mit schweren Begleiterkrankungen, endokrinen Erkrankungen, Medikamentenmißbrauch oder einer aktuellen Einnahme zentralnerval wirksamer Medikamente von der Untersuchung ausgeschlossen. Die Blutentnahm zur Bestimmung von Kortisol und der β-EP-IR erfolgten morgens zwischen 8 und 9 Uhr unter Ruhe-

Nüchtern-Bedingungen über eine kubitale Verweilkanüle unmittelbar vor (Baseline-Wert) sowie 15, 30, 45, 60, 90 und 120 min nach Injektion einer Testdosis von 20 mg (5 ml) Naloxon (Narcanti, Fa. DuPont). Die heparinisierten Blutproben wurden sofort nach Abnahme zentrifugiert und bis zur Analyse bei $-20\,°C$ gelagert. Kortisol wurde mit einem enzymimmunologischen Verfahren (EIA SSW Germed, Dresden), die β-EP-IR mit RIA-Kits von New England Nuclear (NEN) Boston (Kreuzreaktivität von 50% mit β-Lipotropin) bestimmt.

Ergebnisse

Die Basiswerte von Kortisol und der β-EP-IR im Plasma lagen bei den AA und AM in der frühen Abstinenzphase im Normbereich und unterschieden sich im t-Test (p = 0,05) nicht signifikant von denen der Kontrollgruppe. Bei den AA sanken die mittleren Plasma-Kortisol-Basiswerte bis zum Zeitpunkt der 2. Untersuchung (nach 4 Wochen Abstinenz) signifikant ab (p = 0,05).

Applikation von 20 mg Naloxon i.v. führte zu einem signifikanten Anstieg der mittleren Plasmawerte von Kortisol und der β-EP-IR in allen Untersuchungen. Deren Verläufe wurden durch Polynome 3. Grades geschätzt und mittels multivariater Trendanalyse (MANOVA) bezüglich Gruppeneffekt und Interaktionseffekt (Gruppe $\times$ Zeit) geprüft. Der Vergleich der Trendfunktion der β-EP-IR-Werte zwischen Kontrollgruppe, AA (1. Untersuchung) und AM wie auch zwischen den beiden Untersuchungszeitpunkten bei den AA ergab keine signifikanten Unterschiede. Dagegen zeigten die mittleren Plasma-Kortisolverläufe nach Naloxonapplikation im Vergleich Kontrollgruppe – AA (1. Untersuchung) – AM ein signifikant unterschiedliches Zeitverhalten (Interaktionseffekt: $F_{4,70}$ = 2,70, p = 0,038), zurückzuführen auf das flachere Anstiegs- und Abfallverhalten und die weniger deutliche Gipfelbildung der Verlaufskurven bei den AA und AM. Beim Vergleich AA 1. Untersuchung – 2. Untersuchung ergab sich eine reine Niveauverschiebung der mittleren Kortisolverläufe in Richtung niedrigerer Werte bei der Nachuntersuchung nach 4 Wochen bei weiterhin abgeflachter Kurvendynamik.

Der Beitrag der nach Naloxonapplikation gemessenen Kortisol- und β-EP-IR-Einzelwerte für die Differenzierung der Untersuchungsgruppen wurde mittels Diskriminanzanalyse bewertet. Nach Step-down-Variablenreduktion wurden als optimale Variablen für die Trennung zwischen Kontrollpersonen und AA (frühe Abstinenzphase) die Kortisolwerte 15, 45, 60 und 120 min sowie der β-EP-IR-Wert 60 min nach Naloxongabe ermittelt. Bei der Reklassifizierung anhand einer Diskriminanzfunktion, die diese 5 Werte einschließt, wurden die 10 Kontrollpersonen und 19 der 20 AA richtig eingeordnet. Die Klassifizierung der 10 AM anhand dieser Diskriminanzfunktion ergab, daß 8 AM der Gruppe der AA zugeordnet wurden, 2 der Kontrollgruppe.

Diskussion

1. Die erstmals systematisch an einer Gruppe von Alkoholabhängigen (AA) und Alkoholmißbräuchlern (AM) durchgeführte Messung der Plasma-Kortisol- und β-Endorphin-Antwort auf eine einmalige hochdosierte (20 mg i.v.) Naloxongabe bestä-

tigt die grundsätzliche Aussage anderer Funktionsuntersuchungen (ACTH-Test, IHT, DST, CRH-Test) (Adinoff et al. 1990; von Bardeleben et al. 1989) über das Vorliegen von Alterationen des limbisch-hypothalamisch-hypophysär-adrenokortikalen Systems bei chronischer Alkoholaufnahme und über die Persistenz alkoholassoziierter Störungen der HPA-Achse über die akute Abstinenzphase hinaus.

2. Die Veränderungen im Regulationsverhalten der HPA-Systeme sind – unter Einbeziehung genetischer Dispositionen – als Folge direkter Alkoholeffekte und der chronisch erhöhten Streßbelastung, die mit Alkoholaufnahme, Alkoholentzug und alkoholbedingten Organschäden verbunden ist, zu diskutieren. Ein wesentlicher Pathomechanismus scheint die chronisch oder intermittierend erhöhte Kortisolfreisetzung zu sein, in deren Folge genomische Effekte und eine Subsensitivitätsentwicklung verschiedener Rezeptorsysteme (Glukokortikoid-, Opiat-, adrenerge Rezeptoren) beschrieben werden (Adinoff et al. 1990; von Bardeleben et al. 1989).

3. Die Erwartung, mit Hilfe des Naloxontestes objektive biochemische Parameter zu finden, welche die nach klinischen Gesichtspunkten erfolgende Differenzierung zwischen Alkoholabhängigen und Alkoholmißbräuchlern verbessern können, hat sich nicht erfüllt. Die in der frühen Abstinenzphase gefundenen Veränderungen im Stimulationsverhalten der HPA-Achse auf hochdosierte Naloxonapplikation sind offenbar unabhängig davon, ob ein langjähriges mißbräuchliches oder abhängiges Trinkverhalten vorliegt. Die Ergebnisse der Diskriminanzanalyse lassen aber erwarten, daß es möglich ist, anhand der Plasmaspiegel von Kortisol und β-EP-IR nach hochdosierter Naloxongabe mit einem relativ niedrigen Fehler zwischen kurzzeitig abstinenten Vieltrinkern (AA, AM) auf der einen und Nichttrinkern bzw. „Normaltrinkern" auf der anderen Seite zu differenzieren.

Literatur

Adinoff B, Martin PR, Bone HA et al. (1990) Hypothalamic-pituitary-adrenal axis functioning and cerebrospinal fluid corticotropin releasing hormone and corticotropin levels in alcoholics after recent and long-term abstinence. Arch Gen Psychiatry 47: 325–330

Bardeleben U von, Heuser I, Holsboer F (1989) Human CRH-stimulation response during acute withdrawal and after medium-term abstention from alcohol abuse. Psychoneuroendocrinology 14: 441–449

Genazzani AR, Nappi G, Facchinetti F et al. (1982) Central deficiency of β-endorphin in alcohol addicts. J Clin Endocrinol Metab 55: 485–488

Topel H (1989) Opioid-Genetik in der Suchtforschung. Suchtgefahren 35: 73–83

Wolkowitz OM, Doran AR, Breier A, Cohen M, Pickar D (1986) Endogenous opioid regulation of hypothalamo-pituitary-adrenal axis activity in schizophrenia. Biol Psychiatry 21: 366–373

Woraus resultiert die erhöhte Salsolinol-Ausscheidung nach längerem Alkoholentzug?

A. Kemper, U. Feest, B. Nickel

Aufgabenstellung

Die Bedeutung von Tetrahydroisochinolin-(TIQ)-Derivaten wird bei der Herausbildung der Alkoholkrankheit seit langem diskutiert (Myers 1989). Besonderes Interesse gilt Salsolinol (SAL), dem Produkt aus Dopamin und Acetaldehyd bzw. Pyruvat (Abb. 1). Es wurde geprüft, ob anhand der Bestimmung der SAL-Ausscheidungsrate im 24-h-Harn von Alkoholikern und Kontrollpersonen eine Differenzierung zwischen Alkoholabhängigen und Gesunden ohne auffälliges Trinkverhalten möglich ist.

Methodik

HPLC mit Fluoreszenzdetektion (HP 1084/B, Shimadzu RF 530), Aufarbeitung der Harnproben unter Al_2O_3-Adsorption; Identifikation des SAL mittels GC-MS-Spektrometrie; Berechnungen bezogen auf die Kreatininausscheidung.

Untersuchungskollektive

Alkoholiker
  (DSM-III-Kriterien) männlich n = 44 (36 ± 9 Jahre), Untersuchungszeitpunkt 1. und 21. Tag nach Alkoholentzug.
Kontrollpersonen
  männlich n = 24 (37 ± 8 Jahre); weiblich n = 9 (42 ± 9 Jahre); Knaben n = 6 (3 ± 1 Jahr).
Ausschlußkriterien
  Alkoholiker, die länger als 12 h abstinent waren, Medikamentenabusus, Leberzirrhose u. a. Erkrankungen; Kontrollen — zentralwirksame Pharmaka eine Woche vor Versuchsbeginn, Alkoholaufnahme; Ausschluß bekannter SAL-haltiger Nahrung im Untersuchungszeitraum.

Ergebnisse

SAL wurde in allen Untersuchungsgruppen (einschließlich der Knaben) nachgewiesen.
  Die SAL-Ausscheidungsrate im 24-h-Harn der Alkoholiker im frühen Entzug (1. Tag nach letzter Alkoholaufnahme) unterscheidet sich nicht signifikant von der SAL-Ausscheidungsrate der Kontrollgruppe, sie besitzt also keine Indikatorfunktion für Alkoholismus.

Im intraindividuellen Vergleich (gepaarter t-Test) war die SAL-Ausscheidungsrate der Alkoholiker am 21. Tag nach Abstinenz signifikant erhöht gegenüber der SAL-Ausscheidungsrate am 1. Tag nach der letzten Alkoholaufnahme.

Diskussion

Aufgrund jüngster Befunde sind verschiedene biochemische Mechanismen, die dieser erhöhten SAL-Bildung bei Alkoholikern im späten Entzug – also ohne exogene Zufuhr von Acetaldehyd – zugrunde liegen können, zu diskutieren:

- Alternative Bildung von SAL unabhängig und neben der Kondensation aus Dopamin (DA) und Acetaldehyd durch Reaktion des DA mit Pyruvat (Abb. 1):

    SAL-Nachweis bei Kontrollpersonen im Liquor, Plasma und Harn – hier auch bei Knaben (Clow et al. 1985; Collins et al. 1979; Sjöquist 1985). Nachweis von 1-Carboxy-SAL im Hirn von Menschen und Ratten und Liquor von Affen (Collins 1988; Sjöquist 1985).

- Verbesserte Stoffwechselsituation nach 3 Wochen Alkoholentzug und Hospitalisierung (regelmäßige Nahrungsaufnahme, Vitamin-Supplimente):

    Die reduktive Stoffwechsellage der Alkoholiker (erhöhtes $NADH^+$-Angebot) bedingt verminderte Pyruvatbildung. Möglicher Thiaminmangel bei Alkoholikern bedingt Einschränkungen der Umsetzung des Pyruvats zu Acetyl-CoA mit relativem Anstieg des Pyruvats, andererseits erfolgt verminderte Bildung von „aktiviertem Pyruvat" infolge Thiaminmangels. Bei ausreichendem Thiaminangebot wird die enzymatische SAL-Bildung über „aktiviertes Pyruvat" begünstigt.

- Möglichkeit der zumindest teilweise enzymatisch katalysierten Bildung von SAL:

    Signifikant bevorzugtes Auftreten des R-Enantiomeren des SAL im Harn von Kontrollpersonen; unterschiedliche Wirkungen der beiden Stereoisomeren; strukturelle Ähnlichkeit R-SAL und R-Apomorphin. R-Apomorphin eliminiert subjektives „craving" nach Alkohol (Dordain

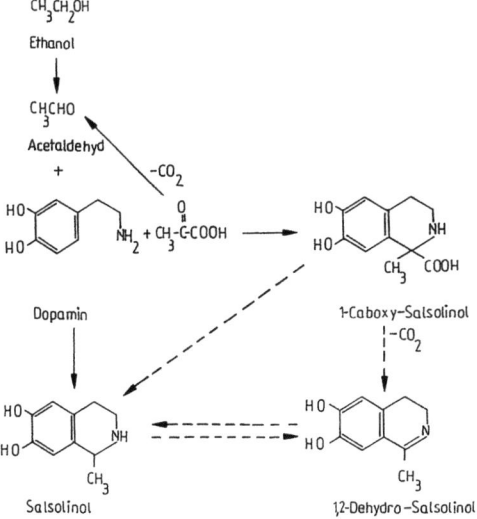

Abb. 1. Synthesewege zur In-vivo-Bildung von Salsolinol

et al. 1984; Dostert et al. 1988). Dreifach erhöhtes Verhältnis von SAL-Sulfat/Dopaminsulfat im Plasma von Alkoholikern im Entzug (3.–40. Tag) gegenüber Kontrollen (Faraj 1989).

– SAL-Bildung aufgrund erhöhten DA-Turnovers infolge des Entzugsstresses:

DA-Sulfat-Konzentration im Plasma bei Alkoholikern im Entzug (3–40 Tage) signifikant erhöht gegenüber Kontrollen (Faraj 1989). Parkinson-Patienten weisen niedrige SAL-Ausscheidungsraten auf im Vergleich zu gesunden Kontrollkollektiven bei drastischem Anstieg nach L-Dopa-Therapie (Adachi 1986; Dostert et al. 1988; Sandler et al. 1982).

Auf der Grundlage der Stereoisomerentrennung ergibt sich ein neuer Ansatz für die Klärung der offenen Fragen zur TIQ-Problematik, die sowohl die mögliche genetische Disposition zu einer vermehrten TIQ-Synthese als auch die bestehende Diskrepanz zwischen den pharmakologisch effektiven Dosen und den endogen nachweisbaren Spiegeln einschließt.

Literatur

Adachi J, Mizoi Y, Fukunaga T et al. (1986) Individual difference in urinary excretion of salsolinol in alcoholic patients. Alcohol 3: 371–375
Clow A, Topham A, Saunders JB et al. (1985) The role of salsolinol in alcohol intake and withdrawal. In: Collins MA (ed) Aldehyde adducts in alcoholism. Alan R. Liss, New York, pp 101–112
Collins MA, Nijm WP, Borge GF et al. (1979) Dopamin-related tetrahydroisoquinolines: Significant urinary excretion by alcoholics after alcohol consumption. Science 206: 1184–1186
Collins MA (1988) Acetaldehyde and its condensation products as marker in alcoholism. In: Galanter M (ed) Recent development of alcoholism, Vol 6. Plenum, New York, pp 387–403
Dordain G, Dostert P, Strolin Benedetti M et al. (1984) Tetrahydroisoquinoline derivatives and parkinsonism. In: Tipton KF, Dostert P, Strolin Benedetti M (eds) Monoamine oxidase and disease. Prospects for therapy with reversible inhibitors. Academic Press, London, pp 417–426
Dostert P, Strolin Benedetti M, Dordain G (1988) Dopamine-derived alkaloids in alcoholism and in Parkinson's and Huntingson's diseases. J Neural Transm 74: 61–74
Faraj BA, Camp VM, Davis DC et al. (1989) Elevation of plasma salsolinol sulfate in chronic alcoholics as compared to nonalcoholics. Alcoholism Clin Exp Res 13: 155–163
Myers RD (1989) Isoquinolines, beta-carbolines and alcohol drinking: Involvement of opioid and dopaminergic mechanisms. Experientia 45: 436–443
Sandler M, Glover V, Armando J et al. (1982) Pictet-Spengler condensation products, stress and alcoholism: Some clinical overtones. In: Bloom F, Barchas J, Sandler M, Usdin E (eds) Beta-carbolines and tetra-hydroisoquinolines. Alan R. Liss, New York, pp 215–226
Sjöquist B (1985) On the origin of salsolinol and 1-carboxy-salsolinol. In: Collins MA (ed) aldehyde adducts in alcoholism. Alan R. Liss, New York, pp 115–124

Vergleichende Untersuchungen über die Effekte von Midazolam, Flumazenil und Bretazenil auf das Schlaf-EEG und die schlafassoziierte Sekretion von Kortisol und Wachstumshormon gesunder Probanden*

J. GULDNER, B. ROTHE, A. STEIGER, C. MESCHENMOSER, M. KRATSCHMAYR, T. POLLMÄCHER, C. LAUER, F. HOLSBOER

Einleitung

Die schlafanstoßende Wirkung von Benzodiazepinagonisten wird über den Benzodiazepinrezeptor vermittelt. Der GABA-Benzodiazepinrezeptorkomplex besteht aus vier Untereinheiten mit verschiedenen Ligandenbindungsstellen und steuert den Chlorideinstrom an der postsynaptischen Membran (Übersicht bei Gardner 1988). Eine Reihe von Studien postuliert dabei sogar die Existenz körpereigener Liganden, die jedoch nur in sehr geringer Konzentration vorkommen (Sangameswaran 1986).

Mit Hilfe neuer pharmakologischer Substanzen gelingt es, die verschiedenen Bindungsstellen unterschiedlich anzusprechen. Neben den klassischen Agonisten, den Benzodiazepinen selbst, stehen jetzt ein kompetitiver Antagonist (Flumazenil (FLU)) und ein partieller Agonist (RO 16-6028 = Bretazenil) zur Verfügung, ein inverser Agonist und ein partieller inverser Agonist werden entwickelt. In präklinischen Studien konnte für Bretazenil ein anxiolytisches und nur gering sedierendes Wirkprofil ermittelt werden (Belzung et al. 1989).

Schlaf ist nicht nur gekennzeichnet durch den periodischen Wechsel von Non-REM- und REM-Phasen, sondern auch durch charakteristische Verläufe der Konzentrationen von Kortisol und Wachstumshormon (GH) (Weitzman 1976). Während den Benzodiazepinagonisten übereinstimmend ein schlafanstoßender Effekt zugeordnet wird, existieren kontroverse Mitteilungen über die damit verbundenen schlafassoziierten neuroendokrinologischen Veränderungen. Bei widersprüchlichen Ergebnissen bezüglich der Beeinflussung des Schlaf-EEG durch FLU liegen noch keine Studien über damit verknüpfte Änderungen der nächtlichen hormonellen Sekretion vor.

Ebenso liegen noch keine Berichte über die Effekte von Bretazenil auf Schlafstruktur und hormonelle Sekretion beim Menschen vor. Wir untersuchten die Einflüsse des Agonisten Midazolam (MID), des Antagonisten Flumazenil sowie des partiellen Agonisten Bretazenil auf das Schlaf-EEG und die schlafassoziierte Sekretion von Kortisol und GH.

Methoden

An einer Studie zum Vergleich des Benzodiazepinagonisten MID mit dem Antagonisten FLU nahmen 10 gesunde männliche Versuchspersonen im Alter zwischen 20 und 30 Jahren nach einer

---

* Diese Arbeit wurde von der Deutschen Forschungsgemeinschaft (DFG) (STE 486/I-I) unterstützt

eingehenden psychiatrischen und körperlichen Untersuchung sowie einer ausgedehnten Labordiagnostik teil, wobei insbesondere Schlafstörungen sowie Medikamenten- bzw. Drogenabusus ausgeschlossen wurden.

Im Anschluß an eine Adaptationsnacht wurde um 20.30 Uhr eine Venenverweilkanüle gelegt, wobei über ein Schleusensystem die jeweiligen Substanzen injiziert bzw. in 30minütigen Abständen zwischen 21.00 und 7.00 Uhr Blutproben zur Bestimmung von Kortisol und GH entnommen wurden (Holsboer 1984).

Nach einem randomisierten Versuchsplan nahmen die Probanden an vier Protokollen teil:
1) Plazebo (PL) um 22.30, 23.30, 00.30, 01.30 Uhr
2) 1 mg MID 22.30, danach PL um 23.30, 00.30, 01.30 Uhr
3) je 1 mg FLU um 22.30, 23.30, 00.30, 01.30 Uhr
4) 1 mg MID um 22.30 sowie je 1 mg FLU um 22.35, 23.30, 00.30 und 01.30 Uhr

In einer weiteren Versuchsreihe erhielten 10 Probanden bei ansonsten gleichen Bedingungen um 22.30 Uhr 1 mg Bretazenil oder PL sublingual verabreicht.

Eine Schlaf-EEG-Registrierung erfolgte von 22.30 bis 7.00 Uhr, Schlafen war nach Löschen des Lichtes um 22.30 Uhr gestattet.

Ergebnisse

Während die Schlaflatenz im Vergleich zur Plazebo-Verabreichung verkürzt wird, wird diese unter FLU signifikant verlängert, wohingegen der partielle Agonist Bretazenil keinen Einfluß auf die Schlaflatenz nimmt.

FLU verringert den Anteil an Tiefschlaf, führt zu einer Herabsetzung der Schlafeffizienz und erhöht die intermittierenden Wachzeiten.

Unter Bretazenil fand sich eine Zunahme von Schlafstadium 2, eine Abnahme von Stadium 3 in der ersten Nachthälfte, eine Verringerung des Anteiles an REM-Schlaf im zweiten Nachtdrittel und eine signifikante Zunahme der REM-Schlaflatenz. Die kombinierte Gabe von MID und FLU erbrachte gegenüber PL keine Veränderung der vorher beschriebenen Schlaf-EEG-Parameter. Bei weiterer Analyse des Schlaf-EEG fanden wir unter MID, aber auch unter FLU eine Verstärkung der Schlafspindelaktivität, die sich unter der kombinierten Gabe von MID und FLU signifikant erhöht zeigte.

Unter der Gabe von FLU sank die nächtliche Kortisolsekretion signifikant im Vergleich zu MID. Ebenso fanden wir unter Bretazenil eine signifikante Abnahme der Kortisolkonzentration. Unter MID, ebenso unter MID + FLU, beobachteten wir eine Reduktion der GH-Konzentration im Vergleich zu PL. Entsprechend der Verlängerung der Schlaflatenz durch FLU fanden wir ein verzögertes Auftreten des GH-Peaks, hingegen fand sich trotz Verkürzung der Schlaflatenz unter MID keine Vorverschiebung des GH-Peaks. Die Gabe von Bretazenil führte zu keiner Beeinflussung der GH-Sekretion.

Diskussion

Unsere Ergebnisse zeigen, daß unter dem Benzodiazepinantagonisten FLU das Einschlafen verzögert auftritt. Dies demonstriert, daß die Substanz keinen neutralen Rezeptorenblocker darstellt, sondern invers agonistische Aktivität aufweist. Andererseits deuten unsere Ergebnisse auf eine agonistische Wirkung nach Schlafbeginn hin, da der Tiefschlaf vermindert wird, die Schlafspindelaktivität ansteigt und die Kombination von FLU und MID offenbar bezüglich der Erhöhung der Schlafspindelaktivität und der Hemmung der GH-Sekretion synergistisch wirken. Damit übereinstimmend konnten Kaijima et al. (1983) benzodiazepinagonistische Wirkungen von FLU bei der Katze finden.

Bereits in niedriger Konzentration vermag FLU in der Anfangsphase des Schlafes auch ohne vorherige Zufuhr von Benzodiazepinen eine schlafstörende Wirkung zu entfalten, die im weiteren Schlafverlauf verschwindet. Schöpf et al. (1984) fanden nach 5 mg FLU ebenfalls eine zentral stimulierende Wirkung. Ziegler et al. (1986) beobachteten ähnliche Effekte unter FLU, wobei Klotz et al. (1985) ein Aufwachen der Versuchspersonen unter FLU nach vorheriger Schlafeinleitung durch MID beschreiben. Bretazenil reduzierte den REM-Schlafanteil im zweiten Nachtdrittel und führte zu einer Verlängerung der REM-Latenz, wie dies von agonistischen Effekten bekannt ist. Im Gegensatz dazu blieb jedoch die Schlaflatenz unbeeinflußt, was mit präklinischen Beobachtungen einer geringer ausgeprägten sedierenden Wirkung sowie mit dem Profil eines partiellen Agonisten in Übereinstimmung steht.

Die Hemmung der Kortisolausschüttung unter FLU könnte analog der Untersuchung der Auswirkungen von Schlafentzug von Born et al. (1988) als Folge der Störung des Einschlafens unter dieser Substanz interpretiert werden, andererseits spricht die Beobachtung, daß Bretazenil zwar zu keiner Veränderung der Einschlaflatenz, aber zu einer Suppression der Kortisolsekretion führt dafür, daß die Veränderung der Kortisolausschüttung unter FLU und Bretazenil auf direkten Effekten auf die hormonelle Sekretion beruht.

MID führt trotz der schlafanstoßenden Wirkung nicht zu einer Stimulation der GH-Sekretion bzw. zu einem vorverlagerten Auftreten des GH-Peaks. FLU hingegen führt neben der Verlängerung der Schlaflatenz auch zu einer Verzögerung des GH-Gipfels, wie es nach Wecken bei Schlafbeginn von Beck et al. (1975) beobachtet werden konnte.

Literatur

Beck U, Brezinova U, Hunter WM, Oswald I (1975) Plasma growth hormone and slow wave sleep increase after interruption of sleep. J Clin Endocrinol Metab 40: 812–815

Belzung C, Misslin R, Vogel E (1989) Behavioural effects of the benzodiazepine receptor partial agonist Ro 16-6028 in mice. Psychopharmacology 97: 388–391

Born J, Schenk U, Späth-Schwalbe E, Fehm HL (1988) Influences of partial REM-sleep deprivation and awakenings on nocturnal cortisol release. Biol Psychiatry 24: 801–811

Gardner CR (1988) Functional in vivo correlates of the benzodiazepine agonist – inverse agonist continuum. Progr Neurobiol 31: 425–476

Holsboer F (1984) Psychiatric implications of altered limbic-hypothalamic-pituitary-adrenocortical activity. Eur Arch Psychiatry Clin Neurosci 238: 302–322

Kaijima M, Le Gal la Salle G, Rossier J (1983) The partial benzodiazepine agonist properties of Ro 15-1788 in pentylenetetrazol-induced seizures in cats. Eur J Pharmacol 93: 113–115

Klotz U, Ziegler G, Reimann IW (1985) Pharmacodynamic interaction between midazolam and a specific benzodiazepine antagonist in man. J Clin Pharmacol 25: 400–406

Sangameswaran L (1986) Purification of a benzodiazepine from bovine brain and detection of benzodiazepine-like immunoreactivity in human brain. Proc Natl. Acad Sci USA 83: 236–240

Schöpf J, Laurian S, Le PK, Gaillard JM (1984) Intrinsic activity of the benzodiazepine antagonist Ro 15-1788 in man: An electrophysiological investigation. Pharmacopsychiatry 17: 79–83

Weitzman ED (1976) Circadian rhythms and episodic hormone secretion in man. Ann Rev Med 27: 225–243

Ziegler G, Ludwig L, Fritz G (1986) Effect of the specific benzodiazepine antagonist Ro 15-1799 on sleep. Pharmacopsychiatry 19: 200–201

Agonisten-induzierte Desensitivierung zentraler und peripherer α_2-Rezeptoren — Vergleichende In-vitro- und In-vivo-Untersuchungen*

L. STOLL, T. SCHUBERT, P. FLECKENSTEIN, D. RIEMANN, M. BERGER, W. E. MÜLLER

Einleitung

Eine Empfindlichkeitsabnahme zentraler α_2-adrenerger Rezeptoren wird immer wieder als eine wichtige Ursache affektiver Psychosen diskutiert. Wir hatten deshalb versucht, durch eine 3tägige Behandlung gesunder männlicher Probanden mit Clonidin (2mal täglich 150 µg) biologische Normabweichungen ähnlich denen depressiver Patienten zu erzeugen. Da diese Behandlung auf verschiedenen funktionellen Ebenen (clonidin-induzierte GH-Freisetzung, nächtliche GH-Freisetzung, Schlaf-EEG) keine Hinweise auf eine Subsensitivierung zentraler α_2-Rezeptoren erbrachte (Riemann et al., in Vorbereitung), wurde in einer vergleichenden In-vitro- und In-vivo-Untersuchung die generelle Möglichkeit überprüft, α_2-Rezeptoren durch eine Agonisten-Behandlung desensitivieren zu können.

Methodik

Periphere (Human) und zentrale (Maus) α_2-Adrenozeptoren wurden durch die Bindung von ^{3}H-Yohimbin (Gesamtpopulation) oder von ^{3}H-UK-14.304 (hochaffine Agonistenkonformation) an menschliche Thrombozytenmembranen nach der Methode von Schloos et al. (1987) bzw. an Maushirnmembranen nach der Methode von Gelbmann u. Müller (1990) bestimmt. In-vitro-Desensitivierung wurde durch 2stündige Inkubation mit den entsprechenden Agonisten bei 4 °C durchgeführt, gefolgt von einer Abtrennung des Agonisten durch zweimaliges Waschen der Membranen. Für die In-vivo-Desensitivierung wurden Probanden bzw. Mäuse für die angegebene Zeit behandelt und danach Thrombozyten- bzw. Hirnmembranen nach den angegebenen Methoden präpariert.

Ergebnisse

In Übereinstimmung mit der Literatur betrug der Anteil der hochaffinen Agonisten-Konformation an der Gesamtpopulation der α_2-Adrenozeptoren ca. 50% an Humanthrombozytenmembranen (Schloos et al. 1987), aber ca. 100% an Maushirnmembranen (Gelbmann u. Müller 1990). In-vitro-Inkubation beider Systeme mit hohen Konzentrationen der Agonisten Noradrenalin oder Clonidin führte zu keiner signifikanten Veränderung der Dichte der Gesamtrezeptorpopulation (^{3}H-Yohimbinbindung) (Tabelle 1). Im Gegensatz dazu führte eine Vorinkubation mit beiden Agonisten zu einem fast vollständigen Verschwinden der Agonistenkonformation (^{3}H-

---

* Gefördert durch die DFG (SFB 258, Projekt A1).

UK-13.304-Bindung) an Maushirnmembranen, während die gleiche Vorinkubation fast keinen Effekt auf die ^{3}H-UK-14.304-Bindung an menschlichen Thrombozytenmembranen zeigte (Tabelle 1). Trotz dieser Unterschiede läßt sich in beiden Systemen die spezifische ^{3}H-UK-14.304-Bindung praktisch vollständig durch Vorinkubation mit dem stabilen GTP-Analog Gpp (NH)p aufheben, was darauf hinweist, daß trotz bestehender Unterschiede in der Agonisten-Empfindlichkeit, die hochaffine Agonisten-Konformation in beiden Systemen von einem GTP-bindenden Protein reguliert wird.

Im Gegensatz zu den Versuchen zur In-vitro-Desensitivierung des α_2-Adrenozeptors mit Clonidin gelang es uns in unterschiedlichen experimentellen Anordnungen an

Tabelle 1. Desensitivierung von α_2-Rezeptoren in vitro durch Vorinkubation der Membranhomogenate mit Noradrenalin, Clondin oder Gpp (NH)p. Die Daten sind Mittelwerte aus 4 Versuchen ± SD

Bedingung	^{3}H-Yohimbin		^{3}H-UK-14 304	
	K_D (nmol/l)	B_{max} (pmol/mg p.)	K_D (nmol/l)	B_{max} (pmol/mg p.)
	Maushirn			
Kontrolle	4,24 ± 1,76	0,11 ± 0,01	3,67	0,11
+ Noradrenalin (10 µmol/l)	5,35 ± 0,42	0,10 ± 0,02	n.n.	n.n.
+ Clonidin (10 µmol/l)	5,07 ± 1,36	0,10 ± 0,03	n.n.	n.n.
+ Gpp (NH)p (100 µmol/l)	3,65 ± 0,69	0,11 ± 0,03	3,38 ± 2,07	0,03 ± 0,04*
	Humanthrombozyt			
Kontrolle	1,97 ± 0,37	0,27 ± 0,06	1,31 ± 0,52	0,13 ± 0,03
+ Noradrenalin (10 µmol/l)	1,90 ± 0,31	0,29 ± 0,07	2,45 ± 0,76	0,10 ± 0,04*
+ Clonidin (10 µmol/l)	2,57 ± 0,78	0,27 ± 0,06	1,00 ± 0,57	0,10 ± 0,06
+ Gpp (NH)p (100 µmol/l)	2,77 ± 1,26	0,25 ± 0,09	n.n.	n.n.

n.n. keine Bindung mehr nachweisbar
* $p < 0,01$ im Vergleich zur Kontrolle

Tabelle 2. Negative Befunde zur In-vivo-Desensitivierung zentraler und peripherer α_2-Adrenozeptoren durch Clonidin an Mäusen (zentrale Rezeptoren) und gesunden Probanden (periphere Rezeptoren)

Zentrale α_2-Adrenozeptoren (Maushirn)

1. Keine Veränderung von K_D und B_{max} von ^{3}H-Yohimbin und ^{3}H-UK-14.304 nach 3tägiger Behandlung mit Clonidin (2mal täglich 0,5 mg/kg i.p., 8 Mäuse in jeder Gruppe)
2. dto. nach 14tägiger Behandlung unter gleichen Bedingungen

Periphere α_2-Adrenozeptoren (Humanthrombozyt)

1. Keine Veränderung von K_D und B_{max} von ^{3}H-Yohimbin und ^{3}H-UK-14.304 1 Stunde nach i.v. Gabe von Clonidin (2 µg/kg) (12 männliche gesunde Probanden)
2. dto. nach 3tägiger oraler Behandlung mit Clonidin (2mal täglich 150 µg) (6 männliche gesunde Probanden)

freiwilligen Probanden bzw. an Mäusen nicht, durch In-vivo-Gabe von Clonidin eine signifikante Veränderung der hochaffinen Agonistenkonformation oder der Gesamtpopulation des α_2-Adrenozeptors zu erreichen (Tabelle 2).

Diskussion

Die vorliegenden Daten zeigen, daß sowohl zentrale als auch periphere α_2-Rezeptoren durch Entkoppelung eines GTP-bindenden Proteins desensitivierbar sind, daß sie sich aber im Hinblick auf den desensitivierenden Effekt einer In-vitro-Inkubation mit hohen Agonisten-Konzentrationen unterscheiden. Im Gegensatz zu diesen In-vitro-Befunden lassen sich weder periphere noch zentrale α_2-Rezeptoren durch eine mehrtägige Behandlung mit klinisch bzw. pharmakologisch wirksamen Dosen von Clonidin im Sinne einer Desensitivierung verändern. Diese auf Rezeptorebene erhobenen Daten bestätigen unsere auf funktionellen Ebenen erhaltenen negativen Befunde (s. Einleitung), durch eine mehrtägige Clonidin-Behandlung eine Subsensitivierung von α_2-Rezeptoren auslösen zu können. Darüber hinaus könnten die vorliegenden Ergebnisse darauf hinweisen, daß Desensitivierungsmechanismen von α_2-Rezeptoren in vivo nur eine geringe Bedeutung zukommt.

Literatur

Gelbmann CM, Müller WE (1990) Specific decrease of high-affinity agonist states of alpha$_2$-adrenoceptors in the aging mouse brain. J Neural Transm 79: 131–136

Schloos J, Wellstein A, Palm D (1987) Agonist binding at alpha$_2$-adrenoceptors of human platelets using ^{3}H-UK-14.304: Regulation by Gpp (NH)p and cations. Naunyn Schmiedebergs Arch Pharmacol 336: 48–59

Teil 10

Psychopathologie, Neuropsychologie

Vulnerabilität für psychiatrische Erkrankungen – Ergebnisse einer Familienstudie

M. A. ERTL, B. BONDY, C. MUNDT, H. SAUER, M. ACKENHEIL

Einleitung

Kraepelins Einteilung der Psychosen in die beiden großen Gruppen Schizophrenie und affektive Psychosen wurde u. a. durch die Ergebnisse aus Familienstudien (Luxemburger 1928; Kallmann 1938) unterstützt. Es ließ sich jedoch schon bald erkennen (Schulz 1940), daß die Befunde nicht immer mit dem Dichotomie-Konzept Kraepelins vereinbar waren, sondern daß das Morbiditätsrisiko für Schizophrenie im Umkreis manisch depressiver Patienten erhöht ist.

Heute bestehen kaum noch Zweifel, daß eine genetisch bedingte Prädisposition in der Ätiologie endogener Psychosen von Bedeutung ist. Zunehmend wird das „Vulnerabilität/Streß-Modell" der Schizophrenie (Zubin u. Spring 1977) diskutiert, das beinhaltet, daß eine Veranlagung für Schizophrenie so lange nicht exprimiert wird, bis zusätzliche Umweltfaktoren auslösend wirken.

Probanden und Methoden

Es wurden bisher 3 größere Stammbäume (20–50 Mitglieder), sowie 16 Kernfamilien (5–10 Mitglieder) untersucht. Bei 14 Indexprobanden wurde eine chronische Schizophrenie, bei 5 eine schizoaffektive Psychose nach RDC (Research Diagnostic Criteria; Spitzer u. Endicott 1975) diagnostiziert. Die Familien umfaßten insgesamt 321 Angehörige (254 lebend, 67 verstorben). 27 Probanden wurden ausgeschlossen.

Die Diagnosestellung erfolgte mit Hilfe klinischer Interviews, wie dem semistrukturierten SADS-LA (Schedule for Affective Disorders and Schizophrenia-Lifetime and Anxiety Version; Spitzer u. Endicott 1975). Zur Erfassung schizophrener Erkrankungen wurde zusätzlich der Schizophrenieteil des CIDI (Composite International Diagnostic Interview; Robins et al. 1989) angewandt.

Persönlichkeitsstörungen wurden mittels des entsprechenden Teiles des SKID (Strukturiertes Klinisches Interview für DSM-III; Wittchen et al. 1987) diagnostiziert.

Zur Bestimmung der Bindungskapazität des Dopamin-Antagonisten Tritium-Spiperon an Lymphozyten wurde von allen Indexprobanden sowie 137 Angehörigen 50 ml venöses Blut entnommen. Nach Präparation der mononukleären Zellen wurden die Bindungsversuche durchgeführt. Dazu wurden die Zellen mit 10 verschiedenen Konzentrationen der Liganden inkubiert (30 pM bis 3 nmol). Die unspezifische Bindung wurde mit (+)-Butaclamol (1 μmol bestimmt (Bondy et al. 1990).

Ergebnisse

Die klinische Untersuchung ergab bei 83 der insgesamt 294 in die Studie aufgenommenen Angehörigen psychiatrische Störungen. Die Diagnosen sind in Tabelle 1 aufge-

Tabelle 1. Diagnosen bei Angehörigen von schizophrenen und schizoaffektiven Indexprobanden (in Prozent)

Index-probanden	Angehörige						
	total	SCH	SA	BP	UP	PS	Sucht
SCH	28,5	5,4	2,2	4,0	11,3	2,2	1,8
SA	27,3	2,7	5,4	4,1	6,8	1,3	1,3

SCH Schizophrenie. akut und chronisch; *SA* schizoaffektive Psychose, vorwiegend schizophren und vorwiegend affektiv; *BP* bipolar, umfaßt Bipolar-I- und -II-Störungen; *UP* unipolar, umfaßt MDS + MCD + Melancholie, MDS + Melancholie und MDS, *PS* Persönlichkeitsstörungen

listet. Zu den am häufigsten gestellten Diagnosen zählten die unipolare Depression (18,1%), gefolgt von Schizophrenie (8,1%), bipolarer affektiver Psychose (8,1%) und schizoaffektiver Psychose (7,6%). Eine Homotypie hinsichtlich der klinischen Diagnose Schizophrenie wurde nur in zwei kleineren Familien gefunden.

Es zeigte sich, daß in 16 der 19 untersuchten Familien die Spiperon-Bindungskapazität bei allen psychiatrisch erkrankten Probanden – unabhängig von der klinischen Diagnose – erhöht war. Vor allem in den größeren Familien zeigte sich erhöhte Bindungskapazität auch bei einigen klinisch gesunden Familienmitgliedern. Die erhöhten Werte der Spiperon-Bindungskapazität schwankten zwischen 5 und 11 fmol/10^6 Zellen und lagen damit deutlich oberhalb der für gesunde Kontrollen gefundenen Werte (von 0,85 – 3,7 fmol/10^6 Zellen; Bondy et al. 1987, 1989).

In 3 Familien fanden wir bei allen Probanden – bei den Indexprobanden wie auch den psychiatrisch Erkrankten Angehörigen-Werte der Spiperon-Bindungskapazität, die nicht von denen gesunder Kontrollpersonen abwichen.

Diskussion

Die klinischen Ergebnisse unserer Studie sind mit denen neuerer Publikationen zu vergleichen. Auch in vielen dieser Untersuchungen werden zunehmend – entgegen der früher meist beobachteten Homotypie – nun heterogene Krankheitsbilder, in Familien Schizophrener gefunden. Eine der Ursachen hierfür kann in der Einführung operationalisierter Diagnose-Kriterien gesehen werden (Tsuang et al. 1981). Auch läßt sich eine Paarungssiebung (Merinkangas 1982) als Ursache für die erhöhte Inzidenz und Heterotypie psychiatrischer Krankheiten nicht ausschließen.

Die Befunde der Tritium-Spiperon-Bindung an Lymphozyten bestätigen die früheren Befunde: erhöhte Bindung wurde in den meisten Familien bei allen erkrankten, aber auch bei einer Reihe von gesunden Probandenbeobachtet. Es ist daher anzunehmen, daß dieses biologische Merkmal als Hinweis auf eine genetisch bedingte Vulnerabilität von Bedeutung ist. Die Tatsache, daß erhöhte Bindung durchaus nicht in allen Familien zu finden ist, läßt vermuten, daß auch ätiologisch homogene Untergruppen mit diesem Parameter unterschieden werden können.

Literatur

Bondy B, Ackenheil M, Ertl M, Peuker B (1989) Genetische Untersuchungen zur Spiperon-Bindung an Lymphozyten. In: Saletu B (Hrsg) Biologische Psychiatrie. Thieme, Stuttgart, S 498–500

Bondy B, Ackenheil M, Ebgel RR (1990) Methodology of 3H-Spiperone binding to lymphocytes. J Psychatry Res

Endicott J, Andreasen N, Spitzer RL (1978) Family history research diagnostic criteria. Biometrics Research Division, New York

Kallmann FJ (1938) The genetics of schizophrenia. J.J. Augusta, New York

Kraepelin E (1899) Psychiatrie – Ein Lehrbuch für Studierende und Ärzte. Barth, Leipzig

Luxemburger H (1928) Vorläufiger Bericht über psychiatrische Serienuntersuchungen an Zwillingen. Z Ges Neurol Psychiat 116: 297–326

Merikangas KR (1982) Assortative mating for psychiatrix disorders and psychological traits. Arch Gen Psychiatry 39: 1173–1180

Robins LN, Wing J, Wittchen HU et al. (1989) The composite international diagnostic interview: an epidemiological instrument suitable for use in conjunction with different diagnostic systems and in different cultures. Arch Gen Psychiatry

Schulz B (1940) Kinder manisch-depressiver und anderer affektiv psychotischer Elternpaare. Z Ges Neurol Psychiat 169: 311–412

Spitzer RL, Endicott J (1975) Schedule for affective disorder and schizophrenia. Biometrics Research. New York State Psychiatric Institute, New York

Spitzer EL, Endicott J, Robins E (1978) Research diagnostic criteria. Biometrics Research. New York State Psychiatric Institute, New York

Tsuang MT, Woolson EF, Winokur G, Crowe RR (1981) Stability of psychiatric diagnoses: schizophrenia and affective disorders followed up over 30 to 40 years period. Arch Gen Psychiatry 38: 535–539

Wittchen HU, Zaudig M, Schramm E, Spengler P, Mombour W, Klug J, Horn R (1987) Strukturiertes klinisches Interview für DSM III. Beltz, Weinheim

Zubin J, Spring B (1977) Vulnerability: a new view of schizophrenia. J Abnorm Psychol 86: 103

Kognitive Korrelate psychiatrischer Störungen im Kindesalter[*]

A. ROTHENBERGER, F. STRATMANN, W. WOERNER

Einleitung

Bei psychiatrischen Störungen im Kindesalter ist die vorhandene Fähigkeit der Kinder zur kognitiven Kontrolle der auffälligen Verhaltensweisen unterschiedlich ausgeprägt. Insbesondere weisen Kinder mit einem hyperkinetischen Syndrom (HKS) diesbezüglich ein deutliches Defizit auf. Hingegen zeigen Kinder mit einer Tic-Störung sehr viel seltener derartige Probleme, obwohl sie in 50 – 60% der Fälle zusätzlich zu ihren motorischen und/oder vokalen Tics noch durch ein HKS belastet sind (Rothenberger 1991).
 Die kognitiven Kontrollmechanismen zur Steuerung z.B. des genannten motorisch überschießenden Verhaltens sind eng mit Frontalhirnfunktionen verbunden (Rothenberger 1990). Darum erschien es uns sinnvoll, bei diesen Kindern ein Spektrum frontalhirnbezogener kognitiver Leistungen zu prüfen, um zu erfahren, welche intakt bzw. gestört sind. Es sollte dabei darauf geachtet werden, ob jede dieser Leistungen die beiden Gruppen von einer gesunden Kontrollgruppe unterscheidet oder ob dies nur für einzelne (evtl. störungsspezifische) kognitive Merkmale zutrifft.

Methode

Im Rahmen einer längsschnittlichen Mehrebenenstudie untersuchen wir derzeit den Zusammenhang zwischen Indikatoren zentralnervöser Regulationsmechanismen und dem Auftreten und Verlauf kinder- und jugendpsychiatrischer Verhaltensauffälligkeiten.
 Sowohl an 9- bis 16jährigen Patienten mit kinderpsychiatrischen Störungen (hyperkinetisches Syndrom, Tic-Störungen und Anorexia nervosa) als auch an einer Kontrollgruppe gesunder Kinder sowie einer Kontrollgruppe mit Kindern, die an einer lokalisierten Frontalhirnschädigung erkrankt sind, werden Daten erhoben. Neben psychopathologischen, neurophysiologischen und neurochemischen Untersuchungsinstrumenten kommt dabei eine neuropsychologische Testbatterie zur Anwendung.
 Mit Hilfe der neuropsychologischen Testbatterie werden (z.T. computergestützt) schwerpunktmäßig Fähigkeiten zur Verhaltenssteuerung und kognitiven Kontrolle erfaßt, die im wesentlichen Frontalhirnleistungen ansprechen (Tabelle 1). Im einzelnen bezieht sich die Testbatterie auf folgende kognitive Merkmale: Daueraufmerksamkeit, komplexe Wahlreaktionen, kognitive Impulsivität, kognitive Interferenzneigung, kognitive Flexibilität, Zeitwahrnehmung und Zeitgedächtnis, divergentes Denken sowie Integration zwischen den Sinnesmodalitäten. Die Durchführungsdauer beträgt etwa 90 min.
 Die Zwischenauswertung wurde an zwei Patientengruppen, d.h. 27 Kindern mit chronischen multiplen Tics oder Tourette-Syndrom (24 Jungen, 3 Mädchen; Alter $\bar{x}$ = 11,1 Jahre, IQ im

---

[*] Unterstützt durch die Deutsche Forschungsgemeinschaft (SFB 258, Teilprojekt E2, Universität Heidelberg).

Tabelle 1. Neuropsychologische Testbatterie

Merkmale	Instrumente	Parameter
– Geschwindigkeit und Leistung bei komplexen Wahlreaktionen	AMT – „Aufmerksamkeits-Männchen-Test	Fehlersumme Reaktionszeit
– Niveau und Verlauf der Daueraufmerksamkeit	CPT – Continuous Performance Test[a]	Fehlersumme Reaktionszeit
– Kognitive Impulsivität	MFFT – Matching Familiar Figures Test	Fehlersumme Zeitsumme
– Kognitive Flexibilität vs. Perseverationstendenzen	WCST – Wisconsin Card Sorting Test[a]	Perseverationsfehler Fehler-Prozent
– Einfaches Reaktionstempo	Reaktionstest mit einfachen Bild- und Tonreizen[a]	Reaktionszeit
– Zeitwahrnehmung und -gedächtnis	Zeitreproduktionstest[a] innerhalb und zwischen Modalitäten	Abweichungs-Prozent
– Integration zwischen Sinnesmodalitäten		Abweichungs-Prozent-Differenz (d. h. zwischen inter- und intramodaler Abweichung)
– Einfallsreichtum, Kreativität	Fragen zum divergenten Denken	Summe aller Antworten
– Kognitive Interferenzneigung	Farbe-Wort-Interferenz-Test (Stroop)	Allgemeine T-Werte (wie im Manual)

[a] Diese Verfahren werden an einem PC durchgeführt.

Prüfsystem für Schul- und Bildungsberatung, PSB, $\bar{x} = 102$) und 21 Kindern mit einem hyperkinetischen Syndrom (18 Jungen, 3 Mädchen; Alter $\bar{x} = 10,8$ Jahre, IQ im PSB $\bar{x} = 102$) vorgenommen. Jeder Patientengruppe wurde eine eigene, nach Alter, Geschlecht und Intelligenz parallelisierte Gruppe gesunder Kontrollkinder zugeordnet. Die Gruppenvergleiche erfolgten mittels Mann-Whitney U-Tests (einseitig).

Ergebnisse

Die Ergebnisse zeigten, daß die hyperkinetischen Kinder (Tabelle 2) besonders durch ihre erhöhte kognitive Impulsivität (MFFT), erhöhte kognitive Interferenzneigung (Stroop) und geringe kognitive Flexibilität (WCST) auffielen. Die erhöhte kognitive Interferenzneigung war allerdings nur einem Faktor „allgemeiner kognitiver Verlangsamung" zuzuschreiben, denn im Merkmal Selektivität unterschieden sich beide Gruppen nicht.

Demgegenüber erbrachten Kinder mit Tic-Störungen im MFFT und Stroop-Test ähnliche bzw. bessere Gesamtleistungen im Vergleich zu normalen Kindern (Tabelle 3).

In der Gruppe der Kinder mit Tic-Störungen gab es lediglich Auffälligkeiten im WCST und zwar in der gleichen Richtung wie für die Kinder mit hyperkinetischen Syndrom. Diese Unterschiede zur Normgruppe waren allerdings auf diejenigen Kinder zurückzuführen, die sowohl eine Tic-Störung als auch ein hyperkinetisches Syndrom

Tabelle 2. Vergleich neuropsychologischer Merkmale. Gesunde Kinder (NORM) versus hyperkinetische Kinder (HKS); nach Alter, Geschlecht und IQ parallelisiert

	NORM (n = 21) $\bar{x}$	HKS (n = 21) $\bar{x}$	p U-Test einseitig
AMT (kompl. Wahlreaktion)			
Fehler insgesamt	18,2	23,1	ns
Reaktionszeit Richtige	1389 ms	1445 ms	T
CPT (Dauer-Aufmerksamkeit)			
Fehler insgesamt	2,4	1,6	ns
Reaktionszeit Richtige	406 ms	422 ms	ns
MFFT (Impulsivität)			
Fehlersumme	6,0	9,5	**
Zeitsumme	235 s	126 s	***
Wisconsin Card Sorting Test			
Perseverationsfehler	4,1	8,2	ns
Gesamt-Fehler-Anteil	26,9%	33,2%	*
Zeitreproduktionsgenauigkeit (Abweichungs-%)			
innerhalb einer Modalität	22,1%	23,9%	ns
bei Modalitätswechsel	27,0%	25,3%	ns
Differenz	4,9%	1,5%	T
Divergentes Denken			
Summe aller Antworten	33,6	39,0	ns
Farbe-Wort-Interferenz-Test (allgemeine T-Werte)			
Farbwörter lesen	40,1	36,6	**
Farbstriche benennen	38,7	35,5	*
Interferenz	40,9	36,3	**
Selektivität	51,5	49,8	ns

*** $p \leq 0,001$; ** $p \leq 0,01$; * $p \leq 0,05$; T: $p \leq 0,10$; ns: $p > 0,10$

hatten. Dies reflektierte sich in hohen Werten in der Conners-Skala, mit der die Eltern das Ausmaß hyperkinetischen Verhaltens ihrer Kinder einschätzten. Teilte man nämlich die Gruppe der Kinder mit Tic-Störungen in solche mit hohem bzw. niedrigem Anteil hyperkinetischen Verhaltens (Median-Split, Conners-Skala ≤ 14 versus ≥ 15) so wurde dies sofort deutlich (Tabelle 4).

Diskussion

Wir konnten weitere Hinweise dafür finden, daß das hyperkinetische Syndrom als eine im wesentlichen kognitive Störung angesehen werden muß. Es scheinen allerdings nicht alle Frontalhirnfunktionen gestört, wie dies die Hypothese einer generellen Frontallappendysfunktion bei HKS-Kindern unterstellt (Rothenberger 1990). Hingegen sind offenbar nur einige der zentralnervösen Regulationsmechanismen defizitär, die vor allem auf die Leistungsfähigkeit des Frontalhirns angewiesen sind (z. B. kogni-

Tabelle 3. Vergleich neuropsychologischer Merkmale. Gesunde Kinder (NORM) versus Kinder mit Tic-Störungen (Tic); nach Alter, Geschlecht und IQ parallelisiert

	NORM (n = 27) $\bar{x}$	TIC (n = 27) $\bar{x}$	p U-Test einseitig
AMT (kompl. Wahlreaktion)			
Fehler insgesamt	14,7	19,7	T
Reaktionszeit Richtige	1338 ms	1373 ms	ns
CPT (Dauer-Aufmerksamkeit)			
Fehler insgesamt	2,0	3,0	ns
Reaktionszeit Richtige	389 ms	384 ms	ns
MFFT (Impulsivität)			
Fehlersumme	5,1	5,7	ns
Zeitsumme	219 s	158 s	*
Wisconsin Card Sorting Test			
Perseverationsfehler	4,3	7,3	*
Gesamt-Fehler-Anteil	27,6%	30,5%	T
Zeitreproduktionsgenauigkeit (Abweichungs-%)			
innerhalb einer Modalität	21,0%	19,0%	ns
bei Modalitätswechsel	26,5%	22,3%	T
Differenz	5,5%	3,4%	ns
Divergentes Denken			
Summe aller Antworten	35,6	36,9	ns
Farbe-Wort-Interferenz-Test (allgemeine T-Werte)			
Farbwörter lesen	41,8	42,1	ns
Farbstriche benennen	40,0	40,1	ns
Interferenz	43,0	41,2	ns
Selektivität	53,0	50,2	ns

* $p \leq 0{,}05$; T: $p \leq 0{,}10$; ns: $p > 0{,}10$

tive Flexibilität sowie die Kontrolle von kognitiver Impulsivität und kognitiver Interferenzneigung).

Was die Kinder mit Tic-Störungen anbetrifft, so bestätigten sich unsere früheren Untersuchungen und klinischen Erfahrungen (Rothenberger 1990), daß Kinder mit einer Tic-Störung und gering ausgeprägten hyperkinetischen Verhaltensweisen durchaus auf günstige Frontalhirnleistungen zurückgreifen können. Dies ist eine wichtige Voraussetzung, damit sie die grundsätzlich vorhandenen guten kognitiven Fähigkeiten zur Kontrolle ihrer Tics (eingebracht in verhaltenstherapeutische Verfahren) optimal nutzen können.

Insgesamt sprechen diese Zwischenergebnisse dafür, daß die von uns verwendete neuropsychologische Testbatterie geeignet ist, kognitive Korrelate psychiatrischer Störungen im Kindesalter differenziert zu erfassen. Von daher würde sich eine gute Grundlage bieten, um vorliegende verhaltenstherapeutisch orientierte Trainingsprogramme für Kinder mit Tic-Störungen und HKS weiterzuentwickeln.

Tabelle 4. Vergleich neuropsychologischer Merkmale. Kinder mit Tic-Störungen, die einen niedrigen Wert in den Conners-Skala zeigten (≤ 14; Tic-N), versus solche Kinder mit Tic-Störungen, die einen hohen Wert zeigten (≥ 15; Tic-H)

	Tic-N (n = 13) $\bar{x}$	Tic-H (n = 14) $\bar{x}$	p U-Test einseitig
AMT (kompl. Wahlreaktion)			
Fehler insgesamt	18,6	20,6	ns
Reaktionszeit Richtige	1 403 ms	1 347 ms	ns
CPT (Dauer-Aufmerksamkeit)			
Fehler insgesamt	3,4	2,7	ns
Reaktionszeit Richtige	363 ms	401 ms	ns
MFFT (Impulsivität)			
Fehlersumme	5,1	6,9	ns
Zeitsumme	150 s	163 s	ns
Wisconsin Card Sorting Test			
Perseverationsfehler	4,5	9,9	*
Gesamt-Fehler-Anteil	27,3%	33,4%	T
Zeitreproduktionsgenauigkeit (Abweichungs-%)			
innerhalb einer Modalität	18,0%	19,8%	ns
bei Modalitätswechsel	22,1%	22,6%	ns
Differenz	4,0%	2,8%	ns
Divergentes Denken			
Summe aller Antworten	37,8	35,9	ns
Farbe-Wort-Interferenz-Test (allgemeine T-Werte)			
Farbwörter lesen	42,3	42,0	ns
Farbstriche benennen	40,6	39,7	ns
Interferenz	41,2	41,2	ns
Selektivität	49,3	51,1	ns

* $p \leq 0,05$; T: $p \leq 0,10$; ns: $p > 0,10$

Literatur

Rothenberger A (1990) The role of the frontal lobes in child psychiatric disorders. In: Rothenberger A (ed) Brain and behavior in child psychiatry. Springer, Berlin Heidelberg New York Tokyo, pp 34–58

Rothenberger A (1991) Wenn Kinder Tics entwickeln – Beginn einer komplexen kinderpsychiatrischen Störung. Fischer, Stuttgart

Wisconsin Card Sorting Test – Ein Vulnerabilitätsmarker der Schizophrenie?

P. FRANKE, W. MAIER, C. HAIN, T. KLINGLER

Einleitung

Nachdem der Wisconsin Card Sorting Test (WCST) 1948 von Grant u. Berg entwickelt wurde, zeigten mehrere Untersucher, daß schizophrene Patienten Schwierigkeiten in der Ausführung dieses neuropsychologischen Tests aufweisen (Fey 1951; Williamson et al. 1989).

Die 1. Hypothese diente der Bestätigung jener vorangegangenen Studien und untersuchte, inwiefern unbehandelte schizophrene Patienten ebenfalls schlechtere Ergebnisse erzielen als gesunde Personen eines vergleichbaren Kontrollkollektivs.

Die Überlegung, daß die Fehlerrate im WCST lediglich den allgemeinen Schweregrad der Erkrankung erfaßt, führte zur 2. Hypothese: falls WCST-Ergebnisse als Ausdruck einer individuellen psychopathologischen Beeinträchtigung zu verstehen wären, sollten eindeutig positive Korrelationen zwischen Testausführung und Skalen zur Erfassung des klinischen Ausprägungsgrads der Schizophrenie (wie z. B. SANS/SAPS-Skalen) bestehen.

Unter der Annahme, daß sich schizophrene Patienten durch eine geringere Leistungsfähigkeit im WCST auszeichnen, bleibt zunächst offen, ob diese Normabweichung lediglich eine schizophrene Symptomatik widerspiegelt („State"-Variable) oder ob sie die Vulnerabilität für das Auftreten schizophrener Erkrankungen („Trait"-Variable) darstellt. Keine der uns bekannten Studien prüfte die Rolle des WCST als „Vulnerabilitätsmarker" der Schizophrenie. Basierend auf dem Vulnerabilitätsmodell von Zubin (Steinhauer et al. 1991) und dem Konzept des „true vulnerability markers" (Marker, welche mit dem familiären Status assoziiert sind und nicht notwendigerweise als prädiktiv für eine spätere Schizophrenie gelten) untersuchte die 3. Hypothese, ob gesunde Angehörige schizophrener Patienten schlechtere Resultate im WCST aufweisen als gesunde Kontrollen ohne familiäre Belastung mit psychiatrischen Erkrankungen.

Methoden

Gruppen und Auswahlkriterien (Tabelle 1)

73 konsekutiv rekrutierte schizophrene Patienten (RDC), welche zum Zeitpunkt der Untersuchung seit mindestens 2 Wochen keine medikamentöse Therapie (Benzodiazepine, Antidepressiva, Neuroleptika) bzw. seit mindestens 2 Monaten keine Depot-Neuroleptika erhalten hatten, nahmen an der Studie teil. 61 gesunde Angehörige 1. Grades dieser Patienten (33 Geschwister, 28 Eltern) ohne RDC Achse-I-Lebenszeitdiagnose und ohne Persönlichkeitsstörungen (DSM-III-R) wurden in die Untersuchung aufgenommen. Aus dem Einzugsgebiet der Universität Mainz

Tabelle 1. Demographische Daten der verschiedenen Gruppen

	Patienten (n = 73)	Geschwister (n = 33)	Eltern (n = 28)	Kontrollen (n = 35)
Alter (Mittelwert in Jahren):	32,5	31,8	57,3	30,9
Geschlecht: männlich:	46	14	11	14
weiblich:	27	19	17	21
Dauer der Schulbildung (Mittelwert in Jahren):	9,9	10,1	9,5	10,0
Erkrankungsdauer (Mittelwert in Monaten):	57,2	–	–	–

wurden 35 gesunde Kontrollpersonen (weder RDC Achse-I-Lebenszeitdiagnose, noch DSM-III-R-Persönlichkeitsstörungen) nach Alter, Geschlecht und Bildungsstatus zu den Patienten und deren Geschwistern parallelisiert. Patienten, Angehörige und Kontrollen erhielten ein halbstrukturiertes klinisches Interview (SADS-LA, Manuzza et al. 1986, sowie das strukturierte SCID-II-Interview für DSM-III-R-Persönlichkeitsstörungen (Spitzer u. Williams 1986). Zur Einschätzung des klinischen Schweregrades schizophrener Symptomatik wurden Andreasen-Skalen zur Erfassung der positiven und negativen Symptome (SANS/SAPS) verwendet (Andreasen u. Olsen 1982).

Wisconsin Card Sorting Test (WCST)

Für die vorliegende Untersuchung wurde die WCST-Version von Nelson (1976) verwendet: 48 Antwortkarten werden 4 Stimuluskarten nach einer bestimmten Regel zugeordnet, welche der Proband selbst herausfinden soll. Der Proband erhält lediglich eine Information darüber, ob seine Antwort „falsch" oder „richtig" ist. Nachdem 6 Antwortkarten in Folge richtig zugeordnet wurden, ändert sich die Regel. Dieser Wechsel wird dem Probanden mitgeteilt. Beurteilt wurden: komplette Kategorien (KK), richtige Antworten (RA), perseverative Fehler (PF) und nichtperseverative Fehler (NPF).

Statistische Methoden

Es wurden ausschließlich parameterfreie Tests verwendet: U-Test ($p < 0,05$; Gruppenvergleich), Wilcoxon Test ($p < 0,05$; matched pairs) und Spearman-Korrelationsanalysen ($p < 0,05$).

Ergebnisse

Wie aus Tabelle 2 hervorgeht, unterscheiden sich schizophrene Patienten aus unserer Studie in allen Bewertungskriterien des WCST statistisch eindeutig von gesunden Kontrollen. Insbesondere hinsichtlich der perseverativen Fehler (PF) war der Unterschied signifikant ($p = 0,0001$; Wilcoxon). Diese Tatsache steht im Einklang mit der 1. Hypothese.

Korrelationen mit den Subskalen von SANS/SAPS und der Anzahl der PF bewegten sich zwischen +0,26 (Affektverflachung) und −0,32 (Wahrnehmungen). Obgleich es bemerkenswert erscheint auf die positiven Korrelationen der SANS-Subskalen mit

Tabelle 2. Mittelwerte der WCST-Testleistung (Standardabweichung in Klammern) für alle Gruppen

	Schizophrene (n = 73)	Geschwister (n = 33)	Eltern (n = 28)	Kontrollen (n = 35)
KK	4,3 (2,1)	5,9 (1,1)	5,3 (1,3)	6,3 (0,6)
RA	32,8 (9,5)	39,3 (5,7)	36,9 (5,6)	41,6 (2,9)
PF	7,7 (6,1)	4,1 (3,7)	6,0 (3,6)	2,2 (1,9)
NPR	5,6 (4,2)	4,3 (2,6)	4,2 (2,1)	3,6 (1,7)

KK komplette Kategorien; RA richtige Antworten; PF perseverative Fehler; NPF nicht-perseverative Fehler

perseverativen Fehlern hinzuweisen, während alle SAPS-Subskalen negativ zur PF-Rate korreliert waren, erreichten die Korrelationskoeffizienten dennoch keine statistische Signifikanz (p > 0,05; Spearman). Da auch die Dauer der Erkrankung die perseverativen Fehler nicht wesentlich beeinträchtigt (p > 0,05; Spearman), muß die 2. Hypothese verworfen werden.

Gesunde Angehörige dieser schizophrenen Probanden führten den WCST mit mehr preseverativen Fehlern aus als gesunde Kontrollen (p < 0,05; U-Test, zweiseitig). Die ausschließliche Betrachtung der perseverativen Fehler der gesunden Geschwister und deren paarweisen Vergleich mit gesunden Kontrollpersonen, verdeutlicht ebenfalls einen signifikanten Unterschied (p = 0,01; Wilcoxon) und spricht daher für die Annahme der 3. Hypothese.

In der Angehörigengruppe scheint jedoch die Testleistung im WCST (besonders die Rate der perseverativen Fehler) mit dem Alter der Probanden verbunden zu sein (Eltern erzielen mehr perseverative Fehler als Geschwister: r = 0,36; p < 0,05). Jener Alterseffekt ist innerhalb der eher homogenen Patientengruppe bzw. Kontrollgruppe weniger stark ausgeprägt (r = 0,12), tendenziell weist er gleichwohl in eine ähnliche Richtung.

Diskussion

Der signifikante Unterschied zwischen schizophrenen Patienten und Kontrollen hinsichtlich der perseverativen Fehler belegt, daß schizophrene Patienten größere Schwierigkeiten besitzen, einen vom Untersucher angekündigten Kategorienwechsel (Nelson 1976) im WCST mit einer veränderten Strategie zu beantworten. Die Inflexibilität, bestimmte Engramme zu verändern, spiegelt sich in den perseverativen Fehlern wider, welche nach Weinberger et al. (1986) mit devianten Blutverteilungsmuster im dorsolateralen präfrontalen Kortex (DLPFC) verknüpft sind.

Da die Fehlerrate weder eindeutig mit der negativen, noch mit der positiven Symptomatik kovariierte, ist kein systematischer Zusammenhang mit einem „allgemeinen Defizit" feststellbar, was auch aus der Untersuchung von Williamson et al. (1989) hervorgeht.

Gesunde Angehörige schizophrener Patienten zeichnen sich gegenüber einem Kontrollkollektiv durch eine höhere perseverative Fehlerzahl aus, was die Hypothese des

WCST als „true vulnerability marker" (Steinhauer et al. 1991) bestätigt. Allerdings wurde das Alter als zusätzliche Varianzquelle identifiziert. Diese beobachtete Altersabhängigkeit limitiert die Anwendbarkeit des WCST als Vulnerabilitätsmarker der Schizophrenie.

Literatur

Andreasen NC, Olsen S (1982) Negative v. positive schizophrenia. Definition and validation. Arch Gen Psychiatry 39: 789–794

Fey ET (1951) The performance of young schizophrenics and young normals on the Wisconsin Card Sorting Test. J Consult Clin Psychol 15: 311–319

Grant DA, Berg EA (1948) A behavioral analysis of degree of reinforcement and ease of shifting to new responses in a Weigl-type card sorting problem. J Exp Psychol 38: 404–411

Manuzza S, Fyer AJ, Klein DF, Endicott J (1986) Schedule for affective disorders and schizophrenia-lifetime version (modified for the study of anxiety disorders): rational and conceptual development. J Psychiatry Res 20: 317–325

Nelson HE (1976) A modified card sorting test sensitive to frontal lobe defects. Cortex 12: 313–324

Spitzer RL, Williams JB (1986) Structured clinical interview for DSM-III-R personality disorders (SCID-II). Biometric Research Department, New York State Psychiatric Institute, New York

Steinhauer SR, Zubin J, Condray R, Shaw DB, Peters JL, van Kammen DP (1991) Electrophysiological disturbance in schizophrenics and their siblings. In: Tamminga CA, Schulz SC (eds) Schizophrenia research. Advances in neuropsychiatry and psychopharmacology, Vol 1. Raven Press, New York

Weinberger DR, Berman KF, Zec RF (1986) Physiologic dysfunction of dorsolateral prefrontal cortex in schizophrenia: I. Regional cerebral blood flow evidence. Arch Gen Psychiatry 43: 114–125

Williamson PC, Kutcher SP, Cooper PW et al. (1989) Psychological, topographic EEG, and CT scan correlates of frontal lobe function in schizophrenia. Psychiatry Res 29: 137–149

Visuelle Wahrnehmung Schizophrener an der Grenze der Kanalkapazität

U. Schu, R. Hess, P. Müller

Eine besondere Schwäche Schizophrener wird bei der Wahrnehmung komplexer visueller Reize beschrieben. Zum Beispiel ist ihnen bei zunehmender Anzahl gleichzeitig präsentierter, irrelevanter Buchstaben das Erkennen eines Zielbuchstabens überproportional erschwert („span of apprehension"). Dies wurde im Vergleich mit Kontrollpersonen gezeigt (Asarnow u. McCrimmon 1978). Akut erkrankte und remittierte Patienten schnitten gleich schlecht ab. Schizophrene zeigen demnach nicht nur in akuten Phasen, sondern auch in Remission ein Wahrnehmungsdefizit, vermutet wird ein gleichartiges Defizit bereits vor Ausbruch als Vulnerabilitätsfaktor.

Voraussetzung für die Bewertung dieses und ähnlicher Versuche war die Annahme gleicher Wahrnehmungsstrategien von Kranken und Kontrollpersonen. Wir führten einen Test bei definierter Überlastung der Kanalkapazität durch. Die jeweils von uns gewählte Darbietungszeit wurde den individuellen Leistungen angepaßt. Auf diese Weise hofften wir, verschiedene Strategien nachweisen zu können, wir erwarteten bei den Schizophrenen außer einem längeren Zeitbedarf auch mehr bzw. andere Fehler.

Versuchsbeschreibung

64 Dias mit einer Reihe von 3 Buchstaben in verschiedenen Farben und einer Zahl am linken und rechten Ende der Buchstabenreihe (z. B. 4 NTG 7) werden tachistoskopisch gezeigt, von einer Maske zur Löschung des retinalen Nachbildes direkt gefolgt. Sogleich im Anschluß sollen die Vesuchspersonen als erstes die Zahlen nennen, dann die Merkmale Farbe und Form, wenn möglich auch die räumliche Position der Buchstaben und Farben und die Zuordnung der Buchstaben zu den Farben. Anweisung war, nicht zu raten, sondern nur zu sagen, was recht sicher erkannt war.

Ein Beispiel für eine Angabe wäre: Die Zahl ist 47. Links war ein grünes N, ein X war dabei, ich weiß aber nicht wo. Hier wäre es zu einem Verknüpfungsfehler und einer Falschnennung gekommen. Das N war auf diesem Dia nicht grün, sondern blau, ein X war nicht dabei. Ursprünglich wurde der Versuch entwickelt, um häufiges Vorkommen von Fehlern beim Verknüpfen von Farbe und Form zu demonstrieren als Hinweis für getrennte zentrale Verarbeitung derselben (Treisman u. Schmidt 1982).

Um jeder Versuchsperson auch bei unterschiedlicher Wahrnehmungsgeschwindigkeit die gleiche Informationsmenge zukommen zu lassen, ist der Versuch in zwei Abschnitte aufgeteilt. Im Vorversuch wird die Darbietungszeit der Dias individuell angepaßt, so daß bei der Angabe mindestens zweier Merkmale zusätzlich zu den Zahlen eine Fehlerrate von 10% erzielt wird. Was zu der Mindestanzahl an Angaben fehlte, wurde als „Auslasser" bezeichnet und ebenfalls als Fehler gezählt. Mit der individuellen Darbietungszeit werden im Hauptversuch sämtliche Dias präsentiert und die entsprechenden Angaben notiert.

Versuchspersonen

23 ambulante Patienten nahmen teil, alle erfüllten die Kriterien einer schizophrenen Psychose nach RDC, 18mal paranoid-halluzinatorisch, 1mal hebephren, 2mal latente Schizophrenie und 2mal schizoaffektiv. 15 von ihnen waren zum Testzeitpunkt vollständig remittiert, die übrigen hatten noch leichte paranoid-halluzinatorische Restsymptome oder ein Residualsyndrom. 10 Patienten wurden zum Zeitpunkt der Testdurchführung nicht mit Neuroleptika behandelt.

Die Kontrollgruppe wurde nach Geschlecht, Alter und Ausbildungsdauer gepaart. Das Durchschnittsalter betrug jeweils 35 Jahre, die Ausbildungsdauer 13 Jahre.

Ergebnisse

Zwischen den Patienten ohne und mit Neuroleptika-Einnahme findet sich bezüglich der Darbietungszeit sowie bei den noch auszuführenden Variablen kein signifikanter Unterschied.

Die im Vorversuch ermittelte individuelle Darbietungszeit ist bei den Patienten im Durchschnitt länger, ein großer Teil von ihnen liegt dennoch im selben Bereich wie die Kontrollpersonen (Tabelle 1, Abb. 1).

Im Hauptversuch wurden die Zahlen in über 98% richtig genannt, dadurch ist die Erfassung des gesamten Blickfeldes sowie ein konstantes Vigilanzniveau gewährleistet. Kontrollpersonen und Patienten nannten gleichviele Buchstaben und Farben, die Gesamtfehlerrate war gleich (Tabelle 1). Damit bestätigt sich die richtige Ermittlung der individuellen Darbietungszeiten.

Angaben über Position und Zuordnung der Buchstaben und Farben werden in beiden Gruppen gleichhäufig gemacht, Schizophrene machen dabei weniger Fehler (Tabelle 1). „Echte" Fehler, d. h. Angabe eines Merkmals, das nicht auf dem gezeigten Dia war, scheinen bei Schizophrenen seltener zu sein, Auslasser kommen hingegen häufiger vor.

Die benötigte Darbietungszeit zur Erfüllung des Kriteriums korreliert positiv mit Einschätzungen zur momentanen Schwere des Krankheitszustandes (BPRS-Zwischensummen 1, 3, 5; Clinical Global Impressions).

Die Art der Fehler korreliert mit der prämorbiden Anpassung nach Phillips. Je schlechter diese bewertet wird, desto mehr Fehler entstehen durch Auslasser, desto weniger entstehen durch falsch genannte Merkmale (Tabelle 2).

Tabelle 1. Darbietungszeit und Anzahl der Angaben (Standardabweichung in Klammern)

n1 = n2 = 23	Kranke	Kontrolle	p (Wilcoxon)
Darbietungszeit (ms)	425,2 (344)	226,1 (38,8)	0,0007
Merkmale/Dia	3,4 (1,1)	3,4 (0,8)	0,8
Gesamtfehler (%)	11,9 (5,1)	13,2 (4,1)	0,2
Positionsnennungen/Dia	2,5 (1,2)	2,8 (0,9)	0,2
Verknüpfungen/Dia	1,2 (0,8)	1,2 (0,5)	0,8
Positionsfehler (%)	16,6 (8,6)	28,1 (11,0)	0,002
Verknüpfungsfehler (%)	15,5 (9,2)	24,9 (8,5)	0,004

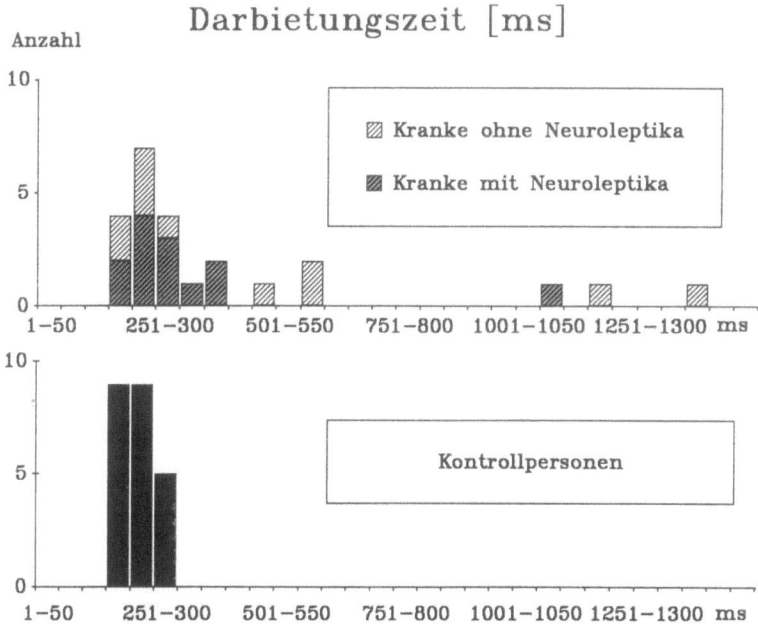

Abb. 1. Häufigkeiten der Darbietungszeiten, die von den Versuchspersonen benötigt wurden, um zwei Merkmale bei einer Fehlerquote von 10% nennen zu können. Oben sind, getrennt nach Neuroleptikaeinnahme, die Patienten aufgetragen, unten die Kontrollpersonen

Tabelle 2. Korrelation mit psychiatrischen Scores (Rangkorrelation nach Spearman)

n = 23	Darbietungszeit (s)	Auslasser	Falsche Angaben
Prämorbide Anpassung (Phillips)		0,47	−0,58
Clinical Global Impressions 1	0,55		
Angst/Depression	0,43		
Anergie			
BPRS Denkstörung	0,52		
Aktivierung		0,43	
Feindseligkeit/Mißtrauen	0,54		

Korrelationen der Meßergebnisse mit psychiatrischen Scores. Dargestellt sind nur Korrelationen mit einer Signifikanz von p < 0,05. Sie ergaben sich aus der Darbietungszeit (s), Anzahl der falschen Angaben und der Auslasser der jeweiligen Patienten

Diskussion

In Abhängigkeit vom klinischen Zustand war in diesem Wahrnehmungsversuch die benötigte Darbietungszeit der Schizophrenen verlängert, es gab eine breite Überschneidung mit der Kontrollgruppe.

Bei einer vorherigen Untersuchung (Hess et al. 1989) mit dem gleichen Test fand sich eine vollständige Trennung zwischen stationären Patienten und Kontrollpersonen bezüglich der Darbietungszeit. Da hiervon noch keine Auswertung klinischer Angaben vorliegt, bleibt offen, ob der Unterschied mit einem schlechteren klinischen Zustand der stationären Patienten erklärt werden kann.

Unsere Anweisung war, nur zu sagen, was „recht sicher" erkannt wurde. Bei Schizophrenen etwas häufiger als bei Kontrollpersonen fand sich darunter die Tendenz, weniger Fehler zu mchen, stattdessen die geforderten Angaben auszulassen. Je schlechter bei Schizophrenen die Anpassung vor Krankheitsausbruch war, desto deutlicher war diese Eigenschaft ausgeprägt. In den Angaben über Position und Verknüpfung der genannten Merkmale waren sie genauer als die Kontrollpersonen (Tabellen 1 und 2).

Zusammenfassend könnte man bei Schizophrenen und Kontrollpersonen verschiedene Strategien bei Wahrnehmungsaufgaben vermuten. Schizophrene benötigen in diesem Test mehr Zeit, erledigen die Aufgabe jedoch im Gegensatz zu unseren Versuchsannahmen mit größerer Genauigkeit.

Literatur

Asarnow RF, McCrimmon DF (1978) Residual performance deficit in clinically remitted schizophrenics: a marker of schizophrenia? J Abnorm Phsychol 87: 597–608

Harris JG jr (1975) An abbreviated form of the phillips rating scale of premorbid adjustment in schizophrenia. J Abnorm Psychol 84: 129–137

Hess R, Seidlitz M, Reinhold B, Schu U, Müller P (1989) Psychophysiologische Untersuchungen zur Informationsverarbeitung Schizophrener. In: Saletu B (Hrsg) Biologische Psychiatrie, Bd. 2. Drei-Länder-Symposium für Biologische Psychiatrie Innsbruck, September 1988. Thieme, Stuttgart

Treisman A, Schmidt H (1982) Illusory conjunctions in the perception of objects. Cognitive Psychol 14: 107–141

Die Auswirkungen emotionalen Arousals auf die kognitiven Leistungen schizophrener Patienten mit und ohne Hirnsubstanzdefizit

M. BRUCK, W. H. STRAUSZ, B. BOGERTS, P. FALKAI, E. KLIESER

Hintergrund

Untersuchungen von Berndl (1985) ergaben, daß schizophrene Patienten emotionale Reize schlechter als klinische und/oder psychisch gesunde Kontrollen erkennen. Solche Leistungsdifferenzen lassen sich noch deutlicher aufzeigen, wenn emotionale Stimuli unter Testserien mit unterschiedlichen gegenständlichen und abstrakten Reizen gestreut sind: bei gesunden Personen steigt nach kurzzeitigem Einblenden emotionler Reize die Leistungsfähigkeit, bei schizophrenen fällt sie ab (Oepen 1988).

Das limbische und das paralimbische System werden als wichtige Instanzen für die Beurteilung und emotionale Reaktion auf interne undexterne Reize angesehen (Übersicht: Bogerts u. Wurthmann 1987). Eine beträchtliche Anzahl von CT-Studien zeigte bei schizophrenen Patienten morphologische Auffälligkeiten in diesem Hirnbereich (Übersichten: Shelton u. Weinberger 1986; Bogerts u. Wurthmann 1987). Es zeigten sich weder zur Krankheitsdauer noch zur Medikation korrelative Beziehungen.

Ziel der Untersuchung

Ausgehend davon, daß die emotionale Wahrnehmung dem Einfluß des limbischen Systems unterliegt, müßten Defizite in diesen Hirnbereichen Auswirkungen auf das Erkennen emotionaler Reize haben, und Schizophrene mit einem im CT feststellbaren Hirngewebsdefizit in dieser Region müßten emotionale Reize schlechter erkennen. Bei weiterem müßten emotional erregende Reize die Leistungen verschlechtern.

Stichprobe und Methodik (Tabelle 1)

Die Studie umfaßt insgesamt 48 Patienten. Um in diese Studie aufgenommen zu werden, mußten die Patienten entaktualisiert sein und die DSM-III-Diagnose 295.3 = „paranoide Psychose" haben und zwischen 18–65 Jahre alt sein. Der Grad der momentanen Symptomatik wurde mittels der BPRS eingeschätzt. Die CTs wurden von einem Experten ausgewertet und nur hochgradige Defizite der Hirnsubstanz im limbischen und paralimbischen System führten zur Aufnahme in die Studie. Die Zuteilung in die Gruppen wurde per Zufallsordnung im Doppelblindverfahren vorgenommen. Zur Abschätzung des prämorbiden Intelligenzniveaus wurde der MWT-B benutzt.

Tabelle 1. Patientencharakteristika

Gruppe	mit Defizit + nicht-emotionaler Filmpart	ohne Defizit + nicht-emotionaler Filmpart	mit Defizit + emotionaler Filmpart	ohne Defizit + emotionaler Filmpart
Anzahl	n = 12	n = 12	n = 12	n = 12
Geschlecht	6 M / 6 F	4 M / 8 F	9 M / 3 F	7 M / 5 F
Alter	x = 28,08 sd = 7,70	x = 32,25 sd = 8,27	x = 30,67 sd = 10,42	x = 30,33 sd = 8,45
Krankheitsdauer (Wochen)	x = 160,25 sd = 174,54	x = 159,33 sd = 140,39	x = 140,75 sd = 191,02	x = 126,00 sd = 167,44
stationäre Aufenthalte	x = 2,50 sd = 1,67	x = 2,92 sd = 2,71	x = 1,85 sd = 1,40	x = 2,42 sd = 2,39

Die emotionale Erregung wurde mittels eines, durch den Expertenrating als sehr hoch emotional eingeschätzten, Filmparts induziert. Die benutzten Tests korrlieren hoch mit der Fähigkeit, Stimuli zu erkennen und wiederzuerkennen. Im einzelnen wurden benutzt: 1. der Aufmerksamkeits-Belastungs-Test (d_2), 2. der Syndrom-Kurz-Test (SKT), 3. die Eigenschafts-Wörter-Liste Kurzform 1983 (EWL-K 1983), 4. der Emotions-Bild-Test (EBT). Der d_2 mißt intelligenzunabhängig die visuelle Aufmerksamkeits-Belastbarkeit. Der SKT mißt Konzentrationsschwierigkeiten und Gedächtnisstörungen.

Die EWL erhebt die motivationale und die emotionale Befindlichkeit. Der Emotions-Bild-Test ist ein Test, der von unserem Team erstellt wurde. Dieser Test basiert auf Photomaterial von Ekman u. Friesen (1975) und lehnt sich an die Methodik von Berndl (1986) an. Der EBT mißt die Fähigkeit, die fundamentalen Emotionen zu erkennen und wiederzuerkennen. Zusätzlich gibt es Aufgaben zur Abstraktionsfähigkeit bezüglich der dargestellten Emotionen.

Ergebnisse

Die Gruppendifferenzen ließen sich mittels einer Varianzanalyse mit Meßwiederholung nicht als im statistischen Sinne überzufällig bei einem α-Niveau von 0,10 ermitteln.

Diskussion

Statistisch betracht könnten keine definitiven Schlüsse aus den Ergebnissen gezogen werden. Es zeigt sich lediglich, daß schizophrene Patienten im Vergleich zu Normalprobanden generell schlechtere Leistungen erbringen. Diskutiert werden muß in diesem Zusammenhang ein möglicher Lerneffekt bedingt durch die relativ kurzfristige Vorgabe der Tests. Da der EBT aus Zeitgründen bisher nur in einer Form vorliegt, können Lerneffekte nicht ausgeschlossen werden. Aus diesem Grund soll in einer Folgeuntersuchung 1. eine andere klinische Stichprobe zum Vergleich herangezogen weden und 2. eine Parallelform zum EBT entwickelt werden.

Literatur

Berndl K (1985) Wahrnehmen und Erkennen mimisch-gestischer Ausdrucksbewegungen durch schizophrene Patienten. Psychologische Dissertation an der Universität Berlin

Bogerts B, Wurthmann C (1987) Hirnsubstanzdefizit mit paralimbischem und limbischem Schwerpunkt im CT Schizophrener. Nervenarzt 58: 97–106

Bruck M (1990) Auswirkungen emotionalen Arousals auf die kognitiven Leistungen schizophrener Patienten mit und ohne Hirnsubstanzdefizit im limbischen und paralimbischen System. Psychol. Diplomarbeit, Universität Düsseldorf

Ekman P, Friesen WV (1975) Unmasking the face. Prentice Hall, Englewood Cliffs

Oepen G (1988) Emotionale Irritierbarkeit der rechten Hemisphäre bei akut Schizophrenen. In: Kaschka WP et al. (Hrsg) Die Schizophrenien. Springer, Berlin Heidelberg New York Tokyo

Shelton RC, Weinberger DR (1986) X-Ray computerized tomography studies in schizophrenia. In: Nasrallah HA, Weinberger DR (eds) Handbook of schizophrenia. Elsevier, Amsterdam, pp 207–250

Die Position der zykloiden Psychosen nach Leonhard im Lichte ausgewählter biologischer Merkmale

M. SEIDEL, G. GESERICK

Einleitung

Ein Weg, die klassifikatorische oder nosologische Stellung bestimmter psychiatrischer Krankheitsbilder zu klären, ist der Vergleich, welche Merkmale diese Krankheitsbilder mit anderen Krankheitsbildern teilen und inwiefern sie sich untescheiden. In Abhängigkeit vom Ausmaß der Übereinstimmungen oder Verschiedenheiten kann man Entscheidungen über Zuordnungen zu oder auch Abgrenzungen gegenüber anderen, benachbarten Krankheitsbildern treffen. Daß dieses Verfahren nicht nur eine Reihe komplizierter theoretischer Implikationen enthält, sondern wesentlich von den in Betracht gezogenen Merkmalen beeinflußt wird, steht außer Zweifel.

Unter der Voraussetzung, daß biologische Merkmale enger mit vermuteten somatischen Grundlagen bestimmter psychiatrischer Krankheiten verbunden sind als etwa symptomatologische Merkmale, soll versucht werden, Belege für die klassifikatorische Sonderstellung der zykloiden Psychosen (Leonhard) zu finden, indem solche biologischen Merkmale bei zykloiden Psychosen untersucht werden.

Das Konzept der zykloiden Psychosen in seiner heutigen Form geht auf K. Leonhard (1986) zurück. Er brachte damit frühere Bemühungen von C. Wernicke und K. Kleist zu einem vorläufigen Abschluß. Im Sinne seines streng differentialdiagnostischen Anspruchs grenzt Leonhard die zykloiden Psychosen von der manisch-depressiven Krankheit, von der reinen Melancholie und der reinen Manie sowie von den reinen Depressionen und den reinen Euphorien einerseits, von den unsystematischen Schizophrenien und von den systematischen Schizophrenien andererseits ab und gibt ihnen somit eine definitive Sonderstellung zwischen den affektiven Psychosen und den schizophrenen Psychosen: „Cycloid-psychoses − endogenous psychoses which are neither schizophrenic nor manic-depressive" (Leonhard 1961). Die zykloiden Psychosen selbst unterteilt er in drei Formen: Angst-Glücks-Psychose, Verwirrtheitspsychose und Motilitätspsychose. Gemeinsam sind ihnen der phasisch rezidivierende Verlauf ohne Defektbildung, die Bipolarität, die Symptomfluktuation und die erscheinungsbildliche Polymorphie einschließlich der Übergänge untereinander.

Abgesehen von der prognostischen Bedeutung der richtigen Diagnose, vor allem in Abgrenzung zur Schizophrenie, und dem Stellenwert ihrer Abgrenzung für die Homogenisierung von Patientenstichproben im Forschungskontext ist die Fragestellung, ob zykloide Psychosen sinnvoll als gesonderte Krankheitsbilder zu betrachten sind, allein schon darum aktuell, weil sie sich unter der Kategorie F 23 des Entwurfs der ICD-10 erwähnt finden. Im folgenden sollen einige eigene Befunde im Sinne des genannten Anliegens dargelegt und erörtert werden.

Ergebnisse

Serumpathoglobine bei zykloiden Psychosen

Unter eigenen 37 Patienten mit zykloiden Psychosen wiesen 18 (48,6%) den Serumtyp Hp 2-2 auf. Unter den Kontrollgruppen-Probanden (n = 1 456) in einer Untersuchung von Lange (1989) hatten nur 472 (32,6%) den Serumtyp HP 2-2. Die Verteilungsdifferenz ist statistisch signifikant (χ^2 = 4,22; p = 0,04). Lange (1983) fand gleichfalls das Überwiegen des Hp 2-2 bei zykloiden Psychosen: unter 125 Patienten besaßen 62 (49,6%) Hp 2-2. Die Verteilungsdifferenz der eigenen und der Patienten von Lange ist praktisch zu vernachlässigen (χ^2 = 0,01; p = 0,92). Beckman et al. (1978) fanden nur bei 16 von 41 Patienten (39,0%) mit zykloiden Psychosen den Serumtyp Hp 2-2. Aber die Differenz zwischen den eigenen und den eben zitierten Befunden ist nicht signifikant.

Es ist also festzustellen, daß die auffällige Häufung von Hp 2-2 bei Patienten mit zykloiden Psychosen einen reproduzierbaren Befund darstellt. Daran schließt sich die Frage an, ob das Hp 2-2 allein als genetischer Marker zu betrachten ist, oder ob es selbst pathogenetische Relevanz besitzt. Lange (1990) hat für letzteres eine Reihe von Gesichtspunkten geltend gemacht. Dennoch ist die abschließende Beantwortung dieser Frage zunächst weniger wichtig als die Feststellung, daß die von der Normalpopulation abweichende Häufung von Hp 2-2 sich nicht nur bei zykloiden Psychosen, sondern auch bei unipolaren affektiven Psychosen und unsystematischen Schizophrenien, nicht aber bei systematischen Schizophrenien zeigt (Lange 1989, 1990).

Jahreszeitliche Verteilung der Phasenmanifestation

Eine für affektive Psychosen bekannte Tatsache ist die ungleichmäßige, saisonale Verteilung der Phasen über den Jahreszyklus. Um zu prüfen, ob sich ein ähnliches Phänomen bei zykloiden Psychosen findet, wurden insgesamt 335 Phasen bei 64 eigenen Patienten mit zykloiden Psychosen mit dem 2 I-Test (Blöschl 1966) ausgewertet. Dabei konnte keine statistisch signifikante Ungleichverteilung der Phasenanfänge über die Monate Januar bis Dezember gefunden werden (2 I-Wert 3,76; df = 11; p > 0,90). Trotz der relativ großen Zahl ausgewerteter Phasen konnte also an der eigenen Stichprobe kein schlüssiger Beleg für eine jahreszeitliche Rhythmik gefunden werden. Auch die nach gleicher Methode ausgewerteten Phasenverteilungen bei Patienten von Perris (1974) erlauben nicht, eine statistisch signifikante Ungleichverteilung der Phasen von Januar bis Dezember festzustellen. Ein praktisch gleiches Ergebnis bei den eigenen Patienten findet sich auch bei differenzierter Analyse der einzelnen Formen zykloider Psychosen und im Vergleich erregter und gehemmter Pole wieder.

Hingegen ließ sich die von Wenzel u. Hübner (1989) beobachtete signifikante jahreszeitliche Manifestationsschwankung affektiver Erkrankungen auch mit dem 2 I-Test am von den Autoren mitgeteilten Zahlenmaterial bestätigen. Im Hinblick auf jahreszeitliche Manifestationsverhältnisse der Phasen verhalten sich zykloide Psychosen also offensichtlich anders als affektive Psychosen, deren saisonale Manifestationsschwankungen wohl mit pathophysiologischen Mechanismen in Verbindung stehen (Papoušek 1975).

Dexamethason-Suppressions-Test

In einer eigenen Untersuchung (Seidel et al. 1985) wurden die Ergebnisse des Dexamethason-Suppressions-Tests (DST) bei Patienten mit affektiven und zykloiden Psychosen untersucht. Sieben von 9 Patienten (78%) in ausnahmslos gehemmten Phasen zykloider Psychosen boten pathologische DST-Ergebnisse. Damit verhielten sich die zykloiden Psychosen wie affektive Psychosen, wobei natürlich die kleine Stichprobe einigen Vorbehalt fordert.

Verlauf und Ausgang

Obwohl Ausgang und Verlauf einer psychischen Erkrankung von verschiedenen Faktoren, darunter peristatischen, beeinflußt werden, unterliegen sie wohl trotzdem in einem hohen Maße endogenen somatischen Bedingungen. Daher ist es nicht unberechtigt, Verlauf und Ausgang neben eigentlichen biologischen Merkmalen zu untersuchen.

In einer eigenen langzeitkatamnestischen Untersuchung an 64 Patienten mit zykloiden Psychosen (Seidel 1989) erfolgte nach vieljährigem Verlauf seit der ersten Krankheitsphase (Katamnesezeitraum 17–37 Jahre, x = 23,7 Jahre, s = 4,9 Jahre, Median 23,4 Jahre) eine psychopathologische Nachuntersuchung. Bei keinem der Patienten fand sich eine eindeutige Defektsymptomatik. Den günstigen Ausgang zykloider Psychosen bestätigt auch Maj (1988).

Die Spannbreite der im gesamten Katamnesezeitraum manifestierten Phasen reichte von 1–22 Phasen. Dabei lag der Median der Phasenzahl bei 3 Phasen, d.h. die Hälfte der Patienten hatte nur 3 oder weniger Phasen. Mit einigem methodischen Vorbehalt können die eigenen Ergebnisse mit denen von Angst (1980) verglichen werden. Er gab für unipolare Depressionen bei einer mittleren Beobachtungszeit von 19 Jahren eine Spannbreite der Phasenzahl von 1–31 und einen Median von 4 Phasen an. Die bipolaren affektiven Psychosen seiner Studie wiesen in einem durchschnittlichen Zeitraum von 26,4 Jahren 2–54 Phasen (Median 9 Phasen), die schizoaffektiven Psychosen in durchschnittlich 27 Jahren 1–40 Phasen (Median 7 Phasen) auf. Unter dem schon erwähnten Vorbehalt zeigt der Vergleich, daß die zykloiden Psychosen der eigenen Stichprobe eine deutlich geringere Rezidivrate als die bipolaren affektiven und die schizoaffektiven Psychosen der Stichprobe von Angst besitzen, sich aber diesbezüglich ähnlich wie die unipolaren Depressionen verhalten. Obwohl also zykloide Psychosen mit manisch-depressiven Erkrankungen die Bipolarität und mit schizoaffektiven Psychosen manche symptomatischen Aspekte teilen, unterscheiden sie sich im Verlaufsaspekt von diesen beiden Psychoseformen mehr als von den unipolaren Depressionen.

Zusammenfassung

Die dargestellten Befunde an zykloiden Psychosen sind geeignet, die Argumentation für eine klassifikatorische Sonderstellung der zykloiden Psychosen zu unterstützen, denn in bestimmten relevanten Aspekten verhalten sie sich wie affektive Psychosen, in anderen Aspekten unterscheiden sie sich von ihnen. Mit dem differenzierten Verhalten biologischer Merkmale ist eine klassifikatorische Sonderstellung zykloider Psychosen zumindest zweckmäßig, wenn nicht sogar erforderlich. Dieser Schritt trägt im Einklang mit Leonhards Intentionen dazu bei, den Schizophreniebegriff einzuengen und den Begriff der affektiven Psychosen konsistent zu halten (Perris 1988).

Literatur

Angst J (1980) Verlauf unipolar depressiver, bipolar manisch-depressiver und schizoaffektiver Erkrankungen und Psychosen. Ergebnisse einer prospektiven Studie. Fortschr Neurol Psychiat 48: 3–30

Beckman G, Beckman L, Cedergen G, Perris C, Strandman E, Wählby L (1978) Genetic markers in cycloid psychosis. Neuropsychology 4: 276–282

Blöschl L (1966) Kullbacks 2 I-Test als ökonomische Alternative zur X^2-Probe. Psychol Beitr 9: 379–391

ICD-10: Deutsche Übersetzung des Kapitels V (F) „Psychische, Verhaltens- und Entwicklungsstörungen" der ICD-10. Klinische Beschreibungen und diagnostische Leitlinien (Stand September 1988, WHO/MNH/MEP 87.1. Rev 2)

Lange V (1983) What can genetics contribute to reduce the problems of schizo-affective psychoses? Psychiatria Clin 16: 224–233

Lange V (1989) Genetische Markierungsbefunde bei systematischen und unsystematischen Schizophrenien. Psychiat Neurol Med Psychol 41: 200–209

Lange V (1990) Die Verteilung der Haptoglobin-Serumgruppen bei affektiven Psychosen — mehr als ein genetischer Markierungshinweis? Fortschr Neurol Psychiat 58: 114–121

Leonhard K (1961) Cycloid psychoses — endogenous psychoses which are neither schizophrenic nor manic-depressive. J Ment Sci 107: 633–648

Leonhard K (1986) Aufteilung der endogenen Psychosen und ihre differenzierte Ätiologie, 6. Aufl. Akademie-Verlag, Berlin

Maj M (1988) Clinical course and outcome of cycloid psychotic disorder: a three-year prospective study. Acta Psychiat Scand 78: 182–187

Papoušek M (1975) Chronobiologische Aspekte der Zyklothymie. Fortschr Neurol Psychiat 43: 381–440

Perris C (1974) A study of cycloid psychoses. Acta Psychiat Scand (Suppl 253)

Perris C (1988) The concept of cycloid psychotic disorder. Psychiatr Dev 1: 37–56

Seidel M, Ernst K, Grimmberger A, Wierz W (1985) Ergebnisse mit dem Dexamethason-Suppressions-Test (DST) bei affektiven und zykloiden Psychosen. Z Klin Med 40: 739–742

Seidel M (1989) Das Konzept der zykloiden Psychosen nach Leonhard — theoretische Aspekte und Ergebnisse einer Langzeitkatamnese. Dissertation Humboldt-Universität Berlin (unveröffentlicht)

Wenzel R, Hübner R (1989) Zur Problematik von jahreszeitlich bedingten stationären Aufnahmen affektiv Erkrankter. Psychiat Neurol Med Psychol 41: 151–156

Untersuchungen zur familiären Häufung von Paniksyndromen und Agoraphobie

W. MAIER, D. LICHTERMANN, A. OEHRLEIN, R. HEUN

Einleitung

Die genetische Basis von Angsterkrankungen ist nicht hinreichend geklärt. Zwar belegen einzelne Studien eine familiäre Häufung von einzelnen Angsterkrankungen (darunter Panikstörungen); die bisher publizierten Zwillingsstudien (Propping 1989) jedoch haben so geringe Stichprobenumfänge, daß valide Schlüsse kaum erlaubt sind. Adoptionsstudien zu Angsterkrankungen fehlen.

Die familiären Wiederholungsraten unterscheiden sich zwischen den einzelnen Familienstudien deutlich. Einige Familienstudien machen einen erheblichen Einfluß der Komorbidität zwischen Angstsyndromen und affektiven Erkrankungen auf die familiären Belastungsraten wahrscheinlich; da die Komorbidität zwischen verschiedenen Syndromen in den einzelnen Familienstudien nicht kontrolliert ist, bleibt unklar, in welchem Umfang Paniksyndrome, die keine Überlappung mit Alkoholismus und affektiven Erkrankungen zeigen, eine familiäre Häufung aufweisen. Entsprechend ist es das Ziel der vorliegenden Untersuchung, die familiäre Belastung bei Patienten mit solchen „reinen" Paniksyndromen darzustellen; dabei soll auch der Einfluß von begleitenden Agoraphobien auf das familiäre Belastungsmuster untersucht werden.

Stichprobe und Untersuchungsmethoden

Aus einer Stichprobe 625 konsekutiv rekrutierter stationärer (90%) und ambulanter (10%) Patienten mit funktionellen Psychosyndromen und mindestens einem kooperativen Angehörigen ersten Grades wurden jene 40 Patienten ausgewählt, die die diagnostischen Kriterien eines Paniksyndroms nach DSM-III-R erfüllten, nicht jedoch die Lebenszeitdiagnose für affektive oder psychotische Erkrankungen oder Alkoholismus. Daneben wurden 109 Probanden in der Allgemeinbevölkerung rekrutiert, die nach Alter, Geschlecht, Wohngebiet und sozialem Status mit den untersuchten Patienten parallelisiert waren; es wurden nur solche Kontrollprobanden ausgewählt, die mindestens einen kooperativen Angehörigen ersten Grades hatten. 80 dieser Probanden hatten keine DSM-III-R-Diagnose und wurden zusammen mit ihren Familien als Kontrollkollektiv verwendet (Tabelle 1).

Die diagnostischen Zuordnungen der Probanden wurden nach dem SADS-LA getroffen. In Unkenntnis der Diagnose des Probanden wurden sämtliche kooperativen Angehörigen ersten Grades bezüglich ihrer psychiatrischen Anamnese und bezüglich der psychiatrischen Anamnese ihrer Angehörigen ersten Grades in strukturierten bzw. semistrukturierten Interviews befragt: Schedule for Affective Disorders and Schizophrenia, Lifetime Version, Modified for the Study of Anxiety Disorders (SADS-LA; Mannuzza et al. 1986) und Family Informant Schedule and Criteria (Mannuzza et al. 1985). Lebenszeitdiagnosen wurden mittels des Verfahrens der Best Estimate-Diagnose getroffen, wobei neben den Interviews auch Family History Assessments sowie (im Falle ärztlicher Versorgung) Krankenakten eingingen.

Tabelle 1. Beschreibung der Stichprobe

	Diagnosen der Probanden		
	Panikstörung ohne Agoraphobie	Panikstörung mit Agoraphobie	Gesunde Kontrollen
Zahl der Probanden	21	19	80
Geschlechtsverhältnis (in % männlich)	68%	56%	58%
Mittleres Alter der Probanden	37,5 J.	39,9 J.	39,2 J.
Zahl der Angehörigen insgesamt	89	85	309
lebenden Angehörigen	70	69	260
befragten Angehörigen	59	60	218
Geschlechtsverhältnis (in % männlich)	49%	52%	46%
Mittleres Alter	39,6 J.	41,2 J.	40,0 J.

Ergebnisse

Das Lebenszeitrisiko für Paniksyndrome bei Angehörigen ersten Grades beträgt 7,9% (alterskorrigiert nach Strömgren-Weinberg) für Probanden mit Paniksyndromen und 2,3% für gesunde Kontrollprobanden aus der Allgemeinbevölkerung (Tabelle 2). In beiden Gruppen zeigen männliche Angehörige ein etwa zweifach höheres Risiko als weibliche Angehörige.

Agoraphobien finden sich überwiegend bei Angehörigen von Patienten, die neben einem Paniksyndrom auch an Agoraphobie litten oder leiden (4,5%), aber auch bei Probanden mit Paniksyndromen ohne Agoraphobie findet sich im Vergleich zu Familien gesunder Kontrollen (1,2%) ein erhöhtes Lebenszeitrisiko für Agoraphobie (2,6%).

Tabelle 2. Lebenszeitmorbiditätsrisiko (in %, alterskorrigiert) der Störungen bei Angehörigen ersten Grades nach dem Subtyp der Probanden

	Angehörige der Probanden mit			
Diagnosen der Angehörigen	Panikstörung insgesamt	Panikstörung ohne Agoraphobie	Panikstörung mit Agoraphobie	Gesunde Kontrollen
Panikattacken	17,6	17,0	18,1	6,9
Panikstörung insgesamt	7,9	7,7	8,2	2,3
Panikstörung mit Agoraphobie	3,5	2,6	4,5	1,2
ohne Agoraphobie	4,3	5,2	3,5	1,2
Major Depression (unipolar)	19,4	19,5	19,3	9,8
Alkoholismus	17,5	11,9	25,0	7,8

Überraschend sind insbesondere zwei Befunde (Tabelle 2):
a) Unipolare Depressionen (Major Depression) finden sich häufiger (19,4%) in Familien von Probanden mit Paniksyndromen als in Familien gesunder Kontrollen (9,8%);
b) Alkoholismus war insbesondere in Familien von Probanden mit Agoraphobie (25,0%) häufiger als in Familien gesunder Kontrollen (7,8%).

Dabei ist zu beachten, daß jene Probanden, die neben einem Paniksyndrom eine Lebenszeitdiagnose einer unipolaren Depression oder von Alkoholismus erhielten, aus der vorliegenden Untersuchung ausgeschlossen wurden.

Diskussion

Paniksyndrome und ebenso Agoraphobien treten familiär gehäuft auf. Die familiäre Häufung ist nicht durch die Lebenszeitkomorbidität mit anderen Syndromen (z. B. Alkoholismus, unipolare Depression), die das Lebenszeitrisiko für Paniksyndrome steigern kann, zu erklären. Die berichteten Lebenszeitrisiken unterscheiden sich von den in anderen Familienstudien berichteten: z. B. fanden Crowe et al. (1983) ein Wiederholungsrisiko für Paniksyndrome von 17,3%, während das Risiko in Familien Gesunder – ähnlich unserer Studie – 2,1% betrug. Eine Vergleichbarkeit zur Studie von Noyes et al. (1986) besteht wegen unterschiedlicher Konventionen (Einschluß wahrscheinlicher Fälle durch Noyes et al.) nicht. Die Diskrepanzen der Studie von Crowe et al. (1983) zu unserer Studie sind einerseits durch Unterschiede in der Methodik der Versuchsdurchführung (z. B. Klassifikationssystem, Wahl des strukturierten Interviews, Rekrutierungsschema) und andererseits durch die Einschlußkriterien für Probanden (hier Ausschluß bei affektiven Störungen und Alkoholismus/Drogenabusus in der Anamnese, in anderen Arbeiten war beides kein Ausschlußkriterium) zu erklären.

Während das erhöhte Lebenszeitrisiko für Alkoholismus bei agoraphoben Patienten in früheren Arbeiten mehrmals beschrieben wurde (George et al. 1990), findet die festgestellte Häufung unipolarer Depressionen in Familien von Patienten mit Paniksyndromen in der Literatur lediglich eine Parallele: Munjack u. Moss (1981) in einer Familienstudie agoraphober Probanden, die jedoch selbst eine Lebenszeitdiagnose einer affektiven Erkrankung aufweisen konnten. Follow-up-Untersuchungen können zeigen, ob die untersuchten Probanden selbst ein erhöhtes Risiko für unipolare Depressionen aufweisen, das nur zum Untersuchungszeitpunkt noch nicht manifest wurde; andererseits kann auch die Hypothese gemeinsamer ätiologischer Faktoren von Paniksyndrom und Depression das erhöhte familiäre Risiko für affektive Störungen bei Patienten mit Paniksyndrom erklären.

Literatur

Crowe RR, Noyes R jr, Pauls DL, Slymen DJ (1983) A family study of panic disorder. Arch Gen Psychiatry 40: 1065–1069

George DT, Nutt DJ, Dwyer BA, Linnoila M (1990) Alcoholism and panic disorder: is the comorbidity more than coincidence? Acta Psychiat Scand 81: 97–107

Mannuzza S, Fyer AJ, Endicott J, Klein DF, Robins LN (1985) Family Informant Schedule and Criteria (FISC). Anxiety Disorder Clinic, New York State Psychiatric Institute, New York

Mannuzza S, Fyer AJ, Klein DF, Endicott J (1986) Schedule for affective disorders and schizophrenia − lifetime version (modified for the study of anxiety disorders): rational and conceptual development. J Psychiatr Res 20: 317−325

Munjack DJ, Moss HB (1981) Affective disorder and alcoholism in families of agoraphobics. Arch Gen Psychiatry 38: 869−871

Noyes R jr, Crowe RR, Harris EL, Hamra BJ, McChesny CM, Chaudhry DR (1986) Relationship between panic disorder and agoraphobia: A family study. Arch Gen Psychiatry 43: 227−232

Propping P (1989) Psychiatrische Genetik: Befunde und Konzepte. Springer, Berlin Heidelberg New York Tokyo

Entwicklung eines Rating-Instruments zur Quantifizierung des Alkoholentzugssyndroms

M. Banger, M. Philipp, J. Aldenhoff, T. Herth, M. Hebenstreit

Einleitung

Die Therapieevaluation des akuten Alkoholentzugssyndroms setzt die Möglichkeit einer Quantifizierung der Entzugssymptomatik voraus. Die hierfür bislang zur Verfügung stehenden Instrumente sind jedoch in mehrfacher Hinsicht problematisch (Busch u. Frings 1988). Skalen, die für die Diagnose der Alkoholabhängigkeit (Stockwell et al. 1979; Feuerlein 1979) eingeführt worden sind, geben keine ausreichende quantitative Information über den Ausprägungsgrad des Entzugssyndroms. Spezialskalen für die Quantifizierung des Entzugssyndroms (Knott et al. 1981; Bech et al. 1989; Shaw et al. 1981) sind entweder zu umfangreich, wie z.B. die Knott-Skala, haben unterschiedliche Referenzperioden wie die von Knott und die von Shaw entwickelte Skala, oder sie gewichten die Items unterschiedlich, wie die Bech-Skala und die Shaw-Skala, ohne dies ausreichend zu rechtfertigen. Deswegen erschien es uns notwendig ein valides, objektives und reliables Rating-Instrument zu entwickeln, welches mehrfach bei Patienten mit gering oder mäßig ausgeprägtem Alkoholentzugssyndrom eingesetzt werden kann.

Methodik

Die Testkonstruktion des Rating-Instruments basiert auf einer Untersuchung von 106 nach DSM-III-R diagnostizierten alkoholabhängigen Patienten (84% Männer, 16% Frauen, Durchschnittsalter 40 Jahre), die zum Untersuchungszeitpunkt noch keine Medikation erhalten hatten. Die ursprüngliche 12-Item-Skala enthielt folgende Items: „Fehlorientierung", „Halluzinationen", „Unaufmerksamkeit", „Kontaktstörung", „Agitiertheit", „Tremor", „Schweißneigung", „Angst", „Tachykardie", „Hypertension", „Bewußtseinstrübung", „Krampfanfall". Jedes Item war auf einer 4-Punkt-Skala definiert, bis auf das Item Krampfanfall, welches 0/1 skaliert wurde. Alle Ratings wurden von klinisch erfahrenen Ärzten durchgeführt.

Ergebnisse

Nach klassischer Item-Analyse (Lienert 1969) mit Trennschärfen- und Schwierigkeitsindexbestimmung fielen die Items „Bewußtseinstrübung" und „Krampfanfall" heraus. Die verbleibenden 10 Items zeigten ausreichende Diskriminations-Koeffizienten mit höchsten Werten für das Item „Agitiertheit" und niedrigsten Werten für die Items „Hypertension" und „Tachykardie". Spearman-Brown- und Kronbach-Reliabilitätskoeffizienten ergaben eine ausreichende interne Konsistenz und Reliabilität mit Werten über 0,77. Faktorenanalytisch zeigte sich in der Hauptkomponentenanalyse eine relevante Ladung von 0,4 und höher für 8 der 10 Items auf dem ersten unrotierten Faktor. Nach Elimination der beiden nicht ausreichend ladenden Items „Hypertension" und „Tachykardie" resultierte eine 8-Item-Skala mit durchgehend relevanten Ladungen auf dem ersten Faktor der Hauptkomponentenanalyse (Tabelle 1). Die Varimax-Rotation ergab eine 2-Faktoren Lösung, bei der ein *kognitiver* (Items 1 – 4) und ein *vegetativer* (Items 5 – 8) Faktor extrahiert werden konnten. Die Ratingvalidierung erfolgte bei Patienten mit einem behandlungsbedürftigen Alkoholentzugssyndrom; als Außenkriterium wurde der Distraneurin-Verbrauch in den ersten 48 Behandlungsstunden eingesetzt. Der Summenscore der 8-Item-Skala korrelierte hoch ($r = 0{,}68$) mit der Distraneurin-Dosis.

Diskussion

Vier Items der ursprünglichen 12-Item-Skala genügten den testtheoretischen Gütekriterien nicht. Die Items „Bewußtseinstrübung" und „Krampfanfall" wurden zu selten positiv kodiert; dies könnte damit zusammenhängen, daß in dieser Studie nur Patienten mit einem geringen oder einem mäßig ausgeprägten Alkoholentzugssyndrom aufgenommen wurden. Die Items „Hypertension" und „Tachykardie" mußten trotz ihrer klinischen Relevanz herausgenommen werden, weil sie nicht zur Quantifizierung des Alkoholentzugssyndroms beitragen. Der extrahierte kognitive und autonome Faktor der 8-Item-Skala steht jeweils in Übereinstimmung zur gängigen klinischen Praxis. Interessant wäre es, in weiteren Studien diese Subskalen bezüglich ihrer Prädiktionskraft und ihrer Veränderungssensitivität unter unterschiedlichen pharmakologischen Behandlungen zu vergleichen. Das hier vorgestellte Ratinginstrument zur Quantifizierung des Alkoholentzugssyndroms (Abb. 1) ist leicht, effektiv und ökonomisch durchführbar. Mit den definierten Abstufungen der jeweiligen Items erscheint ein besseres Monitoring des Alkoholentzugs mit z. B. stündlichen Messungen möglich. Für zukünftige pharmakotherapeutische Studien zur Behandlung des Alkoholentzugssyndroms erwarten wir durch Einsatz dieses Ratinginstruments eine Verbesserung des Wirksamkeitsvergleichs.

Tabelle 1. Faktorenanalyse der 8- und 10-Item-Skala

Hauptkomponentenanalyse Item	10 Items	8 Items	nach orthogonaler Rotation Faktor 1	Faktor 2
Fehlorientierung	0,78	0,76	0,88	0,01
Halluzinationen	0,70	0,70	0,79	0,06
Unaufmerksamkeit	0,83	0,82	0,84	0,21
Kontaktstörung	0,80	0,77	0,76	0,23
Agitiertheit	0,60	0,65	0,29	0,69
Tremor	0,54	0,58	0,21	0,76
Schweißneigung	0,30	0,32	−0,01	0,62
Angst	0,35	0,40	0,03	0,70
Hypertension	−0,18			
Tachykardie	−0,29			

Bezugszeitraum: letzte Stunde!

1. Fehlorientierung	0 =	keine
	1 =	mäßig (voll orientiert aber unsichere Antworten)
	2 =	deutlich (unscharf orientiert in mindestens einer Qualität)
	3 =	ausgeprägt (fehlorientiert in mindestens einer Qualität)
2. Halluzinationen	0 =	keine
	1 =	mäßig (gelegentlich, Distanzierung noch möglich)
	2 =	deutlich (häufig, Distanzierung kaum noch möglich)
	3 =	ausgeprägt (fast ständig, keine Distanzierung mehr möglich)
3. Unaufmerksamkeit	0 =	keine
	1 =	mäßig (Verhören/Versprechen)
	2 =	deutlich (vermehrt suggestibel: Fadenfassen, Schriftlesen)
	3 =	ausgeprägt (spontane illusionäre Verkennungen)
4. Kontaktstörung	0 =	keine
	1 =	mäßig (zur Umgebung schlecht, zum Untersucher gut)
	2 =	deutlich (auch zum Untersucher öfters schlecht)
	3 =	ausgeprägt (kein Kontakt mehr zum Untersucher)
5. Agitiertheit	0 =	keine
	1 =	mäßig (im wesentlichen innere Unruhe)
	2 =	deutlich (objektivierbare Unruhe)
	3 =	ausgeprägt (völlig unfähig ruhig zu sein)
6. Tremor	0 =	keine
	1 =	mäßig (Fingertremor nur beim Ausstrecken)
	2 =	deutlich (Handtremor nur beim Ausstrecken)
	3 =	ausgeprägt (Hand- oder Rumpftremor auch in Ruhe)
7. Schweißneigung	0 =	keine
	1 =	mäßig (nur fühlbar an Hand oder Stirn)
	2 =	deutlich (an Hand oder Stirn sichtbar)
	3 =	ausgeprägt (am ganzen Körper sichtbar)
8. Angst	0 =	keine
	1 =	mäßig (nur auf Befragen erkennbar)
	2 =	deutlich (im Ausdrucksverhalten erkennbar)
	3 =	ausgeprägt (bis zur Panik gesteigert)

Abb. 1. Mainzer Alkohol-Entzugs-Skala (MAES)

Literatur

Banger M, Philipp M, Herth T, Hebenstreit M, Aldenhoff J (1992) Development of a Rating Scale for quantitative Measurement of the alcohol withdrawal syndrome. Eur Arch Psychiatr Clin Neurosci (im Druck)

Bech P, Rasmussen S, Dahl A, Lauritsen B, Lund K (1989) The withdrawal syndrome for alcohol and related psychoactive drugs. Nord Psykiatr Tidsskr 43: 291–294

Busch H, Frings A (1988) Pharmacotherapy of alcohol-withdrawal syndrome in hospitalised patients. Pharmacopsychiatry 21: 232–237

Feuerlein W, Küfner H, Ringer C, Autons K (1979) Münchener Alkoholismustest. Manual. Beltz, Weinheim

Knott DH, Lerner WD, Davis-Knott T, Fink RD (1981) Decision for alcohol detoxication. Postgrad Med 69: 65–76

Lienert GA (1969) Testaufbau und Testanalyse, 3. Aufl. Beltz, Weinheim
Shaw JM, Kolesar GS, Sellers EM, Kaplan HL, Sandor P (1981) Development of optimal treatment tactics for alcohol withdrawal: I. Assessment and effectiveness of supportive care. J Clin Psychopharmacol 1: 382–389
Stockwell T, Hodgson R, Edwards G, Taylor C, Rankin H (1979) The development of a questionaire to measure severity of alcohol dependence. Br J Addict 74: 79–87

Keine Assoziation von Allelen am Tyrosinhydroxylase-Genort mit affektiven Psychosen

J. Körner, M. Nöthen, J. Erdmann, J. Fritze, P. Propping

Einleitung

Das Enzym Tyrosinhydroxylase (TH) katalysiert den geschwindigkeitsbestimmenden Schritt in der Katecholamin-Biosynthese. Pharmakologische und biochemische Befunde deuten auf einen Beitrag katecholaminerger Mechanismen in der Depressionsentstehung hin. Dementsprechend könnten Varianten des TH-Gens Veränderungen katecholaminerger Systeme hervorrufen und zur Entwicklung des manischen oder depressiven Phänotyps beitragen.

Der Genort für die TH liegt auf dem kurzen Arm von Chromosom 11. In enger genetischer Nachbarschaft sind zwei DNA-Marker lokalisiert, mit denen eine Kosegregation mit der bipolaren affektiven Psychose in einem großen Stammbaum einer Old Order Amish Familie (Egeland et al. 1987) beschrieben wurde. Der Befund wurde allerdings von den Erstbeschreibern selbst wieder in Frage gestellt (Kelsoe et al. 1989). Dennoch gilt der TH-Genort als „Kandidaten-Gen", das eine Rolle in der Ätiologie affektiver Psychosen spielen könnte.

Eine Möglichkeit, den Beitrag eines Genorts zur Ätiologie einer Erkrankung abzuschätzen, ist die Suche nach Assoziationen. Todd u. O'Malley (1989) fanden an einem in 5'-Richtung des Gens gelegenen Restriktionsfragment-Längen-Polymorphismus (RFLP, nachweisbar mit dem Restriktionsenzym TaqI und einer 5'TH-Gensonde) keinen Unterschied der Allelhäufigkeiten zwischen bipolar kranken Patienten und Kontrollpersonen. Ebenso kein Unterschied bestand in einer eigenen Untersuchung am RFLP 3' des Gens (nachweisbar mit dem Enzym BglII und der Sonde Ty7; Körner et al. 1990). Die Abb. 1 zeigt die Lokalisation der untersuchten RFLP.

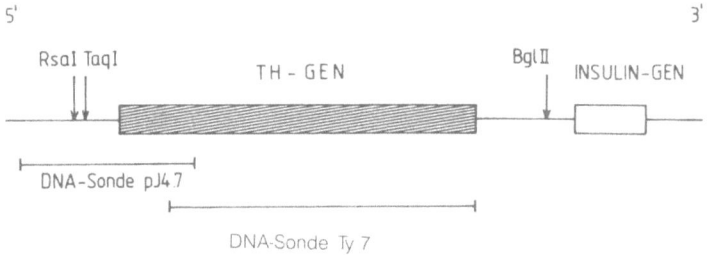

Abb. 1. Tyrosinhydroxylase-Genort auf Chromosomen 11p15.5 Restriktionsenzym-Schnittstellen und Sondenlokalisation

Ein positiver Assoziationsbefund wurde von Leboyer et al. (1990) berichtet. Sie fanden ein relatives Risiko von 2,99 für Träger des seltenen Allels am 5'RFLP. Dieser Befund sollte in unserem unabhängigen Kollektiv überprüft werden.

Untersuchungskollektive und Methoden

Wir haben 50 nichtverwandte, stationär behandelte bipolare Patienten der Psychiatrischen Universitätsklinik Würzburg untersucht (23 Frauen, 27 Männer). Die Diagnostik erfolgte nach DSM-III. 19 Patienten gaben eine familiäre Belastung an. Das Ersterkrankungsalter lag zwischen dem 14. und 51. Lebensjahr.

Das Kontrollpersonenkollektiv bestand aus 100 Personen (49 Frauen, 51 Männer). Personen mit einer psychiatrischen Erkrankung in der eigenen Vorgeschichte oder affektiven Erkrankungen in der erstgradigen Verwandtschaft wurden von der Untersuchung ausgeschlossen. Alle Probanden waren von mitteleuropäischer Herkunft.

Die Labormethoden folgten Standardprotokollen. Das verwendete Restriktionsenzym war TaqI, die DNA-Sonde pJ4.7 (freundlicherweise zur Verfügung gestellt von Dr. J. Mallet, CNRS, Paris).

Ergebnisse und Diskussion

Die Allel- und Genotypenhäufigkeiten in beiden Gruppen (Tabelle 1) wurden mit einem Chi^2-Test verglichen. Wir fanden keine signifikanten Unterschiede zwischen beiden Gruppen ($Chi^2 = 0,4$; $p > 0,05$), das relative Risiko betrug 1,27. Wir konnten damit in unseren Kollektiven eine Assoziation eines Allels am TH-Genort mit bipolaren affektiven Psychosen nicht reproduzieren.

Wenn das TH-Gen zur Vulnerabilität für affektive Psychosen beitragen würde, sollte man mit hoher Wahrscheinlichkeit verschiedene Allelhäufigkeiten bei Patienten und Kontrollpersonen auch in unserem Kollektiv erwarten. Daß ethnische Unterschiede die Diskrepanz der Ergebnisse erklären sollten, halten wir für eher unwahrscheinlich, zumal die Allelhäufigkeiten in unseren beiden Untersuchungskollektiven gut mit denen der Kontrollkollektive der beiden anderen Arbeitsgruppen übereinstimmen.

Zudem können sog. Stratifikationseffekte (ethnische, geographische oder soziale Unterschiede) bei der Erfassung von Patienten- und Kontrollgruppe zu vermeintlichen

Tabelle 1. Genotypen- und Allelhäufigkeiten am Tyrosinhydroxylase-Genort (Enzym TaqI, Sonde pJ4.7). Relatives Risiko 1,27 ($p > 0,05$)

	Genotypen				Allelhäufigkeiten	
	C1/C1[a]	C1/C2	C2/C2	Gesamt	C1	C2
Patienten (n = 50)	1	11	38	50	0,13	0,87
Kontrollpersonen (n = 100)	0	21	79	100	0,11	0,89

[a] C1: fehlende TaqI-Restriktions-Schnittstelle
C2: TaqI-Restriktions-Schnittstelle vorhanden

Assoziationen führen. Zur Lokalisation disponierender Gene halten wir daher Koppelungsuntersuchungen an großen Familienstammbäumen für aussichtsreicher. Sie sind gegen Zufallsbefunde weniger anfällig.

Zusammenfassung

Aufgrund biochemischer und pharmakologischer Befunde und wegen seiner chromosomalen Lokalisation könnte das Tyrosinhydroxylase-Gen eine Rolle in der Ätiologie affektiver Psychosen spielen. Eine Assoziation mit einem DNA-Polymorphismus am Genort bei bipolar kranken Patienten wurde berichtet. In unserem Patientenkollektiv konnten wir diesen Befund im Vergleich mit gesunden Kontrollpersonen nicht reproduzieren.

Literatur

Egeland JA, Gerhard DS, Pauls DL et al. (1987) Bipolar affective disorders linked to DNA markers on chromosome 11. Nature 325: 783–787

Kelsoe JR, Ginns EI, Egeland JA et al. (1989) Re-evaluation of the linkage relationship between chromosome 11p loci and the gene for bipolar affective disorder in the Old Order Amish. Nature 342: 238–243

Körner J, Fritze J, Propping (1990) RFLP alleles at the tyrosine hydroxylase locus: no association found to affective disorders. Psychiatry Res 32: 275–280

Leboyer M, Malafosse A, Boularand S et al. (1990) Tyrosine hydroxylase polymorphisms associated with manic-depressive illness. Lancet 335: 1219

Todd RD, O'Malley KL (1989) Population frequencies of tyrosine hydroxylase restriction fragment length polymorphisms in bipolar affective disorder. Biol Psychiatry 25: 626–630

Die familiäre Übertragung affektiver und schizophrener Erkrankungen und die Kontinuumshypothese psychiatrischer Störungen

D. LICHTERMANN, R. HEUN, R. FRIEBOES, W. MAIER

Einleitung

Die klinische Überlappung der Syndrome von schizophrenen und affektiven Erkrankungen im Bild der schizoaffektiven Störung legt die Hypothese nahe, daß diese Krankheitsbilder auf eine einheitliche Grunderkrankung zurückgehen könnten. Diese schon im 19. Jahrhundert von Griesinger (1861) angenommene Einheitspsychose wurde von Crow (1986) im Begriff des Kontinuummodells der Psychosen aufgegriffen. Familienstudien können durch den Vergleich der Lebenszeitrisiken von Angehörigen für ebendiese Erkrankungen klären helfen, ob die familiäre Übertragung dieser Störungen in Bestätigung des Kontinuummodells syndromübergreifend oder im Gegenteil syndromspezifisch erfolgt. Letzteres dürfte eher die strenge Trennung schizophrener von affektiven Erkrankungen im Sinne von Kraepelin (1899) rechtfertigen.

Methoden und Probanden

Interviewt wurden 525 konsekutiv aufgenommene stationäre Patienten, die folgende Einschlußkriterien erfüllt hatten: Alter zwischen 20 und 70 Jahren; keine organische Krankheitsursache, kein zerebrales Anfallsleiden, keine Demenz; entsprechend strukturiertem klinischen Interview nach RDC frühere oder laufende Episode einer Schizophrenie, schizoaffektiven Störung, affektiv bipolaren Störung oder Major Depression; mindestens ein Verwandter ersten Grades (Eltern, Geschwister, Kinder) zu persönlichem Interview bereit. 80% der Angehörigen ersten Grades konnten ebenfalls befragt werden. Als Kontrollgruppe wurden 80 von 109 in der Allgemeinbevölkerung derselben Region nach Zufallskriterien ausgewählte Kontrollprobanden, die die obengenannten Einschlußkriterien mit Ausnahme des dritten erfüllten und weder eine Achse-I-Störung nach RDC noch eine schizotypische Persönlichkeitsstörung nach DSM-III-R aufwiesen (psychiatrisch gesunde Kontrollen) sowie deren Angehörige ersten Grades untersucht.

Sämtliche Patienten, Kontrollprobanden und deren Angehörige ersten Grades unterzogen sich einem halbstrukturierten, standardisierten Interview, das psychiatrische Lebenszeitdiagnosen nach den Diagnosesystemen RDC, DSM-III und DSM-III-R vergibt: Schedule for Affective Disorders and Schizophrenia, Lifetime Version, Modified for the Study of Anxiety Disorders – SADS-LA (Mannuzza et al. 1986).

Persönlichkeitsstörungen nach DSM-III-R wurden mit dem Structured Clinical Interview for DSM-III-R (SCID-II) erhoben. Die Interviews der Angehörigen wurden blind bezüglich des Diagnosestatus des Patienten oder Kontrollprobanden durchgeführt. Lebenszeitdiagnosen wurden entsprechend der von Leckman et al. (1982) vorgeschlagenen Best Estimate Procedure aus sämtlichen verfügbaren Informationsquellen (Interviews, Krankenakte, fremdanamnestische Angaben) nach RDC gebildet. Dabei bestimmt bei mehreren Episoden die höchstrangige im folgenden Kontinuum die Lebenszeitdiagnose: Schizophrenie > Schizoaffektive > Affektiv bipolare (I und II) > Affektiv unipolare Störung.

Die Lebenszeitrisiken der Angehörigen ersten Grades für jede der vier genannten Erkrankungen wurden nach der Methode von Strömgren-Weinberg in Abhängigkeit von der Diagnose des Patienten oder Kontrollprobanden errechnet. Hierbei bestimmt das Lebensalter des Interviewten in bezug zum Hauptrisikoalter der betrachteten Erkrankung, wieviel Gewicht dem Interviewten in der Errechnung des Lebenszeitrisikos beigemessen wird. Die Differenzen in den Morbiditätsrisiken zwischen den Diagnosegruppen wurden in ihrer Signifikanz mittels des Tests von Breborowicz u. Trzebratowska-Trzeciak (1976) beurteilt.

Ergebnisse (Tabelle 1)

Tabelle 1. Lebenszeit – Morbiditätsrisiken (in %) von persönlich interviewten Angehörigen ersten Grades der Patienten/Kontrollprobanden nach deren Diagnose

	Erkrankungen der Patienten				
	Schizophrenie	Schizoaffektive Störung	Affektiv bipolare Störung	Major Depression	Gesunde Kontrollen
Erkrankungen der Angehörigen:					
Schizophrenie	5,1	4,1	1,2	0,8	0,4
Schizoaffektive Störung	3,3	5,3	1,0	0,9	0,3
Affektiv bipolare Störung	1,1	5,4	8,8	1,6	1,2
Major Depression	19,6	20,4	23,6	21,6	9,9

1) Die Morbiditätsrisiken für die vier Erkrankungen bei Angehörigen der gesunden Kontrollen entsprechen den bei epidemiologischen Probandenkollektiven in anderen Untersuchungen berichteten Lebenszeitprävalenzen.
2) Gegenüber diesen sind die Morbiditätsrisiken bei Angehörigen von Patienten für dieselbe Erkrankung, unter der der Patient leidet, deutlich höher.
3) Die Lebenszeitrisiken für schizophrene und schizoaffektive Erkrankungen sind gleichermaßen bei Angehörigen von Patienten mit einer dieser beiden Erkrankungen erhöht gegenüber Angehörigen gesunder Kontrollen, aber auch gegenüber Angehörigen von Patienten mit rein affektiven Erkrankungen; zeigen also eine erhöhte sog. Kreuzprävalenz.
4) Bipolare Erkrankungen finden sich mit weit höherem Lebenszeitrisiko als im Kontrollkollektiv, aber auch als unter den Angehörigen schizophrener oder unipolar depressiver Patienten, nur bei Angehörigen von Patienten mit derselben Erkrankung.
5) Gleichwohl weisen aber auch die Familien schizoaffektiver Patienten ein deutlich höheres Risiko bezüglich bipolarer Erkrankungen auf als die Familien schizophrener oder unipolar depressiver Patienten oder als die Kontrollfamilien. Es zeigt sich demnach auch eine erhöhte Kreuzprävalenz zwischen rein affektiv bipolaren und schizoaffektiven Erkrankungen.
6) Über alle vier Diagnosekategorien hinweg ist das Lebenszeitrisiko bezüglich der unipolaren Major Depression für Angehörige gleichmäßig deutlich erhöht gegenüber den Kontrollfamilien.

Aussagewert bezüglich der Einheitspsychose oder des Kontinuummodells

Die in den Ergebnissen 3) und 5) aufgefundenen Kreuzprävalenzen in der familiären Übertragung zwischen Schizophrenie und schizoaffektiver Störung einerseits und zwischen schizoaffektiver Störung und affektiv bipolarer Erkrankung andererseits dokumentiern den fließenden Übergang zwischen jeweils zweien auf dem von Crow (1986) angenommenen Kontinuum benachbarten Erkrankungen.

Im selben Sinne wäre das in Ergebnis 6) benannte, sich gleichmäßig über das Kontinuum verteilende erhöhte familiäre Risiko für unipolar depressive Erkrankungen zu deuten.

Andererseits erweist sich nach 4) allein das Lebenszeitrisiko für das manische Syndrom nur in Familien von Patienten mit derselben Erkrankung als signifikant erhöht. Affektiv bipolare Erkrankungen bilden in der familiären Übertragung also ein sog. „breeding true", was mit der Kontinuumhypothese nicht vereinbar wäre.

Aussagewert bezüglich distinkter diagnostischer oder ätiologischer Einheiten

Umgekehrt stützt der in 4) dargelegte Nachweis des „breeding true" manischer Syndrome im familiären Übertragungsmuster Kraepelins Annahme im Langzeitverlauf unterschiedener und damit möglicherweise ätiologisch voneinander unabhängiger psychiatrischer Syndrome. Dagegen ließen sich die obengenannten Kreuzprävalenzen und vor allem das uniform hohe familiäre Risiko für unipolar depressive Störungen nicht mit einer Abbildung nosologisch distinkter Erkrankungen in der familiären Übertragung vereinbaren.

Schlußfolgerung

Die Ergebnisse der vorliegenden familiengenetischen Studie stützen weder die alleinige Annahme eines eindimensionalen Kontinuums psychiatrischer Erkrankungen (Crow 1986) mit einer ihm hinterliegenden Einheitspsychose (Griesinger 1861) noch das Modell nosologisch distinkter Einzelerkrankungen (Kraepelin 1899). Es wäre zu prüfen, ob nicht andere Modelle wie etwa ein mehrdimensionales Kontinuum (Reich et al. 1979), die familiären Übertragungsmuster psychiatrischer Erkrankungen besser abbilden können.

Literatur

Breborowicz G, Trzebratowska-Trzeciak O (1976) A method for testing differences in morbidity risk for affective psychoses. Acta Psychiatr Scand 54: 353–358

Crow TJ (1986) The continuum of psychosis and its implication for the structure of the gene. Br J Psychiatry 149: 419–429

Griesinger W (1861) Die Pathologie und Therapie der Psychischen Krankheiten. Krabbe, Stuttgart

Kraepelin E (1899) Psychiatrie, 6. Aufl. Barth, Leipzig
Leckman JF, Sholomskas D, Thompson WD, Belanger A, Weissman MM (1982) Best estimate of lifetime psychiatric diagnosis: A methodological study. Arch Gen Psychiatry 39: 879–883
Mannuzza S, Fyer AJ, Klein DF, Endicott J (1986) Schedule for affective disorders and schizophrenia – lifetime version (modified for the study of anxiety disorders): rational and conceptual development. J Psychiatr Res 20: 317–325
Reich T, Rice J, Cloninger CR et al. (1979) The use of multiple thresholds and segregation analysis in analyzing the phenotypic heterogeneity of multifactorial traits. Ann Hum Genet 42: 371–390

Die Bedeutung von Einzelsymptomen in der psychopathologischen Befundung

B. AHRENS, R.-D. STIEGLITZ

Fragestellung

Nosologische Gruppen können auf der Basis psychopathologischer Syndrome des AMDP-Systems mittels diskriminanzanalytischer Verfahren getrennt werden (Gebhardt u. Pietzcker 1983). Klassifikationen basierend auf Syndromen haben jedoch den Nachteil, daß nicht alle zur Verfügung stehenden Informationen ausgeschöpft werden. So wird z. B. nur der Summenwert über bestimmte Items berücksichtigt, wobei eine Reihe von Symptomen gar nicht in die Syndrome eingehen und daher bei derartigen Vorgehensweisen der diagnostischen Trennung von Gruppen auch gar nicht berücksichtigt werden können.

In der im folgenden beschriebenen Untersuchung wurde daher der Frage nachgegangen, inwieweit neben multivariaten Verfahren durch die Anwendung eines nonparametrischen induktiven Mustererkennungsverfahrens die Bedeutung der Einzelsymptome im Prozeß von der psychopathologischen Befundung bis zur diagnostischen Einordnung abgebildet werden kann.

Methode

Ausgehend von Konzepten induktiven Schließens (Carnap u. Jeffrey 1971; Hempel 1965) und unter Anwendung einer Theorie induktiver Wissensaquisition (Holland et al. 1987), wurde ein Modell zur Beschreibung der psychopathologischen Befundung und Klassifikation in dignostische Gruppen entwickelt. Dabei wird davon ausgegangen, daß die Zuordnung eines Patienten in eine diagnostische Gruppe auf Symptomebene in Abhängigkeit vom Erfahrungswissen des Arztes erfolgt.

Klinisches Wissen bezogen auf Psychopathologie läßt sich in allgemeine und spezielle psychopathologische Symptomatik trennen (Abb. 1).

In einer Rangreihe stehen Symptome (xI), die häufig vorkommen im oberen Rangbereich, die nicht spezifisch für einzelne diagnostische Gruppen (A, B, C) sind, während sich im unteren Rangbereich seltenere Symptome befinden. Diese Symptome treten zwar weniger häufig auf, in Anlehnung an psychiatrische Lehrbücher über Psychopathologie sind diese jedoch häufig eindeutiger einer diagnostischen Gruppe zuzuordnen.

Um den Prozeß der diagnostischen Einordnung abzubilden, werden zwei Parameter eingeführt (Ahrens u. Stieglitz 1990):

U ist ein Wert, der für jedes Symptom dessen Bedeutung in Relation zu allen Symptomen aller beurteilten Patienten repräsentiert und S ist ein Kennwert, der die Bedeutung eines jeden Symptoms für jede diagnostische Gruppe angibt, d. h. anzeigt, wie eindeutig ein Symptom einer Gruppe zugeordnet werden kann und inwieweit damit die jeweilige Gruppe ausreichend beschrieben wird.

S und U können Werte zwischen O und 1 annehmen. Je seltener und spezieller die Symptomatik, desto größer wird U und je kennzeichnender ein Symptom für eine diagnostische Gruppe

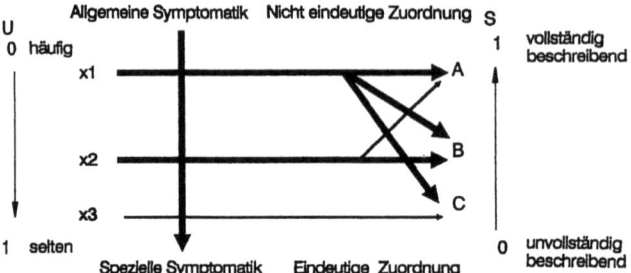

Abb. 1. Illustration eines Modells zur Beschreibung der psychopathologischen Befundung und diagnostischen Klassifikation. Das Modell integriert die vertikale Klassifikationsrichtung U, in der die Merkmale hierarchisiert sind anhand der Häufigkeit des Vorkommens, und eine horizontale S, die die Symptome hinsichtlich ihrer Brauchbarkeit in bezug auf die Zugehörigkeit zu einem diagnostischen Konstrukt ordnet

ist, desto größer wird S. Zwischen S und U besteht eine reziproke Beziehung, die sich im Klassifikationswert (KW) eines Symptoms für eine diagnostische Gruppe abbildet:

$KW = (U + 10)*S$.

Anhand des Modells ist anzunehmen, daß Symptome, die einen hohen Klassifikationswert für eine Gruppe im Vergleich zu allen anderen Gruppen haben, sich im mittleren Rangbereich ($x2$) zwischen allgemeiner und spezieller Symptomatik befinden sollten.

Stichprobe

Zur Überprüfung des Modells wurden die psychopathologischen Aufnahmebefunde – erhoben mit dem AMDP-System – und die diagnostischen Einordnungen anhand einer Stichprobe von 837 Patienten mit insgesamt 14 ICD-9-Diagnosen untersucht, die nach definierten Kriterien (u. a. gleiche Aufnahme- und Entlassungsdiagnose) aus der Grundgesamtheit aller Aufnahmebefunde der Berliner Klinik zwischen 1981 und 1990 zusammengestellt wurden.

Ergebnisse

Die 131 Symptome des psychischen und somatischen Befundes des AMDP-Systems (ohne neurologische Symptome) wurden nach dem oben beschriebenen Modell zwischen allgemeiner und spezieller Psychopathologie hierarchisiert.

Dabei ergibt sich, daß das Symptom „innerlich unruhig" an erster und „Konzentrationsstörungen" an zweiter Stelle steht. Es folgen in der Hierarchie u. a. „Einschlafstörungen", „antriebsarm" und „hoffnungslos". Im unteren Bereich stehen seltenere Items wie „Neologismen", „Konfabulation", „Eifersuchtswahn" und „Bewußtseinstrübung".

Anhand der Klassifikationswerte konnten Items einzelnen diagnostischen Gruppen zugeordnet werden.

Wie anhand des Modells erwartet, liegen 68% dieser gut trennenden Symptome im oberen bis mittleren Bereich zwischen Rang 29 und 87.

Wie andernorts schon berichtet (Ahrens u. Stieglitz 1990), wurde anhand der Kennwerte eine Klassifikation der 837 Patienten der Analysestichprobe durchgeführt, wobei über zwei Diagnosen (Schizophrenie 295.3 versus endogene Depression 296.1) eine korrekte Zuordnung in 91% und bei 14 Diagnosen eine korrekte Klassifikation von 67% erreicht wurde.

Dieses Vorgehen ist insofern realistischer, da im Vergleich zur Diskriminanzanalyse, wo anhand weniger Syndrome zwischen zwei bis drei Klassen klassifiziert wird, der Ansatz war, ein Modell zu prüfen, das klinisches Diagnostizieren bzw. Klassifizieren bei einer Vielzahl von Diagnosen und Symptomen abbilden soll.

Diskussion

Unter Anwendung eines nonparametrischen Klassifikationsmodells kann nachvollzogen werden, welche Bedeutung Ärzte dem psychopathologischen Befund für einzelne Diagnosen beimessen.

Die bei diesem Vorgehen erzielte richtige Zuordnungsquote liegt in mindestens gleicher Größenordnung wie man sie bei den diskriminanzanalytischen Trennungen erzielt.

Gegenüber inferenzstatistischen Vorgehensweisen ergeben sich jedoch Vorteile:
— Es gehen mehr Informationen in die Unterscheidung der Gruppen ein.
— Es kann zwischen mehr Gruppen unterschieden werden, womit die Diskrepanz zwischen zufälliger Übereinstimmung bei gleicher Trefferquote daher größer wird.
— Es müssen keine Voraussetzungen an die Datenqualität gemacht werden. — Es scheint als nonparametrisches Mustererkennungsverfahren geeignet zu sein, ärztliches Entscheiden unter mehrdimensionalen Bedingungen nachvollziehbar abzubilden.

Weiteres Entwicklungsziel eines solchen Vorgehens ist die Anwendung in der Einzelfalldiagnostik als ärztlich unterstützendes System zur Klassifikation des Einzelfalls, z. B. anhand eines Computerprogramms, das auf eine Wissensbasis zurückgreift und dem Arzt die Übereinstimmungsmuster seines individuellen Patienten mit standardisierten Gruppen für seine diagnostischen und therapeutischen Überlegungen zur Verfügung stellt.

Literatur

Ahrens B, Stieglitz RD (1990) Mustererkennung in der Psychopathologischen Befundung. Vortrag DGPN 26.–29. 9. 1990 Bonn

Carnap R, Jeffrey R (eds) (1971) Studies in inductive logic and probability. University of California Press, Berkeley

Gebhardt R, Pietzcker A (1983) Zur Validierung der AMDP-Syndromskalen. Arch Psychiatr Nervenkr 233: 509–523

Hempel CG (1965) Aspects of scientific explanation. The Free Press, New York

Holland JH, Holyoak KJ, Nisbett RE, Thagard PR (1987) Induction. Processes of inference, learning and discovery. MIT Press, Cambridge/MA

Qualitative Differenzen akuter und remittierter depressiver Syndrome im jüngeren und höheren Lebensalter

H. Schönell, W. Strauss, C. Wurthmann

Einleitung

Seit der Entfernung des Begriffes „Involutionsmelancholie" aus den internationalen Klassifikationen psychiatrischer Erkrankungen (Stenstedt 1959; Murphy 1986) herrscht die Auffassung vor, daß sich Depressionen im höheren Lebensalter qualitativ nicht von denen anderer Altersgruppen unterscheiden (Murphy 1989), sofern sie nicht Ausdruck eines beginnenden dementiellen Prozesses sind. Roth u. Kay (1956) fanden lediglich eine Häufung neurotischer Symptome bei jüngeren Depressiven, dagegen scheinen nach Untersuchungen von Berner et al. (1973) und Blazer u. Friedman (1979) Depressionen im höheren Lebensalter eher durch Agitation, Ängstlichkeit, Hoffnungslosigkeit, subjektiv erlebte kognitive Defizite (Pseudodemenz) und ausgeprägte körperliche Beschwerden charakterisiert.

Gegenüber den Unterschieden depressionsspezifischer Merkmale zwischen jüngeren und älteren Depressiven ist die Bedeutung sonstiger psychopathologischer Phänomene bisher nur wenig systematisch untersucht. Ziel der vorliegenden Untesuchung ist die Aufdeckung der relativen Unterschiede verschiedener Störungsbereiche auf Itemebene bei vergleichbarem syndromatischem Schweregrad der Erkrankung.

Patienten und Methodik

Die mit dem psychischen und somatischen Befund des AMDP-Systems geratete Symptomatik von 34 depressiven Patienten über 60 Jahre wurde mit der einer gleichgroßen Gruppe endogen depressiver jüngerer Patienten vor und nach einer 8wöchigen stationären Therapie auf Itemebene verglichen. Die Patienten in beiden Gruppen wurden von mindestens 3 verschiedenen, AMDP-erfahrenen Ratern untersucht. Die Gruppe der älteren Patienten wurde zum Ausschluß interferierender hirnorganischer Einschränkungen nach den Kriterien eines unauffälligen CT-Befundes und einer Punktzahl ≤ 6 im SKT aus einem größeren Sample selektiert. Alle Patienten wurden

Tabelle 1. Patienten

	Pat. > 60 J.	Pat. < 60 J.	
n	34	34	
Geschlecht	31 w./3 m.	25 w./9 m.	
Alter	68,9 ± 6,0	46,6 ± 9,3	p < 0,001
Krankheitsdauer	7,2 ± 10,3	7,5 ± 8,2	n.s.
HAMD Tag 0	28,9 ± 7,2	29,4 ± 6,6	n.s.
HAMD Tag 56	11,3 ± 10,0	12,2 ± 7,9	n.s.

im Rahmen psychopharmakologischer Studien mit trizyklischen oder vergleichbaren Antidepressiva sowie begleitender Psycho- und Soziotherapie behandelt.

Beide Patientengruppen zeigen ein für depressive Erkrankungen typisches Überwiegen weiblicher Patienten. Der hochsignifikante (p < 0,01) Altersunterschied beträgt im Mittel 22 Jahre – ebenso das Erstmanifestationsalter –, die bisherige Krankheitsdauer ist in beiden Gruppen nahezu identisch. Der anhand des Gesamtwertes der Hamilton-Depressionsskala ermittelte Schweregrad der Depression zeigt weder bei Behandlungsbeginn noch nach 56 Tagen einen signifikanten Unterschied zwischen beiden Gruppen (Tabelle 1). Somit ist eine ausreichend vergleichbare Basis für eine explorative Analyse auf Symptomebene gegeben.

Ergebnisse

75 der 140 Einzelsymptome des AMDP-Systems wurden bei mindestens 3 Patienten einer Behandlungsgruppe geratet. Bei 28 Items traten signifikante Unterschiede zwischen beiden Gruppen auf. Am Tag 0 zeigten sich die Unterschiede deutlicher, am Tag 56 war die Symptomatik gruppenstatistisch weitgehend angeglichen (Tabelle 2).

Tabelle 2. Unterschiede psychopathologischer Einzelsymptome nach Häufigkeit und Schweregrad in beiden Behandlungsgruppen

	Tag 0		Tag 56	
	> 60 J.	< 60 J.	> 60 J.	< 60 J.
Auffassungsstörung		***		
Merkfähigkeitsstörung		**		**
umständlich		**		
perseverierend		*		
Grübeln	**			
Gedankendrängen		*		
Phobien		*		
Zwangsdenken		**		
Zwangsimpulse		**		
ratlos	**		*	
affektarm		***		
Störung der Vitalgefühle			*	
dysphorisch		*		*
gereizt		**		
klagsam		*		
Schuldgefühle				*
ambivalent		**		*
Parathymie		**		*
Durst		**		***
Sexualität vermindert		***		***
Obstipation	**			
Schwindel		*		
Herzklopfen		**		
Kopfdruck		**		*
Hitzegefühl		**		
Frösteln	*			
Konversionssymptome		***		
Tremor				

* p < 0,05; ** p < 0,01; *** p < 0,001

Bis auf die Items Grübeln, Ratlosigkeit, Obstipation und Frösteln zeigten die jüngeren Patienten eine deutlichere Akzentuierung der einzelnen Merkmale, vor allem in den Bereichen kognitiver Beeinträchtigung, neurotischer Symptome, Affektstörungen und somatischer Beschwerden. Bei der Analyse der relativen Wertigkeit der Einzelmerkmale innerhalb der Gruppen zu Behandlungsbeginn zeigt sich eine deutliche Prägnanz depressionsspezifischer Symptome in beiden Gruppen. Innerhalb der ersten 15 Ränge gehören 9 (Pat. > 60 J.) bzw. 10 (Pat. < 60 J.) Merkmale dem depressiven Syndrom an.

Diskussion

Die vorliegende Analyse unterstützt die in der Literatur überwiegenden Befunde, daß sich die Kernsymptomatik depressiver Erkrankungen zwischen verschiedenen Lebensaltern bis auf alterskorrelierte Symptome wie Sexualstörungen bei jüngeren, Grübeln und Ratlosigkeit bei älteren Patienten nicht unterscheidet. Bei vergleichbarem Schweregrad der Depression (HAMD-Gesamtscore) treten die einzelnen Merkmale jedoch bei jüngeren Patienten akzentuierter hervor. Die Frage, ob dafür vorwiegend unterschiedliche Erwartungen der Rater, unterschiedliche Selbstwahrnehmung der Patienten oder eine im höheren Lebensalter breiter gestreute Symptomatik bei Nivellierung der einzelnen Merkmale verantwortlich zu machen ist, bedarf weiterer kontrollierter Untersuchungen. Die im Gegensatz zur Literatur signifikant deutlichere Ausprägung kognitiver Störungen und somatischer Beschwerden bei jüngeren Patienten erscheint durch den in dieser Untersuchung vergleichbaren Schweregrad der Depression sowie durch die Selektion nichtdementer altersdepressiver Patienten bedingt.

Literatur

Berner P, Naske R, Zapotoczky HG (1973) Zur Klinik depressiver Syndrome im Alter. Z Gerontol 6/6: 420–428
Blazer D, Friedman SW (1979) Depresion in late life. Am Fam Physician 20/5: 91–96
Murphy E (1986) The concept of affective disorders in the elderly. In: Murphy E (ed) Affective disorders in the elderly. Churchill Livingstone, Edinburgh
Murphy E (1989) Depressionen im Alter. In: Kisker et al. (Hrsg) Psychiatrie der Gegenwart, 3. Aufl, Bd 8: Alterspsychiatrie. Springer, Berlin Heidelberg New York Tokyo
Roth M, Kay DWK (1956) Affective disorders arising in the senium in physical disability as an aetiological factor. J Ment Sci 102: 141–148
Stenstedt A (1959) Involutional melancholia. Acta Psychiatr Scand (Suppl 127)

Erfolgsprädiktion von Rehabilitationsmaßnahmen durch die neuropsychologische Untersuchung von Leistungsdefiziten schizophrener Patienten

J. BOHLKEN, F. M. REISCHIES, W. BOLM

Einleitung

Bei der Rehabilitation schizophrener Patienten spielt der finanzielle, organisatorische und personelle Aufwand eine bedeutende Rolle. Deshalb ist es wünschenswert für die Routineversorgung, praktikable Voraussagemethoden des Rehabilitationserfolgs zu finden. Um die Frage zu klären, ob der kurzfristige Rehabilitationserfolg durch eine Untersuchung von neuropsychologischen Leistungseinbußen prädiziert werden kann, wurde vor Beginn des 4-monatigen Therapie-Abschnitts das neuropsychologische Defizit-Screening (NP-DS; Reischies 1987) durchgeführt, da bekannt ist, daß bei schizophrenen Patienten neuropsychologische Auffälligkeiten zu finden sind (Green u. Walker 1985; Aylward et al. 1984). In der Berliner Psychiatrischen Klinik Phönix wird routinemäßig eine Therapie-Evaluation in Form des Goal-Attainment-Scalings (Roecken u. Weis 1987) durchgeführt. Hierbei werden auf verschiedenen Dimensionen (Krankheitssymptomatik, berufliche Wiedereingliederung, Alltagsfähigkeiten, Krankheitskonzept) Therapieziele und Befundänderungen dokumentiert. Nach einem Therapie-Abschnitt von 4 Monaten wird auf einer 5-stufigen Skala von den behandelnden Ärzten beurteilt, in welcher Weise sich der Ausgangsbefund in den angegebenen Dimensionen geändert hat und ob die Therapieziele erreicht wurden.

Methode

In dem neuropsychologischen Defizit-Screening werden 8 Einzelaufgaben (Merkfähigkeit, Orientierung, Zeichnen, Reitan-Zahlenverbinden a, Nachsprechen einer Zahlenfolge, Wortproduktion, Ravens progressiver Matrizen-Test Teil A, serielle Subtraktion) den Patienten vorgelegt, wobei die Reihenfolge nach dem Gesichtspunkt gewählt wurde, zeitabhängige und nichtzeitabhängige Leistungen abzuwechseln. Zusätzlich erfolgte die Dokumentation des psychopathologischen Befundes mit der Beurteilungsskala BPRS, der subjektiven Krankheitskonzepte der Patienten (KK-Skala; Linden et al. 1988) sowie der erhaltenen Kompetenz in unterschiedlichen Bereichen des Alltags- und Arbeitslebens (EGA; Haug et al. 1990).

Stichprobe

In einer unausgelesenen Stichprobe wurden 40 Patienten mit Erkrankungen aus dem schizophrenen Formenkreis untersucht. Die Patienten wurden nach ICD-9 diagnostiziert: paranoid-halluzinatorische Psychose (295.7) n = 4, hebephrene Schizophrenie (295.1) n = 3, Schizophrenia simplex (295.0) n = 1. Bei 4 Patienten bestand zusätzlich eine Alkoholabhängigkeit (303.0). Das Durchschnittsalter betrug 31,3 Jahre (19–52 Jahre). 13 Patienten waren weiblich, 27 Patienten waren männlich. Es waren 30 Patienten ledig, 4 verheiratet und 6 geschieden. 13 Patienten standen in einem Beschäftigungsverhältnis, 27 Patienten waren arbeitslos. Ein Patient hatte keinen Schulabschluß, 16 Patienten den Hauptschulabschluß, 5 Patienten die Mittlere Reife und 18 Patienten das Abitur.

Ergebnisse

Bezüglich der *Befundänderung* erbringt das neuropsychologische Defizit-Screening auf zwei Leistungsebenen einen statistisch gesicherten Zusammenhang. Die Merkfähigkeit und die psychomotorische Geschwindigkeit geben am Beginn des Rehabilitationsabschnitts Auskunft darüber, ob die Patienten in den Bereichen Arbeit und Beruf, Fähigkeiten im Alltagsleben und Umgang mit der Erkrankung Fortschritte machen. Bei den übrigen untersuchten Prädiktor-Variablen sind jene, die auf die Chronizität der Erkrankung hinweisen, von Bedeutung. Im psychopathologischen Bereich ist dies ein Syndrom, das durch Angst, Depression, Anergie und Aktivierung gekennzeichnet ist. Erhaltene gesunde Anteile sowie Medikamenten-Vertrauen weisen in eine umgekehrte Richtung: Je mehr Kompetenzen erhalten sind, je größer das Medikamenten-Vertrauen ist, desto ausgeprägter sind die Therapiefortschritte (Tabelle 1).

Bezüglich der Erreichung der aufgestellten *Therapieziele* gewinnt man durch die Testuntersuchung nur wenig neue Information. So steht das Erreichen von Zielen im Bereich des Krankheitskonzepts mit der Merkfähigkeit in Beziehung. Je höher die „Negativ-Symptomatik" (Depression, Anergie, Angst) desto geringer war die Erreichung des − eventuell zu hoch angesetzten − Therapieziels bezüglich der Krankheitssymptome (Tabelle 2).

Tabelle 1. Korrelation der Prädiktor-Variablen (T_0) mit den Dimensionen der Befundänderungen (T_0 + 4 Monate)

Prädiktor-Variable	Dimensionen der Befundänderung			
	Krankheitssymptome	Arbeit Beruf	Alltagsleben	Umgang mit der Krankheit
DEFIZIT-SCREENING (NP-DS)				
Merkfähigkeit		0,41**	0,42**	0,62***
Reitan-Zahlenverbinden a (Zeit)		−0,27*	−0,28*	−0,56**
BPRS-SUBSKALEN				
Angst/Depression		−0,39**		
Anergie		−0,27*		−0,62***
Aktivierung		−0,48***	−0,33*	
GESUNDE ANTEILE (EGA)				
Alltagsleben			0,34*	
Arbeit		0,40**		0,55**
KRANKHEITSKONZEPT (KK-SKALA)				
Medikamenten-Vertrauen				0,38*

* $p < 0,05$; ** $p < 0,01$; *** $p < 0,01$

Tabelle 2. Korrelation der Prädiktor-Variablen (T₀) mit den Dimensionen der erreichten Therapie-Ziele (T₀ + 4 Monate)

Prädiktor-Variable	Dimensionen der Therapiezielerreichung (GAS)			
	Krankheits-symptome	Arbeit Beruf	Alltags-leben	Umgang mit der Krankheit
DEFIZIT-SCREENING (NP-DS)				
Merkfähigkeit				0,45*
BPRS-SUBSKALEN				
Angst/Depression	−0,51**			
Anergie	−0,38*			
Aktivierung				
GESUNDE ANTEILE (EGA)				
Alltagsleben		0,40**		0,37*
Arbeit				0,40*
KRANKHEITSKONZEPT (KK-SKALA)				
Medikamenten-Vertrauen				0,39*

* p < 0,05; ** p < 0,01; *** p < 0,01

Diskussion

Im Gegensatz zu aufwendigen Testbatterien (Bilder et al. 1985; Kolakowska et al. 1985) bietet das neuropsychologische Defizit-Screening ein auch unter Routine-Bedingungen praktikables Verfahren zur Erfassung kognitiver Leistungseinbußen schizophrener Patienten. Wir fanden einen Zusammenhang von erhaltener Merkfähigkeit und psychomotorischer Schnelligkeit zu einem erfolgreichen Rehabilitationsverlauf. Dabei ist zu erwähnen, daß bis auf die Ausnahme des korrelativen Zusammenhangs zwischen Anergie und psychomotorischer Geschwindigkeit (+.39, p < 0,05), Merkfähigkeit und psychomotorische Geschwindigkeit keine signifikanten Korrelationen mit den anderen psychopathologischen Dimensionen aufweisen. Deshalb ist zu schließen, daß es sich um vorwiegend unabhängige Informationen handelt, die durch das neuropsychologische Defizit-Screening für die Prädiktion des Rehabilitationserfolges gewonnen werden. Weitere Untersuchungen müssen zeigen, mit welchen pathophysiologischen Faktoren eine Erfolgsprädiktion von Rehabilitationsmaßnahmen durch neuropsychologische Befunde in Zusammenhang zu bringen ist.

Literatur

Aylward E, Walker E, Bettes B (1984) Intelligence in schizophrenia: Meta-Analysis of the research. Schizophr Bull 10 (3): 431−459
Bilder RM, Sukde BM, Rieder RO, Pandurangi AK (1985) Symptomatic and neuropsychological components of defect states. Schizophr Bull 11 (3): 409−417
Green M, Walker E (1985) Neuropsychological performance and positive and negative symptoms in schizophrenia. J Abnorm Psychol 94 (4): 460−469
Haug HJ, Meya U, Stieglitz RD, Ermer A, Nather J, Schüssler G (1990) Erhaltene Kompetenzen

bei psychisch Kranken. Neuer Erhebungsbogen zur Erfassung gesunder Anteile (EGA). TW Neurol Psychiat Schweiz 1 (3): 162–171

Kolakowska T, Williams AO, Jambor K, Ardern M (1985) Schizophrenia with good and poor outcome. III. Neurological "soft" signs, cognitive impairment, and their clinical significance. Br Psychiatry 146: 384–357

Linden M, Nather J, Wilms HU (1988) Zur Definition, Bedeutung und Messung der Krankheitskonzepte von Patienten. Die Krankheitskonzept-Skala (KK-Skala) für schizophrene Patienten. Fortschr Neurol Psychiatrie 56: 35–43

Reischies FM (1987) Neuropsychologisches Defizit-Screening. Eine kurze Untersuchung hirnorganischer Leistungsstörungen. Nervenarzt 58: 219–226

Roecken S, Weis J (1987) Erfahrungen bei der Anwendung von Goal-Attainment-Scaling (GAS) in der Evaluation einer psychiatrischen Übergangseinrichtung. Z Klin Psychol 16 (2): 158–173

Gibt es eine Assoziation zwischen computertomographischen Befunden und prospektiv untersuchtem Verlauf von Major Depression?

U. Frommberger, S. Schlegel, M. Philipp, W. Maier

Einleitung

Computertomographische Untersuchungen weisen auf diskrete Erweiterungen der inneren Liquorräume bei Depressiven hin (Targum et al. 1983; Schlegel u. Kretschmar 1987). Nur wenige Studien befaßten sich bisher mit der Fragestellung nach der Assoziation computertomographischer Befunde mit dem Verlauf depressiver Erkrankungen. Bei uni- und bipolar Depressiven konnte keine Korrelation zwischen dem VBR und dem Krankheitsverlauf vor der Untersuchung gefunden werden (Roy-Byrne et al. 1988). Eine Korrelation zwischen initialem Schweregrad einer depressiven Erkrankung mit der Weite des III. Ventrikels und der VBR konnte gezeigt werden (Schlegel et al. 1989), dagegen kein Zusammenhang zur Therapieresponse im Verlauf von 5 Wochen Behandlungsdauer (Schlegel 1986, unveröffentlichte Daten). Bei älteren Patienten wurde ein Bezug zwischen weiteren Ventrikeln und erhöhter Mortalität (Jacoby et al. 1981) bzw. mit schlechterem Therapieresponse (Shima et al. 1984) gefunden. Vergleichbare prospektive Studien über längere Zeiträume bei jüngeren Patienten lagen bisher nicht vor. Gegenstand der vorliegenden Untersuchung war daher, den Zusammenhang zwischen CT-Daten und Verlaufsparametern prospektiv zu analysieren.

Patienten und Methode

In einer prospektiven Verlaufsstudie untersuchten wir in der Indexepisode computertomographisch 23 stationäre Patienten (Alter 44 Jahre, Bereich 23–57 Jahre; 14 weibl. und 9 männl. Pat.) mit einer depressiven Erkrankung (Major Depressive Disorder, Research Diagnostic Criteria; Spitzer et al. 1978). Gemessen wurde außer der Ventricle/Brain Ratio (VBR), die Weite des III. Ventrikels, Frontalhorndistanz (FH), die Bicaudatus-Distanz (CC), der äußere Durchmesser des Schädels entlang der Linie der Frontalhörner (FHOT). Folgende Indices wurden berechnet: der Frontalhornindex (FHOT/FH), die Huckman-Zahl (FH + CC), die Durchmesser der Fissurae Sylvii rechts (FSR) und links (FSL) und des Interhemisphärenspalts (IH).

3 Jahre später führten wir ein strukturiertes, polydiagnostisches Verlaufsinterview (PODI-F) durch zur Abbildung psychopathologischer Symptome in definierten Zeitintervallen.

Ergebnisse

Es zeigte sich für den 3-Jahres-Verlauf keine signifikante Assoziation der prospektiv erhobenen CCT-Meßwerte zu chronifiziertem Verlauf (Tabelle 1), zur Dichotomie uni- versus bipolarer Erkrankung (Tabelle 2) und zu affektiven Rezidiven (Tabelle 3).

Tabelle 1. Assoziation zwischen CCT und chronischem Verlauf

	Indexepisode mit einer Dauer von		Indexepisode mit einer Dauer von	
	weniger als 1,5 Jahren (n = 10)	mehr als 1,5 Jahren (n = 13)	weniger als 3 Jahren (n = 20)	mehr als 3 Jahren (n = 3)
Alter	44,2 ± 10,3	43,8 ± 9,8	44,0 ± 9,7	44,0 ± 13,0
III. Ventrikel	4,3 ± 2,4	4,2 ± 1,4	4,4 ± 1,9	3,7 ± 1,5
FHOT/FH	3,4 ± 0,4	3,6 ± 0,3	3,6 ± 0,4	3,4 ± 0,2
FH + CC	44,8 ± 7,1	43,2 ± 5,7	43,6 ± 6,4	46,0 ± 6,0
VBR plan	6,8 ± 3,9	6,8 ± 1,7	6,8 ± 3,0	7,3 ± 2,5
FSR	3,4 ± 1,7	3,4 ± 1,7	3,5 ± 1,6	2,7 ± 2,1
FSL	3,1 ± 1,7	3,2 ± 1,6	3,3 ± 1,6	2,3 ± 1,5
IH	3,0 ± 1,9	2,5 ± 1,7	2,9 ± 1,9	1,7 ± 0,6

n = 23, im Mann-Whitney U-Test kein $p \leq 0,05$

Tabelle 2. Assoziation zwischen CCT und uni- und bipolarer Depression

	Affektive Erkrankung (gesamte Lebenszeit)		
	n = 15 (unipolar)	n = 8 (bipolar)	
Alter	43,6 ± 10,7	44,6 ± 8,6	n.s.
III. Ventrikel	4,1 ± 1,5	4,6 ± 2,4	n.s.
FHOT/FH	3,6 ± 0,3	3,5 ± 0,5	n.s.
FH + CC	43,3 ± 3,8	45,1 ± 9,5	n.s.
VBR plan	7,0 ± 2,3	7,3 ± 2,8	n.s.
FSR	3,3 ± 1,7	3,6 ± 1,6	n.s.
FSL	2,9 ± 1,6	3,6 ± 1,6	n.s.
IH	2,4 ± 1,5	3,4 ± 2,1	n.s.

n = 23, Mann-Whitney U-Test, n.s. = nicht signifikant

Tabelle 3. Assoziation zwischen CCT und affektiven Rezidiven

	Affektive Rezidive im 3-Jahres-Verlauf		
	n = 11 (keine Rez.)	n = 7 (Rezidive)	
Alter	45,5 ± 10,7	43,2 ± 9,3	n.s.
III. Ventrikel	4,6 ± 1,8	3,4 ± 1,4	n.s.
FHOT/FH	3,5 ± 0,3	3,6 ± 0,3	n.s.
FH + CC	44,5 ± 6,5	41,7 ± 3,2	n.s.
VBR plan	6,7 ± 3,5	7,0 ± 1,7	n.s.
FSR	3,6 ± 1,7	3,1 ± 1,7	n.s.
FSL	3,3 ± 1,6	3,0 ± 1,8	n.s.
IH	2,9 ± 1,6	2,0 ± 1,5	n.s.

n = 23, Mann-Whitney U-Test, n.s. = nicht signifikant

Diskussion

Aufgrund der vorliegenden Studie ergeben sich keine signifikanten Hinweise für einen Zusammenhang zwischen hirnmorphologischen Meßdaten und Verlauf einer Major Depression. Auch ein — gegenüber den in der Literatur üblichen Messungen — erheblich erweitertes Spektrum an verschiedenen Meßparametern konnte keine zusätzlichen Erkenntnisse aufdecken.

Diese Ergebnisse stützen in der Literatur berichtete retrospektive Untersuchungen, die keinen Zusammenhang mit der Dauer der Erkrankung, Anzahl der Episoden oder der Hospitalisation fanden. Damit kommt computertomographischen Befunden bei affektiven Erkrankungen keine prospektive Validität im Rahmen eines 3jährigen Verlaufes zu.

Literatur

Jacoby R, Levy R, Bird J (1981) Computed tomography and the outcome of affective disorder: a follow-up study of elderly patients. Br J Psychiatry 139: 288–292

Roy-Byrne P, Post R, Kellner C, Joffe R, Uhde T (1988) Ventricular-brain ratio and life course of illness in patients with affective disorder. Psychiatry Res 23: 277–284

Shima S, Shikano T, Kitamura T, Masuda Y, Tsukumo T, Kanba S, Asai M (1984) Depression and ventricular enlargement. Acta Psychiatr Scand 70: 275–277

Schlegel S, Kretschmar K (1987) Computed tomography in affective disorders. Part I: Ventricular and sulcal measurements. Biol Psychiatry 22: 4–14

Schlegel S, Frommberger U, Buller R (1989) Computerized tomography (CT) in affective disorders: relationship with psychopathology. Psychiatry Res 29: 271–272

Spitzer R, Endicott J, Robins E (1978) Research diagnostic criteria: rationale and reliability. Arch Gen Psychiatry 35: 773–782

Targum S, Rosen L, DeLisi L, Weinberger D, Citrin C (1983) Cerebral ventricular size in major depressive disorder: association with delusional symptoms. Biol Psychiatry 3: 329–336

Positiv-/Negativ-Symptomatik und experimentalpsychologische Tests der Aufmerksamkeit und Reaktionsbereitschaft bei schizophrenen Patienten

C. HAIN, W. MAIER, P. FRANKE, T. KLINGLER, U. FROMMBERGER

Einleitung

Die Diskussion um die diagnostische und ätiologische Heterogenität schizophrener Erkrankungen ist durch die von Andreasen (1982) vorgeschlagene Dichotomisierung des klinischen Erscheinungsbildes in einen Bereich positiver und negativer Symptomatik in den letzten Jahren stark belebt worden. Zur externen Validierung der primär auf deskriptiv psychopathologischen Kriterien basierenden Unterscheidung wurden neben den prognostischen Implikationen vor allem neuroanatomische sowie neuropsychologische Korrelate von Positiv- und Negativsymptomen untersucht. Während die ursprünglich behauptete Korrelation zwischen einer klinisch vorherrschenden Negativsymptomatik und abnormen Erweiterungen des zerebralen Ventrikelsystems aufgrund neuerer Studien (Andreasen et al. 1990) mittlerweile wieder angezweifelt wird, sind die neuropsychologischen Defizite bei Patienten mit prominenter Positiv- bzw. Negativsymptomatik bisher noch wenig charakterisiert worden. In Untersuchungsserien mit neuropsychologischen Testbatterien (Keilp et al. 1988; Opler et al. 1984; Wagmann et al. 1987) konnte lediglich die Annahme bestätigt werden, daß schizophrene Patienten mit überwiegender Negativ-Symptomatik in der Regel ausgeprägtere kognitive Störungen aufweisen als vergleichbare Patienten mit dominierender Positiv-Symptomatik. Hinsichtlich der Art und des Musters dieser Störungen zeigten sich bei Patienten mit Negativ-Symptomatik mehrfach eine deutlichere psychomotorische Verlangsamung sowie Schwierigkeiten bei Testaufgaben, welche kategoriales Urteilsvermögen erfordern.

Seit längerem ist zudem bekannt, daß schizophrene Patienten in gewissen Reiz-Reaktionszeit-Paradigmen und bei Tests zur selektiven Aufmerksamkeit signifikant häufiger Normabweichungen und z.T. qualitativ andere Reaktionsmuster aufweisen als gesunde Kontrollpersonen (Nuechterlein u. Dawson 1984). Zu den erstgenannten zählen vor allem der Cross-over-Effekt und die Modality Shift Retardation, welche bei Reizfolgen mit wechselnden regulären und irregulären Intervallen bzw. unterschiedlichen Modalitäten auftreten. Zur Prüfung der selektiven Aufmerksamkeit für definierte Zielreize eignen sich besonders der SAT (Span of Apprehension Test) und der CPT (Continuous Performance Test). Ungeklärt blieb bis jetzt, ob diese experimentalpsychologisch erfaßten Störungen der Reizverarbeitung und Aufmerksamkeit mit der klinisch beobachtbaren Positiv-/Negativsymptomatik assoziiert sind. Geleitet von der Hypothese, daß sie ebenso wie andere kognitive Defizite enger mit Negativsymptomen korreliert sind, führten wir die vorliegende Untersuchung durch.

Patienten und Methoden

Unsere Patientenstichprobe umfaßte 42 konsekutiv aufgenommene stationäre Patienten (14 Frauen, 28 Männer; mittleres Alter: 31,4 Jahre, Bereich: 18–56 Jahre) mit der Diagnose einer schizophrenen Psychose nach DSM-III, die durch ein SADS-LA-Interview abgestützt wurde. Sämtliche Patienten waren zum Zeitpunkt der experimentalpsychologischen Untersuchungen neuroleptikafrei. Die mittlere Erkrankungsdauer betrug 5,1 Jahre (Bereich: 2 Monate–27 Jahre).

Positiv- und Negativsymptome wurden von erfahrenen Ratern mittels der von Andreasen entwickelten SAPS- und SANS-Skalen erfaßt. In der Korrelationsanalyse wurden die Globalscores für einzelne Symptombereiche berücksichtigt. Bei den Reiz-Reaktionszeit-Paradigmen mußten die jeweiligen Stimuli durch einen Tastendruck beantwortet werden. Die Anordnung für den Cross-over-Effekt bestand aus 6 Blöcken mit Interstimulusintervallen von 1,5, 3,5, und 5,5 s.

In den ersten 3 Blöcken variierten die Intervalle in regelmäßiger, in den folgenden 3 Blöcken in unregelmäßiger Weise. Ein Cross-over-Phänomen wurde durch den Vergleich der mittleren Reaktionszeiten bei einem Intervall von 5,5 s in regelmäßiger und unregelmäßiger Reizsequenz festgestellt.

Die Modality Shift Retardation wurde durch eine Testanordnung geprüft, die aus 6 Blöcken a 55 Trials mit teils ipsimodaler, teils crossmodaler Stimulusfolge (Licht, Ton) bestand. Maßgeblicher Parameter war die Differenz der mittleren Reaktionszeiten zwischen einer Licht-Ton und einer Ton-Ton-Sequenz. Der CPT erfolgte in der Version von Nuechterlein mit einer Präsentationsdauer der maskierten Stimuli (Ziffern von 0–9, Zielreiz 0) von 40 ms. Als relevante Testparameter wurden der Diskriminationsindex d und die Reaktionsneigung β ausgewertet. Beim SAT wurden nacheinander 80 Buchstabenfelder mit 3 oder 8 Buchstaben dargeboten. Jedes Feld enthielt entweder ein F oder T, welches durch eine Wahlreaktionstaste zu bestätigen war. Das Testergebnis wird durch die Anzahl der korrekten Antworten wiedergegeben.

Ergebnisse

Im Vergleich zu einem früher von uns untersuchten gesunden Kontrollkollektiv zeigten die schizophrenen Patienten hinsichtlich aller Testparameter signifikante Normabweichungen. Korrelationskoeffizienten zwischen den neuropsychologischen Testergeb-

Tabelle 1. Spearman-Korrelationskoeffizienten für Positiv-/Negativsymptome (Globalscores) und neuropsychologische Testresultate

Krankheits- symptome	Cross-over- Effekt Diff. Rz ($I_{reg} - I_{irreg}$)	Modality Shift Retardation Diff. Rz (LT – TT)	SAT korrekte Antworten (%)	CPT 40 d	β
Halluzinationen	–0,115	0,270*	–0,178*	–0,163	–0,167
Wahnsymptome	0,006	0,130	–0,141	–0,064	–0,081
Bizarres Verhalten	0,120	0,098	–0,196*	–0,069	0,177
Positive formale Denkstörungen	–0,178*	0,233*	0,168	0,022	–0,047
Affektverflachung/ Affektstarrheit	–0,002	–0,065	–0,071	–0,190	0,096
Alogie	–0,027	0,103	–0,202	–0,099	0,100
Abulie/Apathie	–0,249*	0,237*	–0,073	–0,189*	0,159
Anhedonie	–0,214*	0,196*	–0,256*	–0,221*	0,159
Störung der Aufmerksamkeit	–0,0081	0,135	0,053	–0,036	0,013

* $p = 0,05$

nissen und einzelnen Symptomkomplexen der SAPS- und SANS-Skala wurden sowohl nach Pearson als auch nach Spearman berechnet. Da die Resultate im wesentlichen übereinstimmen, sind in der Tabelle 1 nur die Spearman-Koeffizienten dargestellt. Insgesamt ergeben sich nur wenige statistisch signifikante Korrelationen, die in allen Fällen sehr schwach ausgeprägt sind. Diese finden sich in annähernd gleicher Häufigkeit in Verknüpfung mit positiven wie negativen Symptomen.

Diskussion

Entgegen unseren Erwartungen ergab sich bei den unmedizierten schizophrenen Patienten kein deutlicher Zusammenhang zwischen Negativsymptomen und den neuropsychologischen Testparametern. Bemerkenswert waren einige allerdings schwach ausgeprägte Korrelationen mit positiven Symptomkomplexen wie den positiven formalen Denkstörungen, die von uns anhand einer größeren Stichprobe und durch detailliertere Itemanalyse überprüft werden sollen.

Insgesmt sprechen die bisher gewonnenen Ergebnisse eher dafür, daß die in experimentalpsychologischen Tests erfaßten Störungen der Aufmerksamkeit und Reizreaktionsbereitschaft als fundamentale perzeptuelle und kognitive Defizite dem ganzen Spektrum schizophrener Symptome zugrunde liegen können. Alternativ ist zu fragen, ob das verwendete Skalen-Instrumentarium kognitive Störungen bei schizophrenen Patienten adäquat und präzise genug abbilden kann.

Die Validierung eines positiven bzw. negativen Prägnanztyps schizophrener Psychosen ist mittels der von uns untersuchten experimentalpsychologischen Parameter gegenwärtig nicht möglich.

Literatur

Andreasen NC (1982) Negative symptoms in schizophrenia, definition and reliability. Arch Gen Psychiatry 39: 784–788

Andreasen NC, Flaum M, Swayze VW, Tyrrell G, Arndt G (1990) Positive and negative symptoms in schizophrenia. A critical appraisal. Arch Gen Psychiatry 47: 615–621

Keilp JG, Sweeney JA, Jacobson P et al. (1988) Cognitive impairment in schizophrenia: specific relations to ventricular size and negative symptomatology. Biol Psychiatry 24: 47–55

Nuechterlein KH, Dawson ME (1984) Information processing and attentional functioning in the developmental course of schizophrenic disorders. Schizophr Bull 10: 160–203

Opler LA, Kay SR, Rosado V, Lindenmayer JP (1984) Positive and negative syndromes in chronic schizophrenic inpatients. J Nerv Ment Dis 172: 317–325

Wagman AMI, Heinrichs DW et al. (1987) Deficit and nondeficit forms of schizophrenia: Neuropsychological evaluation. Psychiatry Res 22: 319–330

Kognitive Störungen bei multipler Sclerose-Beziehungen zu Befunden der zerebralen Magnet-Resonanztomographie

K. BAUM, F. M. REISCHIES, C. NEHRIG, W. SCHÖRNER

Einleitung

Ca. 50–60% der Patienten mit multipler Sklerose (MS) zeigen kognitive Defizite (Peyser u. Becker 1984), die nach heutiger Vorstellung überwiegend dem neuropsychologischen Profil der subkortikalen Demenz zugerechnet werden. Bei der MS als einer disseminierten, entzündlichen ZNS-Affektion ist das morphologische Korrelat der kognitiven Veränderungen bislang nicht näher bekannt. Mit Hilfe der zerebralen Magnet-Resonanz-Tomographie (MRT) untersucht die vorliegende Studie das neuroanatomische Korrelat einzelner kognitiver Störungen bei der MS.

Methoden

49 MS-Patienten (16 Männer, 33 Frauen) wiesen bei einer mittleren Erkrankungsdauer von 9,8 Jahren einen mittleren neurologischen Schweregrad (Kurtzke EDSS) von 4,9 auf. Der nach Wilson errechnete prämorbide IQ betrug 103,7 (89,0–119,1), die mittlere Zahl erfolgreich absolvierter Schuljahre 10,4 Jahre.

Die neuropsychologische Testbatterie erfaßte die Leistungsbereiche: Aufmerksamkeit, psychomotorische Schnelligkeit, verbales und nonverbales Gedächtnis, konstruktive Fähigkeiten und nonverbales, logisches Denken. Bei deutlicheren visuellen und (hinsichtlich der dominanten Hand) motorischen Defiziten wurden die hiervon beeinflußten Einzelaufgaben nicht durchgeführt. Die Testbatterie umfaßte folgende Einzelaufgaben: Ravens Progressive Matrizen A, Trail-Making Teil A, Rey's Komplexe Figur (Kopie und Reproduktion), Zahlenspanne (vorwärts), Verbal-Fluency und Mehrfach-Wortschatz-Test (MWT-B und MWT-B %) (Reischies 1988).

In der unabhängig von der neuropsychologischen Befundung erfolgten MRT-Auswertung (MRT an einem 0,5 T Magnetom jeweils in 2 axialen SE-Sequenzen: SE 1600/35 + 70 ms) wurde wegen der Konfluenzneigung periventrikulärer Entmarkungsherde zwischen der Zahl umschriebener Läsionen und dem periventrikulären Befall (= periventrikulärer Score) differenziert.

Ergebnisse

Der Befall der Hirnregionen im MRT wurde mit den neuropsychologischen Testaufgaben in Beziehung gesetzt (Tabelle 1). Hierbei wurde durch eine multiple Regressionsanalyse der Einfluß der die einzelnen Testaufgaben beeinflussenden Variablen (Lebensalter, Bildungsniveau, visuelle Beeinträchtigung, motorische Störungen der dominanten Hand) herauspartialisiert. Raven's Progressive Matrizen A und die Aufgabe des Kopierens der „Komplexen Figur" nach Rey zeigten entsprechend den aus der Neuropsychologie bekannten Befunden bei isolierten Hirnläsionen topographisch relativ

Tabelle 1. Multiple Regressionsanalyse: Korrelationen zwischen neuropsychologischen Einzelaufgaben und Hirnregionen im MRT

	Frontalhirn	Parietallappen	Temporallappen
Nonperi-ventrikulär	MWT − B r = −0,35, p < 0,025* MWT − B% r = −0,37, p < 0,025* Complex Fig. Repr. r = −0,33, p < 0,05*	Raven A r = −0,54, p < 0,001** Complex Fig. Copy r = −0,59, p < 0,001*** Trail Making A r = 0,55, p < 0,001**	
Peri-ventrikulär	MWT − B% r = −0,30, p < 0,05* Complex Fig. Repr. r = −0,41, p < 0,01* Trail Making A r = 0,42, p < 0,01*	Complex Fig. Repr. r = −0,41, p < 0,01**	MWT − B r = −0,30, p < 0,05* MWT − B% r = −0,34, p < 0,05* Complex Fig. Repr. r = −0,31, p < 0,05* Trail Making A r = 0,48, p < 0,01**

* p < 0,05; ** p < 0,01; *** p < 0,001
Multiple Regressionsanalyse: Herauspartialisierung der Effekte von Alter, Bildungsniveau, Visusminderung und motorischem Defizit der dominanten Hand

spezifische Beziehungen zu Herden in den Parietallappen. Die verbalen Aufgaben des Mehrfach-Wortschatz-Testes (MWT-B und MWT-B %) korrelierten mit Entmarkungsherden im Frontalhirn und dem periventrikulären Befall im Bereich der Unterhörner der Temporallappen.

Im Sinne einer eher globalen Beziehung korrelierte die Reproduktionsaufgabe der „Komplexen Figur" nach Rey mit dem periventrikulären Befall im Bereich der Vorder-, Hinter- und Unterhörner der Seitenventrikel sowie mit umschriebenen Herden des Frontalhirns, der Trail-Making Test Teil A entsprechend mit umschriebenen Läsionen der Parietallappen und dem periventrikulären Befall im Bereich der Vorder- und Unterhörner der Seitenventrikel.

Verbal-Fluency und die Zahlenspanne vorwärts korrelierten nach Durchführung der multiplen Regressionsanalyse nicht mit morphologischen Befunden im MRT.

Diskussion

Bei der MS als einer disseminierten ZNS-Erkrankung wiesen einzelne testpsychologische Aufgaben topographisch spezifische Beziehungen zu dem Befall einzelner Hirnregionen auf. Dies geht über die aus der Literatur (Franklin et al. 1988; Medaer et al. 1987; Rao et al. 1989) bekannten Beziehungen zwischen MRT-Scores zur Erfassung des zerebralen Gesamtbefalls und einzelnen testpsychologischen Aufgaben hinaus. Einzelne Entmarkungsherde führen offensichtlich zu einer Unterbrechung bestimmter Assoziations- und Kommissurenfasern mit dem Resultat einer Störung bestimmter kognitiver Vorgänge. Andere neuropsychologische Aufgaben korrelierten eher im

Sinne einer globalen Beziehung mit dem Ausmaß der zerebralen Demyelinisierung; dies waren psychomotorische Schnelligkeit, konstruktive Fähigkeiten und nonverbale Gedächtnisleistungen – Teilleistungsstörungen, die auch der „subkortikalen Demenz" zugerechnet werden.

Literatur

Franklin GM, Heaton RK, Nelson LM et al. (1988) Correlation of neuropsychological and MRI findings in chronic/progressive multiple sclerosis. Neurology 38: 1826–1829

Medaer R, Nelissen E, Appel B et al. (1987) Magnetic resonance imaging and cognitive functioning in multiple sclerosis. J Neurol 235: 86–89

Peyser JM, Becker B (1984) Neuropsychological evaluation in patients with multiple sclerosis. In: Poser CM, Paty DW, Scheinberg L, McDonald WI, Ebers GC (eds) The diagnosis of multiple sclerosis. Thieme-Stratton, New York, pp 143–158

Rao SM, Leo GJ, Haughton VM et al. (1989) Correlation of magnetic resonance imaging with neuropsychological testing in multiple sclerosis. Neurology 39: 161–166

Visuell-räumliches Gedächtnis bei Alzheimer-Demenz und Parkinson-Krankheit

K. W. LANGE, G. M. PAUL, T. W. ROBBINS, C. D. MARSDEN

Einleitung

Die Alzheimer-Demenz ist durch eine globale Beeinträchtigung verschiedener kognitiver Funktionen gekennzeichnet (Rossor 1982). Auch ein beträchtlicher Teil der Patienten mit Parkinson-Krankheit zeigt kognitive Defizite in unterschiedlichem Ausmaß und Demenz (Brown u. Marsden 1984). Es besteht eine bemerkenswerte Überlappung hinsichtlich der neuropathologischen und neurochemischen Veränderungen bei Alzheimer- und Parkinson-Krankheit (Whitehouse 1986). Das legt einen systematischen Vergleich der kognitiven Veränderungen bei diesen Erkrankungen nahe. In der vorliegenden Studie wurden visuell-räumliche Gedächtnisdefizite bei Alzheimer- und Parkinson-Patienten untersucht.

Patienten und Methodik

Es wurden 8 Patienten mit Alzheimer-Demenz, die nach den NINCDS-ADRDA-Kriterien (McKhann et al. 1984) diagnostiziert worden waren, und 8 Patienten mit Parkinson-Krankheit, die klinisch keine kognitiven Defizite zeigten, untersucht. Die Parkinson-Patienten wurden sowohl unter ihrer normalen L-Dopa-Behandlung als auch nach einem 13- bis 16stündigen L-Dopa-Entzug getestet. Für beide Patientengruppen wurden Kontrollgruppen gebildet, die hinsichtlich Alter und IQ parallelisiert waren.

Die neuropsychologischen Untersuchungen wurden mit einer computergestützten Testbatterie durchgeführt (Morris et al. 1987; Sahakian et al. 1988). Die Testaufgaben wurden auf einem berührungsempfindlichen Bildschirm präsentiert und konnten durch Berühren des Bildschirms gelöst werden. Die Antworten, die Latenzen zwischen Darbietung eines Problems und Reaktion sowie weitere Meßgrößen wurden vom Computer aufgezeichnet. Die Testbatterie zum visuell-räumlichen Gedächtnis umfaßte folgende Tests:

Beim Wiedererkennen visueller Muster wurden den Probanden in zwei Durchgängen jeweils 12 farbige Muster nacheinander in der Mitte des Bildschirms dargeboten. Danach wählten sie jeweils zwischen einem Muster, das sie bereits gesehen hatten, und einem neuen Muster.

Beim Erinnern der Lokalisation visueller Stimuli wurden in vier Durchgängen jeweils fünf Quadrate nacheinander an unterschiedlichen Stellen des Bildschirms präsentiert. Die Probanden wählten danach zwischen einem Quadrat an einer Stelle, an der sie vorher ein Quadrat gesehen hatten, und einer Stelle, an der sich vorher kein Quadrat befunden hatte.

Beim „matching to sample" suchten die Probanden aus vier verschiedenen Mustern dasjenige aus, das mit einem vorgegebenen Testbild identisch war. Die Auswahl an Mustern wurde teils gleichzeitig mit dem Testbild, teils mit zeitlicher Verzögerung um 0, 4, 8 und 16 s präsentiert.

Beim Test zum visuell-räumlichen assoziativen Lernen und Gedächtnis wurden 1 (2 sets), 2 (2 Sets), 3 (2 Sets), 6 (1 Set) oder 8 (1 Set) abstrakte Muster nacheinander in verschiedenen Kästchen präsentiert, und die Probanden sollten die Zuordnung der Muster zu den Kästchen lernen. Wenn die Versuchsperson alle Muster eines Durchgangs in den Kästchen gesehen hatten, wurden die Muster in zufälliger Reihenfolge nacheinander in der Mitte des Bildschirms gezeigt und sollten den entsprechenden Kästchen zugeordnet werden. Wenn die Zuordnung falsch war, wurde die Musterpräsentation bis zu 9mal wiederholt.

Ergebnisse

Im Vergleich zu Kontrollpersonen waren sowohl Alzheimer-Patienten als auch Parkinson-Patienten beim Wiedererkennen von visuellen Mustern und beim Erinnern der Lokalisation visueller Stimuli deutlich beeinträchtigt (Abb. 1). Beim „matching to sample" zeigten Alzheimer-Patienten keine Störungen, wenn das Testbild und die Bilderauswahl gleichzeitig dargeboten wurden; mit zunehmender zeitlicher Verzögerung

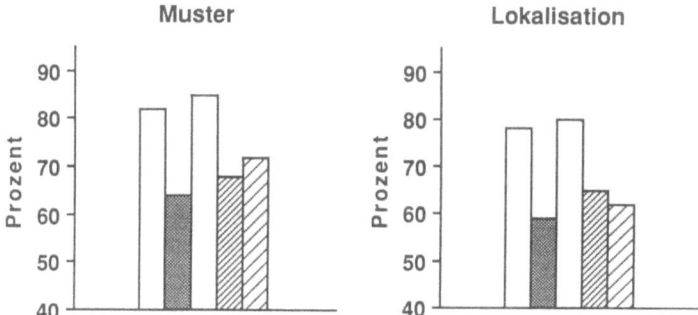

Abb. 1. Mittlerer Prozentsatz der richtig wiedererkannten Muster und der richtig lokalisierten Quadrate für die beiden Kontrollgruppen (*weiß*), die Alzheimer-Patienten (*dunkel*) und die Parkinson-Patienten mit oder ohne L-Dopa (*schraffiert*)

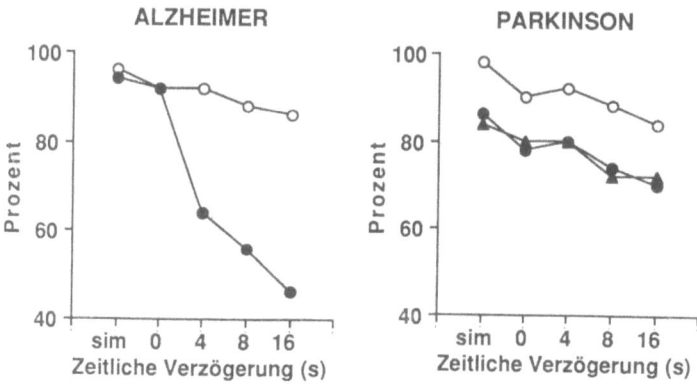

Abb. 2. Mittlerer Prozentsatz der Muster, die einem vorgegebenen Testbild bei gleichzeitiger (*sim*) und verzögerter Darbietung (0 – 16 s) richtig zugeordnet wurden („matching to sample"): Kontrollpersonen (*weiß*), Patienten (*schwarz*); Parkinson-Patienten mit (*Kreise*) und ohne (*Dreiecke*) L-Dopa

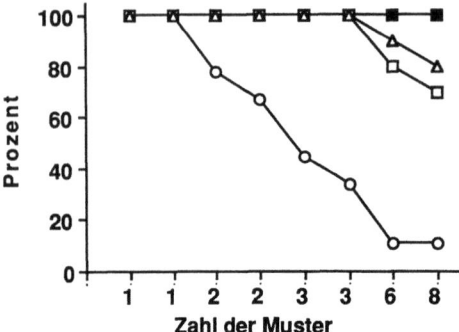

Abb. 3. Prozentsatz der Kontrollpersonen (*schwarz*) und der Patienten (*weiß*), die beim visuell-räumlichen assoziativen Lernen in maximal 10 Durchgängen 1–8 abstrakte Muster den richtigen Kästchen zuordnen konnten: Alzheimer-Patienten (*Kreise*), Parkinson-Patienten mit (*Quadrate*) und ohne (*Dreiecke*) L-Dopa

der Präsentation dieser Auswahl um 0–16 s zeigten sie eine größer werdende Beeinträchtigung bei diesem Test (Abb. 2). Die Patienten mit Parkinson-Krankheit waren im Vergleich mit Kontrollpersonen bei gleichzeitiger wie auch bei verzögerter Darbietung gestört; die verminderte Testleistung war verzögerungsunabhängig. Beim Erlernen der Lokalisation von bis zu 8 abstrakten Mustern hatten Alzheimer-Kranke schon bei wenigen Stimuli große Schwierigkeiten. Parkinson-Patienten hingegen zeigten erst bei 6 oder 8 Mustern eine leicht schlechtere Leistung als Kontrollpersonen (Abb. 3).

Für die Parkinson-Patienten waren in keinem der Tests Unterschiede zwischen der Testleistung mit oder ohne L-Dopa-Medikation nachweisbar (Abb. 1–3).

Besprechung der Ergebnisse

In einer vergleichenden Studie wurde das visuell-räumliche Gedächtnis bei Patienten mit Alzheimer-Demenz, Patienten mit idiopathischer Parkinson-Krankheit und Kontrollpersonen mit Hilfe einer neuen computergestützten Testbatterie untersucht. Der Vergleich von Alzheimer-Patienten und Parkinson-Kranken zeigte ähnliche Beeinträchtigungen beim Wiedererkennen visueller Muster und beim Erinnern der Lokalisation visueller Stimuli, stärker ausgeprägte Defizite in der Alzheimer-Gruppe beim Test zum visuell-räumlichen assoziativen Lernen und Gedächtnis sowie qualitative Unterschiede beim „matching to sample".

Ein schlüssiger Beweis für fundamentale neuropsychologische Unterschiede zwischen verschiedenen Erkrankungen kann nicht mit einem einzelnen Test gefunden werden. Vielmehr ist es das Muster von gestörten und normalen Funktionen, das uns Hinweise auf unterschiedliche Mechanismen liefert, die der kognitiven Störung und Demenz bei den einzelnen Krankheiten zugrundeliegen. Vergleicht man zwei verschiedene Erkrankungen mit mehreren neuropsychologischen Tests, so weist eine schlechtere Leistung einer Patientengruppe in allen Tests nicht notwendigerweise auf grundsätzliche Unterschiede zwischen den Gruppen hin, sondern kann allein im unterschiedlichen Grad der Demenz bei den beiden Gruppen begründet sein. Den besten Beweis für einen wesentlichen Unterschied liefert eine doppelte Dissoziation, bei der beispielsweise in einem Test eine Gruppe besser ist als die andere, während ein anderer Test das umgekehrte Ergebnis liefert. Der Vergleich der Alzheimer-Patienten und Parkinson-Kranken lieferte eine solche Dissoziation beim „matching to sample".

Die bei diesem Test beobachteten Unterschiede in der Beeinträchtigung bei Alzheimer-Demenz und Parkinson-Krankheit lassen vermuten, daß unterschiedliche Mechanismen diese Defizite verursachen. Die bei Alzheimer-Demenz völlig ungestörte Testleistung bei gleichzeitiger Darbietung von Testbild und Bilderauswahl zeigt, daß die Patienten eine solche Aufgabe bearbeiten konnten. Das sich in Abhängigkeit von der zeitlichen Verzögerung rasch vergrößernde Defizit bei diesem Test weist auf eine Störung der Informationsspeicherung und des visuellen Kurzzeitgedächtnisses hin. Die Patienten mit Parkinson-Krankheit waren schon bei gleichzeitiger Darbietung gestört, und dieses Defizit war unabhängig von der zeitlichen Verzögerung. Die Ursache dieses Testbefundes können Wahrnehmungs- oder Aufmerksamkeitsstörungen sein, die bei Parkinson-Patienten nachgewiesen worden sind (Bronstein u. Kennard 1985; Regan u. Maxner 1987).

Affen haben verzögerungsabhängige Defizite beim „matching to sample" nach Läsionen im Bereich des inferotemporalen Kortex und Hippokampus (Mishkin 1982). Die in der vorliegenden Studie mit einem solchen Test beobachtete Störung bei der Alzheimer-Krankheit kann daher eine Dysfunktion in Strukturen des Temporallappens widerspiegeln. Das entspricht den neuropathologischen und neurochemischen Veränderungen bei der Alzheimer-Demenz (Rossor 1982). Eingeschränkte Testleistungen beim „matching to sample" tritt bei Affen auch nach Läsionen der ventralen Anteile des präfrontalen Kortex auf; diese Läsionen verursachen jedoch Störungen sowohl bei gleichzeitiger als auch bei zeitlich verzögerter Präsentation der Stimuli (Passingham 1975). Das bei den Parkinson-Patienten beobachtete verzögerungsunabhängige Defizit kann also auf einer Dysfunktion des Frontallappens beruhen.

Dopaminerge Mechanismen scheinen die visuell-räumlichen Gedächtnisleistungen bei Parkinson-Patienten nicht zu beeinflussen, da unterschiedliche Testleistungen mit oder ohne L-Dopa-Medikation nicht nachweisbar waren. Die neurochemische Grundlage der Gedächtnisstörungen bei diesen Patienten sind möglicherweise in cholinergen, noradrenergen oder serotonergen Systemen zu finden, die bei der Parkinson-Krankheit in unterschiedlichem Maße degenerieren (Agid et al. 1989).

Literatur

Agid Y, Cervera P, Hirsch E, Javoy-Agid F, Lehericy S, Raisman R, Ruberg M (1989) Biochemistry of Parkinson's disease 28 years later: A critical review. Mov Disord 4 (Suppl 1): S 126–S 144

Bronstein AM, Kennard C (1985) Predictive ocular motor in Parkinson's disease. Brain 108: 925–940

Brown RG, Marsden CG (1984) How common is dementia in Parkinson's disease? Lancet II: 1262–1265

McKhann G, Drachman D, Folstein M, Katzman R, Price D, Stadlan EM (1984) Clinical diagnosis of Alzheimer's disease: Report of the NINCDS-ADRDA Work Group under the auspices of Department of Health and Human Services Task Force on Alzheimer's Disease. Neurology 34: 939–944

Mishkin M (1982) A memory system in the monkey. Philos Trans R Soc Lond [Biol] 298: 85–95

Morris RG, Evenden JL, Sahakian BJ, Robbins TW (1987) Computer-aided assessment of dementia: Comparative studies of neuropsychological deficits in Alzheimer-type dementia and Parkinson's disease. In: Stahl SM, Iversen SD, Goodman EC (eds) Cognitive neurochemistry. Oxford University Press, Oxford, pp 21–36

Passingham R (1975) Delayed matching after selective prefrontal lesions in monkeys (Macaca mulatta). Brain Res. 92: 89–102

Regan D, Maxner C (1987) Orientation-selective visual loss in patients with Parkinson's disease. Brain 110: 415–432

Rossor MN (1982) Dementia. Lancet II: 1200–1204

Sahakian BJ, Morris RG, Evenden JL, Heald A, Levy R, Philpot M, Robbins TW (1988) A comparative study of visuospatial memory and learning in Alzheimer-type dementia and Parkinson's disease. Brain 111: 695–718

Whitehouse PJ (1986) Clinical and neurochemical consequences of neuronal loss in the nucleus basalis of Meynert in Parkinson's disease and Alzheimer's disease. In: Yahr MD, Bergmann KJ (eds) Advances in neurology Vol 45. Raven Press, New York, pp 393–397

Hirnsubstanzläsionen und die sogenannten Angstzustände oder das angstneurotische Verhalten

J. NOVIKOV

Die Anwendung der bildgebenden Verfahren hat sich inzwischen fast auf alle psychiatrischen nosologischen Einheiten ausgedehnt. Die Überprüfung der neuroanatomischen Hypothese des neurotischen bzw. sog. neurotischen Verhaltens steht jedoch erst am Anfang. Besonders intensiv wird das Syndrom der Panikattacken unter diesem Gesichtspunkte beforscht (Reiman et al. 1986; Gormann et al. 1989).

Im Rahmen einer naturalistischen Studie wurde eine unausgelesene Population von 102 stationär behandelten Männern und Frauen im Alter zwischen 20 und 50 Jahren mit der klinisch-deskriptiv erfaßten Diagnose der Neurosen nach ICD-9 und DSM-III-R vollständig computertomographisch und z. T. kernspintomographisch untersucht. Die Psychopathologie zeigte die gesamte Palette der Neurosen mit einer Prävalenz der neurotischen Depression. Die Zahl der angstneurotischen Patienten (ICD-9-300.0) bzw. Personen mit Panikerkrankungen (DSM-III-R-300.01) — 25.

Mit Hilfe der bildgebenden Verfahren wurden erstmals bei 11 (44%) von diesen 25 Personen verschiedene Hirnsubstanzläsionen diagnostiziert: ein unterschiedlich ausgeprägtes Cavum septi pellucidi und Cavum vergae (6 Patienten); in zwei Fällen — Arachnoidalzysten in der Assoziation mit einer perisylviischen Aplasie links; in drei Fällen — periventrikuläre, um das vordere linke Unterhorn, gliöse Veränderung.

Im EEG — keine epileptischen Phänomene; Patienten waren neurologisch unauffällig.

Die höhere Anzahl der Läsionen in der Regio periseptalis ist nicht überraschend, wenn man die Hinweise in der Literatur (Brodal 1981) über eine besondere Bedeutung dieser Topik für die Entstehung der emotionellen Störungen bzw. des „septalen" Syndroms beachtet.

Pharmakotherapeutisch wurde versuchsweise Carbamazepin 400–600 mg pro Tag den beschriebenen 11 Patienten verordnet. Man kann vorläufig von positiven Effekten unter dieser Behandlung sprechen.

Eine hirnmorphologische Auffälligkeit ist sicherlich nicht als Ursache im Sinne der Monokausalität bestimmter Krankheitsbilder neurotischer Prägung zu bewerten, wohl aber als gut faßbarer „Indikator" (Grahmann u. Peters 1964) für eine allgemeine zerebrale Entwicklungsstörung und Vulnerabilität gegenüber den verschiedenen Noxen zu werten.

Literatur

Brodal A (1981) Neurological anatomy in relation to clinical medicine. Oxford University Press, New York, p 667

Gorman JM, Liebowitz MR, Fyer AJ, Stein J (1989) A neuroanatomical hypothesis for panic disorder. Am J Psychiatry 146: 148–161
Grahmann H, Peters UH (1964) Das erweiterte Cavum septi pellucidi und das Cavum vergae. Nervenarzt 35: 343–349
Reimann EM, Raichle ME, Robins E, Butler FK, Herscovitch P, Fox P, Perlmutter J (1986) Application of positron emission tomography to the study of panic disorder. Am J Psychiatry 143: 469–477

Neurologische Soft Signs bei psychiatrischen Patienten

A. DIEFENBACHER, M. LINDEN, U. GILLERT, M. NÜRNBERGER

Einleitung

Obwohl neurologische Soft Signs (NSS), d. h. diskrete und meist unspezifische neurologische Hinweise auf zentralnervöse Dysfunktionen, in der Psychiatrie seit langem diskutiert werden, ist ihre Bedeutung nach wie vor umstritten. Während einzelne Autoren auf ein gehäuftes Vorkommen, z. B. bei schizophrenen Psychosen, hinweisen und die Möglichkeit sehen, durch NSS zusätzliche diagnostische Hinweise zu erhalten (Schnurbus u. Linden 1989; Linden u. Wilms 1989; Quitkin et al. 1976), schätzen andere den Nutzen von NSS gering ein, wobei vor allem auf deren niedrige Reliabilität hingewiesen wird. In vielen der bisher durchgeführten Studien fehlt entsprechend auch eine detaillierte Beschreibung der Untersuchungstechniken, so daß die Ergebnisse verschiedener Arbeitsgruppen nicht verglichen werden konnten (vgl. Übersicht bei Buchanan u. Heinrichs 1989).

Vor diesem Hintergrund sollten Art, Häufigkeit und Wertigkeit von NSS in einem unausgelesenen Kollektiv psychiatrischer Patienten unter besonderer Berücksichtigung ihrer Reliabilität untersucht werden.

Stichprobe und Methode

Untersucht wurden 102 konsekutiv aufgenommene Patienten der Psychiatrischen Klinik der Freien Universität Berlin, die während eines 14tägigen Intervalls vor der Untersuchung keine Neuroleptika erhalten haben durften (Tabelle 1). Die Untersuchung wurde von zwei eigens trainierten Untersuchern (U. G. und M. N.) auf der Basis einer 69 Items umfassenden „Neurologischen Soft-Sign-Liste" durchgeführt, wobei die einzelnen Items mitsamt Untersuchungstechniken in einem umfassenden Manual definiert wurden. Um ein breitgefächertes Spektrum neurologischer

Tabelle 1. Alter, Geschlecht und Diagnosen der untersuchten Patienten

Population					
		n gesamt	weiblich		männlich
		102	59		43
Altersdurchschnitt		38,8 J	36,7 J		40,4 J
Diagnosen (nach ICD 9)					
organische Psychosen	5	Neurosen		24	
schizophrene Psychosen	7	Persönlichkeitsstörungen		5	
affektive Psychosen	24	Andere		25	

Zeichen zu erhalten, wurden neben komplexen neurologischen Funktionen auch pathologische Reflexe und Muskeleigenreflexe untersucht. 52 Patienten wurden von einem der beiden Untersucher im Beisein des zweiten untersucht, 50 wurden innerhalb von 1–3 Tagen nach stationärer Aufnahme an zwei verschiedenen Zeitpunkten von beiden Untersuchern getrennt nachuntersucht, ohne daß zwischenzeitlich eine Änderung des therapeutischen Regimes erfolgte.

Ergebnisse

27 der untersuchten NSS konnten häufig beobachtet werden, d. h. zwischen 86mal (gestörte Augenbewegungen) und 7mal (Zungenwälzbewegungen während Finger-Daumen-Opposition). 28 NSS kamen relativ selten vor, d. h. 5mal oder weniger (z. B. Mitbewegungen bei passiver Rotation des Kopfes, Strümpellsches Zeichen). 10 NSS oder „harte" neurologische Zeichen kamen nie vor (z. B. Aestereognosie oder Babinski-Reflex).

Zur Berechnung der Interrater-Reliabilität für die getrennte bzw. zeitgleiche Untersuchung wurde bei hinreichender Auftretenshäufigkeit der Kappa-Koeffizient verwendet. In der gleichzeitigen Untersuchung zeigte sich für 23 NSS eine gute Interrater-Reliabilität (K = 0,6; p < 0,05; Ue = 80%). Bei der zweizeitigen Untersuchung zeigte sich für drei NSS eine gute, für weitere drei eine mittlere Reliabilität (0,4 < K < 0,6; p = 0,05; ue = 70%).

Die Übereinstimmungswerte bezüglich gefundener NSS beliefen sich in der gleichzeitigen Untersuchung bei konservativer Schätzung auf 77,6%, bei der zweizeitigen auf 27,8% (bei einer globalen Übereinstimmungsrate von 98,8% bzw. 92%). Ein etwa eingetretener Übungseffekt hinsichtlich der Ausführung einzelner Items während der zweizeitigen Untersuchung ließ sich nicht nachweisen. In der Erstuntersuchung konnten insgesamt 215 NSS gefunden werden, in der Zweituntersuchung 222 NSS.

Im Durchschnitt lagen 3,3 NSS pro Patient vor, dabei zeigten 26 Patienten 0 oder 1 NSS, 57 Patienten 2–5, und 19 Patienten mehr als 5 NSS.

Männliche Patienten wiesen im Durchschnitt mehr NSS (x = 3,8) auf als weibliche (x = 2,9), wobei dieser Unterschied jedoch statistisch nicht signifikant war.

Das Vorliegen von NSS erwies sich in der von uns untersuchten Population nicht als altersabhängig, ebensowenig konnte eine Häufung in bestimmten Diagnosegruppen oder ein Zusammenhang mit dem Alter bei Erstmanifestationen oder psychischen Erkrankungen festgestellt werden.

Fünf Patienten unserer Untersuchungspopulation wiesen einen IQ < 90 auf. Von diesen zeigten immerhin vier mehr als fünf NSS, im Vergleich zu nur 18% bzw. 19% der Patienten mit IQ-Werten von 90–110 bzw. >110.

Tabelle 2. Anamnestische Hinweise auf komplizierte Geburt und/oder Schwangerschaft

	Nein	Ja
0–2 NSS	37 Patienten	2 Patienten
3 oder mehr NSS	38 Patienten	10 Patienten
Chi^2-Test	n.s.	p = 0,07

n.s. nicht signifikant

Von 87 der untersuchten Patienten konnten anamnestische Angaben über Geburts- und/oder Schwangerschaftsverlauf erhoben werden. 12 (entsprechend 13%) boten Hinweise auf komplizierte Verläufe, wobei 10 von diesen Patienten drei oder mehr NSS zeigten. Somit hatten Patienten mit anamnestischen Hinweisen auf eine prä- oder perinatale Schädigung tendenziell häufiger NSS als diejenigen ohne auffällige Schwangerschafts- oder Geburtsanamnese (Tabelle 2).

Diskussion

Die hohe Interrater-Reliabilität in der einzeitig durchgeführten Untersuchung spricht dafür, daß NSS reliabel zu untersuchen sind, und daß eine exakte Ausführungsanweisung ihren oft angeschuldigten „zweideutigen" Charakter minimieren hilft. Die deutlich geringere Retest-Reliabilität in der zweizeitigen Untersuchung wirft daher die Frage nach der zeitlichen Stabilität von NSS auf, ein Problem, das bislang nur unzureichend untersucht worden ist und Anlaß zu Verlaufskontrollen geben sollte (vgl. Buchanan u. Heinrichs 1989).

Patienten mit anamnestischen Hinweisen auf Schwangerschafts- und Geburtskomplikationen zeigten im Vergleich zu Patienten ohne einschlägige Hinweise eine größere Anzahl von NSS, unabhängig von der Art der psychiatrischen Diagnose. Da in Ländern mit mangelhafter geburtshilflicher Versorgung ein gehäuftes Auftreten von NSS gefunden und in Zusammenhang mit prä- oder perinatal erworbenen Schäden gebracht wird (Gureje 1988), sollte bedacht werden, ob nicht etwa, angesichts der bekanntermaßen wenig zuverlässigen anamnestischen Hinweise auf Schwangerschafts- oder Geburtskomplikationen, ein individuell gehäuftes Auftreten neurologischer Soft Signs bei erwachsenen Patienten ggf. einen objektivierbaren Marker für das Vorliegen frühkindlicher Schäden darstellt.

Literatur

Buchanan RW, Heinrichs DW (1989) The Neurological Evaluation Scale (NES): A structured instrument for the assessment of neurological signs in schizophrenia. Psychiatry Res 27: 335–350

Gureje O (1988) Neurological soft signs in Nigerian schizophrenics: a controlled study. Acta Psychiatr Scand 78: 505–509

Linden M, Wilms U (1989) Pathopsychologie neurotischer Erkrankungen bei minimaler cerebraler Dysfunktion (MCD). In: Wahl R, Hautzinger M (Hrsg) Verhaltensmedizin. Deutscher Ärzteverlag, Köln

Quitkin F, Rifkin A, Klein DF (1976) Neurological soft signs in schizophrenics and character disorders. Arch Gen Psychiatry 33: 845–853

Schnurbus R, Linden M (1989) Psychische Erkrankungen bei minimaler cerebraler Dysfunktion. Eine Kasuistik zu Problemen der Diagnostik. Münch Med Wochenschr. 131: 774–777

Teil 11

Pathomorphologie, Pathophysiologie, Psychopathologie

Verstimmungszustände im Wochenbett — Psychopathologische und endokrinologische Befunde

M. Lanczik, H. Spingler, A. Heidrich, M. Schleyer, B. Kretzer, P. Albert, J. Fritze

Einleitung

Stein (1982) hat in seiner Übersichtsarbeit zum Stand der Erforschung der postpartalen Verstimmungszustände auf die Schwierigkeiten hingewiesen, die sich einmal aus der Definition bzw. nosologischen Klassifikation dieser psychischen Störung ergeben, zum anderen das Problem der Messung des Schweregrades der Störung angesprochen. Daraus leiten sich auch die Schwierigkeiten bei der biologischen Forschung postpartal auftretender psychischer Störungen ab.

Allgemein werden die im Wochenbett auftretenden psychopathologischen Phänomene unter dem Begriff „Depression" zusammengefaßt. Derbolowsky et al. (1979) haben die Frage aufgeworfen, ob es sich bei den postpartalen Verstimmungszuständen um echte depressive oder eher hypersensitive Zustände handelt.

Ziel dieser Untersuchung war es, die Hypothese von Derbolowsky et al. (1979) zu überprüfen bzw. den Schweregrad depressiver Symptome zu erfassen und mögliche Korrelationen psychopathologischer mit endokrinologischen Daten zu prüfen.

Methode

123 Frauen, die im November 1989 und im März 1990 nach komplikationsloser Schwangerschaft und Geburt in der Universitäts-Frauenklinik Würzburg von einem gesunden Kind entbunden wurden, konnten in die Untersuchung aufgenommen werden. Bei allen Wöchnerinnen wurde ein unstrukturiertes diagnostisches Interview durchgeführt. Der psychopathologische Befund wurde am 3. und 5. Tag post partum erhoben und die Depressivität mit der Hamilton-Depressions-Skala (HAMD) und der Montgomery-Asberg-Depressions-Skala (MADRS) gemessen. In der HAMD wurden die Items Nr. 14 (genitale Symptome) und Nr. 16 (Gewichtsverlust) ausgelassen. Die zweite Untersuchung fand schon am 5. postpartalen Tag statt, da die Wöchnerinnen in der Regel am 6. Tag entlassen wurden.

Ergebnisse

28,5% (n = 35) aller Frauen berichteten über einen sog. „Heultag" (maternity blues) nach der Geburt. Der Häufigkeitsgipfel lag zwischen dem 2. und 4. Tag nach der Entbindung (Abb. 1). Die Mehrzahl dieser Wöchnerinnen (n = 27) berichtete über einen nur einen Tag anhaltenden Verstimmungszustand. Die anderen 8 berichteten über einen akuten Verstimmungszustand an 2 Tagen, bei 5 von einem freien Intervall unterbrochen.

Bei der Beurteilung des Schweregrades der depressiven Verstimmung im Wochenbett fällt auf, daß der Ausprägungsgrad an beiden Untersuchungstagen sehr gering ist und meistens Richtung 0 tendiert (Abb. 2). Ebensowenig war eine bimodale Verteilung der Werte zu erkennen, die die Abgrenzung einer Untergruppe manifest depressiv Erkrankter hätte aufzeigen können.

Wöchnerinnen, die über einen akuten Verstimmungszustand berichteten, waren signifikant häufiger primiparae (Abb. 3). Sie unterschieden sich von multiparae aber nicht in Hinblick auf frühere Fehlgeburten.

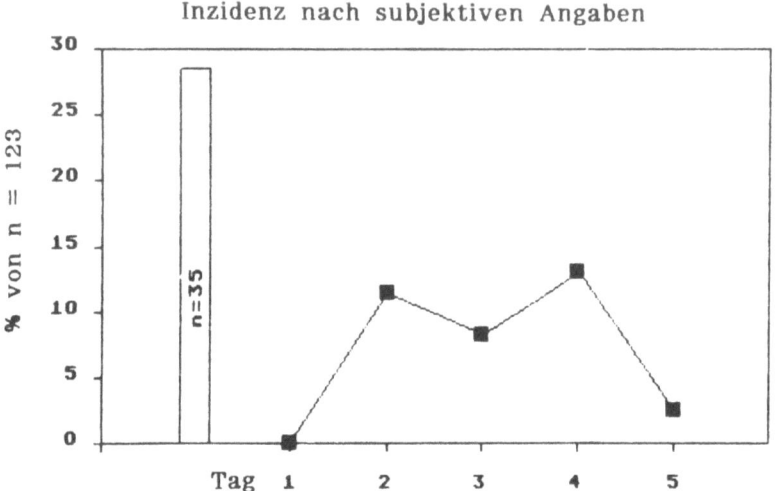

Abb. 1. Postpartale Verstimmungszustände: Inzidenz nach subjektiven Angaben

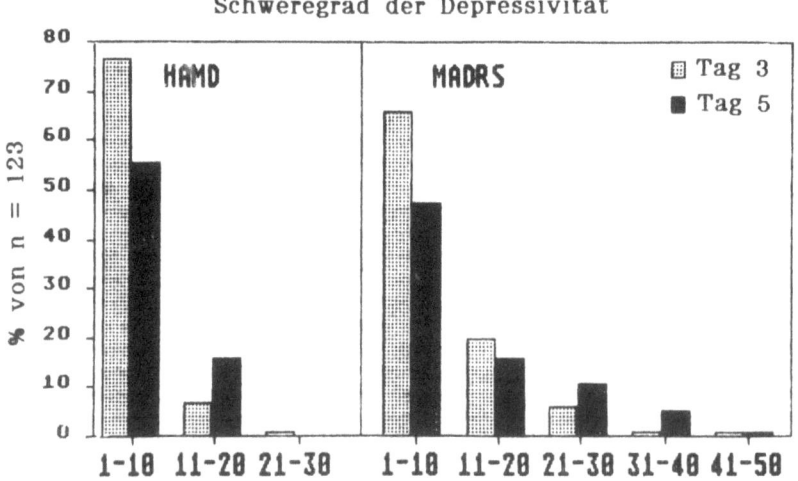

Abb. 2. Postpartale Verstimmungszustände: Schweregrad der Depressivität

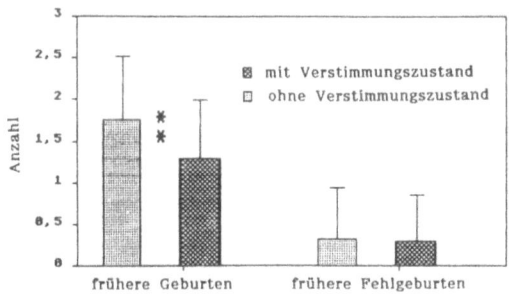

Abb. 3. Postpartale Verstimmungszustände nach früheren Geburten oder früheren Fehlgeburten

Tabelle 1. Postpartale Verstimmungszustände: Freies Progesteron im Plasma (ng/ml)

Tag	ohne pp Verstimmung (n = 5)		mit pp Verstimmung (n = 5)
0	3,977	(p < 0,01)	1,540
1	0,039	n.s.	0,024
5	0,012	n.s.	0,007

n.s. nicht signifikant

Tabelle 2. Postpartale Verstimmungszustände: Freies 17-β-Östradiol im Plasma (pg/ml)

Tag	ohne pp Verstimmung (n = 5)		mit pp Verstimmung (n = 5)
0	292,3	(p < 0,01)	219,7
1	3,0	n.s.	3,6
5	1,4	n.s.	1,6

n.s. nicht signifikant

Bei Frauen mit postpartaler Verstimmung fanden sich präpartal (1 Tag vor Entbindung) tendenziell niedrigere Konzentrationen von freiem Progesteron (Tabelle 1) und freiem 17-β-Östradiol (Tabelle 2) im Plasma, als bei Frauen ohne Verstimmungszustand. An den Untersuchungstagen 3 und 5 postpartal sind die Konzentrationen zwischen den beiden Kollektiven nicht signifikant unterschiedlich.

Diskussion

Verglichen mit anderen Autoren (Robin 1962; Pitt 1973; Davidson 1972; Yalom et al. 1968; Harris 1980; Stein 1980) wurde in der vorliegenden Studie eine geringere Anzahl von Wöchnerinnen mit Verstimmungszustand eruiert. Ähnlich wie bei Puerperalpsychosen sind in erster Linie primiparae betroffen (Lanczik et al. 1990).

Im Vordergrund der psychischen Symptomatik standen Ängstlichkeit und Reizbarkeit. Die Depressivität erreichte kaum einen Ausprägungsgrad, der auf eine depressive Psychose hinwies. Das Syndrom in Verbindung mit vegetativen Symptomen unterscheidet sich nicht von hyperästhetisch-emotionalen Schwächezuständen während oder nach anderen schweren körperlichen Belastungen oder Erkrankungen. Demnach ist der Modellcharakter möglicherweise hormonell induzierter Verstimmungszustände im Wochenbett für das Verständnis endogener Psychosen fraglich.

Die vorläufigen endokrinologischen Befunde stehen im Gegensatz zu den Ergebnissen von Feksi et al. (1984). Feksi fand bei Wöchnerinnen mit einem postpartalen Verstimmungszustand höhere 17-β-Östradiol- und Progesteronkonzentrationen in Speichelproben als bei psychisch unauffälligen Wöchnerinnen. Dabei wurden die Hormonkonzentrationen im Speichel als der nicht proteingebundenen Plasmakonzentration äquivalent betrachtet. Die vorliegenden endokrinologischen Werte unterstützen auch nicht die Hypothese von Nott et al. (1976), daß die postpartalen Verstimmungszustände durch einen vergleichsweise stärker ausgeprägten Hormonentzug verursacht werden.

Literatur

Davidson JRT (1972) Post partum mood changes in Jamaican women and a discussion on its significance. Br J Psychiatry 121: 659

Derbolowsky J, Benkert O, Ott L et al. (1979) The "postpartum blues" – a depressive syndrome? In: Carenza L, Zichella L (eds) Emotion and reproduction. Proc of Serono Symposia, Vol XX B. Academic Press, New York

Feksi A, Harris B, Walker RF, Riad-Fahmy D, Newcombe RG (1984) 'Maternity Blues' and hormone levels in saliva. J Affective Disord 6: 351–355

Harris B (1980) Prospective trial of L-tryptophan in the maternity blues. Br J Psychiatry 136: 233–235

Lanczik M, Fritze J, Beckmann H (1990) Puerperal and cycloid psychoses. Psychopathology 23: 220–227

Nott PN, Franklin M, Armitage C, Gelder MG (1976) Hormonal changes and mood in the puerperium. Br J Psychiatry 128: 379–383

Pitt B (1973) Maternity blues. Br J Psychiatry 114: 1225–1235

Robin AM (1962) Psychological changes associated with childbirth. Psychiatr Q 36: 129–150

Stein GS (1980) The pattern of mental changes and body weight change in the first postpartum week. J Psychosom Res 24: 165–171

Stein GS (1982) The maternity blues. In: Brockington I, Kumar R (eds) Motherhood and mental illness. Academic Press, London, pp 119–154

Yalom I, Lunde D, Moos R, Hamburg D (1968) Post partum blues syndrome. Arch Gen Psychiatry 18: 16–27

Angst als Prädiktor für einen schlechteren Verlauf einer Major Depression — Eine prospektive 2-Jahres-Verlaufs-Untersuchung

U. Frommberger, M. Philipp, W. Maier, S. Schlegel, M. Schumacher

Einleitung

Angst tritt häufig auf bei depressiven Syndromen. Neben dem gleichzeitigen Auftreten eines ängstlichen und eines depressiven Syndroms wurden auch Übergänge von einem Syndrom in das andere beobachtet und beschrieben (Sanderson et al. 1990).

Studien über den Zusammenhang zwischen Angst und Depression führten zu gegensätzlichen Auffassungen (Stavrakaki u. Vargo 1986). Die oft mangelnde Diskriminationsfähigkeit zwischen den Syndromen wurde dahingehend interpretiert, daß Angst und Depression auf einem Kontinuum mit fließenden Übergängen abzubilden seien. Die andere Auffassung geht von getrennten Erkrankungen aus mit häufigen Überschneidungen in der Symptomatik (Mountjoy u. Roth 1982). Dies spiegelt sich auch in den Diagnosesystemen wider, mit einer hierarchischen Subsumierung der Angst unter eine Depression in ICD-9 und ICD-10 sowie im DSM-III bzw. der gleichrangigen Einordnung unter dem Aspekt der Co-Morbidität im DSM-III-R.

Für die Validierung dieser diagnostischen Konventionen sind Verlaufsstudien notwendig. Das gleichzeitige Bestehen eines Angstsyndroms bei einer Depression gilt als prognostisch ungünstig für den weiteren Verlauf (Kerr et al. 1974). Herausgearbeitet wurde dies bisher auf der diagnostischen Ebene.

Gegenstand unserer Untersuchung war die Frage nach der Bedeutung der Angstintensität für den weiteren Verlauf depressiver Erkrankungen.

Methode

In der Indexepisode wurde ein Kollektiv von 137 Patienten psychopathologisch untersucht, die wegen einer Major Depressive Episode (MDE) nach DSM-III stationär behandelt wurden. In der Indexepisode waren die Patienten innerhalb der ersten Woche nach Aufnahme außer mit dem polydiagnostischen Interview (PODI) mit verschiedenen Fremdratingskalen zum Schweregrad der depressiven Erkrankung untersucht worden. Als Fremdratingskalen zur Abbildung depressiver Symptomatik wurden verwandt: Hamilton Depression Scale (HAMD), Depressionsskala des American Collegium of Neuropsychopharmacology (ACNP-D), Raskin Depression Scale (RDS), Montgomery-Asberg-Depressions-Skala (MADRS), Bech-Rafaelsen-Melancholie-Skala (BRMS). Der Schweregrad von Angst wurde bestimmt mittels Hamilton-Anxiety-Scale (HAMA), der Angstskala des American Collegium of Neuropsychopharmacology (ACNP-A), Covi-Anxiety-Scale (COAS) und der Newcastle-Anxiety-Scale (NCAS). Als globale Messungen psychotischer Erlebnisse wurden die Brief-Psychiatric-Rating-Scale (BPRS) und die Inpatient-multidimensional-Psychiatric-Scale (IMPS) und der globale Schweregrad mit Global-Assessment-Scale (GAS) verwandt.

Eine Subgruppe von 45 Patienten wurde intensiv mit verschiedenen Methoden untersucht. 2 Jahre nach der Indexepisode untersuchten wir die Patienten dieser Subgruppe erneut. Ein Interview war bei 31 (69%) der Patienten möglich, 3 hatten sich in der Zwischenzeit suizidiert, 11 weitere verweigerten die Mitarbeit.

Gegenstand dieser Nachuntersuchung war die Abbildung der Psychopathologie im Verlauf mittels eines von uns entwickelten strukturierten Follow-up-Interviews (PODI-F). Wir untersuchten die Korrelationen zwischen Schweregradskalen während der Indexepisode unmittelbar nach der stationären Aufnahme mit den Verlaufsparametern der Dauer 1) der Indexepisode, 2) des 1. syndromfreien Intervalls und 3) des Zyklus, d.h. der Phase von Episode + nachfolgendem freien Intervall.

Ergebnisse

Die Intensität der Depression – gemessen mit Schweregradskalen – ist nicht korreliert mit den Verlaufsdaten. Die Angstintensität nach stationärer Aufnahme ist in den verschiedenen Angstskalen positiv korreliert mit der Dauer der Indexepisode, negativ korreliert mit dem 1. syndromfreien Intervall und – aufgrund der längeren Indexepisode – positiv korreliert mit der Zyklusdauer (Tabelle 1). Die Verlaufsparameter werden weder von psychotischen Symptomen noch von der globalen Beeinträchtigung zu Beginn der Indexepisode beeinflußt.

Tabelle 1. Korrelation zwischen Angstintensität zu Beginn der Indexepisode und Verlaufsparametern

	HAMA	ACNP-A	COAS	NCAS
Dauer der Indexepisode	0,32 p = 0,04 *	0,51 p = 0,002 **	0,29 p = 0,06	0,05 p = 0,39
Dauer des syndromfreien Intervalls nach Remission der Indexepisode	−0,15 p = 0,22	−0,40 p = 0,01 **	−0,19 p = 0,15	−0,22 p = 0,12
Zyklusdauer (Episode + freies Intervall)	0,32 p = 0,04 *	0,44 p = 0,007 **	0,25 p = 0,09	−0,02 p = 0,45

n = 31 Patienten; Pearson-Korrelationskoeffizient; * $p \leq 0,05$; ** $p \leq 0,01$

Diskussion

Der bei Beginn der stationären Aufnahme gemessene Schweregrad der Angst während einer Major Depression beeinflußt den weiteren 2-Jahres-Verlauf. Von den einzelnen Skalen korrelieren diejenigen am besten mit dem weiteren Verlauf, die einzelne Angstsymptome erfassen und nicht durch weitere Items zu depressiver Symptomatik oder diagnostischen Kategorien kontaminiert sind. Dies trifft vor allem für die ACNP-Angstliste zu, mit besonderer Betonung einzelner motorischer und autonomer Symptome in insgesamt 16 Items. In den anderen Skalen sind neben der Ebene der

Einzelsymptome Symptomkomplexe verschiedener Organmanifestationen vertreten (HAMA), ganze Bereiche von Angstmanifestationen wie verbaler Bericht, Verhalten und somatische Symptome (COAS) und sehr heterogen die NCAS mit Panikattacken, Phobien, Life-events, Depression u. a.

Der Schweregrad der Depression selbst und die globale Beeinträchtigung stehen nicht im Zusammenhang mit dem unmittelbaren weiteren Verlauf.

Es ist bekannt, daß der weitere Verlauf einer Depression durch das gleichzeitige Vorliegen von Angstdiagnosen negativ beeinflußt wird. Wir konnten zeigen, daß sich dies nicht auf der Ebene von Schweregradskalen der Depression, jedoch mit der Messung der Angstintensität kurz nach Aufnahme zur stationären Therapie darstellen läßt.

Wir werten unsere Ergebnisse auch als Hinweis darauf, daß Angst und Depression zwar eng miteinander verknüpft sind, jedoch eine Trennung in verschiedene diagnostische Kategorien gleichberechtigt nebeneinander gerechtfertigt ist.

Literatur

Clayton P (1990) The comorbidity factor: establishing the primary diagnosis in patients with mixed symptoms of anxiety and depression. J Clin Psychiatry 51 (11): 35–39

Mountjoy C, Roth M (1982) Studies in the relationship between depressive disorders and anxiety states. J Affective Disord 44: 8–11

Kerr T, Roth M, Schapira K (1974) Prediction of outcome in anxiety states and depressive illness. Br J Psychiatry 124: 125–133

Sanderson W, Beck A, Beck J (1990) Syndrome comorbidity in patients with major depression or dysthymia: prevalence and temporal relationships. Am J Psychiatry 147: 1025–1028

Stavrakaki C, Vargo B (1986) The relationship of anxiety and depression: a review of the literature. Br J Psychiatry 149: 7–16

Neurophysiologische Restitutionsdynamik im Entzug chronischer Alkoholkranker mit und ohne Entzugsdelir

J. BÖNING, F. DRECHSLER, W. CLASSEN, W. K. STRIK

Einleitung und Fragestellung

Latenzverzögerungen und Amplitudenreduktionen verschiedener Komponenten von visuell und somatosensorisch evozierten Potentialen (VEP, SSEP) deuten bei akutem und chronischem Alkoholgenuß auf eine bevorzugte Vulnerabilität der rechten Hemisphäre hin. Unter Abstinenzbedingungen stützen experimentalpsychologische (Böning u. Milech 1987; Poimann et al. 1990), neurophysiologische (Holzbach 1980; Porjesz u. Begleiter 1979) und Hirndurchblutungsmessungen (Berglund et al. 1980) eine verzögerte Restitution rechtshemisphäraler Funktionen. Bei den akustisch evozierten Hirnstammpotentialen (AEP) wird vor allem eine verlängerte Interpeak-Latenz (IPL) der Wellen III−V als neurotoxischer Vulnerabilitätsindikator im pontomesodienzephalen Bereich diskutiert und als mögliche methodische Differenzierung zwischen funktionellen Störungen in der Abstinenzphase und morphologischen Hirnstammstörungen vorgeschlagen (Fichtel et al. 1989).

Inwieweit und wie rasch neurobiologisch bedingte Funktionsdefizite reversibel sind, hängt u. a. von der funktionellen Homöostasekapazität erworbener Toleranz ab. Der empirische Prädiktor einer prognostisch günstigen „Delirfähigkeit" beinhaltet die neuroadaptive Reboundfähigkeit des ZNS hinsichtlich Symptomproduktivität und Reversibilität pathophysiologisch entgleister Systeme (Böning u. Holzbach 1987). Unter der Hypothese unterschiedlicher Reboundfähigkeit soll bei einem Kollektiv von Alkoholkranken mit bzw. ohne initialem Entzugsdelir mittels multimodaler EP-Diagnostik längsschnittmäßig überprüft werden, ob neben allgemeinen Regenerationsmechanismen auch untergruppenspezifisch und hemisphärenbezogen eine unterschiedliche Restitutionsdynamik vorliegt.

Patienten und Methodik

Zwei Stichproben männlicher Alkoholkranker (DSM-III-R, ICD-9), von denen 20 ein akutes Entzugsdelir und 23 lediglich ein vegetatives Entzugssyndrom oder keine relevante Entzugssymptomatik durchgemacht hatten, wurden medikamentenfrei zu drei Untersuchungszeitpunkten (23 ± 5 Tage nach Abklingen aller Entzugssymptome; nach 15 ± 2 Wochen und abschließend nach $7 \pm 2{,}7$ Monaten) unter neurophysiologisch standardisierten Laborbedingungen mittels VEP, SSEP und AEP untersucht. Beide Subgruppen waren hinsichtlich Alter ($38{,}1 \pm 6{,}1$ vs. $35{,}9 \pm 7{,}4$ Jahre), mittlerer Trinkdauer ($15{,}0 \pm 6{,}2$ vs. $14{,}9 \pm 5{,}9$ Jahre), primärer Intelligenz ($92{,}1 \pm 6{,}8$ vs. $37{,}2 \pm 9{,}3$, Verbal-IQ, HAWIE) und Schulbildung parallelisiert.

Die P100 der VEP wurde mittels 64maliger Vorgabe einer Muster-Umkehr-Anordnung („checkerboard") mit einem Intervall von 2/s generiert und über O_1 und O_2 im 10/20-System abgegriffen. Bei den AEP erhielten die Patienten für beide Ohren einzeln 50 ms dauernde 70 db-On-Off-Klicks, die insgesamt pro Bestimmung 100mal in einer Frequenz zwischen 100–2000 Hz vorgegeben und die Reizantworten über C_3/C_4 gegen F_3/F_4 bzw. O_1/O_2 gegen C_3/C_4 abgeleitet wurden. Es wurden die Latenzen I–V sowie die IPL I–III, I–V sowie III–V bestimmt. Um die Beurteilung der Verlaufsdynamik durch Ausreißer mit irrtümlich normalen IPL nicht zu verzerren, wurde das Gesamtkollektiv um alle Parameter korrigiert, die außerhalb der 2-Sigma-Grenze der Normwerte lagen. Dadurch reduzierte sich das Gesamtkollektiv auf zwei Patientensubgruppen (jeweils n = 13), bei denen alle neurophysiologischen Parameter zu allen 3 Untersuchungsterminen vorlagen. Die Generierung der SSEP erfolgte mittels distaler Reizung der Nn. med. (re/li) über dem Handgelenk durch eine bipolare Oberflächenelektrode (Rechteckimpuls, 0,2 ms Dauer, Frequenz 3/s). Die Komponenten des kortikalen Primärkomplexes N20, P25 (N1, P1) und alle weiteren Wellen (N2, P2, N3, P3) wurden über C_3/C_4 registriert.

Für die EP wurden komplexe Varianzanalysen (MANOVA) mit den Hauptfaktoren Diagnose (Delir/kein Delir), Lateralität (rechts- vs. linkshemisphärisch) und dem Verlaufsfaktor über die 3 Meßzeitpunkte gerechnet. Für Rechts-links-Differenzen bilateral evozierter Parameter wurden die intraindividuellen Unterschiede mit dem Wilcoxon-Paartest für abhängige Daten geprüft.

Ergebnisse und Interpretation

VEP

Für die Latenz P100 findet sich ein trendhaft signifikanter Hauptgruppeneffekt (Diagnose, p = 0,08) sowie ein hochsignifikanter Verlaufseffekt für die 3 Meßzeitpunkte (p = 0,004), auch wenn im Vergleich zu Kontrollen die Mittelwerte immer noch leicht verzögert sind. Aufgrund der bekannten interindividuellen Latenz- und Symmetriestabilität der P100 wird zumal unter Berücksichtigung der kleinen Stichprobe der fehlende Interaktionseffekt zwischen den Merkmalen „Delir" vs. „kein Delir" und Lateralität verständlich. Indes erfährt die P100-Amplitude bei postdeliranten Patienten über der rechten Hemisphäre eine signifikante Reduktion (p = 0,01), die sich im Untersuchungszeitraum auch nicht auf das Niveau wie bei Patienten ohne Delir abhebt (p = 0,001). Dieses nur bei den Postdeliranten zu findende rechtshemisphärale Amplituden-„Reducing" könnte als gegenregulatorischer State-Marker für vormals überaktivierte rechte Hemisphärenfunktionen interpretiert werden, die für die psychotische Symptomproduktivität im Rahmen des Entzugsdelirs verantwortlich zeichnen.

SSEP

Die im Vergleich zu Kontrollen deutlich verlängerten frühen, mittleren und späten Latenzen zeigen dagegen nach 1/2jähriger Abstinenzzeit nur geringfügige, aber statistisch nicht absicherbare Regenerationstendenzen. Allerdings deutet die für Rechts-links-Asymmetrien empfindliche N20-Komponente auf eine innerhalb der beiden Gruppen unterschiedliche Verlaufsdynamik im Lateralisierungsverhalten hin. Während die Patienten mit einem durchgemachten Delir den Seiteneffekt zu Lasten der linken Hemisphäre hochsignifikant zum ersten Meßzeitpunkt (p = 0,001) und auch noch signifikant zum zweiten (p = 0,02) und dritten (p = 0,04) Meßzeitpunkt aufweisen, ist der gleichsinnige Seitenunterschied bei den Patienten ohne durchgemachtes Delir im Verlauf schwächer ausgeprägt (p = 0,01, p = 0,02, p = 0,06). Diese Ergebnisse sprechen für eine stärkere funktionelle Asymmetrie bei den Patienten mit durchgemachtem Entzugsdelir, wo die Restitution rechtshemisphärisch offensichtlich rascher vonstatten geht.

AEP

Für alle Latenzen und die untersuchten IPL läßt sich weder ein Effekt für diagnostische Gruppierung und Lateralität, noch für den Verlauf nachweisen. Sieht man von einer Besserungstendenz nach 3 Monaten mit nachfolgender Wiederverschlechterung ab, so sind auch sämtliche Parameter immer noch verlängert zu Normwerten. Dies könnte bedeuten, daß selbst eine halbjährige Abstinenzzeit nicht für eine funktionelle Regeneration neurotoxisch vulnerabler Hirnstammbereiche ausreicht. Allerdings deutet das Verlaufsprofil der IPL III – V an, daß für die 3 Meßzeitpunkte und diagnosebezogen sich eine entgegengesetzte hemisphärale Restitutionsdynamik abzeichnet. Während die IPL III – V bei Patienten mit Delir sich linkshemisphärisch bessert, unterliegt die gleiche Gruppe rechtshemisphärisch eher noch einer weiteren Verschlechterung. Für die Gruppe der Patienten ohne durchgemachtes Delir ist bei Tendenz zur Verschlechterung indes keinerlei Hemisphärenunterschied zu beobachten. Auch diese Ergebnisse stützen die Hypothese einer stärkeren Hemisphärenlateralisation bei abstinenten Alkoholkranken mit initialem Delir.

Diskussion und Zusammenfassung

Die neurophysiologische Längsschnittuntersuchung bei entgifteten, chronischen Alkoholkranken mit und ohne Entzugsdelir zeigt, daß trotz sinnesmodalitätsspezifisch unterschiedlicher Besserungstendenz die Regenerationsvorgänge gestörter bioelektrischer Signalverarbeitung auch nach einem halben Jahr nicht abgeschlossen sind. Bei einmonatiger Verlaufskontrolle ist sogar über verschlechterte Latenzen von AEP berichtet worden (Begleiter et al. 1981). Die für den pontomesodienzephalen Funktionsbereich sich nach einem Vierteljahr zunächst abzeichnende, gute Restitution ist nach einem halben Jahr wieder rückläufig. Einige IPL-Werte liegen jetzt sogar über den gemessenen Eingangswerten. Ob die überdauernde IPL-Verzögerung noch zu Lasten nichtabgeschlossener Reparationsmechanismen geht oder als persistierende Schädigung des Hirnstammbereichs etwa i.S. eines primären Maturationsdefizits (Ferri 1989) zu gelten hat, welches als zentralnervöser Vulnerabilitätsmarker zum späteren pathologischen Trinkverhalten inkliniert, ist nicht zu entscheiden.

Desweiteren ist die These einer bevorzugten rechtshemisphäralen, alkoholtoxischen Vulnerabilität differenzierter zu sehen. Pathophysiologisch relevante hemisphärale Lateralisierungsvorgänge stehen offenbar auch im Zusammenhang mit qualitativ unterschiedlichen neuroadaptiven Regelmechanismen. Schließlich stellt das Entzugsdelir die schwerste Form möglicher Abstinenzsymptomatik dar. Im untergruppenbezogenen, intraindividuellen Längsschnittverlauf zeichnet sich anhand einiger neurophysiologischer Meßgrößen (N20 SEP, IPL III – V AEP, P100 VEP) ein Verlaufsmuster ab, das auf eine bessere und raschere Restitution bei Patienten nach initialem Entzugsdelir als bei den Kontrollpatienten ohne Delir hinweist. Damit scheint die „Delirfähigkeit" auf dem Boden einer weitgehend intakten neuroadaptiven Regulationsfähigkeit tatsächlich ein Indiz für günstigere Regenerationsvorgänge zu sein. Zukünftige Forschungsstrategien sollten sich daher gerade bei funktionellen Mehrebenenanalysen der Notwendigkeit konstruktvalider Korrelationen aus unterschiedlichen Befundebenen bewußt sein.

Literatur

Begleiter H, Porjesz B, Chu CL (1981) Auditory brainstem potentials in chronic alcoholics. Science 211: 1064—1066

Berglund M, Bliding G, Bliding A, Risberg J (1980) Reversibility of cerebral dysfunction in alcoholism during the first seven weeks of abstinence. — A regionl cerebral blood flow study. Acta Psychiatr Scand (Suppl) 286: 119—125

Böning J, Holzbach E (1987) Klinik und Pathophysiologie des Alkoholismus. In: Kisker KP, Lauter H, Meyer E, Müller C (Hrsg) Psychiatrie der Gegenwart, Bd III: Sucht und Abhängigkeit. Springer, Berlin Heidelberg New York Tokyo, S 143—179

Böning J, Milech U (1987) Leistungspsychologische Restitutionsdynamik in der Abstinenzphase alkoholkranker Männer mit und ohne Delir. Suchtgefahren 33: 165—176

Ferri R (1989) Brainstem auditory evoked potentials in the fragile X-syndrome. Am J Hum Genet 45: 977—978

Fichtel U, Haas W, Klemm B (1989) Untersuchungen akustisch evozierter Hirnstammpotentiale bei chronischem Alkoholismus und im Entzug. Psychiatr Neurol Med Psychol (Leipz) 41: 660—663

Holzbach E (1980) Postdelirantes Syndrom — Neurophysiologische Befunde in der Restitutionsphase des Delirium tremens. In: Keup W (Hrsg) Folgen der Sucht. Thieme, Stuttgart, S 50—60

Poimann H, Böning J, Lohr W (1990) Visuelle Wahrnehmung mechanischer Kausalität im Entzug chronischer Alkoholkranker. Suchtgefahren 36: 79—89

Porjesz B, Begleiter H (1979) Visual evoked potentials and brain dysfunction in chronic alcoholics. In: Begleiter H (ed) Evoked potentials and behavior. Plenum Press, New York, p 603

Zerebrale Durchblutung im Alkoholentzug

D. Caspari, W. Trabert, G. Heinz, H. Glöbel, H. T. Eder

Einleitung

Trotz der Häufigkeit des Alkoholentzugssyndroms und seiner klinischen Relevanz gelten wesentliche pathophysiologische Vorgänge bis heute als nicht ausreichend geklärt (Adinoff et al. 1988).

Die unterschiedlichen Hypothesen implizieren jeweils tiefgreifende Veränderungen der neuronalen Aktivität. Nach Sokoloff (1981) ist die neuronale Aktivität sehr eng mit dem Metabolismus und der regionalen zerebralen Durchblutung assoziiert. Untersuchungen zur zerebralen Perfusion im Alkoholentzugssyndrom sind selten. Berglund u. Risberg (1981) fanden mit der Xenon-Inhalationstechnik eine signifikante globale Reduktion der zerebralen Durchblutung in den ersten beiden Tagen des Entzugs. Eine besondere Durchblutungsverteilung mit relativ hohen temporalen Flußanteilen und niedrigem parietalen Fluß war mit einer ausgeprägten Entzugssymptomatik assoziiert.

Inzwischen erlaubt die Single-Photonen-Emissions-Computer-Tomographie auch eine dreidimensionale Darstellung der zerebralen Durchblutung und damit Aussagen über basale Strukturen. Es handelt sich bei der SPECT um eine wenig aufwendige, den Patienten kaum belastende Untersuchung.

Methodik

In einer Untersuchung zur mehrdimensionalen Analyse des Alkoholentzugsyndroms wurde die Ausprägung der Symptomatik mit der CIWA-A-Skala erfaßt (Shaw et al. 1981).

Die erste SPECT-Untersuchung erfolgte – soweit möglich – noch am ersten Behandlungstag, spätestens jedoch am zweiten Tag der stationären Betreuung.

Eine zweite SPECT-Studie wurde ohne spezielle Selektion bei einem Teil der Patienten nach dem Abklingen des Alkoholentzugssyndroms und mindestens eine Woche nach Absetzen der Medikation durchgeführt. Im Durchschnitt lagen 21 Tage zwischen den beiden Untersuchungen.

Nach einer 10- bis 15minütigen Ruheperiode mit geschlossenen Augen wurde den Patienten eine auf die Körperoberfläche bezogene Dosis ^{99m}Tc-HMPAO i.v. appliziert. Die Datenakquisition erfolgte nach weiteren 20–30 min mit einer rotierenden Einzelkopf-Gammakamera.

Zur Auswertung wurden parallel zur Orbitomeatallinie rekonstruierte horizontale Schichten herangezogen. In insgesamt drei Schnittebenen wurden folgende „regions of interest" festgelegt: rechts und links zerebellär (reC und liC), temporobasal (TB), temporal (T), im Bereich der Basalganglien (BG), frontobasal (FI), parietal (P), frontal (F) und okzipital (O). Es handelt sich um gleichgroße Areale in beiden Hemisphären, die durch Spiegelung an der Mittellinie entstanden sind (Abb. 1).

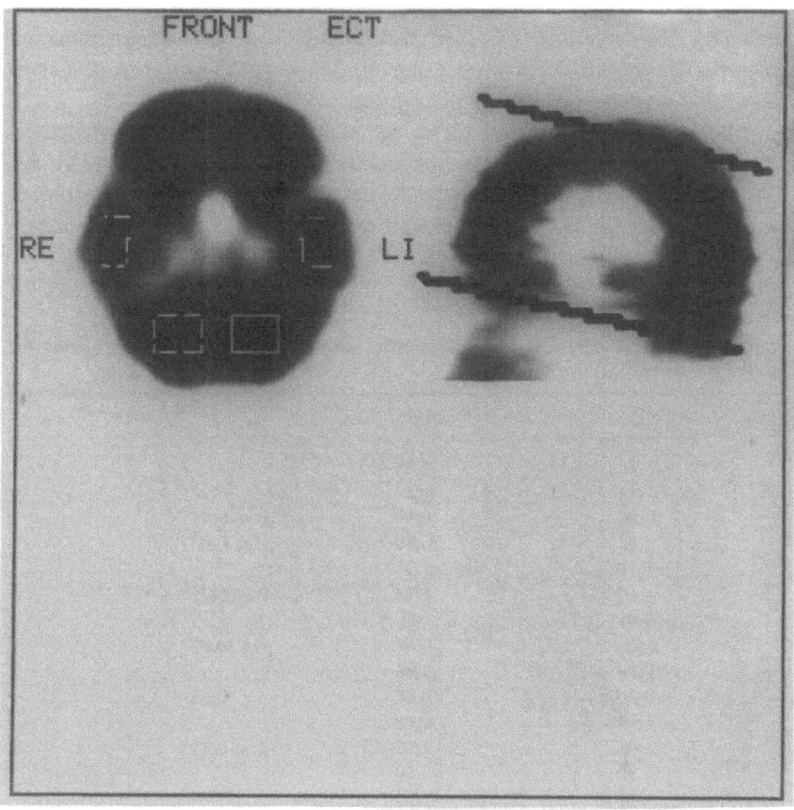

Abb. 1. Basisnahe Schnittebene mit eingezeichneten zerebellären und temporobasalen „regions of interest" zur seitengetrennten Auswertung der Traceraktivität

Ergebnisse

Bislang wurden die Daten von 11 männlichen Patienten ausgewertet. Das mittlere Alter betrug 40,5 ± 9,4 Jahre, die durchschnittliche Dauer der Abhängigkeit 12,5 ± 8,4 Jahre. Die Ausprägung des Alkoholentzugssyndroms variierte von leicht (mit einem CIWA-Wert von 3) bis schwer (mit einem CIWA-Wert von 33), der Median lag bei 17.

Mit Hilfe einer computergestützten Auswertung wurden die absoluten Traceraktivitäten in den genannten Regionen ermittelt. Dabei zeigte sich, daß es in allen Gebieten mit Ausnahme der temporobasalen Anteile zu einem signifikanten Anstieg der Traceraktivität am zweiten Untersuchungszeitpunkt kam.

Zur weiteren semiquantitativen Auswertung wurde ein Quotient herangezogen. Einer Empfehlung von Hunter et al. (1989) folgend, wurde die in den einzelnen ROIs ermittelte Traceraktivität auf den Wert der gleichseitigen Okzipitalregion bezogen.

Tabelle 1 zeigt die bei einem solchen Vorgehen feststellbaren Veränderungen der relativen zerebralen Durchblutung zwischen den beiden Untersuchungszeitpunkten. (Aus Gründen der Übersichtlichkeit wurden nur die Mittelwerte angegeben. Die statistische Auswertung erfolgte mit dem Wilcoxon-Test.)

Signifikant höhere Durchblutungsanteile in der akuten Phase des Alkoholentzugssyndroms finden sich beidseits in temporo-basalen Schichten, dazu linksseitig im Bereich der Basalganglien und des frontobasalen Kortex. Niedrigere Durchblutungsanteile während des Entzugs finden sich in höheren temporalen und parietalen Anteilen links.

Tabelle 1. Vergleich der relativen Durchblutungsanteile am ersten und am zweiten Untersuchungszeitpunkt (U1 bzw. U2)

Region	U1	U2	
reC	1,10	1,09	
liC	1,14	1,14	
reTB	0,94	0,87	$p < 0,05$
liTB	0,95	0,90	$p < 0,05$
reT	1,10	1,11	
liT	1,10	1,14	$p < 0,01$
reBG	1,01	0,99	
liBG	1,02	0,99	$p < 0,05$
reFI	0,99	0,98	
liFI	0,99	0,97	$p < 0,05$
reP	1,04	1,06	
liP	1,04	1,08	$p < 0,05$
reF	1,00	1,00	
liF	1,01	1,01	

Abkürzungen s. Text

Diskussion

Die bisherigen Ergebnisse der Studie belegen somit, daß die SPECT-Untersuchung eine geeignete Methode zur Analyse der zerebralen Durchblutung während des Alkoholentzugssyndroms darstellt. Der Vorteil im Vergleich zu der Xenon-Inhalationstechnik liegt in der Erfassung subkortikaler Strukturen.

Neben Hinweisen auf eine global verminderte zerebrale Perfusion während der akuten Phase des Entzugs ergab sich vor allem eine spezielle Verteilung der Durchblutung mit relativ höheren Perfusionsanteilen beidseits temporobasal, links frontobasal und im Stammganglienbereich sowie niedrigeren Werten in höheren temporalen und parietalen Abschnitten linksseitig. Ähnliche Befunde waren von Berglund u. Risberg (1981) berichtet worden, wobei sich eine linkshemisphärische Akzentuierung nur bei einem Patienten mit akustischen Halluzinationen gefunden hatte. Insgesamt geben diese Ergebnisse einen weiteren Hinweis auf die Bedeutung basaler zerebraler Strukturen in der Pathogenese des Alkoholentzugssyndroms, sie lassen sich auch mit der Kindling-Hypothese recht gut vereinbaren (Ballenger u. Post 1978).

Literatur

Adinoff B, Bone GHA, Linnoila M (1988) Acute ethanol poisoning and the ethanol withdrawal syndrome. Med Toxicol 3: 172–196

Ballenger JC, Post RM (1978) Kindling as a model for alcohol withdrawal syndromes. Br J Psychiatry 133: 1–14

Berglund M, Risberg J (1981) Regional cerebral blood flow during alcohol withdrawal. Arch Gen Psychiatry 38: 351–355

Hunter R, McLuskie R, Wyper D et al. (1989) The pattern of function-related regional cerebral blood flow investigated by single photon emission tomography with 99m-Tc-HMPAO in patients with presenile Alzheimers disease and Korsakoffs psychosis. Psychol Med 19: 847–855

Shaw JM, Kolesar GS, Sellers EM, Kaplan HL, Sandor P (1981) Development of optimal treatment tactics for alcohol withdrawal. I. Assessment and effectiveness of supportive care. J Clin Psychopharmacol 1: 382–387

Sokoloff L (1981) Relationship among local functional activity, energy metabolism and blood flow in the central nervous system. Fed Proc 40: 2311–2316

Multiple Coenästhesien bei Encephalomyelitis disseminata

C. WURTHMANN, M. DAFFERTSHOFER, M. HENNERICI

Die Angaben zur Prävalenz psychopathologischer Symptome bei Encephalomyelitis disseminata schwanken zwischen 36% und 53% (Aschoff et al. 1984). Akute oder chronische Psychosyndrome treten vor allem in späteren Krankheitsstadien auf; sie können jedoch auch vereinzelt noch vor dem Auftreten fokal-neurologischer Defizite in Erscheinung treten (Piesiur-Strehlow et al. 1988).

Kasuistik

Bei einer 60jährigen Patienten traten erstmals 1981 Schmerzen, Ziehen, Druckgefühl und Wandersensationen („Wie ein Propeller") in beiden Augen auf. Diese Beschwerden haben im Laufe der Jahre deutlich an Intensität zugenommen. Ebenfalls seit 1981 bestehen abnorme Ermüdbarkeit sowie chronisch-depressive Verstimmungen, zum Teil mit Suizidgedanken. Seit 1987 werden zusätzlich Steifigkeitsgefühle an Armen und Beinen, Fremdheitsempfindungen („Mein Kopf fühlt sich an, als ob er nicht zum übrigen Körper gehört"), diffuse Elektrisierungsgefühle, das Gefühl der Vergrößerung und Ausdehnung des Kopfes, deutlich zunehmende Gedächtnisstörungen und räumliche Orientierungsstörungen beklagt. 1989 wurde sie vor allem wegen der zunehmenden psychopathologischen Auffälligkeiten zur nochmaligen diagnostischen Abklärung in die Neurologische Universitätsklinik Düsseldorf überwiesen. Aus der körperlichen Vorgeschichte und der Familienanamnese sind keine Besonderheiten zu erwähnen.

Befunde

Bis auf eine vorbekannte kongenitale Ptosis links waren der neurologische und internistische Befund regelrecht.

Psychischer Aufnahmebefund

Die Patientin war örtlich, zeitlich, situativ und autopsychisch voll, räumlich hingegen schlecht orientiert. Das Denken war verlangsamt und umständlich. Es wurden multiple, abnorme Leibgefühle ohne das Gefühl des Gemachten geäußert, die in unkorrigierbarer Weise auf zurückliegende Bildschirmtätigkeiten zurückgeführt wurden. Hinweise auf Halluzinationen oder Fremdbeeinflussungserlebnisse fanden sich nicht. Die Patientin war schwer depressiv, affektinkontinent, innerlich unruhig und antriebsgesteigert. Es wurden freiflottierende Ängste beklagt.

Testpsychologisch wurde im Mehrfachwahl-Wortschatz-Intelligenztest (Lehrl 1977) ein prämorbider Intelligenzquotient von über 110, im Hamburg-Wechsler-Intelligenztest für Erwachsene (Wechsler 1944) ein aktueller Intelligenzquotient von 77 gemessen, so daß sich hieraus Hinweise auf eine erworbene Minderung der Intelligenz finden. Aufmerksamkeit, Konzentration und kognitive Flexibilität waren entsprechend den Ergebnissen im Zahlenverbindungstest (Picton et al. 1986) und Syndromkurztest (Erzigkeit 1977) hochgradig gestört.

Im zerebralen Kernspinresonanztomogramm kamen in den T2-gewichteten Sequenzen ausgedehnte subkortikale, periventrikulär betonte Entmarkungsherde mit bis zu 18 mm Durchmesser, ohne Kontrastmittelanreicherung zur Darstellung, die im Computertomogramm als hypodense Herde nachweisbar waren. Die visuell evozierten Potentiale waren mit 143 ms beidseits latenzverlängert. Bei den somatosensorisch evozierten Potentialen waren die Tibealis-SEP links mit 48 ms ebenfalls latenzverlängert. Der Liquor war bezüglich Zellzahl und Gesamteiweiß unauffällig. Der IgG-Index war mit 0,55 grenzwertig erhöht. Das sensitivere oligoklonale IgG war im Liquor positiv, im Serum negativ. Alle sonstigen Zusatzuntersuchungen erbrachten Normalbefunde.

Diskussion

Ursache der Krankheitssymptomatik dieser Patientin ist eine „sichere Form" einer multiplen Sklerose nach Poser et al. (1983). Andere organische Krankheitsursachen konnten ausgeschlossen werden. (Die Befunde werden aus Platzgründen nicht referiert). Die von der Patientin beklagten multiplen abnormen Leibgefühle sind bei fehlenden fokal-neurologischen Defiziten das vorherrschende klinische Symptom. Sie lassen sich nicht wie klassische fokal-neurologische Defizite umschriebenen Herden im ZNS zuordnen. Diese abnormen Leibgefühle sind psychopathologische Symptome. Sie entsprechen phänomenologisch den von Huber (1987) für endogene Psychosen und speziell für Schizophrenien definierten Prägnanztypen von sog. Coenästhesien. Für die Annahme einer körperlich begründeten Psychose und gegen eine endogene Psychose sprechen nach Huber (1987) das Vorhandensein belangvoller pathologischer somatischer Befunde sowie eine Parallelität der Verläufe von Körperkrankheit und Psychose. In der geschilderten Kasuistik fanden sich ebenfalls grob-pathologische somatische Befunde, die einer sicheren Form einer Encephalomyelitis disseminata entsprechen. Räumliche Orientierungsstörungen, Intelligenztestungen, Zahlenverbindungstest und Syndromkurztest weisen bereits eindeutig auf eine organische Grundlage des schweren Psychosyndroms hin. Zu diskutieren ist die Frage, ob die Coenästhesien Teilsymptome einer Schizophrenie sind und dadurch losgelöst vom sonstigen Psychosyndrom zu betrachten sind, wenngleich Coenästhesien für die Diagnose einer endogenen Psychose von untergeordneter Bedeutung sind. Wegen des Fehlens von schizophrener Ausdrucksstörungen und von Symptomen ersten Ranges nach Kurt Schneider ist eine Schizophrenie schon auf Grund der Psychopathologie wenig wahrscheinlich. Aber auch als Ausdruck einer latenten Schizophrenie können die massiven Coenästhesien nicht aufgefaßt werden. Latent Schizophrene fallen laut Tölle (1988) ihrer Umgebung lediglich durch Eigensinn, ungewöhnliche Verhaltensweisen und mangelhafte Anpassungsfähigkeit auf. „An eine latente Schizophrenie ist immer dann zu denken, wenn ohne ersichtlichen Anlaß Vitalität und Dynamik versiegen und die Persönlichkeitsentwicklung absinkt." Die Feststellung Hubers (1987), Coenästhesien seien nicht Ausdruck einer hypochondrischen Fehleinstellung, sondern „primäre, auf eine Störung der Hirnfunktion hinweisende, als substratnahe Basissymptome zu bezeichnende", und letztlich hirnorganisch determinierte Phänomene, wird durch diese Kasuistik bestätigt.

Literatur

Aschoff JC, Linder U, Kornhuber HH (1984) Entmarkungsherde und Hirnatrophie im kranialen Computer-Tomogramm bei Multipler Sklerose. Nervenarzt 55: 208–213

Erzigkeit H (1977) Manual zum Syndrom-Kurztest Formen A–F E. VLESS-Test, Vaterstetten

Huber G (1987) Psychiatrie. Schattauer, Stuttgart

Lehrl S (1977) Mehrfachwahl-Wortschatz-Intelligenztest MWT-B. Straube, Erlangen

Picton TW, Stuss DT, Marshall KC (1986) Attention and the brain. In: Friedmann SL, Klivengton KA, Peterson RW (eds) The brain cognition and education. Academic Press, New York

Piesiur-Strehlow B, Poser S, Felgenhauer F (1988) Paranoid-halluzinatorische Psychose als Manifestation einer Multiplen Sklerose. Nervenarzt 59: 621–623

Poser CHM, Paty DW, Scheinberg L et al. (1983) New diagnostic criteria for multiple sclerosis: guidelines for research protocols. Ann Neurol 13: 227–231

Tölle R (1988) Psychiatrie. Springer, Berlin Heidelberg New York Tokyo

Wechsler D (1944) The measurement of adult intelligence. Williams & Wilkins, Baltimore

Immunhistochemische und morphometrische Untersuchungen der Basalganglien von schizophrenen Patienten mit und ohne späte extrapyramidale Hyperkinesen

P. Falkai, B. Bogerts, U. Tapernon-Franz, E. Klieser

Einleitung

Neuroleptikabedingte späte extrapyramidale Hyperkinesen treten bei etwa 30% schizophrener Patienten nach längerer Neuroleptikabehandlung auf. Die Pathophysiologie ist unklar.

Vereinzelte neuropathologische Studien an Gehirnen schizophrener Patienten mit Hyperkinesen ergaben Zellausfälle, Gliose, Chromatolyse, Satellitose und Neuronophagie im Nucleus caudatum, Putamen, Pallidum, der Substantia nigra, im Neostriatum und der Oliva inferior (Gerlach 1979). Diese Studien weisen meist sehr kleine und heterogene Patientenkollektive (3–6 Patienten pro Studie) ohne Kontrollgruppe auf; die Befunde wurden nicht blind erhoben, und ihre Bewertung erfolgte qualitativ (Gerlach 1979).

Da typische Basalganglienerkrankungen, wie z.B. die Chorea Huntington, häufig mit Hyperkinesen einhergehen, ist auch bei den neuroleptikainduzierten späten extrapyramidalen Hyperkinesen die Annahme einer Dysfunktion der Basalganglien naheliegend. Die vorliegende Studie untersucht die Frage, ob schizophrene Patienten mit neuroleptikainduzierten Hyperkinesen in den Basalganglien quantitativ morphometrische oder immunhistochemische Veränderungen im Unterschied zu schizophrenen Patienten ohne Hyperkinesen aufweisen.

Patienten- und Kontrollgehirne

Die Gehirne von 17 schizophrenen Patienten der Hirnsammlung der Rheinischen Landesklinik, Psychiatrische Klinik der Heinrich-Heine-Universität Düsseldorf, wurden post-mortem formalinfixiert, in Paraplast eingebettet und in 20 µm dünne koronare Ganzhirnschnitte zerlegt.

Neun (5 Männer, 4 Frauen; mittleres Alter 55 Jahre, mittlere Erkrankungsdauer 8,0 Jahre) der 17 Patienten litten an ausgeprägten späten extrapyramidalen Hyperkinesen, 8 Patienten (4 Männer, 4 Frauen; mittleres Alter: 53 Jahre; mittlere Erkrankungsdauer 7,8 Jahre) hatten keine Hyperkinesen. Das Vorhandensein von späten Hyperkinesen wurde retrospektiv aus den Krankenakten und durch Befragung des zuletzt behandelnden Arztes ermittelt.

Als Kontrollfälle dienten 16 Gehirne von alters- sowie geschlechtsangepaßten neuropsychiatrisch unauffälligen Personen (9 Männer, 7 Frauen; mittleres Alter: 54 Jahre).

---

* Mit freundlicher Unterstützung der Deutschen Forschungsgemeinschaft (Bo 799/1–3) und der Krupp von Bohlen und Halbach Stiftung.

Methodik

Morphometrie: Anhand von Ganzhirnserienschnitten mit einem Schnittabstand von 1 mm wurden die Volumina des Striatums und Globus pallidus bestimmt. Weitere Details zur Methodik der Morphometrie wurden kürzlich veröffentlicht (Bogerts et al. 1990).

Immunhistochemie: Mit Hilfe der PAP-(Peroxidase-Antiperoxidase) Methode wurden die Neuropeptide Substanz P und Methionin-Enkephalin auf jeweils zwei Ganzhirnschnitten pro Gehirn auf der Ebene der Corpora mamillaria bzw. der Commissura posterior dargestellt. Die Auswertung der Schnitte erfolgte qualitativ lichtmikroskopisch, indem zwei Untersucher unabhängig voneinander auf einer Stufenskala von 0 – II bewerteten, ob auf einem Schnitt keine (0), wenige (I) oder viele (II) peroxidasepositive Fasern dargestellt werden konnten.

Ergebnisse

Morphometrie: Ein varianzanalytischer Vergleich (MANOVA) ergab keine signifikante Differenz zwischen den 3 Gruppen (Schizophrene mit Hyperkinesen, Schizophrene ohne Hyperkinesen, Kontrollgruppe). Beim separaten Vergleich zwischen den Gruppen (ANOVA) zeigten Patienten mit späten extrapyramidalen Hyperkinesen im Vergleich zur Kontrollgruppe einen deutlichen Trend zur Volumenreduktion des Nucleus accumbens beidseits (links: 27%, $p < 0,08$; rechts: 26%, $p < 0,09$).

Alle schizophrenen Patienten hatten im Vergleich zur gesamten Kontrollgruppe ein beidseits signifikant kleineres Volumen des Pallidum internum (links: 16%, $p < 0,029$, rechts: -18%, $p < 0,015$).

Immunhistochemie: 4 der 9 Patienten mit Hyperkinesen wiesen eine drastische Verminderung (Stufe 0 bzw. I) von Substanz P in der Substantia nigra und im Pallidum internum sowie von Methionin-Enkephalin im Pallidum externum auf. Beide Peptide waren sowohl bei Patienten ohne Hyperkinesen und bei der Kontrollgruppe, soweit qualitativ beurteilbar, normalintensiv gefärbt (Stufe II, Tabelle 1).

Tabelle 1. Ergebnisse der immunhistochemischen Auswertung von Substanz P im Pallidum internum und in der Substantia nigra sowie Methionine-Enkephalin im Pallidum externum

	Anzahl der Patienten	
	mit Hyperkinesen	ohne Hyperkinesen
normaler Gehalt (Stufe II)	5	8
stark verminderter oder kein Gehalt (Stufe I bzw. 0)	4	0

Diskussion

Die morphometrischen Ergebnisse deuten nicht darauf hin, daß die Basalganglien bei Patienten mit neuroleptikainduzierten späten Hyperkinesen im Vergleich zu Patienten ohne solche Bewegungsstörungen ein vermindertes oder vergrößertes Volumen aufweisen. Die morphometrische Aussagekraft der vorliegenden Studie ist jedoch durch die kleine Fallzahl der Subgruppen eingeschränkt. Weiterhin können im zellulären Bereich Veränderungen bestehen, die sich unserem morphometrisch-methodischen Ansatz entziehen.

Andererseits erscheint der Befund interessant, daß eine Untergruppe der Patienten mit Hyperkinesen ein Defizit an den Peptiden Substanz P und Methionin-Enkephalin aufweist, ähnlich wie es bei der Huntingtonschen Erkrankung beschrieben wurde (Zech u. Bogerts 1985). Zur Zeit erhöhen wir unsere Fallzahlen, um zu prüfen, ob dieser Befund in einer größeren Stichprobe reproduzierbar ist. Sollte das beschriebene Peptiddefizit für eine umschriebene Untergruppe von Patienten mit Hyperkinesen bestätigt werden, ist zu fragen, welche klinischen Charakteristika diese Patienten von den Patienten mit normalem Peptidgehalt unterscheidet.

Literatur

Bogerts B, Falkai P, Haupts M, Greve B, Ernst S, Tapernon-Franz U, Heinzmann U (1990) Postmortem volume measurements of limbic system and basal ganglia structures in chronic schizophrenics. Schizophr Res 3: 295–301

Gerlach J (1979) Tardive dyskinesia. Dan Med Bull 26: 209–245

Zech M, Bogerts B (1985) Methionine-Enkephaline und Substance P in the basal ganglia of normals, Parkinson Patients, Huntington patients and schizophrenics. Acta Neuropathol (Berl) 68: 32–38

Quantitativ-neuroanatomische Untersuchungen bei Schizophrenen

S. HECKERS, H. HEINSEN, H. BECKMANN

Einleitung

Die morphologische Erforschung der Gehirne schizophrener Patienten hat wieder neues Interesse gefunden. Sowohl In-vivo-Studien mittels Computertomographie und Kernspintomographie als auch Postmortem-Studien haben Veränderungen bestimmter Hirnregionen bei Schizophrenen beschrieben.

Patienten und Methodik

Wir untersuchten 23 Gehirne schizophrener Patienten und 23 Gehirne alters- und geschlechtsentsprechender Kontrollpatienten (je 13 Frauen und 10 Männer; Schizophrene: 62,1 ± 18,3 J.; Kontrollen: 62,9 ± 16,4 J.). Alle Patienten erfüllten die Kriterien für die Diagnose Schizophrenie nach DSM-III und ICD-9. Die morphometrische Analyse der Gehirne erfolgte ohne Kenntnis der psychiatrischen Diagnose. Die gesamte Hemisphäre wurde in Gelatine eingebettet, tiefgefroren und in eine lückenlose, koronare Schnittserie aufgeteilt. Die Volumina wurden stereologisch an Nissl-gefärbten Präparaten nach dem Cavalieri-Prinzip bestimmt (für Details vgl. Heckers et al. (1990, 1991).

Ergebnisse

In einem ersten Schritt wurden die Volumina der Hemisphären, des Kortex sowie der weißen Substanz verglichen. In keinem der drei Parameter unterschieden sich die Schizophrenen von der Kontrollgruppe. In einem zweiten Schritt wurden die Volumina des Seitenventrikels (unterteilt in seine drei Anteile: Vorderhorn, Hinterhorn, Unterhorn), limbischer Strukturen des medialen Temporallappens (Amygdala, Hippokampus) sowie der Basalganglien (Striatum, Globus pallidus) bestimmt. Der Seitenventrikel der Schizophrenen war in allen drei Teilen größer als bei der Kontrollgruppe. Die Unterschiede erreichten jedoch für keinen Vergleich das Signifikanzniveau, was zumindest teilweise auf eine hohe Streuung der Meßwerte zurückzuführen ist. Die Erweiterung der Seitenventrikel war nicht auf das Unterhorn beschränkt und zeigte keine Hemisphärenasymmetrie.

Die Volumetrie der Amygdala erbrachte keine signifikanten Unterschiede zwischen Schizophrenen und Kontrollen. Das Hippokampusvolumen war bei Schizophrenen verringert, links (-5%, $p = 0,175$) mehr betont als rechts (-3%, $p = 0,410$). Diese Differenz war aber nicht statistisch signifikant. Beide Strukturen des medialen Temporallappens zeigten keine Seitendifferenz. Die Volumina von Amygdala und Hippokampus korrelierten weder mit den Volumina des Seitenventrikels insgesamt noch mit dem des Unterhorns. Die Erweiterung der Seitenventrikel konnte somit nicht auf eine Volumenreduktion limbischer Strukturen zurückgeführt werden.

Die Volumetrie der Basalganglien erbrachte den überraschenden Befund der Volumenvermehrung bei Schizophrenen. Diese Unterschiede erreichten für das Striatum auf der linken Seite (p = 0,014) und für den Globus pallidus auf der rechten Seite (p = 0,019) das Signifikanzniveau im M-W-Untersuchungstest.

Diskussion

Sowohl eine Volumenreduktion als auch eine Volumenvermehrung umschriebener Hirnregionen können ein Hinweis auf pathologische Veränderungen sein. Ob pathogenetisch Störungen der Nervenzellen, des Neuropils oder der weißen Substanz dafür verantwortlich zu machen sind, bleibt dabei noch unklar (Casanova u. Kleinman 1990). Unsere Daten sprechen gegen einen allgemeinen, diffusen Krankheitsprozeß in den Gehirnen schizophrener Patienten. Vielmehr scheinen der Hippokampus und die Basalganglien bei Schizophrenen morphologisch verändert zu sein. Eine Volumenreduktion des Hippokampus wurde auch in mehreren anderen Studien beschrieben. Ob dem eine Pathologie des Hippokampus selbst oder mit ihm in Verbindung stehender Hirnregionen (z. B. Regio entorhinalis via Tractus perforans) zu Grunde liegt (Jakob u. Beckmann 1986), ist noch nicht geklärt.

Im Rahmen der Diopamin- aber auch der Glutamat-Hypothese werden Veränderungen der Basalganglien bei Schizophrenen diskutiert. Eine Volumenvermehrung der Basalganglien ist bisher noch nicht beschrieben worden. Neuere PET-Studien (Early et al. 1989) haben jedoch den Hinweis auf eine Überaktivität der Basalganglien gegeben. Welche zellulären Veränderungen diesen Befunden zu Grunde liegen und ob alle Schizophrenen oder nur eine Untergruppe davon betroffen sind, werden weitere Untersuchungen zeigen müssen.

Literatur

Casanova MF, Kleinman JE (1990) The neuropathology of schizophrenia: a critical assessment of research methodologies. Biol Psychiatry 27: 353–362

Early TS, Posner MI, Reiman EM, Raichle ME (1989) Hyperactivity of the left striato-pallidal projection, Part I: Lower level theory. Psychiatr Dev 7: 85–108

Heckers S, Heinsen H, Heinsen YL, Beckmann H (1990) Limbic structures and lateral ventricle in schizophrenia: a post-mortem study. Arch Gen Psychiatry 47: 1016–1022

Heckers S, Heinsen H, Heinsen YL, Beckmann H (1991) Cortex, white matter, and basal ganglia in schizophrenia. A volumetric postmortem study. Biol Psychiatry 29: 556–566

Jakob H, Beckmann H (1986) Prenatal developmental disturbances in the limbic allocortex in schizophrenics. J Neural Transm 65: 303–326

Sachverzeichnis

Abhängigkeit 14, 19, 52, 369, 371
  Alkohol- 15, 17, 471
  individuelle Faktoren 14, 15, 18
  körperliche 22
  psychische 22, 30, 32 ff., 35
  soziale Faktoren 14, 17
  Tiermodell 14, 15, 18, 19
  Verhaltens- 17, 19, 20
Abhängigkeitspotential 407
Abhängigkeitssyndrom 3
Ablenkbarkeit 298
Abstinenz 53
Abstinenzmodell 47
Abusus-Marker 52
Acetaldehyd 6, 7
Acetylcholin 223, 328, 329
  Rezeptoren 409 ff.
ACTH 337 f., 439
Adenylatzyklase 10
ADH 6
α_2-Adrenozeptoren 482
Affekt 143
affektive Psychosen 518, 520
affekt-psychologische Leistungen 155, 156
Aggression 222
aggressives/autoaggressives Verhalten, medikamentöse Behandlung 262 ff.
  unterschiedliche Verhaltensaspekte 262
Aggressivität und Impulsivität 262 f.
  Serotoninmangelhypothese 262 f.
α_2-Agonisten 443, 444
Agoraphobie 510
AIDS-Infektion 46, 75
AlDH 6
Alkaloidhypothese 6
Alkohol 15, 16
  Einnahmeverhalten 15, 16, 17
  Kontrolliertes Trinken 15, 17, 18, 20
  Kontrollverlust 14
  Präferenz 16, 19
  Toleranz 16, 20
Alkoholentzug 474, 475
Alkoholentzugssyndrom 381, 514, 564, 568 ff.
Alkoholiker-Typ 223

Alkoholismus 510
Alogie 299, 300
Alzheimer-Demenz 311, 314, 389, 390 f., 394, 409 ff., 544 ff.
AMDP-System 133, 526, 141, 142
Amitriptylin 329, 332
Amphetamin 39, 223
Amygdala 578
Anaklitische Depression 175
Angst 373, 428, 561
Angsterkrankung 341 ff.
Anorexia nervosa 433
  Gewichtszunahme 433, 435
  Hungerzustand 435
  niedergewichtige Phase 433, 435
D_2-Antagonismus 233, 234
Antidepressiva 287, 327, 458
Antikonvulsiva 223
Antipsychiatrie 85, 89
Apomorphin 24 ff., 251
  lokomotorische Aktivität 24 ff.
  Stereotypien 24 ff.
Asymmetrie, funktionelle 566
Aufmerksamkeit 281, 283, 298 ff., 538 ff.
Aufmerksamkeitsstörungen 193
Augenbewegungsdichte 341
Augenfolgebewegungen 274 ff., 278
Ausdruck 150 ff., 143, 145
Ausdrucksprogramm 150
Ausdrucksstörung 154
Autorezeptoren (dopaminerge) 250
Aversion 36, 37

Backward-masking 283
basaler Temporallappen 378
Befindlichkeitsskalen 337
behavioral sensitization 5
Belohnungs-Mechanismen 53
Benzamide 239 ff.
Benzodiazepin (BDZ)-Abhängigkeit 407
Benzodiazepine 35, 223, 369, 371
Beta-Carboline 6, 8
Beta-Endorphin 471 ff.
Beta-Rezeptorenblocker 223
biogene Amine 311, 313
Biperiden 311, 313, 327 f., 401, 403
Blickmotorik 163 ff.

Buspiron 224
Butyrylcholinesterase 312, 314
B-HT 920 (Talipexol) 252

Carbamazepin 100, 223
Catch-up Sakkaden 280
Cholinacetyltransferase 409 ff.
cholinerges Neurotransmittersystem 311, 313, 314, 341 ff.
Chronobiologie 332
Clonidin 443, 481
Clonidin-Non-Response 443, 445
Clorgylin 228, 229
Clozapin 193, 233
Coenästhesien 428, 429
Computertomographie 353, 503, 535
Corticotropin-Releasingfaktor (CRF) 340
Craving 4, 5, 9
Cross-Over Paradigma 189

Defektbildung 147
Defizithypothese 46, 47
Demenz 58, 394, 409 ff., 544 ff.
R(-)-Deprenyl 226 ff.
Depression 327, 329, 332, 461 ff., 561
Depression und kognitive Beeinträchtigung 202, 204
Depression, endogene 98, 99, 131, 360, 426, 438
Depression, reaktive 98
Depression, Therapie 369, 371, 373
Depressionen, therapieresistente 126, 446
Desensitivierung 481, 482
Dexamethason 327, 329, 438
Dexamethasonsuppressionstest (DST) 358, 360, 438
differentielle Defizite 186, 187
Display Rules 144, 150 ff.
Dopamin (System) 223, 349, 547
  Abhängigkeit 23, 30, 32
  Anatomie 22 ff.
  evozierte Potentiale 465
  Funktion 23 ff.
  Individualität 23 ff., 30
  Konditionierung 31
  Pharmaka 24
Dopamin D_2-Rezeptor-Gen 11
Dopaminerges Belohnungssystem 4, 35
Dopamin-Autorezeptoragonisten 256
Dopamin-D_1/D_2-Antagonisten 37
Dopamin-Defizit 154
Dopamin-Hypothese 250, 349
Dopamin-Rezeptoren 24 ff., 30, 53
Doppler-Sonographie 295
Gd-DTPA 67
Durchblutung, zerebrale 568 ff.

Dynamic Brain Mapping 389
dyskognitives Syndrom 193, 195

EEG-Mapping 167
Einheitspsychose 521
Einschlaf-REM-Periode 342, 343
Elektrokrampfbehandlung (EKB) 85 ff., 106, 110 ff., 116, 120 ff., 123, 131 ff., 337, 340
  bilaterale 92, 102 f.
  Definition und Geschichte 91
  Indikationen 92, 123, 126
  Kontraindikationen 92 f., 103
  Nebenwirkungen 86, 93 f., 98, 101 ff., 124, 129
  Rezeptortheorie 94
  Technik und Durchführung 89, 91 f., 99
  unilaterale 91, 99, 101, 102, 104, 108
  Wirkprinzip 94 f.
  Wirksamkeit 93, 129
Elektrokrampftherapie (EKT) s. EKB
Eltoprazin 223
Emotion 143 ff.
  Beschreibungsebenen 143
  Erhebungsmethoden 144, 146
  emotionale Reize, Erkennen 503
  emotion traits 151, 152
  Emotionsspezifität 144
Encephalomyelitis disseminata 572
  abnorme Leibgefühle 572
  Coenästhesien 573
  psychopathologische Symptome 573
β-Endorphin, immunoreaktives 337, 340
Entzugssymptome 3, 9
Ereigniskorrelierte Potentiale 202, 204, 269, 305, 383, 564
  bei endogenen Psychosen 207, 465
  Klassifikation 206
  Modell-Dipole 208
  Prädiktoren 289–292
  Serotonin 463 ff.
Erleben 143, 145
  produktiv-psychotisches 428
Euphorie 35
extrapyramidal-motorische Nebenwirkungen 239 ff.

facial feedback 151, 152
Familienstudie 510, 521
Fast Fourier Transformation 278, 286, 384
feeling rule 151, 152
Fenfluramin 224
Fentanyl 36
Flunitrazepam 327
Flupentixol-Dekanoat 373 ff.

Fluprazin 224
Fluspirilen 373 ff.
Fluvoxamin 224, 332
  Serotonin 463, 464
fokale Aktivierung 167
follikelstimulierendes Hormon (FSH) 440
Fremdbeurteilung 140 ff., 144, 145
Frontalhirnfunktionen 490 ff.
frontoorbitaler Kortex 293, 294
Frustration 175

GABA 223
GABAerges System 9
Gedächtnisfunktionen 544 ff.
Gedächtnisstörungen 102
  anterograde 94
  retrograde 94
Genetik 461
Geruchssinn 394
Gestik 143
Gliaknötchen 67
Globus pallidus 578
Glukokortikoidrezeptor 438
Glukose, zerebrale Utilisation 389, 393
Glukosetoleranz 424
GR 38032 F 224
Growth Hormone Releasing Hormone (GHRH) 440
GHRH-Test 444, 445

Haloperidol 25, 193, 225, 397, 239 ff., 401 ff.
Handlungsstrategie 163
Hand-/Auge-Koordination 163, 164
Harman 6
Hebephrenie 349
Hemisphärenlateralisation 566
HGH 356, 357
HGH-blunting 4
„High-dose"-Abhängigkeit 407
High-Risk 10, 185
Hippocampus 9, 293, 294, 409 ff., 578
Hirnatrophie 68
Hirnfunktion 167, 295
Hirnstamm 338
Hirnsubstanzläsionen 549
Hirntoxoplasmose 68, 70
  atypische Läsionen 68
  Basalganglien 68
  Spontanverlauf 70
HIV 75
HIV-Encephalitis 57, 67
HIV-Status 49
HLA-Antigene 461
Homovanillinsäure (HVA) 349
Hormonprofil 356

HPLC-Fluoreszenzdetektion 474
$5-HT_{1B}$-Rezeptor 224, 413
$5-HT_{1A/1B}$-Rezeptoragonisten 225
$5-HT_1$-Rezeptoren 224, 224, 413
Hydroxylasen 426 ff.
hyperästhetisch-emotionale Schwächezustände 560
Hypercortisolismus 438
hyperkinetisches Syndrom 490 ff.
Hypersubkortikalismus 167
Hyperthermie 235
Hypochondrie 428
Hypofrontalität 167
Hypokapnie 103
Hypomimie 161, 162
Hypophyse 337, 444, 445
Hypophysentest 440
Hypothalamus 222, 338, 444, 445
Hypothalamus-Hypophysen-Nebennierenrinden-Achse 438
^{3}H-UK-14.304-Bindung 481
^{3}H-Yohimbin-Bindung 481

ICD-10 3, 141
Imbalance-Modell 343
Immungenetik 461
Immunhistochemie 575
Immunologie 438
Impulskontrolle 222
Informationsverarbeitung 301 ff., 380
  präattentive 283
Inositol-Triphosphat 393
Instinkt 175
Insulinbindung 424
Interhemisphärendifferenz 287
Interraterreliabilität 141
  bei neurologischen soft signs 552
„Involutionsmelancholie" 528
Ipsapiron 224

Kalzium-Kanal-Blocker 381
Kanalkapazität 499
Katatonie 86, 88, 126
Kindesalter 490 ff.
Körperkerntemperatur 356, 357
Koffein 223
Kognitionsförderung 394
kognitive Defizite 183 ff., 204, 206, 322, 490 ff., 515, 541 ff., 544 ff.
Kokain 39
Konditionierung 30
  Dopamin 31, 32
  Glutamat 31, 32
  Pharmaka 30, 31
  psychische Abhängigkeit 31 ff.
Kontinuummodell 521

Kortex 578
  dorsolateraler präfrontaler 166
  Neokortex 409 ff.
  parietaler 166
kortiko-medullärer Übergang 70
Kortisol 356, 440, 446, 471 ff., 327, 329
Krampfanfälle 9
Krampfdauer 120, 121, 122
Kreuzreaktivität 337
Kurzstimulationstechnik 102
Kurzzeit-Informationsspeicherung 102

Labyrinthaufgabe 163
Lateralität 298, 565
Lautäußerungen 176
Leistungsfähigkeit
  kognitive 132
Lesh-Nyhan-Syndrom 222
Lichttherapie 356
Life-Events 427
limbisches System 154, 293, 294, 354, 503
lineare Systemtheorie 383
Liquor cerebrospinalis 338, 340
Liquorbefunde bei Neuro-AIDS 58
Liquorraumerweiterungen 353
Lithium 100, 223, 345
  evozierte Potentiale 289
  Serotonin 291
  antisuizidaler Effekt 264
Lösungsstrategie 164, 165
Lorazepam 383
„Low-dose"-Abhängigkeit 407
Lues latens liquorpositiva 57
luteinisierendes Hormon Releasinghormon
  (LHRH) 440
luteinisierendes Hormon (LH) 440
Lymphozyten 438
L-Dopa 545 ff.

Magnet-Resonanz 70, 73
  Spektroskopie 73
  Tomographie (MRT) 70, 467, 541
  Sensitivität 70
Magnevist 67
Major Depression 89, 285, 337, 341 ff., 438, 459, 510, 521, 535, 561
  C-Peptid 421
  freie Fettsäuren 423
  Glukosetoleranzminderung 419, 424
  Glyzerin 423
  Insulinresistenz 424
  Insulinrezeptor 421
  Insulinsekretion 421
  Insulin-Postrezeptor-Störung 423
  Kortisol 423
  Noradrenalin (Serum) 423
  oraler Glukosetoleranztest 419

Malignes Neuroleptisches Syndrom 403
Mandelkern 222
Manie 89, 98 ff.
Manisch-depressive Mischzustände 99, 100
Manumotorik 163, 167
Mapping 206, 285
Maskierung 151
Masking-Effekt 358
MDL 72222 224
Melatonin 332, 356, 357, 446, 453
meningeale Läsion 69
mesolimbische Strukturen 35
mesolimbisches Dopamin-System 349
Messenger, second 393
Methadon 48
Methadon-Substitutions-Therapie 53
5-Methoxy-N,N-Dimethyltryptamin 147
3-Methoxy-4-hydroxy-phenylethylenglykol
  (MHPG) 433, 435
MHPG-Glucuronid 433, 435
MHPG-Sulfat 433
Methyltransferasen 148, 426 ff., 467
Methysergid 224
5-ME-O-DMT 224
Mianserin 327, 329
Mikrodialyse 38
Mikroinjektion 38
Mimik 143, 144, 159 ff.
Mimikanalyse 159
mimische Reagibilität 155, 156
mimische Signale, willkürliche 154
Minaprin 329
minimale zerebrale Dysfunktion 551
Minussymptomatik 258, 351
mnestische Störungen 102
Moclobemid 238, 239, 241 ff.
Monismus 137
Monoaminoxidasen (MAO) 148, 426 ff., 467
Monoaminoxidase A 226 ff.
Monoaminoxidase B 226 ff.
Monoaminoxidase-A-Inhibition 238, 239
Monoaminoxidase-Hemmer 178
Morbiditätsrisiken 510, 522
Morbus Parkinson 154, 226 ff., 409 ff., 544 ff.
Morphin 25, 36
  Konditionierung 30
Morphometrie 575
Motivation 37
multiple Sklerose 541 ff.
Muskarinrezeptoren 409 ff.
Mustererkennungsverfahren 525 f.
Mykobakteriose 70
  atypische 70

Naloxon 340, 471 ff.
Naltrexon 48
Negativsymptomatik 167, 204, 250, 269, 298, 300, 320
Neostigmin 311 ff.
neuroadaptive Regulationsfähigkeit 567
neuroelektrische Therapie (NET) s. EKB
Neuroleptika 100, 193, 223, 256, 349, 351, 428
  atypische 245, 351
  und Mimik 161, 162
  Niedrigdosierung 373 ff.
neuroleptikabedingte späte extrapyramidale Hyperkinesen 86, 575
neurologische soft signs 551 ff.
Neuropharmaka 177
Neuropsychologische Defizite 75, 544 ff.
neuropsychologische Testbatterie 490 ff.
neurotische Symptome 98
neurotisches Verhalten 549
Neurotransmitter 453
Nichtreaktivität, kortikale 167
Nimodipin 381
NMDA-Rezeptor 9
Nomifensin 327, 329
nonparametrische Klassifikationsverfahren 526
Nonresponder 338, 339
Nootropika 392
Noradrenalin 9, 223, 433, 241, 243, 244
Noradrenalinstoffwechsel 433, 435
  peripherer 433, 435
  zentraler 433
Norharman 7
Nucleus accumbens 38
Nucleus tractus solitarii 340
N100 274

Oddball-Paradigma 285
6-OHDA 38
8-OH-DPAT 224
olfaktorische Stimulierung 394
Opiatantagonisten 48, 340
Opioide 35
Opioidrezeptoren 35, 36, 36
Opioidsystem, endogenes 337, 471
Opponent process theory 5

Panikstörung 510
paralimbische Hirnregionen 354
Paralyse 58
paranoide Symptome 101
Pargylin 228, 229
pathologisches Lachen und Weinen 155
Performanz, motorische 167

Persönlichkeit 329
Phase delay 356
Phasenverschiebung 335, 356
2-Phenyläthylamin 429
Phenylalanin 426
Phenylalaninmetabolismus 148
Phenylalanin-Hydroxylase 426 ff.
Phenylketonurie 426
Phosphate, energiereiche 389
Phosphor, nativer 389
Phototherapie 360, 363
  Nebenwirkungen 363
Physostigmin 311–314
Planimetrie 353
Platz-Präferenz 35
Plussymptomatik 351
Polyneuropathien 58
Polysomnographie 295
Polytoxikomanie 48, 49
Pons 148
pontomesodienzephaler Funktionsbereich 566
Positivsymptomatik 299, 300
Positiv-/Negativ-Symptomatik 538 ff.
Positronen-Emissions-Tomographie (PET) 74, 167, 285
postpartale Verstimmungszustände 557 ff.
Prädiktoren 353
  Lithiumprophylaxe 289, 291
Präsynapse (glutamaterge) 253
primär zerebrales Lymphom 68
progressive diffuse Leukenzephalopathie (PDL) 68
progressive multifokale Leukenzephalopathie (PML) 70
Prolaktin 356, 357, 440, 446
Proopiomelanocortin 10, 337
Proteinkinase (PKC) 393
Protest 176
psychoorganisches Syndrom 107
Psychopathologie 137, 183 ff.
  experimentelle 137
  funktionale 137
Psychopathologie bei Drogenabhängigen 43 ff.
psychopathologische Befundung 525
Psychopharmaka, Begleitwirkungen 85, 184
Psychopharmakotherapie-Forschung 213
Psychose, exogene 390
Psychosen, zykloide 305
Psychosen, endogene 137, 138, 139
Psychosen, reaktive 99 ff.
psychotisch-motorisches Syndrom (PMS) 167

P300 11, 202, 204, 207, 269, 286, 378, 311, 313, 314
 Depression 202, 204
 globale Feldstärke 380
 klinische Korrelationen 319 ff.
 referenzunabhängig 378
 Schizophrenie 204, 319 ff.
 Topographie 321

Quipazin 224

Radioimmunoassay 337
rapid cycling 100, 308, 309, 345
Ratingverfahren 144, 145
Reaktionszeiten 190, 298 ff.
Reaktionszeitanalyse 305
Rebound 9
Regelverhalten
 postakut Schizophrene 301 ff.
Regio entorhinalis 579
Rehabilitation 49
Remoxiprid 193, 238 ff.
REM-Induktionstest 341, 343
REM-Latenz 341 ff.
REM-Schlaf 343
Repräsentativität 184
Resignation 176
Responder 338, 339, 340
Restriktions-Fragment-Längen-
 Polymorphismus 518
reverse tolerance 5
α_2-Rezeptoren 481
Rezidivprophylaxe
 Lithium 289 ff.
Riechstoffe 394
Risperidon 233
Ritanserin 224, 233
RNS-Synthese 148
Roxindol 252
RS 86 341 ff.
RU 24969 224

saisonal abhängige Depressionen (SAD) 356
Sakkaden 275
Salsolinol 6, 475 f.
Schilddrüsenhormone 345, 457
Schizoaffektive Störung 521
Schizophrenie 89, 98 ff., 189, 269, 298, 299, 341 ff., 349, 378, 401, 403, 426, 461 ff., 467, 495, 521, 578
 systematische 147
 unsystematische 147, 305
Schlaf 295, 383, 453
Schlafentzug 285, 339, 340, 446, 293, 294
 totaler 337, 338
 partieller 337

Schwere der Erkrankung 185, 186
Schweregradskalen 561
SCH 23390 38
Seitenventrikel 578
Selbstbeurteilung 140 ff., 144, 145
Selbst-Applikation 35
Selbst-Reizung 35
selektives Hören 298
Sensation seeking
 evozierte Potentiale 463
Septum 222
„Serenica" 223
 antiaggressive Wirkung 265
Serotonin 4, 7, 223, 335, 426 ff., 453, 467
 evozierte Potentiale 291, 463 ff.
Serotoninmangelhypothese 262 ff.
Serotonin-Aufnahme 426–429
Serotonin-Reuptake-Hemmer 263 f.
 und Suizidalität 264 f.
Shift, metabolischer 435
Signalentdeckung 298
Single-Photon-Emissions-Tomographie (SPECT) 74, 167, 285, 293, 308, 309, 568 ff.
SND 919 256
SPEM 274 ff.
Sphenoidal-EEG 308, 309
Spiperon-Bindungskapazität 488
spontane epileptische Anfälle 103
Sprachverarmung 299, 300
State-Marker 3, 10, 52, 380
Stimmfrequenz 143
Streß 329
Streßphänomene 338
Striatum 578
subjektive Wirkung von Neuroleptika 248
subkortikale Demenz 541, 543
Subsensitivierung 481, 483
Substitution 46, 47
Sucht 22, 35
Suizidalität 86
 Serotonin-Reuptake-Hemmer 263 f.
Sulfatoxymelatonin 334
Sulpirid 238, 239
Syndromorientierung 137

Temperaturfühler 356
Temporallappen 309
temporo-mesial 308, 309
Testkonstruktion 514
Tetrahydroisochinoline 6, 474
Texton-Theorie 281
TFMPP 224
Therapie zerebraler Abbauprozesse 389, 392
Therapieevaluation 514

Sachverzeichnis

Therapieverlauf 353
Thrombozyten 426 ff.
Thrombozytenmembranen 481, 482
Thrombozytenmodell 467
Thyreotropin-Releasinghormon
 (TRH) 360, 440
Thyreotropin (TSH) 356, 357, 440, 446
Tic-Störungen 490 ff.
Toleranz 3, 9, 10, 329
Topographie 286, 378
Toxoplasmose 68
Trait-Marker 3, 52, 280, 380
Trifluperidol 397
L-Tryptophan 223, 453, 453, 426 ff.
Tyrosin 426 ff.
Tyrosinhydroxylase-Gen 518, 520
T3 446
T4 446

Übertragungsfunktion 383
U 50, 488H 36

Vanillinmandelsäure (VMS) 433, 435
VBR (ventricle to brain ratio) 353
ventrales Tegmentum 38
Ventrikel 353
Verhalten 138, 139, 143, 145
 nonverbales 138

Verhaltensbeobachtung 144, 145
Verhaltensbiologie 137
Verhaltensprofil 164
Verhaltenssteuerung 490
Verlaufsforschung 42 ff.
Verstärkerwirkung 35, 36
Verwirrtheitssyndrome (confusional
 states) 98 ff.
Viloxazin 327
Vokalisation 178
Vulnerabilität 487
Vulnerabilitätsmarker 189, 495,
 566
Vulnerabilitäts-Streß-Modell 487

Wachstumshormon (GH) 440, 443
Wachstumshormon-Releasing-
 Hormon 443
Wahrnehmung, präattentive 281, 283
Wahrnehmungsdefizit 499
Wisconsin Card Sorting Test 495
Wochenbett 557

Zeitreihen 116
zerebrale Perfusion 295
zerebrale Sulci 353
Zoster-Ganglionitis 58
Zwangskrankheit 413

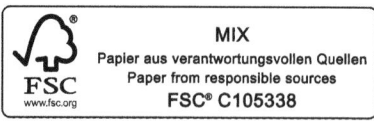

If you have any concerns about our products,
you can contact us on
ProductSafety@springernature.com

In case Publisher is established outside the EU,
the EU authorized representative is:
**Springer Nature Customer Service Center GmbH
Europaplatz 3, 69115 Heidelberg, Germany**

Printed by Libri Plureos GmbH
in Hamburg, Germany